TUBERKULOSE-FORSCHUNGSINSTITUT BORSTEL
INSTITUT FÜR EXPERIMENTELLE BIOLOGIE UND MEDIZIN

JAHRESBERICHT 1954/55

MIT BEITRÄGEN VON

G. BERG · R. BÖNICKE · W. DILLER · E. EVERS · E. FREERKSEN · C. KLETT
H. KÖLBEL · J. KRACHT · E. KRÜGER-THIEMER · J. LEMKE · G. MEISSNER
J. MEISSNER · E. H. ORLOWSKI · M. ROGGENHAUSEN · H. SCHELLENBERG
K. SCHLICHT · H. SCHOBER · W. SEIDE · K. J. SIEMS · H. WOJAHN

HERAUSGEGEBEN VON

ENNO FREERKSEN

DRITTER BAND

Springer-Verlag Berlin Heidelberg GmbH
1956

ISBN 978-3-662-30603-1 ISBN 978-3-662-30602-4 (eBook)
DOI 10.1007/978-3-662-30602-4

URSPRÜNGLICH ERSCHIENEN BEI SPRINGER-VERLAG OHG. BERLIN . GÖTTINGEN . HEIDELBERG 1956
SOFTCOVER REPRINT OF THE HARDCOVER 1ST EDITION 1956

Vorwort.

Dieser Band umfaßt den Ertrag unserer Arbeit aus dem Jahre 1954 und dem Anfang des Jahres 1955. Ein Teil der hier vorgelegten Arbeiten ist an anderer Stelle nicht publiziert. Damit bekommt der Jahresbericht zunehmend die ihm von Anfang an zugedachte Form. Er soll weder „Ergebnisse“ als monographisch dargestellte Referate noch Einzelarbeiten aneinanderreihen. Sein Zweck ist vielmehr, ein Gesamtbild des derzeitigen Arbeitsstandes unserer eigenen Laboratorien und der Klinik zu geben. Die wissenschaftliche Arbeit wird dabei einerseits durch die Lebendigkeit der persönlichen Erfahrung jedes einzelnen auf seinem Gebiet, andererseits durch die freiwillige Einordnung in einen in sich geschlossenen Arbeitskreis geprägt.

Einen schweren Verlust hat das Institut durch den Tod seines ersten Kurators, des Innenministers Dr. Dr. PAUL PAGEL, erlitten, der am 11. August 1955 aus einem Leben geistiger Lebendigkeit und schöpferischer Aktivität herausgerissen wurde. Obwohl sich ein schweres Leiden schon längere Zeit angekündigt hatte, war doch das plötzliche Ende ein erschütterndes Ereignis für uns alle. Das Institut verdankt ihm viel. Er war nicht nur die treibende Kraft bei den anfänglich tastenden Versuchen um eine sinnvolle äußere und innere Form des Institutes — er hat auch maßgeblichen Anteil an seiner schnellen und kraftvollen Entwicklung gehabt.

Am 10. Dezember 1955 hat das Kuratorium den Innenminister des Landes Schleswig-Holstein, Dr. HELMUT LEMKE, zum neuen Kurator gewählt. Zum stellvertretenden Kurator — als Nachfolger für den Präsidenten OTTO LIEBING — war schon vorher der Erste Direktor der Landesversicherungsanstalt der Freien und Hansestadt Hamburg, Herr BRUNO GÜNTHER, gewählt worden. An Stelle von Herrn Präsidenten FRITZ ZAPPE vertritt jetzt Herr Erster Direktor Dr. WERNER BORN die Landesversicherungsanstalt Schleswig-Holstein. Durch den Beitritt der Bundesversicherungsanstalt für Angestellte (vertreten durch ihren Geschäftsführer, Herrn Direktor Dr. RUDOLF SCHMIDT) und der Landesversicherungsanstalt Oldenburg-Bremen (vertreten durch ihren Ersten Direktor, Herrn GOTTLIEB SIMSTEDT) hat das Kuratorium sich in seiner Zusammensetzung gewandelt und vervollständigt. Nach wie vor ist die Freie und Hansestadt Hamburg durch Herrn Ltd. Regierungsdirektor ARTHUR ROTHKEHL, die Freie Hansestadt Bremen durch den Präsidenten der Gesundheitsbehörde, Herrn Dr. EMIL GREUL und der Kreis Segeberg durch Herrn Landrat Dr. WALTER ALNOR vertreten.

Über die Vervollständigung der Einrichtungen des Gesamtinstitutes braucht im einzelnen hier nicht berichtet zu werden. Der Apparate- und Gerätebestand wurde ergänzt, die allgemeinen Arbeitsbedingungen verbessert, die landwirtschaftliche Grundlage verbreitert. Die installativen Arbeiten für die Aufstellung des Elektronenmikroskopes sind abgeschlossen. Die Wohnbedingungen sind quantitativ und qualitativ günstiger geworden. 25 Einzelhäuser, ein 6-Familienwohnhaus, ein Schwesternwohnhaus und eine landwirtschaftliche Siedlerstelle wurden in der Berichtszeit errichtet und bezogen.

In den Wissenschaftlichen Beirat wurde neu berufen der Ordinarius für Tierhygiene an der Tierärztlichen Hochschule Hannover, Herr Professor Dr. Dr. h. c. KURT WAGENER.

Als ständiger Konsiliarius für unsere veterinär-medizinischen Arbeiten wurde Herr Veterinärrat Dr. LAUTERBACH, Winsen, gewonnen.

Wie im vorhergehenden Jahresbericht verdanken wir die Übersetzungen der Zusammenfassungen Frau GILBERT, Kiel (Französisch), Herrn BUNJES, Mainz (Englisch) und Herrn ILLIG, Hambach a. d. Weinstraße (Spanisch).

Borstel, im Dezember 1955.

ENNO FREERKSEN.

Inhaltsverzeichnis 1954/55.

Gunnar Berg und Karl Schlicht.

18 Monate klinischer Erfahrung mit Isoniacid bei Lungentuberkulose*.

Im März 1952 konnten wir die Behandlung erwachsener Lungentuberkulöser mit Isonicotinylhydrazid (INH) beginnen. Uns standen in erster Linie Rimifon und Neoteben zur Verfügung, in geringerem Umfang wurden Ertuban und Bacillin verwendet. Im Laufe von $1^1/_2$ Jahren wurde das neue Heilmittel etwa 400 Kranken gegeben. Zur Auswertung können wir jedoch nur die Resultate bei 299 Kranken (192 Männer, 107 Frauen) verwenden, bei denen die Behandlung mindestens 3 Monate geführt werden konnte: 235 Patienten erhielten INH über 3 Monate, 64 über 6 Monate. In 103 Fällen wurden Streptomycin (Sm) und INH gleichzeitig verordnet. Um die Auswertung nicht zu komplizieren, haben wir nach Möglichkeit die gleichzeitige Anwendung von Kollapsmaßnahmen während der Chemotherapie vermieden; dies geschah nur bei 27 Kranken (9%).

Da es bei dem chronischen ungeheuer wechselvollen Krankheitsbild der Lungentuberkulose mit im Einzelfall sehr variablen Spontanheilungsmöglichkeiten sehr schwer ist, ein objektives Bild der Therapieresultate zu erhalten, muß man auf die strenge Einhaltung der Grundbedingungen achten. Es lohnt nicht ungleiche oder zu kurze Behandlungszeiten zu vergleichen. Wir haben uns deshalb seit Jahren daran gewöhnt den Behandlungsplan in Vierteljahre aufzuteilen; alle 3 Monate wiederholt sich die Generaluntersuchung, die Ergebnisse werden mit dem vorhergehenden Quartalsbild verglichen und danach über die Weiterführung der Behandlung beschlossen. Ohne zwingende Notwendigkeit wird während eines Therapiequartals der Plan nicht verändert, also z. B. während der INH-Darreichung ein Pneumothorax angelegt. Die Beurteilung des Therapieresultats wird sonst zu kompliziert. Das Ergebnis der Behandlung ist natürlich unter anderem wesentlich abhängig vom Ausgangsbefund, von der Prognose, die vor Einleitung der Therapie gestellt wurde, also von der *Tuberkuloseform.* Eine statistische Auswertung hat nur Sinn bei Zahlen, die nicht zu klein sind. Gliedert man die Röntgenbilder der behandelten Kranken in zu viele Einzelgruppen (cirrhös-kavernös, ein- oder doppelseitig usw.), so erhält man viele kleine Gruppen neben einigen größeren Gruppen. Eine Auswertung wird dadurch unmöglich, Vergleiche mit anderen Behandlungsformen

* Siehe auch Beitr. Klin. Tbk. **111,** 533—549 (1954).

oder anderen Heilstätten kann man dann kaum anstellen. Sicher gibt es keine fehlerfreie Einteilung. Gruppiert man nach weniger großen Gesichtspunkten, so wird die Zahl der Fälle kleiner, bei denen die Eingliederung Schwierigkeiten bereitet — außerdem werden die Einzelzahlen größer. Wir haben unsere Kranken weitgehend nach den Aussichten der Therapie im Beginn der Kur eingeteilt:

A = alte, chronische, annähernd stationäre mehr oder minder groß- oder mehrfach kavernöse Tuberkulose.

AB = frischer Schub (Streuung, neues Infiltrat, frische Randinfiltrierung alter Herde) bei bisher inaktiver oder stationärer Tuberkulose (A).

B = frische Infiltrate verschiedener Ausdehnung mit oder ohne Kavernen oder Streuherde.

Die Gruppe B müßte — bei größerem Material — nochmals unterteilt werden nach der Ausdehnung des Prozesses. Manche frischen Tuberkulosen führen ja rasch zu großem und mehrfachem Zerfall und haben dadurch eine schlechtere Behandlungsaussicht als die Mehrzahl junger Tuberkulosen.

Unsere Kranken verteilen sich folgendermaßen auf die 3 Gruppen: A = 49 Patienten (16%), AB = 139 Patienten (47%) und B = 111 Patienten (37%).

Dosierung und Nebenwirkungen.

Am Anfang gaben wir Rimifon in einer *Dosis* von 4 mg/kg Körpergewicht, während entsprechend Domagks Vorschlag das Neoteben höher dosiert wurde: 10 mg (nur bei 18 Kranken). Da bei der niederen Dosierung eine ausreichende Wirkung erzielt und zugleich toxische Nebenwirkungen vermieden werden konnten, haben wir ab Mai 1952 generell die Dosis von 3—5 mg/kg verabreicht (281 Kranke). Sahen wir bei der niederen Dosierung keinerlei Wirkung, so haben wir eine Zeitlang die Dosis stufenweise bis 10 mg gesteigert. Da wir hierbei niemals Erfolge sahen, haben wir seit längerem auf die Steigerung verzichtet. Zur Zurückhaltung in der Dosierung mahnten uns die Fälle von *toxischer Polyneuritis* sowie eine *schwere Psychose* mit schizophrenieartigem Bild, die in der ersten Zeit der Erprobung auftraten. Sie betrafen ausschließlich solche Kranke, die die höhere Dosierung bekommen hatten. Bei intensivem Literaturstudium fanden wir weitere Fälle von toxischer Polyneuritis, von Psychosen und epileptiformen Anfällen sowie von Pellagra. Die Summe dieser Störungen findet man in der Schilderung einer Vergiftung mit 15 g INH (im Alkoholrausch), beschrieben von Scheibe[29] sowie Böhm[7]. Der Neurologe Hans Robert Müller[25] hat im November 1952 in Hamburg bereits unsere Beobachtungen von toxischer Polyneuritis mitgeteilt. Ein ausführlicher Bericht über die toxischen Schäden am Nervensystem durch INH wurde von uns in den Beitr. Klin. Tbk.[5] gegeben. Die Polyneuritis beginnt meist mit lästigen Parästhesien an den Spitzen der Extremitäten, dehnt sich rumpfwärts aus, Schmerzen und Reflexstörungen können hinzutreten. Sofortiges Absetzen von INH ist dann notwendig, die Therapie der Neuritis ist meist wenig erfolgreich, die Beschwerden pflegen sich lange zu halten. Die Psychose wird im folgenden kurz geschildert, vor allem da der Kranke inzwischen eine 2. Behandlung mit INH in niederer Dosierung gut vertragen hat.

Herr H. St. (1373), 50 Jahre. Tuberkulose seit 1926 bekannt. Familiäre Belastung in bezug auf Geisteskrankheiten liegt nicht vor, auf Tuberkulose ja. Einweisung am 7. 11. 51 mit ausgedehnter großkavernöser, exsudativer Tuberkulose im rechten Oberlappen. Patient erhielt bis 24. 2. 52 PAS, gut vertragen, keine Besserung. Beginn der INH-Behandlung am 31. 3. 52 mit täglich 6mal 0,2 g (bei 78 kg Körpergewicht) Neoteben. Er klagt bald über leichtes Hautjucken, Müdigkeit und innere Unruhe. Am 15. 4. 52 — nach 18 g in 15 Tagen — starker Erregungszustand, Patient wird aufsässig, redet Unsinn, greift den Arzt tätlich an. Es erfolgt Überweisung in eine psychiatrische Fachabteilung. Diagnose: symptomatische Psychose. — Diese klang erst nach Monaten allmählich ab, verschwand jedoch dann vollständig. — Ab September 1952 erhielt der Patient Streptomycin, das man ab November 1952 mit Rimifon in der Dosierung 4 mg/kg Körpergewicht kombinierte. Er vertrug es jetzt gut. Der Patient bekam insgesamt 65 g Streptomycin und 50 g INH. Am 15. 6. 53 erfolgte die Entlassung in häusliche Asylierung. Erneute Einweisung am 4. 8. 53 in unser Haus wegen starker Hämoptoe, jetzt psychisch völlig unauffällig.

Zur Frage der *Leberschädigungen* und der Störung des Kohlenhydratstoffwechsels durch INH hat E. H. Orlowski[26, 27] bereits aus unserer Klinik berichtet. In unserer Zusammenstellung wurden auch 10 Patientinnen (3%) erfaßt, die einen Diabetes mellitus als Begleiterkrankung hatten. Sie vertrugen das INH ausgezeichnet und zeigten keine Beeinflussung ihres Kohlenhydratstoffwechsels. Durch den Galaktosebelastungstest, die Serumbilirubinbestimmung und die Takatareaktion in der Modifikation nach Mancke-Sommer konnten wir keine Schädigung der Leber nachweisen. Wir erlebten auch nicht einen Fall von Hepatitis.

Schettler und Gaase[30] berichten von 2 Hepatitisfällen unter Isoniacidtherapie, die trotz Weitergabe von INH unter der üblichen Behandlung abklangen.

Von den 299 Patienten starben nach der INH-Behandlung 5 = 1,7%. Bei 4 der Toten wurde eine *Sektion* durchgeführt. Die Sektionsprotokolle (Kracht) zeigen an, daß keine toxischen Schädigungen der Leber, der Milz oder der Nieren durch INH vorliegen. Über die vor Beendigung einer INH-Behandlung verstorbenen Kranken, in unserer Arbeit nicht erfaßt, geben uns 10 Sektionsprotokolle den gleichen negativen Bescheid über toxische Schädigungen bestimmter Organe durch INH.

Gibt man Isoniacid in einer Dosis von 3—5 mg/kg Körpergewicht, so ist die *Verträglichkeit* ganz ausgezeichnet, am Magen-Darmkanal sahen wir nie Störungen.

A. Klinische Einzelresultate.

1. Das Körpergewicht. Bei der Mehrzahl der mit INH behandelten Kranken tritt eine auffällige Steigerung des Appetits und meist auch des Körpergewichts auf, wie sie bisher bei keinem anderen Tuberkulostatikum beobachtet wurde. Manche Patienten werden geradezu von der Eßlust geplagt. Dieses Phänomen hält meist nur wenige Wochen an. Wird später nach längerem Intervall erneut INH gegeben, so hebt sich oft der Appetit erneut, jedoch nicht so augenfällig wie bei der ersten Anwendung. Bei Kranken mit Lungenkrebs sowie nichttuberkulösen Asthenikern gelang es jedoch nicht Appetit und Körpergewicht nennenswert zu steigern. Tabelle 1 gibt eine Übersicht über die Resultate. Bei der Beurteilung ist unbedingt eine umschriebene Begrenzung von „Zunahme" und „Abnahme" notwendig unter Ausschaltung kleiner Schwankungen. Als Zunahme bezeichnen wir nur eine Erhöhung des Ausgangsgewichts um mehr als 5%, dementsprechend die Abnahme bei Verminderung um mehr als 5%. Dazwischen liegende Werte werden als unverändert bezeichnet.

Tabelle 1. *Gewicht* (Übersicht).

Gewicht	Anzahl der Patienten 299		Anteile der Tuberkuloseformen		
	absolut	%	Gruppe A 49 Patienten	Gruppe AB 139 Patienten	Gruppe B 111 Patienten
Zugenommen .	199	66	12	102	85
Unverändert . .	95	32	36	33	26
Abgenommen .	5	2	1	4	—

66% der Kranken zeigen eine Gewichtszunahme, die in Einzelfällen bis zu 15—20 kg betrug. Nur 5 Kranke (2%) haben an Gewicht verloren, darunter keine frischen Infiltrate (B). Je frischer die Tuberkulose, desto besser war der Gewichtsanstieg, wobei es natürlich auch sehr auf die absolute Höhe des Anfangsgewichtes ankam.

Vergleich mit den Ergebnissen anderer Autoren:

Autor	Zunahme %	Unverändert %	Abnahme %
Tanner und Wanner . .	60	35	5
Heilmeyer	70	20	10
Tuczek	60,5		
Lotte.	88 bzw. 74	9—22	3—4

2. Die *Temperatur* war bei 82% unserer Kranken immer normal. Von den 55 Kranken, deren Temperatur bei Kurbeginn gesteigert war, entfieberten dauerhaft: 39 (70%), hierunter alle frischen Schübe ohne Rücksicht auf Ausdehnung und Schwere des Prozesses.

Tabelle 2. *Temperatur* (Übersicht).

Temperatur	Anzahl der Patienten 299		Anteile der Tuberkuloseformen		
	absolut	%	Gruppe A 49 Patienten	Gruppe AB 139 Patienten	Gruppe B 111 Patienten
Immer normal.	244	82	37	116	91
Entfiebert . . .	39	{70	6	13	20
Wechselnd. . .	8	18{15	4	4	—
Immer febril .	8	{15	2	6	—

3. Die Blutsenkung (Methode WESTERGREN) war anfangs bei 237 der 299 Kranken beschleunigt. Sie normalisierte sich bei 92 (39%) Kranken, besserte sich deutlich bei 70 (30%) Kranken, blieb unbeeinflußt bei 63 und verschlechterte sich bei 12 Patienten. Die Entwicklung der BSG unter INH ist deutlich von der Tuberkuloseform abhängig: während bei den Asylfällen das Verhältnis der Gebesserten zu den Ungebesserten wie 19:24 ist, so ist es bei den frischen Prozessen wesentlich günstiger = 76:9; in der B-Gruppe kam es zu einer Besserung in 90% der Fälle.

Tabelle 3. *BSG* (Übersicht).

BSG	Anzahl der Patienten 299		Anteile der Tuberkuloseformen		
	absolut	%	Gruppe A 49 Patienten	Gruppe AB 139 Patienten	Gruppe B 111 Patienten
Immer normal.	62	20	6	30	26
Normalisiert . .	92	31	5	37	50
Gebessert . . .	70	24	14	30	26
Unverändert hoch	63	21	22	34	7
Verschlechtert .	12	4	2	8	2

4. Röntgenbefunde. Die Entwicklung des Röntgenbildes stellt zusammen mit den bakteriologischen Ergebnissen den wertvollsten Maßstab für die Bedeutung eines Heilmittels gegen Lungentuberkulose dar. Alle unsere Kranken wurden mindestens alle 4 Wochen geröntgt; Tomogramme wurden am Anfang und Ende jeden Quartals angefertigt. Zur Auswertung wurden die Bilder vor und nach dem Vierteljahr der INH-Therapie verwendet. Nur eindeutige Veränderungen — nach übereinstimmendem Urteil mehrerer erfahrener Betrachter — wurden als Regreß bzw. Progreß anerkannt. Unbedeutende Veränderungen in der einen oder anderen Richtung wurden als unverändert bezeichnet. Zeigte sich gleichzeitig an einer Stelle die Tendenz zum Progreß und an anderer Stelle zum Regreß, so gruppierten wir diese Bilder auch als unverändert ein. Auf das Auszählen von Kavernenverkleinerungen oder gar „Vernichtungen" haben wir verzichtet, da diese Methode als fragwürdig erscheint. Es ist vielleicht notwendig darauf hinzuweisen, daß „Regreß" natürlich nicht identisch sein kann mit Heilung. Es sollten nur eindeutige Entwicklungsrichtungen gekennzeichnet werden.

Tabelle 4. *Röntgenbefunde* (Übersicht).

Röntgenbefunde	Anzahl der Patienten 299		Anteile der Tuberkuloseformen		
	absolut	%	Gruppe A 49 Patienten	Gruppe AB 139 Patienten	Gruppe B 111 Patienten
Regressiv	178	59	14	70	94
Unverändert	115	39	35	64	16
Progressiv	6	2	—	5	1

Ein Regreß zeigte sich bei 178 Kranken (59%). Dieses Ergebnis ist natürlich sehr stark abhängig von der Zusammensetzung des Krankengutes: je größer der Anteil der frischen Tuberkulosen ist, desto größer ist die Möglichkeit zu regressiven Entwicklungen im Röntgenbild. Dementsprechend war bei den jungen Prozessen (B) der Anteil der Regresse = 84%, bei den frischen Schüben (AB) = 50% und bei den chronischen Asylfällen (A) = 29%. Gute Übereinstimmungen zeigen unsere Ergebnisse mit Schweden[38] (58%), Hein[12, 13] (60,5%) und Lotte[17], die bei frischen Tuberkulosen einen Regreß in 79% und bei alten Tuberkulosen in 51% fand. — Eine Verschlechterung trat nur bei 6 Kranken (2%) auf, während das Röntgenbild bei 115 (39%) unverändert blieb. Im ganzen darf man sagen: wohl ist die Zahl der röntgenologisch gesicherten Regresse bedeutend kleiner als die der allgemein klinisch und subjektiv Gebesserten, doch liegt der Erfolg zweifellos eindeutig über den Möglichkeiten der Spontanheilung bzw. Besserung in diesem Zeitraum.

5. *Die Sputummenge* wird bei unseren Kranken täglich gemessen. Bei der Auswertung wird die durchschnittliche Menge der Dekade vor der Therapie mit derjenigen der letzten Therapiedekade verglichen. 70 Kranke (24%) scheiden aus der Betrachtung aus, da sie niemals Sputum auswarfen.

Bei 97 Kranken (42% der Ausscheider) verschwand der Auswurf völlig, bei 80 (= 35%) kam es zu einer deutlichen Reduktion. Wieder zeigt sich das beste Resultat bei den frischen Fällen (B), von denen 56% das Sputum verloren, während nur 11% unbeeinflußt blieben.

Umgekehrt ist das Resultat bei den Asylierten: das Sputum verschwand bei 5%, verringerte sich bei 52%, blieb konstant bei 33% und vermehrte sich sogar bei 9%. Die frischen Schübe liegen in der Mitte der beiden anderen Gruppen.

Tabelle 5. *Sputummenge* (Übersicht).

Sputummenge	Anzahl der Patienten 299		Anteile der Tuberkuloseformen		
	absolut	%	Gruppe A 49 Patienten	Gruppe AB 139 Patienten	Gruppe B 111 Patienten
Immer ohne. .	70	24	7	38	25
Verschwunden .	97	32	2	47	48
Vermindert. .	80	27	22	29	29
Unverändert viel	42	14	14	19	9
Vermehrt . . .	10	3	4	6	—

6. *Bakteriologische Befunde.* Regelmäßig alle 4 Wochen wird das Sputum von 3 Tagen in getrennten Proben direkt, fluorescenzmikroskopisch und kulturell geprüft (Labor Dr. Gertrud Meissner). Hat der Kranke keinen Auswurf, so werden jeweils 2 Magenspülwasser geprüft. Durch diese intensive Sucharbeit dürften wir zu einer etwas größeren Zahl positiver Resultate als in manchen anderen Häusern kommen.

Tabelle 6. *Bakteriologischer Befund* (Übersicht).

Bakteriologischer Befund	Anzahl der Patienten 299		Anteile der Tuberkuloseformen		
	absolut	%	Gruppe A 49 Patienten	Gruppe AB 139 Patienten	Gruppe B 111 Patienten
Immer negativ.	44	15	4	17	23
Negativ geworden . .	143	48	13	69	61
Wechselnd. . .	7	2	1	6	—
Immer positiv .	105	35	31	47	27

44 Kranke scheiden aus der Betrachtung aus, da sie immer negativ waren, es bleiben also 255 für die Auswertung. Als „negativ geworden“ bezeichnen wir solche Fälle, bei denen das Sputum anfangs Tuberkelbakterien enthielt, später jedoch kontinuierlich in mindestens 3 Proben keine Erreger mehr nachgewiesen werden konnten, während das Wort „wechselnd“ darauf hinweist, daß positive und negative Ergebnisse nacheinander vorkamen. Ein negatives Sputum konnte bei 56% der offenen Kranken erzielt werden. Interessant ist der Vergleich mit anderen Beobachtern: Heilmeyer[11] sowie Hörlein und Jahnke[15] 40%, Tanner und Wanner[32] 53%, Tegtmeier[33] 63%, Bünger und Lass[7]

72%. Unsere Ergebnisse differieren also am meisten mit denen von BÜNGER und LASS. Dies kommt sicher nicht daher, daß wir niedriger dosiert haben, sondern von der Verschiedenheit der tuberkulösen Prozesse und vielleicht auch die durch Intensität der Bakteriensuche. Die Bedeutung der Tuberkuloseform zeigen folgende Zahlen: das Sputum wurde negativ in 29% der Gruppe A, 57% der Gruppe AB und 69% der Gruppe B. — Hier zeigt sich deutlich die größere Wirksamkeit von INH, z. B. gegenüber der der Thiosemicarbazone. Für Conteben fand BERG[2] 1950 folgende Verhältnisse: Gruppe A = 9% und Gruppe B = 58%, Mittelwert = 32% negatives Sputum (damals unterschieden wir nur 2 Gruppen). Natürlich ist auch bei der Isoniacidbehandlung das Ergebnis nicht immer dauerhaft, manche Fälle werden später wieder offen, doch nicht in einem auffallend hohen Anteil. Bemerkenswert ist, daß manche Träger großer Kavernen unter INH negativ wurden und zum Teil über viele Monate (bis zu 33 Monaten) auch blieben, was selbst bei Streptomycintherapie nicht beobachtet wurde.

7. *Resistenz gegen Isoniacid.* Wir haben davon abgesehen, die Ergebnisse der Sensibilitätsprüfungen bei den in dieser Arbeit erfaßten Kranken gesondert zu berichten, da dieses Problem in Zusammenarbeit mit GERTRUD MEISSNER[3, 17] und zum Teil auch HERHOLZ[4] an einem wesentlich größeren Material behandelt worden ist, welches durch seinen Umfang eine bessere Grundlage zur Beurteilung bietet. An dieser Gemeinschaftsarbeit waren außer uns 5 weitere Holsteiner Heilstätten beteiligt. Aus den Ergebnissen entnehmen wir die folgenden wesentlichen Tatsachen: primäre Resistenz fand sich nur bei einem von 1191 Stämmen, die von 725 Kranken gewonnen wurden, primär abgeschwächte Sensibilität wurde bei 2 Stämmen festgestellt. Man kann demnach unbedenklich jeden Kranken, der noch kein INH bekommen hat, mit diesem Mittel behandeln. Im Laufe der Isoniacidtherapie nimmt die Zahl der sensiblen Stämme — bei allmonatlicher Prüfung — immer mehr ab. Eine deutliche Sensibilitätsminderung zeigt sich nach 1 Monat bei 13%, nach 3 Monaten bei 65%, nach 6 Monaten bei 78%, nach 10—11 Monaten bei 91%; zu diesem Zeitpunkt wurde kein einziger Stamm mit vollkommen normaler Sensibilität (Hemmung bis 0,1 γ/cm^3) gezüchtet. Die Tuberkuloseform spielt auch beim Überleben resistenter Stämme eine entscheidende Rolle: je größer, zahlreicher und älter die Kavernen sind, desto größer ist die Wahrscheinlichkeit der Resistenz, ebenso steigt diese mit der Zahl der Erreger. Auf die Bedeutung dieser Faktoren hat FREERKSEN[9] schon mehrfach hingewiesen. Aus dem großen Material möchte ich einige charakteristische Zahlen entnehmen (Tabelle 7).

Bei den Asylfällen (A) mit den großen Kavernen wird das Sputum selten negativ, jedoch die Erreger häufig resistent. Bei den frischen

Infiltraten (B) liegen die Verhältnisse jedoch genau umgekehrt. — In der Regel verbindet sich mit einem schlechten Therapieresultat, gemessen am Röntgenbild und bakteriellen Befund, eine starke Tendenz zu rascher Herauszüchtung resistenter Keime. Dies ist jedoch keine Regel ohne deutliche Ausnahmen: einzelne Kranke, die frühzeitig während der Therapie die Tendenz zur Resistenz der Erreger aufwiesen, wurden später negativ und entscheidend gebessert. Neue Schübe während oder nach INH-Therapie wurden meist von sensiblen Keimen hervorgerufen. Gegen INH-resistente Stämme zeigen meist eine abgeschwächte Virulenz (G. MEISSNER[18]). Scheidet ein Kranker am Ende der Therapie resistente Keime aus, und prüft man die Sensibilität regelmäßig weiter, so pflegt die Resistenz allmählich abzunehmen. Gibt man dann erneut Isoniacid, so treten die resistenten Keime ziemlich rasch wieder überwiegend auf. Diese letzten Feststellungen zur Resistenzfrage bedürfen jedoch noch des weiteren Studiums.

Tabelle 7. *Sensibilität gegen INH.*

Gruppe	Behandlungsdauer in Monaten	Negativ in %	Resistent in %
A	3	28	40
	6	25	45
B	3	67	23
	6	71	23

B. Isoniacidtherapie von 6 Monaten Dauer.

Nachdem wir im ersten Teil die Behandlungsergebnisse im 1. Quartal dargestellt hatten, soll nunmehr über die Erfahrungen mit einer längeren Dauer berichtet werden, um ein Urteil zu gewinnen, ob und wann eine längere Therapie angezeigt ist.

Im Berichtszeitraum haben wir 64 Kranke der INH-Behandlung für die Dauer von 2 Quartalen unterworfen. Bei allen diesen Kranken war wohl im 1. Vierteljahr ein Anfangserfolg erzielt worden, weitere Behandlung war notwendig, sofern man nicht zu Kollapsmaßnahmen greifen wollte, die jedoch nicht in allen Fällen durchführbar waren. In diesem Abschnitt sollen nun die Resultate am Ende des 2. Quartals mit denen des 1. Quartals im einzelnen verglichen werden.

1. Gewicht. Im 2. Quartal kam es bei 14 Kranken (22%) zum Anstieg, womit sich bei 13 die Tendenz des 1. Quartals fortsetzte. Unverändert blieb das Gewicht bei 50 Patienten; 31 von diesen bewahrten damit den Gewinn des 1. Quartals, während bei 18 das Gewicht im Laufe des ganzen Halbjahres konstant blieb. Gewichtsabnahmen traten nicht auf. Ein weiterer Anstieg des Gewichtes wäre keineswegs in allen Fällen wünschenswert gewesen, da viele Kranke schon nach 3 Monaten ein Übergewicht hatten.

Tabelle 8. *Gewicht* (6 Monate).

2. Quartal		1. Quartal		
		Zunahme	unverändert	Abnahme
Zunahme	14	13	1	0
Unverändert	50	31	18	1

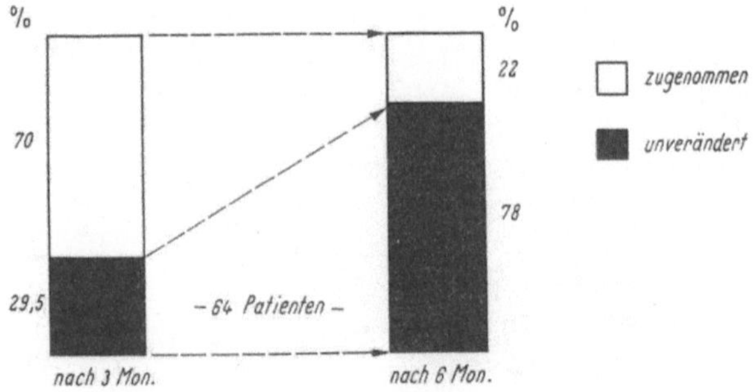

Abb. 1. Gewicht (nach 3 und 6 Monaten).

2. Temperatur. Nur 5 der 64 Kranken hatten am Beginn des 2. Quartals eine erhöhte Temperatur. Diese normalisierte sich bei 3 Kranken, während 2 auch in dieser Zeit unbeeinflußt blieben. Ein 6. Kranker bekam erst im 2. Quartal erhöhte Temperatur und verschlechterte sich.

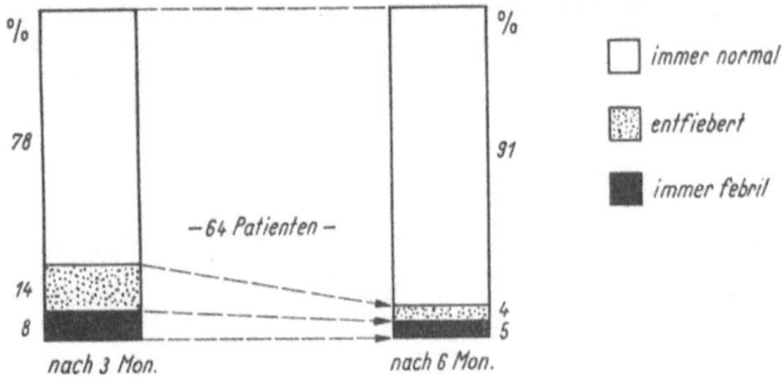

Abb. 2. Temperatur (nach 3 und 6 Monaten).

3. Blutsenkung. Bei 16 Kranken (25%) kam es zu einer günstigen Entwicklung, die das Resultat des 1. Vierteljahres übertraf. Unbeeinflußt blieb die BSG bei 37 Kranken, wovon 12 einen normalen Wert hatten. Eine Steigerung erfuhr die BSG bei 11 Kranken (17%), von denen sich in dieser Hinsicht in den ersten 3 Monaten 8 günstig entwickelt hatten; bei 3 setzte sich nur die ungünstige Tendenz fort. Geht man bei der Betrachtung vom 1. Quartal aus, so muß man feststellen, daß die in dieser Zeit angebahnte Besserung bei 6 Kranken nur vorübergehend war, bei 7 sich fortsetzte und bei 15 unvollständig blieb.

Tabelle 9. *Blutsenkung* (6 Monate).

2. Quartal		1. Quartal				
		immer normal	normalisiert	gebessert	unverändert hoch	verschlechtert
Immer normal . .	12	5	7	—	—	—
Normalisiert . . .	6	—	—	4	2	—
Gebessert.	10	—	—	3	7	—
Gleich hoch . . .	25	—	—	15	9	1
Schlechter	11	1	4	3	3	—
Summe	64	6	11	25	21	1

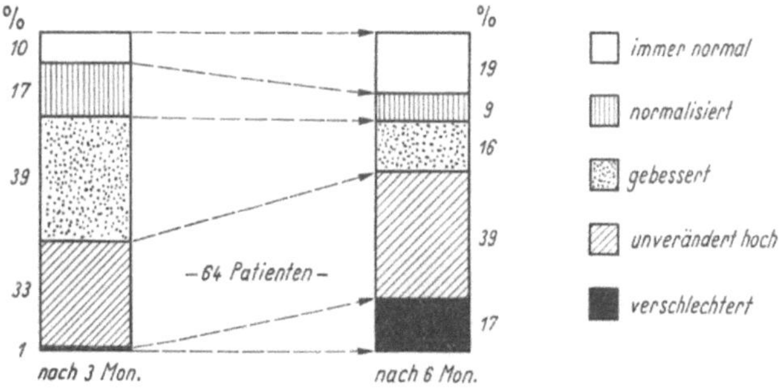

Abb. 3. BSG (nach 3 und 6 Monaten).

4. *Röntgenbefunde.* 30 Kranke erlebten einen Regreß, der sich bei 23 schon in der 1. Periode angedeutet hatte, während er bei 7 Kranken

Tabelle 10. *Röntgenverlauf* (6 Monate).

2. Quartal		1. Quartal		
		Regreß	unverändert	Progreß
Regreß	30	23	7	—
Unverändert	30	9	20	1
Progreß	4	1	2	1
Summe	64	33	29	2

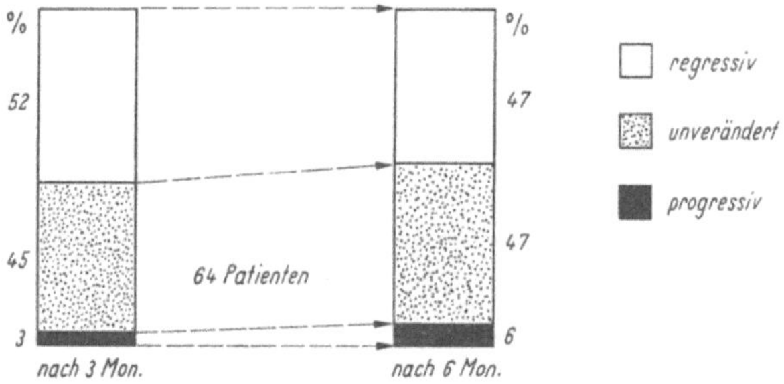

Abb. 4. Röntgenbefunde (nach 3 und 6 Monaten).

erstmalig in Erscheinung trat. Unverändert blieb der Prozeß im Röntgenbild ebenfalls bei 30 Kranken. Vier zeigten eine Verschlechterung, die jedoch nur bei einem Kranken den Kurerfolg des 1. Quartals rückgängig machte.

5. *Sputummenge.* 12 Kranke hatten im 1. Quartal das Sputum verloren, diese blieben alle frei von Sputum. Bei 36 Kranken hatte sich die Menge in den ersten 3 Monaten verringert; diese günstige Entwicklung hielt an bei 13, bei 7 kam es zu einer Vermehrung, bei 16

Tabelle 11. *Sputummenge* (6 Monate).

2. Quartal		1. Quartal				
		immer frei	geschwunden	vermindert	gleich viel	vermehrt
Immer frei	20	8	12	—	—	—
Geschwunden . .	6	—	—	5	1	—
Vermindert . . .	12	—	—	8	—	4
Gleich viel	17	—	—	16	—	1
Vermehrt	9	1	—	7	1	—
Summe	64	9	12	36	2	5

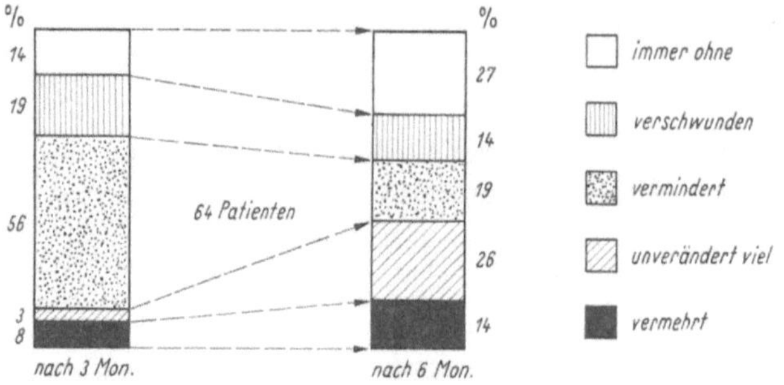

Abb. 5. Sputummenge (nach 3 und 6 Monaten).

setzte sich der Erfolg nicht fort. Erfreulich war der Verlauf bei 38 Kranken, wahrend bei 26 kein Erfolg in bezug auf die Sputumproduktion eintrat. Fehlerquellen liegen vor allem bei den Asthmatikern, deren Sekretion natürlich sehr schwankend ist.

6. *Bakteriologische Befunde.* Hier und bei den Röntgenbefunden ergeben sich die exaktesten Ansatzpunkte für die Bewertung des zweiten Therapiequartals! Nur 4 Kranke waren trotz negativen Sputums weiter behandelt worden, sie blieben negativ. 24 waren in der 1. Periode frei von Erregern geworden, davon wurden 7 wieder positiv! Dagegen verloren von 36 Kranken im 2. Quartal 10 die Erreger im Auswurf! Sieben ungünstigen stehen 10 günstige Fälle gegenüber.

Die Erfolge im 2. Quartal sind nicht so groß, für einzelne Kranke aber doch von Bedeutung: 10 verloren die Erreger, bei 30 zeigte das

Röntgenbild einen weiteren Regreß. Auf der ungünstigen Seite stehen 4 Kranke mit Fortschreiten des Prozesses im Röntgenbild und 7 Kranke, die wieder offen wurden! Dazu kommt die weitere Steigerung der Resistenz des Erregers gegen INH, die im 1. Abschnitt erwähnt wurde. Zu bedenken ist, daß für das 2. Quartal natürlich Kranke mit schlechterer Prognose ausgewählt wurden.

Tabelle 12. *Bakteriologische Befunde* (6 Monate).

2. Quartal		1. Quartal		
		immer negativ	negativ geworden	immer positiv
Immer negativ	21	4	17	—
Negativ geworden . . .	10	—	—	10
Immer positiv	26	—	—	26
Positiv geworden . . .	7	—	7	—
Summe	64	4	24	36

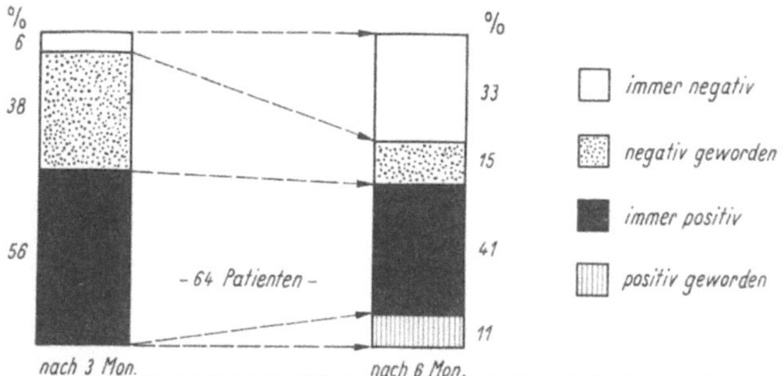

Abb. 6. Bakteriologischer Befund (nach 3 und 6 Monaten).

C. Therapie mit Isoniacid allein oder mit Streptomycin kombiniert.

Überall wird die Forderung nach einer Kombination von INH mit einem anderen Tuberkulostatikum erhoben. Das Hauptmotiv hierfür dürfte die rasche Feststellung resistenter Stämme unter Isoniacidtherapie sein. Dazu kommt die Hoffnung auf Steigerung der Wirkung. Wir haben zur Nachprüfung dieser Frage einem Teil unserer Kranken im gleichen Zeitraum INH und Streptomycin (Sm) gegeben. Für diesen Vergleich verwendeten wir nur Kranke, die genau 90 Tage INH bzw. INH und Sm erhielten. In keinem Falle wurde gleichzeitig durch Kollaps eingegriffen. INH allein bekamen 132, INH und Sm 103 Kranke. Von den 103 Kranken der 2. Gruppe bekamen 70 täglich 0,5 g Sm, während 33 nur 2mal je Woche 1,0 g Sm erhielten. Es kann angesichts der kleinen Zahlen noch nicht gesagt werden, ob die Therapie mit der diskontinuierlichen Sm-Gabe ebenso gut ist wie die Simultanbehandlung. Im einzelnen erhielten wir folgende Ergebnisse:

1. Gewicht. Die Gewichtszunahme ist bei der Kombinationsgruppe häufiger (81%) als bei INH allein (60%). Dabei spielt jedoch eine wesentliche Rolle, daß die INH-Gruppe stärker belastet ist durch prognostisch ungünstige Fälle (16% A und 52% AB) gegenüber der Kombination (2% A und 46% AB). Die 1. Gruppe enthält eben nur 32% frische Fälle, die 2. dagegen 52%!

Tabelle 13. *Gewicht* (INH und INH + Sm).

90 Tage nur INH	Anzahl der Patienten 132		Anteile der Tuberkuloseformen		
	absolut	%	A 21 Patienten	AB 69 Patienten	B 42 Patienten
Zugenommen . . .	80	60	8	48	24
Unverändert . . .	48	37	12	18	18
Abgenommen. . .	4	3	1	3	—
90 Tage INH + Sm	Anzahl der Patienten 103		A 2 Patienten	AB 47 Patienten	B 54 Patienten
Zugenommen . . .	83	81	—	39	44
Unverändert. . .	20	19	2	8	10

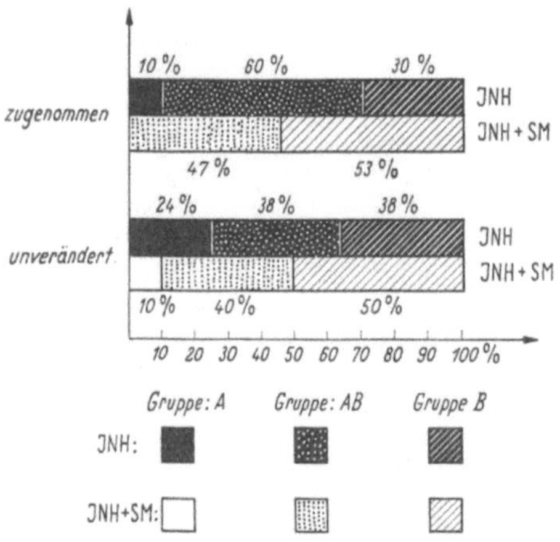

Abb. 7. Tuberkuloseform und Gewicht.

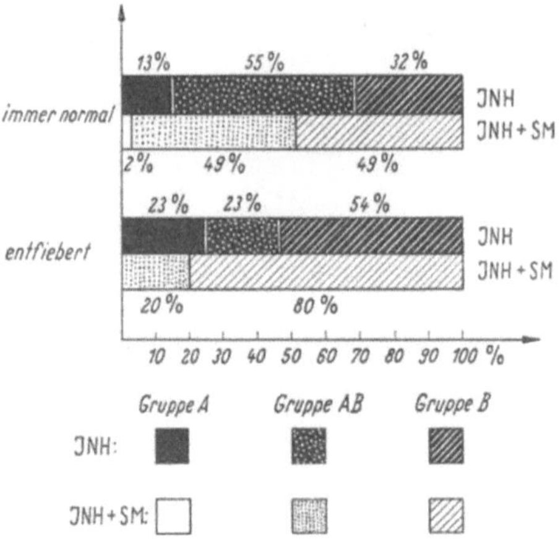

Abb. 8. Tuberkuloseform und Temperatur.

2. Temperatur. Erhöhte Temperatur fand sich bei beiden Gruppen in 16% (INH = 21, Kombination = 17). Davon entfieberten unter INH allein 13, bei Kombination mit Sm 15. Die frischen Tuberkulosen verloren bei beiden Therapieformen die Temperaturerhöhung komplett.

3. Blutsenkung. Faßt man die Fälle mit günstiger Entwicklung (normalisiert und gebessert) zusammen, so ergibt sich kein großer Unterschied zwischen beiden Gruppen: INH allein 65%, Kombination 74%. Hierbei sind alle Fälle mit normaler BSG weggelassen. Vergleicht man die Zahl der Kranken mit frischer Tuberkulose bei normalisierter BSG, so bekommt man für die INH-Gruppe 57% und für die Kombination 60%.

Tabelle 14. *BSG* (INH und INH + Sm).

90 Tage nur INH	Anzahl der Patienten 132		Anteile der Tuberkuloseformen		
	absolut	%	A 21 Patienten	AB 69 Patienten	B 42 Patienten
Immer normal . .	30	22	3	13	14
Normalisiert . . .	35	27	4	15	16
Gebessert	31	24	5	17	9
Unverändert hoch .	34	26	9	22	3
Verschlechtert . .	2	1	—	2	—
90 Tage INH + Sm	Anzahl der Patienten 103		A 2 Patienten	AB 47 Patienten	B 54 Patienten
Immer normal . .	26	25	—	15	11
Normalisiert . . .	42	40	1	15	26
Gebessert	15	15	—	3	12
Unverändert hoch .	13	13	1	8	4
Verschlechtert . .	7	7	—	6	1

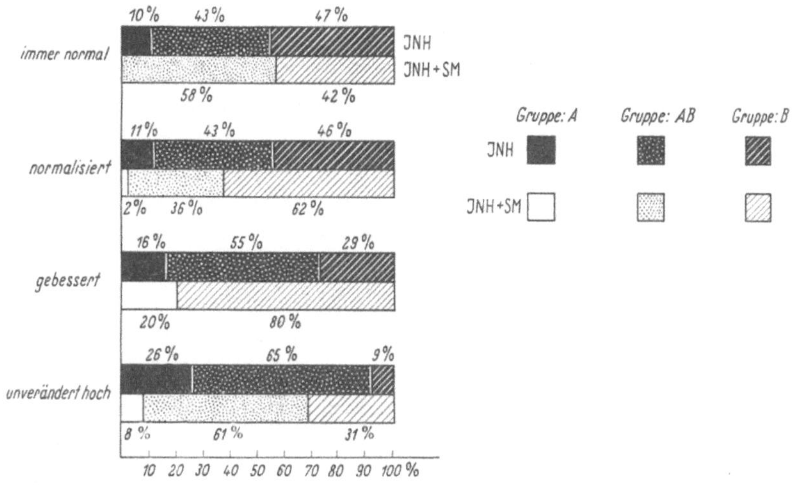

Abb. 9. Tuberkuloseform und BSG.

4. *Röntgenbefunde.* Die INH-Gruppe weist nur 50% Regresse gegenüber 78% der Kombination auf. Die Differenz verringert sich erheblich, wenn man die Tuberkuloseform berücksichtigt. Betrachtet man die frischen Tuberkulosen (B) für sich, so ergeben sich für INH 83% Besserung, für die Kombination 89%. Bei den frischen Schüben schneidet die Kombination allerdings deutlich besser ab.

Tabelle 15. *Röntgenbefunde* (INH und INH + Sm).

90 Tage nur INH	Anzahl der Patienten 132		Anteile der Tuberkuloseformen		
	absolut	%	A 21 Patienten	AB 69 Patienten	B 42 Patienten
Regressiv	66	50	4	27	35
Unverändert . . .	64	49	15	42	7
Progressiv	2	1	2	—	—
90 Tage INH + Sm	Anzahl der Patienten 103		A 2 Patienten	AB 47 Patienten	B 54 Patienten
Regressiv	80	78	—	32	48
Unverändert . . .	23	22	2	15	6

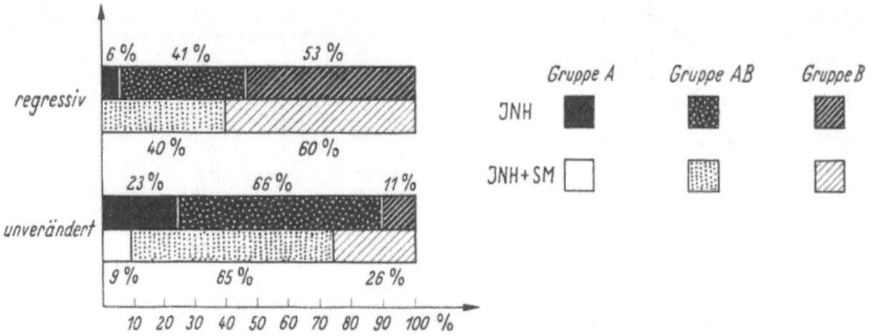

Abb. 10. Tuberkuloseform und Röntgenbefunde.

5. *Sputummenge.* Es ist für die Bewertung notwendig, alle Fälle ohne Sputum auszuschalten. Eine günstige Entwicklung (Verlust oder Verminderung des Sputums) zeigt sich in 66% bei INH allein, in 87% bei der Kombination. Falls man die frischen Fälle (B) für sich betrachtet, ergibt sich eine Besserung für 77% bei INH und 95% bei Kombination.

Tabelle 16. *Sputummenge* (INH und INH + Sm).

90 Tage nur INH	Anzahl der Patienten 132		Anteile der Tuberkuloseformen		
	absolut	%	A 21 Patienten	AB 69 Patienten	B 42 Patienten
Immer ohne . . .	36	27	3	21	12
Verschwunden . .	33	25	1	16	16
Vermindert. . . .	31	24	7	17	7
Unverändert viel .	29	22	9	13	7
Vermehrt	3	2	1	2	—
90 Tage INH + Sm	Anzahl der Patienten 103		A 2 Patienten	AB 47 Patienten	B 54 Patienten
Immer ohne . . .	23	22	1	12	10
Verschwunden . .	49	48	—	22	27
Vermindert. . . .	21	20	—	6	15
Unverändert viel .	7	7	1	4	2
Vermehrt	3	3	—	3	—

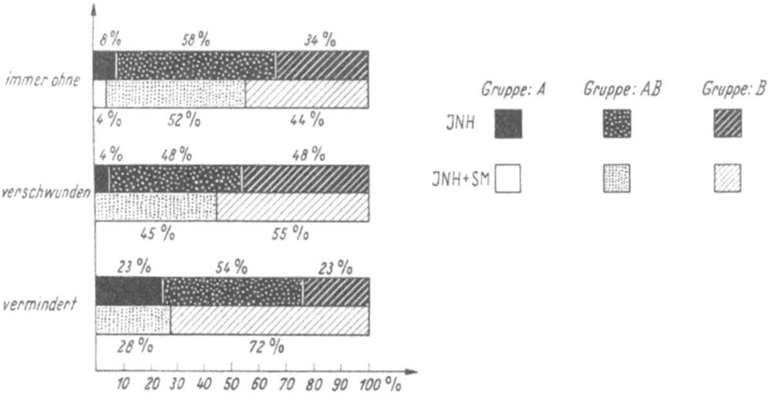

Abb. 11. Tuberkuloseform und Sputummenge.

6. *Bakteriologische Befunde.* Die immer geschlossenen Fälle müssen unberücksichtigt bleiben. Negativ wurden mit INH allein 51%, mit

Tabelle 17. *Bakteriologische Befunde* (INH und INH + Sm).

90 Tage nur INH	Anzahl der Patienten 132		Anteile der Tuberkuloseformen		
	absolut	%	A 21 Patienten	AB 69 Patienten	B 42 Patienten
Immer negativ . .	24	18	1	12	11
Negativ geworden.	55	42	4	28	23
Wechselnd	1	1	—	1	—
Immer positiv . .	52	39	16	28	8
90 Tage INH + Sm	Anzahl der Patienten 103		A 2 Patienten	AB 47 Patienten	B 54 Patienten
Immer negativ . .	16	16	—	5	11
Negativ geworden .	62	60	1	29	32
Wechselnd	2	2	—	2	—
Immer positiv . .	23	22	1	11	11

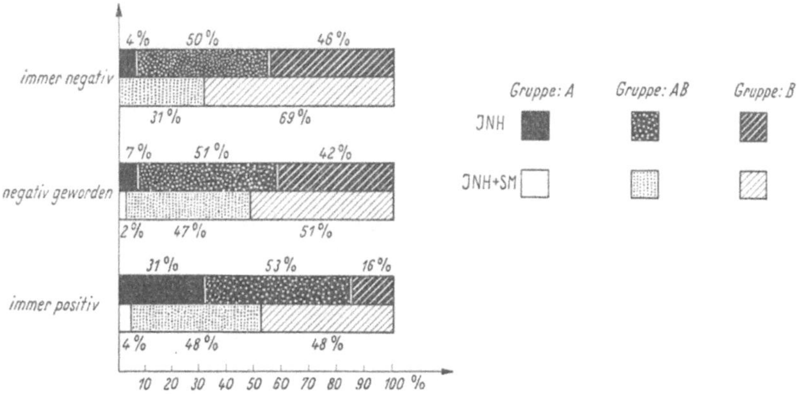

Abb. 12. Tuberkuloseform und bakteriologischer Befund.

Kombination 71%. Vergleicht man nun die Resultate der frischen Fälle, so hebt sich der Unterschied völlig auf: *beide Behandlungsformen führten in 74% der Fälle zum Verschwinden der Erreger!*

7. Die Resistenz gegen INH bzw. gegen INH und Sm ist von besonderer Bedeutung, da man ja hofft, durch die Kombination weniger resistente Stämme gegen beide Mittel zu erhalten. Unsere Erfahrungen in dieser Frage sind noch zu gering, um ein Urteil zu bilden. Zur Orientierung geben wir eine Übersicht über die bisher gewonnenen Ergebnisse die jedoch mit aller Zurückhaltung zu betrachten ist.

Tabelle 18. *Sensibilität unter INH und INH + Sm.*

	90 Tage INH	90 Tage INH + Sm	
	INH 85 Patienten	INH 89 Patienten	Sm
Kulturell negativ geworden	54	64	
Erreger sensibel geblieben	6	8	19
Erreger nahezu sensibel geblieben	8	3	0
Erreger mäßig sensibel geworden	6	9	1
Erreger resistent geworden	11	5	5

8. Ergebnisse. Die Zahlen sind noch zu klein für ein sicheres Urteil, ob die Kombinationstherapie der einfachen INH-Behandlung in irgendeiner Hinsicht überlegen ist. Bei der summarischen Übersicht scheint der Vorteil bei der kombinierten Behandlung zu liegen (signifikant nur bei den Röntgenbefunden). Setzt man jedoch die Resultate in Beziehung zur Tuberkuloseform, so reduziert sich dieser Optimismus bedeutend. Beim Resultat der bakteriologischen Untersuchungen ist überhaupt kein Unterschied geblieben, während beim Röntgenverlauf noch eine geringe — sicher nicht signifikante — Differenz zugunsten der Kombination bleibt. Man sieht daraus, daß die summarischen Vergleiche wertlos sind: man kann nur die Resultate zweier Therapieformen in Abhängigkeit von der Art der Tuberkulose vergleichen! Auf keinen Fall kann man bei einer Kombinationstherapie Einsparungen an einem oder gar beiden Medikamenten erzielen! Mit FREERKSEN sind wir der Meinung, daß ein optimaler Erfolg auch in der Kombinationsbehandlung nur mit den optimalen Dosen beider Mittel zu erreichen ist, da man ja annehmen muß, daß beide Tuberkulostatika verschiedene Angriffspunkte am Erreger haben. Über diese Fragen gaben wir bereits einen vorläufigen Bericht auf der Tagung unseres wissenschaftlichen Beirats vom 17. 10. 53.

D. Rezidive nach Isoniacidtherapie.

Für die Beurteilung eines neuen Tuberkulostatikums ist auch die Häufigkeit der Rezidive von Bedeutung. Leider ist es fast unmöglich, das weitere Schicksal der in einer Heilstätte behandelten Kranken vollständig zu erfassen. Man wird immer nur einen Teil weiter beobachten können. Unser Haus hat in dieser Hinsicht den Vorteil, daß ein großer Anteil der stationär behandelten Kranken nach der Entlassung im eigenen Tuberkulosefürsorgebereich weiter kontrolliert und gegebenenfalls wieder in unser Krankenhaus eingewiesen wird. Die Rezidivhäufigkeit kann jedoch auch deshalb noch nicht endgültig beurteilt werden, weil die nach der INH-Therapie verstrichene Zeit noch zu kurz ist. So können wir nur ein vorläufiges Resultat geben. Bisher sahen wir eine Neuerkrankung bei 8 Patienten, von denen 5 bei der ersten Therapie zur Gruppe B und 3 zur Gruppe AB gehörten. Über diese Kranken soll kurz berichtet werden:

1. Frau G. G. (1594) hatte 90 Tage lang INH und Sm bekommen und ist nach Hause entlassen worden, nachdem Erreger und Aktivitätszeichen geschwunden waren. Fünf Monate nach Abschluß der Therapie kam es zur Einschmelzung eines Rundherdes, Auswurf erneut positiv.

2. Frau A. G. (1652): 5 Monate nach Abschluß der kombinierten Therapie Bildung eines neuen einschmelzenden Infiltrats. Sie war inzwischen zur Pflege ihres sterbenden Ehemanns nach Hause entlassen worden.

3. Frl. G. K. (1654): 3 Monate nach Behandlung mit INH (90 Tage) frisches Infiltrat mit Kaverne im früher schon befallenen Lungengebiet. Die Patientin hatte in jener Zeit schwere seelische Belastungen durch gerichtliche Auseinandersetzungen.

4. Frl. J. Th. (1724) hatte bereits mehrere Schübe der Lungentuberkulose hinter sich und außerdem eine einwandfrei nachgewiesene Meningitis tuberculosa überstanden. Der letzte Schub der Lungentuberkulose war unter Rimifon (3 Monate) abgeklungen. Fünf Monate später wurde bei der Entlassungsuntersuchung ein kleines Infiltrat mit Einschmelzung und Bakterien auf der bisher gesunden Seite entdeckt.

5. Herr F. K. (1595) war wegen einer exsudativen kavernisierten frischen Tuberkulose 90 Tage kombiniert behandelt worden. Während der konservativen Nachkur bekam er 5 Monate später Urlaub. Bei der Rückkehr war er schwerkrank, hatte Fieber, an der alten Stelle zeigte sich ein neuer Herd mit großen Kavernen, Tuberkelbakterien positiv.

6. Herr G. K. (1691) erhielt wegen eines großkavernösen ziemlich chronischen Prozesses über 180 Tage INH, in der letzten Hälfte mit Sm kombiniert. Er erholte sich gut, der Prozeß stabilisierte sich, das Cavum blieb. Er ging in häusliche Asylierung. Zwei Monate nach Therapieende: große Blutung, Reaktivierung des Prozesses.

7. Herr G. Sk. (1641): Gegen Ende einer 90tägigen Rimifonbehandlung wegen ausgedehnter kavernisierter Oberlappentuberkulose kam es zu einer akuten Verschlechterung mit Temperaturen, Vermehrung des Sputums, Ansteigen der BSG und erheblicher Vergrößerung des Cavums und der umgebenden Infiltration. In jener Zeit brannte die Baracke seiner Familie mit allem toten Inventar ab; er hatte deshalb einen kurzen Urlaub.

8. Frl. H. G. (1788) war 3 Monate wegen relativ geringfügiger doppelseitiger Spitzentuberkulose mit Neoteben und Sm behandelt worden. Danach gute Rückbildung, geschlossen. Vier Monate konservativer Nachkur mit vorsichtiger Belastung. Bei der Entlassungsuntersuchung frisches Infiltrat in bisher freiem Lungenbezirk, was bald zerfällt. Dabei weder subjektive Erscheinungen noch Sputum, normale BSG, kein Fieber.

So konnten wir bisher 8 Rezidive erfassen. Sie traten meist 2 bis 5 Monate nach dem Ende der ersten INH-Behandlung auf, auch die Kombination mit Sm bewahrte die Kranken nicht vor dem neuen Schub. Seelische und wirtschaftliche Sorgen spielten bei 3 Kranken eine wesentliche Rolle. Sicher ist die wirkliche Zahl der Rezidive größer, trotzdem kann man nicht behaupten, daß man nach der INH-Therapie mit Rezidivhäufung rechnen müsse. — Das Wiederauftreten von Erregern im Sputum nach abgeschlossener INH-Therapie besonders bei Weiterbestehen von Kavernen jedoch ohne neue Herdbildung, über das schon berichtet wurde, kann nicht als „Rezidiv" bezeichnet werden.

E. Meningitis tuberculosa.

1. Frl. H. E. (1522), 20 Jahre: Familienanamnestisch nicht belastet. Bei Reihenröntgenuntersuchung VIII/51 kein aktiver Lungenbefund. März 1952 akut erkrankt mit einem frischen doppelseitigen infiltrativ kavernösen Prozeß. In stationärer Behandlung seit 3. April 1952. Wurde am 7. Mai 1952 zu uns verlegt. Wegen des akuten Krankheitsbildes leiteten wir eine Chemotherapie ein und gaben vom 12. Mai 1952 an INH, das wir bis zum 30. Juli 1952 mit täglich 0,5 g Sm kombinierten. INH-Behandlung wurde fortgeführt. Unter der Chemotherapie besserte sich das Krankheitsbild: Normalisierung von Temperatur und BSG, Gewichtszunahme, Schwinden des Auswurfs, auch röntgenologisch gute Rückbildung; der Auswurf wurde BK-negativ. Seit Mitte September 1952 subfebrile Temperaturen, Unruhe, Schwindel, Kopfschmerzen, unsicherer Gang, depressive Gemütslage. Die Beschwerden waren lange Zeit nur undeutlich und wechselnd. Gelegentliches Erbrechen, keine ausgesprochene Nackensteifigkeit. Es bestand also zunächst mehr ein encephalitisches Bild. Neurologisch kein pathologischer Befund; die Augenuntersuchung (27. 9. 52 Prof. Schober) ergab außer einer Konvergenzschwäche rechts ebenfalls keinen pathologischen Befund. Die Liquorkontrollen am 1. und 3. Oktober zeigten unwesentlich erhöhten Druck, Zellzahl normal, Zucker an der unteren Grenze der Norm, Nonne und Pandy negativ. *In der Kultur und im Tierversuch Nachweis von Mycobacterium tuberculosis.* Wir führten die orale INH-Medikation bis zum 4. 11. 53 weiter und gaben zusätzlich 100 g Sm intramuskulär vom 15. 11. 52—3. 6. 53 (die intralumbalen Sm-Gaben mußten wegen schlechter Verträglichkeit unterlassen werden) sowie erneut INH oral seit dem 17. 12. 52. Durch das Auftreten von Paraesthesien wurden wir am 14. 1. 53 zum Absetzen des INH gezwungen. Die zur Entlastung vorgenommenen Lumbalpunktionen ergaben wechselnde gering erhöhte Druckwerte bei normaler bzw. nur unwesentlicher erhöhter Zellzahl und normalem Eiweißgehalt. Der Liquorzucker blieb an der unteren Grenze der Norm. Seit November 1952 wurden im Liquor keine Tuberkelbakterien mehr nachgewiesen. Die regelmäßigen Augenhintergrundkontrollen zeigten im Januar noch einen Gefäßspasmus der Netzhautgefäße; der Befund normalisierte sich in der Folgezeit. Am 27. 4. 53 nahmen wir die letzte Lumbalpunktion vor, nachdem auch der Liquorbefund völlig normal geworden war. Klinisch und neurologisch ist die Meningitis abgeheilt, auch der Lungenbefund produktiv-cirrhotisch umgewandelt mit tomographisch gesichertem Kavernenschwund. Körperliche Belastung seit Juli 1953 ohne Exacerbation des Befundes.

Es hat sich also während der INH-Behandlung larviert, schleichend, unter uncharakteristischen Symptomen eine tuberkulöse Meningitis entwickelt, die auch im weiteren Verlauf akute Krankheitszeichen vermissen ließ. Insbesondere fielen die nur unwesentlichen Veränderungen des Liquors auf. Der Verlauf war leichter als gewöhnlich, aber dafür protrahiert.

2. Frl. M. H. (1688), 20 Jahre: Am 17. 9. 52 akut unter dem Bilde einer Pleuritis sicca rechts erkrankt. Krankenhausbehandlung vom 2.—30. 10. 52, wo sich röntgenologisch ein frischer Primärherd im rechten Mittelfeld mit deutlicher Reaktion des Hilus und der Paratrachealdrüse findet. Wegen Andauern des Krankheitsgefühls erfolgt am 21. 11. 52 Aufnahme in unser Haus: es besteht eine Pleuritis exsudativa rechts bei noch ativem Primärkomplex. Im Pleurapunktat kulturell kein BK-Nachweis, Sediment vorwiegend lymphocytär; Sputumkultur am 3. 2. 53 BK-positiv. Am 4. 12. 52 akuter Ohnmachtsanfall mit Doppelsehen und heftigen Kopfschmerzen, die nach eingehender Befragung bereits seit etwa 6 Wochen in wechselnder Stärke bestanden haben. Temperatur normal, BSG 30/59, Blutbild uncharakteristisch. Lumbalpunktionen seit dem 6. 12. 52 ergeben stark erhöhte Druckwerte bei normaler Zellzahl und negativem Nonne und Pandy; Liquorzucker an der unteren Grenze der Norm. Neurologisch kein pathologischer Befund, keine ausgesprochene Nackensteifigkeit. Die Untersuchungen des Augenhintergrundes (Prof. SCHOBER) ergaben am 9. 12. 52 den Verdacht auf eine beginnende Stauungspapille, ein Befund, der sich bei weiteren Kontrollen zurückbildete. Im Liquor kulturell und im Tierversuch kein Tuberkelbakteriennachweis. Wir gaben vom 6. 12. 52—20. 3. 53 INH (25,75 g) oral; vom 17. 3.—12. 6. 53 täglich 0,5 g Sm intramuskulär, kombiniert mit PAS (37,5 g) vom 21. 3.—12. 6. 53. Außer einem nochmaligen Schub um den 10. 3. 53 klang die meningitische Reizung völlig ab und kann seit dem 23. 4. 53 als klinisch und neurologisch symptomlos geheilt angesprochen werden. Auch der Pleuraerguß resorbierte sich, die Lungenherde bildeten sich zurück. Die Kranke wurde seit Mitte Juni 1953 vorsichtig zunehmend körperlich belastet und konnte am 13. 10. 53 nach Hause entlassen werden.

Wenn auch in diesem Fall ein Tuberkelbakteriennachweis im Liquor nicht gelang, so spricht doch das ganze Krankheitsbild für das Vorliegen einer tuberkulösen Meningitis im Verlauf einer Streuung der Frühgeneralisationsperiode.

Im ersten Fall sahen wir also eine einwandfreie Meningitis tuberculosa während der INH-Therapie entstehen. Sie war symptomenarm und führte zu ungewöhnlich geringfügigen Liquorveränderungen, die Heildauer war relativ lang. INH stellt also keinen absoluten Schutz gegen Streuung dar. Das Mittel hat jedoch wahrscheinlich wesentlich zu dem blanden Verlauf beigetragen.

Auch im zweiten Fall beobachteten wir eine sehr milde Form von Meningitis, die günstig durch Isoniacid beeinflußt wurde. Hier gelang allerdings nicht der Bacillennachweis.

F. Ergebnisse.

1. Eine *Dosis* von 3—5 mg/kg Körpergewicht INH ist nach unserer Erfahrung in der Regel völlig unschädlich und ausreichend. Vor höherer Dosierung wird mit Rücksicht auf *Polyneuritis* und *toxischen Psychosen* gewarnt. Leberschädigungen wurden nie gesehen. Diabetiker vertragen Isoniacid ohne Nachteile.

2. Die Behandlungsergebnisse mit INH im 1. Quartal waren im ganzen sehr befriedigend: Gewichtszunahme bei 66% (frische Fälle für

sich: 77%), Entfieberung bei 70% der Fiebernden. Die BSG normalisierte sich bei 39% und besserte sich bei 30%. Das Röntgenbild wies einen Regreß bei 59% auf (84% der frischen Infiltrate). Das Sputum verschwand bei 42% und verminderte sich bei 35% der Sputumausscheider. 56% der ansteckungsfähigen Kranken verloren die Erreger (69% der frischen Tuberkulosen). Über das Resistentwerden der Erreger gegen INH wird an Hand des bedeutend größeren Materials, das zusammen mit G. Meissner an 6 Holsteiner Heilstätten gesammelt wurde, berichtet. Der Anteil resistenter Keime steigt von Monat zu Monat, am schnellsten bei den Asylfällen mit großen Kavernen.

3. Die Therapieresultate im 2. Quartal — natürlich bei prognostisch schlechteren Fällen — sind wesentlich weniger günstig als im 1. Quartal: 10 von 64 Kranken verloren die Erreger, während sie bei 7 erneut auftraten. Bei 30 Kranken zeigte sich ein Regreß im Röntgenbild, bei 4 dagegen ein Progreß. Die Ausdehnung der INH-Therapie über 3 Monate lohnt sich also nur in Einzelfällen, bei denen eine Besserung noch erwartet werden kann. In geeigneten Fällen sollte man sich lieber am Ende des ersten konservativen Vierteljahres zum Kollaps entschließen; manchmal wird dieser jedoch erst nach 180 Tagen Chemotherapie (eventuell in der zweiten Hälfte mit Hilfe anderer Tuberkulostatika) möglich sein.

4. Der Vergleich von 132 nur mit INH behandelten Kranken mit 103 Patienten, welche dazu Sm bekamen, zeigt keine signifikanten Unterschiede beider Behandlungsformen. Ein summarischer Vergleich ohne Berücksichtigung der Tuberkuloseformen schien zunächst besonders im Hinblick auf die Entwicklung des Röntgenbefundes zugunsten der mit Sm kombinierten Behandlung zu sprechen. Vergleiche bei gleicher Tuberkuloseform lassen diesen Unterschied verschwinden. Es besteht also kein Anlaß generell beide Tuberkulostatika zu kombinieren. Dies sollte man nur aus besonderer Indikation tun. Der einzige Vorteil der Kombination dürfte vielleicht in der verminderten Selektion resistenter Keime liegen, doch sollte dieses Problem in der Klinik nicht überbewertet werden. Eine Einsparung bei einem oder beiden Heilmitteln kann auch nicht erzielt werden.

5. *Rezidive* treten nach den bisherigen Erfahrungen nicht häufiger bei INH als bei anderen Methoden auf. Auch die Kombination Sm + INH ist natürlich nicht frei von Rückfällen der Krankheit.

6. *Meningitis tuberculosa* kann unter INH-Therapie auftreten. Der beobachtete Fall zeigte eine sehr milde Form, der Verlauf war jedoch ziemlich langwierig.

Zusammenfassung.

Klinischer Erfahrungsbericht bei 299 Kranken, die mit INH behandelt wurden. Bei einer Dosis von 3—5 mg/kg traten keine toxischen Schäden auf. Bei höherer Dosierung kam es in einzelnen Fällen zu

Polyneuritis und zu einer Psychose. Erfolge mit INH im 1. Quartal sehr befriedigend, im 2. Quartal jedoch nur in Einzelfällen. Vergleich von 132 Kranken, die nur INH erhielten, mit 103 Kranken, welche INH + Sm bekamen, zeigt bei Berücksichtigung der Tuberkuloseform keine signifikanten Unterschiede. Schilderung von 8 Rezidiven; nach INH-Therapie kommt es nicht zur Häufung von Rückfällen. Bericht über 2 Fälle von Meningitis tuberculosa; der eine entstand während der INH-Therapie wegen Lungen- und Pleuratuberkulose.

Summary.

Clinical report on 299 patients treated with INH. No toxic damage was observed with doses of 3—5 mg/kg. Higher doses in some cases led to polyneuritis and once to a psychosis. Success of INH very satisfactory in the first 3 months, but only in isolated cases during the 4th—6th months. A comparison between 132 patients receiving nothing but INH with 103 patients receiving INH and streptomycin shows no significant differences when the type of tuberculosis is taken into account. Account of 8 relapses; no increased frequency of relapses after INH-treatment. Report on 2 cases of tubercular meningitis, one occurring during INH-therapy because of pulmonary and pleural tuberculosis.

Résumé.

Rapport clinique portant sur 299 malades traités à l'INH. On n'a observé aucun effet toxique pour des doses de 3 à 5 mgr/kg de poids corporel. Dans quelques cas isolés des doses plus fortes ont conduit à des polynévrites et à une psychose. Résultats du traitement à l'INH: très satisfaisants durant le premier trimestre mais réduits à des réussites isolées au cours du 2è trimestre. Une confrontation entre 132 malades traités uniquement à l'INH et 103 autres auxquels on a administré de l'INH + streptomycine, montre que si l'on tient compte des diverses formes de la tuberculose les différences sont insignifiantes. Description de 8 récidives. Après le traitement à l'INH les rechutes sont rares. Rapport sur deux cas de méningite tuberculeuse; l'une d'elles s'est déclarée pendant le traitement à l'INH d'une tuberculose pulmonaire et pleurale.

Resumen.

Informe de experiencias clínicas en 299 enfermos que fueron tratados con INH. En una dosis de 3 a 5 mg/kg no surgió ningún daño tóxico. En dosis más altas surgieron en algunos casos polineuritis y una psicosis. Los éxitos con INH fueron muy satisfactorios en el primer trimestre, en el segundo, sin embargo, sólo en casos aislados. La comparación de 132 enfermos que recibieron sólo INH con 103 enfermos que recibieron INH más estreptomicina, no muestra, teniendo en consideración la forma de tuberculosis, ninguna diferencia significativa. Descripción de 8 recaídas: éstas no son numerosas después de la terapia INH. Informe de dos casos de meningitis tuberculosa, una de ellas surgida durante la terapia INH por tuberculosis de pulmón y de la pleura.

Literatur.

[1] AMSCHLER u. 8 Mitarb.: Z. inn. Med. 7, 913 (1952). — [2] BERG, G.: Beitr. Klin. Tbk. **105**, 1 (1951). — [3] BERG, G., u. G. MEISSNER: Tuberkulosearzt **1953**, 29. — [4] BERG, G., G. HERHOLZ u. G. MEISSNER: Tuberkulosearzt **1953**, 519. —

[5] BERG, G.: Beitr. Klin. Tbk. **110**, 441 (1953). — [6] BERG, G.: Schlesw.-holst. Ärztebl. **1952**, 246. — [7] BÖHM, E.: Diss. Jena 1953. — [8] BÜNGER, P., u. A. LASS: Dtsch. med. Wschr. **1953**, 1193. — [9] FEREBEE, S. H., and F. W. LONGER: Bull. Union internat. Tbc. **23**, 50 (1953). — [10] FREERKSEN, E.: Dtsch. Tbk.-Ges. Goslar 1952. — [11] HEILMEYER, L., u. 5 Mitarb.: Münch. med. Wschr. **1952**, 1303. — [12] HEIN, J., u. W. STECHER: Z. Tbk. **102**, 165 (1953). — [13] HEIN, J., u. H. WEMMERS: Z. Tbk. **100**, 169 (1953). — [14] HERTZ, C. W.: Z. Tbk. **101**, 34 (1952). — [15] HÖRLEIN, H., u. K. JAHNKE: Z. Tbk. **102**, 135 (1953). — [16] KAPL, R., V. OBRECHT u. H. D. RENOVANZ: Beitr. Klin. Tbk. **109**, 172 (1953). — [17] LOTTE, A., et J. POUSSIER: Rev. de la Tbc. **1953**, 1. — [18] MEISSNER, G., u. G. BERG: Beitr. Klin. Tbk. 111, 340 (1954). — [19] MEISSNER, G.: Beitr. Klin. Tbk. **110**, 219 (1953). — [20] MONALDI, V.: Arch. Fisiol. **7**, 183 (1952). — [21] MORIN, J.: Bull. Union internat. Tbc. **23**, 152 (1953). — [22–24] MOUNT, F. W., and S. H. FEREBEE: Amer. Rev. Tbc. **66**, 632 (1952); **67**, 108, 539 (1953). — [25] MÜLLER H. R.: Ärztl. Verein Hamburg 4. Nov. 1952. — [26, 27] ORLOWSKI, E. H.: Klin. Wschr. **1952**, 1034; **1953**, 434. — [28] REALE, M., A. GERRAVENTA, M. GHIONE e C. LUPI: Minerva med. (Torino) **1952**, 1099. — [29] SCHEIBE, F. W.: Z. inn. Med. **1953**, 283. — [30] SCHETTLER, U., u. A. GAASE: Beitr. Klin. Tbk. **109**, 274 (1953). — [31] SELIKOFF, I. J., E. H. ROBITZEK and G. G. ORNSTEIN: J. Amer. Med. Assoc. **150**, 973 (1952). — [32] TANNER, E., J. WANNER, H. WEHRLIN u. Z. RAMER: Schweiz. Z. Tbk. **9**, 225 (1952). — [33] TEGTMEIER, A., u. L. MAJUNKE: Z. Tbk. **102**, 155 (1953). — [34] TESSING-ERICSSON, G.: Sv. Läkartidn. **1953**, 803. — [35] TUCZEK, H., u. M. SAUPE: Münch. med. Wschr. **1953**, 1307. — [36] WEHRLIN, H.: Praxis (Bern) **1952**, 1042. — [37] ZABAD, M.: Lancet **1953 II**, 295. — [38] *Preliminary Report* by te Therapeutic Trials Committee of the Swedish Nat. Assoc. Against Tuberc. Bull. Union internat. Tbc. **23**, 140 (1953). — [39] *Second Report* to the Med. Res. council by their Tuberc. Chemotherapy Trials Comittee. Brit. Med. J. **1953**, 521.

Rudolf Bönicke und Ernst-Heinrich Orlowski.

Bestehen Beziehungen zwischen der Höhe der Isonicotinsäurehydrazidausscheidung und dem therapeutischen Behandlungsergebnis?

Mit geeigneten chemischen und mikrobiologischen Isoniazidbestimmungsmethoden durchgeführte Untersuchungen über die Wiederausscheidung des Isoniazids durch die Niere beim Menschen haben ergeben, daß nur ein geringer Teil des verabreichten Isoniazids den menschlichen Organismus in unveränderter Form passiert. Der überwiegende Teil wird im menschlichen Organismus zu tuberkulostatisch unwirksamen Verbindungen um- bzw. abgebaut. Hierbei handelt es sich nach Bönicke und Reif im wesentlichen um Isonicotinsäure (20—30% des ordinierten Isoniazids) und um tuberkulostatisch unwirksames, gebundenes Isoniazid (bis zu 67%). Cuthbertson, Ireland und Wolff wiesen im Urin als tuberkulostatisch unwirksame Umwandlungsprodukte des Isoniazids neben Isonicotinsäure Isonicotinoylglycin nach, Hughes und Mitarbeiter Acetyl-Isonicotinsäurehydrazid.

Während das Ausmaß des enzymatischen Abbaues des Isoniazids für das Einzelindividuum eine außerordentlich konstante, charakteristische Größe darstellt, sind dagegen bei verschiedenen Individuen zum Teil beträchtliche Unterschiede feststellbar (Bönicke, Hughes u. a.). Personen mit großem Isoniazidabbau weisen einen niedrigen Isoniazidblutspiegel auf. Umgekehrt treten bei Personen mit geringerem Isoniazidabbau entsprechend höhere Isoniazidkonzentrationen im Blut bzw. Gewebe auf.

Hughes und Mitarbeiter haben zwischen dem Auftreten der peripheren Neuritis während der Isoniazidbehandlung und dem von Mensch zu Mensch unterschiedlichen Abbauvermögen des Isoniazids enge Beziehungen gefunden. Es liegt nahe, für das unterschiedliche Ansprechen Lungentuberkulöser auf die Behandlung mit Isoniazid die gleiche Ursache zu vermuten. Wir haben diese Frage an 40 Lungentuberkulösen untersucht.

Die Bestimmung der INH-Ausscheidung im 24-Stunden-Harn erfolgte mit der von Bönicke angegebenen mikrobiologischen Methode. Es lagen uns zunächst Untersuchungsergebnisse an 21 Kranken vor, bei denen wir wegen einer anderen Fragestellung die Bestimmung der INH-Ausscheidung durchgeführt haben (Orlowski). Zur Beurteilung des Behandlungsergebnisses erscheint es notwendig, die Art des

Krankheitsprozesses zu berücksichtigen. Wir haben hierzu die von BERG vorgeschlagene Einteilung herangezogen:

A = chronische, mehr oder minder stationäre kavernöse Tuberkulose (produktiv, cirrhotisch, indurativ), Asylfälle.

AB = frischer Schub einer vorher inaktiven oder stationären Tuberkulose.

B = frische, exsudative Tuberkulose (ohne Rücksicht auf die Ausdehnung) mit und ohne Höhlenbildung.

Tabelle 1. *Behandlungsergebnis und INH-Ausscheidung im Harn.*

Nr.	Patient	Tagesdosis in g INH	Ausscheidung (24 Std)		Ausgangsbefund	Ergebnis	Sensibilität gegen INH
			in mg	in %			
1	La. ♂	0,7	185,6	26,5	A	unverändert	sensibel
2	Ehr. ♂	0,7	93,3	13,3	AB	Regreß	sensibel
3	Ri. ♀	0,7	142,7	20,4	AB	unverändert	resistent
4	Mu. ♀	0,8	37,2	4,7	AB	unverändert	negativ
5	To. ♀	0,6	57,6	9,6	AB	Regreß	sensibel
6	Man. ♀	0,6	123,3	20,5	AB	unverändert	sensibel
7	Do. ♀	0,6	19,8	3,3	AB	Regreß	sensibel
8	He. ♀	0,5	77,5	15,5	AB	unverändert	resistent
9	Mä. ♀	0,25	24,2	9,7	B	Regreß	sensibel
10	Stü. ♀	0,3	13,9	4,6	AB	Regreß	sensibel
11	Eh. ♂	0,25	72,2	28,9	A	unverändert	sensibel
12	Gu. ♂	0,4	18,5	4,6	A	unverändert	sensibel
13	Ja. ♂	0,2	12,2	6,1	A	unverändert	resistent
14	Kra. ♂	0,25	42,8	17,1	AB	Regreß	sensibel
15	Krü. ♂	0,3	36,8	12,3	A	unverändert	sensibel
16	Le. ♂	0,3	14,7	4,9	A	unverändert	sensibel
17	Pe. ♂	0,25	70,7	28,3	A	unverändert	sensibel
18	Po. ♂	0,35	26,8	7,7	A	unverändert	sensibel
19	Rö. ♂	0,3	43,6	14,5	A	unverändert	sensibel
20	We. ♂	0,3	11,0	3,7	A	unverändert	sensibel
21	Lo. ♀	0,2	23,2	11,6	B	Regreß	negativ

Da auf Grund allgemeiner Erfahrungen A-Fälle eine wesentliche Beeinflussung nur selten zu zeigen pflegen, haben wir sie nur in begrenztem Umfang zur Auswertung herangezogen. Als Therapieversager bezeichnen wir die unter INH-Behandlung unverändert gebliebenen oder verschlechterten Prozesse. Die Sensibilitätsverhältnisse der aus dem Sputum gezüchteten Tuberkelbakterien gegen INH haben wir in der letzten Spalte angefügt.

Aus Tabelle 1 lassen sich Werte entnehmen, die bei einer Dosierung von 10 mg/kg (Nr. 1—8) und 4 mg/kg Körpergewicht (Nr. 9—21) gefunden wurden. Bei einer Dosierung von 10 mg/kg betrug die durchschnittliche Ausscheidung 13,1% (Grenzwerte: 3,3 und 26,5%). Von den sieben in dieser Gruppe aufgeführten AB-Fällen wiesen die drei gebesserten eine durchschnittliche INH-Ausscheidung von 8,7% auf, bei vier Therapieversagern betrug sie 15,2%. Von der zweiten Gruppe, die 4 mg/kg INH erhielt, lag die durchschnittliche Ausscheidung bei 11,6%. Alle vier ABbzw. B-Fälle zeigten einen Regreß bei durchschnittlichen Ausscheidungswerten von 10,8%. Hinsichtlich der Sensibilitätsänderungen fanden sich keine Beziehungen.

Die weiteren Untersuchungen, deren Ergebnisse in den Tabellen 2 und 3 zusammengefaßt sind, beschränken sich auf die Erfassung von 9 Therapieversagern und 10 Kranken, die besonders günstig auf die INH-

Tabelle 2. *INH-Ausscheidung bei 9 Patienten, die auf die Behandlung mit INH nicht ansprachen bzw. eine Befundverschlechterung aufwiesen (Therapieversager).*

Nr.	Datum der Untersuchung	Patient	Tagesdosis in g INH	Ausscheidung (24 Std)		Ausgangsbefund	Sensibilität gegen INH
				in mg	in %		
1	26. 10. 54 2. 11. 54	Ko. ♀	0,2 0,2	36,2 39,52	18,1 19,8	AB	deutlich herabgesetzt
2	26. 10. 54 2. 11. 54	Jo. ♀	0,2 0,2	46,1 37,24	23,1 18,6	AB	sensibel
3	26. 10. 54 2. 11. 54	He. ♀	0,25 0,25	9,0 16,17	3,6 6,5	A	fast normal
4	26. 10. 54 2. 11. 54	Wi. ♂	0,2 0,2	20,6 12,98	10,3 6,5	AB	stark herabgesetzt
5	26. 10. 54 2. 11. 54	,Ha. ♂	0,3 0,3	44,0 42,8	14,7 14,3	B	stark herabgesetzt
6	26. 10. 54 2. 11. 54	Bl. ♂	0,2 0,2	21,6 29,84	10,8 14,9	AB	sensibel
7	26. 10. 54 2. 11. 54	Lü. ♂	0,2 0,3	5,2 14,3	2,6 4,8	AB	sensibel
8	26. 10. 54 2. 11. 54	Str. ♂	0,25 0,25	17,1 9,76	6,8 3,9	AB	sensibel
9	26. 10. 54 2. 11. 54	Di. ♂	0,25 0,25	13,0 7,14	5,2 2,9	B	sensibel
				Durchschnitt:	10,4		

Behandlung angesprochen haben. Es wurden bei jedem Kranken Doppeluntersuchungen im Abstand von einer Woche vorgenommen, die die Konstanz der Ausscheidungswerte bei dem einzelnen Patienten erkennen lassen.

Die INH-Ausscheidung bei 9 Therapieversagern liegt im Durchschnitt bei 10,4% (Grenzwerte 2,6 und 23,1%). Zum Verhalten der Sensibilität bestehen keine Beziehungen. In dieser Gruppe sind außer einer Patientin nur solche Kranke vertreten, bei denen entweder ein frischer infiltrativer Prozeß oder ein frischer Schub bei einer bereits älteren Tuberkulose vorlag, also Veränderungen, die auf Grund der sonstigen Erfahrungen anzusprechen pflegen.

Zur Erläuterung des von uns gewählten Begriffs „Therapieversager" seien zwei Befunde näher geschildert.

Fall 1. (Nr. II/8, Str. ♂, 26 Jahre.) Am 11. 5. 54 wurde im Rahmen der Nachuntersuchungen nach der Reihen-Röntgenuntersuchung eine frische infiltrativ-kavernöse Obergeschoßtuberkulose links festgestellt. Sputum BK-positiv. Stationäre Aufnahme am 19. 5. 54. Strengste Liegekur. Erhielt vom 24. 5. bis 21. 8. 54 26 g Streptomycin und 18 g INH. Danach keine wesentliche Änderung des röntgenologischen Befundes bei glänzender Allgemeinerholung. Sputum auch weiterhin

Tabelle 3. *INH-Ausscheidung bei 10 Patienten, die klinisch und röntgenologisch gut auf die Behandlung mit INH ansprachen.*

Nr.	Datum der Untersuchung	Patient	Tagesdosis in g INH	Ausscheidung (24 Std)		Ausgangsbefund
				in mg	in %	
1	16. 11. 54 23. 11. 54	We. ♀	0,2 0,2	3,28 6,5	1,64 3,3	AB
2	16. 11. 54 23. 11. 54	Weh. ♀	0,25 0,25	41,0 38,6	16,4 15,4	AB
3	16. 11. 54 23. 11. 54	Ul. ♀	0,15 0,15	6,16 8,2	4,1 5,5	B
4	16. 11. 54 23. 11. 54	Ho. ♂	0,2 —	24,0 —	12,0 —	B
5	16. 11. 54 23. 11. 54	Wei. ♂	0,2 0,2	10,8 < 4,5	5,4 < 2,3	B
6	16. 11. 54 23. 11. 54	Bro. ♂	0,2 0,2	5,4 < 3,9	2,7 < 2,0	B
7	16. 11. 54 23. 11. 54	Hö. ♂	0,2 0,2	21,0 20,7	10,5 10,4	B
8	16. 11. 54 23. 11. 54	Ha. ♂	0,2 0,2	19,9 16,2	10,0 8,1	AB
9	16. 11. 54 23. 11. 54	Jo. ♂	0,2 0,2	14,2 11,9	7,1 6,0	AB
10	16. 11. 54 23. 11. 54	Krü. ♂	0,25 0,25	7,1 < 4,6	2,8 < 1,9	B
				Durchschnitt:	6,7	

BK-positiv. Bei weiterer strenger Liegebehandlung wird vom 23. 8. 54 an erneut INH 4 mg/kg p. d. verabfolgt. Am 2. 10. 54, also während der INH-Behandlung, tritt eine akute frische Streuung im linken Obergeschoß und Mittelgeschoß auf bei subjektivem Krankheitsgefühl. Die zu diesem Zeitpunkt aus dem Sputum gezüchteten Keime waren voll sensibel gegen INH. Die INH-Ausscheidung war mit 6,8 bzw. 3,9% sehr niedrig.

Fall 2. (Nr. II/2, Jo. ♀, 27 Jahre.) Bei einer Patientin, deren Lungentuberkulose seit 1946 bekannt ist und die schon eine Reihe von Heilverfahren durchgemacht hat, kommt es im Februar 1954 zu einem frischen infiltrativ-kavernösen Schub im linken Oberlappen. Stationäre Aufnahme am 17. 2. 54. Sputum BK-positiv. Röntgenologisch auch im Schichtbild wolkig umrandete 3:2,5 cm große Aufhellung im linken Oberlappen bei einer doppelseitigen produktiv-cirrhotischen Lungentuberkulose. Neben strenger Liegebehandlung erhält die Patientin vom

20. 2. bis 20. 5. 54 25 g Streptomycin und 18 g INH, vom 31. 5. bis 28. 8. 54 22,5 g INH. Bei klinisch gutem Zustand hatte sich während der Behandlung der Zerfall im linken Oberlappen vergrößert, ohne daß die infiltrative Randzone schmäler geworden wäre. Die Keime waren gegen INH voll sensibel geblieben. Die Ausscheidung zeigte mit 23,1 bzw. 18,6% hohe Werte.

In beiden Fällen handelte es sich um Prozesse, von denen man ein Ansprechen auf INH erwartet hätte. Die Ausscheidung von unverändertem INH im Harn lag im ersten Fall sehr niedrig, im zweiten Fall relativ hoch. Wenn ein eindeutiger Zusammenhang zwischen der Höhe

Tabelle 4. *Tuberkulostatische Wirksamkeit von Isoniazid in Gegenwart von Blutserum verschiedener Patienten.*

Herkunft des dem Nährsubstrat zugesetzten Serums		Wachstum des Testbakteriums H 37 Rv								
		Isoniazidkonzentration in γ/ml								Ktr.
		2,0	1,0	0,5	0,25	0,13	0,06	0,03	0,015	0
Patient mit gutem Behandlungsergebnis	He. ♀	×	×	×	×	—	—	—	+	++
	We. ♀	×	×	×	—	—	—	—	—	++
Therapieversager	Str. ♂	×	—	—	—	—	—	(+)	+	++
	Wi. ♂	×	×	×	×	—	—	—	+	++
Kontrollen	Rinderserum	—	—	—	—	—	—	+	++	++
	Rinderserum	—	—	—	—	—	—	+	++	++

Testbakterium: Mycobact. tuberculosis var. hom. H 37 Rv. Einsaatmenge: Je Röhrchen der Verdünnungsreihen 1 Tropfen einer 1:10 mit physiologischer NaCl verdünnten 15tägigen Dubos-Kultur. Nährsubstrat: Eiweißfreies, synthetisches Nährsubstrat für Tb-Bakterien nach Lockemann + 10% Patientenserum bzw. Rinderserum (Kontrollen).

Ablesung des Versuchsergebnisses nach 12tägiger Bebrütungszeit.

der INH-Ausscheidung und dem Behandlungsergebnis bestünde, hätte man zum mindesten im zweiten Fall ein positives Isoniazidbehandlungsergebnis erwarten müssen.

Bei den 10 in Tabelle 3 aufgeführten Kranken, die eine besonders rasche und vollständige Rückbildung unter der INH-Behandlung erkennen ließen, lag die INH-Ausscheidung im Durchschnitt bei 6,7% (Grenzwerte unter 1,9 und 16,4%). Die Art der Erkrankungen in dieser Gruppe entsprach im wesentlichen der der Gruppe 2. Aussagen über das Verhalten der Sensibilität sind bei diesen Kranken nicht möglich, da sie alle entweder negativ geworden waren, oder volle Sensibilität gegen INH aufweisen. Auffällig sind die verhältnismäßig niedrigen Ausscheidungswerte.

Da die Höhe der INH-Ausscheidung und damit gleichzeitig die Höhe des Blutspiegels keinen Rückschluß auf das Behandlungsergebnis gestattet, prüften wir bei einigen Patienten der beiden Gruppen, ob vielleicht durch das Blutserum unterschiedliche antagonistische Effekte der tuberkulostatischen Wirksamkeit des Isoniazids auftreten.

Es wurde das Serum von je zwei Kranken ausgewählt, die in besonders ausgesprochener Weise einerseits zur Gruppe der Therapieerfolge und andererseits zu der der Therapieversager gehören. Jedoch fanden sich auch hier keine deutlichen Unterschiede.

Die Untersuchungen an insgesamt 40 mit Isoniazid behandelten Lungentuberkulösen haben somit gezeigt, daß sich zwischen dem Ausmaß des Isoniazidabbaues im menschlichen Organismus und dem Behandlungsergebnis keine Beziehungen erkennen lassen. Berücksichtigt man lediglich die Krankheitsprozesse, die auf Grund der klinischen Erfahrung auf eine Isoniazidbehandlung anzusprechen pflegen, so zeigen 17 günstig beeinflußte Kranke eine durchschnittliche Isoniazidausscheidung von 8,7%, wobei Schwankungen zwischen weniger als 2 und 17,1% zu verzeichnen sind. Bei 12 Therapieversagern liegen die durchschnittlichen Ausscheidungswerte mit 12,8% sogar etwas höher, doch gibt es auch in dieser Gruppe mit 2,6% sehr niedrige und mit 23,1% hohe Werte. Für diese den Erwartungen widersprechenden Ergebnisse kann eine plausible Erklärung zunächst nicht gegeben werden. Sie lassen jedoch vermuten, daß die bei Patienten mit hohem Isoniazidabbau auftretenden niedrigen Isoniazidkonzentrationen im Gewebe noch ausreichen, um einen totalen Vermehrungsstop der Erreger zu bewirken. Wir haben daher die zeitlichen Konzentrationsabläufe von Isoniazid im Blutserum bei 2 Versuchspersonen mit stark unterschiedlichem Isoniazid-Inaktivierungsvermögen gemessen. Die Ergebnisse sind in Abb. 1 dargestellt (schematisiert).

Versuchsperson A scheidet unverändertes, tuberkulostatisch wirksames Isoniazid zu etwa 30% der applizierten Dosis aus, Versuchsperson B dagegen nur zu etwa 3%. Die Isoniazidkonzentrationen im Blut und Gewebe sind entsprechend unterschiedlich. Wird diesen Versuchspersonen entsprechend dem in der Klinik üblichen Applikationsmodus 3mal täglich in Abständen von etwa 8 Std je 100 mg Isoniazid (= etwa 4 mg/kg Körpergewicht täglich) verabreicht, so ergeben sich die in Abb. 1 dargestellten, in der Höhe stark differierenden Isoniazidkonzentrationsverläufe im Blutserum. Bei Versuchsperson A liegt der Isoniazidblutspiegel immer über der tuberkulostatischen Grenzkonzentration von 0,04 γ/ml. Subtuberkulostatische Isoniazidkonzentrationen treten nicht auf. Damit ist bei dieser Versuchsperson ein totaler Vermehrungsstop der Tuberkelbakterien gewährleistet. Bei Versuchsperson B werden dagegen im Blut tuberkulostatisch wirksame Isoniazidkonzentrationen nur für eine verhältnismäßig kurze Zeitspanne (etwa

3—4 Std) erreicht. Danach unterschreitet der Blutspiegel die zur Tuberkulostase erforderliche Mindestkonzentration von 0,04 γ/ml. Dieser Wechsel von tuberkulostatischen und subtuberkulostatischen Konzentrationen wiederholt sich nach jeder Isoniazidgabe.

Es erhebt sich die Frage, ob dieser kurzzeitige, sich alle 8 Std wiederholende Kontakt ausreicht, um eine totale Vermehrungshemmung der Tuberkelbakterien zu bewirken. Bekierkunst und Szulga haben in eindrucksvollen Untersuchungen nachgewiesen, daß kurzzeitige Kontakte der Tuberkelbakterien mit Isoniazid eine Schädigung der Tuberkelbakterien, die sich in einer verlängerten „lag phase“ manifestiert, zur Folge haben. Eine Vermehrung der geschädigten Tuberkelbakterien tritt erst wieder ein, nachdem sie sich von der Isoniazidschädigung erholt haben. Die Länge dieser Erholungsphase hängt ab von der Höhe der Konzentration und der Dauer der Einwirkung des Isoniazids.

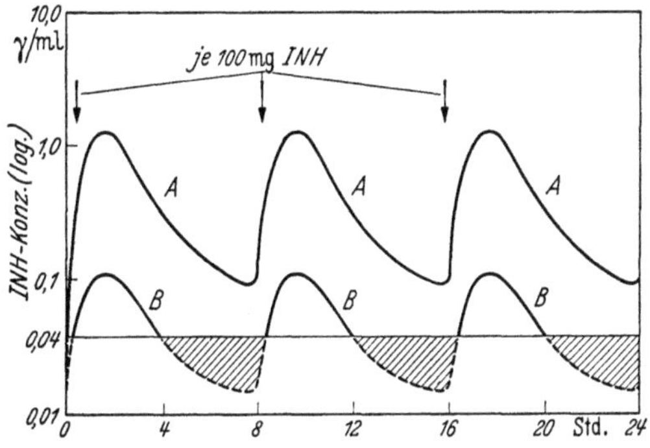

Abb. 1. Konzentrationsverlauf von Isoniazid im menschlichen Blut während eines Tages bei 3maliger oraler Applikation von je 100 mg Isoniazid. *A* Versuchsperson mit geringem Isoniazidabbau (Wiederausscheidung von unverändertem Isoniazid = 30%); *B* Versuchsperson mit hohem Isoniazidabbau (Wiederausscheidung von unverändertem Isoniazid = 3%); ///// Isoniazidkonzentration unter 0,04 γ/ml = subbakteriostatische Isoniazidkonzentration.

Aus diesen Befunden ergibt sich, daß eine Vermehrung der Tuberkelbakterien in den Zeitspannen, in denen der Isoniazidblutspiegel die zur totalen Wachstumshemmung erforderliche Mindestkonzentration unterschreitet, infolge der voraufgegangenen Isoniazidschädigung nicht möglich ist. Das aber bedeutet, daß bei beiden Versuchspersonen trotz des unterschiedlichen Isoniazidabbaues und der damit zusammenhängenden unterschiedlichen Höhe des Isoniazidblutspiegels ein gleiches Ergebnis erzielt wird, nämlich die totale Vermehrungshemmung der Tuberkelbakterien. Das Fehlen von eindeutigen Beziehungen zwischen dem Ausmaß des Isoniazidabbaues und dem Behandlungsergebnis findet dadurch seine Erklärung.

Zusammenfassung.

Die Gegenüberstellung der Ergebnisse der Isoniazidbehandlung mit der Höhe der Ausscheidung von tuberkulostatisch wirksamen Isoniazid an 40 Lungentuberkulösen läßt keine Beziehungen zueinander erkennen. Bei Patienten mit hohem Isoniazidabbau und daraus resultierendem niedrigen Blutspiegel werden zwar nur für kurze Zeitspannen (etwa 3 bis 4 Std) Isoniazidkonzentrationen, die über der zur absoluten Vermehrungshemmung der Tuberkelbakterien erforderlichen Mindestkonzentration liegen, erreicht. Diese genügen jedoch, um wie bei Patienten mit geringem Isoniazidabbau und hohem Blutspiegel einen totalen Vermehrungsstop der Tuberkelbakterien zu bewirken.

Auch für eine unterschiedliche Antagonisierung der tuberkulostatischen Wirksamkeit des Isoniazids durch das Blutserum von entgegengesetzt auf die Therapie ansprechenden Kranken lassen sich keine eindeutigen Befunde erheben.

Summary.

A comparative table drawn up from 40 cases of pulmonary tuberculosis of the results of isoniazid treatment and the amount of tuberculostatically effective isoniazid eliminated does not indicate any relation between the two factors. Patients with a high degree of isoniazid elimination and a low blood level resulting therefrom, only for a short period of 3—4 hours reach an isoniazid concentration above the minimum necessary completely to stop any propagation of the tubercle bacteria. However, these short periods are sufficient absolutely to inhibit any propagation of the tubercle bacteria as in the case of patients with a low degree of isoniazid elimination and a high blood level. Nor was any proof found for a different degree of antagonisation of the tuberculostatic efficacy of isoniazid produced by the blood serum of patients reacting to the therapy with opposite results.

Résumé.

D'après les observations pratiquées sur 40 tuberculeux pulmonaires il ne semble y avoir aucune relation entre les résultats du traitement à l'INH et la quantité d'isoniazide tuberculostatiquement actif éliminé par l'organisme. Pour les malades chez lesquels l'élimination d'isoniazide est forte et par consequent la concentration sanguine faible, les concentrations en INH n'ont atteint que pendant de très courts laps de temps (environ 3 à 4 h) un taux supérieur aux concentrations minima nécessaires à une inhibition absolue de la prolifération des bacilles tuberculeux. Cela suffit pourtant à stopper aussi complètement la prolifération des bacilles tuberculeux que chez les malades à faible dégradation d'isoniazide et forte concentration sanguine.

Il n'existe pas non plus d'indications nettes permettant de conclure à un lien entre la différence de réaction des malades au traitement à l'INH et une différence d'antagonisme du serum sanguin contrecarrant l'effet tuberculostatique de l'isoniazide.

Resumen.

La confrontación de los resultados del tratamiento isoniácido con la cantidad segregada de isoniácido activo tuberculostáticamente en 40 tuberculosos de pulmón no permiten establecer ninguna relación mutua. En pacientes con alta desintegración de isoniácido y bajo nivel de la sangre resultante de ello, se han logrado concentraciones de isoniácido sólo por breve tiempo (aprox. de 3 a 4 horas) que están por encima de la concentración mínima necesaria para la absoluta obstaculización de la propagación de bacterias de tuberculosis. Ellas son suficientes, sin embargo, para causar una paralización total en la propagación de bacterias de tuberculosis como en pacientes con pequeña desintegración de isoniácido y alto nivel de sangre.

Tampoco se encontraron resultados inequívocos para una antagonización distinta de la eficacia tuberculostática del isoniácido por el suero sanguíneo de enfermos respondiendo de modo opuesto a la terapia.

Literatur.

Bekierkunst, A., u. T. Szulga: A new method of determining the growth rate of M. tuberculosis and its application to the study of the toxic effects of Streptomycin and isonicotinic hydrazide acid on tubercle bacilli. Schweiz. Z. Path. u. Bakter. **17**, 47 (1954). — Berg, G., u. G. Meissner: Ein Jahr Therapie mit Isoniazid: bakt. Resistenz- u. Therapie-Resultate. Beitr. Klin. Tbk. **111**, 340 (1954). — Bönicke, R.: Eine mikrobiologische Methode zur quantitativen Bestimmung von Isonicotinsäurehydrazid. Arch. exper. Path. u. Pharmakol. **216**, 490—493 (1953). — Bönicke, R., u. W. Reif: Enzymatische Inaktivierung von Isonicotinsäurehydrazid im menschlichen und tierischen Organismus. Arch. exper. Path. u. Pharmakol. **220**, 321—333 (1953). — Cuthbertson, W. F. J., D. M. Ireland and W. Wolff: Detection and identification of some metabolites of isonicotinic acid hydrazide (Isoniazid) in human urine. Biochemic. J. **55**, 669 (1953). — Hughes, H. B., J. P. Biehl, A. P. Jones and L. H. Schmidt: Metabolism of Isoniacid in man as relatet to the occurrence of peripheral neuritis. Amer. Rev. Tbc. **70**, 266—273 (1954). — Orlowski, E. H.: Untersuchungen zur Frage dei Leberschädigung und der Störung des Kohlenhydratstoffwechsels durch INH mit Hilfe der Galaktosebelastung. Klin. Wschr. **1952**, 1034—1036.

Editha Evers und Herbert Schober.

Über den Einfluß der Focusgröße auf die Detailerkennbarkeit kleinster Objekte.

Durchleuchtung.

Seit Einführung der Feinfocusröhre (wirksamer Brennfleck 0,3 mm) sind eine ganze Reihe von Arbeiten über die theoretischen Möglichkeiten sowie die praktische Anwendung erschienen (unter anderen Aderhold und Seifert, Büchner, Fries und Liese, Hellriegel, Heuser und Lemke, van der Plaats, Seyss, Schober, Zimmer). Dabei fällt auf, daß die Beurteilung der Feinfocusröhre in bezug auf ihre Vorteile gegenüber dem größeren Focus bei den einzelnen Verfassern recht verschieden ist. Das hat verschiedene Ursachen. Zunächst muß immer wieder betont werden, daß bei der üblichen (unvergrößerten) Fernaufnahme nicht allzu dicker Objekte die Focusgröße keinen Einfluß auf die Zeichenschärfe und Erkennbarkeit selbst kleinster Details haben kann. Vorteile des kleineren Brennflecks können sich grundsätzlich erst bei röntgenologischer Direktvergrößerung bemerkbar machen. Eine Vergrößerung tritt immer dann ein, wenn das darzustellende Objektdetail oder das ganze Objekt nicht der Kassette unmittelbar anliegt. Ihr Ausmaß ist durch das Verhältnis zwischen Focusfilmabstand und dem Abstand zwischen Focus und darzustellendem Detail gegeben.

Es muß von Anfang an zwischen zwei Arten der Vergrößerung unterschieden werden. Die *zwangsläufige Vergrößerung* entsteht dadurch, daß das Objekt eine gewisse Tiefenausdehnung besitzt und nicht alle Details unmittelbar der Filmkassette anliegen können. Je filmferner ein dargestelltes Objektdetail ist, desto stärker wird seine zwangsläufige Vergrößerung. Die zwangsläufige Vergrößerung ist beim gleichdicken Objekt um so größer, je geringer der Focusfilmabstand gewählt wurde. Durch Abrücken des Objektes vom Film kann bei gleichbleibendem Focusfilmabstand eine *absichtliche* Vergrößerung erreicht werden. Von ihr wird neuerdings bei Verwendung der Feinfocusröhre stark Gebrauch gemacht. Für die absichtliche Vergrößerung gelten in sinngemäßer Übertragung die gleichen Gesetzmäßigkeiten wie für die zwangsläufige Vergrößerung.

Die endliche Ausdehnung des Röhrenfocus bewirkt bei *focusgrößeren Objekten* einen den Kernschatten begleitenden Halbschatten. Dieser begrenzt geometrisch die Schärfe des Objektes *(äußere Unschärfe)*. Die äußere Unschärfe (d_H) wächst bei steigender Vergrößerung (V) proportional mit dem Focusdurchmesser d_F nach der Formel

$$d_H = d_F\,(V - 1).$$

Sobald die Breite des Halbschattens, also die äußere Unschärfe d_H in der Größenordnung von Folienunschärfe und Bewegungsunschärfe liegt, muß sich auch die Schärfenbegrenzung durch die endliche Ausdehnung des Focus bemerkbar machen. Das heißt aber auch, daß bei feinerem Focus eine stärkere Vergrößerung ohne störende Unschärfe möglich ist als beim gröberen Focus. Setzt man beispielsweise die Bewegungsunschärfe und Folienunschärfe bei der üblichen Aufnahme mit etwa 0,3 mm an, so müßte nach der oben angegebenen Formel beim 1,2 mm-Focus schon die Vergrößerung 1:1,3 zu einer Verringerung der Randschärfe führen. Beim 2 mm-Focus würde dieser Zustand bereits bei der Vergrößerung von 1:1,55, beim 0,3 mm-Focus aber erst bei der Vergrößerung von 1:2 erreicht werden.

Bedenkt man, daß nach den vorangegangenen Ausführungen sowohl die zwangsweise als auch die absichtliche Vergrößerung durch das Verhältnis zwischen Focusfilmabstand und Abstand zwischen Focus und dargestelltem Objektdetail bestimmt ist, so heißt das, daß sowohl die *Tiefenschärfe*, d. h. die Zahl der in unterschiedlicher Objekttiefe noch scharf darstellbaren Details, als auch die Schärfenänderung beim Abrücken des Objektes von der Filmebene vom Focusobjektabstand und von der Focusgröße abhängen.

Diese rein geometrischen Gesetzmäßigkeiten erfahren noch eine gewisse Korrektur durch den Zusammenhang zwischen Kontrast und Schärfe beim Auflösungsvermögen des menschlichen Auges. Da das Auflösungsvermögen bei hohem Kontrast besser ist als bei geringem Kontrast, wird auch der Schärfeneinfluß des Focus und der Vergrößerung beim Objektdetail mit hohem Kontrast stärker bemerkt als beim Objektdetail mit geringem Kontrast. Auf diesem Abstand beruht der Einfluß der Streustrahlung und der Mittel zu ihrer Verhinderung (GRÖDELsche Abstandstechnik, Streustrahlenblenden) auf die Tiefenschärfe und die absichtliche Vergrößerung.

Focusfilmabstände unter 1 m werden bei der *Röntgenaufnahme* nur in Ausnahmefällen benutzt. Aus diesem Grunde ist bei der üblichen Technik (unmittelbar an der Kassette anliegendem Patienten) ein Einfluß der Focusgröße nicht mehr zu erwarten, sobald der Focusdurchmesser unterhalb 2 mm liegt. Erst bei der absichtlichen Vergrößerung, d. h. beim Abrücken des Patienten von der Kassette, kann die Wirkung des noch kleineren Focus bemerkt werden.

Bei der *Durchleuchtung* liegen die Verhältnisse grundsätzlich anders. Die üblichen Focusschirmabstände bewegen sich hier zwischen 60 und

100 cm. Es wird fast immer eine absichtliche Vergrößerungstechnik betrieben, indem der Schirm bei gleichbleibendem Abstand zwischen Patient und Röhre abwechselnd näher und ferner zum Patienten gebracht wird. Aus geometrischen Gründen müßte der Einfluß der Focusgröße auf die Bildschärfe bei der Durchleuchtung daher wesentlich stärker sein als bei der Röntgenaufnahme. Wenn das in Wirklichkeit nicht der Fall ist, so liegt das an zwei Ursachen. Einmal ist die Abbildungsschärfe des Schirmes wesentlich kleiner als diejenige von Film und Folie (Schirmunschärfe etwa 0,6 mm). Außerdem ist aber auch das Auflösungsvermögen des dunkeladaptierten Beobachterauges bedeutend geringer als dasjenige des helladaptierten, die fertige Aufnahme vor dem Lichtkasten betrachtenden Auges. Deshalb können sehr kleine oder kontrastarme Details, die in der Aufnahme enthalten sind, bei der Durchleuchtung nicht wahrgenommen werden. Nach der oben angegebenen Formel ist aus geometrischen Gründen bei der Durchleuchtung für den 2 mm-Focus (Schirmunschärfe = 0,6 mm) bei der Vergrößerung 1,3, für den 1,2 mm-Focus bei der Vergrößerung 1,5 und für den 0,3 mm-Focus erst bei der Vergrößerung 3 eine focusbedingte Randunschärfe zu erwarten. Die eben angegebenen Grenzwerte für die höchstzulässige Vergrößerung können bei der Durchleuchtung wegen des geringen Focusschirmabstandes schon bei der zwangsweisen Vergrößerung schirmferner Körpergebiete (z. B. dorsal gelegene Lungenherde) zumindest beim 2 mm-Focus durchaus überschritten werden. Zum Unterschied von der Röntgenaufnahme ist daher bei der Röntgendurchleuchtung ein Einfluß der Focusgröße auf die Randschärfe auch dann zu erwarten, wenn der Focusdurchmesser den Wert von 2 mm nicht überschreitet. Inwieweit die physiologischen Umstände (Auflösungsvermögen des Auges) dabei eine Rolle spielen, kann nur im Experiment entschieden werden.

Bisher war nur von der Abbildung focusgrößerer Objekte und Objektdetails die Rede. Beim *focuskleineren* Objekt liegen die Verhältnisse anders. Die Kernschatten focuskleinerer Objekte werden bei der Direktvergrößerung im gleichen Verhältnis verkleinert, wie die focusgrößeren Objekte vergrößert werden, d. h. proportional zum Focusdurchmesser. Es wird also auch hier bei gleichem Objekt und innerhalb derselben Vergrößerungsstufe der kleinere Focus gegenüber dem größeren den Vorteil haben, daß die Relation Kernschatten zu Halbschatten kleiner ist; das Bild ist schärfer. Das gilt allerdings nur, solange die Vergrößerung ein bestimmtes Maß nicht überschreitet. Darüber hinaus gehen dann immer mehr focuskleinere Objekte verloren. Man kann sagen, daß die Vergrößerungsaufnahme grundsätzlich detailärmer (und unschärfer) ist als die unvergrößerte Aufnahme, und zwar um so detailärmer, je größer der zur Aufnahme benutzte Focus ist (mehr Objektdetails sind hier kleiner als der Focus!) und je stärker die Vergrößerung gewählt wird.

Da in der Medizin Objekte von geringerem Durchmesser als 1 mm nur in speziellen Fällen und Objekte unter 0,3 mm Durchmesser nur in ganz seltenen Ausnahmefällen dargestellt werden müssen, ist zu erwarten, daß der 0,3 mm-Focus auch mit steigender Vergrößerung den Detailreichtum nicht verringert, da für ihn alle Objekte praktisch größer als der Focusdurchmesser sind. Beim 1- oder 2 mm-Focus wird hingegen die Verringerung des Detailreichtums bei steigender Vergrößerung in sehr vielen Fällen bemerkt werden.

Als Grenzwert der Vergrößerung *focuskleinerer Objekte* wurde aus theoretischen Überlegungen heraus folgende Formel gewonnen:

$$V_{\max} = \frac{d_F - d_s}{d_F - d_0}.$$

Dabei bedeutet $V_{\max}$ die zur Darstellung eines focuskleineren Objekts (d_0) bei der Folien- und Bewegungsunschärfe (d_s) für den Focusdurchmesser (d_F) noch zulässige Maximalvergrößerung. Diese ist allerdings außerdem noch abhängig vom Kontrast (Kontrastverminderung durch Streustrahlenanteil und Pseudokernschatten). $V_{\max}$ wird also um so größer sein, je höher der Bildkontrast zwischen dem darzustellenden Objekt und seiner Umgebung ist.

Faßt man das bisher Gesagte zusammen, so lassen sich deutlich die Bedingungen abgrenzen, unter denen die Verwendung der Feinfocusröhre Vorteile erwarten läßt:

1. In allen Fällen, wo durch die Ausdehnung des Objektes und kurzen Focusfilmabstand eine erhebliche zwangsläufige Vergrößerung gegeben ist. Zum Beispiel bei der Thoraxdurchleuchtung, bei der Durchleuchtung des Magens, bei Aufnahmen der seitlichen Wirbelsäule und Schädelaufnahmen. Auch wird sich bei allen Nahdistanzaufnahmen die größere Tiefenschärfe des Feinfocus als Vorteil bemerkbar machen.

2. Bei der absichtlichen Vergrößerung über ein bestimmtes Mindestmaß hinaus. Dabei gilt: je kleiner der Focus ist, desto weniger wichtige Details liegen unterhalb der Focusgröße; der Direktvergrößerung wird daher um so später eine Grenze gesetzt.

Von weiteren, lediglich auf physiologisch-optischen Eigenschaften des Auges beruhenden Vorteilen der Vergrößerungstechnik (größere Plastik usw.) soll hier nicht die Rede sein.

Aufgabe der vorliegenden Arbeit war es, an Hand einiger Beispiele die Brauchbarkeit der theoretischen Erwartungen zu überprüfen. In dieser Arbeit soll zunächst nur der Einfluß der Focusgröße bei der Durchleuchtung untersucht werden. Eine nachfolgende Arbeit soll sich mit den Verhältnissen bei der Röntgenaufnahme beschäftigen.

Die Untersuchungen fanden mit den Siemens-Reiniger-Pantix-Röhren vom Typ P 100/20/40 ö (wirksame Brennfleckabmessungen 1,2 × 1,2 mm und 2 × 2 mm) und P 120/2/20 ö (0,3 × 0,3 mm und 1,2 × 1,2 mm) statt. Als Testobjekt dienten zwei Plexiglasstreifen, die je mit Blei- bzw. Kupfer-Strichrastern verschiedener Abstände versehen waren (s. Abb. 1). Das Bleiraster (Ausfüllung der 0,3 mm breiten Plexiglasfurchen mit Bleiglätte-Glycerin) liefert hohen, das Kupferraster (Ausfüllung der gleichen Furchen mit Kupferoxyd-Uhu-Brei) geringen Kontrast.

Versuchsanordnung. Die zwangsweise bei der Thoraxdurchleuchtung gegebene Vergrößerung liegt etwa um 1:1,33. Dieser Wert wurde daher

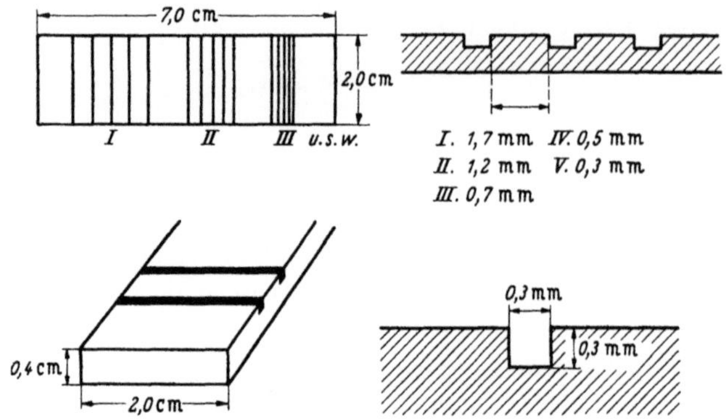

Abb. 1. Abmessungen des Strichrasters.

unseren Versuchen zugrunde gelegt, indem die Plexiglasstreifen übereinander in 15 cm Abstand vor dem Durchleuchtungsschirm befestigt wurden. Durch Verkürzung des Focus-Schirmabstandes (max 100 cm) konnten dann verschiedene Vergrößerungen zwischen 1:1,18 und 1:1,33 hergestellt werden. Auf eine sorgfältige Einblendung der Strichraster wurde besonders geachtet. Die Durchleuchtungsspannung betrug im allgemeinen 70 kV, wurde jedoch auf Wunsch der Versuchsperson um 5 bis 10 kV nach oben oder unten variiert, so daß jeder Untersucher unter den ihm optimal erscheinenden Bedingungen durchleuchten konnte. Dabei zeigten sich nur geringe individuelle Schwankungen.

Nach vollständiger Adaptation von mindestens 20 min Dauer bekam die Versuchsperson die Aufgabe, anzugeben, bis zu welcher Kolonne sie die Raster noch als einzelne Striche erkennen konnte, und zwar getrennt für das Blei- und das Kupferstrichraster. Die Angaben erfolgten in 5 bzw. später (da es sich als ausreichend erwies) in 3 verschiedenen Focusfilmabständen, d. h. Vergrößerungen (1,18, 1,23 und 1,33) und jeweils für den größeren und kleineren Focus. Dabei wurde in keinem Fall angegeben, welcher Focus eingeschaltet war, und der Wechsel des Focus erfolgte grundsätzlich bei abgeschaltetem Gerät. Um die Zuverlässigkeit der subjektiven Angaben der Versuchspersonen zu kontrollieren, wurden wiederholte gleiche Schaltungen vorgenommen und der

Wechsel des Focus und der verschiedenen Vergrößerungen erfolgte ganz willkürlich. Die Angaben der Versuchspersonen erwiesen sich als in sehr hohem Grade zuverlässig. (Es kam z. B. in keinem Falle vor, daß eine Versuchsperson die Raster bei der Durchleuchtung mit dem größeren Focus besser auflösen konnte als mit dem kleineren.)

Von den 8 Versuchspersonen, die sich für diese Untersuchungen zur Verfügung gestellt hatten, waren 6 Ärzte, von denen 4 eine ständige Durchleuchtungsroutine hatten. Von den 2 Nichtärzten stand der eine bei dieser Untersuchung zum erstenmal vor einem Röntgenschirm und war auch über den Zweck der Untersuchung bzw. die Versuchsanordnung nicht informiert worden. Um ein Ergebnis gleich vorwegzunehmen: bei der von uns gewählten Versuchsanordnung zeigten sich keine Unterschiede zwischen „geübten" und „ungeübten" Durchleuchtern, d. h. die zwar vorhandenen individuellen Unterschiede der Versuchspersonen in bezug auf die Detailerkennbarkeit waren in keiner Weise abhängig von der röntgenologischen Erfahrung des einzelnen.

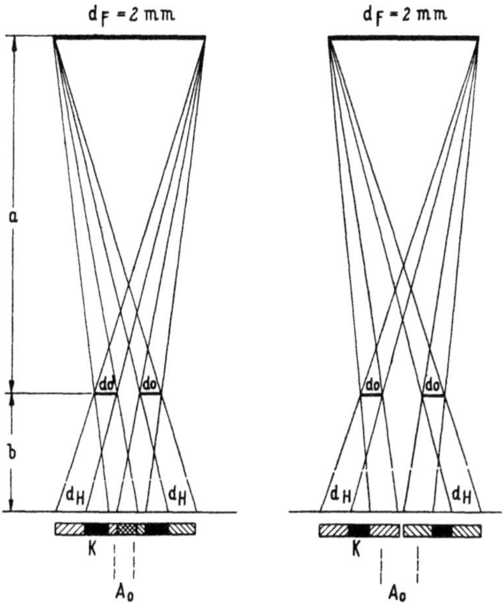

Abb. 2a u. b. Schematische Darstellung der Strahlenbegrenzung bei der Abbildung zweier nebeneinanderliegender Objekte. a Focus-Objektabstand; b Objekt-Schirmabstand. d_F Focusdurchmesser; d_0 Objektdurchmesser; K (Pseudo-) Kernschatten; A_0 Objektabstand; d_H Breite des Halbschattens am Bildrand.

Ergebnisse.

Nach den oben ausgeführten theoretischen Überlegungen war zu erwarten, daß die Detailauflösung des Strichrasters mit den kleinsten Strichabständen (0,3 mm) mit dem 2 mm-Focus nicht gelingen würde (s. Abb. 2a). Schon bei der Vergrößerung 1:1,18 entsteht kein echter Kernschatten mehr. Der Halbschatten — die geometrische Randunschärfe — wird so groß, daß es bei dem Objektabstand von 0,3 mm zu einer Überlagerung der Halbschatten benachbarter Objekte kommt; es entsteht kein Bild mehr, das der Größe und Form des Objektes entspricht. Den theoretischen Erwartungen gemäß gelingt es keiner der 8 Versuchspersonen, die Strichraster von 0,3mm Abstand bei der Durchleuchtung mit dem 2 mm-Focus zu differenzieren.

Anders ist es schon beim Raster mit 0,5 mm Strichabstand. Zwar entsteht auch hier bei der Vergrößerung kein echter Kernschatten mehr, aber es kommt wegen des größeren Abstandes nicht zu einer Überlagerung der Halbschatten (s. Abb. 2b). Die Auflösung des Rasters in einzelne Striche ist theoretisch möglich. In der Praxis gelingt es auch allen Versuchspersonen, zumindest die kontrastreicheren Bleiraster der Kolonne IV (0,5 mm-Abstand) mit dem 2 mm-Focus aufzulösen.

Abb. 3 zeigt an 3 Versuchspersonen die Detailerkennbarkeit in Abhängigkeit von der Focusgröße, dem Kontrast und der Vergrößerungs-

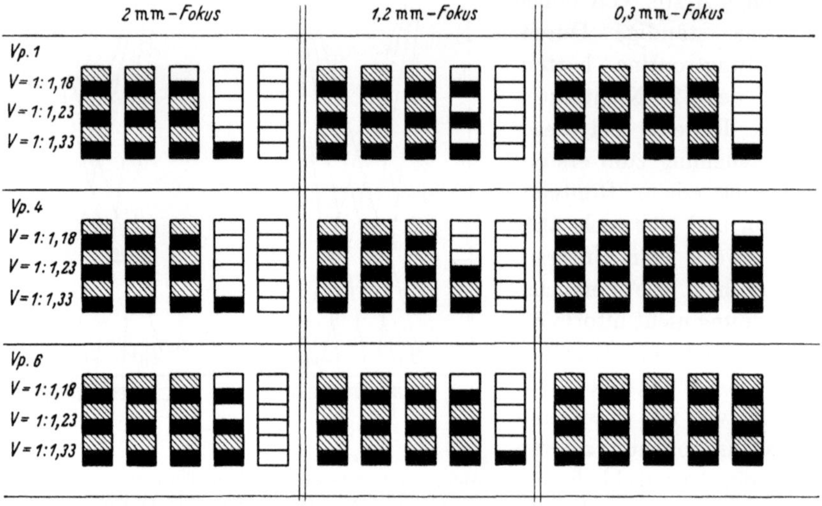

Abb. 3. Detailerkennbarkeit des Strichrasters in Abhängigkeit von der Focusgröße, dem Kontrast und der Vergrößerungsstufe, gezeigt an 3 Versuchspersonen (gestrichelt Kupferraster; ausgezogen Bleiraster).

stufe. Diese 3 Versuchspersonen lassen zugleich als Auswahl die große recht individuelle Variationsbreite des optischen Auflösungsvermögens der einzelnen Untersucher erkennen; die Werte der übrigen Versuchspersonen lagen zwischen den hier dargestellten Ergebnissen der Versuchspersonen 1, 4 und 6. Man erkennt deutlich die Leistungsverbesserung vom 2 mm-Focus über den 1,2 mm-Focus zum 0,3 mm-Focus, d. h. die Abhängigkeit der Detailerkennbarkeit von der Focusgröße.

Setzt man die maximale Detailerkennbarkeit aller Strichraster (auch der kontrastärmeren Kupferstrichraster) = 100%, ein Ergebnis, welches z. B. die Versuchsperson 6 beim 0,3 mm- Focus erreicht, so liegt der Prozentsatz der Detailerkennbarkeit beim 2 mm-Focus für die 8 Versuchspersonen zwischen 56 und 78%. Diese Differenz zeigt die individuelle unterschiedliche Kontrastempfindlichkeit des menschlichen Auges.

An Abb. 4 ist die prozentuale Detailerkennbarkeit in ihrer Abhängigkeit von der Focusgröße bei den einzelnen Versuchspersonen eingetragen (für den 0,3 mm-Focus nur für die Hälfte der Versuchspersonen, darunter allerdings die mit dem besten und dem schlechtesten Auflösungsvermögen). Durchschnittlich beträgt die Verbesserung der Detailerkennbarkeit beim Übergang vom 2 mm-Focus zum 1,2 mm-Focus 8%

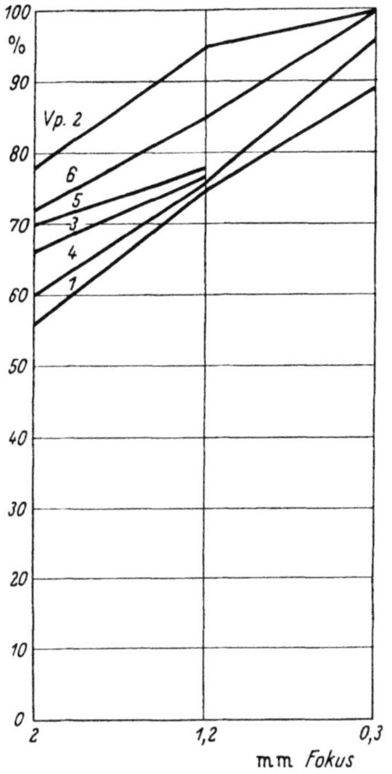

Abb. 4. Prozentuale Detailerkennbarkeit der Strichraster in Abhängigkeit von der Focusgröße (bei 6 Versuchspersonen).

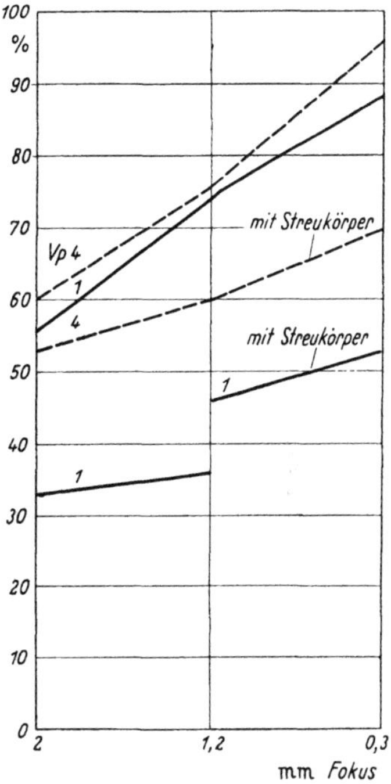

Abb. 5. Herabsetzung der prozentualen Detailerkennbarkeit durch Vorschalten eines Streukörper in den Strahlengang.

und vom 1,2 mm-Focus zum Feinstfocus 10%. Der Verlauf der Kurven vom 2 mm-Focus zum 0,3 mm-Focus ist also annähernd linear.

Um die Versuchsanordnung den tatsächlichen Verhältnissen bei der Thoraxdurchleuchtung anzugleichen, schalteten wir bei mehreren Untersuchungen einen Streukörper (5 Philite-Platten je 8 mm Dicke) in den Strahlengang zwischen Focus und Objekt. Durch die vermehrten Streustrahlen kam es zu einer deutlichen Herabsetzung des prozentualen Leistungsniveaus im Vergleich zur Durchleuchtung ohne Streukörper (s. Abb. 5). Die individuelle Steigerung der Detailerkennbarkeit bei der Durchleuchtung mit dem jeweils kleineren Focus bleibt dabei jedoch erhalten; die zusammengehörenden Kurven der einzelnen Versuchspersonen laufen parallel zueinander (für Versuchsperson 1 nur geprüft am 1,2- und 0,3 mm-Focus).

Als Nebenergebnis — allerdings ein für die Praxis sehr wichtiges — zeigte sich bei unseren Untersuchungen wieder die Bedeutung der Korrektur etwaiger Refraktionsanomalien der Augen, worauf Schober schon früher hingewiesen hat. Die drei ausgezogenen Kurven der Abb. 5 gehören zur selben Versuchsperson. Die stark ausgezogene Kurve zeigt die prozentuale Detailerkennbarkeit bei passender Brille, während die schwach ausgezogene Kurve links unten (hier nur gemessen am 2- und 1,2 mm-Focus) die Herabsetzung der Detailerkennbarkeit bei der Durchleuchtung mit einer um 1 dptr zu schwachen Brille demonstriert. Dabei ist es erstaunlich, daß das Ergebnis schlechter ist als beim Vorschalten eines Streukörpers von 4 cm Dicke in den Strahlengang, wie die dünn ausgezogene Kurve rechts unten beweist.

Zusammenfassung.

Die Erkennbarkeit kleinster Objekte, Strichraster von 0,3 mm Dicke und verschiedenen Strichabständen zwischen 1,7 und 0,3 mm ist bei der Durchleuchtung von der Focusgröße abhängig. Sie wird um so besser, je kleiner der Focus und je stärker die Vergrößerung (in unserem Versuch bis 1,33) ist, solange man in den üblichen Grenzen bleibt. Die Strichraster mit 0,3 mm Abstand sind erst mit dem 1,2- bzw. 0,3 mm-Focus zu erkennen, dagegen nicht mit dem 2 mm-Focus. Für die Erkennbarkeit spielt in erster Linie der Kontrast des Objektdetails zu seiner Umgebung und erst in zweiter Linie der seitliche Abstand zwischen den Objektdetails und die Detailgröße eine Rolle. Die Verwendung des 1,2 mm-Focus bringt auch beim kontrastärmeren Detail einen deutlichen Fortschritt. Man kann nach unseren Versuchen sogar annehmen, daß der 0,3 mm-Focus noch eine weitere Steigerung der Detailerkennbarkeit bringen wird. Allerdings ist hier die Grenze durch die physiologischen Eigenschaften des dunkeladaptierten Auges gegeben. Die Strahlungskontraste dieser kleinen Objekte sind nämlich so gering, daß sie an die Unterschiedsschwelle des menschlichen Auges beim gerade herrschenden Adaptationszustand herankommen oder darunter liegen. Das ist bei kleinen Lungeninfiltraten, beginnender Silikose, Miliartuberkulose usw. der Fall. Objektdetails von großem Kontrast und einer Ausdehnung zwischen 0,3 bis etwa 1 mm — d. h. focuskleiner für den 1,2 mm-Focus — spielen bei der Durchleuchtung nur eine geringe Rolle. Hierher gehören kleine metallische Fremdkörper, kontrastmittelgefüllte Bronchien oder Gefäße, Frakturlinien usw. Diese Objekte müssen auf jeden Fall noch durch die Aufnahme sichergestellt werden.

Der Firma Siemens-Reiniger in Erlangen haben wir für die leihweise Überlassung eines Super-Heliophos-Apparates und einer Feinstfocusröhre besonders zu danken.

Summary.

It follows from theoretical considerations that the influence of focus size on the definition and detail detectability of very small objects can only make itself felt when radiographs are, or have to be, enlarged. Delimitation of indications in favour of employing the minimum focus tube (0.3 mm). Examples are given on the basis of comparative fluorographs of a test object (line screen with varying line distances and contrasts) with 2 mm, 1.2 mm and 0.3 mm foci at varying stages of enlargement. Detail detectability of very small objects improved by the minimum focus tube (0.3 mm).

Résumé.

Pour des raisons théoriques on ne peut remarquer l'influence des dimensions du foyer sur la netteté et la finesse de détails d'objets infiniments petits qu'à l'agrandissement des clichés radiographiques. Limite des indications d'une utilisation avantageuse des lampes à foyer extra-fin: on prend comme exemple la radioscopie comparative d'un objet témoin (traits repères à différentes distances et différents contrastes) avec foyer de 2 mm, 1,2 mm et 0,3 mm à différents stades d'agrandissement. On y constante l'amélioration de la finesse de détails d'objets infiniments petits en utilisant des lampes à foyer extra-fin.

Resumen.

Una influencia del tamaño del foco en la nitidez y precisión de los más pequeños objetos puede notarse, a causa de motivos teóricos, sólo en la ampliación intencionada o forzosa de la radiografía. Limitación de las indicaciones para un empleo ventajoso del tubo focal más fino. Como ejemplo radioscopias comparativas de un objeto «test» (retículas rayadas de diferentes distancias y contrastes) con el foco de 2-mm, 1,2-mm, y 0,3-mm en diversos grados de ampliación. En esta operación mejoramiento de la nitidez de los más pequeños objetos mediante el empleo del tubo focal más fino.

Literatur.

ADERHOLD, K., u. L. SEIFERT: Vergrößerungstechnik mit einer neuen Feinstfokusröntgenröhre für Abbildungsmaßstäbe größer als 2:1. Fortschr. Röntgenstr. **81**, 181—193 (1954). — BÜCHNER, H.: Direkte Röntgenvergrößerung und normale Aufnahme. Fortschr. Röntgenstr. **80**, 71—87 (1. Teil) u. 502—514 (2. Teil) (1954). — FERRANT, W., u. M. R. SAN NICOLO: Die förderliche Röntgenvergrößerung. Fortschr. Röntgenstr. **81**, 194—205 (1954). — FRIES, P., u. E. LIESE: Qualitätsangleich von Schirmbild-Mittelformat- und Großaufnahmen durch Vergrößerung mittels Feinstfokusröhre. Fortschr. Röntgenstr. **80**, 97—101 (1954). — HELLRIEGEL, W.: Frühdiagnose von Knochenmetastasen mit Hilfe der Feinstfokus-Röntgenröhre. Fortschr. Röntgenstr. **80**, 514—520 (1954). — HEUSER, G., u. W. LEMKE: Über die Anwendung der direkten radiologischen Vergrößerungstechnik bei der Karotisarteriographie. Fortschr. Röntgenstr. **79**, 239—241 (1953). — PLAATS, G. J. VAN DER: Prinzipien, Technik und medizinische Anwendung der radiologischen Vergrößerungstechnik. Fortschr. Röntgenstr. **77**, 605—610 (1952). — SCHOBER, H.: Die klinische Bedeutung der Feinfokusröhre. Röntgen-Blätter **6**, 101—112 (1953). — SEYSS, R.: Die Strukturzeichnung der peripheren Lungenabschnitte auf der direkten Vergrößerungsaufnahme. Fortschr. Röntgenstr. **81**, 32—35 (1954). — ZIMMER, E. A.: Die praktische Anwendung und die Ergebnisse der radiologischen Vergrößerungstechnik. Fortschr. Röntgenstr. **78**, 164—169 (1953).

Enno Freerksen *.

Resistenz- und Immunitätsprobleme im Rahmen der Antibiotikafütterung **.

Die Frage der Zufütterung antibiotischer Stoffe in der Tierernährung beinhaltet drei große Problemgruppen. Nämlich:

1. Ausmaß und praktische Bedeutung der Mastwirkung.

2. die biologische Bedeutung der Antibiotika für das damit gefütterte Tier.

3. die Bedeutung der Produkte von antibiotikagefütterten Tieren für den Menschen.

Zur ersten Frage brauche ich nicht Stellung zu nehmen, und ich möchte mich auf den Hinweis beschränken, daß wir selbst in unserer allerdings kleinen Tierhaltung schon seit langem von antibiotikahaltigem Futter Gebrauch machen und die behaupteten Masteffekte bestätigen können.

Die unter 2. und 3. genannten Problemgruppen habe ich im Rahmen meines Referates nur soweit zu berücksichtigen, als sie die spezielleren Fragen des Auftretens resistenter Stämme und der Immunität betreffen. Chemoresistenz von Mikroorganismen durch Fütterung könnte sowohl für das Tier selbst wie für den Menschen Bedeutung haben; das Immunitätsproblem dagegen kann, soweit heute übersehbar, wohl nur Bedeutung für das gefütterte Tier haben, nicht dagegen für den Menschen, der tierische Produkte dieser besonderen Art zu sich nimmt.

Das Resistenzproblem hat seit Einführung der Chemotherapie zentrale Bedeutung in der Medizin erlangt. Im Zusammenhang dieses Referates kann dabei unberücksichtigt bleiben, nach welchem Modus es schließlich zum Auftreten resistenter Stämme kommt. Die Vertreter der reinen Selektionstheorie können dabei mindestens so gute Argumente ins Feld führen wie jene, die glauben, daß vorwiegend mutagene oder modifikatorische Vorgänge im Spiel sind. Eine eindeutige Entscheidung ist heute noch nicht möglich, jedoch ist jede einseitige Betrachtung in diesem Zusammenhang fehl am Platze.

Das Auftreten resistenter Stämme, d. h. also solcher Populationen, die unter der Zufuhr antibakterieller Stoffe gegen diese immer mehr unempfindliche Keimanteile zeigen (so daß man schließlich nicht nur

* Gemeinsam mit R. Bönicke, H. Wachter und M. Rosenfeld.

** Teilweise als Referat auf dem Symposion „Antibiotika in der Tierernährung‘, in München, 9.—11. Sept. 1954 vorgetragen.

keinen therapeutischen Effekt mehr sieht, sondern in vitro sogar Stämme beobachten kann, für die die antibakterielle Substanz geradezu lebensnotwendig geworden ist), wurde schon sehr früh beobachtet. Eine der Folgen dieses biologischen Phänomens besteht darin, daß z. B. die Sulfonamide als erste Gruppe antibakterieller Substanzen mit massenhafter therapeutischer Anwendung zunehmend an Bedeutung verloren. Das gab allerdings gleichzeitig der Forschung insofern einen mächtigen Antrieb, als immer neue und immer wirksamere Stoffe gesucht werden mußten und auch gefunden wurden. So sind die Sulfonamide auch heute noch ein wichtiger Bestandteil der Therapie.

Nach Bekanntwerden der Antibiotika zeigte sich bald, daß auch sie das Auftreten resistenter Stämme im Gefolge haben können (s. als Beispiel Tabelle 1).

Das Penicillin, das in seiner anfänglich recht übermäßigen Anwendung dieses Phänomen besonders deutlich zeigte, machte uns aber auch mit der für unsere heutige Fragestellung wichtigen Tatsache bekannt, daß es zwar Erreger gibt, die ihre Empfindlichkeit gegen Penicillin sehr schnell verlieren (z. B. Staphylokokken), aber auch solche, die trotz nun schon jahrelang geübter Penicillintherapie praktisch unverändert empfindlich bleiben (z. B. Gonokokken, als Erreger der Gonorrhoe). Man darf daher das Resistenzproblem nicht durch bedenkenlose Verallgemeinerungen simplifizieren; die sorgfältige Betrachtung jedes Einzelfalles mit Rücksicht auf Dosierung, auf jeweils verwendeten Stoff, Dauer der Anwendung und in Kontakt kommende Keimarten kann allein vor voreiligen und falschen Schlüssen schützen.

Das gilt ganz besonders für die Frage, wieweit das Resistenzproblem in die Diskussion um die Zufütterung antibiotischer Stoffe einbezogen werden darf. Da Sulfonamide heute kaum noch verwendet werden und von den als wirksam befundenen Antibiotika praktisch nur Penicillin, Aureomycin und Terramycin für die Fütterungsindikation in Frage kommen, genügt die Beschäftigung mit diesen Stoffen. Es ist unzulässig, Gesichtspunkte für oder gegen die Antibiotikafütterung in die Debatte zu werfen, die *nur* solche Stoffe betreffen, die man in der Fütterung *nicht* verwendet. Dadurch wird das Bild für den auf diesem Gebiet nicht Sachkundigen verschleiert und die Urteilsbildung unmöglich gemacht.

Antibiotische Stoffe gehen nach der oralen Zufuhr, also auch nach der Fütterung, durch Resorption teilweise in den Kreislauf und damit in die Körpersäfte über. Aureomycin gehört ebenso wie das Terramycin zu jenen Stoffen, die gut resorbiert werden. Vom Penicillin gilt das gleiche, jedoch wird es wegen seiner geringen Beständigkeit, die abhängig ist von der Form, in der es zugeführt wird, durch den Magensaft und in der weiteren Passage durch den Darm partiell inaktiviert.

Tabelle 1. *Wiederholte 6stündige Einwirkung von 64 γ Streptomycin je ml auf Bact. coli.*

Bact. coli Einsaatmenge	Streptomycinkonzentration											
	1:2000	1:4000	1:8000	1:16000	1:32000	1:64000	1:128000	1:256000	1:512000	1:1024000	1:2048000	1:∞
1. Bestimmung der Grenzkonzentration vor Streptomycineinwirkung												
Konzentriert	+++	+++	+++	+++	—	—	+++	+++	+++	+++	+++	+++
1:10	—	—	+++	+++	—	—	—	+++	+++	+++	+++	+++
1:100	—	—	—	—	—	—	—	—	+++	+++	+++	+++
1:1000	—	—	—	—	—	—	—	—	+++	+++	+++	+++
1:10000	—	—	—	—	—	—	—	—	—	+++	+++	+++
1:100000	—	—	—	—	—	—	—	—	—	+++	+++	+++
1:1000000	—	—	—	—	—	—	—	—	—	—	+++	+++
1:10000000	—	—	—	—	—	—	—	—	—	—	+	+++
2. Bestimmung der Grenzkonzentration nach erstmaliger Streptomycineinwirkung												
Konzentriert	+++	+++	+++	+++	+++	+++	+++	+++	+++	+++	+++	+++
1:10	+++	++	+++	+++	++	—	—	+++	+++	+++	+++	+++
1:100	—	—	+++	+++	—	—	++	+	+++	+++	+++	+++
1:1000	—	—	—	—	—	—	—	—	+++	+++	+++	+++
1:10000	—	—	—	—	—	—	—	—	—	+++	+++	+++
1:100000	—	—	—	—	—	—	—	—	—	—	+++	+++
1:1000000	—	—	—	—	—	—	—	—	—	—	+++	+++
1:10000000	—	—	—	—	—	—	—	—	—	—	+++	+++
3. Bestimmung der Grenzkonzentration nach zweitmaliger Streptomycineinwirkung												
Konzentriert	+++	+++	+++	+++	+++	+++	+++	+++	+++	+++	+++	+++
1:10	+++	+++	+++	+++	+++	+++	+++	+++	+++	+++	+++	+++
1:100	+++	+++	+++	+++	+++	+++	+++	+++	+++	+++	+++	+++
1:1000	+++	+++	+++	+++	+++	+++	+++	+++	+++	+++	+++	+++
1:10000	+++	+++	+++	+++	+++	+++	+++	+++	+++	+++	+++	+++
1:100000	+++	+++	+++	+++	+++	+++	+++	+++	+++	+++	+++	+++
1:1000000	+++	+++	+++	+++	+++	+++	+++	+++	+++	+++	+++	+++
1:10000000	+++	—	—	+++	+++	+++	+++	+++	+++	+++	+++	+++

Ablesung der Reihen nach 16stündiger Bebrütung.

Für Streptomycin, das ich nur wegen dieser Besonderheit hervorhebe, ist bekannt, daß es aus dem Magen-Darmkanal heraus nicht resorbierbar ist, weshalb man es schon früh für bestimmte Lokalanwendungen im Magen-Darmkanal verwendet hat.

Für die Fütterungsantibiotika ist sicher, daß ein erheblicher Teil resorbiert wird; Aureomycin wird anschließend aber nicht nur mit dem Urin, sondern auch mit den Faeces ausgeschieden, weil der nicht resorbierte Anteil direkt in die Faeces gelangt und der resorbierte Teil durch die Darmschleimhaut und über die Galle partiell rückläufig wieder in den Darm ausgeschieden wird. Man kann sich davon leicht überzeugen, wenn man Aureomycin intravenös zuführt, denn auch dann wird es in den Faeces nachweisbar. So kommt es nach oraler Zufuhr aus diesen beiden Zuflüssen im Colon zu höheren Konzentrationen, als man zunächst erwarten möchte, und damit zu einem Kontakt zwischen Darmflora und Wirkstoff. Resistente Stämme könnten demnach theoretisch 1. *im Organismus* bei Vorhandensein pathogene Populationen und 2. *im Darmlumen* aus der Darmflora herausgezüchtet werden.

Tabelle 2*. *Aureomycingehalt in Körperflüssigkeiten und Geweben der Ziege.*

Nr.	Körperflüssigkeiten bzw. Gewebe	Auxanogramm	Aureomycinkonzentration je ml
1	Niere	23,0	< 0,4
2	Urin	23,5	< 0,45
3	Galle	20,0	?
4	Blut	∅	< 0,02
5	Milch	∅	< 0,02
6	Leber	∅	< 0,02
7	Herz	∅	< 0,02
8	Lunge	∅	< 0,02
9	Milz	∅	< 0,02
10	Gehirn	∅	< 0,02
11	Thymus	∅	< 0,02
12	Muskulatur	∅	< 0,02
13	Mesenteriallymphknoten	∅	< 0,02
14	Knochenmark	∅	< 0,02
15	Kammerwasser	∅	< 0,02
16	Glaskörper	∅	< 0,02
17	Restauge	∅	< 0,02

2mal täglich 15 mg Aureomycin per os (8.15 und 17.30 Uhr). Erste Gabe: 26. 4. 54, 8.15 Uhr. Letzte Gabe: 30. 4. 54, 8.15 Uhr. Tötung des Tieres: 30. 4. 54, 10 Uhr. Nachweis im Auxanogramm mit Micr. pyogenes var. aureus HOTTINGER- Agar, p_H 6,0, 30° C.

Zu 1. Selbstverständlich können Wirkstoffe nur wirken, wo sie anwesend sind; wir müssen deshalb die Wirkstoffkonzentrationen in Organen und Geweben genauer prüfen. Bei der Ziege findet man nach 5tägiger Verabfolgung von 2mal täglich 15 mg Aureomycin in Substanz (das Doppelte der Fütterungsdosis) Werte, wie sie in Tabelle 2 dargestellt sind. Zwischen der letzten Aureomycinzufuhr und der Tötung des Tieres ließen wir knapp 2 Std verstreichen, weil aus früheren Erfahrungen bekannt war, daß um diese Zeit die höchsten Blut- und Gewebsspiegel gemessen werden. Niere und Urin weisen einen Gehalt von 0,4—0,45 γ/ml auf; in der Galle wird eine ähnliche Konzentration zu erwarten sein. Sie

* Einzelheiten zur Technik der Wirkstoffbestimmung in tierischen Organen und Geweben s. FREERKSEN, BÖNICKE, ROSENFELD, REIF, Jahresbericht Borstel 1952/53, S. 276—311. Berlin: Springer 1954.

kann jedoch nicht genau ermittelt werden, weil die Galle antibakterielle Eigenaktivität besitzt, die nicht sicher eliminiert werden kann. (Das gilt übrigens auch für die Leber mancher Tiere.) Keinesfalls liegt sie aber über 0,5 γ/ml. Selbst nach Zufuhr einer Aureomycinmenge, die etwa doppelt so groß ist, wie in der Fütterung üblich, findet man im Blut auch zu dem für die Bestimmung geeignetesten Zeitpunkt keine meßbaren Aureomycinmengen. In einem Schweineversuch (Gewicht der Tiere 101, 110 und 114 kg) wurden 7 Tage lang (vom 21.—27. 7.) 5 g Aurofac * je Tier und Tag, also etwa 20 mg Aureomycin täglich verfüttert. Die Schlachtung erfolgte am 28. 7. zwischen 8.30 und 9 Uhr, nachdem die Tiere am 27. 7. um 15.30 Uhr das letzte Futter aufgenommen hatten. Mit Ausnahme des Urins, der etwa 0,4—0,5 γ/ml aufwies, waren sowohl das Blut wie alle anderen untersuchten Organe und Gewebe wirkstofffrei (Tabelle 3). Eine Wirkstoffkumulierung wurde trotz der langdauernden Zufuhr nicht beobachtet.

Tabelle 3. *Aureomycingehalt der Organe und Körperflüssigkeiten beim Schwein.*

Organ- bzw. Körperflüssigkeit	Tier I	Tier II	Tier III
	Aureomycinkonzentration in γ/ml/g		
Blut	< 0,1	< 0,1	< 0,1
Urin	0,4	< 0,5	—**
Leber	< 0,1	< 0,1	< 0,1
Lunge	< 0,1	< 0,1	< 0,1
Milz	< 0,1	< 0,1	< 0,1
Herz	< 0,1	< 0,1	< 0,1
Muskulatur	< 0,1	< 0,1	< 0,1
Dünndarm	< 0,1	< 0,1	< 0,1

Aureomycinbestimmung: mikrobiologisch im Auxanogramm. Testbakterium: Micr. pyogenes var. aureus. Nährsubstrat: Hottinger-Agar, p_H 6,0. Beimpfungsmenge: 0,5% einer 16stündigen flüssigen Hottinger-Kultur. Bebrütungstemperatur: 28° C.

Der Vollständigkeit halber wurde noch eine Untersuchung an Küken (8 Tage-Küken) einbezogen. Es handelte sich um 2 Gruppen zu je 20 Tieren (1 Kontrollgruppe, 1 Fütterungsgruppe). Die Fütterungsgruppe erhielt vom:

19. 5. 54— 1. 6. 54	10 g	Aurofac
2. 6. 54—15. 6. 54	11 g	„
16. 6. 54—29. 6. 54	12 g	„
30. 6. 54—13. 7. 54	13 g	„
14. 7. 54— 9. 8. 54	15 g	„

Am 10., 11. und 12. 8. wurde die Dosis verzehnfacht (täglich 150 g Aurofac), um eine eventuelle Anreicherung von Aureomycin in den Eiern zu ermitteln. Ab 13. 8. wurden bis einschließlich 17. 8. 15 g weiter gefüttert; die letzte Fütterung am 17. 8. morgens um 8 Uhr. Um 11 Uhr

* Das Präparat wurde freundlicherweise von der Firma Lohmann & Co., Hamburg, zur Verfügung gestellt.

** Bei diesem Tier konnte der Urin wegen Verunreinigung nicht zur mikrobiologischen Testung verwendet werden.

(also 3 Std später) wurden 6 Tiere geschlachtet als Stichprobe. Blut, Fleisch und Leber wie auch der frisch entleerte Kot wurden getestet; in keinem Fall konnte in einem der untersuchten Körperteile aktives Aureomycin nachgewiesen werden. Auch die Eier dieser Tiere wurden laufend kontrolliert. Da sie schon als ganz junge Küken aureomycinhaltiges Futter erhielten, wäre theoretisch die Möglichkeit gegeben, daß Wirkstoff in die sich bildenden Eier aufgenommen worden wäre. Die Untersuchung ergab jedoch, daß in keinem Fall Aureomycin nachweisbar war (Tabelle 4), auch nicht in den Eiern aus der Zeit der überdosierten

Tabelle 4. *Aureomycinnachweis im Ei.* (Mikrobiologisch im Auxanogramm.)

Lagerungszeit	Zahl der untersuchten Eier	Aureomycingehalt der Eier			
		Eigelb		Eiklar	
		roh γ/ml	gekocht γ/ml	roh γ/ml	gekocht γ/ml
frisch	20	< 0,1	< 0,1	< 0,1	< 0,1
1 Tag	16	< 0,1	< 0,1	< 0,1	< 0,1
2 Tage	10	< 0,1	< 0,1	< 0,1	< 0,1
3 Tage	6	< 0,1	< 0,1	< 0,1	< 0,1
4 Tage	6	< 0,1	< 0,1	< 0,1	< 0,1
5 Tage	4	< 0,1	< 0,1	< 0,1	< 0,1
6 Tage	4	< 0,1	< 0,1	< 0,1	< 0,1
8 Tage	4	< 0,1	< 0,1	< 0,1	< 0,1
10 Tage	4	< 0,1	< 0,1	< 0,1	< 0,1

Fütterung mit 150 g. In diesem Zusammenhang muß darauf hingewiesen werden, daß Eier, gleichgültig welche Fütterungsform gewählt wird, gelegentlich aus noch unbekannten Gründen eine antibakterielle Eigenaktivität aufweisen (Lysozym. Inhibine). Dieser Effekt muß natürlich vorher berücksichtigt, wenn möglich eliminiert werden. Die hier und da gelegentlich behauptete Antibiotikaanreicherung in Eiern oder tierischen Geweben ist entweder auf sehr hohe, in der Fütterung nicht übliche Wirkstoffgaben oder auf Nichtbeachtung körpereigener Wirkstoffe zurückzuführen.

Ohne auf weitere Einzelheiten einzugehen, ist offensichtlich der allgemeine Schluß erlaubt, daß in den für den menschlichen Genuß in Frage kommenden Teilen des tierischen Körpers ein mikrobiologisch nachweisbarer Aureomycingehalt nach Fütterung nicht gegeben ist, Fleisch kann ohne Bedenken auch roh genossen werden, denn es enthält keine meßbaren Aureomycinanteile. (Gekochtes Fleisch wäre auch dann wirkstofffrei, wenn es vorher nachweisbare Mengen von Aureomycin enthalten hätte, weil das Antibioticum thermolabil ist.) Da demnach meßbare Aureomycinkonzentrationen in Organen und Geweben nicht angetroffen werden, kann es auch dann, wenn beim Schlachttier eine Infektionskrankheit bestehen sollte, aus den entsprechenden pathogenen Populationen nicht zur Bildung resistenter Stämme kommen. Nur nebenbei sei bemerkt, daß diese Befunde selbstverständlich alle jene Argumente ad absurdum führen, die im Genuß tierischer Produkte nach Wirkstofffütterung für den Menschen eine Gefahr sehen wollen.

Zu 2. Das Auftreten resistenter Stämme aus der Darmflora kann natürlich ebenfalls nur unter Berücksichtigung der verwendeten Dosen und der in den Faeces zu findenden Keimarten betrachtet werden. Wie Tabelle 5 zeigt, findet sich im Gegensatz zu den Organen und Geweben, die wirkstofffrei befunden werden, im Darminhalt ein meßbarer Aureomycingehalt; z. B. bei der Ziege, wenn man etwa 30 mg täglich Aureomycin in Substanz zuführt. Die gefundenen Werte von maximal 0,06 γ im Colon (Duodenum und Jejunum zeigen Konzentrationen zwischen 0,14 und 0,17 γ/g) liegen eben oberhalb der Meßgrenze, die mit 0,02 γ angegeben werden kann. Bei Küken werden unter Fütterungsbedingungen (10—15 g Aurofac auf 20 Küken) nach 3monatiger Fütterung durch die unterschiedliche Aufnahme bedingte, wechselnde Aureomycinmengen im ausgeschiedenen Kot gefunden (Tabelle 6).

Tabelle 5. *Aureomycingehalt im Magen-Darmkanal der Ziege.*

	Organ bzw. Gewebe	Aureomycinkonzentration γ/ml	
		Wand	Inhalt
1	Zunge	0,04	
2	Oesophagus .	0,02	
3	Pansen . . .	0,07	0,16
4	Netzmagen . .	0,07	0,17
5	Blättermagen .	0,05	0,065
6	Labmagen . .	0,02	0,16
7	Duodenum . .	0,05	0,14
8	Jejunum . . .	0,058	0,16
9	Ileum	0,02	0,02
10	Colon	0,02	0,058
11	Coecum . . .	0,02	0,02
12	Rectum . . .	0,02	0,05

2mal täglich 15 mg Aureomycin per os (8.15 und 17.30 Uhr). *Erste Gabe:* 26. 4. 54, 8.15 Uhr. *Letzte Gabe:* 30. 4. 54, 8.15 Uhr. Tötung des Tieres: 30. 4. 54, 10 Uhr. Auxanographischer Nachweis mit Micr. pyogenes var. aureus. Substrat: HOTTINGER-Agar, p_H 6,0. Bebrütungstemperatur: 30° C.

Um exaktere Zahlen zu bekommen, wurde noch ein Huhn mit 5,0 (10fache Fütterungsdosis) und ein weiteres mit 0,5 g (Fütterungsdosis) Aurofac einmalig gefüttert. Die Tiere wurden 3 Std nach der Fütterung getötet. Das Meßergebnis zeigt Tabelle 7.

Im Dünndarm fanden wir bei 0,5 g Aurofac 1,4—2,0 γ/ml Aureomycin, im Colon (Kot) 0,5 γ/ml. Da unterschwelligen Dosen (im therapeutischen Sinne) oft die Fähigkeit der Herausbildung resistenter Stämme zuerkannt wird, muß demnach geprüft werden, wieweit das Resistenzproblem im Rahmen der Antibiotikafütterung durch Beeinflussung der Darmflora Bedeutung hat.

Resistenz ist ein Problem, das die Dosis, den jeweiligen Keim, das Milieu, in dem die Keimpopulation lebt, *und*, was oft nicht genügend beachtet wird, natürlich auch die jeweilige Substanz betrifft. Dabei darf man nicht unbesehen die Erfahrungen aus der Therapie beim Menschen übernehmen, die darin besteht, daß kurzzeitig, im allgemeinen für wenige Tage, etwa 750—1000 mg, sogar 1500 mg, je Tag gegeben werden. Diese Methode führt zu sehr hohen Aureomycinkonzentrationen in den Faeces mit der Folge einer beachtlichen Keimreduktion in den unteren Darmabschnitten. Wenn wir aber nach Fütterung Werte um 1,0 γ/ml im Durchschnitt in den Faeces finden, so bleibt deren biologische Bedeutung zu untersuchen.

Tabelle 6. *Aureomycinnachweis im Hühnerkot.*

Kotprobe	Aureomycinkonzentration in γ/g Kot (Frischgewicht)	Kontrolltiere
1	1,0	∅
2	2,3	∅
3	0,1	∅
4	1,3	∅
5	0,34	∅
6	0,5	∅

Da wir in Organen und Geweben der gefütterten Tiere keinen meßbaren Wirkstoffgehalt angetroffen hatten, konnte die Erörterung zweier wichtiger Punkte, die bei jeder antibakteriellen Aktion berücksichtigt werden müssen, bis zu diesem Punkte, d. h. bis zur Erörterung der Verhältnisse in den Faeces, aufgeschoben werden. Es sind das 1. die *p_H-Abhängigkeit der Wirkstoffaktion* und 2. die *Keimzahlabhängigkeit.* Wenn es auch noch viele andere „Milieufaktoren" gibt, die bei der Wirkstoffaktion berücksichtigt werden müssen, so haben doch diese beiden für unser Problem besondere Bedeutung.

Tabelle 7.

Lfd. Nr.	Organ bzw. Darmabschnitt	Aureomycinkonzentration in γ/g bzw. γ/ml	
		I	II
1	Blutserum . . .	0,6	0,02
2	Leber	0,6	0,02
3	Muskulatur. . .	0,5	0,02
4	Dünndarm (1) .	2,0 (4,0)	0,6 (1,4)
5	Dünndarm (2) .	2,4 (6,0)	0,8 (2,0)
6	Dünndarm (3) .	2,0 (4,5)	0,6 (1,0)
7	Dünndarm (4) .	—	0,5 (1,4)
8	Blinddarm . . .	2,8 (4,5)	0,25 (0,4)
9	Dickdarm . . .	3,5 (8,0)	0,3 (0,5)
10	Eileiter	—	0,02
11	Ei (groß) . . .	—	0,02
12	Ei (klein) . . .	—	0,02

Verfütterte Aurofacmenge: 1. Huhn I: 5,0 g einmalig um 8.00 Uhr. 2. Huhn II: 0,5 g einmalig um 8.00 Uhr. Tötung der Tiere: 11 Uhr. Aureomycinnachweis: Mikrobiologisch im Auxanogramm. Teststamm: Micr. pyogenes var. aureus. Nährsubstrat: HOTTINGER-Bouillon, p_H 6,0. Bebrütungstemperatur: 30° C. Zahlen in Klammern = Darminhalt.

Zu 1. Die p_H-Abhängigkeit des Aureomycins zeigt Tabelle 8. Danach liegt das Wirkungsoptimum für Aureomycin um p_H 6,5. In den Bereichen von p_H 7,5 bzw. 8,0 ist die Aureomycinaktion schon fast aufgehoben. Frischer Kot kann beim Hühnchen und beim Schwein p_H-Werte zwischen 6,0 und 7 aufweisen. Daraus ist zu entnehmen, daß im Kot mit Rücksicht auf die Aureomycinwirkung sowohl günstige wie ungünstige p_H-Verhältnisse wechselnd gegeben sind.

Zu 2. Weiterhin ist die Frage der *Keimzahlabhängigkeit* der Wirkstoffaktion zu prüfen. Alle bekannten antibakteriellen Wirkstoffe unter-

Tabelle 8. *Bakteriostatische Wirkung des Aureomycins in Abhängigkeit von der H-Ionenkonzentration des Nährsubstrates.*

p_H des Nährsubstrates	Wachstum des Testbakteriums (E. coli)									
	Aureomycinkonzentration in γ/ml									
	10,0	5,0	2,5	1,3	0,63	0,31	0,16	0,08	0,04	Ktr.
6,0	–	–	–	–	–	–	–	+	++	+++
6,2	–	–	–	–	–	–	–	+	+++	+++
6,4	–	–	–	–	–	–	+	++	+++	+++
6,6	–	–	–	–	–	–	+	++	+++	+++
6,8	–	–	–	–	(–)	(+)	++	+++	+++	+++
7,0	–	–	–	–	(+)	++	+++	+++	+++	+++
7,2	–	–	–	–	(+)	++	++	+++	+++	+++
7,4	–	–	–	+	+++	+++	+++	+++	+++	+++
8,0	+++	+++	+++	+++	+++	+++	+++	+++	+++	+++

liegen der Keimzahlabhängigkeit, wenn auch in unterschiedlichem Grade. In den Faeces haben wir zweifellos außerordentlich große Keimzahlen vor uns, denn vom Gesamttrockengewicht des Kotes besteht annähernd ein Drittel aus Bacillenmasse. Obwohl sich darunter auch massenhaft tote Keime befinden, schränken diese Bedingungen doch die Wirkstoffaktion auch für Aureomycin erheblich ein. Tabelle 9 gibt eine Zusammenstellung der Aureomycin-Mindestkonzentrationen, die bei p_H 6,0 — p_H 7,0 — p_H 8,0 und unterschiedlicher Einsaatgröße eine absolute Wachstumshemmung herbeiführen. Danach ist nur in dem Bereich um p_H 6,0 mit Werten unter 1,0 γ/ml ein Hemmeffekt zu beobachten. (Wir müssen hier die unverdünnte Ausgangskultur zugrunde legen, obwohl in vivo die Keimdichte noch größer ist. Die Werte von 0,13 γ bei p_H 6,0 sind für die praktischen Verhältnisse noch zu günstig.) Die Aufgliederung in kleinere Schritte (Tabelle 8; p_H 6,0, 6,2, 6,4, 6,6, 6,8, 7,0, 8,0) zeigt, daß ab

Tabelle 9. *Abhängigkeit der bakteriostatischen Wirkung des Aureomycins von Bakterieneinsaatmenge und Wasserstoffionenkonzentration des Nährsubstrates (Esch. Coli;* HOTTINGER).

Bakterieneinsaatmenge	Zur absoluten Wachstumshemmung erforderliche Aureomycin-Mindestkonzentration in γ/ml		
	p_H des Nährsubstrates		
	6,0	7,0	8,0
Ausgangskultur	0,13	2,5	100,0
1 : 10	0,13	1,25	100,0
1 : 100	0,06	0,63	50,0
1 : 1000	0,06	0,63	50,0
1 : 10000	0,06	0,31	25,0
1 : 100000	0,03	0,31	25,0
1 : 1000000	0,03	0,16	12,5
1 : 10000000	0,03	0,31	12,5

p_H 6,8 (also dem im Colon vorherrschenden p_H) der kritische Punkt für die Aureomycinwirkung erreicht ist, daß also durch die Keimzahl- — p_H — Abhängigkeit oft Bedingungen vorherrschen werden, unter denen eine Aureomycinaktion im antibakteriellen Sinne kaum noch meßbar ist.

Die Gesamtflora des Darmes ist leider für die einzelnen Tierarten nicht genau genug bekannt; besonders auch nicht in den Proportionen, in denen bestimmte Keimarten in der Gesamtflora vertreten sind. Alle Angaben über die Beeinflussung der Keimanteile unter Antibiotikafütterung sind daher auch mit Vorsicht und Zurückhaltung aufzunehmen. Soweit bekannt, überwiegen bei Schweinen, Kälbern und Küken die Colianteile. Die verschiedenen Colistämme sind aber sehr unterschiedlich empfindlich gegen Aureomycin und stehen im Darm nicht — wie in der Kultur! — unter der Dauereinwirkung der Antibiotika. Abb. 1 zeigt einen Stamm, bei dem selbst eine 8-stündige Einwirkung von 32 γ/ml noch keine wesentliche Verschiebung im Wachstumsverlauf der Kultur bewirkt. 0,5 γ/ml bis äußerstenfalls 1,0 γ/ml, wie wir sie in den Faeces im allgemeinen antreffen, können bei der multicellulären Flora des Enddarmes vielleicht eine geringe Wirkung auf den sehr kleinen Anteil besonders empfindlicher Keime ausüben; auf die *Gesamt*population wird sie kaum erkennbar sein. Für Micr. aureus, Paratyphi B und Typhi zeigen die Abb. 2, 3, 4 und 5, daß erst bei Konzentrationen ab 8 γ/ml deutliche Wachstumsdepressionen auftreten. Die von uns im Kot gefundenen Aureomycinkonzentrationen (etwa 1,0 γ/ml) liegen also in Bereichen, aus denen nach unseren derzeitigen Kenntnissen mit dem Auftreten resistenter Stämme nicht zu rechnen ist. In einigen wenigen Fällen haben wir die Sensibilität von Colistämmen aus dem Kot wirkstoffgefütterter Tiere gegen Aureomycin gemessen. Wir konnten keine Herabsetzung der Empfindlichkeit feststellen.

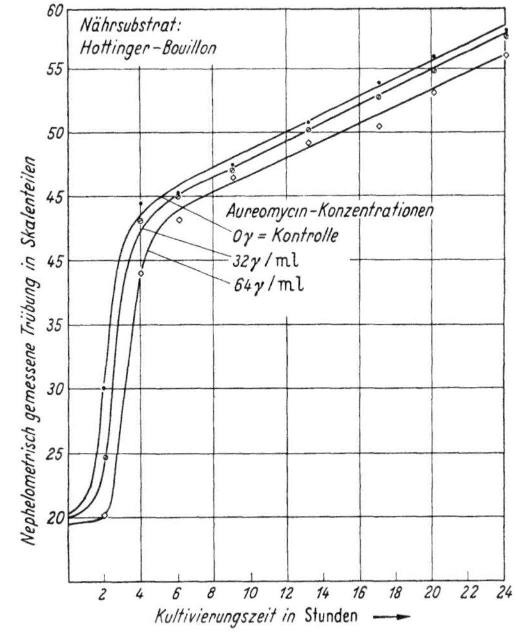

Abb. 1. Zeitlicher Verlauf des Wachstums von Bact. coli nach vorheriger 8stündiger Einwirkung von Aureomycin.

Hinzu kommt nun aber eine Besonderheit des Aureomycins, die diesem Stoff eine biologische Sonderstellung einräumt, nämlich seine nur geringe Fähigkeit, resistente Stämme auszulesen. Eine Gegenüber-

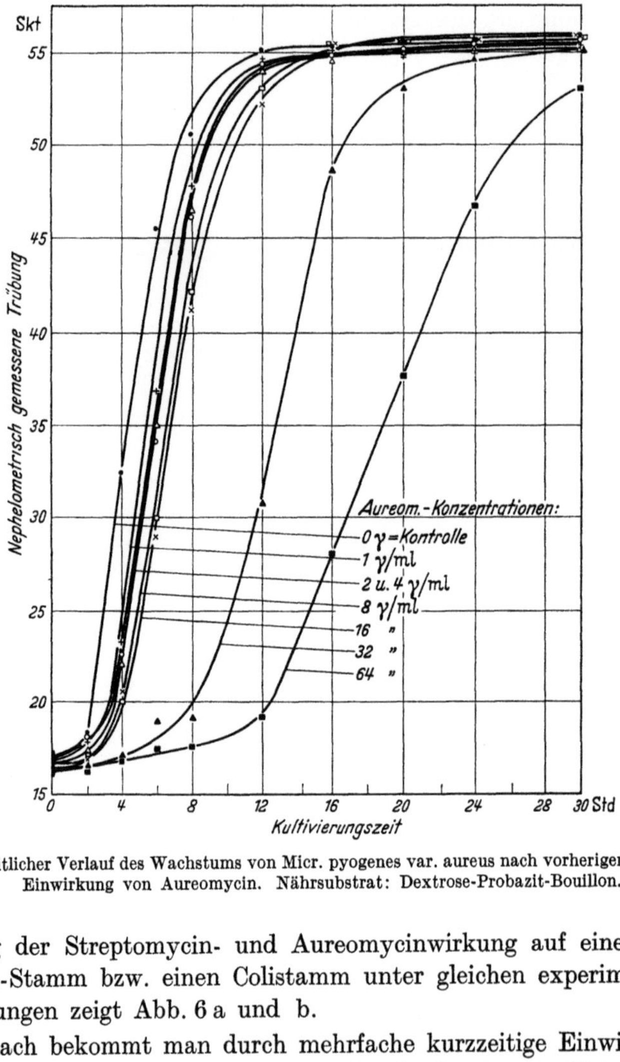

Abb. 2. Zeitlicher Verlauf des Wachstums von Micr. pyogenes var. aureus nach vorheriger 8stündiger Einwirkung von Aureomycin. Nährsubstrat: Dextrose-Probazit-Bouillon.

stellung der Streptomycin- und Aureomycinwirkung auf einen Paratyphi A-Stamm bzw. einen Colistamm unter gleichen experimentellen Bedingungen zeigt Abb. 6a und b.

Danach bekommt man durch mehrfache kurzzeitige Einwirkungen kleiner Streptomycindosen in kurzer Zeit hochresistente Keime, beim Aureomycin dagegen nicht. Während die einmalige Einwirkung von 64 γ Streptomycin für 6 Std eine deutliche Wirkungsdepression zur Folge hat, ist schon die dritte Einwirkung effektlos, d. h. die Keimpopulation ist unempfindlich gegen Streptomycin geworden. Beim Aureomycin dagegen bleibt die Wirkung bei wiederholter Einwirkung von 64 γ/ml erhalten. Danach kann man in dem Sonderfall der antibiotikahaltigen Futterstoffe das sonst äußerst wichtige Resistenzproblem vernachlässigen, 1. weil die erreichbaren Konzentrationen nicht genügen würden

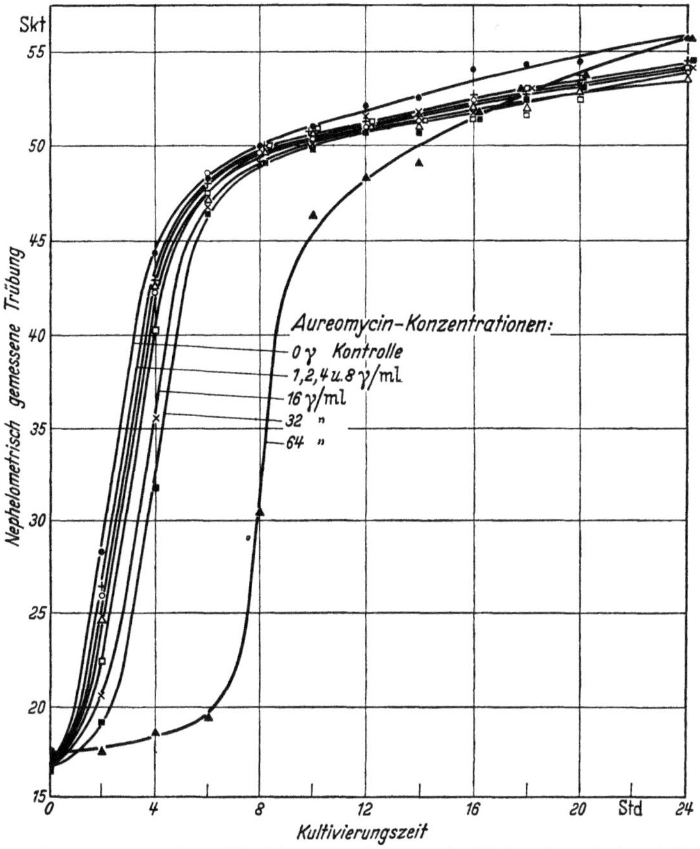

Abb. 3. Zeitlicher Verlauf des Wachstums von Bact. paratyphi B nach vorheriger 6stündiger Einwirkung von Aureomycin. Nährsubstrat: HOTTINGER-Bouillon.

und 2. weil gerade das Aureomycin weniger als andere Antibiotika zur Herauszüchtung resistenter Stämme neigt. Proteus wird durch Aureomycin nicht gehemmt. Clostridien werden ebenfalls unter Fütterungsbedingungen nicht erreicht. Penicillinunempfindliche Colistämme sind an sich häufig. Da zur Colihemmung Penicillin in Konzentrationen zwischen 50 und 100 I.E./cm^3 erforderlich sind, darf man annehmen, daß auch für diesen Stoff kaum resistenzbildende Konzentrationen in den Faeces erreicht werden. Abgesehen davon machen die Penicillinasebildner schnell alles in den Darm gelangende Penicillin unwirksam, das hier also entweder gar nicht oder nur kurze Zeit in aktiver Form vorliegt (Tabelle 10). Die Beschränkung der Beobachtung auf das Colon scheint berechtigt, weil unter

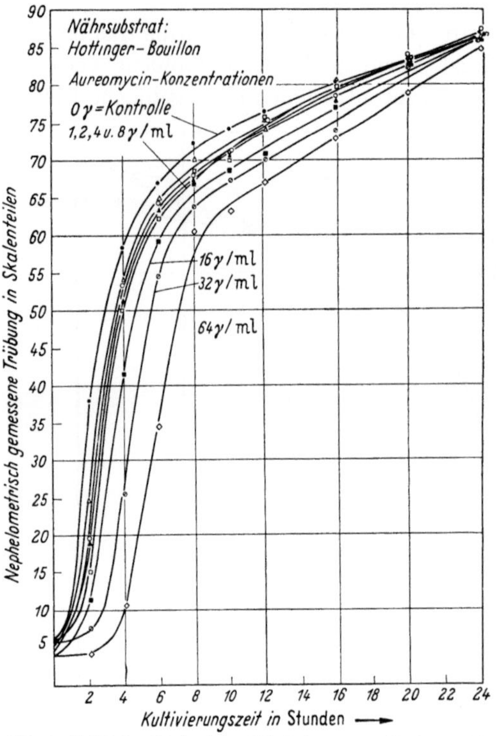

Abb. 4. Zeitlicher Verlauf des Wachstums von Bact. typhi nach vorheriger 8stündiger Einwirkung von Aureomycin.

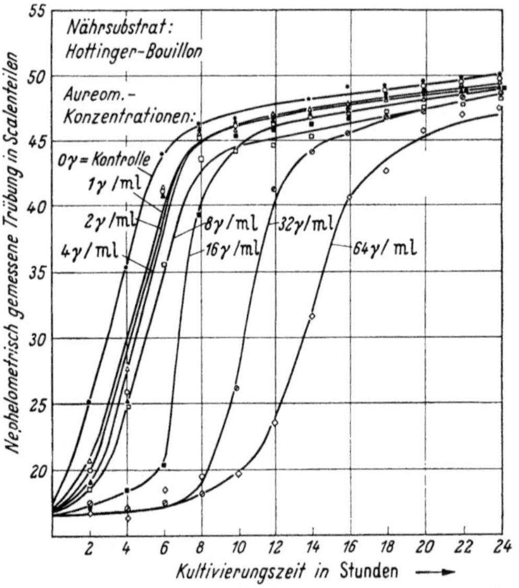

Abb. 5. Zeitlicher Verlauf des Wachstums von Bact. paratyphi A nach vorheriger 6stündiger Einwirkung von Aureomycin.

normalen Umständen der Dünndarm kaum besiedelt ist bzw. den dort anwesenden Keimen durch die p_H-Werte zwischen 5,2 und 5,8 extrem ungünstige Lebensbedingungen geboten werden (Tabelle 11).

Unsere Überlegungen wären aber unvollständig, wenn wir nicht im Zusammenhang mit dem Auftreten resistenter Stämme gleichzeitig einen Blick auf deren pathogenetische Bedeutung werfen würden. Denn es ist klar, daß die Sorge um das Auftreten resistenter Stämme nur berechtigt ist, wenn diese bei Mensch und Tier auch Infektionskrankheiten verursachen, die wegen einer durch Antibiotikafütterung herbeigeführten Erregerresistenz therapeutisch unbeeinflußbar bleiben könnten. Zwar können sowohl Colibakterien wie auch andere physiologische Darmbewohner pathogen werden. Jedoch kennen wir nicht die Bedingungen, die im Einzelfall dazu führen, daß Mikroorganismen, die „normalerweise“ notwendige Symbionten oder auch harmlose und bedeutungslose Bewohner des Säugetierkörpers sind, plötzlich krankmachende

Wirkungen bekommen. Es erscheint aber sicher, daß Mikroorganismen, die wir alle als potentielle Krankheitserreger mit uns herumtragen, durch Antibiotikafütterung keine Veränderung erleiden, die sie etwa gefährlicher machen könnten, als sie es ohnehin sind.

Ziehen wir aus Vorstehendem das Fazit, so ist festzustellen, daß es keine tierische und menschliche Infektionskrankheit gibt, die durch Erreger ausgelöst wird, bei denen durch Beeinflussung der Darmflora herbeigeführte Chemoresistenz gegen Aureomycin Bedeutung hätte.

Tabelle 10. *Inaktivierung von Penicillin in den Faeces vom Schwein (Ferkel).*

Zeit in Std	Auxanographisch gemessene Penicillinkonzentration je g Faeces	
	Oxyprocain-Penicillin E	Penicillin G E
0	3,1	5,0
1/2	2,5	2,8
1	1,3	0,8
2	0,7	0,2
3	0,3	0,13
5	0,1	0,06

Testbakterium: Micr. pyogenes var. aureus.

Es darf also als sicher gelten, daß alle Vermutungen über die Entwicklung von für Mensch und Tier gefährlichen resistenten Keimen jeder Grundlage entbehren; damit wird fraglich, ob der Masteffekt überhaupt als antibakterieller Effekt gedeutet werden kann. Das gehört nicht unmittelbar zu meinem Thema — ich möchte aber doch sagen, daß selbst *dann* noch keinerlei Klarheit über den eigentlichen Wirkungsmodus bestünde, *wenn* er als antibakteriell ausgelöst betrachtet werden dürfte. Förderung der körperlichen Entwicklung auf der einen Seite und direkte antibakterielle Beeinflussung der Darmflora auf der anderen sind heute noch nicht sicher in eine kausale Beziehung zu bringen, weil unsere Kenntnisse über die physiologische Bedeutung der Flora noch zu gering sind. Meine persönliche Ansicht geht dahin, daß in Gemischen, wie dem Aurofac (wie in vielen anderen organischen Ausgangsmaterialien auch), Inhaltsstoffe enthalten sind, deren biologische Funktion weit über den reinen Masteffekt hinausgeht. Antibiotika und

Tabelle 11. *H-Ionenkonzentration des Darminhaltes beim Schwein.*

Nr.	Darmabschnitt	p_H	Nr.	Darmabschnitt	p_H
1	Duodenum	5,4	11	Ileum, unteres	6,2
2	Jejunum, oberes	5,8	12	Coecum	6,2
3	Jejunum	5,4	13	Colon, oberes	6,0
4	Jejunum	5,4	14	Colon	6,2
5	Jejunum	5,4	15	Colon	6,2
6	Jejunum	5,8	16	Colon	6,6
7	Jejunum, unteres	5,8	17	Colon, unteres	6,7
8	Ileum, oberes	5,8	18	Rectum	6,8
9	Ileum	5,4	19	Rectum	6,8
10	Ileum	5,2			

Antibiotikabildner spielen dabei eine noch nicht recht übersehbare Rolle. Zum mindesten haben sie uns auf die Spur gebracht. Es sei nur angedeutet, daß wir einige Aufarbeitungen aus derartigen Ausgangsmaterialien als therapeutisch wirksam (Tuberkulose, Carcinom) gefunden haben. Bei diesem uns erst allmählich in seinem ganzen Umfang

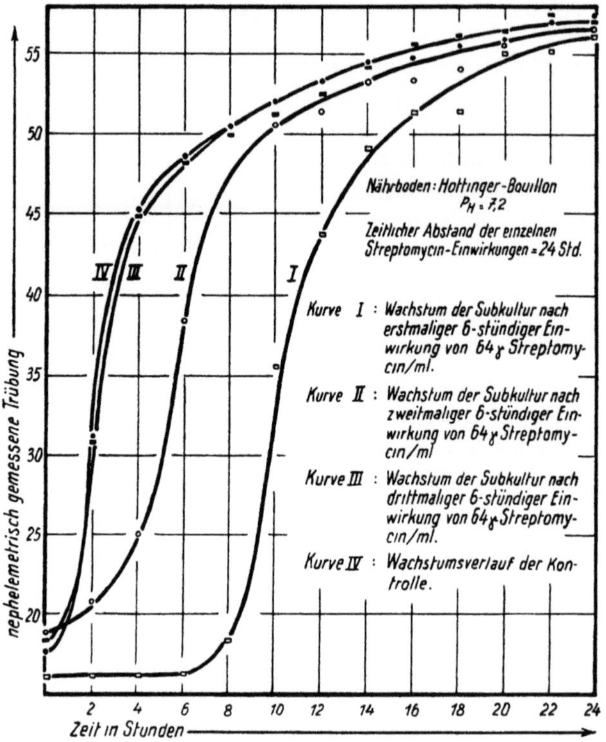

Abb. 6a. Wiederholte kurzzeitige Einwirkung von Aureomycin auf Bact. paratyphi A. Zeitlicher Abstand der Aureomycineinwirkungen: 24 Std. Nährsubstrat: HOTTINGER-Bouillon.

bekanntwerdenden, neuartigen, biologischen Phänomen ist der Masteffekt nur *ein* — allerdings wesentlicher — Teil. Über tastende Versuche auf diesem Gebiet finden sich unter anderem Hinweise bei FREERKSEN [Jahresbericht Borstel 1950/51, S. 267—278; Jahresbericht Borstel 1952/53, S. 170—176 und Arch. Gynäk. **186** (1954).]

Dem zweiten Teil meines (Immunitäts) Themas wende ich mich nur sehr ungern zu. Denn es muß jeden, der es gewohnt ist, seine Schlüsse und Urteile auf experimentellen Befunden aufzubauen, abschrecken, sich mit einer Frage zu beschäftigen, für deren Besprechung diese entscheidende Voraussetzung fast vollständig fehlt.

Immunität ist im strengen Sinne immer spezifisch; d. h. sie ist daran gebunden, daß eine bestimmte Infektions*krankheit* besteht, die durch einen pathogenen Mikroorganismus ausgelöst wurde. Mit solchen kommt aber bei der Fütterung der Wirkstoff weder im Darm noch in tierischen Geweben in Kontakt. Da überdies die Wirkstoffkonzentrationen nicht ausreichen, um eine Wirkung auf pathogene Erreger zu

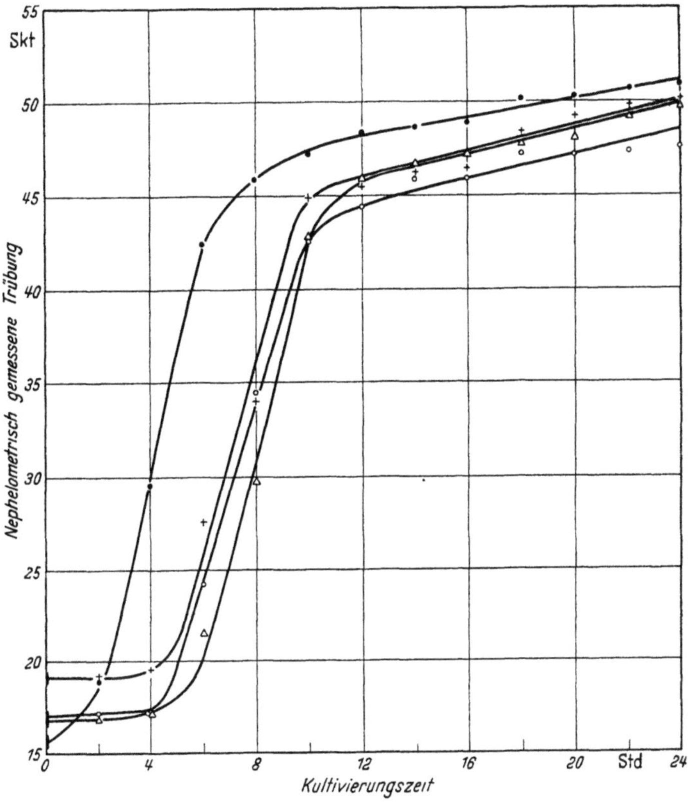

Abb. 6b. Wiederholte kurzzeitige Einwirkung von Aureomycin auf Bact. paratyphi A. Zeitlicher Abstand der Aureomycineinwirkungen: 24 Std. Nährsubstrat: HOTTINGER-Bouillon. Zeitlicher Verlauf des Wachstums von Bact. paratyphi A nach: +——+ 1maliger 6stündiger Einwirkung von 64 γ Aureomycin je ml; ○——○ 2maliger 6stündiger Einwirkung von 64 γ/ml; △——△ 3maliger 6stündiger Einwirkung von 64 γ/ml; ●——● Kontrolle ohne Aureomycineinwirkung.

haben, könnten selbst dann nicht Immunisierungsvorgänge unterbunden werden, wenn es zum Kontakt zwischen Antibiotikum und pathogener Population käme. Zwar sieht man beim Menschen unter besonderen Bedingungen gelegentlich eine unerwünschte Beschränkung in der Ausbildung der Immunität unter Chemotherapie; z. B. dann, wenn beim Typhus sehr frühzeitig mit sehr hohen Dosen Chloramphenicol behandelt wird. Jedoch sind das Sonderfälle, die in ihren biologischen Zusammenhängen durchaus noch nicht voll durchschaubar sind und nicht einmal in der Humanmedizin zum Verzicht auf eine oft monatelange, hoch dosierte Zufuhr antibiotischer Stoffe führen.

Unter den experimentellen Arbeiten, die zur Urteilsbildung in dieser Frage herangezogen werden können, sei eine wegen der Klarheit der Fragestellung und Sorgfalt in der Durchführung besonders erwähnt (HIRSCH[3]). Aus ihr geht eindeutig hervor, daß die Tuberkulose durch Behandlung mit Isoninicotinsäurehydrazid deutlich meßbar immunisatorisch beeinflußt wird, so daß „die behandelten Mäuse für viele Wochen und Monate gegen das Wiederaufflammen der Erstinfektion und gegen das Angehen einer experimentellen Reinfektion geschützt werden". Diesem Befund ist für das Gesamtproblem Chemotherapie — Immunität hohe Bedeutung beizumessen; denn mit ihm ist ein Beweis dafür erbracht, daß eine chemotherapeutische Behandlung die nachfolgende Immunität nicht unterbindet, sondern gerade ermöglicht.

Die allgemeinen Erfahrungen im Zusammenhang mit den vorerwähnten Befunden zum Resistenzproblem ergeben, daß die Annahme einer Beeinflussung der Immunitätsverhältnisse durch Wirkstofffütterung nichts anderes als eine haltlose, gedankliche Konstruktion darstellt. Wie sehr man sich hier mit falschen Vorstellungen im Kreise dreht, wird deutlich, wenn man bedenkt, daß die unter Fütterung angeblich auftretende Chemoresistenz nur vorteilhaft für die Immunisierung sein könnte, denn die Keime blieben wegen der Resistenz am Leben und könnten ihre bekannten biologischen Funktionen — auch die der Auslösung von Immunisierungsvorgängen — vollziehen, sofern sie dazu befähigt sind. Man sollte also nicht gleichzeitig das Auftreten resistenter Stämme und das Ausbleiben immunisatorischer Vorgänge ins Feld führen, denn beide Argumente heben sich gegenseitig auf.

Ein Überblick über die Hauptargumente, die heute gegen eine Verwendung antibakterieller Substanzen in der Fütterung angeführt werden, zeigt, daß die bakteriologischen Probleme und unter ihnen wieder die Resistenz- und Immunitätsfragen ganz im Vordergrunde stehen. Für das Aureomycin glaube ich den Nachweis erbracht zu haben, daß auf diese Substanz derartige Argumente gar nicht anwendbar sind.

Sucht man das Problem in seine weiteren Beziehungen einzuordnen, so drängt sich ein Vergleich mit jener Situation auf, wie wir sie vor einigen Jahrzehnten bei den Vitaminen hatten. Ohne es zu wissen, haben Menschen und Tiere seit ihrer Existenz Vitamine als lebensnotwendige Stoffe aufgenommen. Sie waren nicht nur nicht bekannt, sondern wurden gerade deshalb nach Menge und Zusammensetzung sehr unterschiedlich und — um einen Begriff zu benutzen, der heute wieder sehr beliebt ist — „unkontrolliert" zugeführt. Erst allmählich entdeckte man die chemische Natur der Vitamine, erkannte die durch ihren Mangel hervorgerufenen Krankheiten, die Rangordnung ihrer Bedeutung, ihre Unentbehrlichkeit und entwickelte schließlich Methoden, um sie zu gewinnen und, soweit wünschenswert, den vitaminarmen Nahrungsmitteln künstlich zuzusetzen. Ganz ähnlich scheinen mir die Dinge bei den antibiotischen Stoffen zu liegen. Mensch und Tier nehmen sie seit undenklichen Zeiten „unkontrolliert" und bis vor kurzem auch, ohne etwas von ihnen zu wissen, ständig auf. Wir kommen erst jetzt dazu, die Häufigkeit dieser Stoffe in der Natur zu erkennen. Aus der Fülle unserer eigenen Experimente über das Vorkommen „antibiotischer" Stoffe in Pflanzen zeigt Abb. 7 das Wiedererscheinen von aus der Futterpflanze stammenden antibakteriellen Substanzen im Urin.

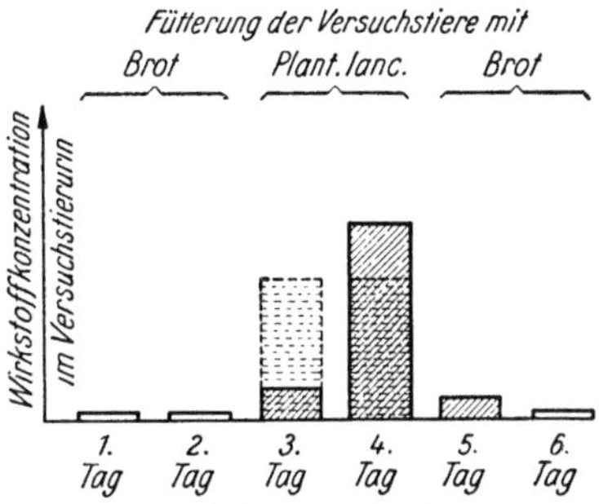

Abb. 7. Ausscheidung des im Plantago lanceolata enthaltenen antibakteriellen Prinzips durch den Urin beim Kaninchen. Waagerecht schraffiert: Konzentration des Prinzips in der verfütterten Pflanze. Schräg schraffiert: Konzentration im Urin. Wirkstoffkonzentration der Pflanze im auxanographischen Test: fr. 20,0.

Der (oder die) Wirkstoffe sind also bei der Stoffwechselpassage aktiv geblieben. Tabelle 12 zeigt die Häufigkeit, mit der gegen die einzelnen Keime wirksame antibakterielle Stoffe in Pflanzen gefunden wurden.

Tabelle 12. *Prozentuale Verteilung von bactericider (+, ++, +++ ohne Klammern) und bakteriostatischer (+, ++, +++ mit Klammern) Wirkung in der Gesamtzahl der untersuchten Pflanzen.*

Testbacterium	Zahl der antibakteriell wirksamen Pflanzen in %					
	(+)	(++)	(+++)	+	++	+++
Bact. coli	7,9	0,8	0,3	2,5	2,2	0,8
Bact. pseudodysent. FLEXNER	11,6	2,2	0,3	5,2	4,1	5,0
Bact. enteritis GAERTNER	10,3	1,9	—	2,5	1,9	1,9
Bact. paratyphi A	14,3	2,8	0,3	6,6	2,5	2,2
Bact. paratyphi B	7,2	0,8	—	2,8	1,9	2,5
Bact. proteus X 19	7,1	1,3	0,3	4,4	2,7	2,2
Bact. pyocyaneum	7,9	2,5	0,3	2,7	2,4	1,1
Bact. metadysent. KRUSE-SONNE	7,2	1,7	—	3,0	3,0	2,2
Bact. dysent. SHIGA-KRUSE	4,7	0,8	—	6,6	4,4	3,9
Bact. typhi	12,1	2,7	0,3	6,6	1,6	3,3
Bact. abortus BANG	9,4	6,1	—	4,1	5,6	7,0
Micr. aureus	9,8	1,9	0,3	14,9	6,3	5,7
Bact. subtilis	7,9	0,8	—	13,1	8,7	4,3

Daß wir mit solchen Inhaltsstoffen sogar nahe an chemotherapeutische Möglichkeiten herankommen, zeigt Abb. 8. Es handelt sich hierbei um einen Kaninchenversuch, bei dem die Tiere mit einer Aufschwemmung von hochvirulenten Eitererregern intravenös infiziert wurden. Es entstehen dabei vor allem in der Niere kleinere und größere Herde. Eine

Gruppe (10 Tiere) wurde 5 Tage vor der Infizierung mit Plantago vorgefüttert und bis zur Beendung des Versuches, d. h. bis zum 7. Tage nach der Infektion, mit Plantago weitergefüttert. Die Kontrollgruppe (10 Tiere) erhielt Grasfutter. Alle Tiere beider Gruppen wurden am 7. Tage nach Infizierung der Versuchsgruppe getötet. Eine Vergleichszählung der Nierenherde ergab einen deutlichen Unterschied in Zahl und Ausdehnung der Herde in dem Sinne, daß die plantagogefütterten Tiere wesentlich weniger befallen waren. Es ist daher ein dringendes wissenschaftliches Erfordernis, diese bisher nicht beachteten Wertbestandteile von Nahrungsmitteln und Futterstoffen nach allen nur denkbaren Richtungen zu durchforschen (so z. B. auch im Hinblick auf die Bedeutung als Fütterungsantibiotika). Dabei sind allerdings viele Schwierigkeiten äußerer Art zu überwinden, weil eine deutliche Standortabhängigkeit und erhebliche jahreszeitliche Schwankungen bestehen (Abb. 9). Es scheint mir aus den angeführten Gründen abwegig, die Verwendung antibiotischer Stoffe als nicht „naturgemäß" zu bezeichnen.

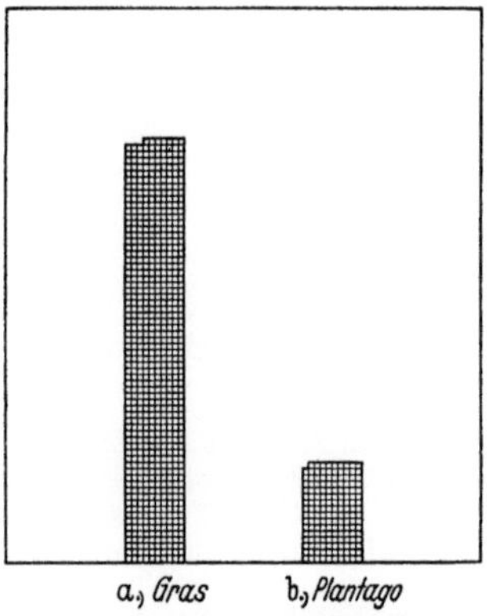

Abb. 8. Gesamtzahl der Einzelherde in der Niere des Kaninchens nach Infizierung mit Staph. aureus intravenös. Gruppe a): Grasfütterung 10 Tiere; Gruppe b): Plantagofütterung 10 Tiere; □ = 1 Herd.

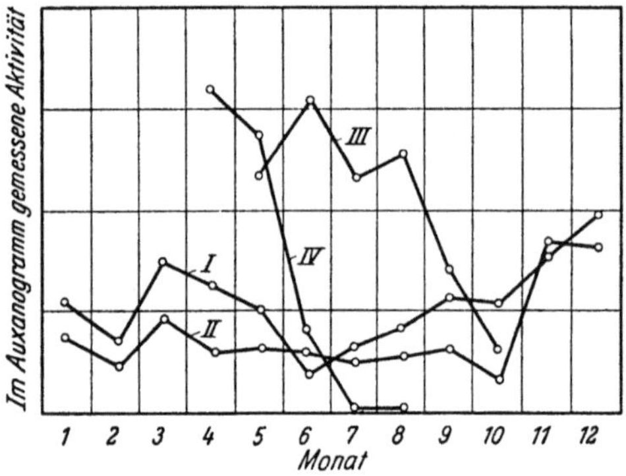

Abb. 9. Jahreszeitliche Abhängigkeit der in höheren Pflanzen enthaltenen antibakteriellen Aktivität. *I* Dicranum scoparium, *II* Plagiothecium undulatum, *III* Plantago lanceolata, *IV* Asperula odorata. Testkeim zur auxanographischen Bestimmung der antibakteriellen Aktivität: *I—III* Micr. aureus, *IV* Bact. abortus BANG.

Zum Schluß sei noch auf einen in diesem Zusammenhang neuartigen Befund hingewiesen. Bringt man Pflanzensamen in einer aureomycinhaltigen Nährlösung zum Vorkeimen und pflanzt die Keimlinge später in gewöhnliche Gartenerde ein, so zeigen die jungen Pflanzen sowohl quantitativ wie qualitativ erhebliche Unterschiede in der Blattbildung. Die im aureomycinhaltigen Milieu vorgekeimten Pflanzen waren wesentlich kräftiger entwickelt als die Kontrollen und als jene, die aus einem Versuchsansatz mit Streptomycin stammten. Es ist hier nicht der Ort, um das in diesem Befund liegende, den Wirkungsmodus des Aureomycins betreffende Problem abzuhandeln; ich beschränke mich daher mit einem Hinweis auf Abb. 10. Wir werden später bei anderer Gelegenheit zu diesen Fragen ausführlicher Stellung nehmen.

Ich halte es zur Zeit noch nicht für möglich, eine sichere Ansicht über die Wirkungsweise antibiotischer Stoffe im Futter zu äußern. Wenn auch eine Wirkung über die physiologische Darmflora aus bestimmten

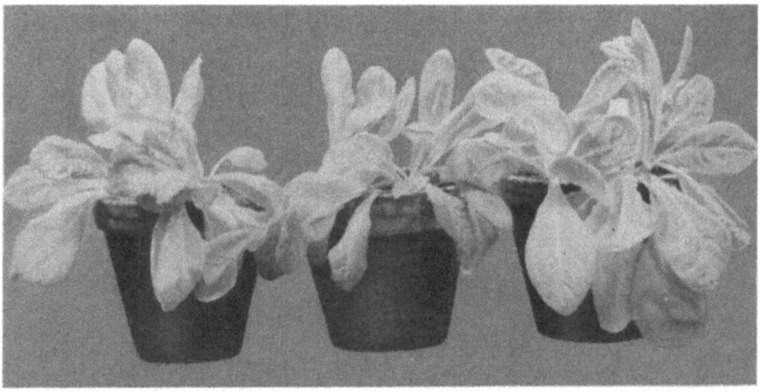

A B C

Abb. 10. A Vorzüchtung von Salatsamen in BENEKE-Nährlösung unter Zusatz von 25 γ/ml Streptomycin nach 10tägiger Vorkeimung in einfacher BENEKE-Lösung. Das streptomycinhaltige Filterpapier, auf dem die Samen vorgezüchtet wurden, wurde täglich gewechselt. C Ansatz unter völlig gleichen Bedingungen, jedoch mit Aureomycin. B Pflanzlinge aus dem Kontrollansatz ohne Wirkstoffzusatz. Das Anwachsen der Keimlinge wurde unter den Bedingungen der 3 Gruppen für 25 Tage geführt (wirkstoffhaltige Nährlösung wurde demnach 15 Tage lang angeboten), danach Verpflanzung gleich großer Keimlinge in Blumentöpfe (Gewächshaus). Nach 20 Tagen ist das kräftigere Auswachsen der Aureomycingruppe deutlich geworden. Zeitspanne zwischen Auspflanzung und Foto 100 Tage.

Befunden, die deren Beeinflussung naheliegen, zunächst am naheliegendsten scheint, so sollte man doch andere Faktoren durchaus in Betracht ziehen. Man darf nicht übersehen, daß selbst, wenn eine sichere Beeinflussung der Darmflora nachgewiesen werden könnte, daraus doch noch keine sicheren Vorstellungen für die typischen Fütterungsfolgen abgeleitet werden können. Unser Wissen vom Wesen der Antibiotikafütterung steht noch ganz in den Anfängen; wir wissen nichts Sicheres über den Wirkungsmodus. Die Wirkung selbst jedoch ist ganz offensichtlich ein unbezweifelbares Faktum. Das ist für die Ernährungswissenschaft im ganzen, nicht nur für die Nutztierfütterung, von größter Bedeutung. Es wäre unverantwortlich, davor mit dem Hinweis auf wenig begründete Befürchtungen und Vermutungen die Augen zu verschließen.

Zusammenfassung.

1. Bei Verwendung von Aureomycin als antibiotischer Futtermittelzusatz ist die Sorge um das Auftreten resistenter Stämme, die den Menschen oder das Nutztier gefährden könnten, unbegründet.

2. Eine ungünstige Beeinflussung der Immunitätsverhältnisse beim wirkstoffgefütterten Tier ist nicht anzunehmen.

3. Es gibt keine Befunde, die zu der Annahme berechtigen, daß Fleisch und andere Produkte wirkstoffgefütterter Tiere für den Menschen gefährlich seien.

4. Antibiotika sind „Naturstoffe", kommen bei Tieren und Pflanzen in weiter Verbreitung vor und sind möglicherweise als wichtige Ergänzungsstoffe der Nahrung anzusehen.

5. Künstlich infizierte Tiere zeigen eine geringere Ausdehnung ihrer pathologischen Herde, wenn sie antibiotikabildende Pflanzen als Futter bekommen.

6. Erste Befunde geben einen Hinweis dafür, daß Pflanzensamen, die in antibiotikahaltigem Milieu vorgekeimt werden, nach späterer Verpflanzung in gewöhnliche Gartenerde kräftigeres Wachstum zeigen.

Summary.

1) There are no grounds for the assumption that when aureomycin is used as an antibiotic feed additive, resistant strains may be created that could endanger man or animal.

2) There is no reason to suppose that the immunity conditions of the animals fed with antibiotics are subject to unfavourable influences.

3) There are no findings justifying the assumption that meat and other products from animals fed with antibiotics are dangerous to man.

4) Antibiotics are "natural substances" and are found widely distributed in the animal and plant kingdoms and may even be considered to be important food supplements.

5) The pathological foci of artificially infected animals show a smaller degree of expansion when the animals are fed with antibiotics-forming plants.

6) Initial results suggest that plant seeds germinated in an antibiotics-containing environment before planting, show more vigorous growth when transplanted into ordinary garden soil.

Résumé.

1. Si l'on emploie l'auréomycine comme antibiotique dans la nourriture des animaux, on n'a pas à craindre l'apparition de souches résistantes pouvant constituer un danger pour l'homme ou les animaux utiles.

2. Il ne semble pas que les fourrages additionnés de substances actives exercent une influence défavorable sur l'immunité des animaux que l'on en nourrit.

3. Aucune des recherches effectuées ne permet de conclure que la viande et les autres produits d'animaux nourris aux substances actives soient dangereux pour l'homme.

4. Les antibiotiques sont des „substances naturelles" que l'on trouve en grandes quantités dans les animaux et les plantes et on doit autant que possible les considérer comme d'importants produits de remplacement pour l'alimentation.

5. Des animaux artificiellement infectés révèlent une moindre extension de leurs foyers pathologiques quand on a additionné leur nourriture de plantes productrices d'antibiotiques.

6. Les premières expériences effectuées en ce domaine, indiquent que les semences soumises à une pré-germination en milieu contenant des antibiotiques

croissent plus vigoureusement que les autres lorsqu'elles sont transportées ultérieurement en terre ordinaire.

Resumen.

1) En el empleo de aureomicina como complemento antibiótico del forraje, es injustificado el temor de que pudieran aparecer cepas resistentes que pusieran en peligro a las personas o animales.

2) No es de suponer una influenciación desfavorable de las condiciones de inmunidad en el animal cebado con substancias funcionales.

3) No se ha dado ningún resultado que pudiera justificar la creencia de que la carne y otros productos de animales cebados con substancias funcionales pudieran ser un peligro para el hombre.

4) Los antibióticos son «substancias naturales : ampliamente se les encuentra en animales y plantas y posiblemente hay que considerarlos como importantes substancias complementarias de la alimentación.

5) Los animales infectados artificialmente muestran una menor extensión de su núcleo patológico si reciben como forraje plantas creadoras de antibióticos.

6) Los primeros resultados indican que las semillas de plantas pre-germinadas en un ambiente conteniendo antibióticos, al trasplantarlos posteriormente a la tierra corriente de jardín muestran un más fuerte crecimiento.

Literatur.

1. Freerksen, E.: Naturwiss. **37**, H. 24 (1950). — 2. Freerksen, E., u. R. Bönicke: Z. Hyg. **132**, 417—449 (1951). — 3. Hirsch, J.: Naturwiss. **40**, 490/91 (1953).

Enno Freerksen und Ekkehard Krüger-Thiemer.

Mycobakterien in der Gewebekultur.

A. Gegenwärtiger Kenntnisstand.

Soweit unsere Arbeiten mit dem Erreger der Tuberkulose methodisch durch die Gewebekultur bestimmt sind, leiteten uns zwei ihrem Wesen nach verschiedene Fragestellungen:

I. das Verhalten makroorganismischer Zellen in Gegenwart von Mikroorganismen und umgekehrt,

II. die Benutzung der infizierten Gewebekultur als spezielle in vitro-Methode bei der Arbeit mit chemotherapeutischen, insbesondere tuberkulostatischen Stoffen.

Die unter I. angedeutete Fragestellung betrifft im wesentlichen die Bearbeitung von Grundlagenproblemen (Auseinandersetzung Makroorganismus—Mikroorganismus) unter Ausschöpfung der zahlreichen Modifikationen, die diese Methodik erlaubt.

Selbstverständlich ist die infizierte Gewebekultur kein Modell für den Infektionsablauf im intakten Makroorganismus. Ihr Wesen besteht vielmehr in der Besonderheit, daß die celluläre Reaktion in völliger Unabhängigkeit vom Gefäß- und Nervensystem untersucht werden kann. Darin liegen einerseits die naturgegebenen Grenzen dieser Methode, anderseits im Hinblick auf die Erfassung der reinen Zelleistung ihre außerordentlichen Vorteile. Hinzu kommt die große Übersichtlichkeit, relativ leichte Handhabung und Billigkeit (Freerksen, Boenicke, Rosenfeld, Reif, 1954) und die hoch zu veranschlagende Möglichkeit, auch menschliche Zellen in die Kultur zu nehmen — eine wesentliche Voraussetzung in der Lepraforschung.

Bei den unter II. allgemein gekennzeichneten Fragen kam es uns auf die Herausarbeitung zusätzlicher Aussagemöglichkeiten über die tuberkulostatische Aktion an.

Die Gewebekultur stellt eine Form der in vitro-Methodik dar, die durch die Besonderheit der Anwesenheit lebender Zellen gekennzeichnet ist. Die Toxicität der untersuchten Substanzen, ihre biologisch wichtigen, physikochemischen und physiologisch-chemischen Charakteristica, oft ausschlaggebend für die in vivo-Bewertung einer Substanz, werden auf diese Weise schon in vitro der Untersuchung zugänglich.

Wir beabsichtigen, über die aus diesen Problemkreisen erhobenen Befunde laufend zu berichten, wobei im Interesse einer möglichst übersichtlichen Darstellung die Einzelergebnisse gesondert mitgeteilt werden sollen.

Bei diesem Vorhaben muß in Rechnung gestellt werden, daß im deutschen Bereich die Gewebekultur als Methode relativ wenig geübt wird und die speziellen Fragen, die sich aus der infizierten Gewebekultur ergeben, bei uns kaum bearbeitet werden. Soweit es sich um das Studium der *lebenden* Kultur mit solchen optischen Systemen, die eine *fortlaufende Lebenduntersuchung* erlauben, handelt, ist festzustellen, daß dazu selbst in der Weltliteratur nur ganz wenige Arbeiten bekannt geworden sind. So ist es unerläßlich, zunächst eine Übersicht über den gegenwärtigen Stand unserer Kenntnisse auf diesem Gebiet zu geben, damit in den spezielleren Mitteilungen auf sie verwiesen werden kann. Diesem Zweck dient diese erste Mitteilung A. Im Interesse der Straffheit der Darstellung müssen wir dabei die Hauptmasse jener Arbeiten, die sich der Gewebekultur aus *cytologischen* Fragestellungen heraus bedienen, so weit außer acht lassen, als sie nicht zur Klarstellung wesentlicher Sachverhalte für unsere eigenen Untersuchungen benötigt werden. Das ist um so eher erlaubt, als die Bücher von FISCHER (1930), PARKER und MORGAN (1950), BAUER (1954) zur Übersichtsorientierung vorliegen und leicht zugänglich sind.

Über den Umfang der Arbeiten an infizierten Gewebekulturen (I) gibt die Bibliographie von MURRAY und KOPECH (1953) Auskunft. In der ganzen, dieser Bibliographie zugrunde liegenden Berichtszeit von 1884—1950 finden sich 128 Veröffentlichungen über Tuberkelbakterien in der Gewebekultur (28 über Leprabakterien). Demgegenüber ist in jüngster Zeit das Schrifttum angewachsen.

Wenn auch fast alle Zellen des Makroorganismus befähigt sind, Mycobakterien aufzunehmen (FREERKSEN, 1953), so bestehen bei den verschiedenen Zellarten doch beträchtliche Unterschiede im Umfang und in der Geschwindigkeit der Ingestion* (SMYTH, 1916; SMITH, WILLIS und LEWIS, 1922; MAXIMOW, 1924; DE SANCTIS-MONALDI, 1933; CLAWSON, 1936; GARDÈRE und PICHAT, 1936; KERBY und MARTIN, 1951; CHAUSSINAND und TOUMANOFF, 1953). Aber auch die Mycobakterien

* Wir benutzen den Begriff „Ingestion“ (Inkorporation) für den Vorgang der Fremdkörperaufnahme in die Zelle. Der Begriff sagt dabei nichts darüber aus, ob ein Mikroorganismus „eindringt“ oder die Zelle „aktiv aufnimmt“. Wir verwenden den Begriff auch unterschiedslos gegenüber toten und lebenden „Fremdkörpern“. — Der von METSCHNIKOFF eingeführte Begriff der „Phagocytose“ umfaßt in den Beziehungen zwischen aufnehmenden Zellen (oft „Freßzellen“ genannt) und Mikroorganismen bzw. Fremdkörpern drei Vorgänge, die bei spezielleren Untersuchungen sorgfältig auseinandergehalten werden müssen: 1. Annäherung und Berührung, 2. Ingestion, 3. Digestion (Lyse).

Bei der Aufnahme unverdaulicher Fremdkörper bleibt die Phagocytose in ihrer ursprünglichen Definition unvollständig; man sollte dann besser nur von a) Ingestion mit reaktionsloser Ablagerung, b) Ingestion mit Symbiose, c) Ingestion mit Phagocytolyse (Zerstörung der aufnehmenden Zelle durch die inkorporierten Materialien) sprechen. Bei der weitverbreiteten Fähigkeit makroorganismischer Zellen, angebotene Materialien zu inkorporieren, hat die Unterscheidung bestimmter Zellformen als „Phagocyten“ erhebliche sachliche Schwierigkeiten. Streng genommen dürfte man den Begriff nur auf solche Zellen anwenden, die *alle* im Gesamtbegriff der Phagocytose enthaltenen Potenzen in sich vereinigen.

beeinflussen den Inkorporationsvorgang, wobei offenbar sowohl ihre Virulenz gegenüber der betreffenden Tierart (bzw. Zellstamm) wie auch ihr physiologischer Zustand (z. B. Kulturalter) von Bedeutung sind.

Eine Beurteilung der Ergebnisse aus Gewebekulturversuchen ist nur unter Berücksichtigung der bei der Phagocytose ablaufenden zellphysiologischen Vorgänge möglich (zusammenfassende Darstellung bei Nungester, 1951). Der phagocytäre Abwehrapparat, ohne deren Mitwirkung kein Infektionsablauf denkbar ist, arbeitet schnell. Schwach virulente Keime, z. B. Escherichia coli, sind bereits 30 min nach intravenöser Injektion aus der Blutbahn eliminiert. [ZumTätigkeitsbereich der Phagocyten wird oft auch außer der Fremdkörperbeseitigung die Antikörperbildung und die Beseitigung der morphologischen Entzündungsfolgen (Regenerationsvorgänge) gerechnet.] Der Struktur und dem physiologischen Verhalten nach ähneln die Phagocyten den genauer als sie untersuchten Amöben. In Anlehnung an die bei Amöben gewonnenen Erkenntnisse gibt Nungester (1951) eine Darstellung des Funktionszustandes der einzelnen Zellelemente in Abhängigkeit von anorganischen Ionen und sonstigen Bestandteilen der Suspensionsflüssigkeit. Besonders hervorzuheben ist der große Energiebedarf bei der Ingestion und Digestion von Bakterien. So erhöhen Suspensionen abgetöteter Bakterien sowohl den Sauerstoffverbrauch (vgl. Beall, Lerner und Viktor, 1952) als auch die anaerobe Kohlendioxydproduktion der aufnehmenden Zellen. Die Phagocytose kann aber auch ohne oxydativen Stoffwechsel ablaufen (in Stickstoffatmosphäre oder bei Blockierung des aeroben Stoffwechsels durch Kaliumcyanid), wodurch auch der Abtransport von Bakterien und Zelltrümmern aus Gebieten mit gestörter oder aufgehobener Blutzirkulation möglich ist.

Die Vorgänge bei der *Annäherung und Berührung* zwischen Zellen und Fremdkörpern werden durch chemische, morphologische und dynamisch-statistische Bedingungen beeinflußt. Die unbeweglichen Tuberkelbakterien ändern ihre Lage wahrscheinlich nur passiv durch die Brownsche Molekularbewegung und durch Wirbelbildung infolge Flüssigkeitsströmung. Daraus ergibt sich eine statistische Wahrscheinlichkeit für das Zustandekommen einer Berührung zwischen Zellen und Bakterien. Einen ersten Versuch in dieser Richtung unternahm Jung (1932), die bei sonst gleichen Bedingungen eine lineare Beziehung zwischen der Leukocytenzahl des Blutes und dem Prozentsatz P_i der infizierten Leukocyten fand (mit steigenden Leukocytenzahlen fallende P_i-Werte; die Größe der Steigung dieser Geraden wird als Maß für die „phagocytäre Leistung“ des einzelnen Leukocyten empfohlen). Aus langsam strömendem Blut werden Bakterien leichter phagocytiert als aus schnell strömendem (Bedeutung der „Stase“ im entzündlichen Gebiet!). Die Tätigkeit der amöboid beweglichen Zellen ist an die Anwesenheit geeigneter

Oberflächen, insbesondere z. B. Fibringerüste in Flüssigkeitshöhlen, gebunden, da amöboide Bewegungen freischwimmender Zellen keine Fortbewegung bewirken können. Die Bewegungs*richtung* der Freßzellen ist wesentlich von chemischen Milieueinflüssen abhängig (Chemotaxis). Der aus beschädigten Zellen stammende, thermolabile und nichtdiffusible „leucocyte-promoting factor" bewirkt die Ansammlung von Zellen in entzündeten Bezirken (enthalten in der α_1- und α_2-Globulinfraktion des Exsudates). Die Capillarpermeabilität für Leukocyten wird durch eine als Leukotaxin bezeichnete Substanz erhöht (MENKIN, 1939). Die Chemotaxis wird weiter beeinflußt durch die WRIGHTschen Opsonine und durch homologe Antikörper. Manche Bakterien, z. B. auch virulente Tuberkelbakterien, sollen Stoffe enthalten, die die chemotaktischen Bewegungen der Freßzellen lähmen. Schwierigkeiten bereitet dem Verständnis der Phagocytose, daß sowohl die Leukocyten als auch die meisten Bakterien oberflächlich negativ geladen sind; möglicherweise weist aber die Phagocytenoberfläche Bezirke unterschiedlicher Ladung auf. Ein Maß für die Gesamtladung der Zellen ist die Elektromobilität (bei Streptokokken 0,6 und bei Meerschweinchenleukocyten 1,0 μm/sec/Volt/cm), die vom p_H-Wert des Mediums abhängig ist. Die Elektromobilität von bovinem Plasmaalbumin ist bei p_H 8,6 erheblich geringer (0,076 μm/sec/Volt/cm; WOODS und GILLESPIE, 1953).

Die *Digestion der Bakterien* als Abschluß der Phagocytose entscheidet über den Erfolg der Abwehrmaßnahmen. Enzymatische Vorgänge spielen hier die Hauptrolle. Menschliche, polymorphkernige Leukocyten haben nicht die Fähigkeit, inkorporierte Tuberkelbakterien zu zerstören. Nach deren intracellulärer Vermehrung kommt es vielmehr zur Phagocytolyse, wodurch nicht die Beseitigung, sondern eine Ausbreitung der Infektion im Makroorganismus bewirkt wird. Schon NUNGESTER setzte daher gewisse Hoffnungen auf die therapeutische Bedeutung einer Steigerung der digestiven Fähigkeit der Leukocyten gegenüber den Tuberkelbakterien durch Pharmaka. Die Befunde von MACKANESS (1954) über die Wirkung von Polyoxyäthylenäthern (Triton) bei der Kaninchentuberkulose deuten eine Möglichkeit zur Verwirklichung dieser Gedanken an. Man käme dadurch zu Stoffen, deren Wirksamkeit nicht in mikrobiologischen Hemmversuchen erkannt werden kann; sie dürften daher im streng konventionellen Sinne nicht zu der gegen die Erreger gerichteten Gruppe der Chemotherapeutica gerechnet werden. Für diesen Zweig der therapeutischen Forschung hat die Gewebekultur dieselbe *prinzipielle* Bedeutung wie der mikrobiologische Hemmversuch für die antibakteriellen Stoffe.

Von entscheidendem Einfluß auf das Ergebnis chemotherapeutischer Untersuchungen an Gewebekulturen ist die Auswahl der Zellart und des Kulturmediums. Eine Interpretation von Ergebnissen ohne Kenntnis dieser Versuchsbedingung ist unmöglich.

Methoden zur Untersuchung der intraperitonealen Phagocytose von Bakterien und anderen Fremdkörpern wurden von LINZ und LECOCQ (1952), ROOTS und HAUPT (1952) und CHAUSSINAND und TOUMANOFF (1953), SCHMID und HAGGE (1953), letztere vor allem für die Gewinnung von Zellen aus dem Reizperitonealexsudat, beschrieben. ORZECHOWSKI (1935), v. PHILIPSBORN (1950), ALLGÖWER und BLOCH (1949), MARTIN, PIERCE, MIDDLEBROOK und DUBOS (1950), MARTIN und CHAUDHURI (1952) sowie ALBRECHT (1954) gaben Methoden zur Messung der Wanderungsgeschwindigkeit von Leukocyten an. SCHMID und HAGGE (1953)

Tabelle 1. *Differentialzellbild des Reizperitonealexsudates von Meerschweinchen 48 Std nach Paraffinölinjektion.* (Nach SCHMID und HAGGE, 1953.)

	Gesunde Meerschweinchen	BCG-geimpfte Meerschweinchen	Tuberkulöse Meerschweinchen
	Tuberkulinprobe		
	negativ	positiv	positiv
	Zahl der Versuchstiere		
	10	16	13
Polymorphkernige Leukocyten	58,7%	18,2%	12,7%
Monocyten	33,0%	60,0%	22,6%
Lymphocyten	6,2%	17,1%	61,5%
Makrophagen	2,1%	2,6%	1,3%
Fibroblasten	—	1,6%	1,5%
Mesothelzellen	—	—	0,4%

injizierten Albinomeerschweinchen je nach Gewicht 20—22 ml Paraffinöl und gewannen das Peritonealexsudat nach 48 Std. Die Leukocytendifferentialzählung bei gesunden, BCG-geimpften und tuberkulosekranken Tieren ergab die in Tabelle 1 dargestellten unterschiedlichen Werte. Dieses Resultat ist an die Einhaltung der 48 Std-Grenze gebunden, da nach der Reizsetzung zunächst granulocytische Zellen auswandern und später erst Monocyten, die nach 72—96 Std ganz überwiegen (etwa 90%). CHAUSSINAND und TOUMANOFF (1953) kamen mit lebenden und abgetöteten Leprabakterien in der Bauchhöhle von Meerschweinchen zu ähnlichen Ergebnissen. Über Unterschiede im Zellgehalt des Reizperitonealexsudates von Ratten und Kaninchen berichteten BLOOM, CUMMINGS und MICHAEL (1950).

Da für die Ingestion und Digestion Energie benötigt wird, hängt die Geschwindigkeit der Ingestion vom Nährstoffgehalt des Kulturmediums und von den Nährstoffreserven der Zellen ab. Weil die Reserven schwer bestimmbar sind, erhält man konstantere Versuchsbedingungen bei optimalem Nährstoffangebot im Medium als bei Verwendung nährstofffreier Salzlösungen.

Zur Auswertung der Ergebnisse von infizierten Gewebekulturen zählt man zu verschiedenen Zeiten nach der Infizierung etwa 200—500 Phagocyten nach ihrem Bakteriengehalt aus (Strichliste); dabei ist es zweckmäßig, die Zellen mit 20 und mehr Bakterien zu einer Gruppe zusammenzufassen, da höhere Bakterienzahlen je Zelle nicht genau gezählt werden können (MACKANESS, 1954). Wurden die Zellen nach der Infizierung nicht in ein bakterienfreies Medium überführt, so sind auch die freiliegenden Bakterien zu zählen. Wenn B_a die Zahl der im ausgezählten Präparatbereich liegenden extracellulären Bakterien und Z_i die Zahl der i Bakterien enthaltenden Zellen ist, so erhält man folgende Ausgangswerte, aus denen als Versuchsergebnis 6 Verhältniszahlen errechnet werden (z. B. nach MACKANESS, 1954):

Gesamtzahl der gezählten Zellen

$$Z = Z_0 + Z_1 + Z_2 \cdots + Z_{20}.$$

Zahl der inkorporierten Bakterien

$$B_i = Z_1 + 2\,Z_2 + 3\,Z_3 \cdots + 20\,Z_{20}.$$

Gesamtzahl der gezählten Bakterien

$$B = B_a + B_i.$$

Hiermit werden folgende Quotienten berechnet:

1. Durchschnittliche Bakterienzahl je Zelle der Gesamtpopulation

$$Q = \frac{B_i}{Z} = \frac{\text{Zahl der ingestierten Bakterien}}{\text{Gesamtzahl der Zellen}}.$$

2. Durchschnittliche Bakterienzahl je infizierte Zelle

$$Q_i = \frac{B_i}{Z - Z_0} = \frac{\text{Zahl der ingestierten Bakterien}}{\text{Zahl der infizierten Zellen}}.$$

3. Prozentsatz der infizierten Zellen

$$P_i = \frac{Z - Z_0}{Z} \cdot 100 = \frac{\text{Zahl der infizierten Zellen}}{\text{Gesamtzahl der Zellen}} \cdot 100.$$

4. Prozentsatz der Zellen mit 20 und mehr Bakterien

$$P_{20} = \frac{Z_{20}}{Z} \cdot 100 = \frac{\text{Zahl der Zellen mit 20 und mehr Bakterien}}{\text{Gesamtzahl der Zellen}} \cdot 100.$$

5. Prozentsatz der ingestierten Bakterien

$$P_b = \frac{B_i}{B_a + B_i} \cdot 100 = \frac{\text{Zahl der ingestierten Bakterien}}{\text{Gesamtzahl der Bakterien}} \cdot 100.$$

6. Vermehrungskoeffizient der ingestierten Bakterien

$$V = \frac{Q(t)}{Q(t_0)} = \frac{\text{Durchschnittliche Bakterienzahl in der Gesamtpopulation der Zellen zur Zeit } t}{\text{Durchschnittliche Bakterienzahl in der Gesamtpopulation der Zellen zur Zeit } t_0}$$

Diese 6 Quotienten sind von der Versuchsdauer und in besonderer Weise von den sonstigen Versuchsbedingungen abhängig. Da sich die Bakterienzahl in den Zellen sowohl durch die Ingestion als auch durch Vermehrung oder Digestion der Keime verändert, richtet man die Versuchsbedingungen so ein, daß auftretende Veränderungen der Zahlen oder Quotienten entweder nur der einen oder nur der anderen Ursache zugeschrieben werden können. Als charakteristische Versuchsanordnungen für den ersten Fall sind die Ingestionsversuche mit Farbstoff-, Ruß- oder Stärkekörnchen bzw. mit abgetöteten Bakterien zu nennen. Der zweite Fall ist gegeben, wenn man nach einer bestimmten gemeinsamen Bebrütungszeit der Zellen und Bakterien die Zellen nach eventuell mehrfacher Waschung durch geringtourige Zentrifugierung in ein bakterienfreies Nährmedium überführt, so daß die Zahl der Bakterien in den Zellen nicht durch Ingestion weiterer Bakterien zunehmen kann. Zuverlässige Aussagen lassen sich über die Ingestionsgeschwindigkeit und über das Verhalten der Bakterien in den Zellen nur machen, wenn sich die Gewebekulturzellen während der Versuchsdauer weder teilen noch auflösen. Wenn Z_{20} wesentlich von Null verschieden ist, stellen Q, Q_i, P_b und V nur Mindestwerte dar. Bessere Werte erhielte man, wenn in der Gleichung für B_i der Wert Z_{20} mit einer geschätzten Zahl multipliziert wird, die größer als 20 ist.

Zur Beurteilung von Versuchen für die Bestimmung der Ingestionsgeschwindigkeit sind folgende Überlegungen von Bedeutung. Unter der Annahme, daß die einzelne Freßzelle eine beliebige Anzahl von Bakterien ingestieren kann, daß die Bakterien sich weder extra- noch intracellulär in der Versuchszeit merklich vermehren und daß zwischen den Zellen und den Bakterien eine bestimmte Art des Kontaktes besteht, die sich in Abhängigkeit von den Konzentrationen mit bestimmter Häufigkeit als Folge der BROWNschen Molekularbewegung der Bakterien ergibt, die wiederum eine Voraussetzung für die Ingestion darstellt, kann man die Zeitabhängigkeit des Vorgangs in erster Näherung mit folgender Gleichung beschreiben:

$$\frac{db}{dt} = -k \cdot Z \cdot b$$

Z = Gewebekonzentration (Zellen je ml),
b = variable extracelluläre Bakterienkonzentration (Keime je ml),
k = Geschwindigkeitskonstante,
t = Zeit (min).

Hieraus folgt für die Zahl der ingestierten Bakterien:

$$B_i = B \cdot (1 - e^{-kZt}).$$

Der Prozentsatz der ingestierten Bakterien ergibt sich aus:

$$P_b = (1 - e^{-kZt}) \cdot 100.$$

Man sieht, daß dieser Prozentsatz unter den angegebenen Voraussetzungen von der Anfangskonzentration der Bakterien unabhängig ist. Bei Berücksichtigung der Konzentration der Freßzellen und der Versuchsdauer stellt dann die Konstante k ein geeignetes Maß für die Geschwindigkeit der Bakterieningestion unter den gewählten Versuchsbedingungen dar:

$$k = \frac{1}{Z \cdot t} \cdot \ln \frac{B}{B_a} \cdot$$

Der Prozentsatz der infizierten Zellen ist in komplizierter Weise von der Ingestionsgeschwindigkeit statistisch abhängig. Im vorliegenden Schrifttum finden sich bisher keine Untersuchungen mit Berücksichtigung dieser Gedankengänge.

Für den zweiten Typ der Gewebekulturversuche, der zur *Untersuchung des Verhaltens der Bakterien in den Zellen dient,* gelten folgende Überlegungen (nach MACKANESS, 1954):

Q ist das empfindlichste Maß für die Gesamtgröße der Bakterienpopulation in den Zellen. Dieser Wert entspricht der „phagocytischen Zahl" nach WRIGHT, während man als „opsonischen Index" den Quotienten aus der „phagocytischen Zahl" Q' eines Kranken, dividiert durch die „phagocytische Zahl" Q eines Gesunden, bezeichnet[1]. Die Vergleichbarkeit von Q-Werten zu verschiedenen Zeiten, d. h. also der Wert V, wird gestört, wenn die Bakterien bei starker intracellulärer Vermehrung einzelne Zellen zerstören, wodurch die Zellzahl und die Zahl der intracellulären Bakterien sinkt, da nicht sogleich wieder alle Bakterien von anderen Zellen aufgenommen werden.

Q_i ist ein gutes Maß für die anfängliche Infektionsgröße. Dieser Wert kann trotz intracellulärer Vermehrung der Bakterien manchmal nur wenig zunehmen oder gar abnehmen, wenn sich Zellen mit vielen Bakterien auflösen und die freigesetzten Bakterien von bisher nicht infizierten Zellen ingestiert werden, was sich insbesondere dann bemerkbar macht, wenn der Prozentsatz der infizierten Zellen P_i gering ist.

P_i wird von manchen Autoren (CHAUSSINAND und TOUMANOFF, 1953) als „phagocytärer Index" bezeichnet (vgl. auch HAMBURGER, 1912). Dieser Wert bleibt konstant, wenn weder Bakterien verdaut noch Zellen zerstört werden. Bei intracellulärer Digestion von Bakterien sinkt dieser Wert. Er steigt beträchtlich, wenn Zellen mit großer Bakterienanzahl zerfallen, so daß diese vielen Bakterien von anderen Zellen aufgenommen werden können. Diese Veränderung ist um so deutlicher, je geringer der Wert P_i ist.

P_{20} gibt bei unterschiedlicher Bebrütungsdauer einen rohen Anhalt für das Ausmaß der Bakterienvermehrung in den Zellen, wobei jedoch

[1] Diese Begriffe werden nicht immer klar unterschieden. So bezeichnet MEYER-ROHN (1953) mit „opsonischem Wert" oder Index die Größe Q.

zu beachten ist, daß verschiedene Bakterienstämme bei sehr unterschiedlichen Bakterienzahlen je Zelle zum Zellzerfall führen, so daß dieser Wert nur zu vergleichenden Versuchen mit demselben Stamm brauchbar ist. Dieser Wert ist nach Mackaness (1954) relativ gut reproduzierbar. Wenn der Anteil von Zellen mit 20 oder mehr Bakterien hoch ist, so läßt sich die genaue Bakterienzahl in der Kultur nicht feststellen; Q, Q_i und V stellen dann nur Mindestwerte dar. (Vgl. auch Leishman, 1902, der sich der beiden Summen der 1—5 Keime und der mehr als 5 Keime enthaltenden Zellen bediente.)

V ist ein geeignetes Maß für die Bakterienvermehrung innerhalb der Zellen. Dieser Wert ist jedoch nur brauchbar, wenn die Zellzahl während der Beobachtungszeit konstant bleibt. Man verwendet diese Zahl nur bei Kulturen, in denen sich kein Absterben von Zellen erkennen läßt.

Zur mathematischen Beschreibung der Wachstumsvorgänge von Fibrocytenkulturen in Abhängigkeit von der Fläche des Explantates S_0 hat Muhlethaler (1952, 1953) einen Ansatz entwickelt und in zahlreichen Versuchen erprobt. Dieser Ansatz vereinigt die beiden Beobachtungen, daß das Wachstum anfänglich exponentiell erfolgt und dann einem Grenzwert S_∞ zustrebt. In der Gleichung für exponentielles Wachstum

$$S = S_0 \cdot C^t$$

wird C wegen der Erreichung eines Wachstumsgrenzwertes als variabel angesehen. Für das Verhältnis der Wachstumsgeschwindigkeit zur jeweiligen Kulturfläche wird folgender Differentialgleichungsansatz gemacht:

$$\ln C = \frac{d \ln S}{dt} \equiv \frac{1}{S} \cdot \frac{dS}{dt} = k - a \cdot \ln S.$$

Hieraus ergibt sich für den Versuchsbeginn der Wert

$$\ln C_0 = k - a \cdot \ln S_0 \quad \text{oder} \quad C_0 = e^k : S_0^a.$$

Die Konstante a kennzeichnet die totale Zelldichte im Mutterstück und die Konstante k die Dichte und den Entdifferenzierungsgrad der Bindegewebszellen allein. Durch Integration der Differentialgleichung erhält man für die maximale Fläche der Kultur den Wert

$$S_\infty = e^{k/a}.$$

Dieser Ansatz läßt sich auch zur Kennzeichnung toxischer Wirkungen in der Gewebekultur verwenden. Die Gültigkeit dieser Überlegungen folgt aus den Befunden von Abercrombie und Heaysman (1954) über das streng einschichtige Wachstum von Fibroblastenkulturen.

Durch die Fortschritte der Ultradünnschnittechnik der Elektronenmikroskopie ergibt sich die Möglichkeit, die morphologischen Beziehungen zwischen Zellen des Makroorganismus und den ingestierten Bakterien zu untersuchen. Jedoch liegen noch keine Arbeiten mit dieser

Methode vor. Elektronenmikroskopische Untersuchungen über die Phagocytose von Tuberkelbakterien mit der üblichen Präparationstechnik beschreibt BASSERMANN (1954). Weitere elektronenmikroskopische Untersuchungen an Gewebekulturen s. bei BAYLOR, MALBANDOC und CLARK (1943), BANG und GEY (1948, 1949), BARSKI, GROM und CROISSANT (1949), BARSKI, MAURIN und CROISSANT (1949), CALVET, SIEGEL und STERN (1948), FREY-WYSSLING und MUHLETHALER (1951); weitere Literatur s. bei MURRAY und KOPECH (1953).

Die Verhältnisse komplizieren sich im Versuch dadurch, daß auch qualitative Besonderheiten berücksichtigt werden müssen. Virulente Mycobakterien werden unter vergleichbaren Versuchsbedingungen langsamer ingestiert als abgeschwächt virulente oder avirulente nach den Untersuchungen von MARTIN, PIERCE, MIDDLEBROOK und DUBOS (1950), CHOUCROUN, DELAUNAY, BAZIN und ROBINAUX (1951), CHAUSSINAND und TOUMANOFF (1953) (vgl. auch OULES und MARTIN, 1952). Jedoch führt die Aufnahme virulenter Stämme schließlich zum Tod der Wirtszelle (Phagocytolyse) (TIMOFEJEWSKI und BENEWOLENSKAJA, 1928; MAXIMOW, 1924), während avirulente Stämme, obwohl auch sie von den Zellen der Kultur aufgenommen werden, die Wirtszelle unversehrt lassen (Ingestion mit Symbiose) oder digestiert werden (Phagocytose). Bei Bakterien aus frischen Kulturen setzt die intracelluläre Vermehrung früher ein als bei solchen aus alten. Die Zeit zwischen der Ingestion und dem Vermehrungsbeginn ist bei virulenten Bakterien nach MACKANESS, SMITH und WELLS (1954), MACKANESS (1954) kürzer als bei avirulenten (Verzögerungszeit). Bei sehr alten Bakterienkulturen (deren Keime sich bei Weiterverimpfung auf frische Nährmedien als lebensfähig erweisen) kann die intracelluläre Vermehrung auch völlig ausbleiben. Es kommt dann nach Ingestion schnell zur intracellulären Auflösung der aufgenommenen Keime (Phagocytose). Bei ungehemmter Bakterienvermehrung tritt nach dem Erreichen einer gewissen Keimzahl je Zelle meist Phagocytolyse ein. Die kritische Keimzahl ist dabei von der Virulenz der Bakterien abhängig (MAXIMOW, 1924; SUTER, 1952; MACKANESS, 1954; MACKANESS, SMITH und WELLS, 1954). Wenn es nach Zellaufnahme nicht zur Bakterienvermehrung kommt, so beobachtet man entweder reaktionslose Ablagerung ohne Bakterienschädigung (Bakteriostase) (KAHN, 1951; BARSKI, 1948; SUTER, 1952) oder eine Bakterienschädigung mit der Folge der Bactericidie (MACKANESS und SMITH, 1953), nicht selten mit vorhergehender Strukturzerstörung und schließlicher Umwandlung in Pigmenthaufen (SMITH, WILLIS und LEWIS, 1922; MAXIMOW, 1924; CHAUSSINAND und TOUMANOFF, 1953). Aus Untersuchungen an Monocytenkulturen schließen MACKANESS, SMITH und WELLS (1954), daß man die Virulenz von Tuberkelbakterien als eine Funktion der intracellulären Überlebens- und Vermehrungsfähigkeit auffassen kann (s. auch BLOCH, 1948). SUTER, (1954) bestreitet dagegen das Bestehen einer so engen Beziehung zwischen intracellulärer Vermehrungsgeschwindigkeit und Virulenz.

Bei manchen Bakterienstämmen deutet sich der Vermehrungsbeginn durch den Übergang kokkoider Formen in Stäbchen an. Es scheint sicher, daß die statistisch gemessenen Verzögerungsperioden auf einer allgemeinen Wachstumsverlangsamung, nicht aber auf Zerstörung einzelner Bakterien bei normaler Vermehrung der anderen beruht (MACKANESS, SMITH und WELLS, 1954).

Vergleicht man die Verzögerungszeiten und Vermehrungsgeschwindigkeiten intracellulärer Bakterien in Monocyten von gesunden Kaninchen mit denen von solchen Tieren, die vorher mit humanen Stämmen oder mit BCG infiziert wurden, so erwiesen sie sich als gleich (MACKANESS, 1954). SUTER (1954) dagegen fand nach Infektion der Gewebekulturen mit relativ kleinen Keimzahlen in den Makrophagen BCG-geimpfter Tiere eine Vermehrungshemmung der Mycobakterien.

Die erste Reaktion der Kulturzellen auf die Ingestion von Mycobakterien besteht bei den amöboid beweglichen darin, daß die Beweglichkeit gehemmt wird; virulente Bakterien sollen diese Wirkung stärker zeigen als avirulente (BLOCH, 1948; ALLGÖWER und BLOCH, 1949; CHOUCROUN, DELAUNAY, BAZIN und ROBINAUX, 1951). Oft sieht man auch eine Abrundung und Verklumpung der Zellen (MARTIN, PIERCE, MIDDLEBROOK und DUBOS, 1950; MARTIN und CHAUDHURI, 1952). Nach BASSERMANN (1954) erfolgt die Ingestion bei Leukocyten durch aktive Zelltätigkeit (Umfließen der Bakterien). Virulente Bakterien führen schnell zu einem Nachlassen der Ingestionstätigkeit, was jedoch nicht durch eine negativ chemotaktische Wirkung der extracellulären Bakterien bedingt zu sein braucht, da bereits infizierte Zellen offensichtlich nicht so leicht weitere Keime aufnehmen. Jedoch ist diese Frage noch unentschieden; sie ließe sich an Hand der Werte von Q und P_i (s. S. 71) statistisch klären.

Innerhalb der Zellen haben SMITH, WILLIS und LEWIS (1922), FREERKSEN (1954), BASSERMANN (1954) Vacuolen beobachtet, in denen sich die Bakterien vermehren. Nach den Untersuchungen von MAXIMOW (1924), BARSKI (1948), RUMPF (1949), CHOUCROUN, DELAUNAY, BAZIN und ROBINAUX (1951), ABELLÓ (1953) entstehen bei entsprechender Kulturtechnik nach längeren Bebrütungszeiten (2—3 Wochen) Epitheloid- und Riesenzellen, woraus zu entnehmen wäre, daß nicht nur die Einzelzelle, sondern auch die Gesamtkultur bestimmten, von den Bakterien ausgehenden formativen Reizen unterliegt. Über das Verhalten von Leukocyten bei der Phagocytose von Tuberkelbakterienberichtet BASSERMANN (1954) auf Grund von licht- und elektronenoptischen Untersuchungen. Er fand ebenfalls, daß polymorphkernige Leukocyten zwar befähigt sind, Mycobakterien zu ingestieren; es kommt aber nicht zur vollständigen Phagocytose. Ähnliches berichten CHAUSSINAND und TOUMANOFF (1953) von Leprabakterien, die im Peritonealexsudat des Meerschweinchens nicht durch Granulocyten, wohl aber durch Monocyten digestiert (phagocytiert) werden. Dabei können die Granulocyten von Monocyten aufgenommen werden (Autophagie).

FISCHER (1953) führte detaillierte Untersuchungen über den Aminosäurenstoffwechsel von Gewebszellen in vitro durch. Dabei ergab sich, daß einige nichtessentielle Aminosäuren in vitro aus Glucose aufgebaut werden können. Der erforderliche Stickstoff muß jedoch von anderen Aminosäuren durch Transaminierung geliefert werden. Eine ausführliche Darstellung der physiologischen Vorgänge beim passiven Eindringen und aktiven Transport in tierischen Zellen findet man bei HÖBER (1948). STEIN und GERARDE (1950) erhielten bei dem Versuch, die Lebensfähigkeit von Gewebekulturen durch den Reduktionsindicator Triphenyltetrazoliumchlorid nachzuweisen, ein negatives Ergebnis, was auf die hohe toxische Farbstoffkonzentration zurückzuführen sein mag (15000 μg/ml). Die Abhängigkeit der Phagocytose von der Temperatur untersuchten HARMON, ZARAFONETIS und CLARK (1946). Dabei ergab sich die schnellste Ingestion innerhalb von 10 min bei einer Temperatur, die einige Grade höher als die normale Körpertemperatur des Versuchstieres lag.

Über die Wirkung von Tuberkulin, Phthionsäure und anderen Leibesbestandteilen von Tuberkelbakterien sowie von Antikörpern auf Kulturzellen berichten LESCHKE (1913), MURPHY (1926), RICH und LEWIS (1932), SWIFT, MOEN und VAUBEL (1934), MOEN und SWIFT (1936), MOEN (1936), PETRAGNANI und CITERNI (1937), MILLETTI (1938), VAN DEINSE, SOLOMIDES, HARITONOFF (1948), RUMPF (1949), MILLER, FAVOUR, WILSON und UMBARGER (1949), FAVOUR, HARRISON und OSGOOD (1950), CHOUGROUN, DELAUNAY, BAZIN und ROBINAUX (1951), HUSSEINI und ELBERG (1952), KERBY (1952), LEAHY und MORGAN (1952), MERCHANT und CHAMBERLAIN (1952), MOESCHLIN und DEMIRAL (1952), BASSERMANN (1954), BERDEL und WIEDEMANN (1954), COHEN und MOKYCHIC (1954), LURIE (1954), MOESCHLIN (1954), (vgl. auch BERGMANN, BUSCHMANN, DOEHRING, FRITZE und WENDT, 1954).

Während die vorerwähnten Untersuchungen im wesentlichen auf das Studium der *morphologischen* Besonderheiten, die an infizierten Gewebekulturen zu beobachten sind, ausgerichtet waren, versuchten FELL und BRIEGER (1947), zu *qualitativen* Aussagen über Erreger zu kommen, die eine Zeitlang in Zellen einer Gewebekultur ingestiert gewesen waren. Sie verimpften dazu auf Spezialnährböden weiter. Jedoch scheint in dieser Untersuchung die entscheidende Voraussetzung nicht sicher erfüllt, daß wirklich alle Keime auch von den Kulturzellen vorher aufgenommen waren, so daß in die Nährböden mit Sicherheit nur vorher ingestiert gewesene Keime gelangten.

Bevor die unter II. angegebene Frage (Chemotherapeutica in der Gewebekultur) bearbeitet werden kann, ist es unerläßlich, sich über die cytotoxischen Wirkungen tuberkulostatischer Stoffe auf nichtinfizierte Kulturzellen (Kontrollkulturen) zu unterrichten. Aus der großen

Zahl der wichtigen Faktoren in der Versuchsanordnung sind vor allem die Art der Kulturzellen (jeweils verwendete Zellstämme; Rein- oder Mischkulturen) das Nährmedium, die Wirkstoffkonzentration und die Einwirkungsdauer zu berücksichtigen — Faktoren, die natürlich in gleicher Weise Bedeutung für die Kulturzellen wie für die zur Infektion benutzten Bakterien haben. Man muß daher für Untersuchungen dieser Art alle Bedingungen (mit Ausnahme der Wirkstoffkonzentration) so standardisieren, daß sowohl die Beeinflussung der Ingestion wie das intracelluläre Verhalten der Bakterien unter möglichst ähnlichen Bedingungen geprüft werden kann. Das Verhältnis der die Ingestion oder die intracelluläre Bakterienvermehrung beeinflussenden Wirkstoffkonzentration zur cytotoxischen Konzentration dieses Stoffes gibt dann ein Maß für die chemotherapeutische Brauchbarkeit des zu prüfenden Stoffes, soweit die Gewebekultur überhaupt Aussagen über diese Frage erlaubt (beide Konzentrationen gemessen in μg/ml).

Die bisher erhobenen Befunde über die cytotoxischen Wirkungen tuberkulostatischer Stoffe sind wegen der sehr großen Unterschiede der jeweils verwendeten Versuchstechnik untereinander kaum vergleichbar. An Stelle einer ausführlichen Besprechung dieser Untersuchungen haben wir die bisher bekannten Befunde in Tabelle 2 zusammengestellt.

Bei den in der Tabelle aufgeführten Autoren ist die jeweils verwendete Versuchstechnik meistens ausführlich beschrieben. Als besonders wichtig in diesem Zusammenhang müssen die Arbeiten von Bucher (1946, 1947, 1953) und die von Muhlethaler (1952/53) bezeichnet werden, weil in ihnen quantitative Prüfverfahren entwickelt sind. Trotz der oben erwähnten Schwierigkeiten in der Vergleichbarkeit der mitgeteilten Befunde im einzelnen kann eines mit Sicherheit entnommen werden, *daß nämlich die chemotherapeutisch verwendeten Tuberkulostatica erst in Konzentrationen cytotoxisch sind, die um mehrere Zehnerpotenzen oberhalb der therapeutisch erreichbaren Blutspiegel liegen.* — Beachtenswert sind hier auch die Untersuchungen von Sommo und Oldano (1952) und Sommo und Andolfi (1953) mit Streptomycin, p-Aminosalicylsäure, Penicillin und Isoniazid über die Beeinflussung der Heilung experimentell gesetzter Hautwunden bei Meerschweinchen.

Die Signifikanz der Ergebnisse aus dem Vergleich der cytotoxischen Wirkstoffkonzentration mit der minimalen Hemmkonzentration gegenüber Bakterien wird durch die Untersuchungen von Eagle (1953) an Penicillin unterstrichen. Er fand eine annähernd umgekehrte Proportionalität zwischen der intrabakteriell gebundenen, radioaktiv indizierten Penicillinmenge (^{35}S) und der minimalen Hemmkonzentration (genauer $DL_{99,9}$). Dagegen fanden sich in Gewebekulturzellen (Mäusefibroblasten und menschlichen Krebszellen) unter denselben Versuchsbedingungen nur sehr geringe Spuren von festgebundenem Penicillin;

Tabelle 2. *Cytotoxische Wirkung einiger Chemotherapeutica in der Gewebekultur.*

Stoffe	Konzentration $\mu g/ml$	Wirkung	Gewebeart	Autor, Jahr
Streptomycin	5000—50000 Pinselung in situ	Zellschädigung in der Gewebekultur	Mundschleimhautepithel des Säuglings	SOLÉ, 1950
	>50000 Pinselung in situ	Keine Zellschädigung in der Gewebekultur	Mundschleimhautepithel des Erwachsenen	
		Wachstumshemmung	Gewebekulturzellen	IKEGAKI, 1951
	6000—15000	Wachstumsverlangsamung	Hühnerherzfibroblasten	FUSILLO, METZGER und KUHNS, 1952
	90000	Wachstumshemmung	Hühnerherzfibroblasten	
	3000—6000	starke Wachstumshemmung	Lungengewebe von Kaninchen und Maus	PRONINA, 1951
	>100	keine Wachstumshemmung	Milz- und Lungengewebe von Kaninchen	BARSKI, 1948
	5000	Abnahme der Beweglichkeit	Menschliche Spermien	SENECA und IDES, 1953
SM-Sulfat, DHSM-Sulfat, SM-Hydrochlorid, $SM\text{-}CaCl_2$-Doppelsalz	>8000	Bis 8000 $\mu g/ml$ keine Motilitätsstörung	Bullensperma	SYKES und MIXNER, 1951
	>1000	Keine Befruchtungsstörung	Bullensperma	STEWARD, 1951
p-Aminosalicylsäure	>2500	Keine Wachstumshemmung	Lungengewebe von Kaninchen und Maus	PRONINA, 1951
Conteben	Therapeutischer Blutspiegel	Beeinflussung der Ultraschallresistenz je nach der Ausgangslage	Leukocyten	DIETZ und MENSE, 1952
Furfurolthiosemicarbazon	0,1 g/kg i. p.	Mitosehemmung	Ascitestumorzellen der Maus	SIMON, 1952

Tabelle 2. (Fortsetzung.)

Stoffe	Konzentration µg/ml	Wirkung	Gewebeart	Autor, Jahr
Furacin [1-(5′-Nitro-furfurol)-semicarbazon]	140	Atmungshemmung	Gehirn, Testes, Diaphragma und Herz von Ratten und Kaninchen	PAUL, PAUL, KOPKA, 1952
Isoniazid	0,15 g/kg i.p.	Mitosehemmung	Ascitestumorzellen der Maus	SIMON, 1952
	100 (1 Tag)	Hormesis (etwa 8%)	Hühnerherzfibroblasten	BUCHER, 1953
	100 (mehrtägig) 1000 (1 Tag)	Wachstumsminderung mehr als 15%		
	5000 (3 Tage)	Vollständige Wachstumshemmung		
	2000	Cytostase	Hühnerherzfibrocyten	FREERKSEN, 1954
	>250	Ohne Wirkung	Menschliche Spermien	SENECA, IDES, 1953
Penicillin	30	Beweglichkeitsverlust (Abrundung)	Menschliche Leukocyten	BUCHER, DE BRUNNER, STÄDELI, 1947
	>1500	Abnahme der Beweglichkeit	Menschliche Spermien	SENECA, IDES, 1953
Penicillin G	>6000	Keine Mitose-beeinflussung	Fibrocyten	BUCHER, 1947
	3000 Pinselung in situ	Zellschädigung in der Kultur	Mundschleimhautepithel	SOLÉ, 1950
	>1000	In Tyrodelösung keine Wirkung		

Tabelle 2. (Fortsetzung.)

Stoffe	Konzentration μg/ml	Wirkung	Gewebeart	Autor, Jahr
Chlortetracyclin (Aureomycin)	500	Chromosomen-anomalien	Hühnerherzfibroblasten und Knochengewebe	Keilová-Rodova, 1950
	1000—2000	Reversible Mitosestörungen		
	3000	Irreversible Mitosestörungen		
	62,5	Motilitätsstörung	Bullensperma	Sykes, Mixner, 1951
Oxytetracyclin (Terramycin)	500			
	480—1200	Wachstumsverlangsamung	Hühnerherzfibroblasten	Fusillo, Metzner, Kuhn, 1952
	12500	Abnahme der Beweglichkeit	Menschliche Spermien	Seneca, Ides, 1953
Sulfanilamid	0,5 g/kg i. p.	Mitosehemmung	Ascitestumorzellen der Maus	Simon, 1952
Bacitracin Magnamycin Rimocidin	12,5 E/ml 100 125	Abnahme der Beweglichkeit	Menschliche Spermien	Seneca, Ides, 1953
Viomycin	>250	Ohne Wirkung		

sie waren nicht größer als die von Penicillinsäure, welche nicht bactericid wirkt und intrabakteriell nur geringfügig gebunden ist.

Beim chemotherapeutischen Modellversuch mit der Gewebekultur ist das Versuchsergebnis einerseits eine Folge der wechselseitigen, durch die Anwesenheit des Chemotherapeuticums modifizierten Reaktion (makroorganismische Zellen — Mikroorganismus), anderseits aus den veränderten Lebensäußerungen der Bakterien und der Gewebezellen ablesbar. Da die cytotoxischen Wirkungen tuberkulostatischer Stoffe bereits kurz abgehandelt wurden, bleiben als weitere Teilfragen:

1. Beeinflussung der Ingestion von Bakterien in die Kulturzelle durch das Chemotherapeuticum.

2. Wirkung des Chemotherapeuticums auf die Vermehrung oder die Lyse der Bakterien innerhalb der Gewebekulturzellen.

Zu 1. Die Schilderung der Milieubedingungen, die die Ingestionstätigkeit von Zellen beeinflussen (S. 68 und 77), ergab ein so vielfältiges Bild, daß das Fehlen von gesicherten Erfahrungen nicht verwunderlich sein kann.

Versuche über die Einwirkung von Chemotherapeutica auf die Ingestion von Bakterien und sonstigen Fremdkörpern durch Zellen des Makroorganismus können auf verschiedene Weise durchgeführt werden. Die Bakterien werden mit den Zellen in vitro oder in vivo (Bauchhöhle) gemeinsam bebrütet. Hierbei läßt man das Chemotherapeuticum entweder simultan einwirken oder man behandelt die Bakterien vorher in vitro bzw. die Zellen vorher in vivo mit dem Chemotherapeuticum. Damit ergeben sich mehr als 10 verschiedene Versuchskombinationen.

Zur Auswertung der Versuche werden meist gefärbte Präparate ausgezählt und entweder die Werte Q, P_i und P_b (s. S. 71) oder auch nur einer von diesen errechnet. S. 72 wurde schon betont, daß der Vorgang der Ingestion zeitabhängig ist und von statistischen Gesetzmäßigkeiten beherrscht wird. Deshalb hat es für den vorliegenden Zweck keinen Sinn, die quantitativen Versuchsergebnisse miteinander zu vergleichen. Ebensowenig ist auch eine kritische Beurteilung der Methodik möglich. Die folgende Tabelle 3 bringt einen Überblick über Ergebnisse mit antituberkulösen Chemotherapeutica und einigen anderen Substanzen, wobei Feinheiten der Methodik und der Auswertung außer acht gelassen werden.

Aus den Ergebnissen dieser Versuche kann bei Berücksichtigung der teilweise hohen Substanzkonzentrationen und der sonstigen komplizierten Verhältnisse nicht mit Sicherheit geschlossen werden, ob die antituberkulösen Chemotherapeutica einen spezifischen Effekt auf den Ingestionsvorgang von Bakterien in Freßzellen haben, der über die Wirkung vieler anderer unspezifischer Stoffe hinausgeht. Es läßt sich daher auch nicht entscheiden, ob bei vorliegender Wirkung diese auf einer erhöhten „Ingestierbarkeit“ der vorbehandelten Bakterien oder auf einer gesteigerten „Ingestionsfähigkeit“ der Zellen beruht. Es erweist sich als notwendig, die hiermit zusammenhängenden Probleme einer neuen Bearbeitung auf breiter Grundlage zu unterziehen.

Hierbei sind folgende weitere Befunde zu berücksichtigen. Bei der Ingestion von Tuberkelbakterien durch Leukocyten von tuberkulinpositiven Gesunden und von Tuberkulösen bestehen deutliche Unterschiede. PFAFFENBERG (1955) erhielt bei durchschnittlichen Verhältnissen $Z/B = 1{,}0$ für tuberkulinpositive Gesunde $P_i = 5\%$ und $P_b = 8\%$ und für Tuberkulöse $P_i = 24\%$ und $P_b =$ etwa 40% (Durchschnittswerte von 10 bzw. 20 Personen). Nach LERNER und VICTOR (1952) kann das zur Züchtung der Bakterien verwendete Medium deren Ingestierbarkeit beeinflussen. KASTEN (1939) fand, daß verschiedene Kohlesorten in unterschiedlicher Weise phagocytiert werden. Besondere Bedeutung haben die Untersuchungen von LEBRUN und DELAUNEY (1951), die feststellten, daß eine ganze Reihe von Enzyminhibitoren die Chemotaxis von polynucleären Meerschweinchenleukocyten hemmt, so daß damit zu rechnen ist, daß beim Vorgang der Ingestion enzymatische Prozesse beteiligt sind. Über Besonderheiten der Glykogenaufnahme durch Leukocyten berichtet TRANKWILITATI (1950). Eine Beziehung zur vorliegenden Fragestellung haben auch die Untersuchungen von CAPELLO und VALLEGIANI (1953) über die Beeinflussung der Diffusion von intracutan injizierter chinesischer Tusche durch Isoniazid, aus denen auf eine Antihyaluronidasewirkung des Isoniazids geschlossen wird. Schließlich sei noch die Bemerkung von MICHEL (1952) erwähnt, daß bereits degenerierende Leukocyten unter dem Einfluß von Penicillin noch an der Phagocytose teilnehmen können. Die Beeinflussung der Phagocytose durch Chinin, Salvarsan und einige andere Chemotherapeutica untersuchte WALLBACH (1938).

Zu 2. Im Gegensatz zu den unterschiedlichen, schwer zu beurteilenden Ergebnissen bei der Einwirkung von Chemotherapeutica auf die Ingestionsgeschwindigkeit von Bakterien oder sonstigen Fremdkörpern in Gewebekulturzellen, liefert die Untersuchung der Einwirkung von Chemotherapeutica auf intracellulär gelegene Bakterien klare Resultate, deren Bedeutung für die klinische Chemotherapie offensichtlich ist. Untersuchungen dieser Art gehen schon auf ROUS und JONES (1916) zurück, die feststellten, daß phagocytierte Typhusbakterien vor der bactericiden Wirkung von Cyaniden und spezifischen Antisera geschützt sind. Wenn die Freßzellen absterben, erlischt dieser Schutz. In Tabelle 4 sind die vorliegenden Befunde zusammengefaßt.

In dieser Aufstellung ist besonders hinzuweisen auf die Abhängigkeit der Ergebnisse von den verwendeten Bakterienstämmen (MACKANESS und SMITH, 1952). Während die bactericide Minimalkonzentration bei

Tabelle 3. *Einfluß einiger Chemotherapeutica auf die Ingestion von Bakterien und anderen Fremdkörpern durch Zellen des Makroorganismus.*

Stoff	Konzentration oder Dosis	Fremdkörper[2]	Zellart	Chemotherapeutica-einwirkung auf		Ingestionsversuch	Ermittelter Wert[1]	Einfluß auf diesen Wert	Autor, Jahr
				Bakterien	Zellen				
Streptomycin	500 μg/ml	Tbb.	Lunge	simultan		in vitro	Q	+[3]	PRONINA, 1951
	0,1—1000 μg/ml	M. pyog.	Leuko	simultan		in vitro	Q	+	LINZ, LECOCQ, 1951, 1952
	0,1—1000 μg/ml	Ps. aerug.	Leuko	simultan		in vitro	Q	+	LINZ, LECOCQ, 1951, 1952
	10—100 μg/ml	Tbb., BCG	Leuko	simultan		in vitro	Q	+	LINZ, LECOCQ, 1951, 1952
	1000 μg/ml	M. pyog.	Leuko	simultan		in vivo	Q	+	LINZ, LECOCQ, 1951, 1922
	1000 μg/ml	Ps. aerug.	Leuko	simultan		in vivo	Q	+	LINZ, LECOCQ, 1951, 1952
	1000 μg/ml	E. coli	Leuko	vorher	—	in vivo	Q	+	LINZ, LECOCQ, 1951, 1952
	28—56 μg/ml	Tbb.	Leuko	vorher	—	in vitro	P_i, P_b	+	SCHMIDT, 1953
	56 μg/ml	Tbb.	Leuko	vorher	vorher	in vivo	P_i, P_b	(+)	SCHMIDT, 1953
	2000 μg/ml	Carmin	Leuko	simultan		in vitro	P_i	—	MAUER, FÖH, 1953
	1 g/Pat./d	E. coli	Leuko	—	vorher	in vitro	Q	0, (+)	OLDANO, BRUSTIO, 1953
p-Amino-salicylsäure	500 μg/ml	Tbb.	Lunge	simultan		in vitro	Q	0	PRONINA, 1951
	400—800 μg/ml	Tbb.	Leuko	vorher	—	in vitro	P_i, P_b	+	SCHMIDT, 1953
	400—800 μg/ml	Tbb.	Leuko	vorher	vorher	in vivo	P_i, P_b	(+)	SCHMIDT, 1953
	2000 μg/ml	Carmin	Leuko	simultan		in vitro	P_i	—	MAUER, FÖH, 1953
	9 g/Pat./d	E. coli	Leuko	—	vorher	in vitro	Q	0, +	OLDANO, BRUSTIO, 1953
Conteben	4—8 μg/ml	Tbb.	Leuko	vorher	—	in vitro	P_i, P_b	0	SCHMIDT, 1953
	4—8 μg/ml	Tbb.	Leuko	vorher	vorher	in vivo	P_i, P_b	+	SCHMIDT, 1953
Solvoteben	2000 μg/ml	Carmin	Leuko	simultan		in vitro	P_i	—	MAUER, FÖH, 1953
Isoniazid	400—800 μg/ml	Tbb.	Leuko	vorher	—	in vitro	P_i, P_b	0	SCHMIDT, v. SPROCKHOFF ,1953
	3 × 20 mg/kg/3 d	Tbb.	Leuko	—	vorher	in vivo	P_i, P_b	+	
	150—200 mg/Pat./d	M. pyog.	Leuko	simultan[5]		in vitro	Q'/Q	+, 0[4]	CASTELLI, MAURO, 1953
	50 mg/Pat./d	E. coli	Leuko	—	vorher	in vitro	Q	0, +	OLDANO, BRUSTIO, 1953
Sulfonamide		Strepto	Leuko	—	vorher	in vitro	Q	—	NEUFELD u. BÄHR, 1941
		Strepto	Leuko	vorher	—	in vitro	Q	+	NEUFELD u. BÄHR, 1941
		Pneumo						—	HAEMMERLI, 1949
Sulfathiazol	1000—10000 μg/ml	Reisstärkekörner	Leuko	simultan		in vitro	P_i	+	ZENNER, v. ROM, 1950

Penicillin		Bakterien	Leuko				Q, P_i	+	FLOREY, FLOREY, 1943
	0,1—1000 IE/ml	M. pyog.	Leuko	simultan		in vitro	Q	+	LINZ, LECOCQ, 1951, 1952
	1—1000 IE/ml	Ps. aerug.	Leuko	simultan		in vitro	Q	+	LINZ, LECOCQ, 1951, 1952
	10—100 IE/ml	Tbb, BCG	Leuko	simultan		in vitro	Q	+	LINZ, LECOCQ, 1951, 1952
	1000 IE/ml	E. coli	Leuko	vorher	—	in vivo	Q	+	LINZ, LECOCQ, 1951, 1952
	400000 IE/Pat./d	E. coli	Leuko	—	vorher	in vitro	Q	+	OLDANO, BRUSTIO, 1953
	400000 IE/Pat.	M. pyog.	Leuko	—	vorher	in vitro	Q	—	KIMMIG, 1953; MEYER-ROHN, 1953; vgl. OSTWALD, 1954
Omnacillin	3 × 400000 IE/Pat./3d	M. pyog.	Leuko	—	vorher	in vitro	Q	+	KIMMIG, 1953; MEYER-ROHN 1953; vgl. OSTWALD, 1954

[1] Erklärung von Q, Q', P_i und P_b s. S. 71—73.

[2] Tbb. = Tuberkelbakterien, Strepto = Streptokokken, Pneumo = Pneumokokken.

[3] 0 = keine Einwirkung auf den Meßwert, + = Erhöhung des Meßwertes, (+) = geringe oder schwankende Erhöhung des Meßwertes, — = Senkung des Meßwertes.

[4] Dem klinischen Befund entsprechend.

[5] In Patientenserum.

dem bovinen Tuberkelbakterienstamm „Branch" in der Makrophagenkultur nur doppelt so hoch war wie die minimale Hemmkonzentration (bei 7tägiger Bebrütungszeit), ließ sich bei dem humanen Tuberkelbakterienstamm H 37 Rv unter denselben Bedingungen keine Bactericidie erkennen. Die beiden Stämme verhielten sich im DUBOS-DAVIS-Medium ebenso. In weiteren Untersuchungen fanden MACKANESS und SMITH (1953), daß die Kombination von Streptomycin mit Isoniazid eine Beschleunigung der Abtötung extra- und intracellulärer Tuberkelbakterien bewirkt. Dabei sind aber relativ hohe Konzentrationen von Streptomycin erforderlich, weil dieser Stoff schwer in die Zellen des Makroorganismus eindringen kann. Bei Einwirkung von 1 μg/ml Isoniazid und der intracellulär unwirksamen Streptomycinkonzentration von 10 μg/ml ergab sich eine Erhöhung und Beschleunigung der bactericiden Wirkung. Durch Kombination des Isoniazids mit Oxytetracyclin wird die bactericide Wirkung des Isoniazids aufgehoben. Zur Unterstreichung des erstmalig von BARSKI (1947, 1948) an einem BCG-Stamm erhobenen Befundes, daß Streptomycin intracellulär liegende Tuberkelbakterien nur schlecht erreichen kann, sei erwähnt, daß MAGOFFIN und SPINK (1951) dasselbe auch für Brucellen gefunden haben. Dabei darf angenommen werden, daß dieser Effekt auf der geringeren Permeabilität der Zellen für Streptomycin und nicht etwa auf intracellulärer Inaktivierung beruht. Das wird noch dadurch unterstrichen, daß nach ANDREJEW (1947) das Streptomycin auch die Zellwände seines lebenden Produzenten Streptomyces griseus nicht durchdringen kann, sondern durch Autolyse des Mycels freigesetzt werden muß. Schließlich sei daran erinnert, daß Streptomycin nicht in Erythrocyten

Tabelle 4. *Bakteriostatische Wirkung einiger Chemotherapeutica gegenüber Tuberkelbakterien in* DUBOS-*Medium und in Fibrocyten nach* BARSKI *(1948) und* FREERKSEN *(1952) und in Makrophagen nach* MACKANESS *und* SMITH *(1952) und* SUTER *(1952).*

Hemmstoff	Teststamm	Hemmkonzentration (μg/ml)		Autor
		DUBOS-Kultur	Gewebekultur	
Isoniazid . .	Tbb.	0,1	0,1	FREERKSEN
	H 37 Rv	0,03	0,05	MACKANESS, SMITH
	B (Branch)	0,03	0,03	MACKANESS, SMITH
	Tbb.	0,05	0,05	SUTER
Streptomycin	BCG	1—10 (SAUTON)	> 100,0	BARSKI
	Tbb.	1,25	11,0	FREERKSEN
	H 37 Rv	0,6	25,0	MACKANESS, SMITH
	B(Branch)	0,6	10,0	MACKANESS, SMITH
	Tbb.	0,5	80—100,0	SUTER
PAS	Tbb.	0,6	100,0	FREERKSEN
	B (Branch)	1,56	100,0	MACKANESS, SMITH
Terramycin .	B (Branch)	12,5	12,5	MACKANESS, SMITH
Neomycin B .	B (Branch)	1,56	25,0	MACKANESS, SMITH
Viomycin . .	B (Branch)	6,25	100,0	MACKANESS, SMITH
Nisin	B (Branch)	5—10,0	unwirksam	MACKANESS, SMITH
Penicillin . .	B (Branch)	—	unwirksam	MACKANESS, SMITH

eindringt (BOXER und JELINEK, 1947). SUTER (1952) empfiehlt daher für bestimmte Fragestellungen den Zusatz einer Streptomycinkonzentration von 5 μg/ml zur Verhinderung der extracellulären Tuberkelbakterienvermehrung in Gewebekulturen, wodurch das intracelluläre Wachstum nicht beeinträchtigt wird. Angeblich kann Streptomycin in subinhibitorischen Konzentrationen bei intracellulär wachsendem Pseudomonas aeruginosa und Micrococcus pyogenes var. aureus Resistenzentwicklung induzieren; entsprechende Versuche bei dem BCG-Stamm waren ergebnislos (LINZ und LECOCQ, 1952). Andere Mycobakterien wurden von diesem Gesichtspunkt aus bisher nicht untersucht.

Zusammenfassend läßt sich sagen, daß Chemotherapeutica von annähernd *gleicher* Wirksamkeit in vitro auf intracellulär liegende Bakterien sehr *unterschiedliche* Wirkungen entfalten können, da offenbar beträchtliche Unterschiede in der Permeabilität verschiedener Stoffe bestehen können. Besonders günstig wirkt in dieser Beziehung das Isoniazid, während Streptomycin und p-Aminosalicylsäure in hohen, therapeutisch als Blutspiegel kaum erreichbaren Konzentrationen angewendet werden müssen, wenn die Vermehrung der intracellulär gelegenen Tuberkelbakterien gehemmt werden soll. Über Thiosemicarbazone liegen keine derartigen Untersuchungen vor.

In diesem Zusammenhang kommen wir noch einmal auf einen neuen Befund von MACKANESS (1954) zurück. Dieser Autor bestätigte die Angaben von CORNFORTH, D'ARCY-HART, REES und STOCK (1951) sowie von SOLOTOROVSKY und GREGORY (1952), daß oberflächenaktive Polyoxyäthylenäther (Triton) in vitro auf Tuberkelbakterien nur sehr schwach wirksam sind (MHK 10000 μg/ml), während sie die Tuberkulose in vivo stark beeinflussen. MACKANESS fand weiter, daß Tuberkelbakterien langsamer oder gar nicht in Monocyten von Tieren, die mit Triton behandelt wurden, wachsen, während sie sich in Monocyten von unbehandelten Tieren lebhaft vermehren. Diese Wirkung des Tritons wird als indirekt angesehen, da Triton das intracelluläre Wachstum der Tuberkelbakterien in Monocyten von unbehandelten Tieren nicht beeinflußt, wenn man die Substanz der Gewebekultur zusetzt.

Zusammenfassung.

1. Unter Zugrundelegung der bisher bekannt gewordenen Literatur wird eine Gesamtübersicht über den derzeitigen Stand des Problems „Mycobakterien in Gewebekulturen" gegeben.

2. Der Stoff ist gegliedert nach 2 Hauptgesichtspunkten, von denen aus das Problem in Borstel bearbeitet wird:

a) Auseinandersetzung makroorganismische Zelle — Mikroorganismus.

b) Die Gewebekultur als in vitro-Methode der chemotherapeutischen Forschung.

3. Besonders hervorgehoben wird die Bedeutung der Gewebekultur als Testmethode solcher Substanzen, die die digestiven Fähigkeiten makroorganismischer Zellen beeinflussen.

Summary.

1) On the basis of the literature so far available a comprehensive survey is given of the problem of "Mycobacteria in tissue cultures".

2) The subject is divided according to the two main lines of attack employed at Borstel:

a) the struggle between macroorganismic cell and the microorganism,

b) the tissue culture as an in vitro method of chemotherapeutical research.

3) Special emphasis is placed on the importance of tissue cultures as a testing method for such substances as influence the digestive capabilities of macroorganismic cells.

Résumé.

1. Vue d'ensemble, d'après la littérature connue jusqu'a ce jour, sur l'état actuel du problème des „mycobactéries dans la culture sur tissus".

2. Le sujet est divisé en deux parties principales suivant lesquelles le problème est étudié à Borstel: a) interdépendance de la cellule macroorganique et du microorganisme; b) la culture sur tissus en tant que méthode in vitro dans la recherche chimico-thérapeutique.

3. On met tout spécialement en évidence l'importance de la culture sur tissus comme méthode de tests pour les substances qui influent sur les capacités digestives des cellules de l'organisme.

Resumen.

1) Sobre la base de la literatura conocida hasta ahora es dada una visión general del estado actual del problema Micobacterias en los cultivos de tejidos».

2) La materia está ordenada según dos puntos de vista principales, desde los cuales se estudia y trata el problema en Borstel:

a) Lucha célula macroorganísmica-microorganismo.

b) El cultivo de tejido como método «in vitro» de la investigación quimoterapéutica.

3) Se hace resaltar especialmente la importancia del cultivo de tejido como método de test de aquellas substancias que influencian las capacidades digestivas de células macroorganísmicas.

Literatur.

Abello, J.: Mikrokulturen des Kochschen Bacillus in histologischen Schnitten. Tuberkulosearzt **7**, 292—300 (1953). — Abercrombie, M., and J. E. M. Heaysman: Observations on the social behaviour of cells in tissue culture. II. „Monolayering" of fibroblasts. Exper. Cell Res. **6**, 293—306 (1954). — Albrecht, M.: Studien über die Leukozytenbewegung und deren Beeinflußbarkeit in vitro. Dtsch. med. Wschr. **1954**, 1431. — Allgöwer, M., and H. Bloch: The effect of tubercle bacilli on the migration of phagocytes in vitro. Amer. Rev. Tbc. **59**, 562—566 (1949).— Andrejew, A.: (Antibiotische Wirksamkeit eines Autolysates von Actinomyces griseus gegenüber Tuberkelbazillen). Ann. Inst. Pasteur **73**, 483 (1947).— Bang, F. B., and G. O. Gey: A fibrillare structure in rat fibroblastes as seen by electron microscopy. Proc. Soc. Exper. Biol. Med. **69**, 86—89 (1948). — Electron microscopy of tissue cultures infected with the virus of eastern equine encephalomyelitis. Proc. Soc. Exper. Biol. Med. **71**, 78—80 (1949). — Barski, G.: Action de la streptomycine sur l'infection tuberculeuse en culture de tissus. C. R. Soc. Biol. **141**, 1115—1117 (1947). — Action de la streptomycine sur l'infection tuberculeuse en culture de tissus. Ann. Inst. Pasteur **74**, 1—11 (1948). — Barski, G., E. Grom et O. Croissant: Étude du trachome à l'aide de la culture tissulaire et de la microscopie électronique. Arch. d'Ophthalm. **9**, 321—330 (1949). — Barski, G., J. Maurin et O. Croissant: Méthode de montage d'éléments cellulaires en vue de l'examen au microscope électronique. Ann. Inst. Pasteur **76**, 1—5 (1949). — Bassermann, F. J.: Elektronenoptische Untersuchungen zur Tuberkulin-Leukolyse. Naturwiss. **41**, 339 (1954). — Elektronenoptische Untersuchungen zur experimentellen Tuberkelbazillen-Phagocytose. Beitr. Klin. Tbk. **112**, 162 bis 179 (1954). — Bauer, F.: Methodik der Gewebezüchtung. Stuttgart: S. Hirzel 1954. — Baylor, M. R. B., A. Malbandoc and G. L. Clark: Electron microscope study of sperma. Proc. Soc. Exper. Biol. Med. **54**, 229—232 (1943). — Beall, F. A., E. A. Lerner II and J. Victor: Respiration associated with phagocytosis of brucella. Amer. J. Physiol. **168**, 680—685 (1952). — Berdel, W., u. G. Wiedemann: Über die Beeinflussung der Tuberkulinempfindlichkeit der Granulocyten durch Cortison und ACTH in vitro. Klin. Wschr. **1954**, 982—983. — BERGMANN, H., G. BUSCHMANN, P. DOERING, E. FRITZE u. F. WENDT: Der Einfluß bakterieller Pyrogene (Lipopolysaccharide) auf die Phagocytoseaktivität der Granulozyten und auf die elektrische Oberflächenladung menschlicher Blutzellen in vivo. Klin. Wschr. **1954**, 500—503. — BLOCH, H.: The relationship between phagocytic cells and human tubercle bacilli. Amer. Rev. Tbc. **58**, 662—670 (1948). — BLOOM, W. L., M. M. CUMMINGS and M. MICHAEL jr.: (Mikrophagengehalt des durch Öl erzeugten Peritonealexsudates bei Ratten und Kaninchen.) Proc. Soc. Exper. Biol. Med. **75**, 171—172 (1950). — BOXER, G. E., and VIOLA C. JELINEK: A chemical method for the determination of streptomycin in blood and spinal fluid. J. Biol. Chem. **170**, 491—500 (1947). — BUCHER, O.: Die Wirkung von Penicillin auf Gewebekulturen. 1. Mitt. Die Beeinflussung der Zellteilung durch Penicillin „Roche". Schweiz. med. Wschr. **1946**, 290. — 3. Mitt. Untersuchungen mit Penicillin „Lilly". Vergleich der Cytotoxizität verschiedener Penicillinpräparate. Schweiz. med. Wschr. **1947**, 171. — 4. Mitt. Cytopharmakologische Untersuchungen mit reinem Penicillin G. Schweiz. med. Wschr. **1947**, 849. — Zur Frage der cytotoxischen Wirkung von Rimifon. Schweiz. med. Wschr. **1953**, 1206 bis 1208. — BUCHER, O., u. C. BÖHM: Die Wirkung von Penicillin auf Meerschweinchen-Gewebekulturen in vitro, zugleich ein Beitrag zur Technik der Züchtung von Meerschweinchengewebe. Schweiz. Z. Path. Bakter. **12**, 72—80 (1949). — BUCHER, O., H. DEBRUNNER u. H. STÄDELI: Die Wirkung von Penicillin auf menschliche Leukocyten in vitro, zugleich ein Beitrag zur statistischen Auswertung biologischer Untersuchungsresultate. Schweiz. med. Wschr. **1947**, 332—335. — CALVET, F., B. M. SIEGEL u. K. G. STERN: (Elektronenmikroskopische Untersuchungen an Lymphozyten). Nature **162**, 305—306 (1948). — CAPELLO, G., u. L. VALLEGIANI: (Der Einfluß von Isonikotinsäurehydrazid auf die Diffusionsreaktion). Minerva med. (Torino) **44 I**, 753—754 (1953). — CATELLI, D., e G. MAURO: Comportamento del potere complementare e dell'indice opsonico nella terapia con idrazide dell'acido isonicotinico. Giorn. Batter. **45**, 193—201 (1953). — CHAUSSINAND, R., et C. TOUMANOFF: Les réactions cellulaires et la phagocytose chez les cobayes inoculés par voie intrapéritonéale avec des bacilles de HANSEN vivants ou morts. Ann. Inst. Pasteur **85**, 713—723 (1953). — CHOUCROUN, NINE, A. DELAUNAY, SUZANNE BAZIN et R. ROBINEAUX: (Der Einfluß der Phagozytose lebender oder abgetöteter Tuberkelbazillen und einer aus diesen Bazillen isolierten Lipoidpolysaccharidfraktion auf die Leukozytenemigration in vitro.) Ann. Inst. Pasteur **80**, 619—626 (1951). — Effets produits par la phagocytose de bacille de KOCH et par un de leurs constituants lipopolysaccharidiques sur le tactisme leucocytaire in vitro. C. R. Acad. Sci. **232**, 1325—1327 (1951). — CLAWSON, B. J.: The destruction of tubercle bacilli within phagocytes in vitro. J. Inf. Dis. **58**, 64—69 (1936). — COHEN, SH. G., and W. E. MOKYCHIC: The effect of leukopenia (by nitrogen mustard) and reticulo-endothelial blockage (by thorium dioxyde) on tuberculin cutaneous sensitivity. J. Inf. Dis. **94**, 39—46 (1954). — CORNFORTH, J. W., P. D'ARCY HART, R. J. W. REES and J. A. STOCK: Antituberculous effect of certain surface-active polyoxyethylene ethers in mice. Nature **168**, 150—153 (1951). — DEINSE, F. VAN, J. SOLOMIDÈS et MLLE M. HARITONOFF: Activité monocytogène des vieilles suspensions lysées de bacilles tuberculeux morts. Ann. Inst. Pasteur **74**, 388—393 (1948). — DIETZ, W., u. J. MENSE: Die Ultraschallresistenz der Leukozyten bei Tuberkulosekranken vor und während der TB I-Behandlung. Beitr. Klin. Tbk. **106**, 437—440 (1952). — EAGLE, H.: The binding of penicillin in relation to its cytotoxic action. Suppl. Rend. Ist. Sup. Sanità. Symposium, Growth Inhibition and Chemotherapy, 1953, S. 3—9. — EBELING, A. H.: Measurement of the growth of tissues in vitro. J. Exper. Med. **21**, 231—243 (1921). — FAVOUR, C. B., BARBARA A.

HARRISON, and CH. K. OSGOOD: Increased in vitro tuberculin leucocyte cytolysis following a tuberculin skin test. Proc. Soc. Exper. Biol. Med. **73**, 122—124 (1950). — FELL, H. B., and E. M. BRIEGER: The effect of phagocytosis on the growth and survival of avian tubercle bacilli in embryonic chicken tissue cultivated in vitro. J. Hyg. **45**, 359—370 (1947). — FISCHER: Methodik der Gewebezüchtung. 1930. — FISCHER, A.: On the protein metabolism of tissue cells in vitro. J. Nat. Canc. Inst. **13**, 1399—1410 (1953). — FLOREY, M. E., and H. W. FLOREY: Lancet **244**, 387 (1943). — FREERKSEN, E.: Biologische Wirkungen des Isonikotinsäurehydrazids. Tag. der dtsch. Tbk.-Ges., Goslar, 16. bis 18. Sept. 1952. — Wirkungsmöglichkeiten tuberkulostatischer Stoffe im Makroorganismus. Beitr. Klin. Tbk. **111**, 17—34 (1954). — FREERKSEN, E., R. BÖNICKE, MAGDALENA ROSENFELD u. WALTRAUD REIF: Antibakterielle Wirkstoffe und Substanzen im Makroorganismus. Jahresbericht Borstel **1952/53**, 276—311 (1954). — FREY-WYSSLING, A., u. K. MUHLETHALER: Zellteilung im Elektronenmikroskop. Mikroskopie **6**, 28—31 (1951). — FUSILLO, M. H., J. F. METZGER and D. M. KUHNS: Effect of chloromycetin and streptomycin on embryonic tissue growthin in vitro tissue culture. Proc. Soc. Exper. Biol. Med. **79**, 376—377 (1952). — GARDÈRE, H., et P. PICHAT: Expériences sur la phagocytose du bacille tuberculeux dans le sang. C. R. Soc. Biol. **121**, 45—46 (1936). — HAEMMERLI, M.: Spielt die „Surface Phagocytosis“ in der Sulfonamidtherapie die ihr von WOOD zugedachte Rolle? Schweiz. Z. Path. Bakter. **12**, 289—305 (1949). — HAMBURGER, H. J.: Physikalisch-chemische Untersuchungen über Phagozyten. Wiesbaden 1912. — HARMON, DORALEA R., CHRISTINE ZARAFONETIS, and P. F. CLARK: Temperature relations in phagocytosis. J. Bacter. **52**, 337—347 (1946). — HÖBER, RUDOLF (Herausgeber): Physical Chemistry of Cells and Tissues. Philadelphia: The Blakiston Co. 1948. — HUSSEINI, H., and S. ELBERG: Cellular reactions to phthienoic acid and related branched-chain acids. Amer. Rev. Tbc. **65**, 655—672 (1952). — IKEGAKI, K.: Depressive effect of streptomycin on tissue growth. J. Antibiotics **4**, 5 (1951). — JUNG, RUTH W.: Correlation between number of leucocytes and percentage of phagocytosis. Proc. Soc. Exper. Biol. Med. **29**, 981—983 (1932). — KAHN, M. C.: Bacteriostatic properties of histiocytes toward Mycobacterium tuberculosis as determined by the single cell method. Proc. Soc. Exper. Biol. Med. **46**, 630—634 (1941). — KASTEN, W.: Über die Phagozytose von Kohle- und Steinstaub in vitro. Arch. Gewerbepath. **9**, 337—345 (1939). — KEILOVÁ-RODOVA, HELENA: Die Wirkung des Aureomycins auf Gewebekulturen. Experientia **6**, 428—430 (1950). — KERBY, G. P.: A method for detection of leukocyte injury based on release of a lysozyme-like enzyme. Proc. Soc. Exper. Biol. Med. **81**, 129—131 (1952). — Release of enzyme from human leukocytes on damage by bacterial derivatives. Proc. Soc. Exper. Biol. Med. **81**, 381—383 (1952). — KERBY, G. P., and S. P. MARTIN: (Die Beseitigung von Bakterien aus dem strömenden Blut im Splanchnicusgebiet leukopenischer Kaninchen. J. Exper. Med. **93**, 189—195 (1951). — KIMMIG, J.: Neuzeitliche Behandlung mit Antibiotika und Sulfonamiden. Geburtsh. Frauenheilk. **13**, 673—686, 805—822 (1953). — LEAHY, R. H., and H. R. MORGAN: The inhibition by cortisone of the cytotoxic activity of PPD on tuberculin-hypersensitive cells in tissue culture. J. Exper. Med. **96**, 549—554 (1952). — LEBRUN, J., et A. DELAUNEY: Recherches sur le tactisme leucocytaire. Action, sur ce phénomène, de differents effecteurs d'enzymes. Ann. Inst. Pasteur **80**, 524—535 (1951). — LEISHMAN, W. B.: Note on a method of quantitavely estimating the phagocytic power of the leukocytes of the blood. Brit. Med. J. **1902 I**, 73—75. — LERNER II, E. M., and J. VICTOR: Phagocytosis influenced by bacterial culture medium. Proc. Soc. Exper. Biol. Med. **82**, 414—416 (1952). — LESCHKE, E.: Über leukozytenauflösende Immunstoffe. Z. Immun.forsch. **16**, I, 627—632 (1913). — LINZ, R., et E. LECOCQ:

(Die Wirkung von Penicillin und Streptomycin auf die Phagozytose empfindlicher Staphylokokken in vitro.) C. R. Soc. Biol. **145**, 1247—1250 (1951). — (Die Wirkung von Penicillin auf die Phagocytose eines unempfindlichen Bakteriums in vitro.) C. R. Soc. Biol. **145**, 1250—1252 (1951). — Sur l'intensification de la phagocytose par la streptomycine et la pénicilline. C. R. Soc. Biol. **145**, 1402—1405 (1951). — Mécanisme de l'action favorisante de la streptomycine et de la pénicilline sur la phagocytose in vitro des bactéries. C. R. Soc. Biol. **145**, 1405—1407 (1951). — Effets de la streptomycine et de la pénicilline sur la phagocytose in vitro du B.C.G. par les leucocytes de cobaye. C. R. Soc. Biol. **146**, 292—293 (1951). — Des bactéries intra-leucocytaires peuvent-elles devenir résistantes à la streptomycine ? C. R. Soc. Biol. **146**, 293 (1952). — Effets de la pénicilline et de la streptomycine sur la phagocytose in vivo des bactéries. C. R. Soc. Biol. **146**, 785—788 (1952). — Mécanisme de l'effet favorisant de la pénicilline et de la streptomycine sur la phagocytose in vivo des bactéries. C. R. Soc. Biol. **146**, 788—789 (1952). — Lurie, M. B.: Growth of tubercle bacilli in monocytes from normal and vaccinated rabbits. Amer. Rev. Tbc. **69**, 1059—1060 (1954). — Mackaness, G. B.: The action of drugs of intracellular tubercle bacilli. J. Path. Bact. **64**, 429—446 (1952). — The growth of tubercle bacilli in monocytes from normal and vaccinated rabbits. Amer. Rev. Tbc. **69**, 495—504 (1954). — Artificial cellular immunity against tubercle bacilli. An effect of polyoxyethylene ethers (Triton). Amer. Rev. Tbc. **69**, 690—704 (1954). — Mackaness, G. B., and N. Smith: The action of isoniazid (isonicotinic acid hydrazide) on intracellular tubercle bacilli. Amer. Rev. Tbc. **66**, 125—133 (1952). — The bactericidal action of isoniazid, streptomycin and terramycin on extracellular and intracellular tubercle bacilli. Amer. Rev. Tbc. **67**, 322—340 (1953). — Mackaness, G. B., N. Smith and A. Q. Wells: The growth of intracellular tubercle bacilli in relation to their virulence. Amer. Rev. Tbc. **69**, 479—494 (1954). — Magoffin, R. L., and W. W. Spink: The protection of intracellular brucella against streptomycin alone and in combination with other antibiotics. J. Labor. Clin. Med. **37**, 924—930 (1951). — Martin, S. P., and S. N. Chaudhuri: Effect of bacteria and their products on migration of leukocytes. Proc. Soc. Exper. Biol. Med. **81**, 286—288 (1952). — Martin, S. P., C. H. Pierce, G. Middlebrook and R. J. Dubos: The effect of tubercle bacilli on the polynuclear leukocytes of normal animals. J. Exper. Med. **91**, 381 (1950). — Mauer, H., u. P. Föh: Untersuchungen über den Einfluß von tuberkulösen Toxinen, Chemotherapeutica und Antibiotica auf die leukocytäre Farbstoffphagocytose in vitro. Beitr. Klin. Tbk. **109**, 471—477 (1953). — Maximow, A. A.: Tuberculosis of mammalian tissue in vitro. J. Inf. Dis. **34**, 549—584 (1924). — Menkin: (Studien an entzündlichen Exsudaten.) Physiologic. Rev. **18**, 366 (1939). — Merchant, D. J., and R. E. Chamberlain: A phagocytosis inhibition test in infection hypersensitivity. Proc. Soc. Exper. Biol. Med. **80**, 69—71 (1952). — Meyer-Rohn, J.: Die Behandlung der chronischen Furunkulose mit Omnacillin. Dtsch. med. Wschr. **1953**, 1796—1798. — Schlußwort Dtsch. med. Wschr. **1954**, 1463. — Michel: Die Bakterien-Phagozytose durch Leukozyten: Ihre Beeinflussung durch Penicillin und ihre Abhängigkeit vom Alterungszustand der Zellen. 58. Tag. Dtsch. Ges. Inn. Med. Wiesbaden. Klin. Wschr. **1952**, 621. — Miller, J. M., C. B. Favour, Barbara A. Wilson and M. A. Umbarger: A plasma factor responsible for in vitro lysis of leukocytes by tuberculoprotein. Proc. Soc. Exper. Biol. Med. **70**, 738 (1949). — Nature of the plasma factor responsible for in vitro lysis of leukocytes by tuberculoprotein. Proc. Soc. Exper. Biol. Med. **71**, 287—289 (1949). — Milletti, M.: Comportamento di leucociti umani di soggetti tubercolosi coltivati „in vitro" in presenza di tubercolina. Arch. exper. Zellforsch. **21**, 525—540 (1938). — Moen, J. K.: Tissue culture studies on bacterial hypersensitivity. III. The persistence in vitro of the inherent sensitivity of tuberculin of cells from tuberculous animals. J. Exper. Med. **64**, 943—951 (1936). — MOEN, J. K., and H. F. SWIFT: Tissue culture studies on bacterial hypersensitivity. I. Tuberculin sensitive tissues. J. Exper. Med. **64**, 339—353 (1936). — MOESCHLIN, S.: Medikamentöse und experimentelle Agranulozytosen durch Leukozyten-Agglutinine. Dtsch. med. Wschr. **1954**, 1430 bis 1431. — MOESCHLIN, S., u. B. DEMIRAL: Antikörperbildung der Plasmazellen in vitro. Klin. Wschr. **1952**, 827—829. — MUHLETHALER, J. P.: Croissance et fonction. Etudiées sur des cultures in vitro de fibrocytes. Anat. Anz. **98**, 394—409 (1952). — Excitation et inhibition de la croissance étudiées sur des cultures in vitro de fibrocytes. Histamine et antihistaminiques. Arch. exper. Path. u. Pharmakol. **217**, 241—255 (1953). — MURPHY, J. B.: The lymphocyte in resistance to tissue grafting, malignant disease, and tuberculous infection. An experimental study. Monogr. Rockefeller Inst. Med. Res. **1926**, No. 21. — MURRAY, MARGARET R., and GERTRUDE KOPECH: (Hrsg.) A bibliography of the research in tissue culture 1884—1950. An index to the literature of the living cell cultivated in vitro. Vol. 1 A—K, Vol. 2 L—Z. 1953. — NUNGESTER, W. J.: Mechanisms of man's resistance to infectious diseases. Bacter. Rev. **15**, 105—129 (1951).— OLDANO, G., e P. BRUSTIO: Influenza della penicillina, PAS, streptomicina e idrazide dell'acido isonicotinico sulla fagocitosi. Arch. Sci. med. (Torino) **96**, 27—40 (1953). — ORZECHOWSKI, G.: Untersuchungen über den Mechanismus der Zellreizung durch körperfremde Stoffe. Arch. exper. Path. u. Pharmakol. **178**, 229—251 (1935). — OSTWALD, E.: Die Behandlung der chronischen Furunkulose mit Omnacillin. Dtsch. med. Wschr. **1954**, 1462. — OULES, R., et E. MARTIN: Au sujet de la phagocytose du bacille de KOCH. Remarquable observation dans un produit d'expectoration. Semaine Hôp. **1952**, 429—432. — PARKER, R. C., and J. F. MORGAN: Methods of tissue culture. 2. Edit. New York: P. Hoeber 1950. — PAUL, H. E., M. F. PAUL and F. KOPKA: Effect of furacin (5-Nitro-2-furaldehyde semicarbazone) on the in vitro metabolism of mammalian tissue. Proc. Soc. Exper. Biol. Med. **79**, 555—558 (1952). — PETRAGNANI, G., e M. CITERNI: Ricerca del potere battericida „in vitro" dei vari tessuti di animali normali e tubercolosi sui B. K. Lotta Tbc. **8**, 305—318 (1937). — PFAFFENBERG, R.: Über die Bedeutung der Phagozytose von Tuberkelbakterien während des Tuberkuloseverlaufs. Z. Tbk. **105**, 275—285 (1955). — PHILIPSBORN, E. v.: Untersuchungen an lebenden Leukocyten und ihre Bedeutung für die Physiologie und pathologische Physiologie. Med. Mschr. **4**, 122—124 (1950). — PRONINA, J. A.: (Der Einfluß von chemischen Tuberkuloseheilmitteln auf Gewerbekulturen.) Probl. Tuberkulose **1951**, H. 5, 54—58. — RICH, A. R., and M. R. LEWIS: The nature of allergy in tuberculosis as revealed by tissue culture studies. Bull. Johns Hopkins Hosp. **50**, 115—131 (1932). — ROOTS, E., u. H. HAUPT: Zur Technik des Phagocytoseversuches. Z. Hyg. **135**, 152—155 (1952). — ROUS, P., and F. S. JONES: The protection of pathogenic microorganisms by living tissue cells. J. Exper. Med. **23**, 601—612 (1916). — RUMPF, G.: Zur Frage der Leukocytenveränderungen bei Tuberkulose im Sinne von Mitosegiftwirkung. Z. inn. Med. **4**, 318—319 (1949). — SANCTIS-MONALDI, T. DE: (Die Eignung der Mikroleukozytenkultur zum Studium der tuberkulösen Bazillämie.) C. R. Soc. Biol. **112**, 1641 (1933). — SCHMID, F., u. W. HAGGE: Beeinflussung unspezifischer Zellreaktionen durch die Tuberkulose-Allergie. Beitr. Klin. Tbk. **109**, 139—142 (1953). — SCHMIDT, W.: Untersuchungen über die Einwirkung moderner Tuberkulostatica auf Mycobacterium tuberculosis unter besonderer Berücksichtigung der natürlichen (unspezifischen) Phagocytose. Beitr. Klin. Tbk. **108**, 227—236 (1953). — SCHMIDT, W., u. H. v. SPROCKHOFF: Über die phagocytosefördernde Wirkung von Neoteben und Rimifon. Klin. Wschr. **1953**, 421—422. — SENECA, H., and D. IDES: (Der Effekt von Antibioticis auf menschliche Spermien.) J. Urol. **70**, 306—311 (1953). — SIMON, K.: Untersuchungen von Derivaten des Hydrazins auf ihre cytostatische Wirkung am Ascitestumor der Maus. Z. Naturforsch. **7**b, 531—536 (1952). — SMITH, D. T., H. S. WILLIS, and M. R. LEWIS: The behavior of cultures of chick embryo tissue containing avian tubercle bacilli. Amer. Rev. Tbc. **6**, 21—34 (1922). — SMYTH, H. F.: The reactions between bacteria and animal tissues under conditions of artificial cultivation. IV. The cultivation of tubercle bacilli with animal tissues in vitro. J. Exper. Med. **23**, 283—291 (1916). — SOLÉ, A.: Über den Einfluß des Penicillins auf die Zelle. Wien. klin. Wschr. **1950**, Nr. 17. — SOLOTOROWSKY, M., and F. J. GREGORY: Antituberculous activity in mice of triton A-20. A nonionic alkyl-aryl polyether alcohol, used alone and in combinations with dihydrostreptomycin. Amer. Rev. Tbc. **65**, 718—721 (1952). — SOMMO, L., e F. ANDOLFI: Influenza dell'idrazide dell'acido isonicotinico sulle modalità di guarigione di ferite chirurgiche sperimentali. Arch. Sci. med. (Torino) **96** (**78**), 137—147 (1953). — SOMMO, L., e G. OLDANO: Ricerche sperimentali mediante il metodo di LECOMTE DU NOUY sulle variazioni indotte dell'acido para-aminosalicilico, dalla streptomicina e dalla penicillina sulla guarigione delle ferite chirurgiche. Minerva chir. (Torino) **1952**, Nr. 7 — STEIN, R. J., and H. W. GERARDE: (Triphenyltetrazoliumchlorid in Gewebekulturen.) Science (Lancaster, Pa.) **111**, 691 (1950). — STEWARD, D. L.: (Die Wirkung von Streptomycin auf die Fruchtbarkeit von Bullensamen.) Vet. Rev. **63**, 445 (1951). — SUTER, E.: Multiplication of tubercle bacilli within phagocytes cultivated in vitro and effect of streptomycin and isonicotinic acid hydrazide. Amer. Rev. Tbc. **65**, 775—776 (1952). — (Die Vermehrung der Tuberkelbazillen innerhalb normaler Phagocyten in der Gewebskultur.) J. Exper. Med. **96**, 137—150 (1952). — Growth of tubercle bacilli in monocytes. Amer. Rev. Tbc. **69**, 1060—1062 (1954). — SWIFT, H. F., J. K. MOEN, and E. VAUBEL: Varying influence of tuberculous rabbit plasma on the growth of fibroblasts in vitro. J. Exper. Med. **60**, 149—161 (1934). — SYKES, J. G., and J. P. MIXNER: (Toxizität von Penicillin, Streptomycin, Aureomycin und Chloromycetin bei Anwendung verschiedener Salze, Sorten und Mengen auf Bullenspermatozoen.) J. Dairy Sci. **34**, 342—346 (1951). — TIMOFEJEWSKI u. BENEWOLENSKAJA: Züchtung von Geweben und Leukozyten des Menschen mit Tuberkelbazillen Calmettes (BCG). Virchows Arch. **268** (1928). — TRANKWILITATI, N. N.: (Über die Phagocytose des Glykogens durch Leukocyten in vitro.) Arch. Pathol. **12**, 65—68 (1950) (russ.). — WALLBACH, G.: Versuche zur Durchführung chemotherapeutischer Teste an der menschlichen Leukozytenkultur. Arch. exper. Zellforsch. **21**, 67—91 (1938). — WOODS, E. F., and J. M. GILLESPIE: (Eine kritische Untersuchung über die Verwendung der Papierelektrophorese für die Trennung von Proteinen und die Messung ihrer isoelektrischen Punkte. Austral. J. Biol. Sci. **6**, 130—141 (1953). — ZENNER, B., u. G.-D. v. ROM: Wird durch Sulfonamide die Phagocytose unmittelbar beeinflußt? Ärztl. Forsch. **4** (I), 564—566 (1950).

Enno Freerksen und Hildegard Schellenberg.

Mycobakterien in der Gewebekultur.

B. Untersuchungen zur Virulenz der Tuberkelbakterien in der Gewebekultur.

Die Reaktion animalischer Zellen auf Tuberkelbakterien verschiedener Typen sowie differierender Virulenz wurde verschiedentlich experimentell untersucht — *in vivo* z. B. an der Chorioallantois-Membran des bebrüteten Hühnereies (Goodpasteure und Anderson 1937, Costil und Bloch 1938, Emmart und Smith 1941, 1943, Moore 1942, Fite und Olson 1944, Eggerth, Dresher, McOsker 1948, Klose, Knothe, Schürmann 1951, 1952, Schürmann 1952) und an den Organen der weißen Maus (Bloch 1948, Pierce, Dubos und Schaefer 1953, Mackaness 1954); *in vitro* an Geweben der verschiedenartigsten Tiere (Gewebekultur) (Smyth 1916, Smith, Willis und Lewis 1922, Maximow 1924 bis 1928, Timofejewski und Benewolenskaja 1924—1928, Lang 1915, Haagen 1927, Wermel 1931, Fell und Brieger 1947, Suter 1952, 1953, Mackaness 1954).

Manche Untersucher kamen dabei zu der Ansicht, daß die Virulenz eines Stammes den Charakter der Zellenreaktion bestimmt, denn Infektionen mit virulenten Tuberkulosebakterien des humanen oder bovinen Typs führten in empfänglichen Geweben (humane Embryonalgewebe, Gewebe erwachsener Kaninchen) zu Zellentartung und Zelltod (Timofejewski und Benewolenskaja 1928, Maximow 1928). Avirulente Keime (z. B. BCG) destruierten dagegen das durch sie infizierte Gewebe nicht (Timofejewski 1928, Maximow 1928), obwohl die Keime ebenso in die Zellen eingedrungen waren wie die virulenten bzw. vermindert virulenten.

Suter fand bei quantitativen Studien über die Vermehrung der Tuberkelbakterien, daß virulente und vermindert virulente Stämme gleich gut in Monocyten wachsen können. Mackaness und Mitarbeiter wiesen in quantitativen Studien in vitro und in vivo (weiße Maus) nach, daß eine Korrelation zwischen den Wachstumsraten in vivo und der in vitro zu beobachtenden intracellulären Keimvermehrung besteht. Ihre Ergebnisse decken sich mit den Befunden von Pierce, Dubos und Schaefer. Danach ist die lag-phase (Verzögerungszeit) um so länger und das intracelluläre Wachstum um so gehemmter, je abgeschwächter in der Virulenz ein Stamm ist. Im übrigen verweisen wir für das Literaturstudium dieser Fragen auf Freerksen und Krüger-Thiemer (1955).

Wir selbst haben an Zellstämmen von Organen verschiedener Tiere die Reaktion der Zellen auf Tuberkelbakterien differierender Virulenz geprüft unter Berücksichtigung der INH- und streptomycinresistenten Variante des H37Rv. Dabei kam es uns gleichzeitig auf die Entwicklung einer Methodik an, die es ermöglicht, am lebenden Objekt kontinuierlich die Art und Weise des Eindringens der Bakterien in die Zellen, ihre Vermehrung oder ihren Untergang in den Geweben zu verfolgen. Über die ersten Ergebnisse soll im folgenden berichtet werden.

Material und Methodik.

Bakterienstämme. Die Untersuchungen wurden mit H37Rv (abgeschwächt virulent), H37Ra (avirulent), H37RvIr (stark abgeschwächt virulent), H37RvSr (virulent), BCG (avirulent), sowie drei virulenten frisch aus Patientenmaterial isolierten, humanen Stämmen ausgeführt. Die Bakterien wurden von PETRAGNANI-Nährböden aus 2—3 Wochen alten Kulturen entnommen, abgewogen, zermörsert und in Tyrode-, Kochsalz- oder Tween 80-Lösung (0,05%) aufgeschwemmt. Die Ausgangskonzentration, die in der fertig angesetzten Gewebekultur noch 1:4 durch Nährmedien verdünnt vorlag, wechselte in den einzelnen Versuchen von 0,5 bis 1 mg/cm^3 Lösungsmittel. In späteren Versuchen wurden die Bakterien nicht gewogen. Um möglichst *einzeln*liegende Keime zu erhalten, wurden die Suspensionen leicht zentrifugiert und dann nephelometrisch (Nephelometer nach SCHOBER-JENSEN) auf gleiche Dichte eingestellt.

Zellen. Wir verwendeten embryonales Gewebe des bebrüteten Hühnereies (über die Versuche mit Säugetiergeweben wird später berichtet werden). Die Herzen 9tägiger Embryonen wurden in möglichst gleich große Stücke zerschnitten und in ein Nährmedium aus Hühnerplasma und Embryonalextrakt zu gleichen Teilen gebracht. Nach Vorzüchtung wurden in der ersten Passage die Bakterien mit dem Embryonalextrakt in einem bestimmten Verdünnungsverhältnis den Kulturen zugesetzt. Daneben liefen stets Gewebekontrollen und Keimkontrollen im gleichen Nährmedium, aber ohne Gewebe mit. Meistens arbeiteten wir mit der Deckglas-Objektträgermethode, weil sie die direkte mikroskopische Beobachtung gestattet. Daneben verwendeten wir CARREL-Flaschen.

Die Präparate wurden in bestimmten Zeitintervallen in toto nach ZIEHL-NEELSEN gefärbt.

Die photographischen Bilder der gefärbten und nativen Präparate wurden mit Objektiv Ph 16/0,32 und Ph 40/0,63 in Verbindung mit den Okularen 12,5× gewonnen unter Verwendung der Exacta Varex mit Adox KB 14 Film.

I. Das Wachstum von Mycobakterien in Fibroblastenkulturen.

Schon die ersten Vorversuche zeigten, daß die Größe des Inokulums für den Ausfall des Versuches von erheblicher Bedeutung ist. Zu stark mit hochvirulenten, frisch von Patienten isolierten Stämmen infizierte Kulturen starben bald ab. Bei sehr kleiner Infektionsdosis konnte dagegen eine Reaktion auch ganz ausbleiben.

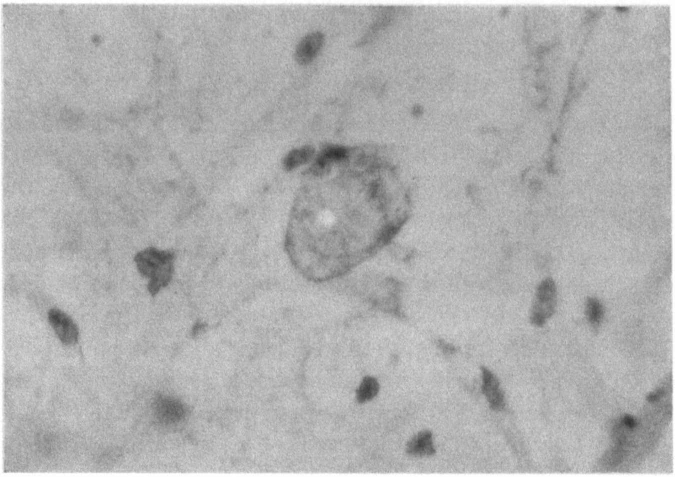

Abb. 1. Fibroblast, angefüllt mit BCG-Stäbchen. ZIEHL-NEELSEN-Färbung, Vergr. 800fach.

a) Infektion mit BCG.

Mit BCG setzten wir 5 Versuche an mit insgesamt 190 infizierten Präparaten und 116 Gewebekontrollen. Die Bakterieneinsaatgröße variierte von 0,025 mg bis 0,25 mg/ccm Nährmedium (Hühnerplasma und Embryonalextrakt zu gleichen Teilen). Die Reaktion der Fibroblasten auf Infektion mit BCG war durch die ganzen Versuchsserien hindurch auffallend schwach. Nach 2—3 Tagen und auch später zeigten selbst sehr dicht beimpfte Kulturen (0,25 mg/ccm Nährmedium) in den in toto nach ZIEHL-NEELSEN gefärbten Präparaten nur vereinzelte, aus dem Verband gelöste, abgerundete Zellen mit intracellulär gelagerten Bakterien (Abb. 1). Die Keime waren äußerst zart und nur an ihrer schwachen Säurefestigkeit erkennbar. Die meisten der in das Nährmedium hineingewachsenen Keime fanden sich zwischen den Zellen — scheinbar ohne Beziehungen zu ihnen — zerstreut. Sie lagen einzeln oder bildeten Cords, waren lang, schlank, zart, granuliert und säurefest. Manchmal lagen die Bakterien den Zellen seitlich an. In einem Versuchsansatz waren die Keime trotz ausreichender Beimpfungsmenge nach 72 Std gänzlich aus den Geweben verschwunden.

Die infizierten Kulturen blieben beinahe genau so lange wie die unbeimpften Gewebekontrollen am Leben.

b) Infektion mit den Teststämmen H37 Rv, H37 Ra, H37 RvSr, H37 RvIr und drei virulenten humanen Patientenstämmen.

Möglichst gleichgroße Explantate wurden in jedem Versuchsansatz mit der gleichen Bakterienmenge infiziert (im allgemeinen 0,25 mg/cm³). Die Keime des H37Rv, seiner Varianten Ra, Ir, Sr und der Patienten-

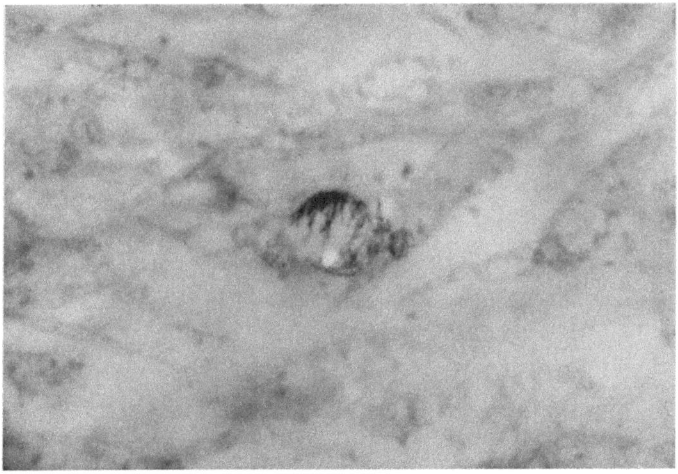

Abb. 2. Typus humanus (H 37 Rv), intravacuolär gelagert. ZIEHL-NEELSEN-Färbung, Vergr. 800fach.

stämme wurden, wenn das Gewebe gut ausgewachsen war, meistens nach 48—72 Std im Fibroblasten-Zelleib vorgefunden. Abgesehen von *vereinzelt* in den Zellen liegenden Keimen, die wohl eben aufgenommenen entsprechen, müssen die intracellulären Ansammlungen *vieler* Bakterien als Ausdruck des intracellulären Wachstums angesehen werden. Die *Lagerung* der Keime war bei allen sieben geprüften Stämmen im Prinzip die gleiche; wir fanden sie oft in unterschiedlich großen Zellvacuolen; nicht selten randständig (Abb. 2). Die Vacuolen konnten aber auch fehlen und die Bakterien bildeten frei im Plasma kleine Keimballen (Abb. 3) oder auch typische Cords (Abb. 4) (s. auch FREERKSEN, 1953). Letztere sahen wir nicht beim H37Ra. Der Zellkern schien manchmal durch benachbart gelegene Bakterien leicht deformiert. — Oft hatte man den Eindruck, daß die Stärke des Zellbefalls und das Ausmaß des intracellulären Wachstums bei der avirulenten Variante des H37Rv, nämlich dem H37Ra, gegenüber den anderen Varianten bei gleicher Beimpfungsdosis vielleicht ein wenig geringgradiger sei. Wenn auch weniger ausgeprägt, bestehen solche Unterschiede auch beim

H37RvSr. und H37RvIr. Jedoch müssen wir zur endgültigen Urteilsbildung genaue quantitative Untersuchungen erst abschließen. Die

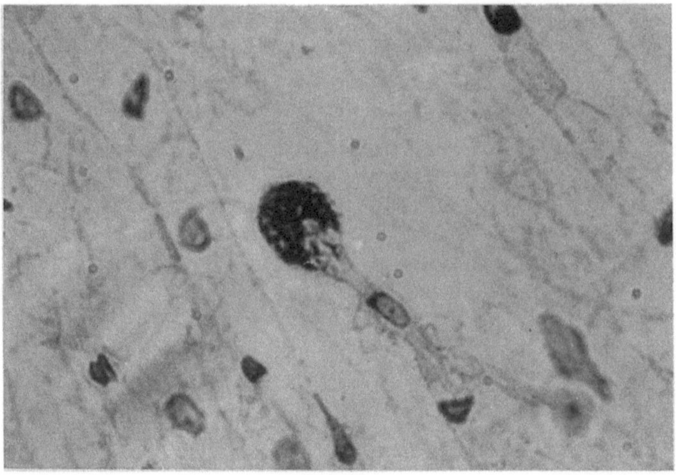

Abb. 3. Typus humanus (Patientenstamm), intracellulärer Keimballen. ZIEHL-NEELSEN-Färbung, Vergr. 800fach.

extracellulär gelegenen Keime der Gewebekulturen vermehrten sich schnell. Sie liegen entweder vereinzelt oder bilden üppige, lange Cords —

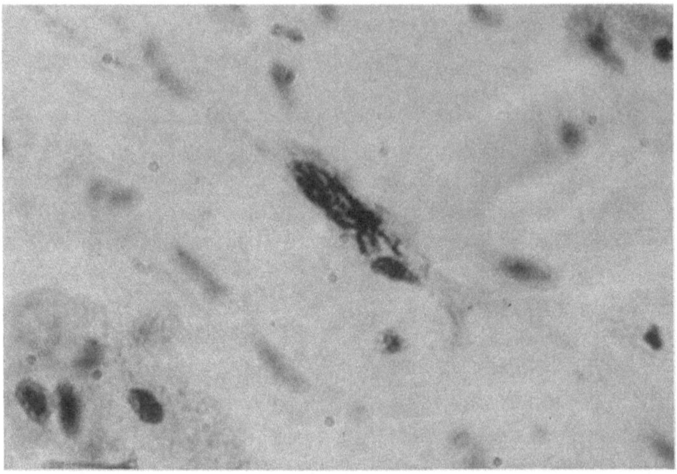

Abb. 4. Typus humanus (H 37 RvSr), intracelluläre Cordbildung. ZIEHL-NEELSEN-Färbung, Vergr. 800fach.

besonders beim H37RvSr und den drei humanen, vollvirulenten Stämmen aus Patientenmaterial. H37Ra wuchs dagegen in einem Embryonalextrakt enthaltenden Milieu in kleinen rundlichen Kolonien. — Auch auf und in dem angesetzten Gewebestückchen wucherten die Bakterien schnell und riefen dadurch einen Wachstumsstillstand der Kultur hervor. Schon 8—10tägige Kulturen wuchsen nicht mehr aus, während die mitgeführten Gewebekontrollen noch voll in ihrer Vitalität erhalten waren.

II. Die Lebendbeobachtung an infizierten Gewebekulturen.

Die Lebendbeobachtung an infizierten Gewebekulturen ist selten versucht worden. Wir fanden nur die Arbeit von Smith, Willis und Lewis (1922), die mit dem Typus gallinaceus arbeiteten. Diese Autoren führten ihre Beobachtungen über 9 Tage, ohne Wechsel des Nährmediums. Wenn auch in dem von ihnen verwendeten synthetischen Nährmedium nach Lockemann-Lewis die Zelldegeneration geringgradiger sein mag als im Embryonalextrakt, so sind diese Bedingungen doch biologisch ungünstig.

Die Schwierigkeiten für Lebendbeobachtungen sind groß; die Hängetropfenkultur ist wegen der groben mechanischen Schädigungen beim Umsetzen ungeeignet. Um die infizierten Kulturen und die Kontrollen täglich schonend öffnen, waschen und in ein neues Nährmedium bringen zu können, verwendeten wir flüssige Medien. Als Stütze für die Zellen verwendeten wir zunächst entfettete Watte, später farblosen Perlon, zuletzt Glas, das sich am besten bewährte.

Für die Züchtung an Glas modifizierten wir die von Maximow (1922) angegebene Methode des „double coverslip“: das Gewebe wird in einer gewöhnlichen Hängetropfenpräparation im soliden Plasmacoagulum zunächst an In-vitro-Bedingungen „adaptiert“ und dann in der ersten Passage an ein kleines Glasstückchen ($^1/_4$ eines gewöhnlichen Deckglases von der Größe 24×32 mm) gesetzt. Dieses wird mit einem Mikrotröpfchen Tyrodelösung an ein Deckglas von der Größe 24×32 mm als Unterlage geheftet. Die Präparation wird mit Nährmedium versehen und über dem Hohlschliff eines Objektträgers montiert. Beim Wechseln werden die kleinen Glasstückchen mit den an ihnen sitzenden Kulturen von ihrer Unterlage abgenommen, in Tyrodelösung gewaschen, mit frischem Medium versorgt und an ein neues Deckgläschen gesetzt.

Um mit Phasenkontrast arbeiten zu können, verwenden wir an Stelle des Hohlschliffs perforierte Objektträger mit einer mittleren, kreisrunden Öffnung (Durchmesser etwa 20 mm), die auf der Unter- und Oberseite des Objektträgers mit Deckgläsern verschlossen werden kann. An dem oberen Deckglas befindet sich die direkt an Glas gewachsene Kultur. Als Zellmaterial dienten Fibroblastenkulturen aus den Herzen von 7 Tage alten Hühnerembryonen. Die Bakteriensuspension (Embryonalextrakt mit Tyrode) wurde auf die Kultur placiert und das Präparat in dieser umgekehrten Lage (bezogen auf Hängetropfen) für einige Stunden belassen.

Im ersten Stadium des Kontakts zwischen Zelle und Mikroorganismus lagert sich der Keim, der seine BROWNsche Molekularbeweglichkeit

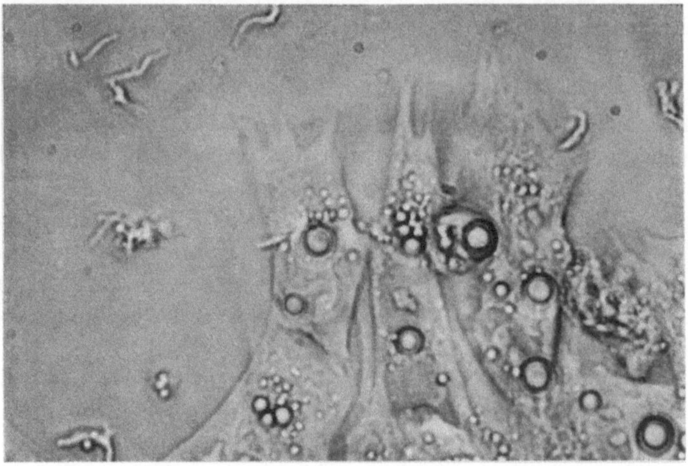

Abb. 5. Typus humanus (H 37 Rv), Keim im Eindringen in den Fibroblastenleib. Lebendbeobachtung, Vergr. 800fach.

verliert, annähernd quer zur Längsachse der Zelle. Anschließend wird er entweder ganz oder partiell in sie aufgenommen (Abb. 5). Bei nur

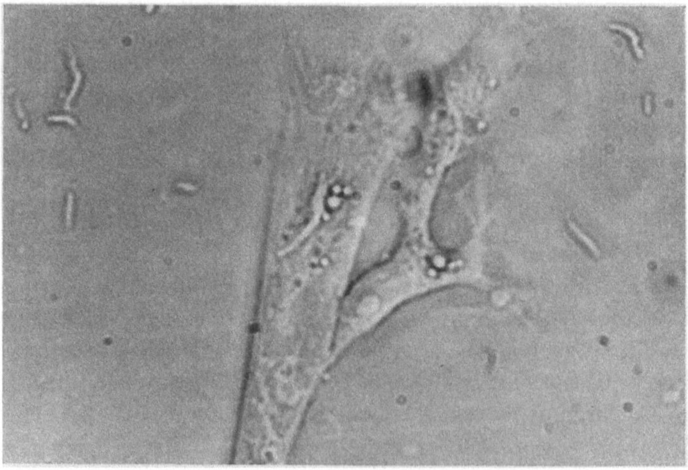

Abb. 6. Typus humanus (H 37 Rv Sr), intracelluläres Wachstum. Lebendbeobachtung, Vergr. 800fach.

teilweiser Aufnahme scheint sowohl der intra- als auch der extracellulär gelegene Teil zu wachsen. Die intracellulären Keime differenzieren sich durch ihre Lichtbrechung stark von der Umgebung; sie liegen zunächst frei im Cytoplasma (Abb. 6); erst später bilden sich Zellstrukturen nach

Art der Vacuolen. Unsere Stämme (H37Rv, H37RvSr, zwei humane virulente Patientenstämme) vermehrten sich intracellulär sehr schnell und füllten oft bald das ganze Cytoplasma aus (Abb. 7). Nach mehreren Tagen zerfielen intracellulär gelegene Keime oft in stark lichtbrechende Granula, doch ist es nicht in jedem Fall sicher möglich, diese von anderen, morphologisch ähnlichen Zellstrukturen zu unterscheiden. (Bei Färbung nach ZIEHL-NEELSEN waren diese Granula in der Kultur

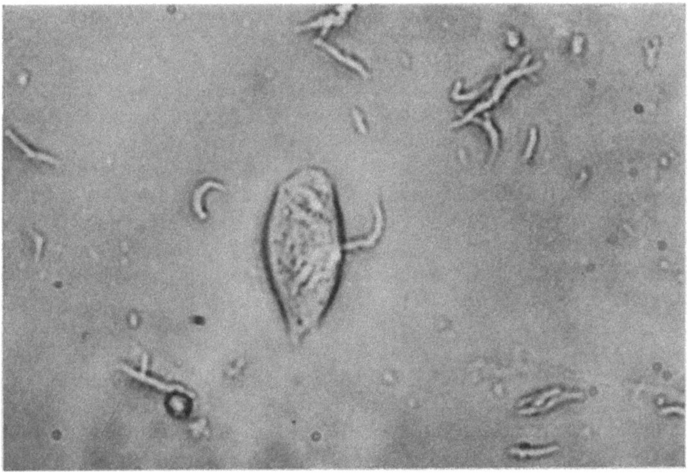

Abb. 7. Typus humanus (H 37 Rv Sr), intra- und extracelluläres Wachstum, Lebendbeobachtung, Vergr. 800fach.

säurefest.) Bei der Bakterienaufnahme sahen wir an den Zellen selbst keine, auf die Bakterien zu gerichteten Bewegungen oder amöboide Fortsätze. Allerdings konnten wir diese Beobachtungen bisher nicht kontinuierlich an isolierten Zellen auf heizbarem Mikroskopiertisch weiterführen. Die Präparate mußten vielmehr in bestimmten Zeitintervallen aus dem Brutschrank zur mikroskopischen Untersuchung entnommen werden. Die Befunde sollen unter Verbesserung der Methodik vervollständigt werden.

Zusammenfassung.

1. Kulturzellen (Fibrocyten), die mit BCG infiziert wurden, nehmen die Keime kaum auf. Nur einzelne, aus dem Verband gelöste Zellen enthielten intracellulär gelagerte Keime. — Die Lebensdauer der Kulturzellen wird durch BCG-Infektion nicht merklich beeinflußt.

2. Kulturzellen (Fibrocyten), die mit virulenten Stämmen infiziert wurden, nehmen die Keime schnell auf. Die intracelluläre Vermehrung erfolgt rasch und reichlich. Differenzen zwischen frisch gewonnenen virulenten Stämmen, dem H37Rv und seinen Varianten Ra, Sr, Ir

waren mit Rücksicht auf die intracelluläre Vermehrung kaum angedeutet. — Die Kulturzellen wurden durch die Infektion in ihrer Vitalität sehr geschwächt und starben wesentlich früher ab als die der Kontrollkulturen.

3. Erste Befunde über die Lebendbeobachtung der Keimaufnahme in Kulturzellen werden mitgeteilt und durch Abbildungen belegt.

Summary.

1) Culture cells (fibroblasts) which have been infected with BCG hardly ever absorb the germs. Only individual cells, no longer part of the community, contain intracellular germs. — In tissue cultures BCG-germs die off quickly. The life of the culture cells is not appreciably influenced by BCG-infection.

2) Culture cells (fibroblasts) which have been infected with virulent strains readily absorb the germs. Intracellular propagation is quick and copious. As far as intracellular multiplication is concerned there is hardly any difference between fresh virulent strains, H37Rv and its Ra, Sr, and Ir variants. — The culture cells were considerably impaired in their vitality by the infection and died off much earlier than those of the control cultures.

3) First findings are communicated and proved by pictures, of live observation of germs being absorbed by culture cells.

Résumé.

1. Les cellules de cultures (fibrocytes) infectées au BCG absorbent à peine les germes. Seules quelques cellules isolées détachées de la masse révèlent quelques germes intra-cellulaires. Les germes BCG se détruisent rapidement dans les cultures sur tissus. La durée de vie des cellules de culture ne semble pas influencée de façon notable par l'infection au BCG.

2. Les cellules de cultures (fibrocytes) infectées avec des souches virulentes absorbent rapidement les germes. La multiplication intracellulaire est rapide et abondante. On remarque très peu de différence au point de vue de la multiplication intracellulaire entre les souches virulentes récemment obtenues, la H 37 Rv et ses variantes Ra, Sr et Ir. La vitalité des cellules de cultures a été très affaiblie par l'infection et ces cellules sont mortes beaucoup plus rapidement que les cellules de contrôle.

3. Communication des premiers résultats d'observations in vivo concernant l'absorption des germes par les cellules de cultures et présentation des clichés.

Resumen.

1) Células de cultivo (fibrocitos) que fueron infectadas con BCG apenas admiten los gérmenes. Sólo células aisladas desprendidas de la asociación muestran gérmenes situados intracelularmente. Los gérmenes BCG perecen rápidamente en cultivo de tejido. El tiempo de vida de las células de cultivo no está notoriamente influído por la infección BCG.

2) Las células de cultivo (fibrocitos) que fueron infectados con cepas virulentas, acogen rápidamente los gérmenes. La propagación intracelular se efectúa rápida y abundantemente. Diferencias entre cepas virulentas obtenidas frescamente, el H37 Rv y sus variantos Ra, Sr, Ir apenas están indicadas en lo que concierne la multiplicación intracelular. Las células de cultivo fueron por la infección muy gebilitadas en su vitalidad y mueren mucho antes que las de los cultivo de control.

3) Los primeros resultados sobre la observación viviente de la admisión de gérmenes en células de cultivo son comunicados e ilustrados con imágenes.

Literatur.

Bloch, H.: Amer. Rev. Tbc. **58**, 662 (1948). — J. of Exper. Med. **88**, 355 (1948); **91**, 197 (1950). — Brieger, E.-M., J. A. R. Miles, V. E. Cosslett and R. W. Horne: Nature (Lond.) **168** (1951). — Costil, L., et F. Bloch: C. r. Soc. Biol. Paris **128**, 40 (1938). — Dubos, R. J.: Bacter. Rev. **12**, 173 (1948). — Ebeling, E. H.: J. of Exper. Med. **34**, 231 (1921). — Eggerth, A. H., E. Dresher and V. C. McOsker: Amer. Rev. Tbc. **57**, 632 (1948). — Emmert, E. W., and M. I. Smith: Publ. Health Rep. **56**, 1277 (1941). — Amer. Rev. Tbc. **47**, 426 (1943). — Fell, H. B., and E. M. Brieger: J. of Hyg. **45**, 359 (1947). — Fite, G. L., and B. J. Olson: Publ. Health Rep. **59**, 1423 (1944). — Freerksen, E.: Jbericht Borstel 1952/53. — Freerksen, E., u. E. Krüger-Thiemer: Jbericht Borstel 1954. — Goodpasteure, E. W., and K. Anderson: Amer. J. Path. **13**, 149 (1937). — Haagen, E.: Arch. exper. Zellforsch. **5**, 157 (1927). — Klose, F., H. Knothe u. R. Schürmann: Ärztl. Wschr. **1951**, 881—885. — Ärztl. Wschr. **1952**, 102—106, 598—600, 893—895. — Lang, F. J.: Arch. exper. Zellforsch. **2** (1915). — Mackaness, G. B.: Amer. Rev. Tbc. **69**, 495 (1954). — Mackaness, G. B., N. Smith and A. Q. Wells: Amer. Rev. Tbc. **69**, 479 (1954). — Maximow, A.: J. Inf. Dis. **34**, 549 (1924); **37**, 418 (1925). — Ann. Inst. Pasteur **42**, 225 (1928).

HILDEGARD SCHELLENBERG.

Mycobakterien in der Gewebekultur.

C. Die Wirkung von Tuberkelbakterien auf die Auswanderung der Fibroblasten.

Aus Vorversuchen glaubten wir schließen zu dürfen, daß Fibroblasten, die *vor* ihrer Explantation mit Bakterien in Kontakt gekommen waren, sich je nach dem Virulenzgrad des geprüften Stammes im Auswachsen unterscheiden.

Methodik. Zur Testung wurden sehr feine, in Größe und Dicke möglichst übereinstimmende Gewebestückchen zurechtgeschnitten. Als Teststämme dienten H37RvSr, H37RvIr, H37Rv, H37Ra und BCG. Die Keimsuspensionen wurden nach Auszentrifugieren größerer Bakterienklümpchen nephelometrisch auf die gleiche Dichte eingestellt. Mit diesen Suspensionen wurden die Gewebe bei 4° C für 6 bzw. 16 Std in Kontakt gehalten, in das Nährmedium (Hühnerplasma mit Embryonalextrakt und Tyrode) verpflanzt und bei 38° C bebrütet (Kochsalzkontrollen liefen bei gleicher Versuchsanordnung immer mit).

Da schon unbehandelte „Normalkulturen" in bezug auf ihre Vitalität variieren, erlauben nur statistisch ausreichende Zahlen von Ansätzen ein sicheres Urteil. Die von uns bei jeder Keimart sowie den Kontrollen ausgewerteten je 25 Präparate reichen noch nicht aus.

Zum Vergleich der Wachstumsintensität der infizierten Kulturen untereinander und mit den Kontrollkulturen ermittelten wir in bestimmten Zeitabständen die von den Kulturen eingenommenen Flächen, wie es seit EBELING (1921) üblich ist. Die Umrisse der Kulturen wurden während dreier Tage alle 24 Std, später in 2—3tägigen Intervallen, bei 17,5facher linearer Vergrößerung (Objektiv 3,5×, Okular 5×, Projektionsspiegel) in Höhe des Mikroskopiertisches gezeichnet; die so erhaltenen Flächen wurden planimetrisch ausgemessen. Natürlich kann man Unterschiede im Dickenwachstum der Kulturen so nicht bestimmen, weshalb solche Messungen auch nur eingeschränkten Wert haben.

Die planimetrisch erhaltenen Resultate dienten der Berechnung eines Zuwachskoeffizienten („relative growth"), indem wir das an dem betreffenden Tag ermittelte Gesamtkulturareal (A_t) durch das Mutterstück (A_0) dividierten:

$$Z = \frac{A_t}{A_0}.$$

Tabelle 1 gibt die nach 24, 48 und 72 Std gefundenen Zuwachskoeffizienten für die Fibroblastenexplantate wieder, die vor ihrer In-vitro-Anzucht 6 Std lang im Eisschrank (+4° C) mit Tuberkelbakterien (Streptomycin- und INH-resistenter Variante des H37Rv) in Kontakt gehalten worden waren.

Trotz des im Tierversuch nachgewiesenen Virulenzunterschiedes bei den beiden Varianten zeigten die Fibroblastenexplantate bei der hier angewandten Technik keine Wachstumsdifferenzen. Nach einer initialen Depression nähern sich am 2. und 3. Tag die mit H37RvSr infizierten Gewebestückchen in ihrer Ausdehnung den Kontrollen, während man aus den mit H37RvIr infizierten um diese Zeit eine leichte Wachstumsförderung herauslesen könnte.

Tabelle 1. *Zuwachskoeffizienten der mit H37RvSr und H37RvIr behandelten Gewebekulturen.*

Behandlung	1. Tag	2. Tag	3. Tag	Anzahl der Kulturen
Kochsalzlösung (Kontrollen)	5,4	14,6	22,8	25
H37RvSr	3,9	13,9	23,2	25
H37RvIr	4,7	17,6	26,0	25

Bei den Untersuchungen mit den Stämmen H37Rv, H37Ra und BCG wurden die Bakterien länger (16 Std) als im ersten Versuch mit den Geweben bei 4° C in Kontakt gehalten. Alle Kulturen wurden bis zu 15 Tagen durch Nährbodenpassagen fortgezüchtet. In Tabelle 2 sind die Ergebnisse dieser Versuchsanordnung zusammengestellt.

Tabelle 2. *Zuwachskoeffizienten der mit BCG, H37Ra* und *H37Rv behandelten Gewebekulturen.*

Behandlung	Tag								Anzahl der Kulturen
	1.	2.	3.	6.	8.	10.	13.	15.	
Kochsalzlösung (Kontrollen)	4,0	9,8	13,6	15,7	8,4	9,6	9,9	5,7	25
BCG	4,0	12,6	19,8	15,7	7,9	6,5	7,5	3,6	25
H37Ra	4,4	10,2	16,5	9,2	0,8	—	—	—	25
H37Rv	3,3	10,2	16,6	7,3	—	—	—	—	25

Offenbar bestehen zwischen dem virulenten Tuberkelbakterienstamm H37Rv und seiner avirulenten Variante H37Ra nur geringfügige Differenzen; bei annähernd gleicher Absterbezeit liegen die Zuwachskoeffizienten am 1., 6. und 8. Tag beim H37Rv ein wenig niedriger als beim H37Ra. Möglicherweise sind aber Fibroblasten für diese Untersuchungen ungeeignet, denn die Wachstumszonen des H37Rv differierten in ihrer Dichte beträchtlich gegenüber den anderen Teststämmen und gegenüber den Kontrollen. Sie waren ausgesprochen „schütter". Vielleicht verschieben sich die Werte bei einem quantitativ besser zu erfassenden

Testmaterial (Leukocyten) mehr zu ungunsten des H37Rv. Wir werden darüber später berichten.

Beim BCG liegen die Zuwachskoeffizienten in den ersten 1—3 Tagen deutlich höher als bei den Kontrollen. Vielleicht darf hier eine Analogie zu den Untersuchungen CARRELs hergestellt werden, nach denen Bacterium coli auf das Gewebewachstum in vitro stimulierend wirken kann. Am 6. Tag stimmen die Werte für Kontrolle und BCG überein; für die weiteren Zeiten scheinen die BCG-Kulturen in ihrer Wachstumsintensität vom 10. Tag an stärker gehemmt.

Zusammenfassung.

1. Bei 3tägiger Bebrütung war der Zuwachskoeffizient von Kulturzellen, die vor der Weiterzüchtung mit H37RvSr und H37RvIr in Berührung gekommen waren, gegenüber den Kontrollen, die keiner Infektion ausgesetzt gewesen waren, nicht verändert.

2. Bei 15tägiger Bebrütung zeigten die mit H37Ra und H37Rv in Kontakt gekommenen Kulturen annähernd gleiche Zuwachskoeffizienten und fast gleiche Lebensdauer der Kulturen. — Die mit BCG in Kontakt gekommenen Kulturen zeigten gegenüber den Kontrollen anfänglich eine leichte Erhöhung der Zuwachsrate, die aber nicht bis zum Ende der Kulturdauer erhalten blieb. Die Lebensdauer war bei den BCG-Kontaktkulturen und den Kontrollen gleich.

Summary.

1) After an incubating period of three days there was no difference in the growth coefficient of culture cells in contact with H37RvSr and H37RvIr and controls not exposed to any infection.

2) After an incubating period of 15 days cultures in contact with H37Ra and H37Rv had approximately the same growth coefficient and almost the same length of life as the control cultures. — Cultures brought into contact with BCG at first showed a slightly increased rate of growth as compared with the controls, but this did not continue up to the life period of the culture. BCG-contact cultures and control cultures had the same life period.

Résumé.

1. Aprés une incubation de 3 jours le coefficient de croissance des cellules de cultures mises au contact de H37RvSr et H37RvIr avant de continuer la culture n'a révélé aucune différence par rapport à celui des cultures-témoins non infectées.

2. Au bout de 15 jours d'incubation le coefficient de croissance et la durée de vie des cultures mises au contact de H37Ra et H37Rv étaient très proches. . Le coefficient de croissance des cultures mises au contact de BCG s'est d'abord révélé légèrement supérieur à celui des cultures de contrôle mais cette supériorité n'a pas duré jusqu'à la fin de la culture. La durée de vie a été la même pour les cultures infectées au BCG que pour les cultures-témoins.

Resumen.

1) En una incubación de tres días no había cambiado, frente a los controles que no habían estado expuestos a ninguna infección, el coeficiente de crecimiento de células de cultivo que antes de continuar la cría estuvieron puestos en contacto con H37RvSr y H37RvIr.

2) En una incubación de 15 días los cultivos puestos en contacto con H37Ra y H37Rv mostraron aproximadamente el mismo coeficiente de crecimiento y casi la misma duración de vida los de cultivos. Los cultivos puestos en contacto con BCG mostraron frente a los controles al principio un ligero aumento del coeficiente de crecimiento, que no se conservó, empero, hasta el final de la duración del cultivo. La duración de vida era la misma en los cultivos en contacto con BCG y los controles.

Constantin Klett.

Über die Zeichenschärfe von Röntgen-Verstärkerfolien*.

Die meisten Röntgenaufnahmen der Medizin und der zerstörungsfreien Materialuntersuchung werden heute unter Verwendung von Verstärkerfolien hergestellt. Diese sind immer dann unerläßlich, wenn die Strahlenbelastung klein gehalten werden soll oder wenn es auf möglichst kurze Belichtungszeiten ankommt.

Die Verstärkerfolien sind mit einer Schicht kleiner, fluorescierender Kristalle bedeckt, die Atome hoher Ordnungszahl enthalten, z. B. $CaWO_4$-Kristalle. Die schweren Anteile in den fluorescierenden Körnern absorbieren die Röntgenstrahlen stärker als die AgBr-Körner der photographischen Schicht, so daß schließlich einer Absorption von rund 1% im Film eine Absorption von etwa 70% in der Folie gegenübersteht. Die in den Wolframatkristallen absorbierte Röntgenenergie wird in sichtbares, im wesentlichen blaues Licht verwandelt. Obwohl dabei die Ausbeute nur wenige Prozent der absorbierten Röntgenenergie beträgt, erreicht man auf diesem Wege doch Verstärkungsfaktoren (Verhältnis der Belichtungszeit ohne Verstärkerfolie zu der mit Verstärkerfolie für gleiche Schwärzung), die in der Größenordnung von 50 gegenüber Aufnahmen mit reiner Röntgenstrahlung liegen[1, 2]. Bei Verwendung eines doppelt begossenen Filmes wird derselbe zwischen eine Folienkombination (zwei mit ihrer Oberfläche einander zugekehrte Verstärkerfolien) gelegt und so exponiert.

Durch die Benutzung einer Verstärkerfolie wird erfahrungsgemäß die Zeichenschärfe mit steigendem Verstärkungsfaktor kleiner. Aus diesem Grunde sind in der Praxis verschiedene Typen von Folienkombinationen (feinzeichnende, Universal- und Hochleistungsfolien) gebräuchlich. Sie unterscheiden sich äußerlich hauptsächlich durch die Dicke ihrer Leuchtschicht.

Die Literatur über die *Zeichenschärfe* von Verstärkerfolien ist entsprechend ihrer Bedeutung für die Medizin und Technik sehr umfangreich. Trotzdem gehen die Ansichten über die Ursachen der Folienunschärfe auch heute noch weit auseinander. Manche Autoren machen dafür hauptsächlich die Größe der fluorescierenden Körner verantwortlich[3–6]. Ein großer leuchtender Kristall kann eine größere Zahl von AgBr-Körnern belichten, während das reine Röntgenquant nur ein einziges AgBr-Korn treffen kann. Ein sehr großer $CaWO_4$-Kristall erzeugt

* Siehe auch Z. angew. Phys. **4**, 556—560 (1954).

dann auch eine entsprechende Bildunschärfe. Andere Autoren glauben, daß es auf die Dicke der Folienschicht ankäme[7, 8]. Jeder angeregte Folienkristall strahlt nach allen Richtungen und erzeugt auf dem Film einen um so größeren Schwärzungshof, je weiter er von ihm entfernt ist. Durch Streuung und Reflexion an anderen Folienkörnern wird die Unschärfe noch größer.

Um einen Anhaltspunkt über die Korngröße und die Kornverteilung in den zur Zeit handelsüblichen Verstärkerfolien zu gewinnen, wurden in einer früher veröffentlichten Arbeit[9] Mikroaufnahmen von der Oberfläche verschiedener Verstärkerfolien mit sichtbarem Licht gemacht. Es ergab sich, daß die Körner im allgemeinen an der Oberfläche zu Haufen geballt sind, die je nach Fabrikat 30—100 Einzelkörner enthalten. Die Größe der einzelnen Körner liegt zum Unterschied von den von Eggert[3] gemessenen älteren Folien heute im allgemeinen zwischen 2 und 20 μ. Die Körner sind also so klein, daß sie keinen nennenswerten direkten Einfluß auf die Zeichenschärfe haben können, denn die Folienunschärfe liegt nach den Angaben verschiedener Autoren in der Größenordnung von wenigen Zehntel Millimetern. Die Korngröße und Kornverteilung sind lediglich für die betreffende Herstellerfirma und für den Fabrikationsprozeß charakteristisch, auf die zu erwartende Zeichenschärfe lassen sie keinen Schluß zu. Für eine genaue Beurteilung der Zeichenschärfe ist es unerläßlich, diesen Begriff möglichst exakt zu definieren. Sehr häufig wird in der Röntgenologie die Zeichenschärfe der Folien durch die Randunschärfe einer abgebildeten Bleikante angegeben. Die Brauchbarkeit dieser Methode wurde aber verschiedentlich in Frage gestellt, wie bei Deubner und Hieber[10] für die Leuchtschirme der elektronenmikroskopischen Praxis. Auf Grund der in der physiologischen Optik gesammelten Erfahrungen dürfte jedoch eine Randschärfe von wenigen Zehntel Millimetern die Erkennbarkeit irgendwelcher Details nicht beeinflussen. Der üblicherweise angenommenen Sehschärfe von ungefähr einer Sehwinkelminute entspricht nämlich bei 30 cm Beobachtungsabstand ein Filmgebiet von 0,1 mm und deshalb ist es unwahrscheinlich, daß Variationen, die im Grenzgebiet der subjektiven Erkennbarkeit liegen, noch deutlich bemerkt werden. Diese Behauptung wird durch eingehende Untersuchungen von Kruithof[11] erhärtet.

Für optische Systeme wird zur Messung der Zeichenschärfe normalerweise der *Siemens*-Stern verwendet. Der Abstand der hellen und dunklen Sektoren, die gerade noch aufgelöst werden können, bilden dabei das Maß für das Auflösungsvermögen[12]. Bei dieser optischen Prüfung handelt es sich aber um so große Schwärzungs- bzw. Helligkeitsdifferenzen, wie sie bei Röntgenaufnahmen praktisch nie vorkommen. In dem hier zu besprechenden Falle sind die Details gegen die

Umgebung meist nur schwach aufgehellt oder abgeschattet. Dann spielen die Beleuchtung, der Adaptationszustand, die Blendung und der physiologische Kontrast eine ausschlaggebende Rolle[13-15]. Die Zeichenschärfe (Detailerkennbarkeit) in der Röntgenaufnahme wird außerdem durch die Größe; die geometrische Form und den Abstand dieser Details, und durch den Helligkeitsunterschied zwischen ihnen und ihrer Umgebung beeinflußt. In der physiologischen Optik sind die hier auftretenden Schwierigkeiten allgemein bekannt[16].

Um den praktischen Verhältnissen möglichst nahe zu kommen, ist es also notwendig, noch die Röntgenschatten irgendwelcher abzubilden-

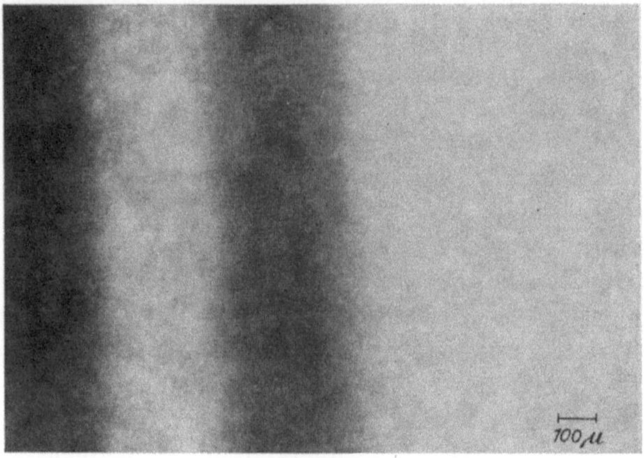

Abb. 1a.

der Details in die Mikroaufnahme zu bringen. Die Folie soll in demselben Anregungszustand wie bei einer gewöhnlichen Röntgenaufnahme sein. Die Objekte sollen einen Kontrast erzeugen, der dem in einer Röntgenaufnahme üblichen entspricht. Die Vergrößerung soll nicht allzu groß sein, damit der ursprüngliche optische Eindruck nicht verwischt, sondern eher differenzierter erscheint. Die Mikroaufnahmen wurden daher von verschiedenen durch Röntgenstrahlen angeregten Verstärkerfolien mit etwa 50facher Vergrößerung hergestellt, wobei sich gleichzeitig der Strahlenschatten eines geeigneten Testobjektes auf der Folie abzeichnete.

Dieses Testobjekt besteht aus 0,35 mm breiten und 0,06 mm dicken Streifen einer Bleifolie, die auf ein 0,5 mm starkes Plexiglasstückchen aufgeklebt wurden. Die Bleistreifen lagen bei der Aufnahme direkt auf der Rückseite der Verstärkerfolie. Von dieser Seite aus wurde die Verstärkerfolie mit einer Röntgenröhre bestrahlt, deren wirksamer Brennfleck die Ausdehnung von 1 mm² hatte. Der Abstand des Brennflecks von der Folie betrug 20 cm, so daß die durch die endliche Ausdehnung des Brennflecks hervorgerufene Unschärfe für eine 1 mm dicke Verstärkerfolie bestimmt unter $^1/_{100}$ mm blieb. Verwendet wurden der

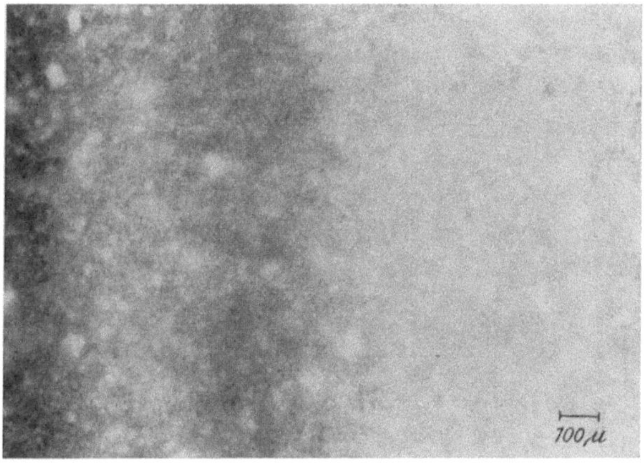

Abb. 1b.

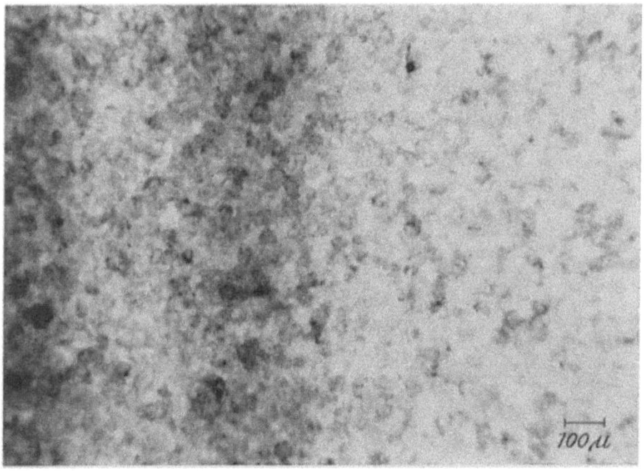

Abb. 1c.

Abb. 1a—c. Mikroaufnahmen von Einzelfolien und von einem Leuchtschirm. a Vorderfolie und b Rückfolie einer Hochleistungsfolienkombination, c Leuchtschirm. Mit Röntgenstrahlen angeregt. Durchstrahlung. Vergrößerung 50fach. Auf Agfa-Fluorapid-Film.

Apparat DA 400 und die Röntgenröhre Rö 2/30 der Firma C. H. F. Müller. Die Röhrenscheitelspannung war für alle Aufnahmen 80 kV. In diesem Falle beträgt die Strahlenabsorption in der Bleifolie 65% der auffallenden Strahlung. Die verschiedenen Folien wurden mit einer solchen Strahlenmenge angeregt, daß die Negative der Mikroaufnahmen untereinander gleiche Grundschwärzung hatten. Die so gewonnenen Aufnahmen der Abb. 1 zeigen deutlich Unterschiede für die dünne Vorderfolie, die dickere Rückfolie und für den zum Vergleich mit aufgenommenen Leuchtschirm. Die Folienstruktur ist im Gegensatz zu früheren, von FRANTZELL[17] wiedergegebenen Aufnahmen auch auf den stärker geschwärzten Stellen noch deutlich sichtbar. Die hellen Flecken auf der Mikroaufnahme rühren von vereinzelten stärker leuchtenden Körnern der Folienoberfläche her. Auffallend ist, daß die Unterschiede weniger in der Breite der wiedergegebenen Details liegen, als in verschieden großen Schwärzungsdifferenzen zwischen Objektschatten und Umgebung. Das stützt die schon oben geäußerte Vermutung, daß für die Zeichenschärfe einer Verstärkerfolie nicht die Randschärfe im Bild, sondern der Kontrast eine überragende Rolle spielt. Dasselbe gilt in gewissem Maße auch für den Vergleich zwischen Verstärkerfolien und Leuchtschirmen. Letztere bestehen meist aus ZnS-Phosphoren und haben wesentlich gröbere Körner. Aber auch hier ist die Verbreiterung des abgebildeten Objektes geringfügig gegenüber der Verminderung des Kontrastes. Außerdem wurden zum Studium des Einflusses der Korngröße auf die Zeichenschärfe Mikrophotographien von Verstärkerfolien verschiedener mittlerer Korngrößen hergestellt. Die Folien waren aus den feinen, mittleren und groben Anteilen einer Originalsubstanz angefertigt worden, mit den Hauptanteilen von 20—25 μ, 12—15 μ und 10—12 μ *. Die Unterschiede in den Mikroaufnahmen sind gering, lediglich die schon oben erwähnten, durch vereinzelte stärker leuchtende Körner hervorgerufenen hellen Flecken sind bei der groben Leuchtsubstanz häufiger als bei der feinkörnigen. Am physiologischen Kontrast ändern sie praktisch noch nichts, deshalb spielen sie bei der Betrachtung eines Röntgenfilmes mit freiem Auge keine Rolle. Aus allen Aufnahmen geht eindeutig hervor, daß die heute gebräuchlichen Verstärkerfolien so feinkörnig sind, daß das Korn die Zeichenschärfe nicht beeinflußt.

Bei den Mikroaufnahmen der Abb. 1 durchdrangen die Röntgenstrahlen die Verstärkerfolie von der Rückseite her, wie das in der Praxis für eine Vorderfolie der Fall ist. Um zu einer allgemein gültigen Vorstellung über die Folienunschärfe zu kommen, muß die Verstärkerfolie auch mit dem für eine Rückfolie üblichen Strahlengang untersucht werden. Die Oberfläche wird in diesem Falle zuerst von den Röntgenstrahlen getroffen und wegen der starken Absorption in der Folie stärker angeregt als die tieferen Schichten. Der Beitrag der diffusen Abbildung durch die filmferneren Schichten ist dann relativ kleiner als derjenige der schärferen Abbildung durch die filmnäheren Oberflächenschichten. Eine Folie wird deshalb verschieden gute Zeichenschärfe haben, je nachdem ob sie in der Art einer Rückfolie oder in der einer Vorderfolie verwendet wird.

* Diese Folien wurden mir freundlicherweise von Herrn ERICH KRUPPA, Hildesheim, zur Verfügung gestellt.

Weil eine Mikroaufnahme von der durch *Auf*strahlung angeregten Verstärkerfolie unverhältnismäßig große Schwierigkeiten macht, wurden für die weitere Untersuchung Direktaufnahmen von dem Testobjekt gemacht. Dieses wurde focusnah auf den Kassettendeckel gelegt und ein feinkörniger Einschichtfilm mit der Emulsion der zu untersuchenden

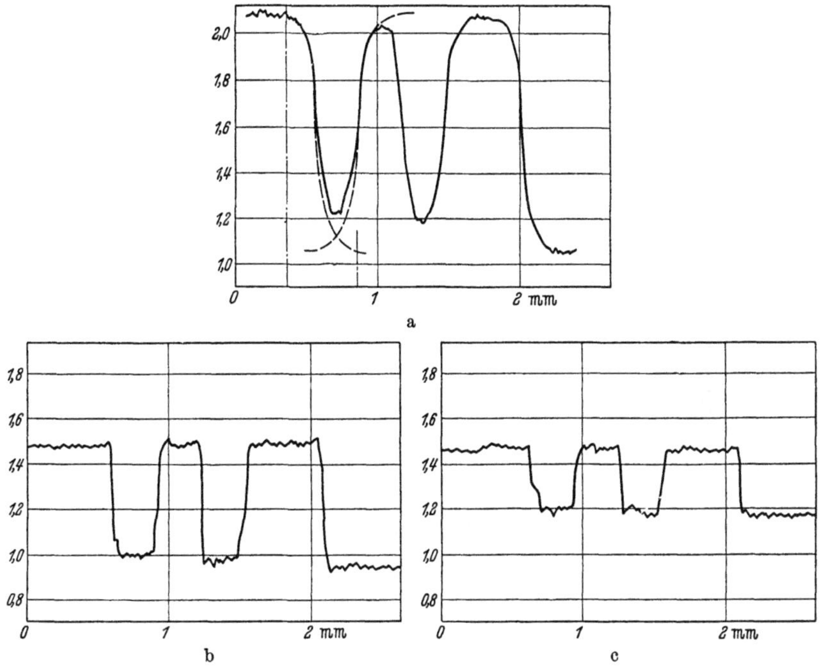

Abb. 2a—c. Photometerkurven von Röntgentestaufnahmen. Schwärzung des Films durch Fluorescenzlicht. a Dünne Vorderfolie, Aufstrahlung. Schwärzung des Films durch reine Röntgenstrahlung, b ohne Folie, c mit vorgelegter, aber durch schwarzes Papier abgedeckter Vorderfolie. Abszisse 40fach gedehnt. Testaufnahmen auf Perutz-Dokumenten-Film.

Folienoberfläche zugekehrt eingelegt. Folgende 4 Fälle sollen hier besprochen werden: Eine einzelne dünne oder dicke Folie (Vorder- bzw. Rückfolie) wurde so in die Kassette gelegt, daß die leuchtende Folienoberfläche der Röntgenröhre zugekehrt war (dünne bzw. dicke Folie in Aufstrahlung). Dann wurde die dicke Folie mit ihrer Rückseite zur Röhre hin eingelegt (dicke Folie in Durchstrahlung) und schließlich beide Folien als Folienkombination eingelegt, das Fluorescenzlicht der dünnen Vorderfolie jedoch durch schwarzes Papier abgeschirmt (dicke Folie, Aufstrahlung, in Folienkombination verwendet). Die so hergestellten Filme wurden mit Hilfe eines selbstregistrierenden Mikrophotometers (Koch und Goos) mit 40facher Übersetzung photometriert.

Alle diese Photometerkurven sind einander ähnlich, darum sei nur die Kurve für die dünne Folie in Aufstrahlung wiedergegeben (Abb. 2a).

Die feineren Unterschiede zwischen den 4 Kurven sind aus Tabelle 1 zu entnehmen. Es sind dort die Schwärzungsdifferenzen hinter einander entsprechenden Stellen des Testobjektes und die Gesamtausdehnung der Unschärfenzone angegeben. Die Randunschärfe betrug 0,1—0,2 mm, sie ist für die Photometerkurve einer Bleikante definiert als der Horizontalabstand der Schnittpunkte der an die Kurve gelegten Wendetangente mit den extrapolierten horizontalen Ausläufern der Photometerkurve.

Tabelle 1.

Folie und Anregungsart	ΔS	Gesamtausdehnung der Unschärfenzone mm
Dünne Folie, Aufstrahlung. . .	0,8	0,5
Dicke Folie, Aufstrahlung . . .	0,8	0,5
Dicke Folie, Durchstrahlung . .	0,6	0,55
Dicke Folie, Aufstrahlung, in Folienkombination verwendet	0,55	0,5

Tabelle 1 zeigt, daß für die dünne und für die dicke Folie in Aufstrahlung keinerlei Unterschiede bestehen, die Zeichenschärfe ist für beide gleich gut. Für die Folie in Durchstrahlung und für die dicke Rückfolie der Folienkombination erhält man dagegen eine Verschlechterung der Zeichenschärfe, die sich, abgesehen vom visuellen Eindruck, hauptsächlich in einer Erniedrigung der Schwärzungsdifferenzen bemerkbar macht.

In guter Übereinstimmung mit den von DEUBNER und HIEBER[10] an elektronenangeregten Leuchtschirmen gewonnenen Ergebnissen bleibt die Randunschärfe und auch die Gesamtausdehnung der Unschärfenzone auch für Röntgenverstärkerfolien* bei *Auf*strahlung unabhängig von der Dicke der Leuchtsubstanz konstant, während sie für die *Durch*strahlung mit wachsender Dicke zunimmt. Dagegen werden die auftretenden Schwärzungsdifferenzen immer dann verringert, wenn die Röntgenstrahlen, bevor sie die leuchtende Oberfläche der Verstärkerfolie treffen, andere Folienschichten (tiefere Schichten derselben Folie oder eine fremde Folie) durchlaufen haben.

In einer weiteren Aufnahmeserie (Abb. 2b und c) wurden Testaufnahmen mit reiner Röntgenstrahlung, also ohne das Fluorescenzlicht der Folie hergestellt, einmal mit einer zwischen Röhre und Film befindlichen Verstärkerfolie, deren Fluorescenzlicht durch schwarzes Papier

* Bei den hier untersuchten Verstärkerfolien handelt es sich um eine rot angefärbte Siemens-Rubin-Folienkombination, bei der das blaue Fluorescenzlicht der tieferen Schichten stärker absorbiert wird, als das von den Oberflächenschichten ausgehende. Bei nicht angefärbten Folien ist für Aufstrahlung die Unabhängigkeit von der Dicke der Leuchtschicht nicht ganz so gut[18].

vom Film ferngehalten wurde, und einmal ganz ohne eine Folie. Man erhält durch das reine Zwischenschalten der Folie eine starke Einebnung der Schwärzungsdifferenzen. Ein möglicher Einfluß der in der Verstärkerfolie entstehenden gestreuten Röntgenstrahlung konnte ausgeschlossen werden. Die Erniedrigung der Schwärzungsdifferenzen muß also der Strahlenaufhärtung beim Durchdringen der $CaWO_4$-Schichten zugeschrieben werden.

Für die unter Verwendung einer Verstärkerfolie hergestellten Röntgenaufnahmen ergibt sich folgendes Bild: Zwei aufzulösende Details müssen durch einen zwischen ihnen liegenden und ausreichenden Helligkeitsunterschied voneinander getrennt sein. Dieser wird durch zwei Faktoren beeinflußt:

1. Durch die Überlagerung der Unschärfenzonen. Für die wiedergegebenen Testaufnahmen ist dies bereits der Fall, denn die Bleistreifen haben eine Breite von 0,35 mm, während die Gesamtausdehnung der Unschärfenzone für die verwendete Verstärkerfolie etwa 0,5 mm beträgt.

2. Durch den Einfluß der Strahlenaufhärtung infolge der Filterung durch die Vorderfolie und gegebenenfalls auch durch das Aufnahmeobjekt. Selbst bei einer dünnen vorgeschalteten Vorderfolie ist die Verringerung der Schwärzungsdifferenzen in dem von der Rückfolie der Kombination erzeugten Bild größer als bei einer dicken durchstrahlten Folie.

Die hier gemachten Ausführungen über die Entstehung der Folienunschärfe scheinen im ersten Augenblick mit der Erfahrung in Widerspruch zu stehen, daß trotz flacherer Gradationskurve Aufnahmen ohne Verstärkerfolie eine größere Zeichenschärfe ergeben als Folienaufnahmen. Das ist aber nicht der Fall. Liegen nämlich die Objekte sehr nahe beieinander, überlagern sich die unscharfen Ränder der mittels Verstärkerfolien abgebildeten Objekte und verringern so die Schwärzungsdifferenzen zu ihrem Zwischenraum, die bei einer folienlosen Aufnahme in der ursprünglichen Größe erhalten bleiben.

Die vorliegenden Untersuchungen über die Zeichenschärfe von Verstärkerfolien lassen erkennen, daß die Folienunschärfe durch keinen Kunstgriff ganz beseitigt werden kann. Die untere Grenze für die Größe der Randunschärfe ist durch die Rückfolie gegeben. Soll die Folie dünn sein, muß sie aus schweren Elementen aufgebaut sein, um ausreichende Absorption der Röntgenstrahlen zu gewährleisten. Das bedeutet aber Strahlenaufhärtung und damit Kontrastverminderung durch die Vorderfolie. Werden hingegen Leuchtsubstanzen aus leichten Elementen verwendet, um die Strahlenaufhärtung zu verkleinern, muß die Folie, um genügend Strahlen absorbieren zu können, dicker werden; damit wächst aber die Größe der Randunschärfe der Vorderfolie. Dies gilt ganz unabhängig von der Korngröße.

Zusammenfassung.

Es wird gezeigt, daß die Korngröße bei den heute verwendeten Verstärkerfolien keinen Einfluß auf die Zeichenschärfe hat. Diese wird durch die in der Aufnahme erzielbaren Kontraste bestimmt. Die Wirkung der Verstärkerfolie auf die Zeichenschärfe kann in 2 Faktoren zerlegt werden. Durch die Streuung des Fluorescenzlichtes in der Leuchtschicht entsteht die Randunschärfe, durch die Strahlenaufhärtung bei der Durchstrahlung der Vorderfolie eine gleichmäßige Erniedrigung aller Schwärzungsdifferenzen. Für Objekte, die einen kleineren Durchmesser haben als die doppelte Randunschärfe, bewirkt die Überlagerung der unscharfen Ränder eine mit abnehmender Objektgröße immer stärker werdende Kontrastverminderung; zum Unterschied davon ist die durch Strahlenaufhärtung bedingte Kontrastverminderung unabhängig von der Objektgröße.

Herrn Prof. Dr. Dr. Schober danke ich für Anregungen zu dieser Arbeit und für ihre großzügige Förderung.

Summary.

The author shows that the grain size of the intensifying screens now in use has no influence on definition, which is determined by the contrasts achieved in the radiograph. The effect on definition of the intensifying screen can be seen as the work of two factors. The scatter of the fluorescent light in the luminous layer results in marginal blurring; the hardening of the rays when passing through the front screen brings about a uniform decrease in the differences of density. In the case of objects with a diameter smaller than double the marginal blurring the superposition of the blurred margins results in a diminution of contrast density increasing with decreasing object size; on the other hand the diminution of contrast density produced by hardening of the rays is independent of the size of the object.

Résumé.

On démontre que la grosseur de grain des écrans renforçateurs utilisés actuellement n'a aucune influence sur la netteté de l'image. Celle-ci dépend des contrastes qu'on parvient à obtenir pendant la prise de l'écran cliché. L'influence de l'écran renforçateur sur la netteté de l'image peut être divisée en deux facteurs:

a) La dispersion de la lumière fluorescente dans la couche lumineuse provoque l'imprécision des contours.

b) Le durcissement des rayons traversant l'écran antérieur provoque une diminution régulière des contrastes.

Pour les objets dont le diamètre est inférieur au double du flou périphérique, le recouvrement des contours imprécis provoque une diminution de contraste croissant proportionnellement à la diminution des dimensions de l'objet; par contre la diminution des contrastes provoquée par le durcissement des rayons est indépendante des dimensions de l'objet.

Resumen.

Se muestra que la granulación no ejerce ninguna influencia sobre la nitidez de la imagen en las hojas reforzadoras utilizadas hoy día. La nitidez está determinada por el contraste logrado en la fotografía. El efecto de las hojas reforzadores sobre la nitidez de la imagen puede descomponerse en dos factores. A consecuencia de la dispersión de la luz fluorescente en la capa de luz surge la falta de nitidez de los bordes; a consecuencia del endurecimiento de los rayos que atraviesan la hoja anterior, una disminución uniforme de las diferencias de ennegrecimiento. Para objetos que tienen un diámetro más pequeño que la doble borrosidad de los bordes, la interferencia de los bordes no nítidos produce una disminución de los contrastes que aumenta en la misma proporción en que se reduce el tamaño del objeto; contrariamente a ello la disminución de los contrastes condicionada por el endurecimiento de los rayos es independiente del tamaño del objeto.

Literatur.

[1] EGGERT, J., u. E. SCHOPPER: Ann. Physik **3**, 270 (1948). — [2] WIDEMANN, M.: Z. techn. Physik **22**, 27 (1941). — [3] EGGERT, J.: Fortschr. Röntgenstr. **34**, 369 (1926). — Einführung in die Röntgenphotographie, 7. Aufl., S. 48. Zürich 1951. — [4] BARTH, W., u. J. EGGERT: Fortschr. Röntgenstr. **39**, 88 (1929). — [5] MEIDINGER, W.: Röntgenphotographie. Berlin 1945. — [6] BAUER, K.: ABC der Röntgentechnik. Neu bearbeitet von H. VOGLER und E. WAGNER, 3. Aufl. Leipzig 1948. — [7] VAUPEL, O.: Zerstörungsfreie Werkstoffprüfung mit Gamma- und Röntgenstrahlen, S. 63. Frankfurt 1944. — [8] NITKA, H.: Physik. Z. **39**, 436 (1938). — [9] SCHOBER, H., u. C. KLETT: Röntgen-Blätter **6**, 214 (1953). — [10] DEUBNER, B., u. F. HIEBER: Z. angew. Phys. **6**, 112 (1954). — [11] KRUITHOF, A. M.: Philips techn. Rdsch. **11**, 340 (1949/50). — [12] ANGERER, E. v.: Wissenschaftliche Photographie, 4. Aufl., S. 158. Leipzig 1950. — [13] DITTLER, R.: Die Physiologie des optischen Raumsinnes. Kurzes Handbuch der Ophthalmologie, Bd. 2, S. 380ff. Berlin 1932. — [14] SCHOBER, H.: Das Sehen, Bd. 2. Leipzig 1954. — [15] SCHOBER, H., u. C. KLETT: Röntgen-Blätter **5**, 51 (1952). — [16] SCHOBER, H.: Optik **9**, 386 (1952). — [17] FRANTZELL, A.: Acta radiol. (Stockh.) Suppl. **85**, 26 (1951). — KLETT, C.: Naturwiss. **42**, 121 (1955).

Hermann Kölbel.

Eine Lichtfilterkombination zur Fluorescenzbeobachtung im gesamten sichtbaren Spektralbereich*.

Die seit einiger Zeit als Erregerlichtquellen für Fluorescenzmikroskope zur Verfügung stehenden Quecksilberhöchstdrucklampen besitzen eine gesteigerte Leuchtdichte im ultravioletten Gebiet. Der erzielte Gewinn an kurzwelliger Strahlung erlaubt es, die Fluorescenzerregung ausschließlich auf den für unser Auge unsichtbaren Wellenbereich zu beschränken und damit die Fluorescenzbeobachtung auf das gesamte sichtbare Spektralgebiet auszudehnen. Da die Fluorescenzintensität eines Stoffes abhängig ist von der relativen Lage seines Absorptionsbereiches zur Lage der erregenden Emissionslinien des Quecksilbers, werden die Vorteile der Filterkombinationen für spezielle Zwecke (Tuberkelbakteriennachweis) hiervon nicht berührt.

In früheren Mitteilungen (Kölbel 1948, 1952a, b, 1953) haben wir eine Filterkombination angegeben, welche auf die Bogenlampe als Erregerlichtquelle abgestimmt ist. Hier erfolgt die Fluorescenzerregung mit Einschluß des blauen Anteils des Spektrums, wodurch die Fluorescenzbeobachtung nach der kurzwelligen Seite mit dem Grün begrenzt ist. Da jedoch jede selektive Absorption die Farbwiedergabe verfälscht, kann die Fluorescenzfarbe wesentlich vom absorbierenden Ocularsperrfilter beeinträchtigt werden.

Unsere Untersuchungen mit der Philips-Lampe CS 150, in Verbindung mit dem Leitz-Ortholux führte zur Verwendung einer Filterkombination, welche aus den Schott-Filtern 2 mm UG 11 und 1 mm VG 10 besteht**. Die Transmissionsgradkurven dieser Filter sind gleichzeitig mit der spektralen Energieverteilung der Quecksilberdampflampe in nachstehendem Kurvenbild (Abb. 1) dargestellt.

Die Durchlässigkeit des Filters UG 11 im roten Spektralgebiet erfordert die Verwendung einer Küvette mit 5%igem $CuSO_4$ in einer Schichtdicke von etwa 1 cm. Das Flüssigkeitsfilter erübrigt sich, wenn man statt des UG 11 ein UG 1 von 4 mm Dicke verwendet. Bei dieser Kombination muß man allerdings einen gewissen Lichtverlust in Kauf nehmen, welcher bei hohen Vergrößerungen ins Gewicht fällt.

---

* Siehe auch Naturwiss. **41**, 550 (1954).

** Die in einer Arbeit von G. Gottschewski [Mikroskopie **9**, 147 (1954)] hierüber gemachten Angaben gehen auf einen von uns im November 1953 festgelegten Vorschlag zurück.

Das bisher als Ocularsperrfilter gebräuchliche Euphosglas zeigt eine merkliche Durchlässigkeit im kurzwelligen Gebiet mit einem Maximum bei 315 mμ. Wenn diese auch keine Farbigkeit des Bilduntergrundes bedingt, so wirkt sie sich doch aus den folgenden Gründen nachteilig aus:

a) Für das Auge besteht die Gefahr der „Linsenfluorescenz“ ($<$400 mμ), die als Schleier oder Nebel empfunden wird.

b) Fluorit-Objektive werden zur Eigenfluorescenz angeregt.

c) Für die Kittflächen der Optik besteht die Gefahr der Fluorescenzerregung gleichfalls.

d) Bei der mikrophotographischen Aufnahme summiert sich die Fluorit- und Kittflächen-Fluorescenz mit dem Photoeffekt der durchgelassenen kurzwelligen Reststrahlung.

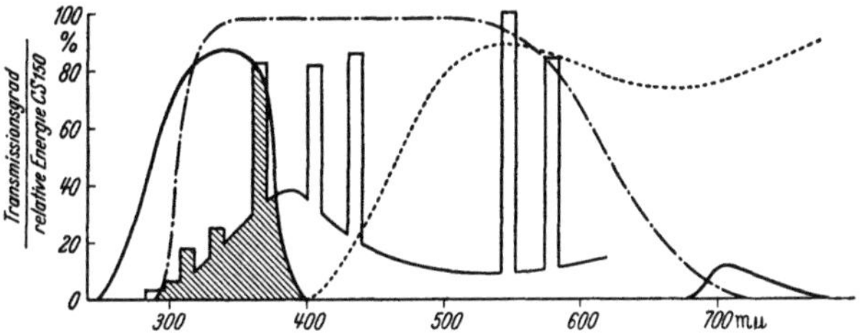

Abb. 1. Transmissionsgradkurven und Energieverteilung. ——— 2 mm UG 11; – – – 1mm VG 10; —·—·— 1 cm $CuSO_4$ 5%; __⊓__ relative spektrale Energie CS 150.

Diese Nachteile bestehen für das VG 10 nicht.

Mit der Filterkombination UG 11 — VG 10 ist es möglich, die biologisch häufige primäre Blaufluorescenz für die Sichtbarmachung struktureller Differenzierungen zu verwerten, die Anfärbung mit blaufluorescierenden Farbstoffen erweitert darüber hinaus die bisher nicht voll ausgeschöpften Möglichkeiten der fluorescenzmikroskopischen Methode. Ausführliche Angaben über die Anwendung in Biologie und Medizin finden sich bei Haitinger (1938), Dankworth (1949), Strugger (1949), Bräutigam und Grabner (1949), Bandow (1950) und Krieg (1953).

Zusammenfassung.

Es wird eine Filterkombination für Fluorescenzmikroskope beschrieben, welche aus den Schott-Gläsern UG 11 und VG 10 besteht. In Verbindung mit den seit einiger Zeit zur Verfügung stehenden Quecksilberhöchstdrucklampen ist es hiermit möglich, Fluorescenzeffekte im gesamten sichtbaren Spektralbereich zu beobachten.

Summary.

A filter combination for fluorescence microscopes is described which consists of Schott glasses UG 11 und VG 10. Used together with the maximum-pressure mercury discharge lamps now available they made it possible to observe fluorescence effects over the whole visible range of the spectrum.

Résumé.

Description d'une combinaison de filtres destinée au microscope à fluorescence, et se composant de verres Schott UG 11 et VG 10. Utilisée en liaison avec les lampes à vapeur de mercure à pression maxima dont on dispose depuis quelques temps elle permet d'observer des effets de fluorescence dans toute l'étendue du spectre.

Resumen.

Se describe una combinación de filtros para el microscopio fluorescente, compuesta de los cristales Schott UG 11 y VG 10. En unión con la lámpara de máxima presión de mercurio, que desde hace algún tiempo está a disposición, es posible observar efectos fluorescentes en todo el campo espectral visible.

Literatur.

BANDOW, F.: Lumineszenz. Stuttgart: Wissenschaftliche Verlagsgesellschat. 1950. — BRÄUTIGAM, F., u. A. GRABNER: Beiträge zur Fluoreszenzmikroskopief Wien: G. Fromme & Co. 1949. — DANKWORTH, P. W.: Lumineszenz-Analyse im filtrierten ultravioletten Licht. Leipzig: Akademische Verlagsgesellschaft 1949. — HAITINGER, M.: Fluoreszenzmikroskopie. Ihre Anwendung in der Histologie und Medizin. Leipzig: Akademische Verlagsgesellschaft 1938. — KÖLBEL, H.: Naturwiss. **35**, 122 (1948). — Z. wiss. Mikrosk. **61**, 142 (1952). — Naturwiss. **39**, 528 (1952); **40**, 457 (1953). — KRIEG, A.: Klin. Wschr. **31**, 350 (1953). — STRUGGER, S.: Fluoreszenzmikroskopie und Mikrobiologie. Hannover: Schaper 1949.

HERMANN KÖLBEL.

Über den Wert der fluorescenzmikroskopischen Methode für den Nachweis des Mycobacterium tuberculosis im Menstrualblut*.

Wir haben über einen Zeitraum von etwa 3 Jahren die Frage untersucht, ob es möglich ist, die Genitaltuberkulose der Frau durch fluorescenzmikroskopischen Nachweis des Erregers im Menstrualblut diagnostisch zu sichern. Wir folgten hierbei einer Anregung von Prof. KIRCHHOFF, aus dessen Lübecker Klinik wir das Blut zugesandt bekamen. Parallel mit der fluorescenzmikroskopischen Untersuchung liefen Kultur und Tierversuch, welche in Borstel von Frau Dr. MEISSNER durchgeführt wurden. Die Mikroskopie von Ausstrichpräparaten nach der ZIEHL-NEELSEN-Färbung wurde bald aufgegeben, da sie kaum jemals zum Nachweis führte. Über das Ergebnis unserer vergleichenden Untersuchungen von insgesamt 1040 Menstrualbluten, welche von 399 Patientinnen stammten, möchte ich kurz berichten.

Tabelle 1.
Von 1040 Menstrualbluten bei 399 Patientinnen waren positiv:

	Menstrualblute	Patientinne
Kultur	47	38
Tierversuch	192	120
Fluoroskopie	311	172

Tabelle 2.

Fluoroskopie	−	+	+	−	+	−	+	−
Kultur	−	+	+	+	−	−	−	+
Tierversuch	−	+	−	+	+	+	−	−
	602	16	3	19	58	99	234[1]	9

[1] 234 Untersuchungen von . . . . 155 Patientinnen
Früher oder später bestätigt (Kultur und Tierversuch) . . 78 Patientinnen
Bisher bakteriologisch unbestätigt . . . . 77 Patientinnen

In dieser Übersicht (Tabelle 1) fällt auf, daß die Anzahl positiver kultureller Befunde stark gegenüber denjenigen des Tierversuches zurückbleibt. Ohne näher auf mögliche Ursachen einzugehen, ist daher festzustellen, daß die kulturelle Züchtung keine geeignete Methode für den Nachweis von Tuberkelbacillen im Menstrualblut darstellt.

Sehen wir uns eine Tabelle (Tabelle 2) an, auf der sämtliche Befunde aller 3 Nachweismethoden einander gegenübergestellt sind.

---

* Vortrag auf dem 30. Deutschen Gynäkologenkongreß, München, 8. Okt. 1954.

Insgesamt waren 602 bei allen Untersuchungsarten negativ. Die Zahl derjenigen Untersuchungen, bei welchen alle 3 Nachweismethoden gleichlautend einen positiven Befund brachten, ist wegen der geringen kulturellen Ausbeute erwartungsgemäß niedrig. Gering ist auch die Anzahl derjenigen positiven Befunde des Tierversuches und der Fluoroskopie, welche jeweils lediglich durch die Kultur bestätigt wurden. Fluoroskopie und Tierversuch stimmen dagegen schon in einem höheren Prozentsatz überein. Am Schluß der Tabelle stehen dann die positiven Befunde, die ohne eine Bestätigung durch eine andere Methode geblieben sind. Tierversuch allein 99, Fluoroskopie 234 und Kultur 9. Die hohe Zahl der fluoroskopischen Befunde überrascht; doch ist hierzu zu sagen, daß der mikroskopische Test als ein Objektnachweis sich grundsätzlich von dem biologischen als ein Test auf die Vermehrungs- bzw. Infektionstüchtigkeit eines Erregers unterscheidet. Aus diesem Grunde kann eine gegenseitige Bestätigung dieser so verschiedenen Methoden nicht erwartet werden. Eine ähnliche Diskrepanz ist bei allen vergleichenden Untersuchungen dieser Art festzustellen. Man kann aber den Wert dieser unbestätigten fluoroskopischen Befunde abschätzen, wenn man sie nach Patientinnen aufgliedert. Die 234 Untersuchungen umfassen 155 Patientinnen, deren Genitaltuberkulose in 78 Fällen früher oder später durch Tierversuch oder Kultur gesichert wurde. Es verbleibt somit ein Rest von 77 Patientinnen, auf den später noch zurückzukommen sein wird.

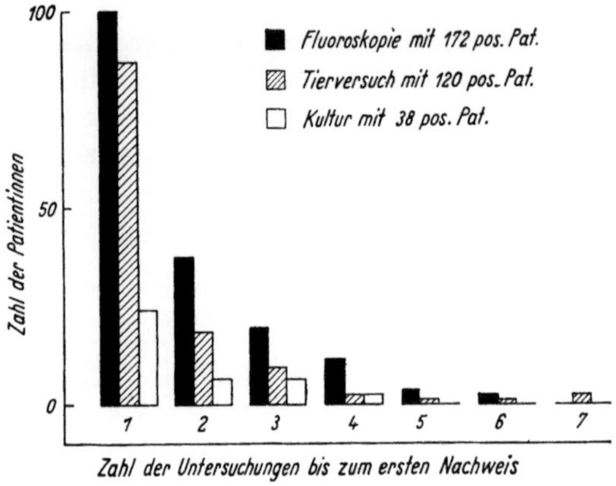

Abb. 1.

Bei der geringen Anzahl positiver kultureller Befunde fallen solche besonders ins Gewicht, bei welchen der gleichzeitige Tierversuch negativ ausfiel. Das sind in unserer Aufstellung $3+9=12$ Fälle. Unter Berücksichtigung der Tatsache, daß die Kultur oft versagt, müssen wir hieraus schließen, daß der Tierversuch weit häufiger negativ ausfällt, als durch diese 12 Fälle offenkundig wird. Wir sind der Meinung, daß ein Teil der eben behandelten fluoroskopischen Befunde diese negativ verlaufenen Tierversuche aufdeckt. Sicher ist jedenfalls, daß ein negativer Ausfall eines Tierversuches nicht beweisend ist. Diese Feststellung wird auch zu einem gewissen Grad gestützt durch die obenstehende Übersicht (Abb. 1). Wir haben hier die Anzahl derjenigen Patientinnen aufgeführt, die jeweils bei der 1., 2., 3. usw. Untersuchung erstmalig positiv wurden. So waren im Tierversuch bei der ersten Untersuchung des Menstrualblutes 87 Patientinnen positiv, 18 bei der zweiten usw. Eine ähnliche Folge solcher Zahlen erhalten wir auch bei der Fluoroskopie. Hieraus leiten wir die Notwendigkeit einer wenigstens dreimaligen Untersuchung des Blutes aufeinanderfolgender Menstruationen ab. Erst wenn alle diese Untersuchungen negativ verlaufen, kann mit einiger Sicherheit — zu etwa 90—95% — eine tuberkulöse Erkrankung ausgeschlossen werden. Doch ist zu beachten, daß in einzelnen Fällen erst der 7. Tierversuch zum Nachweis geführt hat.

Die Aufgliederung der erwähnten 77 Patientinnen mit fluoroskopisch positivem Befund, welcher bakteriologisch bisher unbestätigt blieb, gibt folgendes Bild (Tabelle 3). Die Daten hierfür wurden uns aus der Klinik von Prof. Kirchhoff zur Verfügung gestellt.

Tabelle 3.

Histologisch gesicherte Genitaltuberkulose	31
Klinischer Verdacht auf Genitaltuberkulose	23
Morbus Boeck	1
Extragenitale Tuberkulose	9
Verdacht auf extragenitale Tuberkulose	2
Kein Anhalt für Tuberkulose	11
	77

Die verbleibenden 11 Fälle wurden bisher nur einmal, wenige zweimal untersucht und erfüllen somit nicht die geforderte Bedingung der wenigstens dreimaligen Wiederholung.

Zur Kontrolle unserer Methodik haben wir eine Reihe von Bluten von Patientinnen untersucht, bei welchen klinisch keine Befunde für eine Genitaltuberkulose sprachen (Tabelle 5). Dennoch haben wir unter 26 Patientinnen bei 70 Untersuchungen $6+3+1=10$ positiv gefunden. Bei diesen bestand in 5 Fällen eine extragenitale Tuberkulose. Auf die Häufigkeit der Beteiligung des Genitale bei nachgewiesener extragenitaler Tuberkulose ist in der Literatur wiederholt hingewiesen worden.

Unsere Untersuchungen über die Nachweismöglichkeit des Tuberkelbacillus im Menstrualblut haben ein interessantes mikrobiologisches

Tabelle 4. *Menstrualblut von Patientinnen ohne klinischen Verdacht einer Genitaltuberkulose (Kontrollblute).*

Fluoroskopie Kultur Tierversuch	— — —	+ + +	+ + —	— + +	+ — +	— — +	+ — —	— + —	insgesamt
Zahl der Untersuchungen	25	0	0	0	39	0	5	1	70
Zahl der Patientinnen	16				6		3	1	26

Problem aufgedeckt, das hier allerdings nur kurz angedeutet werden kann. Das Versagen der Ziehl-Neelsen-Methode liegt daran, daß im Menstrualblut nur selten klassische Tuberkelbacillen zu finden sind. Unsere fluorescenzmikroskopischen Befunde stützen sich auf eine Erscheinungsform des Erregers, welche wir häufig auch im Liquor und — vergesellschaftet mit anderen Formen — auch im tuberkulösen Gewebe gefunden haben. Der Tuberkelbacillus hält sich nicht immer an die ihm vom Lehrbuch vorgeschriebene Morphologie; über sein Verhalten im Organismus wissen wir noch wenig. Um Ihnen einen Eindruck von der möglichen Vielgestaltigkeit zu geben, habe ich im Bild eine Reihe von solchen Formen zusammengestellt, wie man sie in der Kultur gelegentlich antrifft (Abb. 2—7). Kleine kokkoide Formen finden sich neben normalen säurefesten und nicht säurefesten, granulierten und homogenen Stäbchen ebenso wie Verzweigungsformen und dicken Kugeln. Die im Blut auftretenden Elemente sind meist noch um eine Größenordnung kleiner als die hier gezeigten kleinsten und liegen damit an der Empfindlichkeits- und Auflösungsgrenze des Fluorescenzmikroskopes. Das zeigt das nächste Bild, in welchem wir ein positives Sputum (Abb. 8) einem positiven Blut (Abb. 9) gegenübergestellt haben. Auf einem elektronenoptischen Bild können Sie die Größenordnungen abschätzen, in welchen Tuberkelbakterien in der Kultur auftreten können (Abb. 10).

Um dem klinischen Bedürfnis nach einem möglichst frühzeitigen bakteriologischen Nachweis Rechnung zu tragen, haben wir versucht, den Tierversuch durch Beimpfung der Eihaut des bebrüteten Hühnereies zu ersetzen. Über die Ergebnisse dieser Untersuchungen können wir jedoch noch nicht abschließend berichten.

Die hohe fluorescenzmikroskopische Ausbeute an positiven Befunden war einerseits durch eine Verfeinerung der Präparations- und Färbemethode möglich, andererseits aber auch durch optimale apparative Bedingungen. Die damit gegebene hohe Empfindlichkeit der Methode muß mit einer entsprechenden Genauigkeit der Auswertung gekoppelt werden, wenn man zu guten Ergebnissen kommen will. Da es sich hierbei nicht um einen objektiv registrierbaren Meßvorgang handelt, ist eine ausreichende Erfahrung unerläßliche Vorbedingung. Darum glauben wir auch nicht, daß diese Methode routinemäßig in jedem bakteriologischen Laboratorium angewendet werden kann, selbst, wenn die apparativen Vorbedingungen hierfür erfüllt sind.

Ich konnte nur versuchen, Sie an Hand von Tabellen von der Brauchbarkeit der von uns angewendeten Methode zu überzeugen. Die Fülle der mitgeteilten Zahlen ist in dieser kurzen Übersicht verwirrend; sie kann aber wohl dazu dienen, die Problematik aufzuzeigen. Da keine absolut sichere Meßmethode existiert, entscheidet nicht allein die Statistik über den Wert dieser fluorescenzmikroskopischen Befunde, sondern

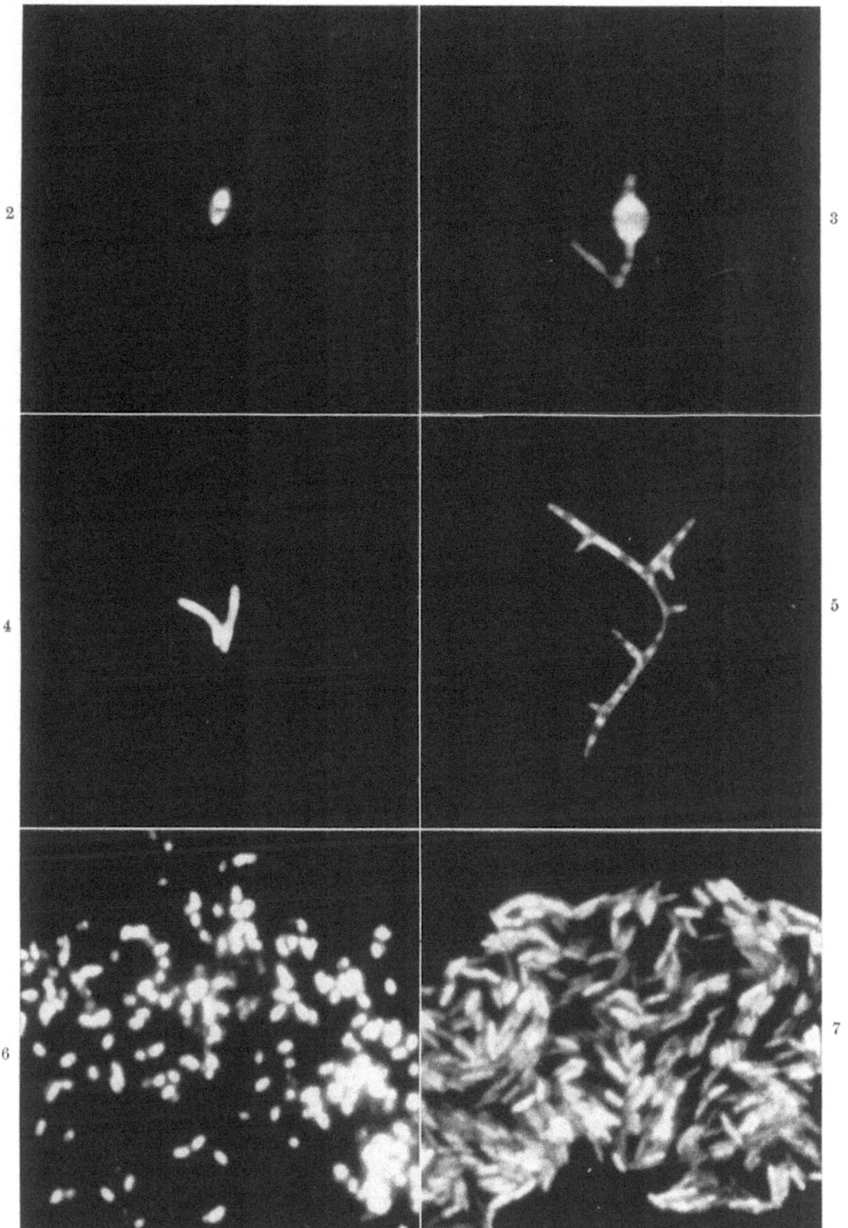

Abb. 2—7. Morphologische Variationsbreite des Mycobacterium avium. Fluorescenzaufnahmen 2500:1.

maßgeblich der Kliniker, der die klinischen und bakteriologischen Daten in ihrer Gesamtheit übersieht.

8
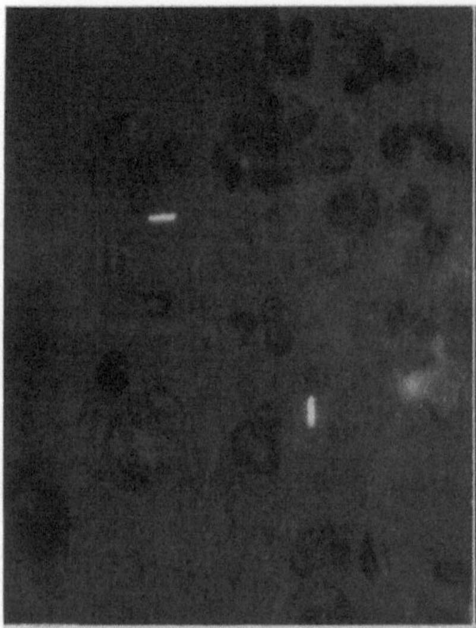
9
 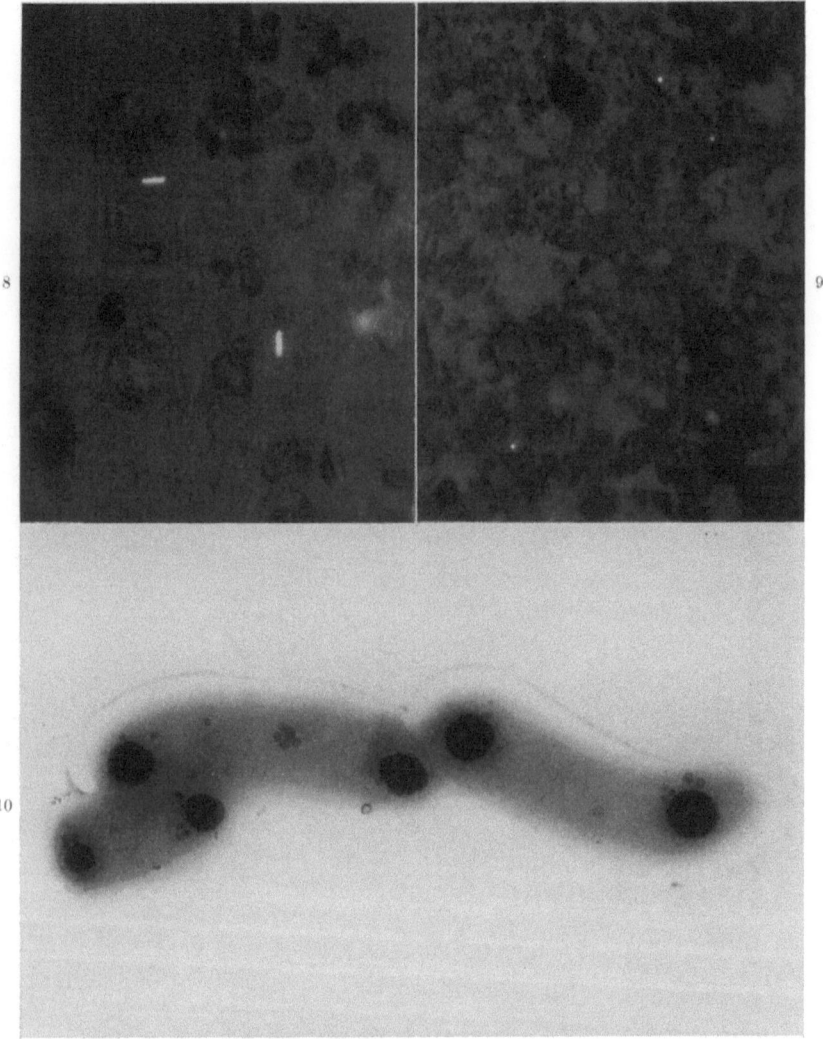

10
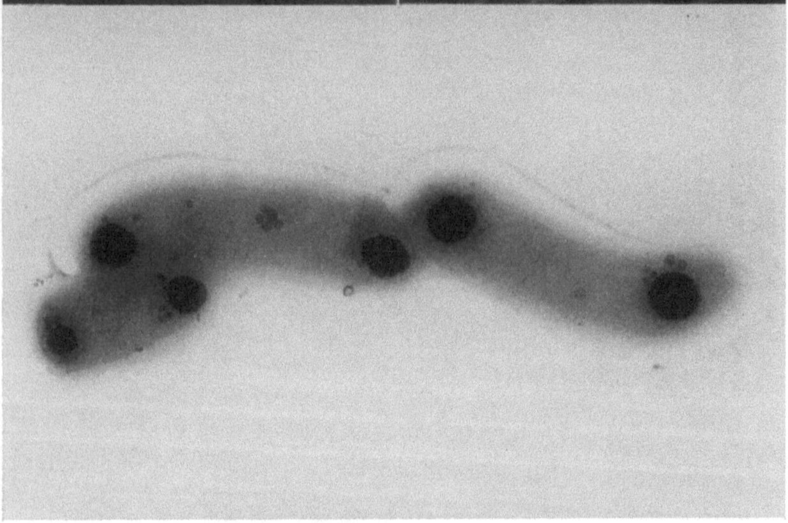

Abb. 8. Tuberkulosepositives Sputum. Fluorescenzaufnahme 2000:1.

Abb. 9. Tuberkulosepositives Menstrualblut. Fluorescenzaufnahme 2000:1.

Abb. 10. Mycobacterium tuberculosis. Elektronenoptische Aufnahme 23000:1.

Zusammenfassung.

Es werden die Ergebnisse vergleichender bakterioskopischer und bakteriologischer Untersuchungen (Ziehl-Neelsen, Fluoroskopie, Kultur, Tierversuch) des Menstrualblutes mitgeteilt. Aus der aufgestellten Statistik, welche insgesamt 1040 abgeschlossene Untersuchungen umfaßt, geht hervor, daß eine Übereinstimmung positiver Befunde aller Untersuchungsmethoden nur in einem geringen Prozentsatz festzustellen ist. Die ZIEHL-NEELSEN-Methode versagt völlig. Gemessen an der Zahl der positiven Tierversuche ist es auffällig, daß die Kultur sehr häufig negativ ausfällt. Auf der anderen Seite zeigen positive Kulturresultate bei gleichzeitig negativ verlaufenen Tierversuchen, daß diese eine doch bestehende spezifische Erkrankung nicht ausschließen können. Hieraus wird die Forderung nach einer wenigstens dreimaligen Untersuchung des Blutes aufeinanderfolgender Menstruationen gestellt. Die verhältnismäßig hohe Zahl fluoroskopisch positiver Befunde, welche nicht gleichzeitig durch Kultur oder Tierversuch bestätigt wurden, wird nach Patientinnen aufgegliedert, bei denen früher oder später der Nachweis durch Kultur, Tierversuch oder Operation gelungen ist. Der verbleibende Rest wird nach klinischen Daten gruppiert. In der Gruppe: „Kein, Anhalt für Tuberkulose“ verbleibt eine kleine Zahl von Patientinnen, bei denen aber nicht die Forderung nach mehrmaliger Untersuchung erfüllt ist. Bei der Untersuchung von Menstrualbluten einer Reihe von Patientinnen, bei denen klinisch kein Befund für eine Genitaltuberkulose sprach, konnten mehrmals Tuberkelbakterien mit verschiedenen Methoden nachgewiesen werden.

Aus den angegebenen Statistiken geht hervor, daß die fluoroskopische Untersuchung des Menstrualblutes ein wertvolles diagnostisches Hilfsmittel darstellen kann. Eine routinemäßige Anwendung der Methodik wird allerdings nur in Speziallaboratorien möglich sein, in welchen gewisse Optimumbedingungen für diese Untersuchungen erfüllt sind.

Summary.

A report is presented on the results of comparative bacterioscopical and bacteriological examination of menstrual blood (ZIEHL-NEELSEN's method, fluoroscopy, culture, animal experiment). The statistical data, which cover 1040 full examinations, show that there is but a small percentage of cases where positive results were concurrently established by all methods employed. ZIEHL-NEELSEN's method failed completely. Compared with the number of positive animal experiments it is surprising how often the culture turns out negative. The fact however that there is sometimes a concurrence of positive culture results and negative animal experiments proves that such animal tests do not exclude the possibility of a specific diseased condition. A minimum of three tests should therefore be carried out on the blood of three successive menstruations. The comparatively high number of fluoroscopically positive results not concurrently confirmed by either culture or animal experiments are subdivided in a special table showing the percentage of the cases sooner or later proved to be positive by means of cultures, animal experiments or operation, the remainder being grouped according to clinical data. The group headed "no proof of tuberculosis" comprises a small number of patients whose blood was not however subjected to the number of tests postulated above. In a number of cases where the results of clinical examinations gave no indication of genital tuberculosis, examination of the menstrual blood by various methods sometimes proved the presence of tubercle bacteria.

The statistical data show that fluoroscopical examination of the menstrual blood can be a valuable diagnostic aid. However, a routine application of this method is only possible in certain specially equipped laboratories.

Résumé.

Communication des résultats d'examens comparatifs bactérioscopiques et bactériologiques (ZIEHL-NEELSEN — fluoroscopie — culture — expérimentation sur animaux) du flux menstruel. Des statistiques comprenant au total 1040 examens montrent qu'ils n'y a correspondance des résultats positifs entre toutes les méthodes de recherches que dans un pourcentage de cas relativement restreint. La méthode ZIEHL-NEELSEN ne donne aucun renseignement. Par rapport au nombre d'essais positifs sur animaux il est frappant que la culture donne très souvent des résultats négatifs. D'autre part, des résultats positifs de cultures coïncidant avec des résultats négatifs d'essais sur animaux prouvent que ceux-ci ne peuvent pas exclure l'éventualité d'une maladie spécifique qu'on peut prouver par ailleurs. Ceci démontre la nécessité d'un examen de sang effectué au moins 3 fois au cours de 3 menstruations successives. Le nombre relativement élevé de résultats positifs à la méthode fluoroscopique, et non immédiatement confirmés par la culture ou l'expérimentation sur animaux est classé selon les malades pour lesquelles tôt au tard on a pu faire la preuve au moyen de cultures, d'expérimentation sur animaux ou d'une opération. Le reste est groupé suivant les caractéristiques cliniques. Dans le groupe „Pas de signes de tuberculose" reste un petit nombre de malades pour lesquelles d'ailleurs on n'a pas pu satisfaire à la nécessité d'examens multiples. Dans un certain nombre de cas l'examen du flux menstruel selon diverses méthodes a permis de déceler la présence de bacilles tuberculeux chez des malades pour lesquelles aucun signe clinique ne semblait annoncer une tuberculose des organes génitaux.

Les statistiques ci-dessus prouvent que l'examen fluoroscopique du flux menstruel peut être d'un appoint précieux pour le diagnostic. Cependant une utilisation en série de cette méthode n'est possible que dans des laboratoires spéciaux remplissant certaines conditions optima indispensables à l'exécution correcte de ces examens.

Resumen.

Se comunican los resultados de los análisis comparativos bacterioscópicos y bacteriológicos (ZIEHL-NEELSEN, fluoroscopia, cultivo, ensayo con animales) de la sangre de la menstruación. De la estadística establecida, que comprende en total 1040 análisis completos, resulta que sólo en un pequeño porcentaje hay concordancia en los resultados positivos de todos los métodos de análisis. El método ZIEHL-NEELSEN fracasa completamente. Teniendo en cuenta el número de los ensayos positivos con animales llama la atención que muy a menudo es negativo el resultado del cultivo. Por otra parte los resultados positivos de cultivo en ensayos simultáneos negativos con animales demuestran que éstos no excluyen una enfermedad específica existente. De aquí surge la necesidad de un análisis al menos triple de la sangre de sucesivas menstruaciones. El número relativamente alto de resultados fluoroscópicos positivos, que no fueron al mismo tiempo confirmados por cultivo o ensayo con animales, es ordenado según las pacientes, en las cuales antes o más tarde se logró la confirmación por cultivo, ensayo con animales u operación. El resto que queda es agrupado según datos clínicos. En el grupo „Ningún indicio de tuberculosis“ queda un pequeño número de pacientes, con las cuales, empero, no se cumplió la exigencia de análisis repetidos. En el análisis de sangres menstruales de una serie de pacientes en las cuales clínicamente ningún resultado indicó una tuberculosis genital, se pudo, con diversos métodos, probar repetidas veces la existencia de bacterias de tuberculosis.

De las estadísticas establecidas se desprende que el análisis fluoroscópico de la sangre menstrual puede representar un valioso auxiliar para el diagnóstico. Un empleo regular de la metódica ciertamente sólo será posible en laboratorios especiales, en los cuales son dadas ciertas condiciones óptimas para estos análisis.

HERMANN KÖLBEL.

Untersuchungen am Mycobacterium tuberculosis.

III. Mitteilung.

Licht- und elektronenmikroskopischer Nachweis des extracellulären Auftretens von Granula und Metaphosphatkörnchen.

Nach der zur Zeit herrschenden Auffassung sind die „Granula" des Mycobacterium tuberculosis Mitochondrien (MUDD und Mitarbeiter[1]). Sie entsprechen in ihrer Funktion den von höheren Organismen bekannten Zellorganellen. Ihre elektronenoptische Abbildbarkeit rührt in erster Linie von der Einlagerung von Metaphosphat her (RUSKA und Mitarbeiter[2]). Die lichtmikroskopischen Granulakomplexe können nicht mit den elektronenoptisch sichtbaren Metaphosphatkörnchen identifiziert werden (KÖLBEL[3]); doch scheint eine Bildung und Anreicherung von Metaphosphat nur innerhalb der lichtmikroskopisch als Mitochondrien erkannten Komplexe möglich. Da die Mitochondrien als Träger strukturgebundener Fermente gelten, kommt einem isolierten, extracellulären Auftreten eine besondere Bedeutung zu.

Wir verwendeten für unsere Untersuchungen einen Laboratoriumsstamm von Mycobacterium avium (M. tuberculosis, typus gallinaceus). Um möglichst homogenes Material zu erhalten, wurden die Bakterien aus der logarithmischen Phase von PETRAGNANI-Kulturen überimpft. Die Bilder haben wir von Bakterien gewonnen, welche im flüssigen Nährsubstrat nach DUBOS ohne besondere Zusätze gezüchtet wurden. Die Kulturen waren zumeist nur wenige Tage alt und wiesen außer wenigen lysierenden völlig intakte und sich vermehrende Bakterien auf.

Auf der in den Abb. 1—6 wiedergegebenen Bildserie ist zu erkennen, daß nach anfänglichem Dicken- und Längenwachstum sich eine Ausstülpung seitlich am Bacterium bildet, die bald darauf platzt. Mit dem plasmatischen Material werden auch einige große Granula entlassen; die kleineren sind lichtmikroskopisch nicht auflösbar. Die auf den Aufnahmen mit abgebildete Uhr zeigt das Alter der Kultur an. Sie verzeichnet auf dem inneren Kreis die Zahl der Tage und auf dem äußeren die Stunden. Der hier gezeigte Vorgang umfaßt einen Zeitraum von 5 Tagen und 20 Std. Die phasenkontrastmikroskopischen Abbildungen (7—9) unterstreichen in eindrucksvoller Form, in welchem Ausmaße diese Körperchen produziert werden können.

Auf Abb. 10 ist ein schattengleiches Bacterium mit üblichen Abmessungen zu erkennen, welches einem kleinen Aggregat von drei parallel liegenden, normalen Stäbchen aufsitzt. Im zentralen Bereich dieses Bacteriums finden sich Körnchen aller Größen, die zum Teil in etwas dichterem Plasma lagern. Abb. 11 zeigt zwei Bakterien, die durch Teilung aus einer Mutterzelle hervorgegangen sind. Die in ihrer ganzen Länge dargestellte Zelle ist aufgetrieben und kontrastarm. Das Plasma ist vacuolisiert. Diese Vacuolen sind Folge des Auflösungsprozesses, während die ebenfalls als Vacuolen bezeichneten rundlichen Blasen, die im Frühstadium der Vermehrung auftreten, sicher anderen Ursprungs sind. Die Blasen, welche in der nur zum Teil sichtbaren Tochterzelle und vielfach auch auf Abb. 13 erscheinen, sind mit einer dünnen Membran versehene organisierte Zellbereiche, in deren Innerem meist eine größere Anzahl kleiner Körnchen angetroffen werden. In den Vacuolen lysierender Bakterien findet man sie dagegen nicht. Ein Teil der Körnchen auf Abb. 11 liegen am Schrumpfungssaum deutlich außerhalb der Zelle. Der Austrittsort ist nicht erkenntlich. Die Trennungsstelle zwischen den beiden Bakterien ist nur durch mechanisches Reißen beim Trocknungsprozeß zu erklären. Die seitliche Ausstülpung zeigt eine durchgehende, nicht unterbrochene Kontur. Es scheint nicht ausgeschlossen, daß die Körnchen die Zellbegrenzung durchwandern können, ohne eine Läsion hervorzurufen.

Die weiteren elektronenoptischen Abbildungen (12—14) zeigen intra- und extracelluläre Körnchen in großer Zahl. Die außerhalb der Zelle liegenden finden sich nicht nur in unmittelbarer Nähe der Bakterien, sondern können allein oder zu mehreren aggregiert auch frei im Medium auftreten (Abb. 12 und 13, Bildrand). Bei den extracellulären handelt es sich um Körnchen mittlerer und kleinerer Größen; die größeren mit einem Durchmesser von etwa $0{,}5\,\mu$, wie sie in geringer Zahl meist in den Bakterien zu sehen sind, haben wir dagegen nicht freiliegend angetroffen.

Wichtig scheint uns die Beobachtung, daß die auf engstem Raum zusammenlagernden Körnchen nie in „dichtester Kugelpackung" auftreten. Soweit die Körnchen nicht übereinander lagern und durch die Projektion eine direkte Berührung vorgetäuscht wird, bleibt ein Zwischenraum frei, der für Elektronen völlig durchlässig ist (Abb. 12—14). Wir sehen hierin einen weiteren Hinweis darauf, daß das Metaphosphatkörnchen nicht den gesamten Bereich des Granulums ausfüllt (Kölbel[3]).

Lichtmikroskopisch ist das Auftreten freier Granula von vielen Beobachtern gesehen und in verschiedenen Richtungen gedeutet worden, wobei die unterschiedlichsten granulären Elemente unter dem Sammelbegriff „Granulum" zusammengefaßt wurden. Neuere Arbeiten auf diesem Gebiet mit der Phasenkontrastmethodik fehlen. Entsprechende elektronenoptische Befunde sind spärlich. Wessel[4] spricht noch von „sporider Ausstoßung". Werner[5] konnte nicht entscheiden, ob die Körnchen im Cytoplasma gelöst oder in das umgebende Medium

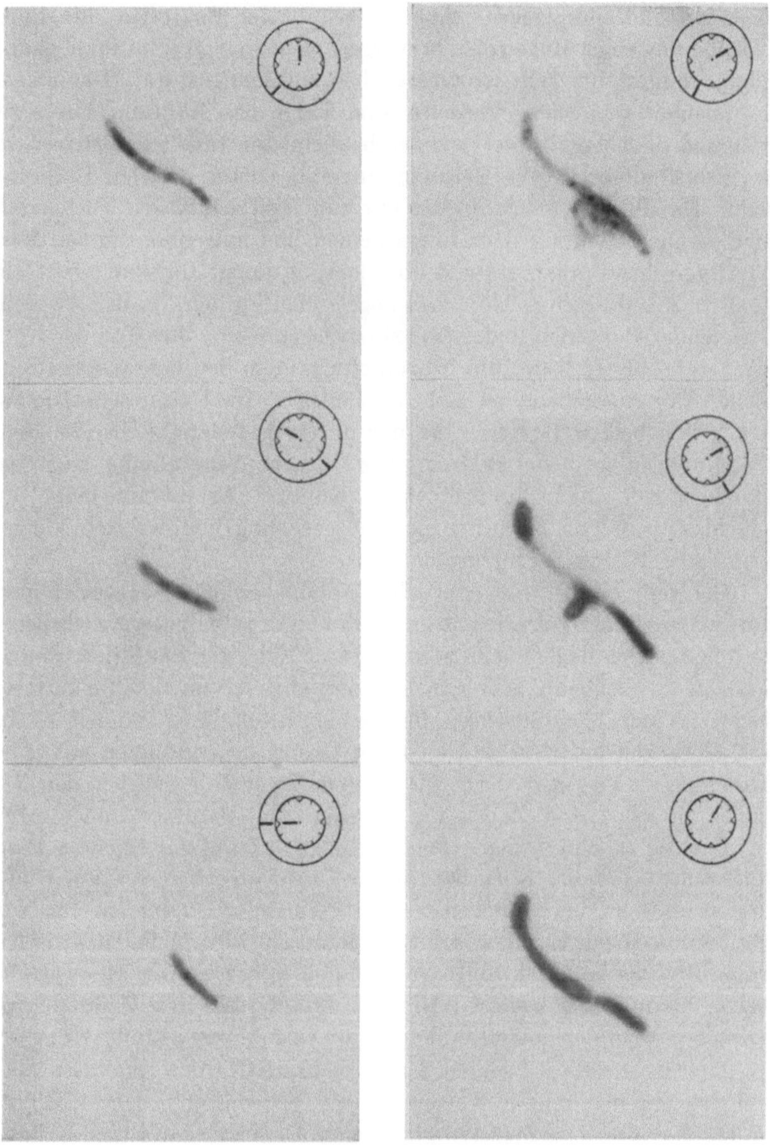

Abb. 1—6. Mycobacterium avium 3000:1. Phasenkontrast-Serienaufnahmen über einen Zeitraum von etwa 6 Tagen.

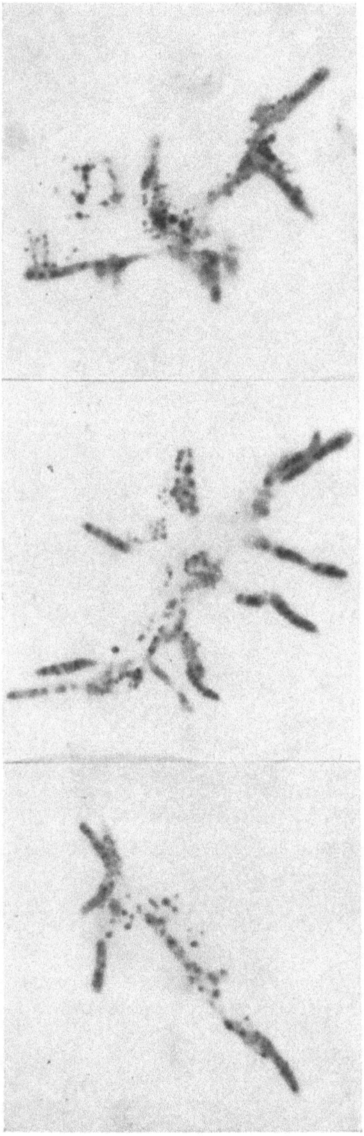

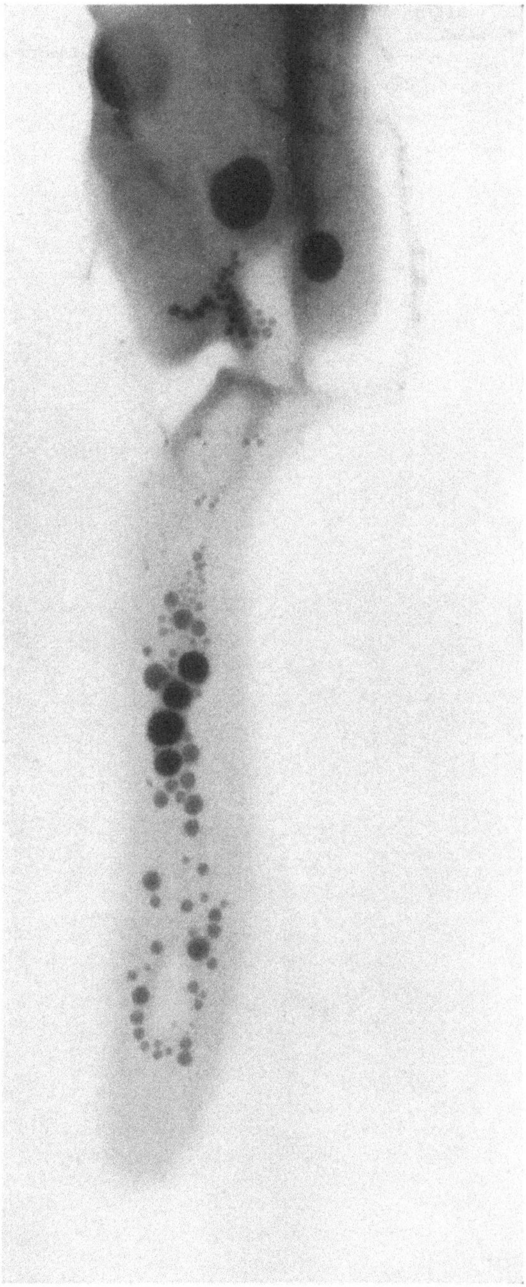

Abb. 7—9. Abb. 10.

Abb. 7—9. Mycobacterium avium 2300:1. Kulturen 17 Tage alt.

Abb. 10. Mycobacterium avium 30000:1. Kultur 2 Tage alt.

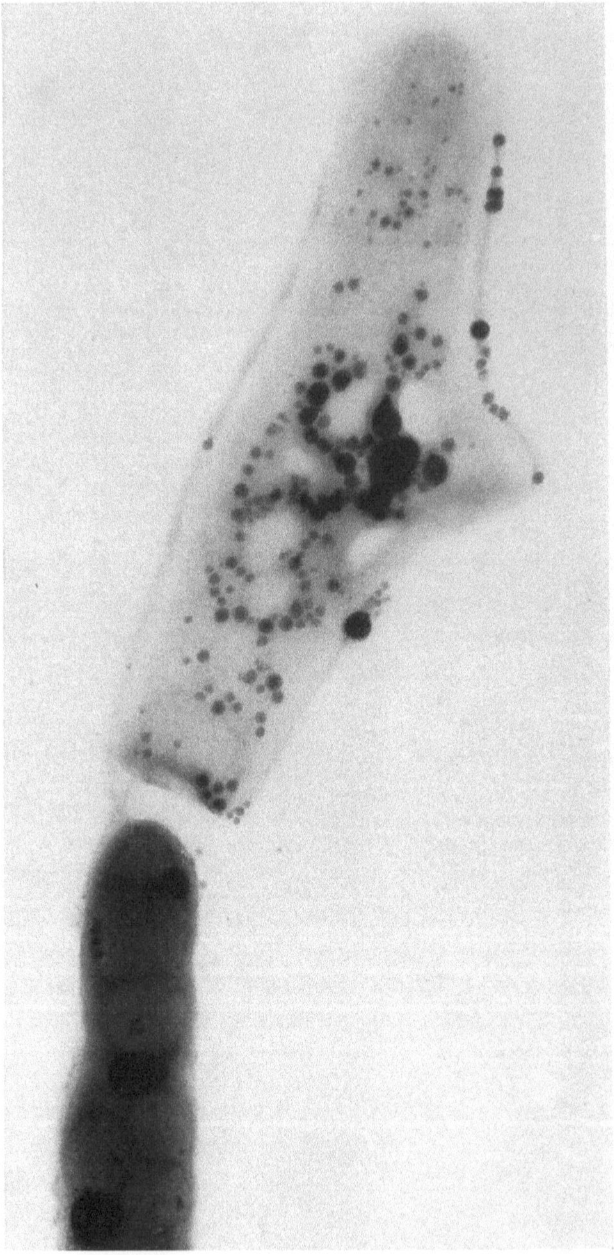

Abb. 11. Mycobacterium avium 30000:1. Kultur 2 Tage alt.

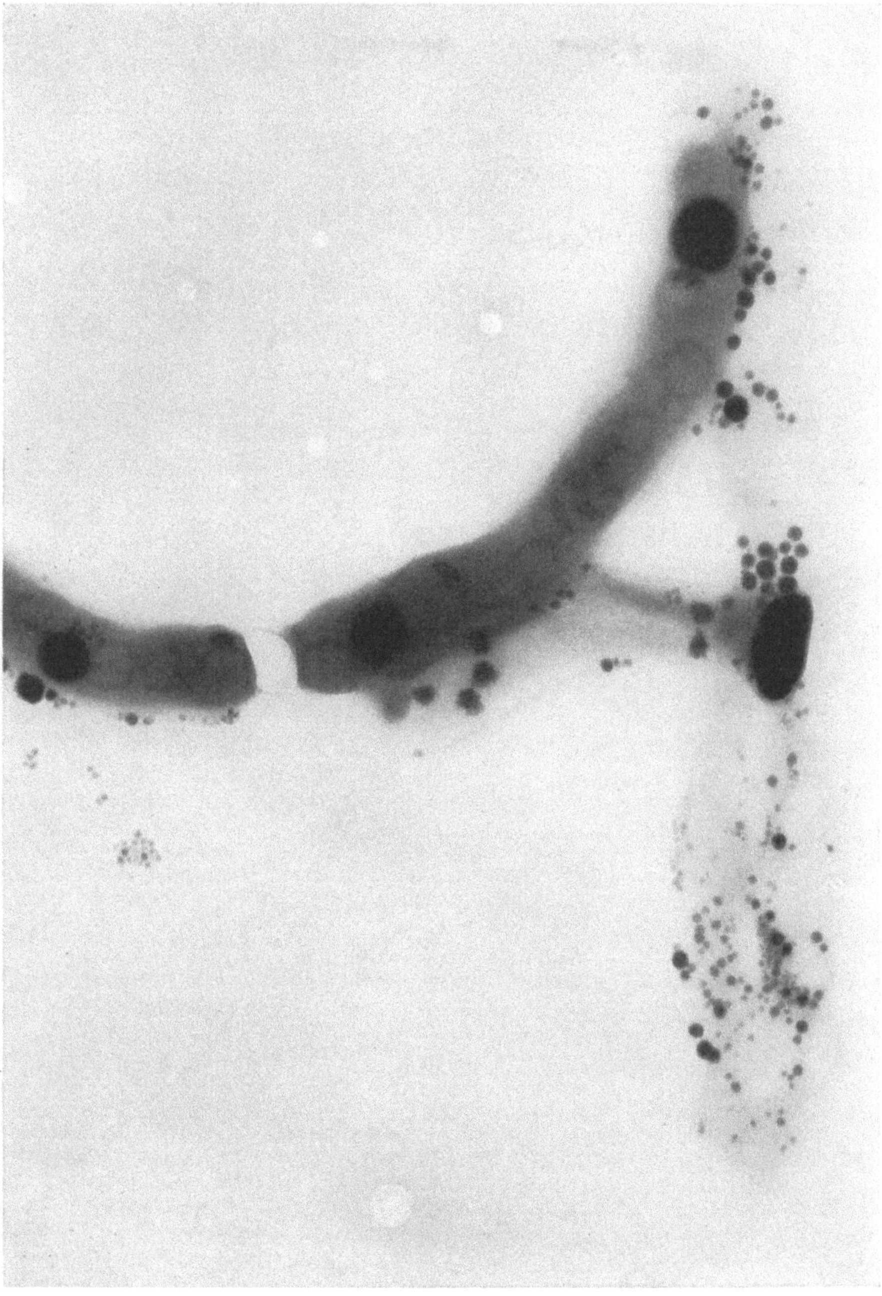

Abb. 12. Mycobacterium avium 25000:1. Kultur 3 Tage alt.

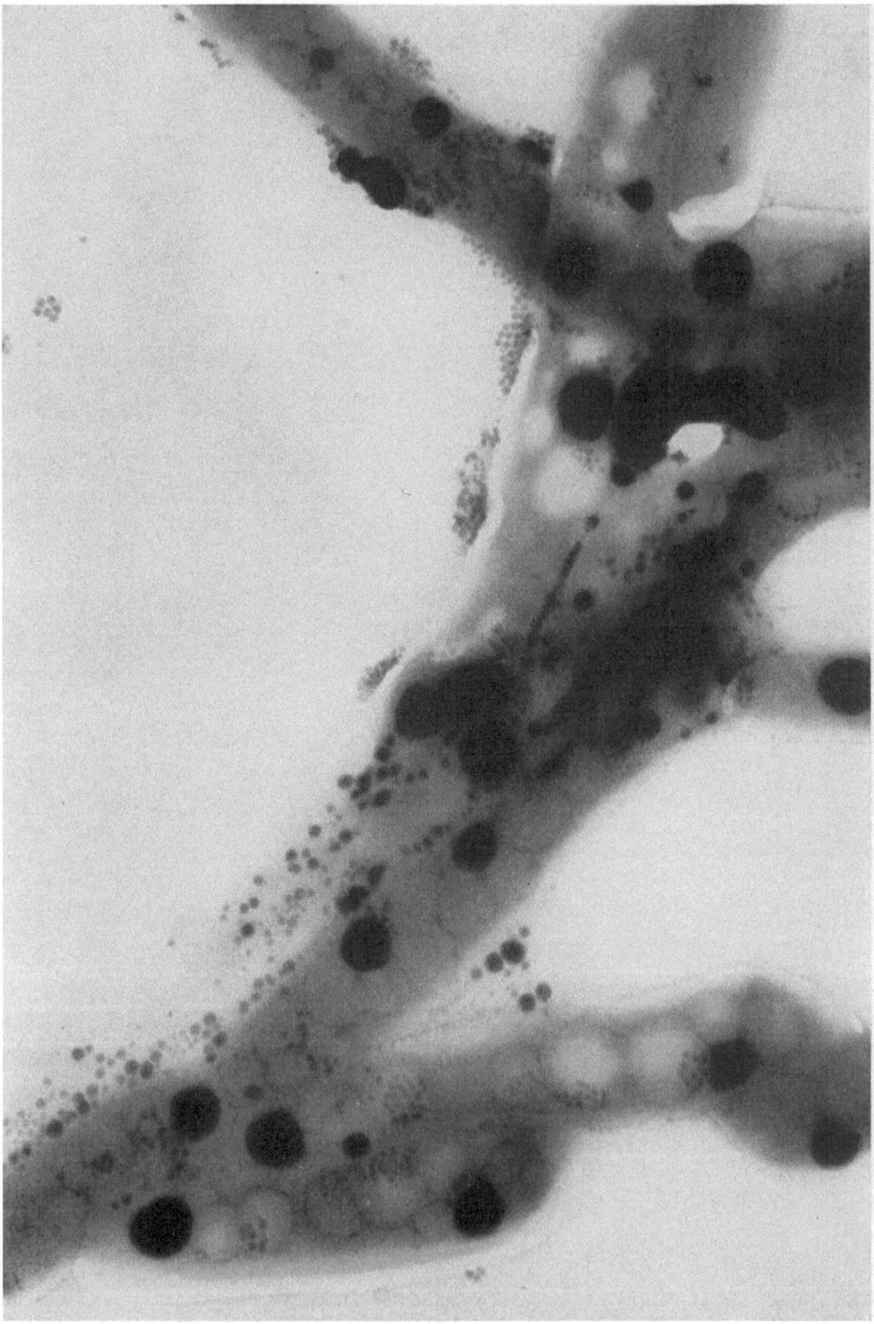

Abb. 13. Mycobacterium avium 25000:1. Kultur 3 Tage alt.

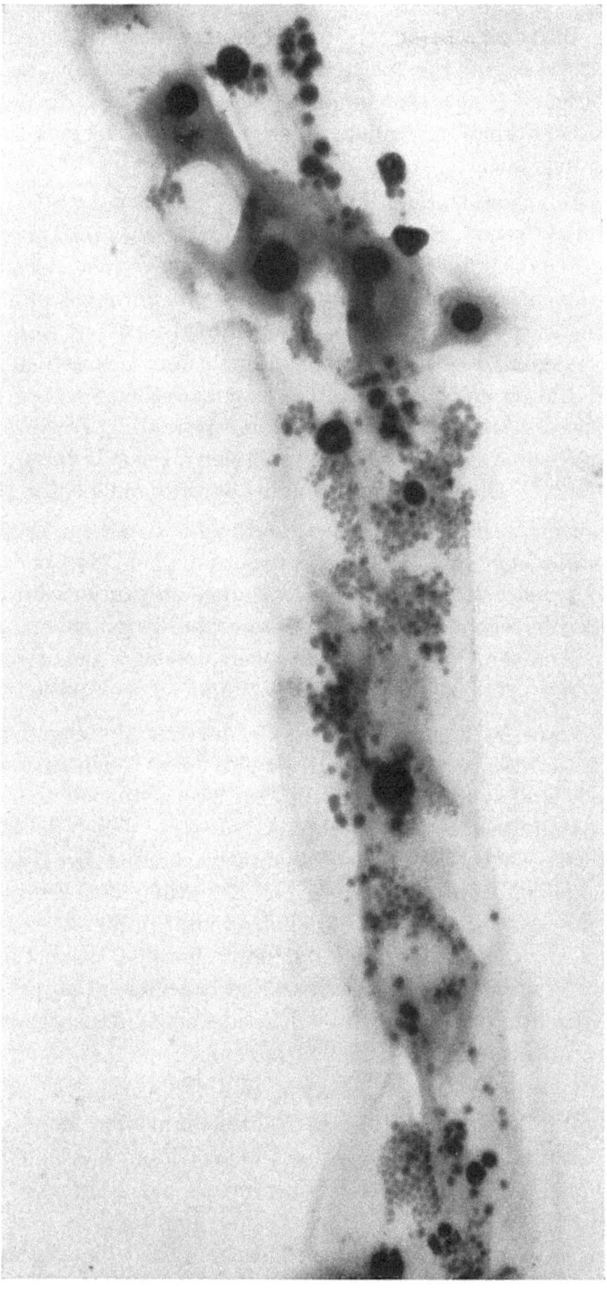

Abb. 14. Mycobacterium avium 22000:1. Kultur 6 Tage alt.

entlassen werden. RUSKA[2] hat freiliegende Körnchen nicht beobachten können. BRIEGER und Mitarbeiter[6] vermuten lediglich, daß diese Körper freigesetzt werden. Die meisten Autoren, welche freiliegende Granula oder Körnchen beobachten konnten, sehen in ihrem Auftreten entweder eine Phase innerhalb eines Lebenscyclus oder deuten es als Degeneration mit nachfolgender Lyse.

Eine Reihe von Untersuchern (CORPER und SWEANY[7], LAPORTE[8, 9, 10], CORPER und COHN[11], BAISDEN und YEGIAN[12]) haben im Tuberkelbacillus ein autolytisches Agens nachgewiesen, welches nach Behandlung mit verschiedenen organischen Lösungsmitteln und unter bestimmten Milieubedingungen (p_H-Wert, Temperatur) optimal aktiviert und durch Jod oder Formaldehyd sowie Hitzebehandlung inhibiert werden kann. Die Lyse der Bakterien ist hiernach ein enzymatischer Vorgang. Für ihren Eintritt ist die Art des Nährmediums von Bedeutung. Während CORPER und COHN[11] einen synthetischen eiweißfreien (WONG-WEINZIRL) angeben, hält LAPORTE[8] Glycerinkartoffel und Glycerinbouillon für geeignet.

Wahrscheinlich darf man die Lyse nicht als reinen Degenerationsprozeß auffassen. Ihre biologische Bedeutung geht darüber hinaus und muß in Hinblick auf mögliche Auswirkungen diskutiert werden, welche freigesetzte Mitochondrien für die Gesamtpopulation haben, die ja nicht nur eine Addition von Einzelindividuen darstellt und deren Gesamtleistung und -potenz nicht nur eine Summe der Einzelleistungen ist.

Die neuere Auffassung von den Granula als Mitochondrien hat zur Konsequenz, daß wir ihnen auf Grund ihres Gehaltes an Enzymen abbauende und synthetisierende Stoffwechselleistungen auch außerhalb der cellulären Organisation zuschreiben müssen. Schon die Erscheinung der Autolyse ist Ausdruck der Enzymtätigkeit über den Zelltod hinaus. Die Möglichkeit ihrer Isolierung bei Erhaltung der Funktion unterstreicht ihre Autonomie. Die Fermentaktivität im umgebenden Medium im Sinne einer Milieubeeinflussung muß für das Wachstum und die Vermehrung normaler intakter Bakterien bedeutsam sein. Wir möchten zwei Beobachtungen anführen, welche auf eine Fermentleistung extracellulärer Mitochondrien schließen lassen.

1. Es ist eine auffällige Tatsache, daß das Angehen einer Kultur in einem synthetischen, eiweißfreien Nährmedium vom Mengenverhältnis Einsaat : Nährsubstrat abhängig ist. Beim Unterschreiten einer im einzelnen Falle bekannten Grenzkonzentration der Bakterien bleibt eine Vermehrung aus. Bei Einsaaten, die nur um weniges darüber liegen, wird der Übergang in die logarithmische Phase hinausgezögert. Die Angabe eines absoluten Wertes für diese Verhältniszahlen ist nicht möglich, da die Art des Nährmediums und der physiologische Überimpfungszustand der Bakterien von maßgeblicher Bedeutung sind.

2. Beim Mycobacterium lacticola machte v. PLOTHO[13] folgende Beobachtung. „Je isolierter ein Stäbchen liegt, um so länger ist die Latenzzeit bis zum Wachstumsbeginn auf dem neuen Medium. Liegen die Stäbchen relativ dicht nebeneinander, so beginnt die Teilung schneller.“

Es ist hieraus zu ersehen, daß sich ein isolierter Keim bei seiner Vermehrung in einem frischen Nährsubstrat vor andere Aufgaben gestellt sieht, als wenn er sich mit vielen Keimen in einer Population befinden würde. Gewisse interbakterielle Stoffe oder Stoffkomplexe, die von den Bakterien selbst produziert werden, scheinen eine Rolle bei der Vermehrung zu spielen. Offenbar muß die Minimalkonzentration einer bestimmten lebensnotwendigen Verbindung vorliegen oder die Möglichkeit zu ihrer Synthese gegeben sein. Die Dauer der Anpassungsphase richtet sich dann danach, ob und in welcher Zeit dieser Stoff in ausreichender Menge zur Verfügung gestellt werden kann. Bei kleineren Einsaaten diffundieren diese Stoffe frei in das umgebende Medium, ohne daß sie wegen ihrer geringen Konzentration einerseits und der geringen Keimzahl andererseits zur Wirkung gelangen könnten. Es ist unwahrscheinlich, daß es sich hierbei um relativ einfache organische Verbindungen aus dem normalen Stoffwechsel handelt. Vielmehr ist anzunehmen, daß das bessere Wachstum eines Keimes in einer Population dadurch zustande kommt, daß einzelne Keime — gemäß unserer mikroskopischen Befunde — ihre Mitochondrien entlassen, wodurch zu gunsten anderer das für ihre Vermehrung ungünstige Nährsubstrat in geeigneter Form aufbereitet wird. In einem beimpften Nährsubstrat, in welchem sich eine kleine Anzahl mehr oder weniger isolierter Einzelkeime befinden, reicht die enzymatische Aktivität der relativ geringen Menge an freigesetzten Mitochondrien nicht aus, um die Grenzkonzentration der lebensnotwendigen Verbindung bereitzustellen, die für eine Vermehrung erforderlich ist. Die Zahl der Mitochondrien von in Autolyse begriffenen Keimen, die auf diese Weise „geopfert“ werden, ist ungleich größer als die der normalen. Man hat den Eindruck, als ob zahlreiche Mitochondrien auf Kosten der gesamten plasmatischen Substanz produziert werden. Die Bakterien werden hierbei völlig kontrastarm und verblassen.

Zu welch weitgehenden Folgerungen über die Bedeutung strukturierter plasmatischer Elemente in der höheren Zelle man bereits früher geführt wurde, zeigt eine Bemerkung von RONDONI[14], wonach als möglich gilt, „daß kleinere, subcelluläre Einheiten oder pathologische Zellprodukte eine gewisse Autonomie erlangen, aus der Zelle austreten und in andere Zellen Eingang finden können“. Diese vorsichtig formulierte Vermutung findet ihre Bestätigung durch die bedeutsamen Befunde von LETTRÉ[15,16,17] über die Aufnahme isolierter Mitochondrien aus Ascitestumorzellen in solche gleicher Art. Ein entsprechender Vorgang ist auch für die Mitochondrien der Mycobakterien in Erwägung zu ziehen.

BÖNICKE[18] fand, daß bei Zusatz von Hämin zum eiweißfreien synthetischen Nährmedium nach LOCKEMANN auch kleinste Einsaaten zur Vermehrung kommen. Dieser Effekt ist sonst nur bei Zugabe von Serum oder Albumin erzielbar. Die im Serum vorhandenen Eiweißstoffe sind damit wichtig für die Synthese des Hämins. Die Hämine als Porphyrin-Eisenkomplexe nehmen in Gestalt der Cytochrome, Cytochromoxydase, Peroxydase und Katalase eine zentrale Stellung im Stoffwechsel ein. Es ist naheliegend, eine maßgebliche Beteiligung der Mitochondrien an ihrer Synthese anzunehmen.

Auch unter einem anderen Gesichtspunkt muß das extracelluläre Auftreten von Granula diskutiert werden. Nach früheren Untersuchungen von LAPORTE[8, 19], LAPORTE und VENDRELY[20] und LEMBKE[21] geben aus Kulturen isolierte granuläre Partikel eine Tuberkulinreaktion. Diese Untersuchungen gewinnen dadurch an Bedeutung, daß die Abmessungen der Granula von gleicher Größenordnung sind, wie die von CORPER und COHN[11] durch Filtration bestimmte Partikelgröße des bei der Autolyse freigesetzten Tuberkulins. Wenn man voraussetzt, daß eine Isolierung quantitativ möglich war, wie es den Anschein hat, dann enthalten die Mitochondrien das Tuberkulin. In ultradünnen Schnitten von Lunge und Milz infizierter Kaninchen und Mäuse konnten BRIEGER und GLAUERT elektronenoptisch eine große Anzahl von Körperchen mit einem Durchmesser von 0,2—0,8 μ finden, die von normalen Zelleinschlüssen unterschieden werden konnten und wahrscheinlich bakterieller Natur sind. Diese Befunde sind für die Pathogenese der Tuberkulose von Bedeutung. Doch sind weitere Untersuchungen notwendig, um die hier genannten Stoffkomplexe den Granula zuordnen zu können.

Die Aufnahmen wurden mit der Leitz-Phasenkontrasteinrichtung und mit einem 100 kV-Siemens-Elektronenmikroskop (ÜM 100, Elmiskop I) hergestellt. Wir danken der Abteilung Elektronenoptik im Werner-Werk für Meßtechnik der Siemens & Halske AG., Berlin, insbesondere den Herren Prof. Dr. E. RUSKA und Dr. W. THAL sowie Fräulein Dr. C. WEICHAN für ihr Entgegenkommen.

Zusammenfassung.

An Hand von Phasenkontrast-Serienaufnahmen wird gezeigt, daß die den Granula gleichzusetzenden Mitochondrien aus der Bakterienzelle austreten können. Ihr extracelluläres Auftreten wird durch elektronenoptische Aufnahmen belegt. Die häufig in großer Zahl produzierten und in Freiheit gesetzten Mitochondrien werden in unmittelbarer Nähe von lysierenden Bakterien, aber auch frei im Medium angetroffen. Bei der Diskussion der biologischen Bedeutung dieses Vorganges muß berücksichtigt werden, daß die Mitochondrien Hauptsitz der Zellfermente sind und diese auch außerhalb der cellulären Organisation zu abbauenden und synthetisierenden Leistungen befähigt sind. Wie verschiedene Beobachtungen nahelegen, kann das Nährsubstrat durch die Fermentaktivität freier Mitochondrien eine Änderung erfahren, welche die übrigen Keime der Population wachstumsstimulierend beeinflussen. Andere Befunde deuten darauf hin, daß die Granula auch das Tuberkulin enthalten; doch ist die Zuordnung der vielfältig gefundenen Stoffkomplexe zu den Granula noch nicht mit Sicherheit möglich.

Summary.

Serial phase-contrast photographs are produced to show that mitochondria, which are equivalent to granula, can leave the bacterial cell. Their extracellular appearance is proved by electron-optical photographs. The mitochondria which are frequently produced in large numbers and released from the cells, are found in the immediate vicinity of lysing bacteria, but they also occur freely distributed in the medium. A dicsussion of the biological importance of this process must take into account that the mitochondria are the main location of the cell ferments and that these can produce decomposing and synthetising effects even outside the cellular organisation. Various observations seem to suggest that the ferment activity of free mitochondria can produce a change in the nutrient base that stimulates the growth of the other germs of the population. Other findings suggest that the granula also contain the tuberculin; but so far it has not been possible safely to establish the correlations between the many complex substances found and the granula.

Résumé.

Une série de prises de vue en contraste de phases montre que les mitochondries, comme les granulations, peuvent sortir de la cellule bactérienne. Leur apparition extra-cellulaire est prouvée par des prises de vues au microscope électronique. Les mitochondries, souvent produites en grand nombre et laissées en liberté se rencontrent à proximité immédiate des bactéries en voie de lyse, mais aussi en liberté dans le milieu. Dans la discussion sur la signification biologique de ce processus on ne doit pas oublier que les mitochondries sont le siège principal des ferments cellulaires et que ceux-ci ont également, en dehors de l'organisation cellulaire, des propriétés cataboliques et synthétisantes. Différentes investigations laissent supposer que la fermentation des mitochondre is libres peut faire subir au milieu nourricier des modifications qui stimulent la croissance des autres germes de la population. Selon d'autres observations les granulations contiendraient aussi la tuberculine; pourtant il n'est pas encore possible de déterminer avec certitude le rapport exact qui existe entre les granulations, et les multiples complexes ren contrés.

Resumen.

Por medio de fotografías en serie de contraste de fases se muestra que las mitocondrias, análogas a los gránulos, pueden salir de la célula bacterial. Su aparición extracelular es demostrada mediante fotografías opticoelectrónicas. Las mitocondrias producidas frecuentemente en gran cantidad y puestas en libertad son encontradas en la proximidad inmediata de bacterias en descomposición, siendo también empero encontradas en estado libre en el ambiente. En la discusión de la importancia biológica de este hecho hay que tener en cuenta que las mitocondrias constituyen el lugar principal donde radican los fermentos celulares, y éstos también fuera de la organización celular son capaces de acciones desintegradoras y sintetizantes. Como han mostrado diversas observaciones, el substrato alimenticio puede experimentar una transformación por la actividad de los fermentos de mitocondrias libres, que influencian a los restantes gérmenes de la población estimulando el crecimiento. Otros resultados indican que los gránulos pueden contener la tuberculina; sin embargo no es posible con seguridad poner en relación a los gránulos los múltiples complejos de substancias hallados.

Literatur.

[1] MUDD, ST., L. C. WINTERSCHEID, E. D. DE LAMATER and H. J. HENDERSON: J. Bacter. **62**, 459 (1951). — [2] RUSKA, H., G. BRINGMANN, I. NECKEL und G. SCHUSTER: Z. wiss. Mikrosk. **60**, 425 (1952). — [3] KÖLBEL, H.: Z. Naturforsch. **8b**, 631 (1953). — [4] WESSEL, E.: Z. Tbk. **88**, 22 (1942). — [5] WERNER, G. H.: Fortschr. Tbk.forsch. **4**, 53 (1951). — [6] BRIEGER, E. M., V. E. COSSLETT and A. M. GLAUERT: J. Gen. Microbiol. **10**, 294 (1954). — [7] CORPER, H. J., and H. C. SWEANY: J. Bacter. **3**, 129 (1918). — [8] LAPORTE, R.: C. r. Soc. Biol. Paris **136**, 414 (1942). — [9] LAPORTE, R.: C. r. Acad. Sci. Paris **214**, 887 (1942). — [10] LAPORTE, R.: Ann. Inst. Pasteur **69**, 262 (1943). — [11] CORPER, H. J., u. M. L. COHN: Amer. Rev. Tbc. **48**, 443 (1943). — [12] BAISDEN, L., u. D. YEGIAN: J. Bacter. **45**, 163 (1943). — [13] PLOTHO, O. v.: Arch. Mikrobiol. **13**, 91 (1942). — [14] RONDONI, P.: Erg. Enzymforsch. **10**, 146 (1949). — [15] LETTRÉ, H.: Naturwiss. **37**, 335 (1950). — [16] LETTRÉ, H.: Naturwiss. **40**, 25 (1953). — [17] LETTRÉ, H.: Naturwiss. **41**, 144 (1954). — [18] BÖNICKE, R.: Naturwiss. **41**, 378 (1954). — [19] LAPORTE, R.: Ann. Inst. Pasteur **71**, 51 (1945). — [20] LAPORTE, R., u. R. VENDRELY: Bull. Soc. Chim. biol. Paris **26**, 437 (1944). — [21] LEMBKE, A.: Zbl. Bakter. I Orig. **152**, 239 (1947). — [22] BRIEGER, E. M., u. A. M. GLAUERT: Tubercle **35**, 80 (1954).

JOACHIM KRACHT.

Geschwulstartige Anpassungshyperplasien der Schilddrüse im Tierexperiment*.

Gewebsproliferationen der innersekretorischen Drüsen sind durchweg morphokinetische Anpassungsvorgänge an eine erhöhte Leistungsanforderung. Sie können als überschießende Fehlkompensation zu Neubildungen führen, denen aber — im Gegensatz zu den echten Geschwülsten — in der überwiegenden Mehrzahl die Eigengesetzlichkeit fehlt. Vielmehr handelt es sich um regulierte Wachstumsstörungen, die sich morphologisch als knotige Hyperplasien oder Strumen manifestieren. Hierzu gehören z. B. die adenomatösen Hyperplasien des Hypophysenvorderlappens, des Nebennierenmarks und der Nebennierenrinde, der Epithelkörperchen und der Inselzellen sowie im weiteren Sinne jene der Uterusmucosa und -muskulatur, der Mamma und der Prostata. Ihre Abhängigkeit von übergeordneten Impulsen wurde vor allem von BÜNGELER herausgestellt und damit die prinzipielle Unterschiedlichkeit zum nichtgesteuerten autonomen Geschwulstwachstum betont. Diese strenge Zweiteilung wird neuerdings auch im amerikanischen Schrifttum mit der Gegenüberstellung von „konditionierter" und autonomer Geschwulst (FURTH) anerkannt.

Ein experimentelles Modell für derartige Hyperplasien stellen die Schilddrüsenveränderungen nach Anwendung kropferzeugender schwefelhaltiger Substanzen dar. Diese Stoffgruppe hemmt bekanntlich die Thyroxinsynthese und bewirkt gegenregulatorisch eine Mehrsekretion von thyreotropem Hormon (TSH). Das Follikelepithel wird dadurch — ähnlich wie nach Zufuhr dieses Hormons — zur Proliferation angeregt. Während bereits nach kurzer Therapie die diffuse Hyperplasie des Follikelepithels typisch ist, entstehen nach mehrmonatiger Applikation Knotenkröpfe (BIELSCHOWSKY, PURVES und GRIESBACH, GRIESBACH und Mitarbeiter, MONEY und RAWSON, MORRIS und Mitarbeiter). Von praktischer Bedeutung ist die Frage der Gut- oder Bösartigkeit dieser Veränderungen. PURVES und GRIESBACH bewerteten 31% und in einer weiteren Beobachtungsserie bis zu über 50% der von ihnen bei Ratten beobachteten Adenome nach histologischen Gesichtspunkten als bösartig und sahen in mehreren Fällen Lungenmetastasen. MONEY und RAWSON bezweifeln dagegen, eine derartige Entscheidung allein auf Grund histologischer Kriterien treffen zu können und treten sogar

* Verh. dtsch. Ges. Path. 38, 372 (1954).

für eine kritische Beurteilung des infiltrierenden Wachstums in Kapsel und Blutgefäße ein.

In eigenen Untersuchungen erhielten Ratten bis zur Dauer von 15 Monaten täglich 0,05 g Methylthiouracil (MTU) oral und in einer 2. Versuchsserie die gleiche Dosis alternierend mit 12 mg Acetylaminofluoren. In beiden Versuchsgruppen hatten sich bis zur Tötung der ersten Tiere nach 5 Monaten diffus hyperplastische Strumen mit einer maximal bis zu 30fachen Gewichtssteigerung entwickelt. Erste Adenomanlagen wurden unter MTU allein nach durchschnittlich 7 und bei

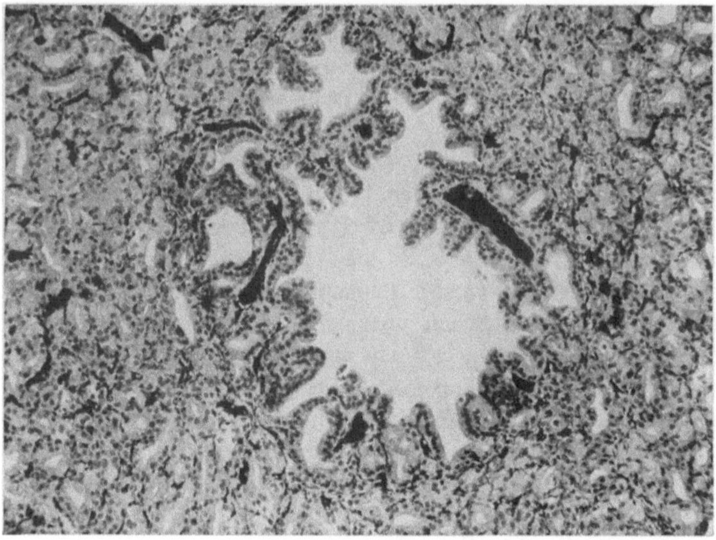

Abb. 1. Makrofollikuläres hyperchromatisches Adenom in zentralen Schilddrüsenanteilen. MTU, 7 Monate.

Kombinationsbehandlung bereits nach 5,5 Monaten beobachtet. Wir können damit die Angaben von BIELSCHOWSKY sowie PASCHKIS und Mitarbeitern bestätigen, daß Acetylaminofluoren die Entstehung von Knotenstrumen beschleunigt. Diese Autoren erzielten auf diese Weise eine größere Adenomquote und gehäuft Schilddrüsencarcinome. Die Adenome entwickeln sich primär in zentralen Anteilen und nehmen im weiteren Verlauf zahlenmäßig zu, so daß gelegentlich auf größten Längsschnitten bis zu 10 je Lappen mit einem Durchmesser von maximal 3 mm nachgewiesen werden konnten. Histologisch handelt es sich zunächst um kleine unscharf, später scharf begrenzte expansiv wachsende makro- und mikrofollikuläre Neubildungen mit hyperchromatischen dicht stehenden kleinen Kernen und hochproliferiertem Epithel (Abb. 1). Demgegenüber weist das teils komprimierte umgebende, diffus hyperplastische Gewebe eindeutig größere und helle Kerne, sowie ein flacheres, wenn auch gegenüber der Norm erhöhtes Epithel auf. Diese Verhältnisse sind an Einzelbeispielen in Tabelle 1 einander gegenübergestellt. Die Mitosenzahl ist in beiden Anteilen etwa gleichmäßig vermehrt.

Tabelle 1. *Einzelbeispiele über das gegensätzliche Verhalten von Kerngrößen und Follikelepithelhöhe im diffus hyperplastischen und adenomatösen Gewebe.*

		Follikelepithel	
		Kerne in μ	Höhe in μ
MTU, 7 Monate	diffus hyperplastisches Schilddrüsengewebe	5,51	9,87
	hyperchromatisches follikuläres Adenom	4,71	12,14
MTU + Acetylaminofluoren, 10 Monate	diffus hyperplastisches Schilddrüsengewebe	5,60	10,55
	hyperchromatisches follikuläres Adenom	5,19	12,72
MTU + Acetylaminofluoren, 12 Monate	diffus hyperplastisches Schilddrüsengewebe	6,48	12,46
	hyperchromatisches follikuläres Adenom	5,12	15,05

Später entstehen trabekuläre, papilläre, cystische, gemischtförmige und solide Adenome, sowie solche, die überwiegend aus undifferenzierten

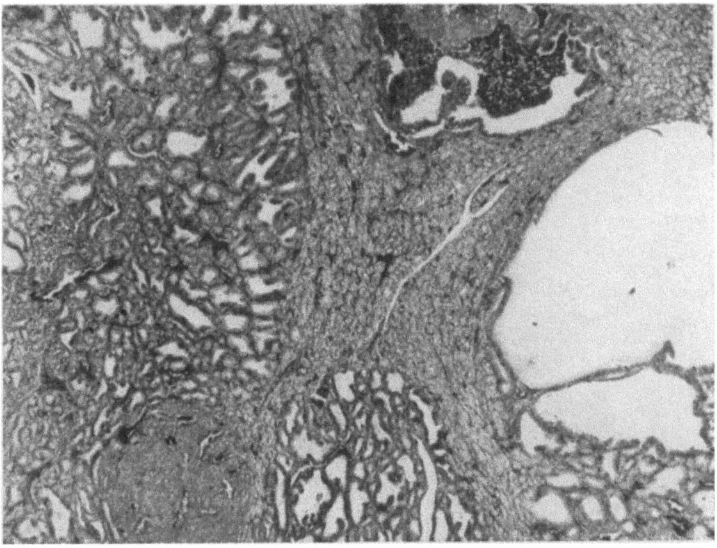

Abb. 2. Makro- und mikrofollikuläres, cystisches und solides Schilddrüsenadenom. MTU + Acetylaminofluoren, 12 Monate.

polymorphkernigen Zellen bestehen (Abb. 2). Praktisch kommen getrennt und nebeneinander alle jene Formen vor, die aus der menschlichen Schilddrüsenpathologie bekannt sind. Sie sind meist kolloidfrei, teils enthalten sie dünnflüssiges oder besonders bei Cystadenomen auch eingedickte Kolloidmassen (Abb. 3). Dieser Befund ist deshalb erwähnenswert, weil das TSH normalerweise durch Aktivierung proteolytischer Fermente die Rückresorption gespeicherten Kolloids bewirkt und der-

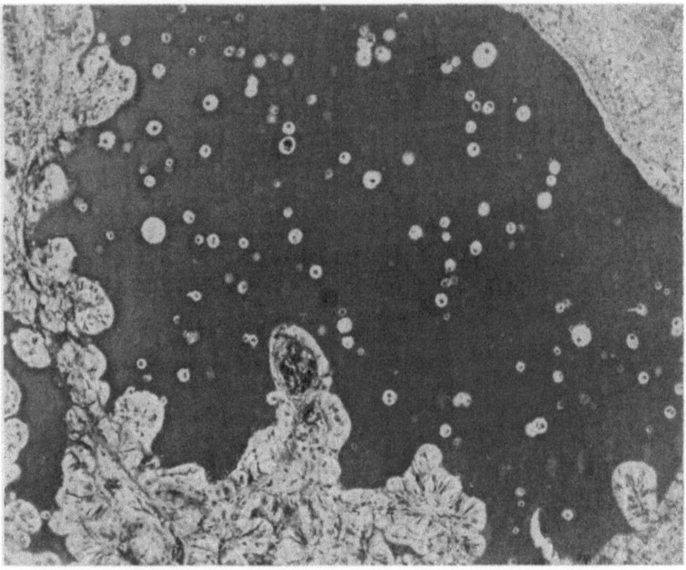

Abb. 3. Kolloidcyste mit basophilem Speicherkolloid und zahlreichen resorbierenden Makrophagen. MTU + Acetylaminofluoren, 12 Monate.

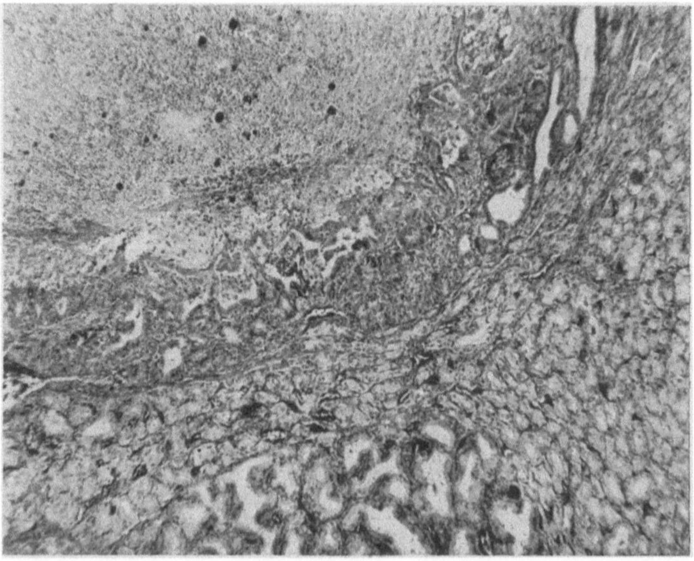

Abb. 4. Subtotale Nekrose eines follikulären Adenoms. Druckatrophie des umgebenden diffus hyperplastischen Gewebes. Randpartie eines weiteren follikulären Adenoms. MTU, 10 Monate.

artig stimulierte Schilddrüsen kolloidarm sind. Die Adenome reagieren auf den Proliferationsreiz demnach durchaus unterschiedlich, und zwar teils überschießend, teils verhalten sie sich refraktär. Im letzteren Fall dürfte es sich um Degenerationsvorgänge handeln, in deren Verlauf das Epithel die Ansprechbarkeit für den Thyreotropinreiz verliert. Die ungewöhnlich große Anzahl von intrafollikulären phagocytierenden Makrophagen dürfte für eine zusätzliche Dysfunktion im Rückresorptionsmechanismus des Follikelepithels sprechen. Möglicherweise besteht

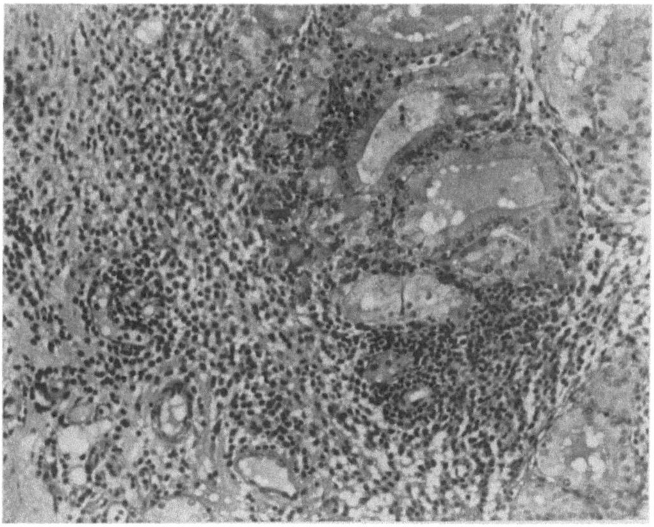

Abb. 5. Chronische Thyreoiditis. MTU, 12 Monate.

dieses eingedickte Kolloid aus einem pathologischen Thyreoglobulin. Derartige Kolloidcysten dürften auch funktionell inaktiv sein, da sie kein Radiojod speichern (Money und Mitarbeiter). Weitere degenerative Veränderungen sind intrafollikuläre und interstitielle Blutungen und Nekrosen von Adenomknoten (Abb. 4) sowie Organisationsvorgänge in Form von Hyalinisierungen und periadenomatöse Fibrosen. Gelegentlich fanden sich Cholesterinablagerungen, chronisch entzündliche Infiltrate und Fremdkörperreaktionen im Interstitium wie bei Thyreoiditis (Abb. 5). Über ähnliche Veränderungen wurde von Rotter und Dontenwill bei einem mit Thiouracil behandelten Fall von Morbus Basedow berichtet. Regionäre oder Fernmetastasen von Schilddrüsenadenomen beobachteten wir in keinem Fall, vereinzelt aber infiltrierendes Wachstum in die Kapsel und in die umgebende Muskulatur.

Zur Deutung dieser adenomatösen Hyperplasien ist davon auszugehen, daß sie Folge eines Anpassungsvorganges des Schilddrüsengewebes auf die chemisch blockierte Thyroxinsynthese und somit lediglich

Symptom einer Erkrankung und nicht Ausdruck einer primären Zellstoffwechselstörung wie beim echten Tumor sind. An ihrer Entstehung sind ursächlich 3 Faktoren beteiligt:

1. Die Hemmung der Thyroxinsynthese durch die Thioharnstoffverbindungen,

2. der dadurch bedingte Jodmangelzustand, dem eine auslösende, aber indirekte Wirkung zukommt und

3. der Proliferationsreiz des TSH, welcher für die Wachstumsstörung unmittelbar verantwortlich ist.

Den Beweis für letzteres ergibt die Tatsache, daß reaktive Hyperplasien der Schilddrüse durch kropferzeugende Substanzen beim hypophysenlosen Tier ausbleiben. Das bedeutet, daß diese Stoffgruppe nicht direkt geschwulsterzeugende, sondern nur mittelbar fördernde, d. h. bedingt krebsauslösende Eigenschaften besitzt. Weitere Hinweise für das Vorliegen von Anpassungshyperplasien im Sinne von BÜNGELER ergeben sich aus der Beobachtung, daß stark proliferierte Adenome auf hohe Jodgaben mit einer Epithelabflachung reagieren. Diese Involution beruht auf einer Hemmung der thyreotropen Gegenregulation. Wird die Jodbehandlung zeitlich begrenzt, so ist eine erneute Aktivierung möglich, wie wir durch partielle Thyreoidektomie nachweisen konnten. Derartige Adenome ließen sich nach BIELSCHOWSKY und Mitarbeitern sowie MORRIS und Mitarbeitern nur dann erfolgreich transplantieren, wenn bei dem Empfänger eine endogene Thyreotropinübersekretion bestand (Thyreoidektomie, Thioharnstoffverbindungen). War diese nicht vorhanden, so verfielen die Transplantate der Regression. Auch dies spricht dafür, daß regulierte und keineswegs autonome Neubildungen vorgelegen haben. Erst bei wiederholten Überimpfungen entstanden anaplastische Geschwülste, die schließlich auch bei Normaltieren angingen. Überimpfte Lungenmetastasen erlangten dagegen keine Autonomie. Aus diesem biologischen Verhalten resultiert erneut die Unsicherheit histologischer Malignitätskriterien. Die stimulierte Schilddrüse und in noch stärkerem Maße ihre Adenome können eine erhebliche Zellunruhe bis zur ausgeprägten Zell- und Kernpolymorphie aufweisen. Selbst infiltrierendes Wachstum, Gefäßeinbrüche und Metastasen müssen nicht notwendigerweise ein sicheres Kennzeichen des eigengesetzlichen Wachstums sein, wie dies auch HAMPERL für die papillären Schilddrüsenadenome und die metastasierenden Kolloidstrumen herausstellte. Hiernach dürften selbst die im Experiment verschiedentlich erzeugten Lungenmetastasen nach Anwendung von Thioharnstoffverbindungen für das Vorliegen einer bösartigen Geschwulst an Beweiskraft verlieren. Ebenso könnte es sich um sog. Transplantationen nach der Nomenklatur von v. GIERKE handeln. Die grundsätzliche Möglichkeit zur malignen Entartung soll damit keineswegs abgelehnt werden. Prozentual sollte sie aber nicht höher liegen als bei anderen Regenerationsgeschwülsten. Bei Hinzutreten einer echten cancerogenen Substanz ist in Parallele zu den Erfahrungen der experimentellen Geschwulstforschung allerdings eine Häufung von knotigen Hyperplasien wie auch von echten Geschwülsten zu erwarten. Dabei ist anzunehmen, daß der Proliferationsreiz des TSH die Schilddrüse für die cancerogene Noxe Acetylaminofluoren sensibilisiert und somit eine hormonal gelenkte Geschwulsterzeugung ermöglicht.

Wie im Experiment hält die Mehrzahl der Fälle, bei denen sich beim Menschen ein Schilddrüsencarcinom nach antithyreoidaler Therapie entwickelt haben soll (Bassaleck, Broder und Parkhill, Hadorn und Beer, Hagen und Schürmeyer, Peine und Mitarbeiter) einer Kritik nicht stand, worauf Rotter und Dontenwill bereits hinwiesen. Lediglich Einzelbeobachtungen (Hermann) erscheinen ausreichend gesichert, stellen aber Ausnahmen dar. Dabei ist zu berücksichtigen, daß in der Praxis die chronische Applikation nicht üblich ist, und sich derartige Veränderungen experimentell — abgesehen vom Zeitfaktor — nur durch forcierte Dosierung erzeugen lassen.

Zusammenfassung.

Bei fortgesetzter Applikation von Methylthiouracil entstehen bei Ratten Knotenstrumen mit mikro-, makrofollikulären, cystischen, papillären, soliden und aus undifferenzierten Zellen bestehenden Adenomen. Ihr Auftreten wird durch kombinierte Gaben von 2-Acetylaminofluoren zeitlich gefördert. Im Vergleich zum biologischen Verhalten dieser Adenome wird die Unsicherheit histologischer Malignitätskriterien betont. Selbst infiltrierendes Wachstum in die Kapsel oder in die umgebende Muskulatur müssen nicht notwendigerweise Kennzeichen eigengesetzlichen Wachstums sein. Es wird die Ansicht vertreten, daß es sich bei der Mehrzahl dieser Adenome lediglich um geschwulstartige Anpassungshyperplasien als Ausdruck einer regulierten Wachstumsstörung handelt. Der Anteil echter Geschwülste entspricht prozentual den Verhältniszahlen bestimmter Regenerationsgeschwülste in anderen Organen. Die praktische Bedeutung der thyreotropen Impulse bei antithyreoidaler Therapie für die Geschwulstentstehung auf dem Umweg des Adenoms sollte deshalb nicht überbewertet werden. Nach längerer Thiouracilbehandlung fanden sich außerdem entzündliche Veränderungen wie bei chronischer Thyreoiditis. Es wird angenommen, daß sowohl das thyreotrope Hormon als auch Störungen im Rückresorptionsmechanismus des Kolloids an ihrer Entstehung kausal beteiligt sind.

Summary.

The continual application to rats of methylthiouracil produces struma nodosa with microfollicular, macrofollicular, cystic, papillary, solid and indifferent cell adenomas. From the time point of view their occurrence is facilitated by doses combined with 2-acetylamino fluorene. As compared with the biological behaviour of these adenomas, the author stresses the unreliability of histological criteria of malignity. Even growths infiltrating into the capsule or into the surrounding muscle need not necessarily be a sign of independent growth. In the author's opinion most of these adenomas are nothing but tumorous adaptation hyperplasias indicating a regulated growth disturbance. The percentage of genuine tumors is in complete agreement with the ratio of certain regeneration tumors in other organs. For this reason the practical importance of thyrotropic impulses in antithyroidal therapy for the genesis of tumors via an adenoma should not be overrated. In addition, inflammatory changes as in the case of chronic thyroiditis were found after prolonged treatment with thiouracil. It is assumed that both the thyrotropic hormone and disturbances in the colloid re-absorption mechanism are to some extent responsible for their genesis.

Résumé.

En cas d'application prolongée de méthylthiouracile on a observé chez le rat l'apparition de goîtres nodulaires avec adénomes composés de cellules différenciées microfolliculaires, macrofolliculaires, cystiques, papillaires, et de cellules indifférenciées. Cette apparition peut être accélérée par l'administration combinée de 2-acétyl-amino-fluorène. On souligne l'incertitude des critères histologiques de malignité de ces adénomes par rapport à leur comportement biologique. Même des infiltrations dans la capsule ou les muscles environnants ne sont pas forcément caractéristique d'une croissance anarchique. On émet l'opinion que pour la plupart de ces adénomes il s'agit seulement d'hyperplasies d'adaptation à forme tumorale, signe d'un trouble de croissance régularisé. La proportion des tumeurs véritables est la même que celle de certaines tumeurs de régénération dans d'autres organes. C'est pourquoi il ne faudrait pas surestimer la signification pratique de l'impulsion thyréotrope dans la thérapeutique antithyroïdienne pour l'apparition de tumeurs par le détour de l'adénome. Après un traitement prolongé au thiouracile on a observé en outre des modifications inflammatoires comme dans la thyroïdite chronique. On suppose que l'hormone thyréotrope aussi bien que certains troubles du mécanisme de résorption du colloïde en sont partiellement cause.

Resumen.

En la aplicación continuada de metiltiouracilo surgen en las ratas estrumas nudosas con adenomas microfoliculares, macrofoliculares, quísticas, papilares, sólidas y compuestas de células indiferenciadas. Su aparición es acelerada por la administración combinada de 2-acetilaminoflúores. En comparación con el comportamiento biológico de estas adenomas se subraya la inseguridad de los criterios de malignidad histológicos. Incluso el crecimiento infiltrante en la cápsula o en la musculatura envolvente no tienen que ser necesariamente síntomas de un crecimiento con leyes propias. Se defiende la tesis que en la mayoría de estas adenomas se trata únicamente de hiperplasias de adaptación tumorales como expresión de una perturbación regulada del crecimiento. El número de auténticos tumores corresponde en el porcentaje a las cantidades proporcionales de determinados tumores de regeneración en otros órganos. La importancia práctica de los impulsos tirotropos en la terapéutica antitiroidal para la aparición de tumores a través del camino indirecto del adenoma, no debe ser, pues, sobrevalorada. Después de largo tratamiento con tiouracilo se encontraron además transformaciones inflamatorias como en la tiroiditis crónica. Se supone que tanto la hormona tirotropa como las perturbaciones en el mecanismo de reabsorción del coloide, han participado en su aparición de una manera causal.

Literatur.

BASSALECK, A.: Med. Klin. **1950**, 924. — BIELSCHOWSKY, F.: Brit. J. Exper. Path. **25**, 90 (1944); **26**, 270 (1945). — BIELSCHOWSKY, F., W. E. GRIESBACH, W. H. HALL, T. H. KENNEDY and D. H. PURVES: Brit. J. Canc. **3**, 541 (1949). — BRODER and PARKHILL: Zit. nach J. W. LINNELL, G. KEYNES and J. E. PIERCY, Brit. Med. J. **1946**, 449. — BÜNGELER, W.: Verh. dtsch. Ges. Path. **35**, 10 (1951). — Z. Krebsforsch. **58**, 72 (1951/52). — FURTH, J.: Cancer Res. **13**, 477 (1953). — GRIESBACH, W. E., T. H. KENNEDY and H. D. PURVES: Brit. J. Exper. Path. **26**, 18 (1945). — HADORN, W., u. K. BEER: Dtsch. med. Wschr. **1947**, 1. — HAGEN, J., u. A. SCHÜRMEYER: Med. Klin. **1947**, 847. — HALL, W. H.: Brit. J. Canc. **2**, 273 (1948). — HALL, W. H., and F. BIELSCHOWSKY: Brit. J. Canc. **3**, 534 (1949).— HAMPERL, H.: Verh. dtsch. Ges. Path. **35**, 29 (1951). — HERMANN, E.: Schweiz. med. Wschr. **1951**, 1097. — MONEY, W. L., and R. W. RAWSON: Trans. Amer. Assoc. Stud. Goiter **1947**, 171. — Cancer (N.Y.) **3**, 321 (1950). — MONEY, W. L., P. J. FITZGERALD, J. T. GODWIN and R. W. RAWSON: Cancer (N.Y.) **6**, 111 (1953). — MORRIS, H. P., and C. D. GREEN: Science (Lancaster, Pa.) **114**, 44 (1951). — MORRIS, H. P., A. J. DALTON and C. D. GREEN: J. Clin. Endocrin. **11**, 1281 (1951). — PASCHKIS, K. E., A. CANTAROW and J. STASNEY: Cancer Res. **8**, 257 (1948). — PEINE, R. L., H. R. CRANE and J. G. PRICE: Surgery **22**, 496 (1947). — PURVES, H. D., and W. E. GRIESBACH: Brit. J. Exper. Path. **27**, 294 (1946); **28**, 46 (1947). — ROTTER, WG., u. W. DONTENWILL: Zbl. Path. **89**, 72 (1952).

JOACHIM KRACHT.

Inaktivitätsatrophie extrainsulärer A-Zellen nach Glucagonzufuhr*.

Histometrische Untersuchungen am Inselzellsystem der Ratte ergaben eine A-Zellinvolution und B-Zellhypertrophie nach Glucagonbehandlung[1]. Die Atrophie der A-Zellen äußert sich in einer Kernverkleinerung; sie ist Ausdruck eines Inaktivitätszustandes und stützt die Auffassung, daß das Glucagon von diesem Zelltyp gebildet wird. Gegenregulatorisch hypertrophieren die B-Zellen, wofür neben Kernvergrößerung auch eine Schwellung des Zelleibs sowie Degranulierung des Protoplasmas kennzeichnend sind. Diese Veränderungen beruhen vermutlich auf einer kompensatorischen Insulinmehrsekretion. Beide Phänomene konnten von uns inzwischen am Kaninchen bestätigt werden. Darüber hinaus interessierte das Verhalten der extrainsulären Komponente des Inselorgans nach Glucagonzufuhr. GAEDE und FERNER[2] gelang der biologische Glucagonnachweis im Gangbaum des Pferdepankreas. Sie zeigten damit, daß die extrainsulären A-Zellen auch funktionell dem A-Zellsystem der Inseln entsprechen, nachdem auf ihre cytologische Übereinstimmung bereits von FEYRTER[3] hingewiesen worden war.

In den vorliegenden experimentellen Untersuchungen wurden die Kerngrößenverhältnisse der im Epithelverband oder in unmittelbarer Umgebung des Gangbaum gelegenen nach Chromhämatoxylin-Phloxin rötlich granulierten Zellen planimetrisch bestimmt. Die Versuchsdauer ist Tabelle 1 zu entnehmen. Die Glucagondosis betrug bei Kaninchen 2mal täglich 0,33 mg/kg i.v., bei Ratten entweder 2mal täglich 0,25 mg intraperitoneal — i.p. — oder 0,5 mg je 150—180 g Körpergewicht i.v. Je Tier wurden 50 Kerne ausgemessen; jede Gruppe bestand aus mindestens 3 und höchstens 5 Tieren. Die angegebenen Planimeterwerte (Tabelle 1) geben das arithmetische Mittel für jedes Kollektiv einschließlich der mittleren Abweichung wieder. Es handelt sich dabei um Relativwerte, die über die wirklichen Größenverhältnisse nichts aussagen. Die Kerngrößen bei unbehandelten Kaninchen und jenen Tieren, die zur Kontrolle mit dem zur Lösung und Stabilisierung des Glucagon verwendeten Glycinpuffer (p_H 9,2) behandelt worden waren, weichen voneinander nicht ab. Glucagon bewirkt dagegen sowohl beim Kaninchen als auch bei der Ratte in sämtlichen Gruppen eine

* Naturwiss. **42**, 50 (1955).

Tabelle 1. *Kernatrophie der A-Zellen im Gangsystem des Pankreas nach Glucagonzufuhr* (Planimeterwerte).

Kontrollen	Glycinpuffer	Glucagon i. v. 7 Tg.	Glucagon i. v. 13 Tg.
Kaninchen			
75,63 ± 5,65	77,53 ± 3,19	51,97 ± 4,00	51,17 ± 1,15

Kontrollen	Glucagon i. p. 7 Tg.	Glucagon i. p. 20—28 Tg.	Glucagon i. p. 38 Tg.	Glucagon i. v. 6 Tg.
Ratte				
52,45 ± 2,2	41,73 ± 2,71	36,05 ± 2,65	45,75 ± 1,13	36,72 ± 0,81

eindeutige Kernverkleinerung. Bei der Ratte ergibt sich gruppenmäßig eine auffallende Übereinstimmung mit der Atrophie insulärer A-Zellkerne, über die in einer früheren Mitteilung berichtet wurde[1]. Die rückläufige Tendenz und Neigung zur Normalisierung nach 38tägiger Behandlung entspricht ebenfalls den insulären A-Zellen. Wir werten sie als Substrat bei erworbener Glucagonresistenz nach längerer Therapie. — Die Meßergebnisse zeigen, daß die A-Zellen der Inseln und des Gangapparates auf Zufuhr von Glucagon gleichartig reagieren. Ihre funktionelle Einheit als Produzent des hyperglykämisierenden-glykogenolytischen Faktors wird durch die Inaktivitätsatrophie nach Glucagonzufuhr unterstrichen.

Herrn Dr. O. K. Behrens, E. Lilly u. Co., Indianapolis, danken wir für die Überlassung von Glucagon (Lt.-Nr. 208-108B-284 und 208-158B-197).

Summary.

A histometrical investigation is made into the sizes of nuclei of extra-insular A-cells of rabbits and rats after the administration of glucagon (hyperglycaemic-glycogenolytic factor). Like that of the insular A-cells their reaction takes the form of inactivity atrophy. This proves that morphologically the insular A-cells and those of the pancreatic duct have the same reaction and that they form a functional unit as far as the production of glucagon is concerned.

Résumé.

Etude caryométrique sur le rapport des dimensions du noyau des cellules A-extra-insulaires du lapin et du rat après administration de glucagone. Elles réagissent comme les cellules A-insulaires par une atrophie d'inactivité. Il en ressort que les cellules A des îlots de Langerhans et des canaux ont la même réaction morphologique et forment ainsi une unité fonctionnelle pour la production du glucagone.

Resumen.

Son histométricamente analizadas las proporciones del tamaño del núcleo de las células A extrainsulares de conejos y ratas después de la administración de Glucagon (factor hiperglucemiante-glucogenolítico). Ellas reaccionan como las células A insulares con una atrofia por inactividad. De aquí se deduce que las células A de los islotes de LANGERHANS y del canal de WIRSUNG (ductus pancreaticus) reaccionan morfológicamente de la misma manera, formando también una unidad funcional como producente de Glucagon (factor hiperglucemiante-glucogenolítico).

Literatur.

[1] KRACHT, J.: Naturwiss. **41**, 336 (1954). — [2] GAEDE, K., u. H. FERNER: Klin. Wschr. **1950**, 621. — [3] FEYRTER, F.: Über diffuse endokrine epitheliale Organe. Leipzig: Johann Ambrosius Barth 1938.

Joachim Kracht.

Thyreotropes Hormon und experimentelle Thyreoiditis*.

Trotz einer Vielzahl von Hypothesen sind Ätiologie und Pathogenese der verschiedenen Formen von nichteitriger Thyreoiditis des Menschen immer noch ungeklärt. Gegen eine bakterielle Infektion sprechen nicht nur die überwiegend negativen Kulturergebnisse aus menschlichem Material, sondern auch experimentelle Versuchsanordnungen zur Erzeugung entzündlicher Schilddrüsenveränderungen durch direkte intrathyreoidale Infektion. Auch gilt heute als gesichert, daß die vielfach beschriebenen tuberkelähnlichen Strukturen in der Mehrzahl Fremdkörperreaktionen darstellen, so daß auch diese Ätiologie ausscheidet. Die Möglichkeit indirekter bakterieller, bakteriotoxischer und auch allergischer Ursachen wurde zwar des öfteren erörtert, aber ebensowenig bewiesen wie die Virusätiologie. Außerdem sind Stoffwechsel- und Ernährungsstörungen, endokrine Dysregulationen, geographische und konstitutionelle Faktoren, Autointoxikationen sowie Jodüberschuß — um nur einige Theorien zu erwähnen — als Ursache genannt worden (Literatur bei Wegelin). Hieraus dürften die Unklarheiten, die über das Wesen dieser Krankheit herrschen, ohne weiteres hervorgehen. Histologisch ist darüber hinaus zu berücksichtigen, daß die Schilddrüse ebenso wie andere Organe nur begrenzte gewebliche Reaktionsmöglichkeiten besitzt, und daß aus der Struktur nur mit Vorbehalt auf die kausale Genese geschlossen werden darf.

Im Experiment erzielte McCarrison durch diätetische Einwirkung bei Ratten Schilddrüsenveränderungen, die mikroskopisch denen bei Struma lymphomatosa ähnelten und nahm ein Vitamindefizit als möglichen ätiologischen Faktor an. Clausen berichtet über Struma lymphomatosa bei Ratten nach längerer Verabfolgung von Thiouracil. Die in dieser Arbeit gebrachten Abbildungen lassen aber allenfalls auf eine subchronische Thyreoiditis vom Typ de Quervain schließen. Als neue Konzeption wird von Hellwig die Kolloidphagocytose herausgestellt und die hierdurch ausgelöste Thyreopathie als Fremdkörperentzündung erklärt. Obwohl Makrophagen gelegentlich bereits unter normalen Bedingungen in der Follikellichtung beobachtet werden, treten sie ungleich häufiger in Strumen auf. Hellwig stellte fest, daß diese mit phagocytiertem Kolloid beladenen Zellen im interfollikulären Gewebe

* Acta endocrinol. 18, 437 (1955).

zerfallen, ihre Speicherprodukte freigeben und diese die Entzündung chemotaktisch einleiten. Diese Auffassung wird durch eigene Befunde im wesentlichen gestützt.

Die vorliegenden Untersuchungen hatten das Ziel, die Reaktionen des Schilddrüsengewebes auf gezielte mechanische und chemische Reize besonders auf arteigenes und artfremdes Kolloid sowie Kolloidextrakte zu erfassen. Sie wurden an insgesamt 92 Meerschweinchen beiderlei Geschlechts im Gewicht zwischen 260 und 400 g durchgeführt.

Beide Schilddrüsenlappen wurden zu diesem Zweck in Äthernarkose freigelegt, die Injektion erfolgte jeweils in den unteren Pol beider — gelegentlich auch nur eines Schilddrüsenlappens — mit der dünnsten gebräuchlichen Kanüle. Folgende Substanzen wurden intrathyreoidal appliziert:

1. Meerschweinchen- oder menschliches Serum,
2. physiologische Kochsalzlösung,
3. Nativextrakte aus Meerschweinchen- oder menschlichen Schilddrüsen,
4. Äther- oder Alkoholextrakte aus operativ gewonnenen menschlichen Kolloidstrumen[1],
5. Kanüleneinstich (Kontrolle).

Vorversuche ergaben, daß höchstens 0,03 ml einer jeden Lösung infiltriert werden dürfen, da größere Mengen zu mechanisch bedingten Durchblutungsstörungen und infarktähnlichen Nekrosen führen. Einige Tiere erhielten die Lösungen auch subcutan verabfolgt. Die Tötung erfolgte zwischen dem 2. und 21. Tag nach Injektion. Die in BOUINscher Flüssigkeit fixierten Schilddrüsen wurden in Paraffin eingebettet und nach Hämatoxylin-Eosin, GOLDNER und zum Teil nach VAN GIESON gefärbt. Außerdem standen uns mehrere Schilddrüsen von Ratten zur Verfügung, die über 1 Jahr lang mit Methylthiouracil behandelt worden waren. Es handelte sich um Knotenkröpfe mit den verschiedensten Formen follikulärer, solider und cystischer Adenome.

Die Rückresorption des Kolloids aus der Follikellichtung erfolgt normalerweise fast ausschließlich transepithelial. Wie schon erwähnt, sind einzelne intrafollikuläre histiocytäre Wanderzellen in menschlichen, Meerschweinchen- und Rattenschilddrüsen keine Seltenheit. Eine Verwechslung zwischen Makrophagen und desquamierten Follikelepithelien ist schon nach der Kernstruktur kaum möglich, außerdem färben sich die ersteren supravital mit Neutralrot an. Bei thyreotroper Stimulierung treten sie vermehrt auf und beteiligen sich in verstärktem Maße am Kolloidtransport. Dies wurde von EGGERT bei Eidechsen in vivo und von JUNQUEIRA in vitro an überlebenden Rattenschilddrüsen beobachtet. Wir konnten intrafollikuläre Makrophagen vor allem in kolloidhaltigen Cystadenomen bei Ratten nach längerer Methylthiouracilbehandlung nachweisen (Abb. 1). Es ist anzunehmen, daß sich hierbei die Resorptionskapazität des Epithels — im Vergleich zur sekretorischen Komponente — frühzeitig erschöpft hat und besonders seine proteolytische Aktivität vermindert ist. Makrophagen übernehmen hierauf

[1] Für die Überlassung des Operationsmaterials danken wir Herrn Dr. ZEHRER, Kreiskrankenhaus Bad Segeberg. Die Extrakte wurden von Herrn Dr. WOLTER hergestellt.

kompensatorisch die resorptiven Leistungen des Epithels. Sie treten durch die Intercellularräume in die Lichtung ein, phagocytieren eingedickte Kolloidmassen und verflüssigen sie. Ihre proteolytische Potenz zeigt sich sowohl im strukturellen und färberischen Verhalten der aufgenommenen Kolloidtröpfchen als auch an den pericellulären kolloidfreien Höfen. Die durch Phagocytose bedingte Zellschwellung erschwert nicht nur den Austritt aus dem Epithelverband, sondern auch besonders

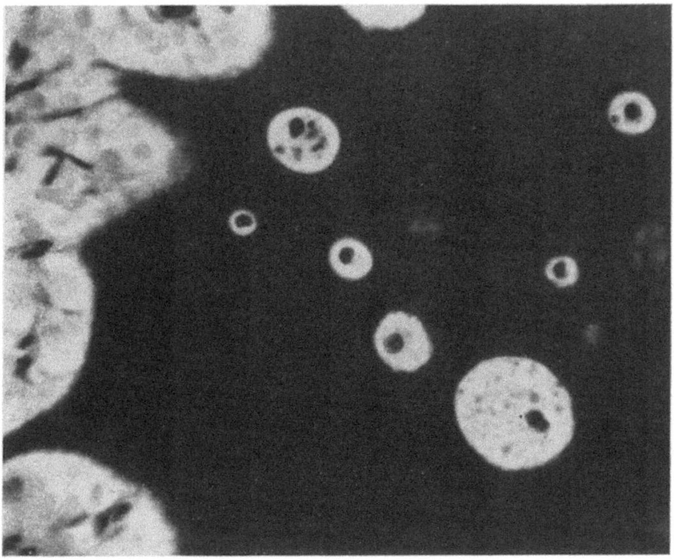

Abb. 1. Rattenschilddrüse. Ausschnitt aus einem Cystadenom nach 12 Monate langer Behandlung mit Methylthiouracil. Intrafollikuläre Makrophagen mit phagocytierten Kolloidtröpfchen und pericellulärem kolloidfreiem Hof.

den Eintritt in das Capillarsystem. Die Makrophagen können also im Interstitium liegenbleiben und hier zerfallen. Das freiwerdende Kolloid wirkt nunmehr als Fremdkörperreiz oder vermag chemotaktisch Entzündungszellen anzulocken. Das Resultat ist in beiden Fällen eine interstitielle Entzündung. Derartige Veränderungen sahen wir ebenfalls nach langdauernder Methylthiouracilapplikation (Abb. 2). Eine Entzündung ist aber nicht die unbedingt notwendige Folge, da auch eine reaktionslose Sklerosierung interfollikulär gelegener Kolloidmassen gelegentlich zu beobachten ist.

Zur Klärung dieser Frage untersuchten wir die Reaktion der Schilddrüse und des subcutanen Bindegewebes des Meerschweinchens auf arteigenes und artfremdes Kolloid bzw. Kolloidextrakte. Wir gingen dabei von den Ergebnissen von FERGUSON aus, der unter ähnlichen Versuchsbedingungen Fremdkörperreaktionen im subcutanen Bindegewebe des Meerschweinchens nachgewiesen hat. Besonders interessierte die etwaige Beeinflußbarkeit derartiger Veränderungen durch das thyreotrope Hormon (TSH).

In Vorversuchen überzeugten wir uns davon, daß Kanülenstiche keine mesenchymalen Reaktionen in der Schilddrüse auslösen. Intrathyreoidal applizierte physiologische Kochsalzlösung, Meerschweinchen- oder menschliches Serum werden reaktionslos resorbiert. Allerdings

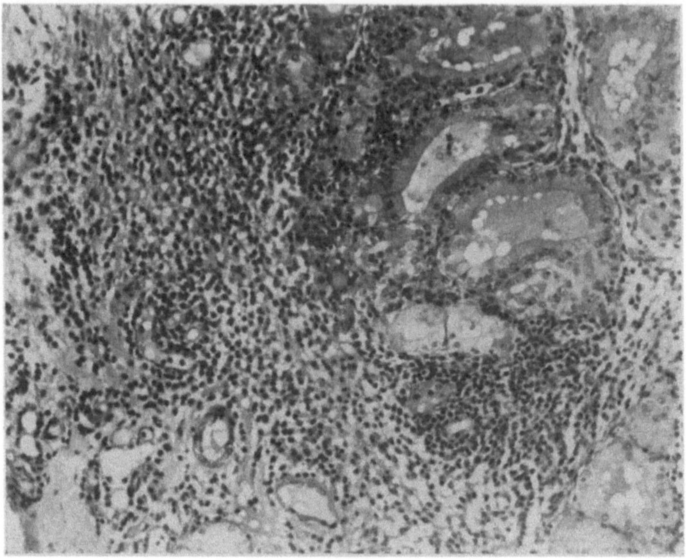

Abb. 2. Rattenschilddrüse. Chronische fibroblastische Thyreoiditis nach 11 Monate langer Behandlung mit Methylthiouracil.

dürfen in einen Lappen nicht mehr als 0,03 ml injiziert werden, da größere Mengen rein mechanisch über ein interstitielles Ödem zu Durchblutungsstörungen und degenerativen Veränderungen führen können. Mit Kolloid- und Nativextrakten aus Meerschweinchen- und menschlichen Schilddrüsen erzielten wir dagegen eine umschriebene, mehr oder weniger stark ausgeprägte fibroblastische Entzündung mit Lymphocyten und Histiocyten sowie einzelnen Fremdkörperriesenzellen. Die stärkste Wirkung hatten ätherlösliche Extrakte; eine wesentlich schwächere die anfallenden Rückstände, die anschließend nochmals in der SOXHLET-Apparatur mit absolutem Alkohol extrahiert wurden. Der Ätherextrakt hatte eine gelblich ölige, die alkoholische Fraktion eine braune leimartige Beschaffenheit. Das Material wurde 1:3 und 1:5 mit physiologischer Kochsalzlösung verdünnt und unter möglichst sterilen Bedingungen intrathyreoidal oder subcutan appliziert. Bakteriologisch waren die Extrakte steril, so daß Sekundärinfektionen auszuschließen sind. Die Histogenese der so erzielten Veränderungen zwischen dem 2. und 21. Tag nach der Injektion ist folgende: Im Injektionsbereich erfolgt zunächst eine Aktivierung des ortsständigen reticulohistiocytären Systems einschließlich der Capillarendothelien. Im verbreiterten Stroma findet sich freiliegendes oder von histiocytären Wanderzellen phagocytiertes sudanophiles Material. Als Zeichen der resorptiven Entzündung treten später einzelne Leukocyten und vor allem Lymphocyten hinzu. Intrafollikulär gelegenes Material wird vor allem durch Makrophagen phagocytiert. Da es gleichzeitig zu einer Erhöhung des Follikelepithels kommt, muß außerdem eine Aktivitätssteigerung der epithelspezifischen Rückresorption eingesetzt haben. Beide Mechanismen reichen jedoch zur Beseitigung des irritierenden Agens nicht aus. Während ein Teil der intrafollikulären Makrophagen in das Interstitium gelangt, konfluieren andere zu syncytialen Verbänden und degenerieren in der Lichtung. Der Epithelsaum ist dabei stets unversehrt. Entzündliche Veränderungen spielen sich ausschließlich in den interfollikulären Septen ab. Hier reichert sich das phagocytierte Material an, wird teilweise resorbiert, teilweise aber auch durch Zelldegeneration wieder frei und unterhält auf diese Art einen Fremdkörperreiz, der über das subchronische Entzündungsstadium schließlich zur bindegewebigen Organisation führt. Entsprechend wechselt der histologische Befund. Entweder handelt es sich um ein lymphocytenreiches Granulationsgewebe mit Fibroblasten und Fremdkörperriesenzellen, oder um einzelne Granulome bzw. Lipogranulome (Abb. 3) und in fortgeschrittenen Fällen um reine Fibrosen oder auch nur diffuse und herdförmige Lymphocytenansammlungen (Abb. 4). In diesem Stadium können Epitheldesquamationen und Follikelatrophien auftreten, die auf Ernährungsstörungen zurückzuführen sein dürften. Insgesamt ähneln diese Veränderungen jenen bei subchronischer bis chronischer Thyreoiditis des Menschen. Ob aber die aus der Humanpathologie bekannten Formen wie der Typ RIEDEL, HASHIMOTO und DE QUERVAIN lediglich quantitative Unterschiede ein- und desselben Krankheitsgeschehens darstellen — wofür histologische Kriterien sprechen — oder aber genetisch zu trennen sind, kann aus diesen Versuchen nicht entschieden werden.

Wenn wir mit HELLWIG darin übereinstimmen, die nichteitrige Thyreoiditis als chemotaktische Entzündung aufzufassen, so bleibt die auslösende Ursache weiterhin ungeklärt. In elektronenoptischen Untersuchungen wiesen CHESKY und Mitarbeiter Größen- und Formunterschiede der Kolloidpartikel in der thyreotrop stimulierten Kaninchenschilddrüse nach und fanden ähnliche Veränderungen im Kolloid bei chronischer Thyreoiditis. Sie deuten dies als mögliche chemische Strukturänderung, die den Makrophagenmechanismus in Gang setzen könnte.

Diese Hypothese wird einerseits durch die prophlogistische Wirkung der Kolloidextrakte bestätigt, andererseits aber dadurch eingeschränkt,

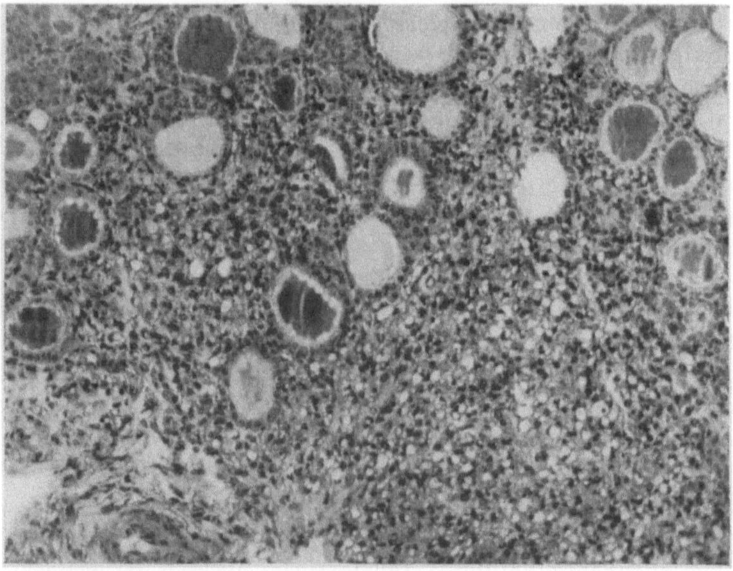

Abb. 3. Meerschweinchenschilddrüse: Lipogranulomatose, 12 Tage nach einmaliger intrathyreoidaler Injektion von 0,02 ml eines 1:5 verdünnten Ätherextraktes aus einer menschlichen Kolloidstruma.

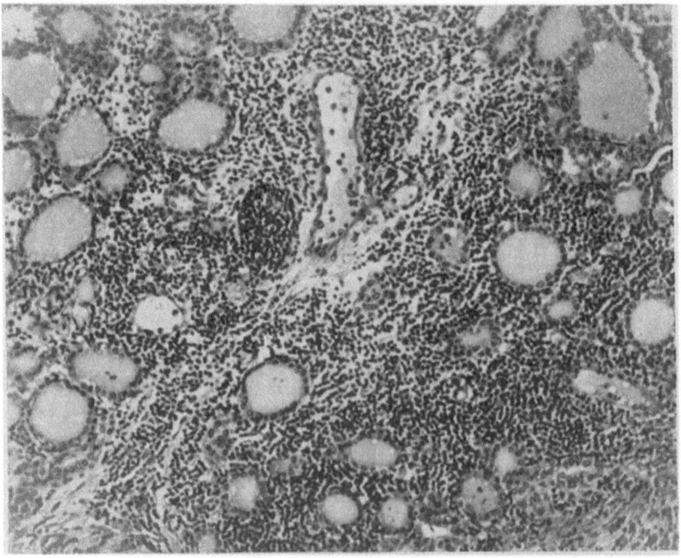

Abb. 4. Meerschweinchenschilddrüse: diffuse und herdförmige lymphocytäre Thyreoiditis, 7 Tage nach einmaliger intrathyreoidaler Injektion von 0,02 ml eines 1:5 verdünnten Ätherextraktes aus einer menschlichen Kolloidstruma.

daß intrafollikuläre Makrophagen auch unter euthyreotischen Bedingungen vorkommen. Es steht fest, daß sie bei thyreotroper Stimulierung vermehrt auftreten. Außerdem geht aus klinischen Beobachtungen hervor, daß das Initialstadium der Thyreoiditis mit einer Funktionssteigerung einhergeht. Dem entspricht der experimentelle Befund insofern, als die befallenen Follikel ein höheres Epithel aufweisen als nicht befallene Partien. Dies könnte den Zweck haben, die resorptiven

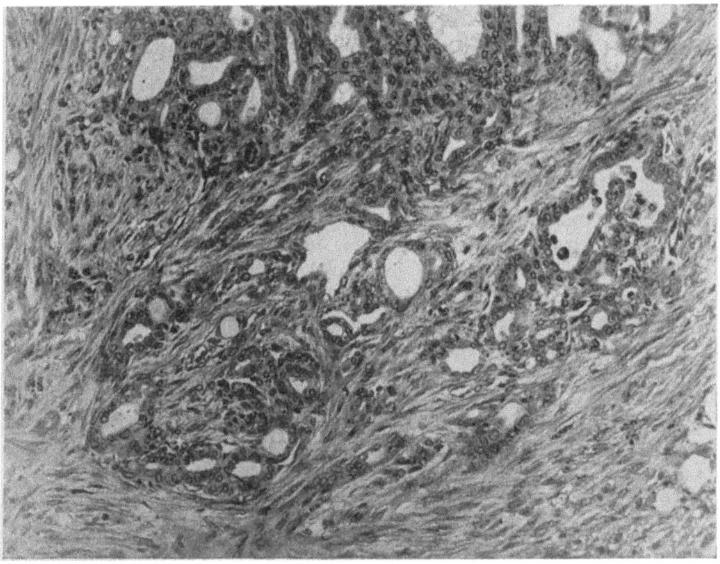

Abb. 5. Meerschweinchenschilddrüse: Cirrhose, dissoziierte thyreotrop stimulierte Follikel mit einzelnen intrafollikulären Makrophagen, 9 Tage nach einmaliger intrathyreoidaler Injektion von 0,02 ml eines 1:5 verdünnten Ätherextraktes aus einer menschlichen Kolloidstruma und zusätzlicher Gabe von 2mal täglich 20 E TSH.

Leistungen zu steigern. Zugeführtes TSH bedingt einen schnelleren und scheinbar verstärkten Ablauf des entzündlichen Stadiums, so daß Organisationsvorgänge und Fibrosen früher nachzuweisen sind als bei Kontrollen (Abb. 5). Hierfür ist wahrscheinlich nicht die Thyroxinmehrproduktion, sondern das TSH unmittelbar verantwortlich, da Kröpfe von antithyreoidal behandelten Ratten auf Kolloidextrakte gleich stark reagieren wie die mit exogenem Thyreotropin stimulierte Meerschweinchenschilddrüse. TSH fördert also das subchronische und chronische Stadium der experimentellen Thyreoiditis, hat aber keine prophlogistische Wirkung im engeren Sinn.

Zusammenfassend führen uns unsere Befunde über experimentelle Thyreoiditis nach intrathyreoidaler Applikation von Kolloidextrakten an Meerschweinchen als auch nach längerer Thiouracilbehandlung von

Ratten zu der Auffassung, daß es sich bei dieser Krankheit um eine chemotaktische und somit Fremdkörperentzündung auf bisher noch nicht näher definierte Lipoproteidkomplexe des Kolloids handelt. Glykoproteide scheinen dagegen keine Rolle zu spielen. Die Ursachen hierfür sind teilweise noch unbekannt. Ein wesentlicher Faktor dürfte die Dysfunktion des transcellulären Rückresorptionsmechanismus sein. Die Bedeutung des TSH bei der Entstehung der Thyreoiditis bedarf weiterer Klärung. Sein direkter oder mittelbarer Einfluß ist unverkennbar, da die eindeutigsten Befunde von experimenteller Thyreoiditis bei endogener oder exogener TSH-Stimulierung beobachtet wurden. Die so erzielten histologischen Veränderungen sind denen bei subchronischer nichteitriger Thyreoiditis des Menschen weitgehend ähnlich.

Summary.

Extracts from human strumen colloides which are soluble in ether, upon intrathyroidal administration produce an inflammation in guinea-pigs which in its histological characteristics is similar to human thyroiditis. Similar changes have been observed in rats after prolonged treatment with methylthiouracil. A dysfunction of the transcellular re-absorption of the colloid is considered to be the factor which under certain conditions initiates this process. In this case the colloid transport is taken over, by way of compensation, by macrophages which partly disintegrate in the interstice and release their phlogogenic storage products. The author shares Hellwig's opinion that thyroiditis must be considered as a chemotactic inflammation and as a foreign-body reaction to lipoproteid complexes of the colloid or to fatty acids which are not yet known in detail. Further research is also necessary to determine the importance of the thyrotropic hormone for the genesis of thyroiditis. There can be no doubt about its direct or indirect influence since the most conclusive experimental results were obtained through endogenic or exogenic stimulation by thyrotropic hormone.

Résumé.

Une application intrathyroïdienne d'extraits solubles dans l'éther de goîtres d'origine humaine, provoque chez le cobaye une inflammation possédant les mêmes caractéristiques histologiques que la thyroïdite de l'homme. On a observé les mêmes modifications chez des rats après un traitement prolongé au méthylthiouracile. Le facteur causal le plus décisif semble être un trouble de la résorption transcellulaire du colloïde. En ce cas le transport des colloïdes est assuré par compensation par des macrophages qui se désagrègent partiellement dans les espaces interstitiels et libèrent les produits inflammatoires qu'ils ont accumulés. Avec Hellwig on admet que dans la thyroïdite il s'agit d'une inflammation d'origine chimique et d'une réaction de corps étrangers sur les composés lipoprotéïques du colloïde ou les acides gras, dont on ne connaît pas encore le détail. De même il faudrait éclaircir davantage le rôle de l'hormone thyréotrope dans l'apparition de la thyroïdite. Son influence directe ou indirecte est indéniable car les expériences de stimulation endogène ou exogène par l'hormone thyréotrope ont donné les résultats les plus nets.

Resumen.

Extractos de estrumas coloidales humanas, solubles en éter, producen una inflamación en los conejillos de Indias después de la aplicación intratiroidal, que en sus características histológicas es parecida a la tiroiditis humana. Los mismos cambios fueron observadas en ratas después de largo tratamiento con metiltiouracilo. Es considerado como factor provocador una disfunción de la reabsorción transcelular del coloide. En este caso es llevado a cabo el transporte de coloide compensadoramente por macrófagos, que en el intersticio se descomponen en parte soltando sus productos acumulados originadores de inflamación. Es compartida con HELLWIG la opinión de que en la tiroiditis se trata de una inflamación quimiotáctica y reacción de cuerpos extraños causadas por complejos lípo-proteídos del coloide o por ácidos grasos, cuyos detalles son todavía desconocidos. La importancia de la hormona tirotropa en la aparición de la tiroiditis precisa igualmente de mayor aclaración. Su influencia directa o mediata es innegable, ya que los resultados más inequívocos fueron observados en el experimento de estimulación endógena o exógena mediante la hormona tirotropa.

Literatur.

CHESKY, V. E., W. C. DREESE and C. A. HELLWIG: Surg. etc. **93**, 575 (1951). — CLAUSEN, H. J.: Proc. Soc. Exper. Biol. a. Med. **83**, 835 (1953). — EGGERT, B.: Z. Zool. **147**, 537 (1936). — FERGUSON, J. H.: Arch. of Path. **15**, **244** (1953). — HASHIMOTO, H.: Arch. klin. Chir. **97**, 219 (1912). — HELLWIG, C. A.: Science (Lancaster, Pa.) **113**, 725 (1951). — JUNQUEIRA: Endocrinology **40**, 286 (1947). — McCARRISON, R.: Brit. Med. J. **1929**, 5. — QUERVAIN, F. DE: Die akute nicht eitrige Thyreoiditis. Mitt. Grenzgeb. Med. u. Chir. **2**, Suppl. 1 (1904). — RIEDEL, B.: Verh. dtsch. Ges. Chir. **25**, 101 (1896). — WEGELIN, C.: Ärztl. Wschr. **1949**, 3.

JOACHIM KRACHT.

Das Inselzellsystem nach Glucagonzufuhr*.

An der endokrinen Regulation des Kohlenhydratstoffwechsels sind neben dem somatotropen und corticotropen Hormon, den Glucocorticoiden und dem Adrenalin vor allem die beiden Inselzellhormone Insulin und Glucagon beteiligt. Das blutzuckersteigernd und glykogenolytisch wirkende Glucagon war als Verunreinigung handelsüblicher Insuline oder in Form von Extrakten zwar schon seit längerem bekannt, gewann aber erst besondere Bedeutung nach seiner Reinigung und kristallinen Darstellung durch STAUB und Mitarbeiter im Jahre 1953. Zur Frage nach dem Produktionsort dieses zweiten Inselzellhormons nahm FERNER an, daß es möglicherweise von den A-Zellen gebildet werde. Diese Ansicht gewann an Wahrscheinlichkeit durch seinen biologischen Nachweis im Pankreas alloxandiabetischer Hunde bei gleichzeitiger Ausschaltung des exkretorischen Parenchyms durch Gangunterbindung. Andererseits wurde versucht, die Funktion der A-Zellen durch chemische Schädigung zu klären, wie dies mit Alloxan für die Insulinsynthese in den B-Zellen möglich war. Die bisherigen Ergebnisse sind jedoch durchaus uneinheitlich. GOLDNER, VOLK und LAZARUS halten Kobaltchlorid für eine spezifisch α-cytotoxisch wirkende Substanz und vertreten auf Grund von Extraktionsbefunden bei derart behandelten normalen und alloxandiabetischen Tieren die Auffassung, daß Glucagon nicht von den A-Zellen gebildet werden könne. Sie vermuten, daß seine Synthese entweder in den D-Zellen oder in der extrainsulären Komponente des Inselorgans erfolgt. Eigene Befunde und die anderer Autoren sprechen allerdings gegen eine spezifische A-zellenschädigende Wirkung des Kobaltchlorids; sichere degenerative Veränderungen in den A-Zellen und Hypoglykämien werden dagegen mit Synthalin A beim Kaninchen erzielt. Über das von v. HOLT und Mitarbeitern zur Ausschaltung der A-Zellen angegebene p-Aminobenzolsulfonamidisopropylthiodiazol haben wir noch keine ausreichenden Erfahrungen.

Für die vorliegenden Untersuchungen stand uns eine weitgehend gereinigte insulinfreie Glucagonfraktion zur Verfügung (E. Lilly u. Co., Indianapolis)[1], deren blutzuckersteigernde Wirkung aus Abb. 1 hervorgeht. 0,2 mg/kg Körpergewicht bewirken beim Kaninchen eine schnell einsetzende aber nur kurz dauernde Hyperglykämie, die 100% über

---

* Vortrag auf der Tagung der Pathologen Nord- und Westdeutschlands, Bad Ems, 25. September 1954.

[1] Herrn Dr. O. K. BEHRENS, E. Lilly u. Co., Indianapolis, danken wir für die freundliche Überlassung von Glucagon (Lt.-Nr. 208—158 B—197).

dem Ausgangswert liegen kann. Eine ebenfalls deutliche, wenn auch weniger ausgeprägte Wirkung wiesen auch Dosen im γ-Bereich auf. Wir gingen davon aus, daß eine fortlaufende Zufuhr des Wirkstoffes zur Involution des produzierenden Zelltyps führen müsse, d. h. wir erwarteten eine ähnliche Atrophie, wie sie z. B. in der Nebennierenrinde nach Cortisongaben auftritt. Zwei Gruppen von Kaninchen erhielten 7 bzw. 13 Tage lang 2mal täglich 0,2 mg Glucagon je kg i.v., eine Kontrollgruppe die äquivalente Menge einer zur Lösung und Stabilisierung des Glucagon benutzten Glycinpufferlösung, um etwaige p_H-Einflüsse mitzuerfassen. Die 4. Gruppe bestand aus unbehandelten Kontrolltieren. An Stelle der zahlenmäßigen A-B-Zellrelation wurden die Befunde histometrisch durch Bestimmung der Kerndurchmesser von A- und B-Zellen ausgewertet, die kurvenmäßig in Abb. 2 aufgetragen sind. Während die Kurvenwerte beider Zelltypen bei Kontrollen und mit Pufferlösung behandelten Tiere einander nahezu entsprechen, ergeben sich eindeutige Unterschiede nach Glucagonbehandlung. Die Kerndurchmesser der A-Zellen nehmen ab, die der B-Zellen dagegen zu. Histologisch finden sich kleine hyperchromatische und teils pyknotische A-Zellkerne und große, teils blasig aufgetriebene helle B-Zellkerne mit

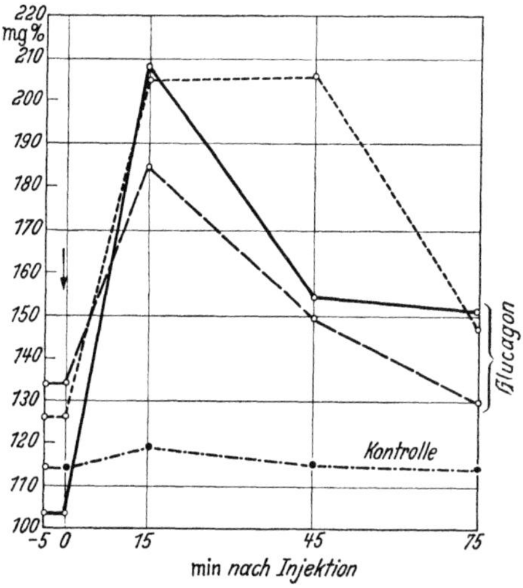

Abb. 1. Einzelbeispiele zur Wirkung von Glucagon (0,2 mg/kg i.v.) auf den Blutzuckerspiegel des Kaninchens.

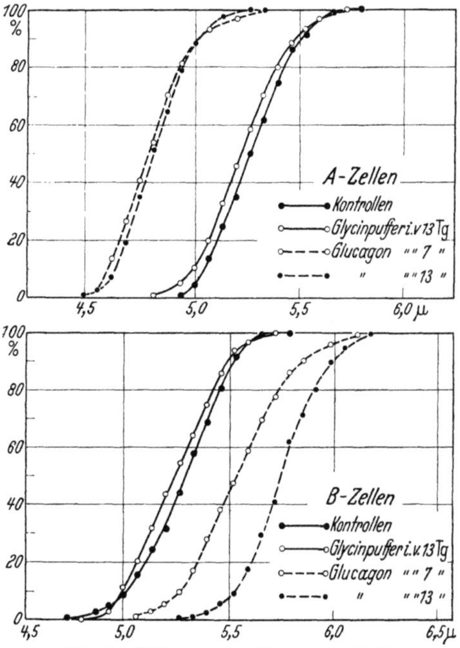

Abb. 2. Wirkung von Glucagon auf die Kerndurchmesser der Inselzellen des Kaninchens.

geschwollenem granulaarmen Protoplasma. Funktionell bedeutet die Inaktivitätsatrophie der A-Zellen eine Einschränkung der körpereigenen Glucagonproduktion; die B-Zellhypertrophie ist dagegen als Anpassungsreaktion auf den hyperglykämisierenden Reiz aufzufassen und somit Ausdruck einer reaktiven Insulinmehrsekretion. Grundsätzlich gleiche Ergebnisse erzielten wir am Rattenpankreas. In Abb. 3 sind die Gesamtkernvolumina von A- und B-Zellen verschiedener Behandlungsgruppen einander gegenübergestellt. Die Unterschiede erscheinen aus graphischen Gründen klein, sind aber in Anbetracht der kleinen mittleren Fehler der Kollektive statistisch gesichert. Bei den A-Zellen z. B. besteht

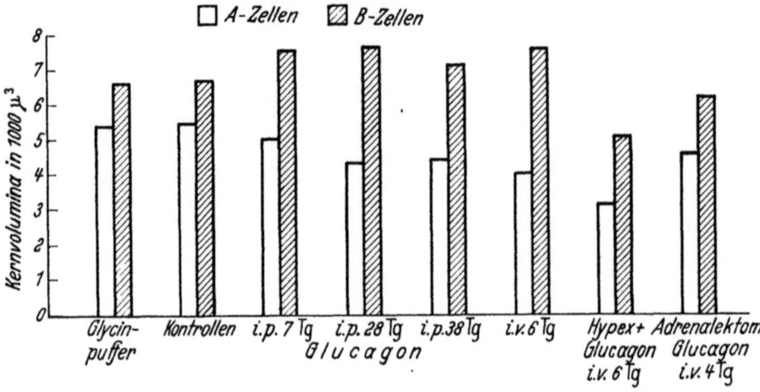

Abb. 3. Wirkung von Glucagon auf die Kernvolumina der Pankreasinseln bei normalen, hypophysektomierten und beidseitig adrenalektomierten Ratten.

bereits ein signifikanter Unterschied zwischen den Kontrollen und jener Gruppe, die 7 Tage lang intraperitoneal mit Glucagon behandelt wurde. Wie beim Kaninchen bewirkt Glucagon auch hier eine Involution dieses Zelltyps, was besonders ausgeprägt nach 28tägiger intraperitonealer Applikation der Fall ist. Eine weitere Atrophie war mit dieser Verabreichungsart nicht zu erreichen, wie aus den Werten nach 38tägiger Behandlungsdauer hervorgeht. Möglicherweise liegt eine Glucagonresistenz vor, zumal die Dosis während der Versuchsdauer nicht gesteigert wurde und auch die B-Zellen eine rückläufige Tendenz aufweisen und zur Normalisierung neigen. Nach intravenöser Zufuhr war eine wesentlich stärkere involvierende Wirkung auf die A-Zellen festzustellen. Dieser Unterschied geht besonders aus dem Vergleich der Säulen: Glucagon intraperitoneal 7 Tage und Glucagon intravenös 6 Tage hervor. Er entspricht den Angaben von PINCUS und RUTMAN, die auf die Abhängigkeit der Glucagonwirkung von der Applikationsart hinwiesen. Die Blutzuckersteigerung war hierbei nach intraportaler Zufuhr am stärksten — dies beruht auf einer direkten Mobilisierung der Glykogenreserven in der Leber — und verringerte sich in der Reihenfolge der intravenösen, intraperitonealen, intramuskulären und subcutanen Verabreichung. Auch in diesen Gruppen (Abb. 3) bedingt Glucagon eine Hypertrophie der B-Zellen, die als morphologisches Substrat kompensatorisch vermehrter Insulinsekretion gelten kann. Die Schwellung der B-Zellkerne ist — abgesehen von der erwähnten Ausnahme einer vermutlichen Glucagonresistenz — in allen Gruppen und somit auch für beide Applikationsarten quantitativ praktisch gleich.

Einen Einblick in die der Inselsekretion übergeordneten Regulationen erlaubt die Glucagonwirkung auf die Inselzellen des hypophysektomierten und adrenalektomierten Tieres. Die Entfernung beider Nebennieren bedingt eine Involution der B-Zellen, während die A-Zellen praktisch unverändert bleiben. Hieraus ist zu schließen, daß die Insulinausschüttung unter dem Einfluß der Nebenniere und zwar der Rinde steht, weil die Involution der B-Zellen nach Adrenalektomie durch Cortison, nicht aber durch Zufuhr von Adrenalin oder corticotropem Hormon verhindert bzw. aufgehoben wird. Beim nebennierenlosen Tier hat Glucagon ebenfalls eine deutliche Atrophie der A-Zellen zur Folge, die von den B-Zellen aber nicht wie beim Normaltier mit einer kompensatorischen Hypertrophie beantwortet wird. Diese mangelnde Anpassungsfähigkeit ist auf den Ausfall der Nebennierenrindenfunktion zurückzuführen und unterstreicht ihre Bedeutung für die Regulation der Insulinsekretion. Durch Hypophysenentfernung wird zunächst eine Involution der A-Zellen erreicht. Die B-Zellen bleiben anfänglich unverändert und atrophieren erst nach erfolgter regressiver Transformation der Nebennierenrinde. Inwieweit die A-Zellen direkt oder indirekt vom Vorderlappen und speziell vom Wachstumshormon beeinflußt werden, ist noch nicht endgültig entschieden. Eigene Befunde machen jedoch bei der Ratte eine direkte α-cytotrope Wirkung des somatotropen Hormons unwahrscheinlich. Glucagon besitzt einen potenzierenden Einfluß auf die Involution der A-Zellen des hypophysektomierten Tieres, deren Kerne hierbei extrem verkleinert sind, da ihnen offenbar jeglicher Anreiz zur eigenen Hormonproduktion fehlt. Ähnlich wie nach Adrenalektomie bleibt die Funktionssteigerung der Insulinbildner auf den hyperglykämisierenden Reiz aus, d. h. die Kernvolumina liegen in beiden Fällen weit unter der Norm.

Schließlich interessierte uns die Reaktionsfähigkeit der extrainsulären Komponente des Inselorgans auf Glucagonzufuhr. Gaede und Ferner gelang der biologische Glucagonnachweis im Gangbaum des Pferdepankreas. Sie wiesen damit nach, daß die extrainsulären A-Zellen nicht nur morphologisch, sondern auch funktionell dem A-Zellsystem der Inseln entsprechen. Wir bestimmten planimetrisch die Kerngrößenverhältnisse oxyphiler Zellen im Gangapparat des Kaninchens und fanden unter Glucagon ähnliche Verkleinerungen wie bei den A-Zellen der Inseln. In der Tabelle 1 ist das arithmetische Mittel des Einzelkerns aus einem Kollektiv von je 50 Kernen in Planimeterwerten angegeben. Sie zeigen praktisch keinen Unterschied zwischen den Kontrollgruppen, aber eine eindeutige Kernverkleinerung nach Glucagonzufuhr. Hiermit dürfte der eindeutige Beweis dafür erbracht sein, daß die A-Zellen des Gangapparates morphologisch in gleicher Weise wie die A-Zellen der Inseln reagieren und beide als funktionelle Einheit aufzufassen sind.

Tabelle 1. *Größenunterschiede der A-Zellkerne im Gangsystem des Kaninchenpankreas.* (Planimeterwerte.)

Kontrollen	Glycinpuffer	Glucagon i. v. 7 Tg.	Glucagon i. v. 13 Tg.
82,46	80,08	54,36	49,88
75,4	73,12	55,16	50,96
69,02	79,4	46,4	52,60
Mittelwert 75,63	77,53	51,97	51,17
± 5,65	± 3,19	± 4,00	± 1,15

Die Meßergebnisse führen zu dem Schluß, daß das Glucagon von den A-Zellen des insulären und extrainsulären Gewebes des Pankreas gebildet wird. Glucagonzufuhr bewirkt die Inaktivitätsatrophie dieses Zelltyps. Als Reaktion auf den blutzuckersteigernden Glucagonreiz hypertrophieren die B-Zellen als Ausdruck einer kompensatorischen Insulinmehrsekretion. Über das Verhalten etwaiger glucagonbildender Zellen in der Magen-Darmschleimhaut kann bisher nichts ausgesagt werden.

Summary.

Histometric examination of the islets of the pancreas of rats and rabbits prove the existence of inactivity atrophy of the A-cells after glucagon (hyperglycaemic-glycogenolytic factor) supply. This would seem to indicate that glucagon is formed by this type of cell. At the same time the B-cells become hypertrophied indicating a compensatory excess secretion of insulin. The A-cells of the pancreatic duct react in the same way as the insular A-cells; the two must therefore be considered a functional unit.

Résumé.

Des examens histométriques des ilôts de Langerhans chez le rat et le lapin révèlent une atrophie due à l'inactivité des cellules A après administration de glucagone. Cela renforcerait l'opinion selon laquelle le glucagone est fabriqué par ce type de cellules. En même temps les cellules B s'hypertrophient indiquant ainsi une augmentation compensatrice de la secrétion d'insuline. Les cellules A des canaux réagissent comme les cellules A des ilôts; il faut donc considérer les deux comme une unité fonctionelle.

Resumen.

Las investigaciones histométricas en el sistema de la isla de LANGERHANS de la rata y del conejo dan una atrofia por inactividad de las células A después de la administración de Glucagon (factor hiperglucemiante-glucogenolitico). Esto indica que este tipo de célula produce Glucagon. Al mismo tiempo hipertrofian las células B como manifestación de una mayor secreción compensatoria de insulina. Las células A del canal de WIRSUNG (ductus pancreaticus) reaccionan como las células A insulares: ambas han de ser consideradas, pues, como unidad uncional.

Literatur.

FERNER, H.: Dtsch. Z. Verdgs- usw. Krkh. **1**, 21 (1942). — GAEDE, K., u. H. FERNER: Klin. Wschr. **1950**, 621. — GOLDNER, M. G., B. W. VOLK and S. S. LAZARUS: J. Clin. Endocrin. **14**, 184 (1954). — HOLT, C. v., L. v. HOLT, B. KRÖNER u. J. KÜHNAU: Naturwiss. **41**, 166 (1954). — KRACHT, J.: Naturwiss. **41**, 336 (1954). — PINCUS, I. J., and J. Z. RUTMAN: Arch. Int. Med. **92**, 666 (1953). — STAUB, H., L. SINN and O. K. BEHRENS: Science (Lancaster, Pa.) **117**, 698 (1953).

Joachim Kracht.

Glucagon und Inselapparat (histometrische Ergebnisse)*.

Von Ferner[1] wurde erstmalig die Ansicht vertreten, daß Glucagon möglicherweise von den A-Zellen der Pankreasinseln gebildet wird. Sie gewann an Wahrscheinlichkeit durch den von Thorogood und Zimmermann[2] sowie Gaede, Ferner und Kastrup[3] erbrachten Nachweis eines hyperglykämisierenden glykogenolytischen Faktors im sklerosierten Pankreas (Gangunterbindung) des alloxandiabetischen Hundes. Einen sicheren Beweis lieferten v. Holt und Mitarbeiter[4] durch chemische Ausschaltung der A-Zellen mit p-Aminobenzolsulfonamidisopropylthiodiazol am Kaninchen. Dagegen vertreten Goldner, Volk und Lazarus[5–7] auf Grund von Extraktionsbefunden am Pankreas normaler und alloxandiabetischer Tiere, die zur Ausschaltung der A-Zellen mit Kobaltchlorid behandelt worden waren, die Auffassung, daß der HG-Faktor nicht von diesem Zelltyp gebildet werden könnte.

Zur Entscheidung dieser Frage erschien es aussichtsreich, die im Falle einer Glucagonsynthese durch die A-Zellen zu erwartende Involution dieses Zelltyps nach Zufuhr des Wirkstoffs quantitativ karyometrisch auszuwerten. In verschiedenen Versuchsgruppen erhielten weiße Ratten im Gewicht von 150—180 g täglich entweder 2mal 0,25 mg intraperitoneal oder 2mal 0,5 mg intravenös eines weitgehend gereinigten Glucagonpräparates (Lilly) in einem Glycinpuffer von p_H 9,2. Diese Fraktion bewirkt bereits in einer Dosis von 0,5 γ/kg intravenös bei der Katze einen 30%igen Anstieg des Blutzuckers. Die Versuchsdauer ist Abb. 1 zu entnehmen. Die gewählte Dosierung erwies sich als nicht toxisch. Die karyometrische Auswertung der Inselzellen erfolgte bei 800facher Vergrößerung am nach Bouin lebensfrisch fixierten und mit Chromhämatoxylin-Phloxin gefärbten Material. Die Kerndurchmesser der Kollektive sind graphisch als Summationskurven in Abb. 1 wiedergegeben. Eine Verkleinerung der A-Zellkerne wurde bereits nach 7tägiger intraperitonealer Injektion beobachtet und ist nach 20—28tägiger Behandlungsdauer noch deutlicher. Eine weitere Atrophie der A-Zellkerne war mit dieser Applikation nicht zu erreichen, vielmehr trat nach 38 Tagen wieder eine leichte Kernvergrößerung auf, deren Bedeutung bei der Besprechung der B-Zellen zu erörtern sein wird. Bei intravenöser Anwendung wurde eine stärkere involvierende Wirkung auf die A-Zellen festgestellt. Dieser Unterschied geht besonders aus dem Vergleich der

---

* Naturwiss. **41,** 336 (1954).

Kurven: Glucagon intraperitoneal 7 Tage und Glucagon intravenös 6 Tage hervor. Er ist einerseits auf die höhere Dosis und andererseits auf die unterschiedliche Verabreichungsform zurückzuführen. Dies entspräche den Angaben von PINCUS und RUTMAN[8], die ebenfalls eine Abhängigkeit der blutzuckersteigernden Potenz des Glucagon von der

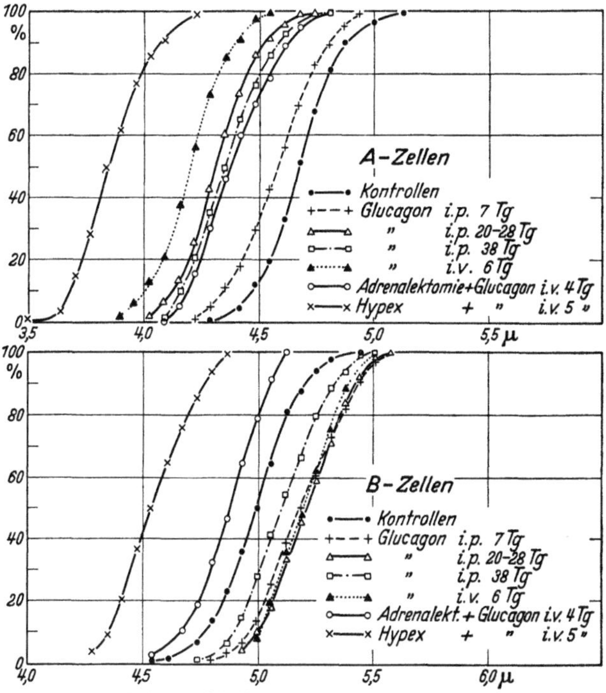

Abb. 1. A-Zellinvolution und B-Zellhypertrophie in den Pankreasinseln der Ratte nach Glucagonzufuhr.

Applikationsart beobachteten. Sie fanden die stärkste hyperglykämisierende Wirkung nach intraportaler Zufuhr und eine stufenweise Verringerung in der Reihenfolge der intravenösen, intraperitonealen, intramuskulären und subcutanen Behandlung. Die Atrophie der A-Zellen unter Glucagon erfolgt auch nach beidseitiger Adrenalektomie und ist beim hypophysektomierten Tier (Behandlungsbeginn 12 Tage nach dem Eingriff) am stärksten. Da sich bereits der Ausfall der Hypophyse allein regressiv auf die A-Zellen auswirkt[9], kann eine Potenzierung beider Einflüsse auf die Involution angenommen werden. Den A-Zellen fehlt hierbei jeglicher Anreiz zur Hormonproduktion.

Die spezifische Glucagonwirkung bedingt reaktiv eine vermehrte Insulinreaktion, welche morphologisch in einer Hypertrophie der B-Zellen zum Ausdruck kommt. Die Schwellung der B-Zellkerne ist bei beiden Anwendungsformen praktisch identisch. Eine Ausnahme bilden lediglich die 38 Tage lang intraperitoneal injizierten Tiere. Da auch die A-Zellen dieser Gruppe im Vergleich zu jener nach 20—28tägiger Behandlungsdauer eine leichte Regression der Werte aufweisen, muß an die Möglichkeit einer beginnenden Glucagonresistenz gedacht werden, zumal die Dosis während der Versuchsdauer nicht gesteigert wurde. Adrenalektomierten Tieren fehlt diese Anpassungsfähigkeit der B-Zellen auf den Glucagonreiz, sie weisen ähnlich wie unbehandelte adrenalektomierte Ratten atrophische B-Zellkerne auf. Während in früheren Untersuchungen[9] die B-Zellen nach Hypophysektomie keine wesentliche Involution aufwiesen, bewirkt Glucagon eine deutliche Kernatrophie, d. h. Linksverschiebung der Verteilungskurve. Das bedeutet, daß die B-Zellen des hypophysenlosen Tieres auf den hyperglykämisierenden Reiz nicht mit einer Funktionssteigerung reagieren.

Zusammenfassung.

Karyometrische Befunde am Inselapparat der Ratte beweisen indirekt, daß Glucagon von den A-Zellen gebildet wird. Die Zufuhr dieses Hormons bewirkt ihre Involution, gleichzeitig hypertrophieren die B-Zellen als Ausdruck einer kompensatorischen Insulinmehrsekretion.

Herrn Dr. O. K. BEHRENS, E. Lilly u. Co., Indianapolis, danken wir für die Überlassung von Glucagon (Lt.-Nr. 208-108B-284).

Summary.

Karyometric findings in the islets of the pancreas of rats prove indirectly that glucagon is formed by the A-cells. The supply of this hormone causes their involution, and at the same time the B-cells become hypertrophied indicating a compensatory excess secretion of insulin.

Résumé.

Les expériences caryométriques pratiquées sur les îlots de Langerhans chez le rat prouvent indirectement que le glucagone est formé par les cellules A. L'administration de cette hormone provoque leur involution, en même temps les cellules B s'hypertrophient, signe d'une augmentation compensatrice de la sécrétion d'insuline.

Resumen.

Los resultados cariométricos en el órgano insular de la rata demuestran indirectamente que el Glucagon (factor hiperglucemiante-glucogenolitico) es formado por las células A. La administración de esta hormona produce su involución, hipertrofiando al mismo tiempo las células B como expresión de una mayor secreción compensatoria de insulina.

Literatur.

[1] FERNER, H.: Dtsch. Z. Verdgs- usw. Krkh. **1**, 21 (1942). — [2] THOROGOOD, E., and B. ZIMMERMANN: Endocrinology **37**, 191 (1945). — [3] GAEDE, K., H. FERNER u. H. KASTRUP: Klin. Wschr. **1950**, 621. — [4] HOLT, C. v., L. v. HOLT, B. KRÖNER u. J. KÜHNAU: Naturwiss. **1954**, 166. — [5] GOLDNER, M. G., B. W. VOLK and S. S. LAZARUS: J. Clin. Endocrin. **14**, 184 (1954). — [6] VOLK, B. W., S. S. LAZARUS and M. G. GOLDNER: Arch. Int. Med. **93**, 87 (1954). — [7] LAZARUS, S. S., M. G. GOLDNER and B. W. VOLK: Metabolism **2**, 513 (1953). — [8] PINCUS, I. J., and J. Z. RUTMAN: Arch. Int. Med. **92**, 666 (1953). — [9] KRACHT, J.: Naturwiss. **1953**, 607.

JOACHIM KRACHT.

Zur Dauer der Nebennierenrindenaktivierung nach ACTH und ACTH-Depot*.

Ablauf und Umfang der durch Corticotropin ausgelösten Nebennierenrindenstimulierung werden im wesentlichen von der Dosis, der Applikationsart und der Dauer der Hormonwirkung bestimmt und durch verschiedene Funktionsproben quantitativ erfaßt. Einmalige ACTH-Zufuhr bedingt bereits nach 20 min eine deutliche Verminderung der Ascorbinsäurekonzentration in der Nebenniere; sie erreicht nach etwa 1 Std ihr Minimum, um dann in der 3. Std wieder anzusteigen und sich nach 9—12 Std zu normalisieren (SAYERS und Mitarbeiter). Im Eosinophilentest tritt die maximale Wirkung etwa 8 Std nach Injektion auf, dann erfolgt ebenfalls eine verhältnismäßig schnelle Normalisierung bis zum 24 Std-Wert. In ähnlicher Weise sinkt der Cholesteringehalt der Nebenniere, steigt danach aber langsamer an und liegt nach 24 Std noch um 25% unter der Norm (SAYERS und SAYERS). Analog steigt die Ausscheidung der 17-Ketosteroide im Harn, und zwar proportional dem Logarithmus der angewandten ACTH-Dosis (RENOLD und Mitarbeiter). Als qualitatives morphologisches Äquivalent zur Cholesterinverarmung gilt das Verhalten der gewöhnlichen Lipoide, der Cholesterinester und der doppeltbrechenden Lipoide in der Nebennierenrinde. Die strukturelle Funktionsanpassung äußert sich vor allem in einer Verbreiterung der gesamten Rinde mit Zell- und Kernschwellung, vornehmlich der Zona fasciculata (progressive Transformation) sowie in einer mäßigen Größen- und Gewichtszunahme des Organs.

Während diese Befunde im Initialstadium und auf der Höhe der Nebennierenrindenstimulierung allgemein bekannt sind, liegen praktisch keine Angaben über die Dauer der morphologischen Veränderungen nach einmaliger ACTH-Gabe vor. Lediglich O'DONNELL, FAJANS und WEINBAUM berichten über das strukturelle Verhalten von Nebennieren menschlichen Sektionsmaterials nach zurückliegender ACTH-Behandlung (Intervall von 1, 5, 10 und 23 Tagen). Bis zum 10. Tage waren die Lipoide in der Rinde vermindert oder fehlten ganz, nach 23 Tagen wurde sudanophiles Material in Form feiner Sekretgranula angetroffen, in sämtlichen Fällen bestand eine Hypertrophie der Zona fasciculata. Allerdings blieb dabei unberücksichtigt, daß sich das jeweilige Grundleiden als unspezifischer Belastungsreiz zusätzlich ausgewirkt haben

* Arch. exper. Path. u. Pharmakol. **223**, 355 (1954).

mag. In einem weiteren Fall wurden 6 Monate nach Verabreichung von insgesamt 480 mg ACTH innerhalb von 3 Tagen keine besonderen Veränderungen in der Nebennierenrinde festgestellt, allerdings fehlen Angaben über die Grundkrankheit.

Eigene Untersuchungen hatten das Ziel, experimentell die Dauer der Nebennierenrindenaktivierung nach einmaliger ACTH-Gabe zu verfolgen und im Hinblick auf therapeutische Konsequenzen die Wirkung von gewöhnlichem und Depot-ACTH miteinander zu vergleichen.

An männlichen weißen Ratten im Gewicht zwischen 130 und 195 g (Standardfütterung, Stalltemperatur durchschnittlich 18—20°) wurden folgende Versuchsreihen durchgeführt:

1. 18 Tiere erhielten je 6 iE ACTH (Cortiphyson, Promonta[1]) i.m.

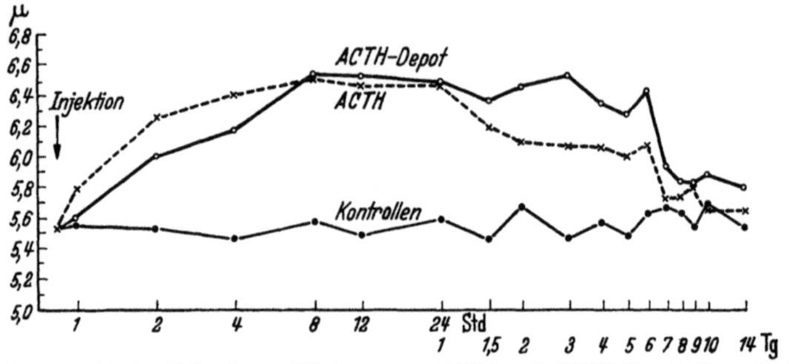

Abb. 1. Karyometrische Befunde zur Wirkung von ACTH und ACTH-Depot (Zona fasciculata der Rattennebenniere).

2. 18 Tieren wurden je 6 iE ACTH-Depot (Cortiphyson-Depot, Promonta[1]) i.m. verabfolgt.

3. 18 Kontrollen.

In variiertem Abstand von 1 Std bis 14 Tagen nach Injektion erfolgte die gleichzeitige Tötung je eines Tieres jeder Gruppe durch Clhoroform. Die Nebennieren wurden gewogen, die linke in Bouinsche Flüssigkeit, die rechte in neutrales Formol eingelegt. Zur Beurteilung diente die vergleichende Karyometrie. Die Auswertung erfolgte an 5 μ dicken mit Hämatoxylin-Eosin gefärbten Paraffinschnitten des in Bouin fixierten Materials. Je Tier wurden je 200 Zellkerne der äußeren Zona fasciculata bei 525facher Vergrößerung mit dem Schraubenokularmikrometer ausgemessen. Von jedem Kollektiv wurde der mittlere Kerndurchmesser und das Gesamtvolumen bestimmt.

Die mittleren Kerndurchmesser des gesamten Versuchsmaterials sind graphisch in Abb. 1 wiedergegeben. Jeder Kurvenpunkt entspricht dem Mittelwert von 200 Kernen eines Tieres. Die Tötungszeiten nach Injektion wurden aus Übersichtsgründen auf der Abszisse logarithmisch aufgetragen. Die Ausgangswerte sämtlicher Versuchsgruppen sind gleich und entsprechen früher mitgeteilten Ergebnissen an normalen Ratten (Kracht und Spaethe). Bereits 1 Std nach Applikation von gewöhn-

[1] Der Chemischen Fabrik Promonta, Hamburg, danken wir für die Überlassung von Cortiphyson und Cortiphyson-Depot.

lichem ACTH nehmen die Kerndurchmesser zu und liegen deutlich über dem Niveau der unbehandelten Kontrollen. Zum gleichen Zeitpunkt liegt die Kerngröße nach ACTH-Depot noch im Normalbereich. Hierauf steigen als direkte Folge der corticotropen Impulse die Werte in beiden Gruppen an. Dabei zeigt sich deutlich ein retardierter Stimulierungseffekt des Depot-ACTH, d. h. die mittleren Durchmesser der Fasciculatakerne liegen auch nach 2 und 4 Std unter den Werten mit gewöhnlichem ACTH behandelter Nebennieren. 8 Std nach Injektion sind die Nebennierenrinden in beiden Gruppen gleichartig maximal aktiviert, so daß die in den ersten Stunden beobachteten Aktivitätsunterschiede zwischen beiden Hormonchargen nicht mehr feststellbar sind. Die Kerndurchmesser sind zu diesem Zeitpunkt um 0,94 μ bzw. 0,96 μ größer als die des zugehörigen Kontrolltieres. Dieser Aktivitätsgrad hält sich unvermindert bis zur 24. Std nach der Injektion, um dann beim gewöhnlichen ACTH in den folgenden Tagen langsam, nach dem 6. Tag steiler, abzusinken und sich am 10. Tag in den Normalbereich einzupendeln. Dagegen bleiben die Werte der mit ACTH-Depot behandelten Nebennieren auch nach der 24. Std mit geringen Schwankungen bis zum 6. Tag auf annähernd gleicher Höhe, um dann ebenfalls steil abzusinken. Die Ausgangslage wird jedoch später als beim gewöhnlichen ACTH erreicht, die Kerndurchmesser liegen auch nach 14 Tagen noch oberhalb des Normalbereichs.

Tabelle 1. *Wirkung von ACTH und ACTH-Depot auf die Kernvolumina der Zona fasciculata der Ratte in Abhängigkeit von der Zeit.*

Zeit nach Injektion	Gesamtvolumen von je 200 Fasciculatakernen (in $\mu^3 \cdot 10^{-2}$)		
	Kontrollen	ACTH	ACTH-Depot
0 Std	183	183	183
1 Std	185	209	187
2 Std	184	260	225
4 Std	175	275	246
8 Std	182	290	292
12 Std	177	280	293
24 Std	182	283	288
1,5 Tage	170	251	271
2 Tage	191	238	283
3 Tage	172	237	294
4 Tage	180	235	269
5 Tage	177	224	246
6 Tage	187	235	277
7 Tage	192	197	219
8 Tage	187	198	209
9 Tage	186	205	208
10 Tage	190	189	218
14 Tage	185	186	199

Die unterschiedliche Größe der Kerndurchmesser potenziert sich noch beim Vergleich ihrer Kernvolumina (Tabelle 1). Sudanophile Substanzen waren in beiden Gruppen bis zu 36 Std intraperitoneal eindeutig vermindert und 2 Tage nach Injektion wieder in normaler Menge vorhanden. Ein Vergleich der Nebennierengewichte ergab keine verwertbaren Resultate; nach eigenen Beobachtungen können bereits größere Schwankungen bei Normaltieren bestehen.

Als wesentliches Ergebnis ist die von der Zeit abhängige Unterschiedlichkeit der Nebennierenrindenaktivierung nach ACTH und ACTH-Depot herauszustellen. Kurvenmäßig handelt es sich um die zeitliche Parallelverschiebung eines quantitativ etwa gleichartigen Stimulierungsgrades. Für einfaches ACTH ist der schnelle Aktivitätsbeginn, ein verhältnismäßig kurzes Maximum und ein langsamer Abfall der Nebennierenrindenaktivität typisch. Es kann angenommen werden, daß spätestens jenseits der 24. Std nach Injektion kein aktives Hormon mehr zur Verfügung stand, um die zur Überfunktion stimulierte Rinde auf diesem Niveau zu halten. Der Fortfall des Hormonreizes bedingt die allmähliche Restitution zur Norm, die etwa am 10. Tag erreicht ist. Die Depotform weist demgegenüber eine langsamer eintretende und länger anhaltende Wirkung auf. Sie beruht einmal auf resorptionsverzögernden Eigenschaften des Gelatinemediums und zum anderen auf einer langsameren Inaktivierung des Medikaments (Retardeffekt). Vergleicht man den Zeitfaktor im Eosinophilen-, Ascorbinsäure- und Cholesterinverarmungstest mit dem strukturellen Ablauf der Rindenstimulierung nach ACTH, so ergeben sich hinsichtlich Maximum und Normalisierung teils Übereinstimmungen, teils Abweichungen. So hat die Abnahme des Ascorbinsäuretiters in der Nebennierenrinde ihren Höhepunkt bereits zu einem Zeitpunkt erreicht, an dem karyometrisch gerade erste Anzeichen einer Funktionssteigerung faßbar sind. Andererseits hat sich der Ascorbinsäurespiegel auf dem Gipfel der histometrischen Strukturänderungen bereits wieder normalisiert. Das bedeutet, daß die metabolische Wirkung vor der strukturellen Anpassung einsetzt und vor ihr abgeschlossen ist. Das Maximum der Eosinopenie fällt mit dem Beginn der größten Kernschwellung zusammen (8 Std-Wert), im weiteren Verlauf steht der Normalisierung der Eosinophilenzahl bis zur 24. Std eine konstante Kernvergrößerung gegenüber. Eine größere, umgekehrt proportionale Übereinstimmung weisen Cholesteringehalt und Kerngrößenverhältnisse auf, wenn auch die Cholesterinkonzentration nach 12 Std bereits langsam wieder ansteigt. Zur Deutung dieser Phänomene muß zwischen der Ausschüttung gespeicherter Rindensteroide und ihrer Neusynthese unterschieden werden. ACTH bewirkt offenbar zunächst die Eliminierung gespeicherter Hormone, wofür die Abnahme sudanophiler Substanzen einen gewissen morphologischen Anhalt bietet. Die Ausschüttung ihrerseits wirkt als zusätzlicher spezifischer Reiz zur Neuproduktion, die als Funktionssteigerung des Rindengewebes, d. h. als Zell- und Kernschwellung zum Ausdruck kommt. Mit der Kernmessung wird also lediglich der Ablauf der 2. Phase erfaßt, während der Ausfall der erwähnten Funktionsproben nur die Ansprechbarkeit des Rindengewebes auf einen ACTH-Reiz wiedergibt und zum größeren Teil der Ausschüttung der gespeicherten Steroide zukommt. Auf diese

Weise erklärt sich zwanglos die Diskrepanz und teilweise zeitliche Überlagerung im Ausfall der verschiedenen Testmethoden. Die zwischen der 8. und 24. Std nach ACTH-Zufuhr gleichmäßig hohe Kernschwellung erlaubt den Schluß, daß bis zu diesem Zeitpunkt entweder noch eine aktive Hormonwirkung vorhanden ist oder aber, daß aktives Corticotropin nicht mehr zur Verfügung steht und es sich lediglich um die morphologisch faßbare Auswirkung eines abgeschlossenen corticotropen Reizes im Erfolgsorgan handelt. Für die letzte Möglichkeit sprechen Befunde über Konzentration und Verweildauer des Hormons in der Nebennierenrinde sowie Angaben über seine Halbwertzeit und Inaktivierung. Nach SONENBERG und Mitarbeitern reichert sich mit Radiojod markiertes ACTH bereits 30 sec und maximal zwischen 1—4 min nach intrakardialer Applikation in sämtlichen Rindenschichten an, um ebenso schnell wieder zu verschwinden. GREENSPAN und Mitarbeiter stellten fest, daß die initiale Plasmakonzentration kurz nach der Injektion nur 6% des erwarteten Spiegels beträgt und in der Folge logarithmisch abfällt. Die Autoren geben die biologische Halbwertzeit von aus Schafshypophysen gewonnenem ACTH im Plasma der Ratte mit 5,5 min, RICHARDS und SAYERS für eine aus Rattenhypophysen gewonnenen ACTH-Fraktion im Rattentest mit 2 min an. Endogen produziertes Corticotropin soll eine noch kürzere Halbwertzeit (0,95 und 1,25 min) als zugeführtes Hormon besitzen (SYDNOR und SAYERS). Über Verbleib und Ausscheidung des corticotropen Hormons ist wenig bekannt. GESCHWIND und LI wiesen eine ACTH-Inaktivierung in Leber, Nieren, Nebennieren und Zwerchfell nach. RICHARDS und SAYERS fanden nach 5 min 40% der applizierten Dosis im extracellulären Flüssigkeitsraum und 20% in den Nieren. Nach 15 min war extracelluläres ACTH nur noch in Spuren vorhanden, dagegen 15% in den Nieren, kleine Mengen in der Nebenniere, während in Leber und Urin keine Aktivität nachgewiesen wurde. Diese Ergebnisse sprechen übereinstimmend für eine kurzfristige Wirkungsdauer des corticotropen Hormons. Die zeitliche Diskrepanz zwischen Ascorbinsäure- und Nebennierengewichtserhaltungstest veranlaßte YOUNG und Mitarbeiter, zwei wirksame Komponenten im Hormonmolekül anzunehmen: den Gewichts- und den Ascorbinsäurefaktor. Die quantitativ unterschiedliche Wirkung verschiedener Corticotropine in diesen Testmethoden schien hierfür beweisend zu sein. Es hat sich aber gezeigt, daß sie eher eine Folge der Resorptions- und Abbauverhältnisse verschieden molekularer Fraktionen ist, da mit zunehmender Reinigung auch eine höhere Halbwertzeit erreicht und der Schwerpunkt der Funktionsproben zum Gewichtserhaltungstest verschoben wird (WEISSBECKER).

Die Frage, ob die zwar absinkende, aber noch deutlich erhöhte karyometrisch feststellbare Aktivität der Fasciculatazellen jenseits der

24. Std nach ACTH-Injektion als Zeichen einer vermehrten Funktion gelten kann, ist zu bejahen, obwohl die biologischen Funktionsproben zu diesem Zeitpunkt bereits versagen. Es ist zu berücksichtigen, daß die corticotrope Halbwertzeit gering ist, daß aber auch noch kleinste Hormonmengen zur Aufrechterhaltung einer erhöhten Funktion ausreichen. Mit dem Versiegen der Tropinwirkung fällt zunächst die erhöhte Hormonabgabe ab und wird allmählich eingestellt. Die morphologisch feststellbare Restaktivität jenseits der 24. Std nach ACTH-Gabe dürfte ihr funktionelles Äquivalent in einer Mehrproduktion haben, die vor allem zur Auffüllung der entleerten Depots dient. Während also der initialen Depotentleerung in einer 2. Phase die Mehrproduktion und Sekretion folgt, ist diese Reihenfolge beim Abklingen der Hormonwirkung umgekehrt: die Sekretion sistiert, während die Restaktivität den zelleigenen Depots zugute kommt.

Die Entwicklung von Depot-ACTH hat den praktischen Vorteil einer länger anhaltenden Wirkung auf die Nebennierenrinde. Nach WEISSBECKER genügt eine intramuskuläre Injektion von 20—40 iE für eine Wirkungsdauer von 24—36 Std. Mit höheren Dosen wird diese noch verlängert. Außerdem soll die Wirkung von Depotpräparaten — gemessen am Eosinophilentest — auch verstärkt sein, so daß im Vergleich zum gewöhnlichen ACTH kleinere Dosen angewandt werden können. Mit der von uns gewählten Versuchsanordnung konnte gegenüber gewöhnlichem ACTH zwar eine deutliche Resorptionsverzögerung im Initialstadium und eine länger anhaltende maximale Stimulierung der Fasciculatazellen nachgewiesen werden, eine potenzierte Wirkung war dagegen beim Depot-ACTH nicht vorhanden (annähernd gleich hohe Gipfel beider Kurven). Dies braucht nicht unbedingt gegen eine Verstärkerwirkung des Depotpräparates zu sprechen und kann damit erklärt werden, daß bereits gewöhnliches ACTH eine maximale Kernschwellung auslöst, die von dem Depotpräparat nicht übertroffen werden kann.

Das Prinzip von Depotproteohormonen beruht allgemein darauf, die bei wäßrigen Lösungen schnell einsetzende Absorption und Inaktivierung zu verzögern. Hierfür gibt es mehrere Möglichkeiten. Die Absorption im Bereich der Injektionsstelle kann beim ACTH sowohl durch Suspension in hydrophoben Medien, wie Arachisöl, Äthyloleat u. a. (WOLFSON und Mitarbeiter) oder durch mehr oder weniger komplexe kolloidale Lösungen (Gelatine, Polyvinylpyrrolidon) vermindert werden. Gleichzeitig werden diesen Substanzen hemmende Eigenschaften auf die enzymatische Inaktivierung zugesprochen. Antiproteolytische und hyaluronidasehemmende Prinzipien wie Polyphloretinphosphat (HAMBURGER), phosphoryliertes Hesperidin (COHEN und Mitarbeiter), d-Alphatocopherolphosphat und Chondroitinphosphat verzögern ebenfalls die Absorption und Inaktivierung, so daß auch bei Anwendung dieser Verbindungen stärkere Wirkungen als mit gewöhnlichem ACTH beobachtet wurden (KUPPERMAN und Mitarbeiter). Neuerdings werden im Hinblick auf die leichtere Anwendbarkeit Kombinationen wäßriger ACTH-Lösungen mit Zinkphosphat, Zinkhydroxyd (HOMAN und Mitarbeiter, FERRIMAN und Mitarbeiter, DEN OUDSTEN und Mitarbeiter, GREENE und VAUGHAN-MORGAN) oder Zinkprotamin (HOLTERMAN und THORSDALEN) bevorzugt. Ähnlich dem Insulin wird ACTH durch Zinksalze stabilisiert und damit eine potenzierte bzw. verzögert einsetzende Hormonwirkung sowie die Hemmung gewisser proteolytischer Fermente erreicht.

Zusammenfassung.

Ablauf und Dauer der Nebennierenrindenaktivierung nach einmaliger intramuskulärer Zufuhr von ACTH und Depot-ACTH werden karyometrisch in der äußeren Zona fasciculata der Ratte ausgewertet. Depot-ACTH bewirkt eine langsamer eintretende und länger anhaltende Rindenstimulierung, was auf resorptionsverzögernde und inaktivierungshemmende Eigenschaften des Gelatinemediums zurückgeführt wird. Die zeitliche Diskrepanz im Ausfall biologischer und morphologischer Funktionsproben des Hypophysen-Nebennierenrinden-Systems wird unter Berücksichtigung der Konzentration und Verweildauer des ACTH in der Nebennierenrinde erörtert. Sie ist — abgesehen vom Reinheitsgrad des Hormons — in erster Linie durch den Sekretionsmechanismus des Rindenparenchyms zu erklären.

Summary.

A karyometric evaluation is made in the outer zona fasciculata of rats of the course and the duration of adrenal cortex activation by a single intramuscular administration of ACTH and ACTH-depot. ACTH-depot produces a more slowly developing and more sustained cortex stimulation which is assumed to be due to certain properties of the gelatine medium resulting in a delay of resorption and inactivation. A discussion is offered on the time discrepancy between biological and morphological functional tests of the pituitary-adrenocortical system with particular reference to the degree of concentration and the period of retention in the adrenal cortex of ACTH. Apart from the degree of purity of the hormone, this discrepancy can first of all be explained by the secreting mechanism of the cortical parenchyma.

Résumé.

Etude caryométrique, pratiquée sur la zone fasciculée externe du rat, du processus et de la durée de l'activation des cortico-surrénales après une unique administration intra-musculaire d'ACTH ou d'ACTH retard. La stimulation corticale provoquée par l'ACTH retard intervient plus lentement mais elle est plus durable, ce qu'on attribue aux propriétés retardatrices de résorption et inhibitrices d'inactivation du milieu gélatineux. Compte tenu de la concentration et du temps de présence de l'ACTH dans les cortico-surrénales, on note une différence de temps dans les résultats des contrôles fonctionnels biologiques et morphologiques.

Cette différence s'explique en premier lieu, indépendamment du degré de pureté de l'hormone, par le mécanisme de secrétion du parenchyme cortical.

Resumen.

Son determinados cariométricamente en la zona fasciculada exterior de la rata el transcurso y duración de la activación de la corteza suprarrenal después de una única inyección intramuscular de ACTH y ACTH depositada. ACTH depositada produce una estimulación de la corteza que aparece lentamente y se mantiene largo tiempo, que se atribuye a las propiedades retardatorias de la absorción y obstaculizadoras de la inactivación del medio gelatina. Es tratada la discrepancia en cuanto al tiempo en el resultado de las pruebas funcionales biológicas y morfológicas del sistema de la corteza suprarrenal y de la hipófisis, teniendo en cuenta la concentración y tiempo de permanencia de la ACTH en la corteza suprarrenal. Hay que explicarla — aparte del grado de pureza de la hormona — en primer lugar por el mecanismo de secreción del parénquima de la corteza.

Literatur.

COHEN, H., H. H. FREEDMAN, W. KLEINBERG, M. EISLER and G. MARTIN: Proc. Soc. Exper. Biol. a. Med. **82**, 749 (1953). — FERRIMAN, D. G., A. B. ANDERSON and P. P. TURNER: Lancet **1954** 545. — GESCHWIND, I. I., and C. H. LI: Endocrinology **50**, 226 (1952). — GREENE, R., and J. VAUGHAN-MORGAN: Lancet **1954** 543. — GREENSPAN, F. S., C. H. LI and H. M. EVANS: Endocrinology **46**, 261 (1950). — HAMBURGER, C.: Acta endocrinol. (Copenh.) **11**, 282 (1952). — HOLTERMANN, H., and N. THORSDALEN: Acta endocrinol. (Copenh.) **12**, 81 (1953). — HOMAN, J. D. H., G. A. OVERBECK, J. P. J. NEUTELINGS, C. J. BOOIJ and J. VAN DER VIES: Lancet **1954**, 541. — KRACHT, J., u. M. SPAETHE: Virchows Arch. **323**, 174 (1953). — KUPPERMAN, H. S., H. COHEN, H. H. FREEDMAN, W. KLEINBERG and E. L. WYANT: Proc. Soc. Exper. Biol. a. Med. **84**, 678 (1953). — O'DONNELL, W. M., ST. S. FAJANS and J. G. WEINBAUM: Arch. Int. Med. 88, 28 (1951). — OUDSTEN, S. A. DEN, L. VAN LEEUWEN and R. J. COERS: Lancet **1954**, 547. — RENOLD, A. E., D. JENKINS, P. H. FORSHAM and G. W. THORN: J. Clin. Endocrin. **12**, 763 (1952). — RICHARDS, J. B., and G. SAYERS: J. Clin. Endocrin. **11**, 756 (1951). — Proc. Soc. Exper. Biol. a. Med. **77**, 87 (1951). — SAYERS, G., and M. A. SAYERS: Recent Progr. in Hormone Res. **2**, 81 (1948). — Ann. New York Acad. Sci. **50**, 522 (1949). — SAYERS, G., M. A. SAYERS, E. G. FRY, A. WHITE and C. N. H. LONG: Yale J. Biol. a. Med. **16**, 361 (1944). — SAYERS, G., M. A. SAYERS, T. Y. LIANG and C. N. H. LONG: Endocrinology **38**, 1 (1946). — SONENBERG, M., A. S. KESTON and W. L. MONEY: Endocrinology **48**, 148 (1951). — SYDNOR, K. L., and G. SAYERS: Proc. Soc. Exper. Biol. a. Med. **83**, 729 (1953). — WEISSBECKER, L.: Probleme des Hypophysen-Nebennierenrindensystems, S. 35. Berlin-Göttingen-Heidelberg: Springer 1953. — Klinik der Nebenniereninsuffizienz und ihre Grundlagen. Stuttgart: Ferdinand Enke 1954. — WOLFSON, W. Q., R. E. THOMPSON, W. D. ROBINSON, L. F. DUFF, C. COHEN, L. LEWIS and D. HAUT: Proc. Second Clin. ACTH Conf. New York **2**, 1 (1952). — YOUNG, F. G.: Lancet **1951**, 1211. — YOUNG, F. G., and M. STACK-DUNNE: Brit. Med. J. **1951**, 1386.

JOACHIM KRACHT.

Wirkung von Wachstumshormon und Cortison auf die Morphokinese des Inselapparates*.

An der endokrinen Regulation des Kohlenhydratstoffwechsels sind neben den beiden Inselhormonen Insulin und Glucagon vor allem das Wachstumshormon (STH), das ACTH, die Glucocorticoide vom Cortisontyp, sowie das Adrenalin als glykogenolytischer Faktor beteiligt. Ihre Wechselwirkungen sind teils synergistischer, teils antagonistischer Art und lösen jeweils schnelle Gegenregulationen aus. Die Beurteilung morphokinetischer Strukturveränderungen am Inselsystem wird auch dadurch erschwert, daß dies im Gegensatz zu den glandotrop gesteuerten Drüsen offenbar keinem direkt wirksamen Vorderlappenhormon unterliegt.

Von FERNER wurde die Ansicht vertreten, daß die Glucagonsekretion durch einen α-cytotropen Faktor des Hypophysenvorderlappens (HVL) stimuliert wird, der möglicherweise mit dem STH identisch ist. Diese Auffassung wurde vor allem durch die Parabioseversuche von FOA und Mitarbeitern und die Beobachtungen von BORNSTEIN und Mitarbeitern bestätigt, die den HG-Faktor vermehrt im Blut der V. pancreatico-duodenalis STH-behandelter Katzen und Hunde fanden. Dafür spricht auch, daß sich nach SONENBERG markiertes STH in erster Linie im Pankreas anreichert. Weniger überzeugend sind die bisher vorliegenden morphologischen Befunde über eine A-Zellstimulierung durch STH. HAM und HAIST sahen beim Hund nach Zufuhr diabetogener Vorderlappenextrakte zunächst eine Aktivierung und in späteren Stadien degenerative Veränderungen an den B-Zellen, während die A-Zellen keine eindeutigen und regelmäßigen Abweichungen von der Norm erkennen ließen. Eine Involution dieses Zelltyps wurde von FERNER und TONUTTI bei hypophysektomierten Ratten und Meerschweinchen beobachtet, bei denen sich das Zellbild allerdings in einzelnen Fällen einige Monate nach dem Eingriff ohne ersichtlichen Grund zur Norm restituiert hatte. CAVALLERO versuchte die α-cytotrope Wirkung des STH bei der Ratte durch Mitosezählung nach der Colchicintechnik zu beweisen. Er erzielte mit STH außerdem eine Hypertrophie des Inselapparates bei Zwergmäusen, bei denen bekanntlich eine recessiv vererbbare Hypoplasie des Vorderlappens mit besonderer Verminderung der eosinophilen Zellelemente vorliegt. THIEMER sowie ABRAMS und Mitarbeiter konnten dagegen weder Stimulierung noch Hyperplasie der A-Zellen unter STH bei der Ratte feststellen. Aus weiteren Untersuchungen an normalen und hypophysektomierten alloxandiabetischen Ratten folgerte daher THIEMER, daß das A-Zellsystem nicht unter dem direkten Einfluß eines tropen Faktors stehe.

Eigene Untersuchungen hatten das Ziel, die morphokinetische Wirkung von STH, ACTH und Cortison auf den Inselapparat der Ratte zu analysieren und besonders die Frage zu klären, ob das STH direkt

---

* Stoffwechselwirkungen der Steroidhormone, 2. Symposion der Dtsch. Ges. für Endokrinol., Springer-Verlag, Berlin-Göttingen-Heidelberg, 1955, S. 144.

oder indirekt das A-Zellsystem beeinflussen kann. Methodisch benutzten wir die vergleichende Karyometrie beider Zelltypen, die die zahlenmäßige A-B-Zellrelation in quantitativer Hinsicht ergänzt. Sie ist der Colchicintechnik insofern überlegen, als durch Colchicin eine zusätzliche Stress-Situation geschaffen wird, die das Hypophysen-Nebennierenrinden-System aktiviert und damit auch den Inselapparat beeinflußt.

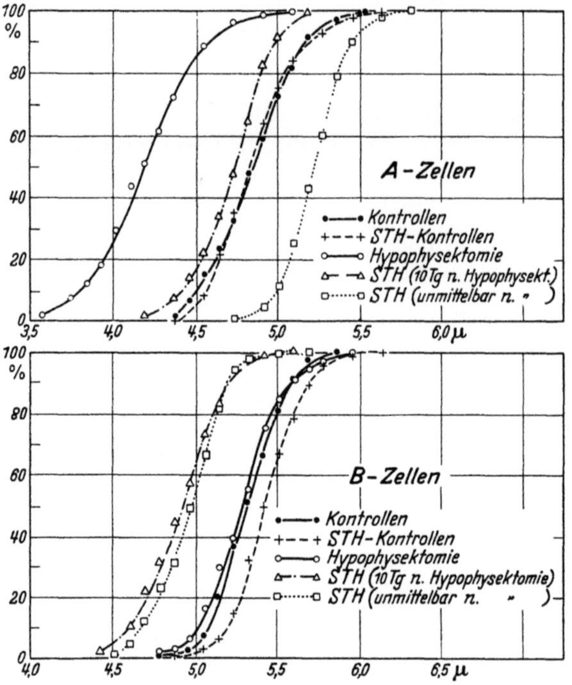

Abb. 1. Kerndurchmesser von A- und B-Zellen des Rattenpankreas nach Hypophysektomie und Zufuhr von STH.

Die Kerndurchmesser der A-Zellen des Normaltieres sind durchweg kleiner als die der B-Zellen (Abb. 1). STH in täglichen Gaben von 2mal 2 mg bedingt weder im kurzfristigen noch im länger währenden Versuch eine Änderung der Kerndurchmesser der A-Zellen beim Normaltier. Unterschiede zwischen einem Präparat der Armour-Laboratories und einem hochgereinigten von Li waren nicht festzustellen[1]. Ein Anhaltspunkt für eine A-Zellvermehrung bzw. für eine Abnahme ihres Granulierungsgrades konnte nicht gewonnen werden. Anders verhielt sich das hypophysektomierte Tier. Bereits 10—14 Tage nach dem Eingriff finden sich in der Regel kleine dunkle pyknotische A-Zellkerne,

[1] Herrn Dr. I. Bunding, Armour Laboratories, Chikago, und Herrn Prof. Li, Berkeley, danken wir für die Überlassung von Wachstumshormon.

deren Durchmesser unter der Norm liegen. Dies kommt in einer Linksverschiebung der Kurvenwerte gegenüber der Ausgangslage zum Ausdruck. Das bedeutet, daß die A-Zellen direkt oder indirekt vom Hypophysenvorderlappen beeinflußt werden. Verabfolgt man in dieser Phase STH, so resultiert eine deutliche Größenzunahme der Kerne; die Kurve nähert sich der unbehandelter Tiere. Dieser Befund wurde in einer anderen Versuchsanordnung bestätigt. Setzt die STH-Zufuhr unmittelbar nach der Hypophysektomie ein, so wird damit nicht nur die Involution der A-Zellen verhindert, sondern sogar eine Stimulierung erreicht, die sich kurvenmäßig als Rechtsverschiebung ausdrückt und prozentual etwa das gleiche Ausmaß besitzt wie nach bereits erfolgter A-Zellinvolution und anschließender STH-Substituierung. Die A-Zellen des normalen und des hypophysektomierten Tieres reagieren demnach auf STH unterschiedlich. Wir vermuteten zunächst, daß beim Normaltier das Ausbleiben einer A-Zellstimulierung entweder darauf beruht, daß dieser Zelltyp bereits normalerweise optimal entfaltet ist und damit auch eine geringere Reservekapazität für stimulierende Reize besitzt — wie dies von Tonutti für die Zwischenzellen des Hodens angenommen wird — oder aber, daß es Ausdruck einer Gegenregulation durch ein anderes glandotropes Hormon darstellt. Beide Faktoren dürften aber letztlich von untergeordneter Bedeutung sein, weil die α-cytotrope Wirkung von STH am hypophysektomierten Tier unspezifischer Art zu sein scheint. Die Involution dieses Zelltyps nach Hypophysektomie wird nämlich auch durch Thyreotropin, Adrenalin oder Cortison verhindert, wenn hierbei auch keine zusätzliche Stimulierung wie im Falle des unmittelbar nach Hypophysektomie angewandten STH erzielt wurde.

Im ganzen widersprachen diese Befunde den Erwartungen, wofür wahrscheinlich weder Methodik noch Versuchstier verantwortlich zu machen sind. Bekanntlich wirkt STH bei der Ratte nicht diabetogen. Young erklärt dies Faktum damit, daß bei dieser Tierart das Wachstum praktisch nicht zum Stillstand kommt, die Entstehung einer diabetogenen Stoffwechselstörung aber erst nach Fortfall der somatotropen Impulse möglich wird. Hiermit steht in Einklang, daß junge Hunde oder Katzen im Gegensatz zu ausgewachsenen Tieren unter STH nicht diabetisch werden. Außerdem aber ist die diabetogene oder nichtdiabetogene Wirkung des STH weitgehend von der Anpassungsfähigkeit der Insulinproduzenten abhängig. Die Kerne der B-Zellen weisen unter STH eine geringfügige Vergrößerung gegenüber der Norm auf. Ihr Protoplasma enthält eher mehr basophile Granula als dies normalerweise der Fall ist. Anderson und Long beobachteten am isolierten Rattenpankreas eine Hemmung der Insulinsekretion bei Perfusion mit STH, Marks und Young fanden, daß STH-haltige Vorderlappenextrakte den Insulingehalt des Rattenpankreas steigern. Hieraus ergab sich bei der Ratte unter STH eher eine Hemmung als eine Stimulierung der Insulinsekretion. Zur Hypothese von Young, daß eine vermehrte Insulinproduktion für das Zustandekommen von Wachstumsimpulsen unerläßlich sei, erlauben unsere Befunde keine sicheren Aussagen. Abrams und Mitarbeiter konnten an Ratten keine Strukturveränderungen der B-Zellen unter STH feststellen, entgegen Haist und Mitarbeitern, die über eine erhebliche Zunahme des Inselgesamtvolumens unter STH ohne Strukturveränderungen der Einzelzelle berichten. Das hypophysenlose Tier zeigt der Norm entsprechende B-Zellkerne, d. h. daß dieser Zelltyp keinem direkt wirksamen insulinotropen Vorderlappenhormon unterliegt. Im Gegensatz zu seiner Wirkung auf die A-Zellen bedingt STH sowohl unmittelbar nach Hypophysektomie wie nach länger zurückliegendem Eingriff eine Verkleinerung der B-Zellkerne, was als weiterer Hinweis für eine verminderte Insulinsekretion gelten kann. Eine ähnliche Involution der B-Zellen konnte auch nach beidseitiger Adrenalektomie beobachtet werden. Dieser Befund deutet die Beziehungen zwischen Hypophysen-Nebennierenrinden-System und Inselapparat an.

Die Glucocorticoide fördern die Zuckerneubildung aus Eiweiß, verringern die Kohlenhydrattoleranz, hemmen den Umsatz der Kohlenhydrate in der Peripherie und bewirken Insulinresistenz. Ihre blutzuckersteigernde Wirkung kommt in der Verschlechterung einer diabetischen Stoffwechselstörung bei Mensch und Tier und im sog. Steroiddiabetes (Ingle) zum Ausdruck. Hinsichtlich der Höhe des Blutzuckerspiegels besteht also ein Antagonismus zwischen Glucocorticoid- und Insulinwirkung. Bei der Ratte sind die durch Cortison zu erzielende Hyperglykämie und Glykosurie meist nur transitorischer Art. Histologisch findet sich nach ACTH (5 mg täglich, 9 Tage lang) und noch deutlicher nach Cortisonzufuhr (2,5 mg täglich, 8—19 Tage lang) eine Hypertrophie und Hyperplasie des Inselsystems zugunsten der B-Zellen, sowie Inselneubildungen aus dem Gangapparat und dem exkretorischen Parenchym. Die B-Zellen weisen dabei verschiedene Kriterien der Überfunktion auf: Degranulierung des Protoplasmas, Kernquellung und vermehrte Mitosenzahl (Abb. 2). Der strukturelle Unterschied zur Insel eines Kontrolltieres (Abb. 3) ist eindeutig. Diese B-Zellaktivierung deutet auf eine Insulinmehrsekretion hin (s. auch Franckson und Mitarbeiter); der Glykogengehalt der Leber ist entsprechend vermehrt. In dieser Beziehung liegt also ein Zusammenwirken von Insulin und Glucocorticoiden vor. Sekundäre degenerative Veränderungen an den B-Zellen wurden nicht beobachtet. Die A-Zellen weisen unter Cortison keine regelmäßigen Strukturveränderungen auf und bleiben meist normal. Nur gelegentlich war eine gewisse Degranulierung und Kernvergrößerung von Einzelzellen festzustellen. Beim Normaltier werden die Kerndurchmesser der A-Zellen durch ACTH oder Cortison nicht beeinflußt, die Kurvenwerte sind mit den Kontrollen praktisch identisch (Abb. 4). Die

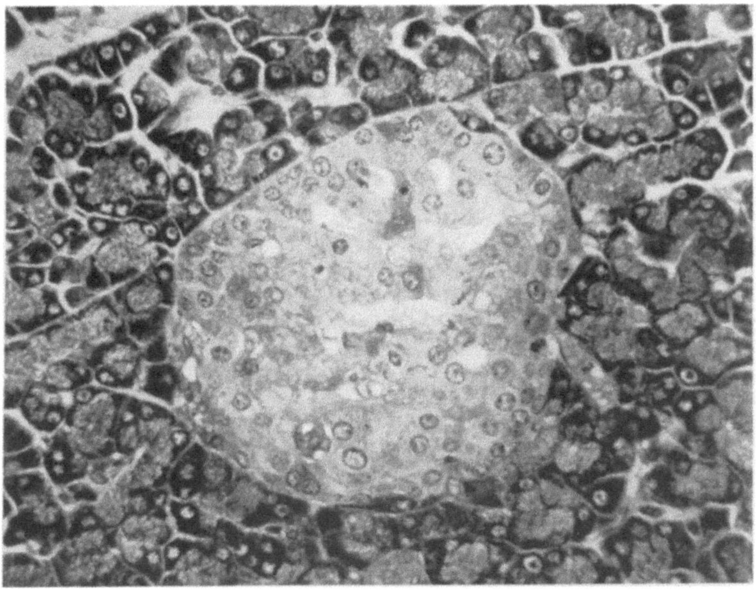

Abb. 2. Pankreasinsel nach 11tägiger Cortisonbehandlung (27,5 mg). B-Zellstimulierung: Degranulierung, Kernschwellung, Mitosen.

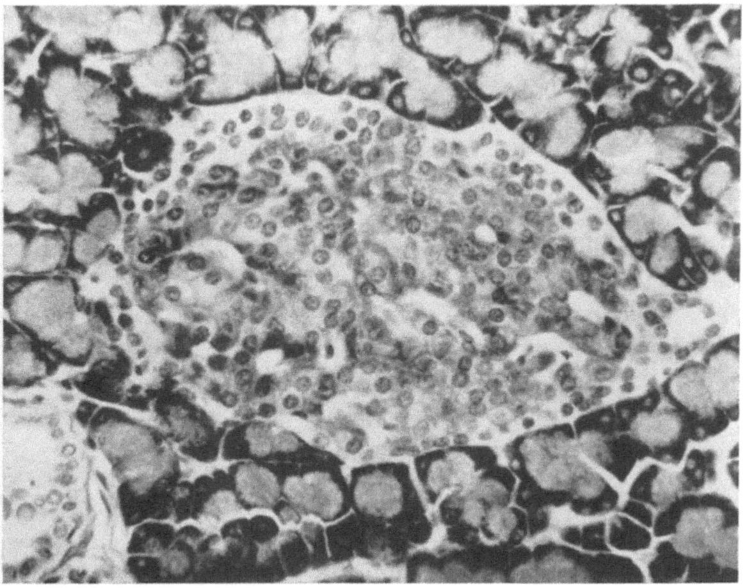

Abb. 3. Pankreasinsel eines Kontrolltieres.

Funktionssteigerung der B-Zellen dagegen kommt in einer deutlichen Rechtsverschiebung der Kurve zum Ausdruck und ist nach Cortison stärker als nach ACTH. Die Involution der A-Zellen nach Hypophysektomie wird durch Cortison, das in diesem Falle unmittelbar nach dem Eingriff für die Dauer von 10 Tagen verabfolgt wurde — ähnlich wie unter STH — vermindert. Im Unterschied zum STH wurde darüber hinaus aber keine Aktivitätssteigerung erzielt. Die B-Zellen des hypophysektomierten Tieres weisen unter Cortison die gleichen histologischen Veränderungen auf wie die cortisonbehandelter Normaltiere; auch die Kurven der Kerndurchmesser beider Gruppen sind miteinander identisch.

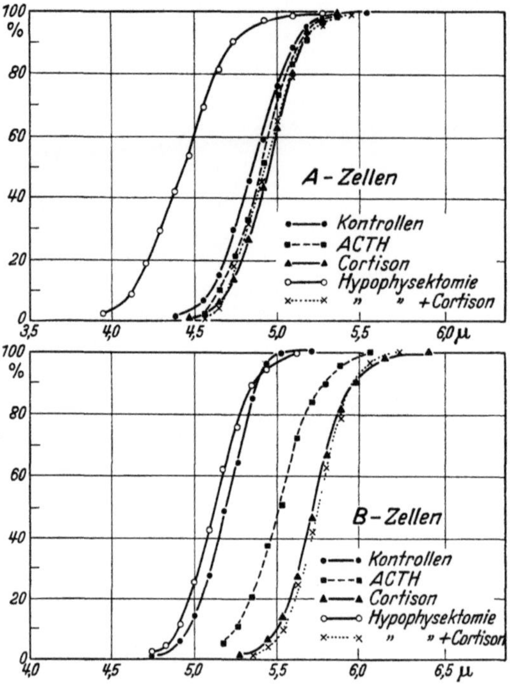

Abb. 4. Wirkung von ACTH und Cortison auf die Kerndurchmesser der Pankreasinseln (Ratte).

Zur Deutung der B-Zellhyperplasie unter ACTH und Cortison müssen aus dem Komplex der Stoffwechseländerungen 2 Faktoren besonders berücksichtigt werden: 1. der Eiweißkatabolismus und 2. die Hemmung des Kohlenhydratumsatzes in der Peripherie. Beide ermöglichen Glykoneogenie, die wahrscheinlich über die Erhöhung des Blutzuckers eine kompensatorische Insulinmehrsekretion auslöst. Nach Befunden von Kinsell und Mitarbeitern besteht außerdem die Möglichkeit der Neoglucogenie aus Fett. Die B-Zellstimulierung wäre damit Ausdruck einer Anpassungshyperplasie, um der Überzuckerung des Organismus wirkungsvoll zu begegnen, zumal sie den Steroiddiabetes zu normalisieren vermag.

Zusammenfassung.

An der Ratte konnte weder histologisch noch karyometrisch ein Anhalt für eine direkte α-cytotrope Wirkung des STH gewonnen werden. Es besteht aber kein Zweifel, daß das A-Zellsystem hypophysären Einflüssen unterliegt, wie aus der Involution dieses Zelltyps nach Hypophysektomie hervorgeht. Untersuchungen vor allem bei anderen Species mit größerer Reaktionsbreite des A-Zellsystems werden notwendig sein, um die biochemisch und pharmakologisch gesicherte Glucagonmobilisierung durch STH auch morphologisch zu erfassen. Cortison — und in geringerem Maße auch ACTH — bewirken als Gegenregulation auf die Glykoneogenie eine Stimulierung der insulinproduzierenden Zellen, die A-Zellen werden hierbei nicht eindeutig verändert.

Summary.

Experiments on rats yielded no evidence, neither by histological nor by karyometric methods, of any direct α-cytotropic effect of somatotrophin. There can be no doubt, however, that the system of A-cells is subject to pituitary influences, as is proved by the involution of this type of cell following upon hypophysectomy. Additional research will be necessary on other species with a larger reactive range of the system of A-cells in order to provide also morphological evidence of glucagon mobilisation by means of somatotrophin, in addition to the biochemical and pharmacological evidence already available. Cortisone, and to a smaller extent also ACTH, by way of counter-regulation to glyconeogenesis, stimulate the insulin-producing cells, without producing any obvious changes in the A-cells.

Résumé.

Aucune observation histologique ou caryométrique n'a permis jusqu'ici de conclure à une action α-cytotropique directe de l'hormone somatotrope, mais il est absolument hors de doute que le système des cellules A est soumis à des influences hypophysaires ainsi que le prouve l'involution de ce type de cellules après une hypophysectomie. Il sera nécessaire de procéder à de nouvelles recherches, surtout sur d'autres espèces d'animaux, dont le système cellulaire A aurait une plus grande capacité réactionelle pour saisir aussi morphologiquement la mobilisation du glucagone par l'hormone somatotrope, certaine biochimiquement et pharmacologiquement. La cortisone — et dans une plus faible mesure l'ACTH — provoquent, en contrerégulation sur la néoglycogénèse, une stimulation des cellules productrices d'insuline, ce qui n'entraîne aucune transformation nette des cellules A.

Resumen.

Ni histológicamente ni cariométricamente podía obtenerse un indicio de un efecto directo α-citotrópico de la STH en la rata. No existe, empero, duda que el sistema celular A está sometido a influencias hipofisarias, como se deduce de la involución de este tipo de célula después de la hipofisectomía. Son necesarias investigaciones sobre todo en otras especies con mayor amplitud de reacción del sistema celular A para, mediante STH, determinar también morfológicamente la movilización de Glucagon (factor hiperglucemiante) asegurada bioquímica y farmacológicamente. Cortisona — y en menor medida también ACTH — producen como contrarregulación en la gluconeogénesis una estimulación de las células productoras de insulina, no siendo aquí inequívocamente transformadas las células A.

Literatur.

Abrams, G. D., B. L. Baker, D. J. Ingle and C. H. Li: Endocrinology **53**, 252 (1953). — Anderson, A., and J. A. Long: Endocrinology **40**, 98 (1947). — Bornstein, J., E. Reid and F. G. Young: Nature (Lond.) **168**, 903 (1951). —

CAVALLERO, C.: Lancet **1953**, 1265. — CAVALLERO, C., u. E. DOVA: Acta path. scand. (København.) **34**, 1 (1954). — CAVALLERO, C., and L. MOSCA: J. of Path. **66**. 147 (1953). — FERNER, H.: Virchows Arch. **309**, 87 (1942). — FERNER, H., u, E. TONUTTI: Z. Zellforsch. **38**, 267 (1953). — FOA, P. P.: Chicago Med. School Quart. **14**, 145 (1953). — FOA, P. P., E. B. MAGID, M. D. GLASSMANN and H. R. WEINSTEIN: Proc. Soc. Exper. Biol. a. Med. **83**, 758 (1953). — FRANCKSON, J. R. M., W. GEPTS, P. A. BASTENIE, V. CONARD, N. CORDIER and L. KOVACS: Acta endocrinol. (Copenh.) **14**, 153 (1953). — HAIST, R. E., M. EVANS, B. KINASH, F. E. BRYANS and M. A. ASHWORTH: Proc. Amer. Diab. Assoc. **9**, 51 (1949). — HAM, A. W., and R. E. HAIST: Amer. J. Path. **17**, 787 (1941). — INGLE, D. J.: Endocrinology **29**, 649 (1941); **31**, 419 (1942). — J. Clin. Endocrin. **10**, 1312 (1950). — KINSELL, L. W., G. D. MICHAELS, SH. MARGEN, J. W. PARTRIDGE, L. BOLING and H. E. BALCH: J. Clin. Endocrin. **14**, 161 (1954). — MARKS, H. P., and F. G. YOUNG: Lancet **1940**, 493. — SONENBERG, M.: J. Clin. Endocrin. **12**, 938 (1952). — THIEMER, K.: Endokrinologie **30**, 176 (1953). — TONUTTI, E.: Med. Klin. **1954**, 281. — YOUNG, F. G.: J. Clin. Endocrin. **11**, 531 (1951). — Recent Progr. in Hormone Res. 8, 471 (1953).

Chemismus der Isoniazidspaltung durch Hämin*.

Kürzlich zeigte BÖNICKE[3], daß der von FISHER[5] gefundene Antagonismus des Hämins gegenüber der tuberkulostatischen Wirksamkeit des Isoniazids (Isonicotinoyl-hydrazin) entgegen der Ansicht FISHERs auf einer außerhalb der Bakterien ablaufenden Reaktion zwischen den beiden Stoffen beruht. Zur Klärung dieser Reaktion, deren Kenntnis

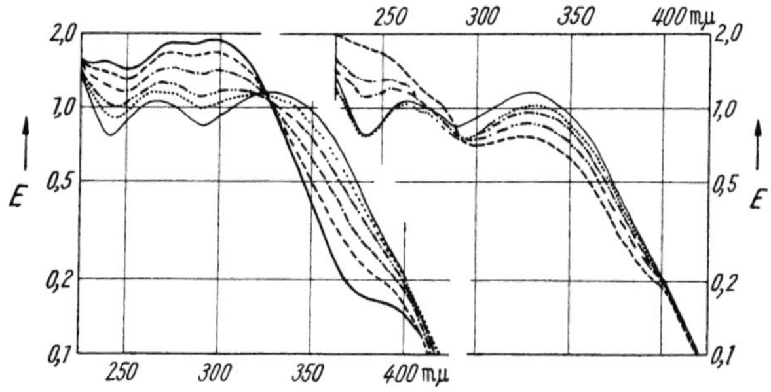

Abb. 1. Ultraviolettabsorptionsspektrum eines Gemisches von Isoniazid (50 μg/ml) und Hämin (2 μg/ml) in n/20-NaOH, aufgenommen nach verschieden langer Reaktionsdauer bei Zimmertemperatur (22—24° C). Zeichenerklärung: Links: ▬▬ 5 min; — — — 55 min; —·—·— 1 Std 20 min; —··— 1 Std 50 min; ········ 2 Std 30 min; —— 7 Std 10 min. Rechts: —— 7 Std 10 min; ········ 24 Std 15 min; —·—·— 33 Std 0 min; —··— 51 Std 40 min; — — — 98 Std 35 min.

für die Deutung der Katalasehemmung durch Isoniazid[1, 6, 9] von Wichtigkeit sein könnte, wurden Untersuchungen mit dem UV-Spektrophotometer (Zeiss) durchgeführt.

Isoniazid und Hämin reagieren im alkalischen Milieu bei Zimmertemperatur innerhalb weniger Stunden miteinander unter typischen Veränderungen des Absorptionsspektrums des Stoffgemisches (Abb. 1). Da Protoporphyrin und Hämatoporphyrin unter denselben Bedingungen die Absorptionskurve nicht verändern, scheint das Eisen des Hämins für den Ablauf der Reaktion notwendig zu sein. REIF[8] konnte mit einer modifizierten Bromcyanmethode nach vollständigem Ablauf der Reaktion die Entstehung von Isonicotinsäure nachweisen, während Proben auf eine nicht beiderseits substituierte Hydrazidgruppe negativ verliefen.

Es lag daher nahe, einen Zerfall des Hydrazins bei der Abspaltung von der Isonicotinsäure anzunehmen. Da alle in Frage kommenden

* Nachdruck aus: Naturwiss. **42**, 47—48 (1955).

Zerfallsprodukte, N_2, NH_3 und Stickstoffoxyde, gasförmig sind, wurden Versuche mit der WARBURG-Apparatur und mit THUNBERG-Röhrchen durchgeführt. Bei der Reaktion zwischen Isoniazid und Hämin entstehen danach weder Ammoniak noch Stickstoffoxyde; es werden die gleichen Mengen von Luftsauerstoff verbraucht und von Stickstoff gebildet. Die Reaktion zwischen Isoniazid und Hämin ist demnach als katalytische Oxydation unter Bildung von Isonicotinsäure, Stickstoff und Wasser zu betrachten. Bei Zugrundelegung einer im alkalischen Milieu am Absorptionsspektrum nachgewiesenen Enolisierung[4] kann die Reaktion folgendermaßen formuliert werden:

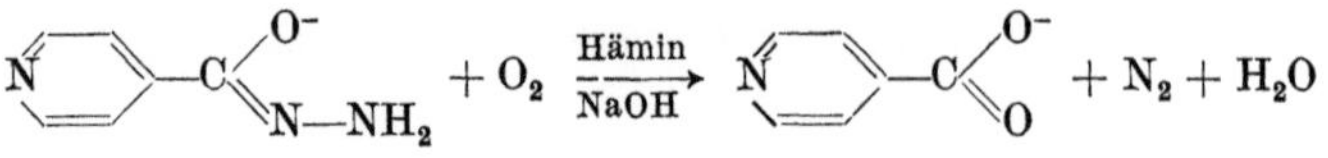

Das bei 265 nm auftretende Absorptionsmaximum entspricht nach Lage und Höhe der Isonicotinsäure im alkalischen Milieu. Das neben einem deutlichen isosbestischen Punkt gelegene Absorptionsmaximum bei 325 nm kann durch diese Reaktionsgleichung jedoch nicht erklärt werden. Das Maximum bei 325 nm erlaubt dagegen die Annahme, daß ein Teil der entstehenden Isonicotinsäure mit noch unverändertem Isoniazid unter Bildung von N,N'-Diisonicotinoyl-hydrazin reagiert,

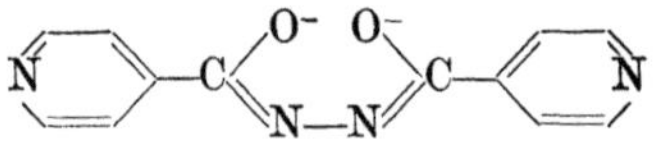

da dieser Stoff in n/10-NaOH ein Absorptionsmaximum bei 325 nm hat (vgl. auch [4]). Damit stimmt überein, daß das auf diese Zwischenverbindung zurückzuführende Maximum bei kleiner Anfangskonzentration des Isoniazids nur in geringem Maße gebildet wird. Dieselbe Reaktion zwischen Isonicotinsäure und Isoniazid nimmt WOJAHN[10] zur Erklärung unvollständiger Umsätze bei der Hypojodittitration des Isoniazids in alkalischem Milieu an.

Bei längerer Einwirkung von Hämin auf Isoniazid (mehr als 12 Tage bei 37° C) verschwindet das dem N,N'-Diisonicotinoyl-hydrazin zugeschriebene Absorptionsmaximum bei 325 nm vollständig. Die katalytische Oxydation erfolgt demnach auch bei Säurehydraziden mit substituierter N'-Stellung, was sich durch Versuche mit der Reinsubstanz von N,N'-Diisonicotinoyl-hydrazin sowie mit N,N'-Dinicotinoyl-hydrazin und N-Isonicotinoyl-N'-isopropyl-hydrazin (Marsilid) bestätigen ließ. Bei der Inaktivierung der mikrobiologischen Hemmwirkung des Isoniazids durch Hämin ist zu berücksichtigen, daß N,N'-Diisonicotinoyl-hydrazin[2, 7] das Wachstum von verschiedenen Tuberkelbakterienstämmen bei 8 bzw. 1 μg/ml hemmt.

Literatur.

[1] ARONSON, J. D., SYBIL L. EHRLICH, and W. FLAGG: Proc. Soc. Exper. Biol. Med. **80**, 259 (1952). — [2] BERNSTEIN, J., W. A. LOTT, B. A. STEINBERG, and H. I. YALE: Amer. Rev. Tbc. **65**, 357 (1952). — [3] BÖNICKE, R.: Naturwiss. **41**, 377 (1954). — [4] CINGOLANI, E., e A. GAUDIANO: Rend. Ist. Sup. Sanità **17**, 601 (1954). — [5] FISHER, M. W.: Amer. Rev. Tbc. **69**, 469 (1954). — [6] MIDDLEBROOK, G.: Amer. Rev. Tbc. **69**, 471 (1954). — [7] OFFE, H. A., W. SIEFKEN u. G. DOMAGK: Z. Naturforsch. **7b**, 462 (1952). — [8] REIF, WALTRAUD: Persönliche Mitteilung an den Verf., 1954. — [9] UECKER, W.: Persönliche Mitteilung an den Verf., 1952; siehe auch bei: LEMBKE, A., E. KRÜGER-THIEMER, R. B. KUHN u. W. UECKER: Schweiz. Z. Path. Bakter. **16**, 222 (1953) u. UECKER, W.: Diss. Kiel 1954 und Zbl. Bakter. I Orig. **164**, 424 (1955). — [10] WOJAHN, H.: Arzneimittel-Forsch. **2**, 324 (1952).

EKKEHARD KRÜGER-THIEMER.

Chemie des Isoniazids.

Entdeckungsgeschichte.

Je mehr sich die Erkenntnis durchsetzt, daß das Isoniazid (Isonicotinsäurehydrazid) in seiner klinischen Wirkung das Streptomycin übertrifft, um so nötiger ist es, das Isoniazid sowie dessen Derivate und Abbauprodukte in chemischen und physikalischen Einzelheiten kennenzulernen, da nur auf diesem Wege Fortschritte in der Aufklärung des Wirkungsmechanismus, in der Erkenntnis des Stoffwechselschicksals und in der rationellen Anwendung der Bestimmungsmethoden in Klinik und Forschung erreicht werden können.

Isoniazid ist der von der Weltgesundheitsorganisation empfohlene Kurzname für Isonicotinsäurehydrazid (chemische Synonyma: Isonicotinoyl-hydrazin, Isonicotinylhydrazin, Pyridin-4-carbonsäurehydrazid, Pyridin-4-carboxy-hydrazin). Die Verwendung dieses Kurznamens ist dem Gebrauch von willkürlich gewählten Abkürzungen, von denen die folgenden im Schrifttum zu finden sind, vorzuziehen:

deutsch: INH, INSH, INHA;
englisch: INAH, INH;
französisch: H.I.N.;
italienisch: INI, IAI, IAIN.

Für das Isopropylderivat des Isoniazids (N-Isonicotinoyl-N'-isopropyl-hydrazin) wurde der Kurzname Iproniazid vorgeschlagen. Für diesen Stoff sind folgende Abkürzungen gebräuchlich: IIN, IIH, IPH, PINAH.

Isoniazid wurde erstmalig vor 43 Jahren von MEYER und MALLY (1912) an der Deutschen Karls-Universität in Prag synthetisiert. Die erste Mitteilung über die antituberkulöse Wirkung des Isoniazids wurde von GRUNBERG und SCHNITZER (1952) im Januar 1952 veröffentlicht. Zwei Monate später erschien eine Mitteilung von OFFE, SIEFKEN und DOMAGK (1952) über analoge Ergebnisse, während DOMAGK (1952) schon am 13. Dezember 1951 in der O. v. BOLLINGER-Vorlesung in München über In-vitro- und In-vivo-Versuche mit hochwirksamen Hydrazonen berichtete, deren Wirkung auch an streptomycin-, p-aminosalicylsäure- oder contebenresistenten Tuberkelbakterien erkennbar war. In einer gemeinsamen Erklärung [Experientia **8**, 364 (1952)] stellten die Firmen F. Hoffmann-La Roche u. Co., AG., Basel, und die Farbenfabriken Bayer, AG., Leverkusen, „nach gegenseitiger Einsichtnahme in die einschlägigen Akten fest, daß sie im Rahmen einer voneinander völlig unabhängigen Forschung auf dem Gebiet der Tuberkulose das Hydrazid der Isonicotinsäure als Mittel zur Bekämpfung der Tuberkulose erkannt haben. Das Isonicotinsäurehydrazid wurde von beiden Firmen unabhängig voneinander im Jahre 1951 in die klinische Erprobung eingewiesen."

Die Untersuchungen von Offe, Siefken und Domagk (1952a, b, c) schlossen sich an die Einführung der Thiosemicarbazone in die Tuberkulosetherapie durch Domagk, Behnisch, Mietzsch und Schmidt (1946) an. Die Berichte von Jouin und Buu-Hoi (1946) und Buu-Hoi, Dechamps, Hoan, Bihan, Ratsimamanga und Binon (1949) über die tuberkulostatische Wirkung weiterer Hydrazinderivate, z. B. des Phthalsäurehydrazids und analoger Enoläther, sowie von Schoene und Hoffmann (1949) über die phytostatischen Eigenschaften des Maleinsäurehydrazids veranlaßten Offe zu Untersuchungen über die Beziehungen zwischen Struktur und antituberkulöser Wirkung bei Hydrazinderivaten. Dabei ergab sich, daß alle tuberkulostatisch wirksamen unter den von Offe, Siefken und Domagk (1952b, c) geprüften 317 Hydrazinderivaten die Struktur

$$\genfrac{}{}{0pt}{}{R'}{R''}\!>C{=}N{-}NH{-}\underset{\underset{X}{\|}}{C}{-}R$$

besitzen. Auch die von Rose (1951) beschriebenen tuberkulostatischen 1-Pyrazolo-(4:3-d-)pyrimidinderivate lassen sich hier einfügen. Nach Offe, Siefken und Domagk (1952) sollen vom Isoniazid abgeleitete Hydrazone die eigentlich wirksamen Verbindungen sein; dazu wird angenommen, daß das Isoniazid im Organismus mit körpereigenen Oxoverbindungen reagiert. Eine Bestätigung dafür wurde in der guten Wirksamkeit des Glucosederivats des Isoniazids (Glucoteben) gesehen. Bei der klinischen Erprobung durch Klee (1952) seit Oktober 1951 zeigten einige Isoniazidderivate eine deutliche Wirkung auf die menschliche Tuberkulose.

Auch in den Laboratorien der Hoffmann-La Roche, Inc., Nutley, schloß sich die Entwicklungsarbeit (vgl. Fust, 1952) an die Einführung der Thiosemicarbazone durch Domagk, Behnisch, Mietzsch und Schmidt (1946) an. Aus langjähriger Betätigung auf dem Nicotinsäuregebiet ergab sich die Anregung zur Synthese (Fox, 1951) und experimentellen Erprobung der drei isomeren Pyridinaldehyd-thiosemicarbazone (Grunberg und Leiwant, 1951). Das zur Synthese von Pyridin-4-aldehyd-thiosemicarbazon benutzte Isonicotinoyl-hydrazin wurde im Sommer 1950 von Grunberg und Schnitzer (1952) als hochwirksam bei der Mäusetuberkulose erkannt, während das folgende

Zwischenprodukt (s. Abb. 1) N-Isonicotinoyl-N'-benzolsulfonyl-hydrazin keine Wirksamkeit zeigte (FOX und GIBAS, 1952).

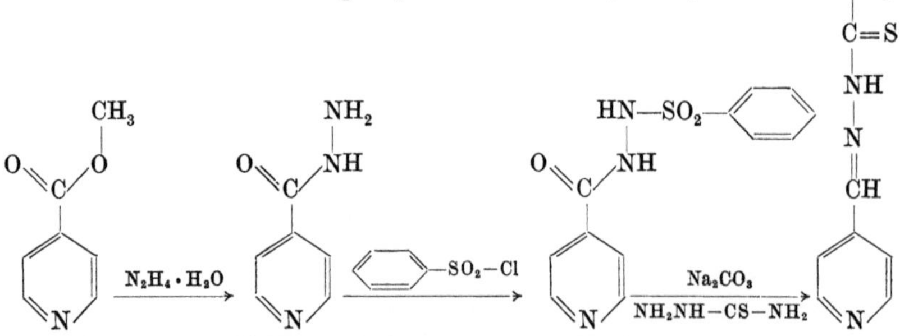

Abb. 1. Synthese von Pyridin-4-aldehydthiosemicarbazon nach FOX.

In ähnlicher Weise zeigten einige Derivate des Isoniazids, z. B. das 1-Isonicotinoyl-2-isopropylhydrazin, bei der Mäusetuberkulose deutliche Wirksamkeit, so daß im Sommer 1951 klinische Versuche mit diesen Derivaten und später mit Isoniazid im Sea View Hospital auf Staten Island bei New York unternommen wurden.

Bei der intensiven Forschungsarbeit auf dem Gebiet der Chemotherapie der Tuberkulose ist es nicht verwunderlich, daß man in der Literatur der Jahre vor 1952 zahlreiche Befunde entdecken kann, die bei systematischer Weiterverfolgung durch Strukturabwandlungen der wirksamsten Stoffe zur Auffindung des Isoniazids hätten führen können. So ist es zu erklären, daß gleichzeitig mit den genannten Arbeitskreisen der Firmen Hoffmann-La Roche und Bayer auch eine Gruppe der Firma E. R. Squibb and Sons, New Brunswick (Squibb Institute for Medical Research), die antituberkulöse Wirksamkeit des Isoniazids erkannte (BERNSTEIN, LOTT, STEINBERG und YALE, 1952). Diese Forschungsgruppe macht keine Angaben über den Entwicklungsgang ihrer Untersuchungen.

Zu den Vorläufern des Isoniazids gehört das Nicotinamid, dessen geringe In-vitro- und deutliche In-vivo-Wirkung gegenüber Tuberkelbakterien von CHORINE (1945) entdeckt wurde. Nicotinsäure ist dagegen völlig unwirksam. Die antituberkulöse Wirkung des Nicotinamids wurde nochmals entdeckt von MCKENZIE, MALONE, KUSHNER, OLESON und SUBBAROW (1948) und weiter untersucht von MARQUES (1950), FUST und STUDER (1951a, b) und von TANNER (1951). Weitere klinische Literatur findet man bei RADENBACH (1952) und bei FUST (1952). Im Zusammenhang mit den oben erwähnten Arbeiten von FOX (1951) ist zu erwähnen, daß auch LEVADITI, GIRARD, VAISMAN und RAY (1951, 1952) und HIRSCH (1952) Untersuchungen mit Pyridinaldehydthiosemicarbazonen durchgeführt haben. Weitere Pyridinderivate mit antituberkulöser Wirkung beschrieben FORREST, D'ARCY HART und WALKER (1947) und CORPER, COHN und FREY (1949).

Tabelle 1. *Handels- und Prüfungspräparate von Isoniazid und dessen Derivaten**.

I. Isoniazidpräparate	
Azuren	Cilag Akt.-Ges., Schaffhausen, Schweiz
Bacillin	Chemische Werke Minden, G. m. b. H., Minden, Westf., Deutschland
Cotinazin	Chas. Pfizer and Co. Inc., New York, N. Y., USA
Diforin	Leo Pharm. Prod. Trad. Ltd., Kopenhagen, Dänemark
Dinacrin	Winthrop-Stearn, Inc., New York, N. Y., USA
Ditubin	Schering Corp., Bloomfield, N. J., USA
Ertuban	Schering AG., Berlin, Deutschland
INH-„Burgtal" . . .	Chem.-Pharm. Werke Burgtal GmbH., Boppard a. Rh., Deutschland
INH-„Cassella" . . .	Cassella-Farbwerke, Mainkur, Frankfurt a. M., Deutschland
INH-„Leuna"	VEB Leuna-Werke „Walter Ulbricht", Leuna bei Merseburg, Deutschland
INH-„Lilly".	Eli Lilly and Co., Indianapolis, Ind., USA
Isidrina	Firma Italcon., Napoli, Italien
Isobicina	Firma Maggioni and Co., Milano, Italien
Isolyn	Abbott Laboratories, North Chicago, Ill., USA
Isoniazid-„Panray". .	The Panray Corp., New York, N. Y., USA
Isoniazide	Grémy, Paris, Frankreich
Isoniazide suppositoires (mit Eucalyptol) . .	Laboratoires Le Brun, Paris, Frankreich
Isonicotinic acid hydrazide	Organon Laboratories Ltd., London, England
Isotebezid	VEB Jenapharm, Jena, Deutschland
Ismazide	Istituto Sieroterapico Milanese, Milano, Italien
Mybasan	Antigen Laboratories Ltd., London, England
Neoteben	Farbenfabriken Bayer AG., Leverkusen, Deutschland
Neoxin	Aktiebolaget Astra, Apotekarnes Kemiske Fabriker, Södertälje, Schweden
Nevin	Chemie Grünenthal GmbH., Stolberg, Rhld., Deutschland
Nicizina.	Farmitalia, S. A. Farmaceutici Italia, Milano, Italien
Nicotibina.	Lepetit S. p. Az., Milano, Italien
Nicozid	Vecchi and Co. „Piam", Genova, Italien
Nidaton.	Firma N. V. Organon, Oss, Niederlande, und Orgapharm GmbH., München-Pasing, Deutschland
Nikozid	VEB Farbenfabrik Wolfen, Krs. Bitterfeld, Deutschland
Nydrazid	E. R. Squibb and Sons, New York, N. Y., USA
Pirazide.	Firma Dr. L. Zambeletti, Milano, Italien
Pycazide (Picazide) .	Herts Pharmac. Ltd., Welwyn Garden City, England
Pyrizidin	Nepera Chemical Co., Inc., New York, N. Y., USA
Rimifon.	Deutsche Hoffmann-La Roche AG., Grenzach, Baden, Deutschland
	F. Hoffmann-La Roche and Co., AG., Basel, Schweiz
	Hoffmann-La Roche, Inc., Nutley, N. J., USA
Sauterazide	Lab. Sauter, S. A., Genf, Schweiz
Tibazide	Carlo Erba, Milano, Italien
T. B. Vis (Tibivis) . .	Firma Vister-Casatenovo, Brianza (Como), Italien
Tubicon.	Brocapharm
Tubomel	Benger Laboratories, Ltd., Holmes Chapel, Cheshire, England
Vederon	Pharmachemie, Zürich, Schweiz

* Diese Tabelle wurde von Herrn Dr. pharm. H. KRÖGER, Sülfeld, freundlicherweise vervollständigt.

Tabelle 1. (Fortsetzung.)

II. Isoniazidderivate		
Iproniazid (N-Isonicotinoyl-N'-isopropyl-hydrazin)	Marsilid (Ro 2—3973)	Hoffmann-La Roche, Inc., Nutley, N. J., USA
N-Isonicotinoyl-N'-(2,2-dimethyl-3-oxypropyliden)-hydrazon	Pivalizid	Nepera Chemical Co. Inc., New York, N. Y., USA
N-Isonicotinoyl-N'-glucosyl-hydrazon	Glucoteben	Farbenfabriken Bayer AG., Leverkusen, Deutschland
N-Isonicotinoyl-N'-glucosyl-hydrazon	(Ro 2—4179)	Hoffmann-La Roche, Inc., Nutley, N. Y., USA
N-Isonicotinoyl-N'-glucurono-lacton-hydrazon	Mycobactyl	Laboratories Grimault, Paris, Frankreich
N-Isonicotinoyl-N'-benzal-hydrazon	Isoteben	Farbenfabriken Bayer AG., Leverkusen, Deutschland
N-Isonicotinoyl-N'-(p-oxy-benzal)-hydrazon	Flavoteben	Farbenfabriken Bayer AG., Leverkusen, Deutschland
N-Isonicotinoyl-N'-(m-oxy-benzal)-hydrazon	Acroteben	Farbenfabriken Bayer AG., Leverkusen, Deutschland
N-Isonicotinoyl-N'-(o-oxybenzal)-hydrazon = Salicylaldehyd-hydrazonderivat des Isoniazids	Salizid	Nepera Chemical Co. Inc., New York, N. Y., USA
N-Isonicotinoyl-N'-(o-oxybenzal)-hydrazon = Salicylaldehyd-hydrazonderivat des Isoniazids	(HP. 213) Nupasal 213	Smith and Nephew Research Ltd., Ware, Herts, England
Hydrazonderivat	Phthivazid	Rußland
Methansulfonat-Calciumsalz des Isoniazids	Neotizide	Carlo Erba, Milano, Italien
Pyridin-4-(carbonsäurehydrazid)-1-(p-aminosalicylat) + p-Aminosalicylsäure	INHA-PAS	H. Haury, Chem. Fabrik, München, Deutschland, und Chem. Fabrik, Pharm. Abt. Schweizerhall, Basel, Schweiz
N'-Isonicotinoylhydrazin-(p-aminosalicylat)	Dipasic (GEWO 339)	Gewo GmbH., Baden-Baden, Deutschland, und Ed. Geistlich Söhne, AG., Pharmaz. Abt., Wolhusen, Schweiz
N-Isonicotinoyl-N'-streptomycyliden-hydrazon	Streptohydrazid (SN 3)	Chemie Grünenthal, GmbH., Stolberg, Rhld., Deutschland
N-Isonicotinoyl-N'-streptomycyliden-hydrazon	Streptoniazide	
Salz aus 1 Mol Dihydrostreptomycin und 3 Mol Isoniazid	Streptotibine	Etabl. R. Barberot, S. A., Genève, Schweiz
Salz aus 1 Mol Dihydrostreptomycin und 3 Mol Isoniazid	Streptotibine	Lepetit, Milano, Italien
1,1'-Methylen-di-(2-isonicotinoylhydrazin)	(Ro 2—4969)	Hoffmann-La Roche, Inc., Nutley, N. J., USA
Cyanessigsäurehydrazid (Cyanazid, CEH)	Reazide	Laboratoires OM., Genf, Schweiz
Cyanessigsäurehydrazid (Cyanazid, CEH)	Leandin	Firma Sanabo, Wien, Österreich
Cyanessigsäurehydrazid (Cyanazid, CEH)	Cianazida	
p-Aminosalicylsäurehydrazid	PASH	Nepera Chemical Co., Inc., New York, N. Y., USA

Tabelle 1. (Fortsetzung.)

III. Isoniazidhaltige Kombinationspräparate		
Isoniazid mit Nicotinaldehydthiosemicarbazon (4:1)	Tebafen (GT 3)	J. R. Geigy, AG., Basel, Schweiz
Pyridin-4-(carbonsäurehydrazid)-1-(p-aminosalicylat) + p-Aminosalicylsäure	INHA-PAS	H. Haury, Chem. Fabrik, München, Deutschland, und Chem. Fabrik, Pharm. Abt. Schweizerhall, Basel, Schweiz
Isoniazid mit PAS-Natrium, Streptomycinsulfat, Dihydrostreptomycinsulfat, Penicillin G-Natrium und Trypsin	Bacillase	Penicillin-Ges. Davelsberg und Co., Göttingen

Hinsichtlich des Hydrazinanteils im Isoniazid können die Untersuchungen über die antituberkulöse Wirkung von Phenylhydrazin (Aoki, 1928; Corper und Cohn, 1948), von p-Tolylhydrazin-hydrochlorid, Acetylphenylhydrazin, m-Benzaminosemicarbazid und m-Tolylsemicarbazid (Kuroya, 1928) sowie von Phthalsäurehydrazid (Ratsimamanga, Buu-Hoi, Dechamps, le Bihan und Bison (1952) als Vorläufer angesehen werden. Drain, Goodacre und Seymour (1949) fanden, daß 4-Amino-2-oxybenzoyl-hydrazin (p-Aminosalicylsäurehydrazid) 100- bis 1000mal stärker auf Tuberkelbakterien wirkt, als einige Amide der p-Aminosalicylsäure und daß es dieser nahezu gleichwertig ist.

Die Berichte über die experimentellen und klinischen Befunde mit Isoniazid bewirkten, daß nach dem Erscheinen der ersten Handelspräparate das neue Mittel auf breitester Basis in fast allen Tuberkulosekrankenhäusern erprobt wurde, so daß die durch das Isoniazid gebotenen therapeutischen Möglichkeiten in verhältnismäßig kurzer Zeit geklärt werden konnten. Diese Entwicklung wurde durch nichtwissenschaftliche Publikationsorgane beschleunigt.

In der Tabelle 1 sind die Handelspräparate des Isoniazids und seiner Derivate zusammengestellt.

Thermische Eigenschaften und Kristallformen des Isoniazids.

Das Isoniazid (Isonicotinoyl-hydrazin) ist eine farblose, kristalline Substanz mit dem Molekulargewicht 137,145 und der Summenformel $C_6H_7ON_3$. Angaben über die Konfiguration folgen im Abschnitt über die Ionisation des Moleküls. Die Mitteilungen über den Schmelzpunkt des Isoniazids differieren je nach der angewendeten Methode, die oft nicht angegeben wird, und nach dem Reinheitsgrad der untersuchten Probe. Als zuverlässigsten Wert bezeichnen Angelico und Mitarbeiter (1952) 172—173° C (korr.). In der folgenden Tabelle 2 sind die vorliegenden Angaben zum Vergleich zusammengestellt.

Tabelle 2. *Schmelzpunktangaben für Isoniazid.*

F.* °C	Methode	Präparat	Umkristallisiert aus	Autoren
163		Eigensynthese	Äthanol	MEYER, MALLY (1912)
163				CIUSA, NEBBIA (1953)
166—167		Bacillin (Rs)		HANSEN**
166,5—167 (u)	T. B. BLOCK	Rimifon		LÜDY-TENGER (1953)
167,5—168		Neoteben (Rs)		HANSEN**
167,5—168		Rimifon (Rs)		HANSEN**
167,5—168		Nevin (Rs)		HANSEN**
168		Nevin		Firmenangabe Chemie Grünenthal
167—169			Methanol	GEMEINHARDT, RANGNICK (1953)
168—169			Äthanol	GEMEINHARDT, RANGNICK (1953)
168—169	KOFLER	Handelspräparat 1		CANBÄCK (1952)
170				SCHATTMANN (1953)
168,5—170,5(k)		Rimifon		FOX, GIBAS (1952)
170—171	KOFLER	Handelspräparat 2		CANBÄCK (1952)
170—171	THIELE	Rimifon	Äthanol	WOJAHN (1952)
170—171				SCHTSCHUKINA u. a. (1952)
171		Neoteben		OFFE, SIEFKEN, DOMAGK (1952)
172—173		Neoteben		Firmenangabe Farbenfabrik Bayer
172—173				BÜCHI (1953)
172—173				ANGELICO u. a. (1952)
173				HUGHES (1953)

* u unkorrigiert; k korrigiert; Rs Reinsubstanz. ** Zit. bei LEMBKE u. a. (1953).

GEMEINHARDT und RANGNICK (1953) beobachteten Sublimation nach Umkristallisation aus Äthanol und Methanol zwischen 155 und 162° C. Das Hydrochlorid des Isoniazids ($C_6H_7ON_3 \cdot 2\,HCl$) schmilzt nach MEYER und MALLY (1912) oberhalb von 300° C.

LÜDY-TENGER (1953) beschreibt die bei einer Heizblocktemperatur von etwa 150° C gewonnenen Sublimatkristalle des Isoniazids als längliche Prismen mit stumpfwinkligen Enden und gerader Auslöschung (vgl. hierzu KOFLER, KOFLER und BRANDSTÄTTER, 1954). Mit dem Reagens „Bi I 1,5" nach LÜDY-TENGER ergibt Isoniazid ein Reaktionsprodukt, das aus roten, zuerst wetzsteinförmigen Kristallen besteht, die zu derben Agglomeraten auswachsen. Bei LÜDY-TENGER (1953) findet man Abbildungen der beschriebenen Kristalle von Isoniazid und ebenso von Nicotinamid, Nicotinsäure und Isonicotinsäure. GEMEINHARDT und RANGNICK (1953) beschreiben die Isoniazidkristalle als farblose Kristallnadeln, die teilweise in Büscheln zusammenstehen.

Nach Röntgenstrahlen-Beugungsuntersuchungen von JENSEN (1953) kristallisiert Isoniazid orthorhombisch mit der Raumgruppe $P2_12_12_1$

und den Elementarabständen $a = 1{,}133$ nm, $b = 1{,}474$ nm und $c = 0.384$ nm*. Die Elementarzelle enthält vier Moleküle. Hieraus errechnet sich eine Dichte des Kristalls von 1,42 g/cm³ gegenüber einem Meßwert von 1,41 g/cm³. Aus den Untersuchungen ergab sich eine ebene Molekülanordnung mit folgender gegenseitiger Lagerung der Atome:

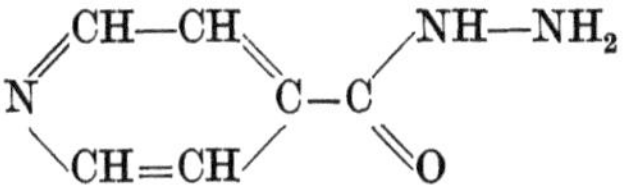

Mit Hilfe der Thermodifferentialanalyse stellten MATTU und PIRISI (1953) fest, daß Isoniazid nur einen endothermischen Bereich hat, der beim Schmelzpunkt (etwa 170° C) beginnt und bis 200° C reicht. Oberhalb des letzten Wertes bis 300° C verläuft die Zeit-Temperaturkurve geradlinig, im Gegensatz zur entsprechenden Kurve der p-Aminosalicylsäure. Über die Verbrennungswärmen einiger Pyridinderivate berichten COX, CHALLONER und MEETHAM (1954).

Löslichkeit, Adsorption und Chromatographie des Isoniazids.

Die Löslichkeit des Isoniazids, seiner Derivate und Abbauprodukte ist für die Bestimmungsmethoden in pharmazeutischen Produkten und Körperflüssigkeiten und für die Verfahren zur Trennung und Unterscheidung dieser Stoffe wichtig.

Die Verteilungskoeffizienten des Isoniazids in zweiphasigen Lösungsmittelgemischen sind bei Extraktionsprozessen von Bedeutung. Nach E. HOFFMANN (zitiert bei SCHATTMANN, 1953) liefert die Isoniazidbestimmungsmethode von KELLY und POET (1952) ungenaue Werte, weil jeweils nur einmal ausgeschüttelt wird. HOFFMANN wies nach, daß z. B. beim Nachweis im Blut höhere Werte zu erzielen sind, wenn an Stelle eines einmaligen 30 min langen Ausschüttelns mit 40 ml Lösungsmittel 3mal 3 min lang mit je 13 ml ausgeschüttelt wird. Entsprechendes gilt für das spätere Ausschütteln mit 0,1 n-HCl. HOFFMANN empfahl an Stelle des Isoamylalkohols, dessen Dämpfe Reizhusten und teilweise Brechreiz hervorrufen, den Essigsäureäthylester als Lösungsmittel.

HUGHES (1953) wies nach, daß Isoniazid aus stark alkalischer salzhaltiger Lösung durch das dreifache Volumen einer 7:3-Mischung von Äthylendichlorid-Isopentanol quantitativ extrahiert werden kann. Dieser Extrakt liefert beim Schütteln mit dem gleichen Volumen von 2 m-Phosphatpuffer (p_H 10) einen Verteilungskoeffizienten von 1,0, der sich jedoch im Verlaufe von 19 Std auf 3,7 erhöht. Das Acetylderivat

* In dieser Arbeit werden die korrekten metrischen Einheiten verwendet:
$1\,m = 10^3\,mm = 10^6\,\mu m$ (oft: μ) $= 10^9\,nm$ (oft: $m\mu$) [$= 10^{10}$ Å],
$1\,g = 10^3\,mg = 10^6\,\mu g$ (oft: γ),
$1\,l = 10^3\,ml = 10^6\,\mu l$ [$= 10^3 \cdot 1{,}000028\,cm^3$].

Tabelle 3. *Löslichkeit des Isoniazids.*

Lösungsmittel	Autoren					
	ANGELICO u. a. (1952) [BUSINELLI und ROCCHI (1952)]		LEMBKE u. a. (1953)	BÜCHI (1953)	Farbenfabriken Bayer	
	kalt (20° C) %	heiß %	kalt	kalt	22° C %	37° C %
Wasser	11,5	25,0	ll.	1:7	13	25
Methanol	2,78	20				
Äthanol	2,4	20	l.			
Butanol			wl.			
Aceton	2,0	2,48	l.			
Methyläthylketon	4,42	4,78				
Chloroform	0,2	0,44	wl.			
Äther			swl.			
Tetrachlorkohlenstoff			unl.			
Petroläther			unl.			
Benzol			unl.			
Toluol			unl.			

ll. leicht löslich; l. löslich; wl. wenig löslich; swl. sehr wenig löslich; unl. unlöslich.

des Isoniazids hat im entsprechenden Versuch einen Verteilungskoeffizienten von 0,058. Nach eigenen Versuchen kann angenommen werden, daß die Erhöhung des Isoniazidverteilungskoeffizienten auf die Verseifung des Isoniazids im alkalischen Puffer zurückzuführen ist. Das Acetylderivat des Isoniazids hat zwischen den Phasen n-Butanol: Äthylenchlorid (9:1) und 2 m-Phosphatpuffer (p_H 5,1) den Verteilungskoeffizienten 1,65. Die Gegenstromverteilung, mit der Stoffe mit unterschiedlichen Verteilungskoeffizienten getrennt werden können, wurde von HUGHES (1953) zur Identifizierung des Acetylderivats des Isoniazids (N-Isonicotinoyl-N'-acetyl-hydrazin) im Urin von isoniazidbehandelten Menschen und Affen verwendet. Diese Methode hat sich z. B. auch bei der Untersuchung der Abbauprodukte von Sulfonen bewährt (TITUS und BERNSTEIN, 1949).

Nach ROTH und MANTHEI (1952) erhält man mit Urin von isoniazid-(carboxy-^{14}C)-behandelten Mäusen und mit dem Isobutanolextrakt dieses Urins ähnliche Papierchromatogramme, woraus zu schließen ist, daß sowohl das Isoniazid als auch seine fünf Abwandlungsprodukte im Isobutanol gut löslich sind.

Die Papierchromatographie wurde vielfach zur Untersuchung des Isoniazids und seiner Derivate verwendet. Dieses Verfahren ist der Gegenstromverteilung analog; an die Stelle der schwereren, nicht fortbewegten Lösungsmittelphase der Gegenstromverteilung tritt bei der Papierchromatographie das adsorbierende Papier, so daß der R_f-Wert (Quotient aus den Wanderungsstrecken der Substanz und der Lösungs-

Tabelle 4. *Papierchromatographische R_f-Werte von Isoniazid und anderen Pyridinderivaten.*

Autoren	CUTHBERTSON und IRELAND (1952)		UNVERRICHT u. a. (1954)	MAKINO, KINOSHITA, ITOH (1954)	LEUSCHNER (1954)	
Lösungsmittel	n-Propanol, Wasser (4:1)	Wassergesättigtes n-Butanol				Isopentanol: Aceton: Essig: Wasser (56:24:6:24)
Papiersorte	Whatman Nr. 1	Whatman Nr. 4	Schl. Nr. 2043a	Tōyō Nr. 50	Schleicher und Schüll Nr. 2043b	
Entwicklungsrichtung	ab	ab	ab		auf	auf
Isonicotinoylhydrazin	0,62′	0,43′	0,45	0,74	0,69—0,74	0,64—0,67
Nicotinoylhydrazin	0,6′	0,4′				
N-Isonicotinoyl-N′-isopropyl-hydrazin	0,91					
N-Isonicotinoyl-N′-acetyl-hydrazin				0,66″		
Isonicotinamid	0,72	0,6			0,77—0,79	0,54—0,56
Nicotinamid	0,72	0,6			0,79	0,58—0,59
Isonicotinsäure	0,4′	0,14	0,11—0,15		0,26—0,32	0,50—0,54
Nicotinsäure	0,4⁺	0,14			0,33—0,37	0,62—0,65
Isonicotinoylglycin*	0,33	0,08				
Nicotinoylglycin**	0,35	0,08				
Hydrazin	0,0		0,03			
p-Aminosalicylsäure			0,8			

Geringe Schwanzbildung. ″ Weitere R_f-Werte von Acetylisoniazid: 0,73 in Ammoniak (1%): Isopropanol (3:20); 0,57 in n-Butanol mit m/50-Phosphatpuffer (p_H 7,4) gesättigt; 0,38 in n-Butanol mit 1%igem Ammoniak gesättigt; 0,62 in PARTRIDGE-Lösung (n-Butanol : Essig : Wasser, 4:1:5). ⁺ p_H-abhängig. * Isonicotinursäure. ** Nicotinursäure.

mittelgrenze) ein Maß für das Gleichgewicht zwischen der Löslichkeit des untersuchten Stoffes im Lösungsmittel und der Adsorption des Stoffes am Papier darstellt. In der obigen Tabelle 4 sind einige Befunde aus der Literatur zusammengestellt. Dabei ergeben sich beträchtliche Unterschiede der R_f-Werte in demselben Lösungsmittel bei verschiedener Entwicklungsrichtung. Weitere R_f-Werte für die drei isomeren Pyridincarbonsäuren und andere Pyridinderivate haben JERCHEL und JACOBS (1953, 1954), HASHIZUME (1954), WERLE und KOCH (1951) und JOHNSON und LIN (1953) veröffentlicht. Besonders empfehlenswert ist das quantitativ auswertbare zweidimensionale Verfahren von LEUSCHNER (1954). Der Autor gibt an, daß der R_f-Wert des Isoniazids im Urin um etwa 10% niedriger liegt als in wäßriger Lösung.

In manchen Fällen wird die Papierchromatographie ermöglicht oder verbessert durch vorherige chemische Umwandlung der zu trennenden Substanzen. So trennten JERCHEL und JACOBS (1953) die Alkylpyridine nach Oxydation mit Kaliumpermanganat oder Selenoxyd und die

Pyridinaldehyde nach Bildung ihrer Dimedate. Nach diesen Autoren (1954) lassen sich Pyridinbasen auch nach Umwandlung in die N-Oxyde (1-Oxo-pyridinium-Verbindungen) durch Behandlung mit Wasserstoffperoxyd in Eisessig papierchromatographisch gut trennen.

Für die Darstellung des Isoniazids und anderer Pyridinderivate auf dem Filterpapier sind zahlreiche Verfahren entwickelt worden. Das empfindlichste und bequemste Verfahren, durch das die spätere Eluierung der Substanzen aus dem Papier nicht gestört wird, ist die von ROTH und MANTHEI (1952) verwendete Autoradiographie von Papierchromatogrammen des Urins von Mäusen, die mit ^{14}C-indiziertem Isoniazid behandelt wurden. Dabei ergab sich die Ausscheidung von fünf Isoniazidderivaten neben dem unveränderten Isoniazid, auf das etwa 26% der Gesamtaktivität entfielen. Die freie Isonicotinsäure umfaßt 55% der Aktivität. Über die Methodik der Autoradiographie von Chromato- und Elektropherogrammen berichten in anderem Zusammenhang LERCH und NEUKOMM (1954).

Bei Verwendung nicht radioaktiv markierter Isoniazidpräparate stellt die Betrachtung der Papiere im ultravioletten Licht ein ebenso schonendes Verfahren dar. MAKINO, KINOSHITA und ITOH (1954) beobachteten das Isoniazid und dessen Acetylderivate mit ultravioletter Strahlung der Wellenlänge 254 nm. LEUSCHNER (1954) fand, daß Isoniazid bei unmittelbarer Betrachtung im ultravioletten Licht nur zu erkennen ist, wenn die chromatographierte Lösung einen Gehalt von mehr als 20 μg/ml hatte, während mit färberischen Verfahren auch Konzentrationen unter 1 μg/ml erkennbar waren. Ebenso läßt sich auch die der p-Aminosalicylsäure verwandte 3,4-Dioxy-anthranilsäure in höherer Konzentration durch ihre schwachblaue Fluorescenz bei Bestrahlung mit der Hanauer Analysen-Quarzlampe darstellen (HELLMANN und WISS, 1952). Die Auswertung der Papiere mit Substanzflecken kann auch so geschehen, daß man Photopapier unter das Filterpapier legt und dann mit weitgehend monochromatischem Ultraviolettlicht der Wellenlänge 254 nm belichtet. Ein anderes Verfahren, das z. B. von JERCHEL (1954) benutzt wurde, verwendet das Phänomen der Fluorescenzlöschung. N-Oxyde von Pyridinbasen erscheinen nach Trocknung und Besprühung des Papiers mit alkoholischer Acridinlösung (0,005%) unter der Ultraviolettlampe als dunkle Flecken auf tiefblauem Grund, während die entsprechenden Carbonsäuren als gelbe Flecke erscheinen.

Ebenso wie die ultraviolette Strahlung kann auch die infrarote zur Auswertung von Papierchromatogrammen verwendet werden (BELLAMY, 1953; GOULDEN, 1954), jedoch liegen über die Anwendung dieser aussichtsreichen Methode beim Isoniazid noch keine Mitteilungen vor.

Einen Übergang zu den eigentlichen Anfärbungen durch chemische Veränderungen der Substanz stellen die Verfahren dar, die durch chemische Umwandlung zu deutlich fluorescierenden Stoffen führen. So ergibt die Behandlung von Isoniazidflecken mit Bromcyan eine im ultravioletten Licht grünblau fluorescierende Substanz (LEUSCHNER, 1954). Ebenso arbeitet die Tüpfelanalyse auf Hydrazin, bei der man das mit Essigsäure-Acetatpuffer befeuchtete Papier Dämpfen von Salicylaldehyd aussetzt. Die entstehende SCHIFFsche Base Di-salicylaldehyd-hydrazon (Salicylaldazin) fluoresciert im ultravioletten Licht intensiv gelb (FEIGL und MANNHEIMER, 1952). Die Erfassungsgrenze liegt bei 0,1 μg Hydrazin. was in der vorliegenden Versuchsanordnung einer Konzentration von 2 μg/ml entspricht.

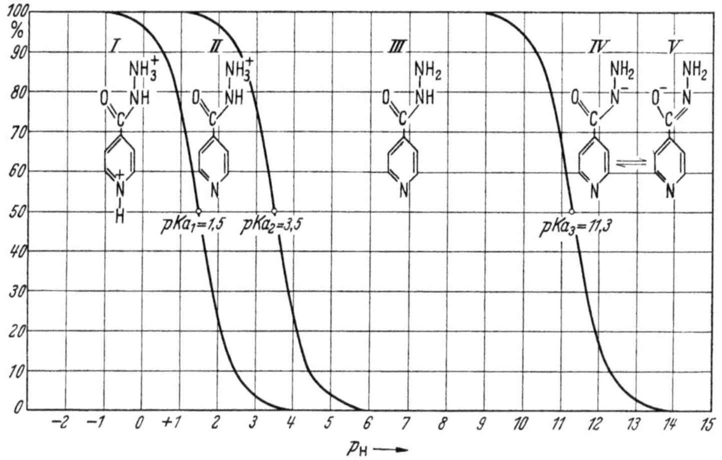

Abb. 2.

Ionisation und Elektrophorese des Isoniazids.

Durch Untersuchung der Ultraviolettabsorption des Isoniazids (vgl. den folgenden Abschnitt) im Bereich von p_H —1 bis +13 konnten CINGOLANI und GAUDIANO (1954) zeigen, daß Isoniazid in Abhängigkeit vom p_H der wäßrigen Lösung in vier Formen I—IV (Abb. 2) vorliegt, von denen die letzte mesomer mit der Isosäurenstruktur V (auch „Isohydrazid" genannt) ist. Die Formen I—IV entstehen auseinander durch Protonenabgabe oder -aufnahme, während sich V aus IV durch eine Elektronenverschiebung bildet. In der Abb. 2 ist der Anteil der Formen I—IV in Abhängigkeit vom p_H-Wert graphisch dargestellt.

Die Zuordnung des $pKa_1 = 1{,}5$ zu der Ionisation des Pyridinstickstoffs und des $pKa_2 = 3{,}5$ zu der Ionisation der freien Aminogruppe durch CINGOLANI und GAUDIANO (1954) beruht auf dem Vergleich mit den pKa-Werten von Isonicotinsäure (1,5 und 4,9) und von Benzoylhydrazin (etwa 3,2). ALBERT (1953) kam durch Vergleich mit den pKa-Werten von Pyridin (5,2) und von Glycylhydrazin (2,4) zur entgegengesetzten Zuordnung. Da die von CINGOLANI und GAUDIANO benutzten Vergleichssubstanzen dem Isoniazid näher verwandt sind als

Tabelle 5. *Saure und basische Ionisationskonstanten* von Isoniazid und einigen verwandten Stoffen.*

Stoffe	Basische Ionisation pKa	Saure Ionisation pKa	Meß-methode**	Autor
Isonicotinoylhydrazin (Isoniazid)	1,5 und 3,5 (20° C)	11,3 (20° C)	Spektr.	CINGOLANI und GAUDIANO (1954)
	3,48 (21° C)		Kond.	FALLAB (1953)
	1,85 ± 0,04 (20° C) 3,54 ± 0,04 (20° C)	10,77 ± 0,05 (20° C)	Potent.	ALBERT (1953)
Isonicotinsäure		4,96	Kond.	OSTWALD (1889)
	1,65 (25° C)	4,92 (25° C)	Potent.	CANIÓ (1953)
	1,5 (20° C)	4,9 (20° C)	Spektr.	CINGOLANI und GAUDIANO (1954)
Äthylisonicotinat	2,48 (20° C)		Spektr.	CINGOLANI und GAUDIANO (1954)
4-Methylpyridin (γ-Picolin)	5,66 (20° C)		Spektr.	CINGOLANI und GAUDIANO (1954)
Nicotinamid	3,35		Spektr.	JELLINEK und WAYN (1951)
	3,328 ± 0,010		Spektr.	WILLI (1954)
	3,1 ± 0,2		Spektr.	ROGERS u. a. (1952)
Nicotinsäure		4,86	Kond.	OSTWALD (1889)
	3,55		Spektr.	JELLINEK und WAYN (1951)
3-Methylpyridin (β-Picolin)	6,025		Spektr.	CINGOLANI und GAUDIANO (1954)
α-Picolinsäure		5,5	Kond.	OSTWALD (1889)
	0,8 (25° C)	4,36 (25° C)	Potent.	CANIÓ (1953)
Pyridazin-3-carboxamid	1,0 ± 0,2		Spektr.	ROGERS u. a. (1952)
Pyridazin-3-carbonsäure		3,0	Spektr.	LEANZA u. a. (1953)
Pyridazin-4-carboxamid	1,0 ± 0,2		Spektr.	ROGERS u. a. (1952)
Pyridazin-4-carbonsäure		2,8	Spektr.	LEANZA u. a. (1953)
Pyrazin-carboxamid	− 0,5 ± 0,3		Spektr.	ROGERS u. a. (1952)
Chinoxalin-2-carboxamid	− 0,4 ± 0,3		Spektr.	ROGERS u. a. (1952)
Imidazol-4-carboxamid	3,7 ± 0,2	11,8 ± 0,2	Spektr.	ROGERS u. a. (1952)
Thiazol-5-carboxamid	0,6 ± 0,3		Spektr.	ROGERS u. a. (1952)
Benzoylhydrazin	3,0 (20° C)		Spektr.	CINGOLANI und GAUDIANO (1954)
p-Aminosalicylsäure	1,79	3,63 und 12,0	Spektr.	WILLI und STOCKER (1954)
Salicylsäure		2,99 und 13,4	Kond.	OSTWALD (1889)
p-Aminobenzoesäure		4,98	Kond.	OSTWALD (1889)

* Im allgemeinen handelt es sich hier um „scheinbare" Ionisationskonstanten, da die p_H-Werte meist nicht thermodynamisch einwandfrei ermittelt wurden (vgl. hierzu BATES und SCHWARZENBACH, 1953).

** Spektr. UV-Spektrophotometrie; Kond. Konduktometrie; Potent. Potentiometrie.

die von ALBERT verwendeten, kann der erstgenannten Deutung der Vorzug gegeben werden. Jedoch sind die von ALBERT (1953) gemessenen pKa-Werte (Tabelle 5) wahrscheinlich genauer als die von CINGOLANI und GAUDIANO (1954).

Aus der Abb. 2 ist ersichtlich, daß Isoniazid im physiologischen p_H-Bereich praktisch vollständig in der nicht ionisierten Form III vorliegt. CINGOLANI und GAUDIANO (1954) schließen daraus, daß die antituberkulöse Wirkung der Form III zukommt, und vermuten, daß das Isoniazid wegen der Elektroneutralität der wirksamen Form III die

Tabelle 6. *Minimale Hemmkonzentrationen von Streptomycin, Nicotinamid, Pyrazinamid gegenüber humanen Tuberkelbakterien in Abhängigkeit vom p_H-Wert des Nährmediums.* (Nach MCDERMOTT, TOMPSETT und STERN, 1954.)

Stoffe	Albumin-medium mit	Minimale Hemmkonzentration (μg/ml)			
		p_H 5,0	p_H 6,0	p_H 7,0	p_H 8,0
Streptomycin .	Tween		10,0	2,5	0,32
Nicotinamid .	Ölsäure	6,25	450	450	450
Pyrazinamid. .	Ölsäure	6,25	450	450	100

Lipoidhülle der Tuberkelbakterien leicht durchdringen kann. Das entspricht der allgemeinen Regel (ALBERT, 1949), daß Moleküle viel schneller durch Membranen wandern können als die zugehörigen Ionen. Wahrscheinlich läßt sich auf diese Weise auch die unterschiedliche Wirkung verschiedener Chemotherapeutica auf intracellulär gelegene Tuberkelbakterien erklären (vgl. die Übersichtstabelle bei FREERKSEN und KRÜGER-THIEMER, 1955).

E. F. ROGERS und Mitarbeiter (1952) fanden in einer Serie von Stickstoffheterocyclen-carboxamiden, die dem Nicotinamid analog sind, keine Beziehung zwischen den pKa-Werten (Tabelle 5) und der antituberkulösen Wirkung bei der infizierten Maus. MCDERMOTT, TOMPSETT und STERN (1954) stellten bei mehreren, in der Tabelle 6 aufgezählten Stoffen eine deutliche Abhängigkeit der tuberkulostatischen Wirksamkeit vom initialen p_H der Nährlösung fest. Unter denselben Versuchsbedingungen war die Isoniazidwirkung im p_H-Bereich von 5,0—8,0 konstant.

Zur Deutung dieser Befunde wird darauf hingewiesen, daß in entzündeten und nekrotischen Gewebebezirken gewöhnlich p_H-Werte um 6,0 oder darunter gefunden werden. In Monocyten, von denen die Tuberkelbakterien bevorzugt aufgenommen werden, konnte ROUS (1925) isolierte Bezirke vom p_H 3,0 nachweisen. Da die vorliegenden Messungen der pKa dieser Stoffe unvollständig sind, kann nicht entschieden werden, ob sich diese Ergebnisse wie beim Isoniazid mit den Vorstellungen von ALBERT (1949) über die bessere Permeabilität von Membranen für ungeladene Moleküle erklären lassen.

Die pKa-Werte können nur in dem Fall für die Beurteilung chemotherapeutischer Wirkungsunterschiede bedeutungsvoll sein, wenn beim Vergleich von Substanzen mit gleichem Wirkungsmechanismus gleichsinnige Unterschiede bei allen Stoffen zwischen den ionisierten und den nichtionisierten Formen hinsichtlich der Permeabilität oder sonstiger Reaktionen bestehen und wenn die pKa-Werte teilweise in dem Bereich der Nährboden-p_H-Werte fallen. Da angenommen werden darf, daß der p_H-Wert des Cytoplasmas der Bakterien in weitem Umfange vom Nährboden-p_H-Wert unabhängig ist, kommen hierfür wohl nur Reaktionen an den Zellwänden in Betracht. Unter diesen Umständen sind deutliche Wirkungsunterschiede zwischen zwei Stoffen zu erwarten, wenn der Nährboden-p_H-Wert zwischen den pKa-Werten der beiden Stoffe liegt. Hiernach lassen sich die negativen Befunde von ROGERS und Mitarbeitern (1952) verstehen, weil bei den von ihnen untersuchten Stoffen keiner einen basischen pKa-Wert über 4,0 hat.

HASHIZUME (1954) weist darauf hin, daß die Reihenfolge der R_f-Werte der drei isomeren Pyridincarbonsäuren derjenigen der Ionisationskonstanten entspricht ($\beta > \gamma > \alpha$; OSTWALD, 1889).

Die Elektronenniveaus in Pyridin und isomeren Picolinen berechneten LÖWDIN und SPONER (1952) sowie NORDHEIM und SPONER (1951). Dipolmomente einiger Pyridinderivate bestimmten ROGERS und CAMPBELL (1953).

Schließlich sei noch darauf hingewiesen, daß z. B. durch ultraviolette Strahlung angeregte Säuren eine beträchtlich erhöhte Acidität aufweisen können. So sinkt der pKa-Wert von β-Naphthol durch die Anregung von 9,5 (bei 25° C) unter 4,0 (WELLER, 1954; vgl. SANDORFY, 1951). Diesen Effekt wird man bei der Deutung von Strahlenwirkungen auf chemische und biologische Prozesse immer in Rechnung stellen müssen.

Die sauren und basischen Ionisationskonstanten* haben eine unmittelbare analytische Bedeutung, weil man mit den pKa-Werten die Wanderungsrichtung der Substanz bei verschiedenem p_H im elektrischen Feld vorhersagen kann. Bei p_H-Werten, die eine Einheit unterhalb eines basischen pKa liegen, sind mehr als 90% der Moleküle in positiv geladene Ionen umgewandelt. Bei p_H-Werten, die eine Einheit oberhalb eines sauren pKa liegen, sind mehr als 90% der Moleküle in negativ geladene Ionen umgewandelt. Innerhalb des p_H-Bereiches, der eine Einheit über dem basischen pKa und eine Einheit unter dem sauren pKa liegt, überwiegt die ungeladene Form des Moleküls, die im elektrischen Feld nicht wandert. In der Tabelle 7 sind einige Auswertungsergebnisse von Elektropherogrammen wiedergegeben. Den Werten der Tabelle 7

* Definition der Ionisationskonstanten siehe Formel (3) auf S. 220 (pKa = —$\log_{10}$ Ka).

Tabelle 7. *Papierelektrophoretische Beweglichkeit des Isoniazids und einiger anderer Stoffe.*

Autor	CUTHBERTSON, IRELAND und WOLFF (1953)		SMOLAREK, DLUGOSCH (1954)	EISFELD, SEEFELDT (1954)
Puffer	KOH-Phthalatpuffer 0,2 molar	Phosphatpuffer 0,05 molar	Veronal-Veronalnatrium-NaCl-Puffer $\mu = 0{,}08$	Veronalnatrium-HCl-Puffer $\mu = 0{,}1$
Spannung, Dauer	120 V, 15 Std	250 V, 4 Std	110 V	220 V, 4—5 Std
p_H	4,0	6,5	8,5	8,9
Isonicotinoylhydrazin	kathodisch	unbeweglich	anodisch (0,05′)	langsam anodisch
Nicotinoylhydrazin	kathodisch	unbeweglich		
Isonicotinamid	kathodisch	unbeweglich		
Nicotinamid	kathodisch	unbeweglich		
Isonicotinsäure	unbeweglich	schnell anodisch		
Nicotinsäure	unbeweglich	schnell anodisch		
Isonicotinoylglycin	unbeweglich	langsam anodisch		
Nicotinoylglycin	unbeweglich	langsam anodisch		
p-Aminosalicylsäure			anodisch (1,18′)	schnell anodisch
p-Aminobenzoesäure			anodisch (1,13′, ″)	
Badional			anodisch (1,00′)	
Harnstoff		unbeweglich (0,00)		

′ Relative anodische Wanderungsgeschwindigkeit nach KUTZIM (1952); ″ Messung von KUTZIM (1952), dort weitere Angaben für Sulfonamide usw.

entsprechend fanden SMOLAREK und DLUGOSCH (1954), daß sich z. B. Isoniazid und p-Aminosalicylsäure papierelektrophoretisch bei p_H 8,5 gut trennen lassen, was sich in eigenen Untersuchungen gemeinsam mit REIF bestätigen ließ.

Im Zusammenhang mit diesen Untersuchungen ist das Problem der Bindung chemotherapeutischer Mittel an Serumeiweißkörper zu erörtern. Ebenso wie für zahlreiche andere Chemotherapeutica liegen auch für das Isoniazid widersprechende Ergebnisse vor. Während FELDER (1953) unter Verwendung der ANTWEILER-Mikroelektrophoreseapparatur bei Isoniazidkonzentrationen von 100000 und 250000 μg/ml und physiologischen p_H-Werten das Isoniazid mit den γ-Globulinen wandern sah, kamen EISFELD und SEEFELDT (1954) bei Untersuchungen mit der Papierelektrophorese nach GRASSMANN und HANNIG (p_H 8,9; $\mu = 0{,}1$; 170—220 V, 4—5 mA) bei Konzentrationen über 3000 μg/ml zu dem Ergebnis, daß Isoniazid hinter der γ-Globulinfraktion kathodisch zurückbleibt, während p-Aminosalicylsäure (20 μg/ml) der Albuminfraktion anodisch vorauswandert. Es kann vermutet werden, daß eine mögliche adsorptive Bindung zwischen den Bluteiweißkörpern und dem Isoniazid bzw. anderen Chemotherapeutica eine p_H-abhängige Gleichgewichtskonstante hat. Systematische Untersuchungen hierüber liegen für das Isoniazid ebenso wie für andere Chemotherapeutica nicht vor. Daß solche Untersuchungen aussichtsreich sind, ergibt sich aus den Angaben von KUTZIM (1952), der fand, daß Penicillin beim p_H 8,6 dieselbe Wanderungsrichtung und Geschwindigkeit hat wie das Serumalbumin, während beim p_H 3,3 das Albumin kathodisch wandert und das Penicillin sich fast genau so wie beim p_H 8,6 verhält. Für den chemotherapeutisch wichtigen Konzentrationsbereich ist die von OEFF (1954) diskutierte Abnahme der relativen Adsorption bei sehr hohen Konzentrationen im Sinne der LANGMUIRschen Adsorptionsisotherme wahrscheinlich ohne Bedeutung.

Die langsame anodische Wanderung des Isoniazids bei p_H 8,5 und 8,9 ist möglicherweise auf die ungenügende Korrektur der Flüssigkeitsströmung in Papier zurückzuführen (vgl. KUTZIM, 1952; WOODS und GILLESPIE, 1953).

Optische Eigenschaften des Isoniazids.

Das Isoniazidmolekül absorbiert in charakteristischer Weise sowohl im Bereich der ultravioletten wie der infraroten Strahlung, so daß spektrometrische Untersuchungsmethoden* zur Bearbeitung einiger Fragestellungen im Zusammenhang mit der Isoniazidtherapie der Tuberkulose geeignet sind.

Die Absorptionserscheinungen bei gelösten Stoffen lassen sich durch den Vergleich mit den Absorptionsspektren der gasförmigen Stoffe verständlicher machen. Man unterscheidet bei den Molekülspektren von Gasen nach der Größe der quantenhaft aufgenommenen oder abgegebenen Energie, die der Wellenzahl proportional ist, reine Rotationsspektren im fernen Infrarot, Rotationsschwingungsspektren im nahen Infrarot und an der Grenze des sichtbaren Lichtes und Elektronenanregungsspektren, die stets von Rotations- und Schwingungsspektren überlagert sind, im sichtbaren und ultravioletten Strahlungsbereich. Bei hohem Auflösungsvermögen des Spektralapparates und unter geeigneten Versuchsbedingungen (geringer Druck und niedrige Temperatur) zeigen diese Spektren im allgemeinen eine diskrete Linienstruktur, die den Übergängen zwischen den verschiedenen Rotations-, Schwingungs- und Elektronenzuständen der Moleküle entspricht. Bei Erhöhung des Drucks oder der Temperatur verwischt sich die Linienstruktur infolge der sog. Prädissoziation, so daß man kontinuierliche Spektren (echte Kontinua)

* Zur Methodik vgl. KORTÜM (1955). Im folgenden werden zur Beschreibung der Spektren in erster Linie die Wellenzahlen $\bar{\nu}$ in cm^{-1} und in zweiter Linie die Wellenlängen λ in nm (Nanometer; oft werden die nicht der Meterkonvention entsprechenden Einheiten $m\mu$ = Millimikron oder Å = Ångström verwendet) angegeben.

beobachtet. Es gibt jedoch auch Fälle, die offenbar von der Struktur der Moleküle abhängen, in denen das Spektrum auch bei tiefer Temperatur und geringem Druck kontinuierlich ist (unechte Kontinua). Ein Verlust der Linienstruktur der Spektren geht stets auf dieselbe Ursache zurück, nämlich auf eine Verkürzung der Lebensdauer der miteinander kombinierenden Energieterme der Moleküle. Nach KORTÜM (1951) ist das Auftreten der Schwingungsstruktur des Spektrums an ein starres Molekülmodell gebunden, während die Möglichkeit von Torsionsschwingungen einzelner Molekülteile gegeneinander die Linienstruktur stets mehr oder weniger zum Verschwinden bringt. Solche Torsionsschwingungen sind offenbar auch beim Isoniazid möglich, und zwar in Form von leichten Drehbewegungen um die C—C-Bindung zwischen dem Pyridinring und der Carboxyhydrazingruppe, die nach JENSEN (1953) beim Isoniazidkristall in einer Ebene angeordnet sind. Dementsprechend hat man beim Isoniazid in den verschiedensten Lösungsmitteln nur kontinuierliche Spektren ohne Schwingungsstruktur gefunden. Da die Ultraviolettabsorptionsspektren auf der Anregung der äußeren Elektronen des Moleküls durch die absorbierten Photonen beruhen, sind Änderungen des Absorptionsspektrums durch Ionisationsvorgänge zu erwarten. Entsprechend den Darlegungen über die Ionisation des Isoniazids im vorhergehenden Abschnitt hat man vier verschiedene Spektren für die vier Ionisationsstufen des Isoniazids beobachtet (CINCOLANI und GAUDIANO, 1954). Nach Abb. 2 erhält man die reinen Spektren der Form I (zweifach positiv geladen) unterhalb von p_H —1, der Form III (ungeladen) zwischen p_H 6 und 9 und der Formen IV oder V (einfach negativ geladen) oberhalb von p_H 14, während das reine Spektrum der Form II (einfach positiv geladen) infolge der engbenachbarten Lage von pKa_1 und pKa_2 nicht unmittelbar erhalten werden kann.

Zur Diskussion der Zuordnung der beobachteten Absorptionsbanden zu den chromophoren Gruppen des Moleküls sind in der folgenden Tabelle 8 die Wellenzahlen $\tilde{\nu}$ der Extremwerte der Absorption und die entsprechenden molaren dekadischen Extinktionskoeffizienten (Molarextinktion ε) für das Isoniazid und einige verwandte Stoffe nach Literaturangaben und eigenen Messungen zusammengestellt worden. Der Darstellung der Befunde wurden die Vereinheitlichungsvorschläge von PESTEMER und SCHEIBE (1954) zugrunde gelegt. Danach werden in Tabellen die Wellenzahlen $\tilde{\nu}$ und die Molarextinktionen ε angegeben, während in graphischen Darstellungen die Abszisse linear nach steigenden Wellenzahlen (je 10000 cm^{-1} entsprechen dabei 2,5 cm) und die Ordinate linear nach den dekadischen Logarithmen der Molarextinktion (eine Zehnerpotenz in $\varepsilon = 2$ cm) zu unterteilen sind. Zur Erleichterung des Vergleichs mit der vielfach üblichen Wellenlängenskala werden hier auch die Wellenlängen in nm ($= m\mu$) angegeben.

Tabelle 8. *Wellenzahlen* (cm^{-1}), *Wellenlängen* (nm) *und Molarextinktion (molarer dekadischer Extinktionskoeffizient*; $cm^{-1} \cdot mol^{-1} \cdot l$) *der Extremwerte der Ultraviolettabsorption von Isoniazid und einigen verwandten Stoffen.*

Stoff	Lösungsmittel p_H	Wellenzahl cm^{-1}		Wellenlänge nm		Molarextinktion	Autor
		Maxima	Minima	Maxima	Minima		
Isoniazid	Äthanol	> 46500		<215		—	
			43500		230	8760	6
		37900		264		13700	
	H_2SO_4		41300		242	2810	
	p_H 3	37200		269		4810	3
		46500		215			
	1 n-HCl		42300		236,5	2780	3
		37400		267,5		4950	
	0,1 n-HCl		42700		234	2110	5
		37700		265		4590	
	0,1 n-HCl	46700		214		6690	
			42400		236	2950	6
		37400		267,5		5620	
		46500		215		5990	
	0,1 n-HCl		42600		235	2750	7
		37400		267,5		5170	
	Puffer		42600		235	2460	3
	p_H 1,5	37600		266		5350	
	0,02 n-HCl		42900		233	2340	2
		37900		264		5620	
	Puffer		42700		234	2360	3
	p_H 2	37700		265,5		5800	
		46500		215		7150	
	0,01 n-HCl		42300		236,5	2460	9
		37700		266,5		5780	
	Puffer		42700		234	2410	3
	p_H 2,5	37600		266		5960	
	Puffer		42600		234,5	2660	3
	p_H 3	37700		265,5		5320	
	Puffer		42600		234,5	3120	3
	p_H 4	37800		264,5		4850	
	Aq. dest.	>48100		<208		—	
			42600		235	3840	10
		38100		262,5		4650	
	Aq. dest.		43900		228	3550	2
		38000		263		4250	
		>47600		<210		—	
	Aq. dest.		41700		240	3840	6
		37900		264		4520	
	Aq. bidest.	38200		262		4360	9

Tabelle 8. (Fortsetzung.)

Stoff	Lösungsmittel p_H	Wellenzahl cm^{-1}		Wellenlänge nm		Molarextinktion	Autor
		Maxima	Minima	Maxima	Minima		
Isoniazid	Aq. bidest.					—	
			44100		227	3490	7
		38200		262		4140	
	p_H 6—9	48500		<206		—	
			42700		234	3680	3
		38000		263		4290	
	SÖRENSEN-Puffer p_H 7,2	48800		205		5750	
			44100		227	3220	7
		37700		265		3770	
	Puffer p_H 10	42700		(234)		370	
			42200		237	370	3
		37900		264		4280	
		33700		(297)		920	
	Puffer p_H 11	42400		236		3750	
			39800		251	3680	3
		37600		266		4380	
		33700		(297)		2270	
	0,01 n-NaOH	46700		214		—	
			43100		232	4120	
		41800		(239)		4170	10
			39800		251,5	3810	
		36600		273		5030	
			35300		283	4920	
		34000		294		5000	
	Puffer p_H 12	42000		238		3880	
			39800		251,5	3600	3
		36600		273,5		4760	
			35100		285	4560	
		33700		297		4600	
	0,1 n-NaOH	46100		217		3820	
			43300		231	2620	
		42200		237		2680	7
			39600		252,5	2420	
		36100		277		3240	
			35100		285	3220	
		33300		300		3345	
	0,1 n-NaOH		43700		229	3700	
		42000		237,5		3960	3
			39800		251,5	3620	
		36000		(278)		4940	
		33700		296,5		5120	
	Puffer p_H 13	42000		238		3950	
			39800		251,5	3600	3
		36000		278		4940	
			35100		285	4920	
		33700		297		5100	
Isonicotinsäure	Äthanol	37000		270,5		2570	4
	Konz. H_2SO_4	36400		275		4790	4

Tabelle 8. (Fortsetzung.)

Stoff	Lösungsmittel p_H	Wellenzahl cm^{-1} Maxima	Wellenzahl cm^{-1} Minima	Wellenlänge nm Maxima	Wellenlänge nm Minima	Molarextinktion	Autor
Isonicotinsäure	1 n-HCl	42300 36800	41700	216 272	240	720 4980	3
	0,1 n-HCl	42300 36900	41800	216 271	239	6190 880 4370	7
	0,02 n-HCl	38100	42600	262	235	2330 4360	2
	0,01 n-HCl	37600		266		4170	4
	Aq. dest.	38300	42700	261	234	2220 3940	2
	Aq. bidest.	47500 38000	42200	210,5 263	237	6140 2080 3510	7
	Sörensen-Puffer p_H 7,2	47600 37600	41500	210 266	240,5	6450 1320 2330	7
	0,001n-NaOH	37500		266,5		2460	4
	0,02 n-NaOH	37600	41800	266	239	1210 2440	2
	0,1 n-NaOH	37500	41700	266,5	240	1520 2670	3
	0,1 n-NaOH	45900 37500	41400	218 267	241,5	3670 1033 1815	7
N-Isonicotinoyl-N'-acetyl-hydrazin	0,1 n-HCl	37500	42400	267	236	5050 6790	5
	Puffer p_H 1,4	37700	42400	265	236	(3460) (7350)	8
	Puffer p_H 11,2	33200	39800	301	251	(4480) (8290)	8
N,N'-Di-(isonicotinoyl)-hydrazin	1 n-HCl	47100 37500	42300	212,5 266,5	236,5		3
	0,1 n-HCl	46500 37600	42600	215 266	235	11000 4880 12060	7
	Aq. bidest.	>47600 37600 30800	40000 33300	<210 300 325	250 300	>17150 6290 7470 3000 3680	7

Tabelle 8. (Fortsetzung.)

Stoff	Lösungsmittel p_H	Wellenzahl cm^{-1} Maxima	Wellenzahl cm^{-1} Minima	Wellenlänge nm Maxima	Wellenlänge nm Minima	Molar-extinktion	Autor
N,N'-Di-(iso-nicotinoyl)-hydrazin	SÖRENSEN-Puffer p_H 7,2	47600		210		14150	
			40000		250	4840	
		37000		270		6290	7
			33900		295	2930	
		30800		325		4330	
	0,1 n-NaOH	> 45500		<220		>10240	
			40800		245	3940	
		36400		275		7700	7
			34500		290	6560	
		30800		324,5		11630	
	1 n-NaOH		40800		245		
		36500		274			3
			34500		290		
		30800		325			

1 BARRY und MITCHELL (1953).
2 BUSINELLI und ROCCHI (1952).
3 CINGOLANI und GAUDIANO (1954).
4 COLONNA (1951).
5 HUGHES (1953).
6 KAUFMANN, zit. bei LEMBKE u. a. (1953).
7 KRÜGER-THIEMER, eigene Messungen.
8 MAKINO, KINOSHITA und ITOH (1954).
9 PENNINGTON, GUERCIO und SOLOMONS (1953).
10 SCOTT (1952).

In Analogie zu der Diskussion der UV-Absorptionsspektren von mono- und disubstituierten Benzolen durch DANNENBERG (1949) und SCHÜLER (1947, 1948) läßt sich folgende vorläufige Beschreibung des Isoniazidabsorptionsspektrums geben (KRÜGER-THIEMER, 1955):

Die beiden Banden der nichtionisierten Isonicotinsäure (in schwach saurem bidestilliertem Wasser) bei 211 nm (vermutlich der Pyridinringabsorption entsprechend) und bei 263 nm (vermutlich der C=O-Absorption entsprechend) zeigen im sauren und im alkalischen Milieu eine gleichsinnige bathochrome Verschiebung, die im sauren Milieu mit der durch die Anlagerung eines Protons an das Pyridin-N eintretenden Annäherung der Eigenschaften des Pyridin an die des Benzols zu erklären wäre (vgl. auch WITKOP, 1954), während die bathochrome Verschiebung beider Banden im alkalischen Milieu auf der auxochromen Wirkung des $—O^-$ beruhen kann, die stärker ist als die der —OH-Gruppe. (Hierzu ist zu bemerken, daß ein typisches Merkmal solcher „Verschiebungen" von Absorptionsmaxima das Auftreten von isosbestischen Punkten bei Übereinanderzeichnung von Absorptionskurven für unterschiedliche

p_H-Werte ist. Die dabei auftretenden Übergangsspektren in der näheren Umgebung der pKa-Werte kennzeichnen nicht einen Stoff mit einem zwischen den beiden Extremwerten liegenden λ_{max}, sondern sind als Additionsspektren von Gemischen mit wechselnden Anteilen der beiden Molekülformen aufzufassen.) Das Absorptionsspektrum des Isoniazids zeigt dieselbe Richtung und dieselbe Größenordnung der Verschiebung der Absorptionsmaxima bei p_H-Änderung wie das Isonicotinsäurespektrum. Jedoch sind folgende charakteristische Abweichungen festzustellen. Im sauren Milieu ist der Quotient der Molarextinktionen des Maximums in der Nähe von 270 nm und Minimums in der Nähe von 240 nm beim Isoniazid etwa 2:1 und bei der Isonicotinsäure etwa 5:1. Bei p_H 7 ist das Absorptionsminimum des Isoniazids bei 230—240 nm sehr flach. Im alkalischen Milieu erhebt sich in diesem Bereich bei 238 nm ein Maximum, das bei der Isonicotinsäure fehlt. Außerdem zeigt das Isoniazid im alkalischen Milieu ein starkes, breites Absorptionsmaximum bei 300 nm, das bei N'-substituierten Isoniazidderivaten, z. B. Iproniazid, erheblich schwächer ist und das bei vielen anderen aromatischen Säurehydraziden in ähnlicher Weise vorkommt. Vermutlich ist das kleinere Maximum bei 238 nm im neutralen Milieu in dem sehr flachen Minimum versteckt, so daß dieses Maximum einer Konfiguration zuzuschreiben ist, die auch bei mittleren p_H-Werten vorliegt. Als Erklärung hierfür kommt in Betracht, daß die auxochrome Wirkung der Säurehydrazidgruppe —CO—NH—NH$_2$ stärker ist als die der Säurehydrazoniumgruppe —CO—NH—NH$_3^+$. Das breite Absorptionsmaximum im alkalischen Milieu bei 300 nm könnte dagegen durch die leichte Anregbarkeit der Gruppierung

$$-C\begin{smallmatrix}N^-\!-\!NH_2\\O\end{smallmatrix} \rightleftharpoons -C\begin{smallmatrix}N\!-\!NH_2\\O^-\end{smallmatrix}$$

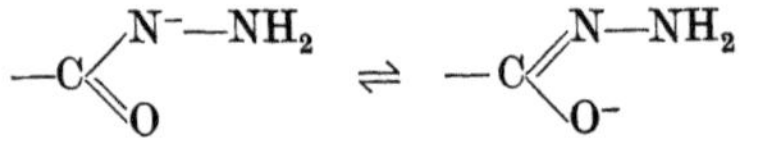

erklärt werden. Für diese Erklärung spricht der Befund, daß dieses Absorptionsmaximum bei drei N,N'- Di-(R)-hydrazinen um weitere 20—25 nm bathochrom verschoben ist, was sich durch die Resonanz zweier starker Chromophore in der Gruppe

$$R-C\begin{smallmatrix}N-N\\O--O\end{smallmatrix}C-R \rightleftharpoons R-C\begin{smallmatrix}N^-\!-\!N\\O\ \ -O\end{smallmatrix}C-R \rightleftharpoons R-C\begin{smallmatrix}N^-\!-\!N^-\\O\ \ \ O\end{smallmatrix}C-R$$

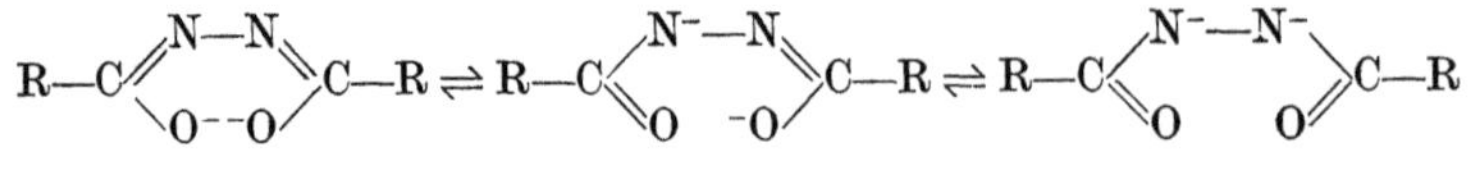

erklären läßt. Diese Vorstellungen müssen jedoch noch durch weitere Beobachtungen bestätigt werden. [Vgl. die theoretischen Berechnungen der Elektronenniveaus von Pyridin und den isomeren Picolinen von NORDHEIM und SPONER (1951).]

Im Gegensatz zu den zahlreichen UV-Absorptionsmessungen beim Isoniazid durch viele Autoren liegen nur wenige Veröffentlichungen mit

Infrarotabsorptionsspektren von Isoniazid und ähnlichen Verbindungen vor. MATTU und PIRISI (1953) bestimmten und diskutierten die IR-Absorptionsspektren von Isoniazid und den Isonicotinoyl-hydrazonen von Benzaldehyd, Salicylaldehyd, o-, m- und p-Nitrobenzaldehyd und Zimtaldehyd im Bereich von 2—15 μm. PENNINGTON, GUERCIO und SOLOMONS (1953) machen einige Angaben über das IR-Absorptionsspektrum von Streptomycyliden-isonicotinoylhydrazon-trichlorid. Zum Vergleich sei auf die IR-Absorptionsspektren von 1-Methyl-nicotinamidchlorid (1-Methyl-3-carboxamid-pyridiniumchlorid; GAEBLER und BEHER, 1951) sowie von Aminopyridinen und vielen ähnlichen Verbindungen (ANGYAL und WERNER, 1952; EDDY und EISNER, 1954; WITKOP, 1954) hingewiesen. Die vorliegenden Befunde erlauben jedoch noch keine eindeutige Zuordnung der einzelnen Absorptionsbanden (vgl. die Zuordnungstabelle von GORE, 1954) zu schwingungsfähigen Atomgruppierungen im Molekül. Wie bereits erwähnt wurde, kann man Papierchromatogramme und Elektropherogramme durch Messung der Infrarotabsorption auswerten (BELLAMY, 1953; GOULDEN, 1954).

Die Absorptionsunterschiede zwischen Isoniazid und verwandten Stoffen bilden die Grundlage zahlreicher quantitativer Bestimmungsmethoden, die man in zwei Gruppen einteilen kann.

Die erste Gruppe der spektrophotometrischen Bestimmungsverfahren umfaßt die Methoden, bei denen in geeigneten Medien eventuell nach spezifischen Extraktions- oder anderen Trennungsverfahren die Extinktion der gesuchten Stoffe unmittelbar gemessen wird. Unter gewissen Voraussetzungen ist dabei die gleichzeitige Bestimmung von zwei oder auch drei Stoffen mit unterschiedlichen Absorptionsspektren möglich. Da Isoniazid in starken Säuren bzw. in starken Alkalien (vgl. Abschnitt Chemische Eigenschaften der Säurehydrazidgruppe) in Isonicotinsäure umgewandelt werden kann und da diese Spaltung auch in vivo eintreten kann, hat die gleichzeitige Bestimmung von Isonicotinsäure neben Isoniazid besondere praktische Bedeutung. Dabei verwendet man die vielfach bewährte Zwei-Wellenlängen-Methode und wählt zur Untersuchung Lösungsmittel, in denen die Absorptionsspektren besonders große Unterschiede aufweisen (CINGOLANI und GAUDIANO, 1954). Spektrometrische Untersuchungen dieser Art eignen sich auch zur Aufklärung chemischer Reaktionen des Isoniazids (KRÜGER-THIEMER, 1955).

Zur zweiten Gruppe sind alle photometrischen Verfahren zu rechnen, bei denen das Isoniazid oder die verwandten Stoffe unter Bildung starker Chromophore chemisch verändert werden. Die Tabelle 9 enthält eine Zusammenstellung der Absorptionsmaxima einiger Reaktionsprodukte des Isoniazids mit Angabe der passenden S-Filter des PULFRICH-Photometers. Eine ausführliche Darstellung der Bestimmungsmethoden wird im nächsten Band des Jahresberichtes Borstel erscheinen.

Tabelle 9. *Absorptionsmaxima einiger Reaktionsprodukte des Isoniazids, die zur photometrischen Bestimmung brauchbar sind.*

Stoff	Lösungsmittel	Wellenlänge-Maximum nm	Molarextinktion ε	S-Filter für das Pulfrich-Photometer	Autor
Dimethylamino-benzaldehyd-iso-nicotinoyl-hydrazon		412		S 43 S 43 VG 9(Lange)	4 9 2
Di-(dimethylamino-benzyliden)-azin	HCl	458 460		S 45 S 46	1, 3, 4 10
Vanillin-isonico-tinoyl-hydrazon	Äthanol 0,02 n-Essigsäure NaOH	338 325 360	24200 15160 28400	S 43 S 43	11
Zimtaldehyd-iso-nicotinoyl-hydrazon		325			11
Natrium-2-naphtho-chinon-4-sulfonat-isonicotinoylhydra-zin		480 455	10100	S 47 Ilford Filter Nr. 601 oder Nr. 621	6 8
Reaktionsprodukt aus Isonicotinsäure, BrCN und Ammoniak		434			7
Reaktionsprodukt aus Nicotinsäure, BrCN und Ammoniak		408	M. 430 mit M. 460 (nach 2,5 min)		5, 7
Reaktionsprodukt aus Nicotinamid, BCN und Ammoniak		398	kleiner als M. 430 (nach 6 min)		5
Metavanadinsäure-reaktionsprodukt des Isoniazids		430		S 47 (besser S 43)	12

[1] Calo, Mariani und Mariani-Marelli (1952).
[2] Gemeinhardt und Rangnick (1953).
[3] Meyer-zu-Schwabedissen (1953).
[4] Meyer-zu-Schwabedissen (1954).
[5] Mueller und Fox (1951).
[6] Pratt (1953).
[7] Rubin, Drekter, Scheiner und de Ritter (1952).
[8] Short (1954).
[9] Smolarek und Stahl (1953).
[10] Unverricht und Schattmann (1953), Schattmann (1953).
[11] Wachsmuth (1953).
[12] Wollenberg (1952).

Salz- und Komplexbildung des Isoniazids.

Isoniazid kann wegen seiner drei möglichen Ionisationen und der Lage der pKa-Werte als schwache Säure und als schwache Base reagieren. So bildet Isoniazid mit zwei Molekülen HCl ein Hydrochlorid, das oberhalb von 300° C schmilzt (MEYER und MALLY, 1912). Dementsprechend läßt sich Isoniazid in wasserfreiem Milieu (z. B. Eisessig) mit Perchlorsäure titrieren, wobei 1 Mol Isoniazid 2 Mole Perchlorsäure bindet (ALICINO, 1952).

Isoniazid bildet mit Dihydrostreptomycin ein Salz im molaren Verhältnis 3:1, das unter dem Namen Streptotibine im Handel ist (POLI, 1953). Ein Methansulfonat-Calciumsalz des Isoniazids ist unter dem Namen Neotizide erschienen (Tabelle 1). Ein p-Aminosalicylsäuresalz des Isoniazids unter dem Namen Dipasic (GEWO 339) soll die Strukturformel

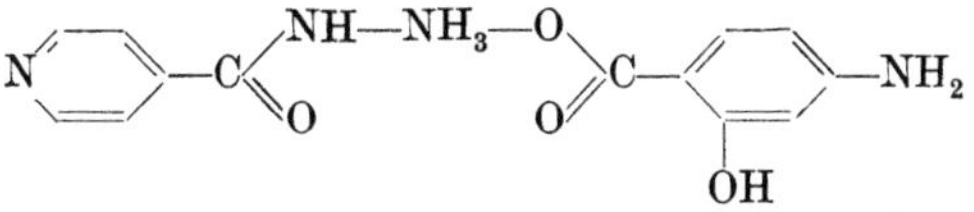

haben, während bei einem anderen, als INHA-PAS bezeichneten, die Salzbildung am Ringstickstoff erfolgen soll. Da der Ringstickstoff schwächer basisch reagiert als das freie Hydrazinende (vgl. Abb. 2) kann eine Salzbildung am Ringstickstoff nur vorliegen, wenn das Hydrazinende entweder anderweitig besetzt ist oder auch an der Salzbildung teilnimmt, so daß im letzten Falle das molare Verhältnis Isoniazid: p-Aminosalicylsäure 1:2 betragen müßte. Der Hinweis der Herstellerfirma auf die Reaktionsfähigkeit der Hydrazingruppe ist hinfällig, weil die Verbindung als das Salz einer schwachen Säure mit einer schwachen Base leicht hydrolysiert. Auch die alleinige Salzbildung am Ringstickstoff nach Hydrazonbildung mit p-Dimethylaminobenzaldehyd beweist ebensowenig, da nach Blockierung des Hydrazins in Form einer SCHIFFschen Base dort keine Salzbildung mehr möglich ist, so daß in diesem Falle die Kupplung am Ringstickstoff allein erfolgt.

Isoniazid bildet mit zahlreichen Schwermetallen Komplexsalze. Unter diesen sind die Kupferkomplexe offenbar die wichtigsten, so daß über sie im Anschluß an die Aufzählung der sonstigen Komplexe ausführlich berichtet wird.

SCOTT (1952) beobachtete die Bildung von Isoniazidkomplexen mit Silber und Quecksilber. Bei Versetzung von wäßriger Isoniazidlösung (5%) mit Silbernitratlösung bildet sich ein in Wasser wenig löslicher und in verdünnter Salpetersäure löslicher weißer Niederschlag, der sich bei Erwärmung unter Abscheidung von metallischem Silber zersetzt. Bei Zugabe einer 1%igen Quecksilber(II)-chloridlösung (Sublimat) zu einer 5%igen Isoniazidlösung bildet sich ebenfalls ein weißer Niederschlag, dessen Zusammensetzung und chemische Eigenschaften von Wojahn (1954) aufgeklärt wurden. Es handelt sich nach der Analyse um einen Ion-Dipolkomplex aus zwei Molekülen Isoniazid und drei Molekülen Sublimat, dem Wojahn folgende Struktur zuschreibt:

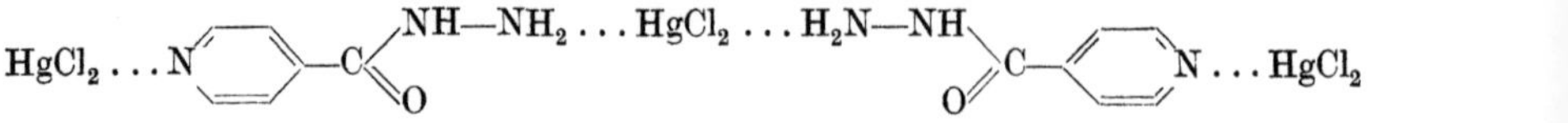

Dieser Formulierung entspricht die Beobachtung, daß Isoniazidderivate mit sauren Substituenten am Hydrazinende (z. B. N-Isonicotinoyl-N'-acetyl-hydrazin) selbst bei hohen Sublimatkonzentrationen keine Fällungsreaktion geben. Der Isoniazid-Sublimatkomplex ist leicht löslich in 25%iger Salzsäure, schwer löslich in Wasser (1252 μg/ml) und sehr schwer löslich in 5%iger Sublimatlösung (28 μg/ml). Bei schwach alkalischer Reaktion zersetzt sich der Komplex unter N_2-Entwicklung und Bildung von metallischem Quecksilber und von Quecksilberoxyd. Diese Reaktion kann zur genauen Bestimmung des Isoniazids aus dem Urin verwendet werden (Wojahn und Wempe, 1954).

Mit basischem Wismutcarbonat $(BiO)_2CO_3$ und Kaliumjodid in salzsaurer Lösung (Bi I 1,5-Reagens) bilden Isoniazid, Isonicotinsäure, Nicotinsäure und Nicotinamid kristalline Niederschläge, die zur mikroskopischen Charakterisierung der Substanzen geeignet sind (Lüdy-Tenger, 1953; dort auch Abbildungen). Das Isoniazid bildet mit dem „Bi I 1,5-Reagens" rote, zuerst wetzsteinförmige Kristalle, die zu derben Agglomeraten auswachsen. Über die Natur dieser kristallinen Niederschläge liegen keine Angaben vor.

Bei Untersuchungen über den Einfluß des Isoniazids auf die Aktivität der Phosphatase von Mykobakterien beobachtete Uecker (1953), daß hohe Isoniazidkonzentrationen zu einer grauen Ausflockung in der Lösung des Molybdänblaus führten. Der Komplex läßt sich leicht in größerer Menge gewinnen und hat dann eine grauschwarze Farbe. Seine Zusammensetzung ist nicht bekannt.

Wollenberg (1952) berichtet über die Bildung eines roten Farbstoffes aus Isoniazid und Vanadinsäure in schwefelsaurer Lösung. Der Farbstoff hat ein Absorptionsmaximum bei 430 nm. Das Vanadinsäurereagens liefert mit freiem Hydrazin eine schwache grünlichgelbe Färbung, während mit Isonicotinsäure oder Isonicotinamid keine Farbe gebildet wird.

Albert (1953) erwähnt anläßlich von Untersuchungen über die Komplexbildungskonstanten des Isoniazids Komplexe dieses Stoffes mit Cu^{2+}-, Ni^{2+}-, Co^{2+}-, Zn^{2+}-, Fe^{2+}- und Mn^{2+}-Ionen.

Die zahlreichen Untersuchungen über die Bildung von Isoniazid-Kupferkomplexen, insbesondere von Erlenmeyer und Mitarbeitern, beanspruchen besonderes Interesse in bezug auf den Wirkungsmechanismus des Isoniazids. Die Stärke des Kupferkomplexbildungsvermögens von Isoniazid soll nach CARL und MARQUARDT (1952) zwischen der von Conteben und p-Aminosalicylsäure liegen. Wenn diese nicht näher belegte Angabe zutrifft, so kann keine unmittelbare Beziehung zwischen der Komplexbildungskonstante und der antituberkulösen Wirkung von Stoffen mit unterschiedlichem Wirkungsmechanismus bestehen, da die Wirkungsstärke des Isoniazids nicht zwischen der der beiden anderen genannten Stoffe liegt.

FALLAB und ERLENMEYER (1952) gaben für einen Isoniazid-Kupferkomplex auf Grund von spektrophotometrischen Messungen folgende Chelatstruktur mit Isoniazid als Isosäure (vgl. S. 203) an:

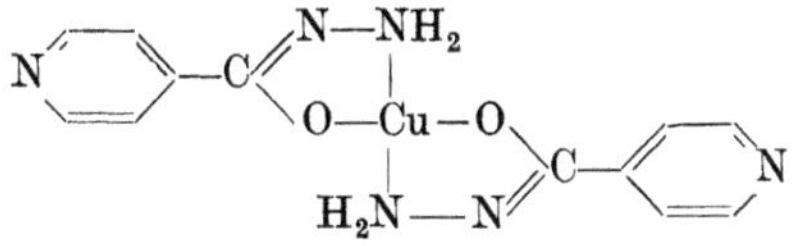

Später teilten SORKIN, ROTH und ERLENMEYER (1952) mit, daß sie nach folgender Vorschrift einen hellblauen Isoniazid-Kupfersulfatkomplex mit 2 Molekülen Kristallwasser erhielten, dessen Analyse der Summenformel $C_6H_6ON_3 \cdot Cu \cdot HSO_4 \cdot 2\,H_2O$ entsprach: 1,6 g Isoniazid werden in 100 ml Wasser gelöst und mit 4 ml 2-n-Schwefelsäure und einer Lösung von 2,5 g $CuSO_4 \cdot 5\,H_2O$ in 50 ml Wasser versetzt. Nach einigen Minuten fallen hellblaue Kristalle aus, die nach 30 min abfiltriert und sorgfältig mit Wasser, Äthanol und Äther gewaschen werden. Zur Analyse wird das Präparat 3 Std im Hochvakuum bei 20° C getrocknet.

In ähnlicher Weise gewannen ERLENMEYER, FALLAB, PRIJS und ROTH (1954) einen rotvioletten Isoniazid-Cobaltsulfatkomplex der Formel $C_6H_6ON_3 \cdot Co \cdot HSO_4 \cdot 2\,H_2O$. Ein schon länger bekannter Kupferkomplex des Benzoyl-hydrazins (Benzhydrazids) hat dagegen die Summenformel $C_{14}H_{14}O_2N_4 \cdot Cu \cdot H_2SO_4 \cdot 2\,H_2O$. Dieses tiefblau gefärbte Salz soll einen einfachen Ion-Dipolkomplex darstellen.

Kürzlich wurde ein Isoniazid-Kupferphosphatkomplex gefunden (KRÜGER-THIEMER, 1955), dem nach der Analyse die Formel $(C_6H_6ON_3)_2 \cdot Cu_2 \cdot HPO_4 \cdot 5\,H_2O$ zuzuschreiben ist. Die Verbindung hat eine leuchtende blauviolette Farbe, ist in Wasser und zahlreichen organischen Lösungsmitteln praktisch unlöslich und bildet sich auch bei Anwesenheit von Sulfationen, wenn man eine Kupfersulfatlösung in kleinen Portionen unter ständigem Rühren zu einer Isoniazidlösung in SÖRENSEN-Phosphatpuffer p_H 7,0 hinzufügt; gießt man die Kupfersulfatlösung dagegen in einem Schuß hinzu, so bildet sich überwiegend der Isoniazid-Kupfersulfatkomplex. In 1-normaler Salzsäure löst sich der Komplex farblos unter Freisetzung von Phosphationen, während 1-normale Natronlauge zur Zersetzung unter Gelbfärbung [Kupfer(I)-oxyd] und Gasentwicklung (Stickstoff) führt. Mit etwa 100%iger Ausbeute läßt sich der Komplex auf folgende Weise herstellen: Man mischt je 500 ml von 100 mmol/l enthaltenden Isoniazid-, Kupferacetat- und Phosphatpuffer-(p_H 6,8)-Lösungen. Der sofort entstehende tiefviolette Niederschlag wird nach 1 Std filtriert und auf dem Filter zweimal mit bidestilliertem Wasser und einmal mit reinem Äthanol gewaschen.

Die Isoniazid-Kupferkomplexe erweisen sich durch die Freisetzung von Protonen in verdünnten wäßrigen Lösungen nach den Gleichungen

(1) $$RH + Cu^{2+} \rightleftharpoons RCu^{+} + H^{+} \quad \text{oder}$$

(2) $$2\,RH + Cu^{2+} \rightleftharpoons CuR_2 + 2\,H^{+}$$

als Durchdringungskomplexe. Bei einer Isoniazidkonzentration von 2 mmol/l ergab sich nach Mischung mit einer äquivalenten Lösung von Kupfersulfat eine p_H-Erniedrigung von 0,6 (v. HAHN, BÄUMLER, ROTH und ERLENMEYER, 1953). Ebenso verhalten sich Pyrazin-carboxamid und andere Kupferkomplexbildner, z. B. Thiophen-2-carboxyhydrazin (ROTH, CARRARA und ERLENMEYER, 1953).

Mit der Methode der konstanten Ionenstärke von JOB (1928) ließ sich zeigen, daß Isoniazid in schwach sauren wäßrigen Lösungen mit Kupferionen nach der Gleichung (2) reagiert, so daß der entstehende Komplex die oben (S. 219) angegebene Struktur haben kann (FALLAB und ERLENMEYER, 1953).

Im folgenden sind die als Maß der Komplexbildungsfähigkeit mit zweiwertigen Metallionen gebräuchlichen Dissoziationskonstanten zusammengestellt:

(3) $$K_a = \frac{[R^-]\cdot[H^+]}{[RH]}\,; \qquad RH \rightleftharpoons R^- + H^+,$$

(4) $$K_1 = \frac{[CuR^+]}{[Cu^{2+}]\cdot[R^-]}\,; \qquad Cu^{2+} + R^- \rightleftharpoons CuR^+,$$

(5) $$K_2 = \frac{[CuR_2]}{[CuR^+]\cdot[R^-]}\,; \qquad CuR^+ + R^- \rightleftharpoons CuR_2,$$

(6) $$k_1^* = K_a \cdot K_1 = \frac{[CuR^+]\cdot[H^+]}{[Cu^{2+}]\cdot[RH]},$$

(7) $$k_2^* = K_a \cdot K_2 = \frac{[CuR_2]\cdot[H^+]}{[CuR^+]\cdot[RH]},$$

(8) $$K = k_1^* \cdot k_2^* = K_a^2 \cdot K_1 \cdot K_2 = \frac{[CuR_2]\cdot[H^+]^2}{[Cu^{2+}]\cdot[RH]^2},$$

(9) $$K' = \frac{K}{[H^+]^2} = \frac{[CuR_2]}{[Cu^{2+}]\cdot[RH]^2}$$

FALLAB und ERLENMEYER (1953) erhielten mit einer spektrometrischen Methode für die scheinbare Bildungskonstante des Komplexes aus zwei Isoniazidmolekülen und einem Kupferion den Wert pK' = 4,77 beim $p_H = 4{,}3$. Für denselben Säuregrad ergaben sich beim 8-Oxy-chinolin (Oxin) die beiden Werte $pK'_1 = 4{,}04$ und $pK'_2 = 9{,}09$ (Tabelle 10).

Bei einigen Analoga des 8-Oxy-chinolins bestimmte FALLAB (1954) die k-Werte mit einer potentiometrischen Methode. Die Komplexbeständigkeit dieser Substanzen steigt mit der tuberkulostatischen Wirkung in KIRCHNER-Medium bei Gegenwart von Kupferionen (0,2 mmol/l).

Tabelle 10. *Negative Logarithmen der Komplexbildungskonstanten (pK-Werte) von Isoniazid mit Kupferionen.*

pKa	pK_1	pk_1^*	pK' (p_H 4,3)	pK	Autor
10,8	−7,8	3,0			FALLAB (1954)
10,77	−8,0	2,77			ALBERT (1953)
			4,77	13,4	FALLAB und ERLENMEYER (1953)
				14,3	VAJDA und NÓGRÁDI (1954)
11,3					CINGOLANI und GAUDIANO (1954)

SEILER, SCHUSTER und ERLENMEYER (1954) entwickelten ein einfaches Verfahren zur relativen Messung der Beständigkeit von Metallionenkomplexen mit verschiedenen Komplexbildnern, das auf der Titration der Metallionen oder Wasserstoffionen beruht, die aus einem mit der Reaktionslösung gefüllten Cellophandialysierschlauch nach außen diffundieren. Die erhaltenen Werte nehmen in derselben Reihenfolge monoton zu wie die entsprechenden auf anderem Wege bestimmten Werte $\log k_1 \cdot k_2$ des Komplexbildungsgleichgewichts.

Die Kupferkomplexbildung des Isoniazids gewann besonderes Interesse durch die Beobachtung von SORKIN, ROTH und ERLENMEYER (1952), daß Cu^{2+}-Ionen die Isoniazidwirkung gegenüber Tuberkelbakterien in KIRCHNER-Medium bis auf das Zehnfache steigern können. Da jedoch ähnliche oder auch beträchtlichere Steigerungen der tuberkulostatischen Wirksamkeit durch Cu^{2+}-Ionen bei vielen anderen Substanzen beobachtet wurden, kann nicht damit gerechnet werden, daß dieses Phänomen eine einfache Beziehung zum Wirkungsmechanismus des Isoniazids hat., Es ließ sich zeigen, daß es in der Reihe der aromatischen Carbonsäurehydrazide zwei Typen von Verbindungen mit unterschiedlichem Verhalten gegenüber Tuberkelbakterien gibt. Der erste, zu dem Isoniazid, Picolinoyl-hydrazin und Thiazol-2-carboxy-hydrazin gehören, hemmt das Wachstum des humanen Tuberkelbakterienstammes H37Rv in niedrigen Konzentrationen, während z. B. Benzoyl-hydrazin und Thiophen-2-carboxy-hydrazin als Vertreter des zweiten Typs in entsprechenden Konzentrationen gegenüber diesem Tuberkelbakterienstamm unwirksam sind und in gewissen Konzentrationsbereichen die hemmende Wirkung des Isoniazids aufheben können. Dieser Antagonismus zwischen zwei Carbonsäurehydraziden läßt sich durch Cu^{2+}-Ionen aufheben (ROTH, CARRARA und ERLENMEYER, 1953), wobei bemerkenswerterweise auch das sonst regelmäßig nach 21 Bebrütungstagen beobachtete, durch Resistenzbildung gedeutete Wachstum in den höheren Isoniazidkonzentrationen ausblieb (Tabelle 11). Ebenso verhalten sich Thiophen-2-carboxy-hydrazin und Kupferionen gegenüber Picolinoylhydrazin und Thiazol-2-carboxy-hydrazin. Hieraus und aus dem negativen Kreuzresistenzversuch (Tabelle 11) wird geschlossen, daß Thiophen-2-carboxy-hydrazin einen anderen Angriffspunkt in den Tuberkelbakterien hat als Isoniazid, da dieses eine deutliche Kreuzresistenz mit Picolinoyl-hydrazin und Thiazol-2-carboxy-hydrazin aufweist (ROTH, PRIJS und ERLENMEYER, 1954). Das auf eine Resistenzbildung zurückgeführte Wachstum der Tuberkelbakterien in höheren Isoniazidkonzentrationen nach 21 Tagen läßt sich auch durch Zusatz von Co^{2+}- oder Cu^{2+}-Ionen allein weitgehend verhindern. In diesen Versuchen läßt sich Thiophen-2-carboxy-hydrazin ohne Änderung der Ergebnisse durch Benzoyl-hydrazin vertreten (ROTH und ERLENMEYER, 1954). Bei Picolinoyl-hydrazin verändert ein Zusatz von 0,2 mmol/l Cu^{2+}-Ionen die minimale Hemmkonzentration von 2,74 μg/ml gegenüber dem Stamm Vallée nicht, während 1 mmol/l Co^{2+}-Ionen die minimale Hemmkonzentration gegenüber diesem Stamm auf 137 μg/ml heraufsetzt (ERLENMEYER, BÄUMLER und ROTH, 1953). Da die ebenfalls komplexbildende Pyridin-4-hydroxamsäure

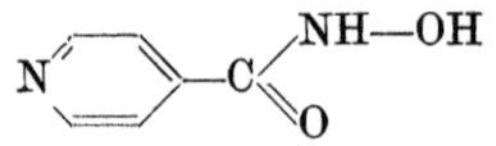

das Tuberkelbakterienwachstum weder bei Abwesenheit noch bei Gegenwart von Kupferionen im KIRCHNER-Medium hemmt, scheint die tuberkulostatische Wirkung unabhängig von der Kupferkomplexbildung und sehr strukturspezifisch zu sein (SORKIN, ROTH und ERLENMEYER, 1952). Die erwähnten Befunde legen die Vermutung nahe, daß die „synergistische" Wirkung der Kupferionen hinsichtlich des Isoniazids allein auf der Resistenzverhinderung beruht, so daß möglicherweise kein unmittelbarer Zusammenhang zwischen der Isoniazid-Kupferkomplexbildung und der Isoniazidwirkung gegenüber Bakterien besteht. Die vorerst noch unklare Bedeutung der Metallionen für die Resistenz von Bakterien wird durch die eigenartigen Befunde von CATLIN (1953) über die Erhöhung der Rückmutationsrate von streptomycinabhängigen Escherichia coli bei Behandlung mit Fe^{2+}-Ionen bei 1° C unterstrichen.

Zur Deutung der mit Isoniazid, Picolinoyl-hydrazin und Thiazol-2-carboxy-hydrazin einerseits, sowie Thiophen-2-carboxy-hydrazin, Benzoyl-hydrazin, Kupfer- und Kobaltionen anderseits zu erzielenden

Wechselwirkungen stellten ERLENMEYER, FALLAB, PRIJS und ROTH (1954) (vgl. auch ERLENMEYER, BÄUMLER und ROTH, 1953) folgende Arbeitshypothese auf. Aus der Reihe der hier in Betracht kommenden

Tabelle 11. *Kombinations- und Kreuzresistenzversuche mit Isoniazid, Picolinoylhydrazin, Thiazol-2-carboxy-hydrazin, Thiophen-2-carboxy-hydrazin und Kupferionen gegenüber Tuberkelbakterien in* KIRCHNER-*Medium.* (Nach ROTH, CARRARA und ERLENMEYER, 1953; ERLENMEYER, FALLAB, PRIJS und ROTH, 1954; ROTH, PRIJS und ERLENMEYER, 1954.)

Stamm	Minimale Hemmkonzentrationen in μg/ml (die eingeklammerten Konzentrationen bezeichnen Zusätze, die in dem Versuch nicht variiert wurden)				
	Isoniazid	Picolinoyl-hydrazin	Thiazol-2-carboxy-hydrazin	Thiophen-2-carboxy-hydrazin	Cu^{2+}
	Ablesetag 10/21	Ablesetag 10/21	Ablesetag 10/21	Ablesetag 10/21	
H37Rv	0,14/ 6,9				
H37Rv	0,27/ 0,69			(7,1)	
H37Rv	0,14/ 0,27			(7,1)	(12,7)
H37Rv	0,69/ 1,37			(28,4)	
H37Rv	0,14/ 0,14			(28,4)	(12,7)
H37Rv	0,27/27,4				
H37Rv	0,27/27,4				(3,2)
H37Rv	0,27/0,69				(12,7)
H37Rv	0,27/0,27				(21,2)
H37Rv		6,9/27,4			
H37Rv		27,4/27,4		(28,4)	
H37Rv		6,9 /27,4			(3,2)
H37Rv		0,27/0,27		(28,4)	(3,2)
H37Rv			2,86/7,2		
H37Rv			7,2 /7,2	(28,4)	
H37Rv			1,43/7,2		(3,2)
H37Rv			0,14/0,14	(28,4)	(3,2)
H37Rv				142,0/	
H37Rv				142,0/	(12,7)
Vallée				1,42/	
Vallée Ir				1,42/	
Vallée	0,14/13,7*				
Vallée		2,8/			
Vallée Pr	137,0/				
Vallée Pr		137,0/			

Ir isoniazidresistent; Pr picolinoyl-hydrazinresistent; * Subkultur nach 10 Tagen gegen 27,4 μg/ml Isoniazid resistent.

Schwermetallionen wird Cu^{2+} stets am stärksten komplex gebunden. Die zweiwertigen Ionen bilden folgende Beständigkeitsreihe:

$$Cu^{2+} > Ni^{2+} > Co^{2+} > Pb^{2+} > Zn^{2+} > Fe^{2+} > Mn^{2+} > Mg^{2+}$$

(vgl. auch CHAPMAN, 1954). Daher können Kupferionen die folgenden Schwermetallionen aus Komplexbindungen verdrängen, soweit die

Bindungen einen Austausch zulassen, was bei Ion-Ion- und Ion-Dipolkomplexen im allgemeinen der Fall ist, nicht jedoch bei den Durchdringungskomplexen, in denen die Metalle mit Elektronenpaarbindungen fixiert sind. Dieser Bindungstyp ist für gewisse Metallenzymkomplexe anzunehmen. Da die Metallenzyme bei der häufigsten maximalen Koordinationszahl von 6 (z. B. für Fe^{2+} und Fe^{3+}) noch die Substratmolekeln komplex zu binden vermögen, ist anzunehmen, daß die Metalle in den Enzymen mit der Koordinationszahl 4 gebunden sind, wie z. B. im Hämin. An dem sehr festen ebenen Nickel-dialkyl-dithiocarbaminat-Komplex mit der Koordinationszahl 4 wurde festgestellt, daß die zunächst fehlende Austauschbarkeit mit $^{65}Ni^{2+}$-Ionen in der Lösung sofort eintritt, wenn der Lösung NH_3 zugesetzt wird. Zur Erklärung wird vermutet, daß durch die Anlagerung von 2 Molekülen NH_3 aus dem festen Durchdringungskomplex ein viel weniger stabiler, oktaedrischer Anlagerungs-(Ion-Dipol-)Komplex mit der Koordinationszahl 6 gebildet wird. In ähnlicher Weise denkt man sich die Wirkung der komplexbildenden Chemotherapeutica. So bewirkt z. B. 8-Oxy-chinolin (Oxin) einen Austausch des Kobalts aus gewissen Enzymen grampositiver Bakterien gegen Eisen, was zu schnellem Zelltod führt. In eisenfreier Nährlösung ist 8-Oxy-chinolin unwirksam; in eisenhaltiger Nährlösung verlangsamen sehr hohe 8-Oxy-chinolinkonzentrationen die bactericide Wirkung, weil dann auch das Eisen überwiegend durch 8-Oxy-chinolin gebunden wird (vgl. SCHWIETZER, 1951). Ebenso kann man für das Isoniazid als eigentlichen Wirkungsmechanismus den durch das Chemotherapeuticum beschleunigten Schwermetallaustausch an gewissen Enzymen annehmen. Diese Ansicht wird durch den Befund gestützt, daß Isoniazid den aus Eiweißkörpern, α-Aminosäuren und α-Oxysäuren bestehenden Puffersystemen, die die Schwermetallkonzentrationen in der Zelle regulieren, komplex gebundenes Kupfer entreißen kann, was sich spektrometrisch nachweisen ließ. Zum Vergleich der Wirkungsstärke mit der Komplexbildungsstärke verschiedener Carbonsäurehydrazide untereinander hat sich jedoch die Konstante $k_1^* = K_a \cdot K_1$ nach FALLAB (1954) als nicht ausreichend erwiesen. Aus diesen Kupferkomplexbindungskonstanten läßt sich jedoch ersehen, in welcher Weise die verschiedenen Carbonsäurehydrazide miteinander in der Kupferbindung konkurrieren. Die durch Thiophen-2-carboxy-hydrazin in isoniazidhaltigen Tuberkelbakterienkulturen bewirkte „künstliche" Resistenz gegenüber der Isoniazidwirkung würde hiernach auf einer Beanspruchung der Kupferionen durch das im Überschuß vorliegende Thiophen-2-carboxy-hydrazin zurückzuführen sein. In einem Versuch der Tabelle 11 war nur $^1/_{25}$ des Komplexkupfers durch das Isoniazid gebunden, so daß bei den normalerweise geringen Kupferkonzentrationen die Isoniazid-Kupferkomplexkonzentration sehr klein wurde. Hier wird die Vermutung angeschlossen, daß die natürliche Resistenz auf ähnlichem Wege entstehen könnte, z. B. durch Vermehrung der die Metallionenkonzentration puffernden Verbindungen. Es spricht hierfür, daß dieselbe Kombination Isoniazid-Thiophen-2-carboxy-hydrazin-Kupferionen, die nach der Tabelle 11 die Resistenzentstehung verhindern kann, auch das Wachstum von resistenten Kulturen hemmt. Ob die angenommene Erschöpfung der Pufferkapazität für erhöhte Metallionenkonzentrationen auch zur Erklärung der Verhinderung der Isoniazidresistenz durch Kobaltionen ausreicht, muß jedoch bezweifelt werden. Die Aufklärung dieser Zusammenhänge wäre vermutlich wesentlich leichter, wenn die vom Isoniazid gehemmten Enzyme und deren Metalle eindeutig bekannt wären. Hinsichtlich der Kupferwirkung sei daran erinnert, daß nach ROTH, SORKIN und ERLENMEYER (1952) das Wachstum von Micrococcus pyogenes var. aureus durch Kupferionen zunächst in der anaeroben Zone gehemmt wird, während Oxin in geringeren Konzentrationen nur das aerobe Wachstum schädigt. Gemische von Kupferionen mit Oxin verhalten sich, abgesehen von einer beträchtlichen Wirkungssteigerung, wie die Kupferionen allein.

Unabhängig vom Arbeitskreis ERLENMEYERs kamen VAJDA und NÓGRÁDI (1954) zu ähnlichen Ergebnissen, die ein weiteres Verständnis der komplexchemischen Vorgänge bei der Wachstumshemmung durch Isoniazid ermöglichen. Dabei wurde die Vermutung zugrunde gelegt, daß Verbindungen, die dem 8-Oxy-chinolin (Oxin) isoster sind, ihre Wirkung durch einen kompetitiven Antagonismus entfalten, indem vom Wirkstoff komplex gebundenes Kupfer gegen das Kobalt eines Coenzyms ausgetauscht wird.

$$\text{Enzym} \cdot \text{Co} + \text{R}_2\text{Cu} \rightleftharpoons \text{Enzym} \cdot \text{Cu} + \text{R}_2 \cdot \text{Co}$$

Für den Vergleich verschiedener Wirkstoffe reduziert sich die Gleichgewichtskonstante dieser Reaktion

$$\text{K} = \frac{[\text{Enzym} \cdot \text{Cu}] \cdot [\text{R}_2\text{Co}]}{[\text{Enzym} \cdot \text{Co}] \cdot [\text{R}_2\text{Cu}]}$$

wegen der Annahme, daß von den verschiedenen Stoffen dasselbe Enzym angegriffen wird, so daß in allen Fällen die Stabilitätskonstanten der Enzym-Metallverbindungen dieselben sind, auf:

$$\text{K} = k \cdot \frac{\text{K}_{\text{R}_2\text{Co}}}{\text{K}_{\text{R}_2\text{Cu}}}$$

Auf Grund von Untersuchungen WARBURGs (1946) wurde dazu angenommen, daß bei diesen Vorgängen das stärker komplexbildende Co^{3+}-Ion, das nur in Gegenwart von Komplexbildnern stabil ist, beteiligt ist.

Die Stabilität der Cu^{2+}-Komplexe wurde polarographisch und die der Co^{3+}-Komplexe spektrometrisch (nach JOB) bestimmt. Es ergab sich eine auffällige Parallelität der pK-Werte mit den minimalen tuberkulostatischen Konzentrationen (Tabelle 12), worin VAJDA und NÓGRÁDI eine Bestätigung ihrer Hypothese und der Vorstellungen von ERLENMEYER und Mitarbeitern sehen.

Tabelle 12. *Beständigkeit der Kupfer- und Kobaltkomplexe von Isoniazid und einigen Oxy-chinolinderivaten im Vergleich mit der minimalen Hemmkonzentration dieser Stoffe gegenüber Tuberkelbakterien.* (Nach VAJDA und NÓGRÁDI 1954.)

Stoffe	pK_{Cu}	pK_{Co}	$-\log \frac{K_{Co}}{K_{Cu}}$	Minimale Hemmkonzentration µmol/l
Isoniazid	14,3	11,3	3,0	0,156
5-Methyl-8-oxy-chinolin	16,2	10,2	5,7 (?)	0,78
7-Allyl-8-oxy-chinolin	16,4	11,1	5,3	0,78
8-Oxy-chinolin-7-carboxy-hydrazin	17,1	11,8	5,3	1,56
8-Oxy-chinolin-7-carbonsäure-äthylester	15,1	9,8	5,3	1,56
8-Oxy-chinolin	12,7	7,4	5,3	1,56
5,7-Diallyl-8-oxy-chinolin	14,7	8,5	6,2	6,25
5-Oxy-chinoxalin	14,6	7,8	6,8	12,5
5,7-Dijod-8-oxy-chinolin	15,4	6,5	8,9	100,0

Die Bedeutung von Kobaltionen für Mycobakterien wird durch die Feststellung von KOCHER und SORKIN (1952) unterstrichen, daß bei zwei humanen Tuberkelbakterienstämmen und je einem Stamm von Mycobacterium phlei und smegmatis die Produktion von Vitamin B_{12} (Cobalamin) durch Zusatz von Kobaltionen beträchtlich erhöht wurde.

In ähnlicher Richtung bewegt sich auch die Hypothese von COLEMAN (1954), der annimmt, daß das Isoniazid dem von SNELL postulierten Metall-Pyridoxalphosphat-Enzymsubstratkomplex das Metall durch Chelatbildung entziehen soll. Dieser Komplex soll bei Transaminierungsreaktionen und anderen von Vitamin B_6 katalysierten Vorgängen im Stoffwechsel eine Rolle spielen. Diese Vorgänge können auch in Abwesenheit von Apoenzymen ablaufen, wenn Pyridoxal mit dem Substrat, z. B. einer Aminosäure, und Cu^{2+}, Fe^{3+} oder Al^{3+} in geeignetem Verhältnis gemischt werden. Die dabei entstehende SCHIFFsche Base aus der Aminosäure und dem Pyridoxal soll durch Chelatbildung mit dem Metallion stabilisiert werden. Wenn diese Hypothese den wesentlichen Teil des Wirkungsmechanismus des Isoniazids beschreibt, so müßte die Isoniazidwirkung durch die vier Komponenten des Komplexes Substrat, Pyridoxal, Metallion und Apoenzym kompetitiv aufhebbar sein. COLEMAN führt folgende Befunde anderer Autoren an, aus denen auf kompetitive Hemmung geschlossen werden könnte:

1. CEDRANGOLO, GIOIA und BAGNULO (1953) fanden, daß Glutaminsäure bei Ratten und Kaninchen die toxischen Isoniazidwirkungen

herabsetzt. (Diese Autoren deuten ihren Befund jedoch in anderer Weise, da sie annehmen, daß die in den Geweben anwesende Glutaminase das beim Abbau des Isoniazids in vivo entstehende toxische Ammoniak unter Bildung des nichtdissoziablen ungiftigen Glutamins beseitigt.)

2. Hinsichtlich der kompetitiven Hemmung durch Pyridoxal wird auf die Befunde von YONEDA und Mitarbeitern (1952, 1953) hingewiesen. Aus diesen Befunden ist jedoch nicht erkennbar, welche Beziehung sie zum Wirkungsmechanismus des Isoniazids haben. Jedenfalls beeinflußt Pyridoxin in der Konzentration von 500 μg/ml die minimale Hemmkonzentration des Isoniazids gegenüber Tuberkelbakterien nicht und stört auch den Isoniazideffekt bei der experimentellen Mäusetuberkulose nicht (UNGAR, TOMICH, PARKIN und MUGGLETON, 1954). POPE (1953) fand einen Antagonismus der Isoniazidwirkung nur bei drei Oxoverbindungen, α-Ketoglutarat, Natriumpyruvat und Pyridoxal sowie bei Pyridoxamin. Das legt den Gedanken einer einfachen chemischen Reaktion zwischen diesen Oxoverbindungen und Isoniazid nahe, da nach der Tabelle 15 die vom Isoniazid abgeleiteten Hydrazone zum Teil beträchtlich herabgesetzte Wirkung gegenüber Tuberkelbakterien haben. (Näheres s. S. 229.)

3. Die Angabe von PANSY und Mitarbeitern (1953) über die Hemmung der Isoniazidwirkung auf Tuberkelbakterien nach Vorbehandlung mit Eisen(III)-salzen bei p_H 8—9 beruht überwiegend auf der bei diesen p_H-Werten auch ohne Eisenzusatz eintretenden alkalischen Zersetzung des Isoniazids zu Isonicotinsäure (eigene unveröffentlichte Untersuchungen).

4. Die Vermutung einer kompetitiven Hemmung der Isoniazidwirkung durch das Apoenzym auf Grund der entsprechenden Wirkung des Biotins, das an der Synthese des Apoenzyms beteiligt sein soll, bei Aerobacter aerogenes, muß als willkürlich angesehen werden, da bisher nur bei einem Mycobakterienstamm ein Antagonismus zwischen Isoniazid und Biotin beobachtet wurde und sonstige Untersuchungen zu dieser Frage nicht vorliegen (PITILLO und FOSTER, 1954). Die Hypothese von COLEMAN (1954) kann hiernach in dieser einfachen Form zur Deutung der vorliegenden Befunde über den Wirkungsmechanismus nicht als ausreichend angesehen werden.

Es muß in Erwägung gezogen werden, daß die Komplexbildung des Isoniazids mit verschiedenen Metallionen vielleicht auch auf anderem Wege für die antituberkulöse Wirkung von Bedeutung sein kann. MARTIN (1951) stellte nämlich an verschiedenen Aminosäuren eine Schutzwirkung der Kupferionen gegenüber der Oxydation durch Kaliumpermanganat fest. Diese Schutzwirkung ist vom Äquivalenzverhältnis und vom p_H-Wert der Lösung abhängig. Die Schutzwirkung tritt nur auf, wenn das Kupfer nicht mit der Carboxylgruppe, sondern mit der

Aminogruppe verbunden ist. (Vgl. hiermit die Angaben im folgenden Abschnitt über die Oxydation des Isoniazids im alkalischen Milieu.) CHALK und SMITH (1954) haben festgestellt, daß Chelatkomplexbildner die durch Kupferionen katalysierte Autoxydation von Cyclohexan oder Natriumsulfit stark hemmt, während die durch Eisenionen katalysierte Autoxydation dieser Stoffe beschleunigt wird. Zur Erklärung dieses gegensätzlichen Verhaltens der Kupfer- und Eisenionen wird angenommen, daß der Übergang von der ebenen Konfiguration des Cu^{2+}-Komplexes zur tetraedrischen Konfiguration des Cu^{+}-Komplexes bei konstantbleibender Koordinationszahl 4 eine große Aktivierungsenergie benötigt, während das Eisen sowohl im zwei- wie im dreiwertigen Zustand mit der Koordinationszahl 6 oktaedrisch konfigurierte Komplexe bildet.

Entsprechende Untersuchungen mit Isoniazid wurden kürzlich von LEWIN und HIRSCH (1955) veröffentlicht. Diese Autoren gingen von der Beobachtung aus, daß Isoniazid beim Autoklavieren in wäßriger Lösung zerstört wird, während es beim Autoklavieren in den üblichen synthetischen Nährmedien keinen erkennbaren Wirkungsverlust erleidet. Auch beim Autoklavieren in Phosphatpuffer wird Isoniazid in Abhängigkeit vom p_H-Wert schnell zerstört. Bei p_H 8,8 und 6,5 lief der Vorgang viel schneller ab als bei p_H 4,5. Das unterschiedliche Verhalten des Isoniazids in Wasser oder Phosphatpuffer und in synthetischen Nährmedien legte die Vermutung nahe, daß diese Nährmedien Substanzen enthalten, die das Isoniazid vor der Zerstörung schützen. Als Schutzstoffe dieser Art konnten Citrate, Glycin, Lysin und Asparaginsäure nachgewiesen werden. Es ergab sich, daß die Eigenschaft der Chelatkomplexbildung, die diesen Stoffen gemeinsam ist, für die Schutzwirkung gegenüber dem Isoniazid verantwortlich ist, da auch andere Chelatkomplexbildner, wie z. B. Dinatrium-äthylendiamin-tetraacetat, diese Schutzwirkung haben. Schließlich wurde gezeigt, daß die Zerstörung des Isoniazids durch folgende Schwermetallionen mit abnehmender Wirkungsstärke beschleunigt werden kann: Cu^{2+}, Mn^{2+}, Fe^{3+}, Fe^{2+}, Co^{2+}, während Zn^{2+} und Ni^{2+} nur schwach wirkten und Ca^{2+} und Mg^{2+} unwirksam waren. Offenbar katalysieren die Schwermetallionen die oxydative Zerstörung des Isoniazids, da sich ihre Wirkung durch Zusatz von Wasserstoffperoxyd verstärken läßt, das Isoniazid in ionenfreiem Wasser allein nicht angreift. Zur Erklärung dieser Befunde wird angenommen, daß die Chelatkomplexe aus Isoniazid und Kupfer leichter oxydierbar sind als das freie Isoniazid. LEWIN und HIRSCH diskutieren die möglichen Beziehungen zwischen der leichten Oxydierbarkeit des Isoniazids unter bestimmten Bedingungen und der Erscheinung der Resistenz von Tuberkelbakterien gegenüber Isoniazid. Da nach MIDDLEBROOK (1954) manche isoniazidresistente Tuberkelbakterienstämme keine nachweisbare Katalaseaktivität aufweisen, kann mit der Akkumulation des im aeroben Stoffwechsel gebildeten Wasserstoffperoxyds in den katalasenegativen Bakterienzellen gerechnet werden, so daß dieses starke Oxydationsmittel zur oxydativen Zerstörung des Isoniazids in den Zellen führen kann. Diese Hypothese wird durch die Beobachtung von BARCLEY, EBERT und KOCH-WESER (1953) gestützt, daß Isoniazid-(carboxy-^{14}C) von empfindlichen Bakterien fest gebunden wird, während resistente Bakterien nach der Waschung nur wenig radioaktiv sind, was damit zu erklären wäre, daß das Oxydationsprodukt des Isoniazids (Isonicotinsäure) von den Zellen nicht gebunden werden kann. Ob sich mit den Befunden von LEWIN und HIRSCH (1955) alle früheren Beobachtungen über die Wechselwirkungen zwischen Schwermetallionen und Isoniazid erklären lassen, ist noch nicht erkennbar.

Chemische Reaktionen der Säurehydrazidgruppe.

An der Säurehydrazidgruppe des Isoniazids können sich außer der Salz- oder Komplexsalzbildung, die im vorhergehenden Abschnitt beschrieben wurden, folgende Vorgänge abspielen:

1. Bildung SCHIFFscher Basen.
2. Sonstige Reaktionen der freien Aminogruppe.
3. Hydrolyse unter Freisetzung von Hydrazin.
4. Spaltung mit oxydativer oder reduktiver Umwandlung des freigewordenen Hydrazins.

In der folgenden Darstellung mußte wiederholt von der durch die einzelnen Autoren gegebenen Deutung der Befunde abgewichen werden.

1. Bildung SCHIFFscher Basen.

Isoniazid vereinigt sich mit zahlreichen Aldehyden und Ketonen zu SCHIFFschen Basen:

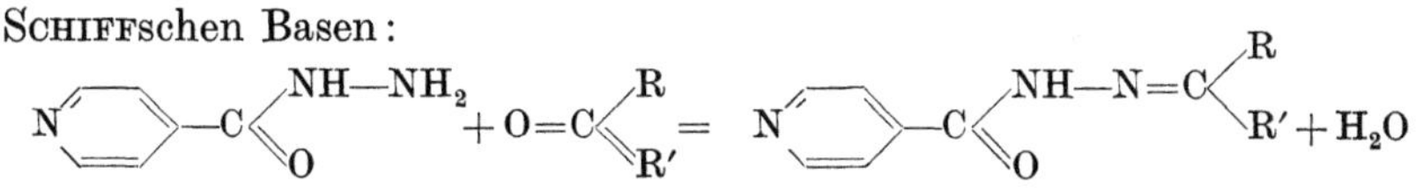

Hierin können die Reste R und R′ sowohl Wasserstoffatome, als auch aliphatische, aromatische oder sonstige Radikale darstellen. Zahlreiche Stoffe dieser Art, die Hydrazone genannt werden, synthetisierten OFFE, SIEFKEN und DOMAGK (1952) und viele andere Autoren (vgl. Tabelle 15, Stoffe Nr. 420—794). Im folgenden werden einige Reaktionen dieser Art besprochen, die aus analytischen oder sonstigen Gründen näher untersucht worden sind.

Von vielen Autoren ist die Kupplungsreaktion des Isoniazids mit p-Dimethyl-amino-benzaldehyd (EHRLICHsches Reagens) zur Bestimmung des unveränderten Isoniazids verwendet worden (BÖNICKE und REIF, 1953; GEMEINHARDT und RANGNICK, 1953; LEUSCHNER, 1953; SMOLAREK und STAHL, 1953; UNVERRICHT, SCHATTMANN und SENFT, 1954; WOJAHN und WEMPE, 1953). Die Kupplung geschieht mit großer Leichtigkeit in salzsaurer oder essigsaurer wäßriger Lösung oder in salzsaurem Methanol. Das entstehende N-Isonicotinoyl-N'-dimethylaminobenzal-hydrazon hat ein Absorptionsmaximum bei 412 nm. Bei geringer Isoniazidkonzentration erscheinen die Lösungen nach der Kupplung gelb, bei hohen Konzentrationen rotbraun bis dunkelbraun. Der Farbstoff ist aus wäßriger Lösung mit Äther extrahierbar, kristallisiert in feinen, gelbenNadeln und löst sich auch in methanolischer Natriumcarbonatlösung. Nach SCHATTMANN (1954) war p-Dimethylaminobenzaldehyd zum Isoniazidnachweis geeigneter als Salicylaldehydvanillin (?) und Guajakoldialdehyd. LEUSCHNER (1953) empfahl die Identifizierung von Isoniazid auf Filterpapier durch Besprühen mit einer Lösung von 6 g p-Dimethylaminobenzaldehyd in 100 ml Eisessig. In Abhängigkeit von der verwendeten Isoniazidkonzentration zeigen sich gelbe bis rote Flecke (Empfindlichkeitsgrenze 1 μg). Ebenso reagieren Nicotinsäure und Nicotinamid (3 μg) und N-Isonicotinoyl-N'-p-oxybenzal-hydrazon (6 μg). Die Reaktion auf Hydrazin-hydrochlorid ist erheblich empfindlicher (0,1 μg) und liefert auch bei kleiner Menge eine rote Farbe, worüber im dritten Teil dieses Abschnittes gesprochen wird. Die chemischen Reaktionen zwischen Nicotinsäure bzw. Nicotinamid und dem EHRLICHschen Reagens sind unbekannt. Isonicotinsäure gibt nach KELLY und POET (1952) mit p-Dimethylaminobenzaldehyd keine Farbreaktion.

GEMEINHARDT und RANGNICK (1953) empfehlen auch die Kupplung des Isoniazids mit Vanillin (4-Oxy-3-methoxy-benzaldehyd) zu N-Isonicotinoyl-N'-vanillal-hydrazon als Isoniazidnachweis (vgl. auch LÜDY-TENGER, 1953). In salzsaurem Methanol ergibt sich dabei eine gelblichgrüne Färbung. Höhere Isoniazidkonzentrationen führen zur Ausfällung des Farbstoffes. Mit dem nahverwandten Protocatechualdehyd ergibt sich ebenfalls eine Gelbfärbung. Eine Reihe von Substanzen, die sich vom Vanillin ableiten lassen, jedoch keine Aldehydgruppe besitzen, z.B. Eugenol, Isoeugenol und Methyleugenol (3,4-Dimethoxy-1-allyl-benzol) ergeben mit Isoniazid ebenfalls Gelbfärbungen. Über die hierbei ablaufende Reaktion und die Struktur der entstehenden Farbstoffe liegen keine Angaben vor. SCHATTMANN (1954) verwendet beim Isoniazidnachweis im Blutserum statt der p-Toluolsulfosäure bzw. der Trichloressigsäure die Benzaldehyd-2,4-disulfosäure sowohl zum Enteiweißen als auch zur Farbstoffbildung in boraxalkalischer Lösung. Das Verfahren eignet sich jedoch nur für die Bestimmung höherer Isoniazidkonzentrationen.

Bei der Kupplung des Isoniazids mit Glyoxal (OHC—CHO) hängt die Art des Kondensationsproduktes von den verwendeten Konzentrationen der beiden Reaktionspartner ab. Bei höheren Konzentrationen bildet sich überwiegend das cremegelbe Monohydrazon NC_5H_4—CO—NH—N=CH—CHO, während in verdünnter Lösung das farblose Di-hydrazon NC_5H_4—CO—NH—N=N—NH—CO—C_5H_4N entsteht.

Nach PENNINGTON, GUERCIO und SOLOMONS (1953) verbindet sich Isoniazid in wäßriger Lösung schnell mit Streptomycin zu N-Isonicotinoyl-N'-streptomycyliden-hydrazon, das nach spektrometrischen Messungen eine konzentrationsabhängige Dissoziation zeigt. Aus den Daten von HOBBY, LENERT, RIVOIRE, DONIKIAN und PIKULA (1953) ließ sich für den Konzentrationsbereich von 10—10000 μg/ml eine Dissoziationskonstante von 6—7 (pK etwa 0,79—0,85) errechnen (KRÜGER-THIEMER, 1953). Das bedeutet, daß die Lösung mit 10000 μg/ml dieser Verbindung zu etwa 20% und die Lösung mit 10 μg/ml zu etwa 98% dissoziiert ist. Diese Verbindung ist nicht zu verwechseln mit dem Salz aus einem Molekül Dihydrostreptomycin und 3 Molekülen Isoniazid (vgl. WOLTER, 1954; siehe auch Tabelle 1). Dihydrostreptomycin kann sich nicht wie Streptomycin mit Isoniazid verbinden, da es keine Aldehydgruppe besitzt.

Die Kupplung von Säurehydraziden mit Aldehyden und Ketonen hat sich auch in der analytischen Praxis bewährt. Bemerkenswert ist, daß Salicyloyl-hydrazin durch die Kupplungsreaktion die Möglichkeit zur histochemischen Unterscheidung zwischen Aldehyden und Ketonen gibt, da die Reaktionsprodukte mit beiden Stoffgruppen eine unterschiedliche Fluorescenz bei UV-Bestrahlung geben (CAMBER, 1954). Von LÜDY-TENGER (1953) wurde das Isoniazid als Reagens auf Aldehyde und vielleicht auch auf Ketone vorgeschlagen. Dieser Autor stellte die Isonicotinoyl-hydrazone von Formaldehyd, Benzaldehyd, o-, m-Nitrobenzaldehyd, p-Oxybenzaldehyd, Protocatechualdehyd, p-Dimethylaminobenzaldehyd, Vanillin, Äthylvanillin, Salicylaldehyd und Zimtaldehyd her und charakterisierte die umkristallisierten Produkte durch Kristallform, Auslöschung des polarisierten Lichtes (gerade oder schief, Angabe in Winkelgraden) und der Schmelzpunkte. LÜDY-TENGER erhielt die Produkte durch Lösung einiger Kristalle der festen Aldehyde in wenig Äthanol und Zugabe einer hochprozentigen wäßrigen Isoniazidlösung. Das nach kräftigem Schütteln ausfallende Produkt wurde filtriert oder abgenutscht und dann durch Lösen in wenig Äthanol und Zugabe von Wasser umkristallisiert. Dieses Verfahren lieferte mit Ketonen keine befriedigenden Ergebnisse. Es wurde jedoch festgestellt, daß aus Aceton umkristallisiertes Isoniazid schon bei 150—152,5° C schmolz. Hierbei handelte es sich vielleicht um den Mischschmelzpunkt von Isoniazid und N-Isonicotinoyl-N'-aceton-hydrazon, da letztere Substanz nach OFFE, SIEFKEN und DOMAGK (1952) bei 164° C schmilzt. Möglicherweise hängen die unklaren Ergebnisse bei den Kupplungsversuchen mit Ketonen damit zusammen, daß nach CARONNA und BELLOMONTE (1953) Isoniazid mit Ketonen und Ketosäuren neben anderen Stoffen auch N,N'-Di-(isonicotinoyl)-hydrazin bildet, woraus sich ergibt, daß die Kupplung mit manchen Ketonen zur Lockerung und leichteren Hydrolysierbarkeit der Säurehydrazidgruppe führt. Isoniazid kann auch mit vielen

Monosacchariden Schiffsche Basen bilden (vgl. Tabelle 15). Manche dieser Monosaccharidhydrazone sind gegenüber Tuberkelbakterien fast ebenso wirksam wie Isoniazid. Offe, Siefken und Domagk (1952) vermuteten, daß die Hydrazone die wirksame Form des Isoniazidmoleküls darstellen und daß freies Isoniazid sich in vivo mit körper- oder bakterieneigenen Oxoverbindungen zu Hydrazonen kuppelt. Diese Reaktionen können den Blutzuckernachweis bei isoniazidbehandelten Patienten stören.

Zahlreiche, zum Teil noch unklare Befunde legten die Vermutung nahe, daß Isoniazid unter Bildung eines atoxischen, mikrobiologisch unwirksamen Stoffes mit Pyridoxal reagiert. Die Annahme, daß es sich dabei auch um die Bildung einer Schiffschen Base handelt, da das Pyridoxamin, das keine Aldehydgruppe enthält, erst in viel höheren Konzentrationen gegenüber Isoniazid antagonistisch wirkt, ist jedoch nicht haltbar, da das gelbe Hydrazon aus Isoniazid und Pyridoxal nach spektrometrischen Untersuchungen sehr leicht dissoziabel ist (Krüger-Thiemer, 1955).

In analoger Weise wie die Aldehyde und Ketone können sich auch Chinone mit Isoniazid unter Farbstoffbildung verbinden. Ein vielfach bewährtes Reagens dieser Art ist 1,2-Naphthochinon-4-sulfonsäure (Brettoni, 1952; Pratt, 1953; Rubino und Bracco, 1952; Scott, 1952; Short, 1954). Der entstehende Farbstoff, über dessen Struktur keine Angaben vorliegen, hat ein Absorptionsmaximum bei 480 nm (Pratt, 1953), wogegen Rubino und Bracco (1952) die Absorptionsmessung bei 455 nm empfehlen. Diese Autoren geben an, daß bei Einhaltung eines p_H-Wertes von 7 während der Reaktion störende Einflüsse von Ammoniak, Aminosäuren, Nicotinamid und Vitamin B_6 nicht zu erwarten sind, dagegen liefert Hydrazin unter denselben Bedingungen eine Gelbfärbung und Phenylhydrazin eine intensive Rotfärbung. Pratt (1953), Scott (1952) und Short (1954) führten die Reaktion dagegen in alkalischem Milieu aus. Brettoni (1952) empfiehlt einen Zusatz von Hydrazinhydrochlorid zur Erhöhung der Spezifität der Reaktion bei Anwesenheit von p-Aminosalicylsäure oder Sulfonamiden.

Hier ist wahrscheinlich auch die Gelbfärbung des Isoniazids bei Behandlung von Papierchromatogrammen und Elektropherogrammen mit 0,2%iger Ninhydrinlösung (1,2,3-Triketo-hydrinden-2-hydrat) in 95 Teilen Methanol und 5 Teilen 5%iger Essigsäure mit nachfolgendem kurzem Erwärmen auf 100° C einzuordnen. Mit dieser Probe lassen sich Flecken mit mindestens 1 μg Isoniazid nachweisen (Leuschner, 1953).

2. Sonstige Reaktionen der freien Aminogruppe.

Zur quantitativen Bestimmung von Isoniazid in pharmazeutischen Präparaten verwandte Scott (1952) die Titration in verdünnter Salzsäure mit 0,05 molarer Natriumnitritlösung unter Anwendung von Kaliumjodid-Stärkepapier als äußerem Indicator. Dabei bildet sich das Isonicotinoyl-azid:

$$\text{N}\underset{}{\bigcirc}\text{—C}\begin{smallmatrix}\text{NH—NH}_2\\ \text{O}\end{smallmatrix} + \text{HO—N=O} \rightarrow \text{N}\underset{}{\bigcirc}\text{—C}\begin{smallmatrix}\text{N}\\ \text{N}\\ \text{O}\end{smallmatrix} + 2\,\text{H}_2\text{O}$$

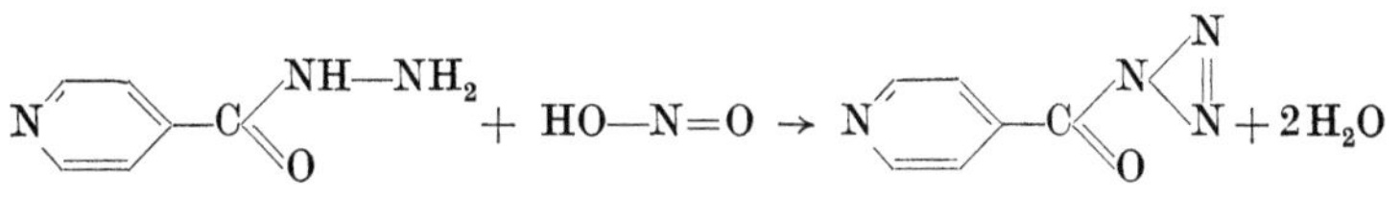

Von der Stöchiometrie nach dieser Gleichung ergab sich bei 3 Titrationen mit rekristallisiertem Isoniazid eine Abweichung, die einem Mehrverbrauch von 4,5% Natriumnitrit entsprach. Auch BUSINELLI und ROCCHI (1952) verwendeten diese Reaktion zur Isoniazidbestimmung, jedoch führten sie die Reaktion in der Kälte durch (Zusatz von gemahlenem Eis zur Reaktionslösung und Umspülung des Titrationsgefäßes mit Eiswasser). ANASTASI, MECARELLI und NOVACIC (1952) bestimmten den Umschlagspunkt bei dieser Reaktion elektrometrisch unter Anwendung verschiedener Elektrodenpaare. Die Reaktion wird als sehr genau empfohlen. Eine wichtige Anwendung kann die Reaktion zum Nachweis der Hydrolyse des Isoniazids in Isonicotinsäure und Hydrazin finden, da 1 Molekül Hydrazin 2 Moleküle Nitrit (vgl. S. 237) verbraucht. Mit dieser Methode können sehr kleine Mengen Hydrazin neben dem Isoniazid erfaßt werden, wenn der ursprüngliche Gehalt an unhydrolysiertem Isoniazid bekannt ist.

Der Azidreaktion ist die Diazoreaktion verwandt, bei der Isoniazid wie p-Aminosalicylsäure, Sulfonamide (MARSHALL, 1937; KIMMIG, 1938), Thiosemicarbazone (RENOVANZ, 1952) und manche Lokalanaesthetica (FUCHS, 1952) wegen der freien Aminogruppe positiv reagieren. GEMEINHARDT und RANGNICK (1953) lösten Isoniazid in Salzsäure, versetzten mit Natriumnitrit im Überschuß (Prüfung mit Kaliumjodid-Stärkepapier) und gaben einige Tropfen hiervon zu einer Lösung von α-Naphthol in 10%iger Natriumcarbonatlösung. Dabei bildet sich ein gelber Azofarbstoff, dessen Intensität größer ist, als die des entsprechenden Farbstoffs aus β-Naphthol:

$$\text{N}\underset{}{\bigcirc}\text{—C}\begin{smallmatrix}\text{NH—NH}_2\\ \text{O}\end{smallmatrix} + \text{HONO} + \text{H}^+ + \text{Cl}^- \rightarrow \left[\text{N}\underset{}{\bigcirc}\text{—C}\begin{smallmatrix}\text{NH—}\overset{+}{\text{N}}\equiv\text{N}\\ \text{O}\end{smallmatrix}\right] \cdot \text{Cl}^- + 2\,\text{H}_2\text{O}$$

$$\left[\text{N}\underset{}{\bigcirc}\text{—C}\begin{smallmatrix}\text{NH—}\overset{+}{\text{N}}\equiv\text{N}\\ \text{O}\end{smallmatrix}\right] \cdot \text{Cl}^- + \bigcirc\!\!\bigcirc\text{—OH} + \text{OH}^- \rightarrow$$

$$\text{N}\underset{}{\bigcirc}\text{—C}\begin{smallmatrix}\text{NH—N=N—}\bigcirc\!\!\bigcirc\text{—OH}\\ \text{O}\end{smallmatrix} + \text{H}_2\text{O} + \text{Cl}^-$$

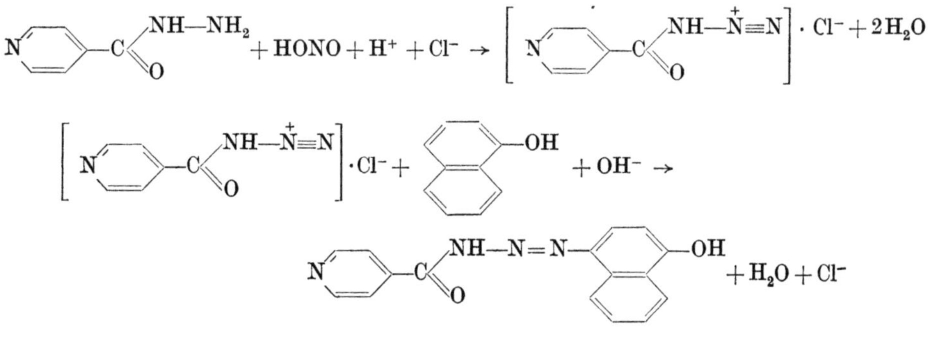

Schoog (1952) erprobte ebenfalls eine Diazoreaktion zum Isoniazidnachweis, wobei jedoch in der Azogruppe keines der Stickstoffatome des Isoniazids enthalten ist. Zunächst wird Nitranilin mit Natriumnitrit in salzsaurer Lösung unter Eiskühlung zu Nitrobenzoldiazoniumchlorid diazotiert. Dieses Reagens wird mit salzsaurer Isoniazidlösung vermischt. Nach Zugabe starker Natronlauge bildet sich ein rötlicher Farbstoff, für den zwischen 260 und 750 nm kein Absorptionsmaximum gefunden werden konnte.

$$O_2N-\underset{}{\bigcirc}-NH_2 + HONO + H^+ + Cl^- \rightarrow O_2N-\underset{}{\bigcirc}-\overset{+}{N}\equiv N \cdot Cl^- + 2H_2O$$

$$O_2N-\underset{}{\bigcirc}-\overset{+}{N}\equiv N \cdot Cl^- + H_2N-NH-CO-\underset{}{\bigcirc}N + OH^- \rightarrow$$

$$O_2N-\underset{}{\bigcirc}-N=N-NH-NH-CO-\underset{}{\bigcirc}N + H_2O + Cl^-$$

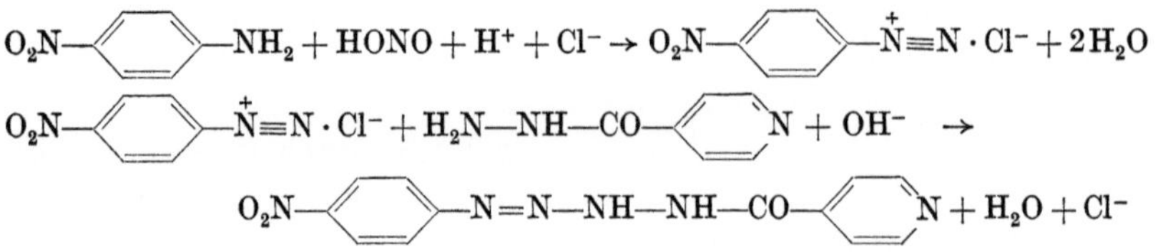

Die Farbreaktion war der zugegebenen Isoniazidkonzentration nicht proportional. Dieselbe Reaktion verwendeten Cuthbertson, Ireland und Wolff (1953) zur Darstellung von Isoniazid und Nicotinoylhydrazin auf Papierchromatogrammen und Elektropherogrammen, indem sie die Papierstreifen mit diazotiertem p-Nitranilin und dann mit 20%iger Natriumcarbonatlösung besprühten. Die gebildete gelbe Farbe bleichte in einigen Stunden aus.

Als weitere Reaktion der freien Aminogruppe des Isoniazids ist die Isonitrilbildung zu nennen, die Gemeinhardt und Rangnick (1953) zur Identifizierung der Substanz in pharmazeutischen Produkten empfehlen. Man löst Isoniazid in Äthanol und versetzt mit alkoholischer Kalilauge, festem Kaliumhydroxyd und Chloroform und kocht das Gemisch intensiv. Das Isonitril des Isoniazids hat einen charakteristischen, unangenehmen Geruch, seine Formel ist wahrscheinlich:

$$N\underset{}{\bigcirc}-C\underset{O}{\overset{NH-\overset{+}{N}\equiv C^-}{\diagup}}$$

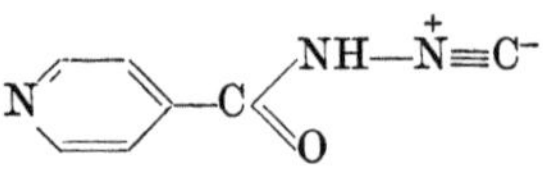

Schließlich sei noch erwähnt, daß das von einigen Autoren zur Behandlung der Tuberkulose empfohlene farblose Cyanessigsäurehydrazid $N\equiv C-CH_2-CO-NH-NH_2$ in wäßriger Lösung unter dem Einfluß von Wärme und Luftsauerstoff im Verlauf einiger Tage eine chemische Umwandlung erleidet, die von p_H-Verschiebung ins Alkalische, Gelblichbraunfärbung und Verminderung der antibakteriellen und toxischen Eigenschaften begleitet ist. Dabei soll sich ein Pyrazolidinderivat bilden, dessen Struktur nicht bekannt ist.

Zum Nachweis von Isoniazidflecken auf Filterpapier empfiehlt Leuschner (1953) unter anderem das Besprühen mit Benzoylchlorid und mit 10%iger Natronlauge, worauf das Papier auf 80° C zu erwärmen ist, bis unter der UV-Lampe deutliche blaue Fluorescenz erkennbar wird

(Empfindlichkeitsgrenze 0,1 μg). Vermutlich bildet sich hierbei N-Isonicotinoyl-N'-benzoyl-hydrazin. Danach entspricht diese Reaktion einem der üblichen Synthesewege für Carbonsäurehydrazide.

In entsprechender Weise reagiert die freie Aminogruppe des Isoniazids mit der bei langsamer Isoniazidoxydation freiwerdenden Isonicotinsäure unter Bildung von N,N'-Di-(isonicotinoyl)-hydrazin. Diese Reaktion ist offenbar von der Wahl des Oxydationsmittels unabhängig, da sich die Di-Verbindung sowohl bei der Oxydation des Isoniazids durch Jod (WOJAHN, 1952; OFFE, 1954) oder durch Quecksilber(II)-oxyd (YALE und Mitarbeiter, 1953) als auch bei der durch Hämin katalysierten Oxydation des Isoniazids durch Luftsauerstoff (KRÜGER-THIEMER, 1955) bildet. N,N'-Di-(isonicotinoyl)-hydrazin bildet sich nach CARONNA und BELLOMONTE (1953) auch bei der Behandlung von Isoniazid mit Ketonen und Ketosäuren. Vermutlich führt die Bildung einer SCHIFFschen Base zwischen der freien Aminogruppe des Isoniazids und einem Keton zu einer Lockerung der Säurehydrazidbindung, so daß diese Bindung leicht hydrolysiert wird. Damit ist vielleicht eine Erklärung für die glatte Hydrolyse des Isoniazids in Gegenwart von p-Dimethylaminobenzaldehyd gefunden.

3. Hydrolyse unter Freisetzung von Hydrazin.

Unter den Isoniazidbestimmungsmethoden haben diejenigen eine besondere Bedeutung gewonnen, bei denen nach hydrolytischer Spaltung des Isoniazids das Hydrazin in einen Farbstoff umgewandelt und photometrisch bestimmt wird. Da sich in der Literatur hinsichtlich der Hydrolyse im sauren Milieu Widersprüche vorfinden, ist eine eingehendere Besprechung dieser Methoden notwendig. KELLY und POET (1952) veröffentlichten die erste und auch heute noch wichtigste Methode dieser Art. Die Methode beruht auf der Hydrolyse des Isoniazids (etwa 1—15 μg in 4,5 ml) in etwa 0,7 normaler Salzsäure in Gegenwart von p-Dimethylaminobenzaldehyd (EHRLICHs Reagens) durch Erhitzen für 45 min im siedenden Wasserbad. Der entstehende Farbstoff Di-(p-dimethylaminobenzyliden)-azin

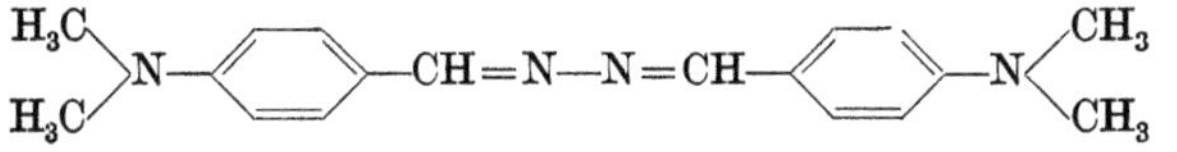

hat ein Absorptionsmaximum bei 458 nm (vgl. Tabelle 9). WOJAHN und WEMPE (1953) formulieren diesen Farbstoff in salzsaurer Lösung folgendermaßen:

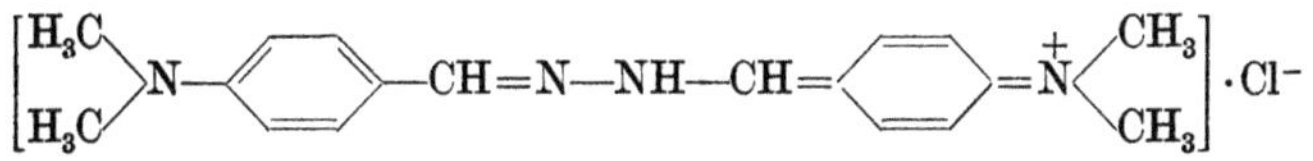

Diese Reaktion wurde von PESEZ und PETIT (1947) zum quantitativen Hydrazinnachweis in mineralsaurer Lösung vorgeschlagen. Unter den von diesen Autoren gewählten Versuchsbedingungen erschien der Farbstoff orangerot.

Aus den Versuchsbedingungen von KELLY und POET (1952) darf nicht geschlossen werden, daß eine Erhitzung von Isoniazid in etwa 0,7 n-HCl für 45 min auf 100° C zur Hydrolyse des Isoniazids in Isonicotinsäure und Hydrazin führt, da in spektrometrischen Untersuchungen nachgewiesen werden konnte, daß unter diesen Bedingungen bei Abwesenheit von p-Dimethylaminobenzaldehyd kaum 5% des Isoniazids hydrolysiert werden. Bei Erhöhung der Säurekonzentration steigt das Ausmaß der Hydrolyse, jedoch erhöht sich der Hydrolysegrad erst unter den von SCOTT (1952) verwendeten Bedingungen (15 min in 20 n-H_2SO_4 unter dem Rückflußkühler erhitzt) auf 100%, während 5 n-H_2SO_4 unter sonst gleichen Bedingungen nur etwa 45% des Isoniazids hydrolysiert (KRÜGER-THIEMER, 1955). Hieraus ist zu folgern, daß unter den Versuchsbedingungen von KELLY und POET (1952) eine Konkurrenzreaktion mit p-Dimethylaminobenzaldehyd unmittelbar beteiligt ist. So erklären sich die Befunde von WOLLENBERG (1952), daß bei salzsaurer Hydrolyse von N-Isonicotinoyl-N'-glucosyl-hydrazon (0,33 n-HCl, 15 min im siedenden Wasserbad) praktisch nur die Glucose vom Molekül abgespalten wird, und von REIF (1955), daß es nicht möglich ist, Isonicotinsäure durch Erhitzen von Isoniazid in schwacher Salzsäure herzustellen. Bei Überprüfung der Hydrolyse des Isoniazids unter üblichen Extraktionsbedingungen durch die Reaktion mit Benzaldehyd stellte SCHATTMANN (1954) fest, daß im alkalischen Medium nach KELLY und POET (1952), im essigsauren Medium nach SMOLAREK und STAHL (1953) und im salzsauren Medium nach SCHATTMANN (1953) kein Di-benzyliden-azin (Benzalazin) gebildet wird. Derselbe Befund ergab sich bei Erhitzung in salzsaurem Milieu nach den Angaben von KELLY und POET (wobei jedoch offenbar das p-Dimethylaminobenzaldehyd fortgelassen wurde) und von SCHATTMANN (1953), woraus geschlossen wurde, daß es entweder zu keiner Hydrazinbildung kommt oder daß das entstehende Hydrazin für eine Benzalazinbildung mengenmäßig unzureichend ist. Nach den oben angeführten eigenen Befunden darf angenommen werden, daß es unter den von SCHATTMANN geprüften Bedingungen zu keiner merklichen Hydrolyse des Isoniazids gekommen ist.

Übersichtlicher liegen die Verhältnisse bei der Hydrolyse des Isoniazids im alkalischen Milieu, die erstmalig von SCOTT (1952) angewendet wurde (100 mg Isoniazid in 20 ml 5 n-NaOH unter dem Rückflußkühler 15 min kochen), da es schon unter milderen Bedingungen zu einer weitgehenden Hydrolyse des Isoniazids kommt (etwa 90% bei Erhitzung für 40 min im siedenden Wasserbad in 0,6 n-NaOH; KRÜGER-THIEMER, 1955). Nach SCHATTMANN (1953) läßt sich Isoniazid mit Kaliumhydroxyd leicht verseifen; das entstehende Hydrazin kann dann durch Wasserdampfdestillation quantitativ als Hydrazinhydrat im schwefelsauren Destillat aufgefangen werden. Zur Erhöhung der Farbintensität bei der Kupplung mit dem EHRLICHschen Reagens kann das schwefelsaure Destillat eingedampft werden. Hierbei ist daran zu denken, daß Isoniazid im alkalischen Milieu schon durch Luftsauerstoff unter Stickstoffentwicklung oxydiert werden kann (vgl. S. 247) und daß diese Oxydation z. B. durch Hämin stark beschleunigt wird. Damit besteht die Möglichkeit, daß die nach alkalischer Hydrolyse des Isoniazids nachweisbare molare Hydrazinmenge geringer sein kann als die entsprechende Menge freier Isonicotinsäure.

SCHATTMANN (1953) gibt an, daß das freigesetzte Hydrazin auch mit einem Molekül Guajakoldialdehyd (4-Oxy-3-methoxy-isophthal-aldehyd) in stark alkalischer Lösung zu einer rotgelben Substanz kondensiert, wobei sich jedoch keine reproduzierbaren Werte ergeben.

Von besonderem Interesse ist die Reaktion des Hydrazins mit salpetriger Säure, bei der 1 Molekül Hydrazin 2 Moleküle salpetriger Säure verbraucht:

$$H_2N—NH_2 + 2 \cdot HO—N{=}O \rightarrow \frac{3}{2} \cdot N_2 + 3 \cdot H_2O + NO,$$

weil Isoniazid und salpetrige Säure im molaren Verhältnis 1:1 miteinander reagieren, so daß ANASTASI, MECARELLI und NOVACIC (1952) hierauf eine Methode zur Bestimmung von Hydrazin als Verunreinigung in Isoniazidpräparaten aufbauen konnten. Der Prozentgehalt des Hydrazins in einem Gemisch, das außer Isoniazid und Hydrazin keine anderen Stoffe enthält, errechnet sich nach der Formel:

$$g_2 = \frac{C \cdot M_1 \cdot M_2 - M_2}{2 \cdot M_1 - M_2} = C \cdot 18{,}143 - 0{,}13229 \text{ g Hydrazin in 1 g Gemisch,}$$

wenn von dieser Substanzmenge C Mol $NaNO_2$ bei der Reaktion verbraucht wurden (M_1 bzw. M_2 = Molekulargewichte von Isoniazid bzw. Hydrazin). Diese Formel gilt jedoch nicht für den Fall der partiellen Hydrolyse von zunächst reinem Isoniazid, da in dieser Formel der Gehalt des Hydrolysates an Isonicotinsäure nicht berücksichtigt ist. In diesem Falle hat man folgende Formel (KRÜGER-THIEMER, 1955) zu verwenden (M_3 = Molekulargewicht der Isonicotinsäure):

$$g_2 = \frac{C \cdot M_1 \cdot M_2 - M_2}{2 \cdot M_1 - M_2 - M_3} = C \cdot 36{,}895 - 0{,}26902 \text{ g Hydrazin in 1 g Gemisch,}$$

wenn von dieser Substanzmenge C Mol $NaNO_2$ bei der Reaktion verbraucht wurden. — ANASTASI, MECARELLI und NOVACIC (1952) geben an, daß man für eine Mischung aus 99,5% Isoniazid und 0,5% Hydrazin einen scheinbaren Isoniazidgehalt erhält, der 3,77% über dem theoretischen liegt. Diese Autoren weisen jedoch darauf hin, daß das durch Hydrolyse freigesetzte Hydrazin besonders bei Berührung mit Luft zu Stickstoff und Wasser oxydiert wird, so daß es mit der Natriumnitritmethode nach einiger Zeit nicht mehr nachweisbar ist. Deshalb wird zur Bestimmung der Gehaltverminderung von Isoniazidpräparaten infolge partieller Hydrolyse eine direkte polarographische Analyse des Isoniazids empfohlen.

4. Spaltung mit oxydativer oder reduktiver Umwandlung des freigewordenen Hydrazins.

Zahlreiche analytisch verwendbare Reaktionen des Isoniazidmoleküls beruhen auf der oxydativen oder reduktiven Umwandlung des Hydrazins, wobei es zur Zerstörung des Isoniazids kommt. Ob diesen Veränderungen eine Hydrolyse oder z. B. eine reduktive Spaltung vorhergeht, ist bisher nicht näher untersucht worden. Es ist wahrscheinlich, daß bei den im folgenden zitierten Reaktionen mehrere unterschiedliche Reaktionsmechanismen beteiligt sind. In vielen Fällen ist eine eindeutige Zuordnung oder Gruppierung dieser Reaktionen nicht möglich, so daß die folgende Darstellung die eigentlichen chemischen Vorgänge teilweise nur andeuten kann.

Weitgehende Aufschlüsse über die Reduzierbarkeit von Substanzen liefert die Polarographie, die auch zur Ausarbeitung relativ genauer Isoniazidbestimmungsmethoden geeignet ist. Scott (1952) bestimmte das polarographische Verhalten des Isoniazids bei verschiedenen p_H-Werten mit einem Kathodenstrahlpolarographen und fand im p_H-Bereich von 1—8 eine Reduzierbarkeit an der tropfenden Quecksilberelektrode mit 2 Wellen in etwa 0,2 V Abstand, während die beiden Wellen oberhalb von p_H 8 zu einer Welle verschmolzen. Die Spitzenpotentiale für die Reduktion in 0,01 n-HCl/n-KCl betrugen bei Verwendung einer AgCl-Anode 0,55 und 0,75 V. Die zweite Welle war für quantitative Bestimmungen besser geeignet als die erste Welle, weil diese bei geringen Konzentrationen noch von einer kleinen zusätzlichen Welle überlagert wurde. In dem genannten Elektrolyten war die Beziehung zwischen Strom und Konzentration im Konzentrationsbereich von 1—200 μg/ml linear. Isoniazid ließ sich mit dieser Methode in Tabletten mit $\pm 1\%$ Genauigkeit ohne Störung durch die Konstituentien bestimmen. Ausführliche polarographische Untersuchungen mit Isoniazid, Isonicotinsäure, Pyridin, Hydrazinsulfat und Nicotinamid führten Anastasi, Mecarelli und Novacic (1952) durch und bestätigten die Ergebnisse von Scott (1952). Da sich das Halbwellenpotential der Isonicotinsäure bei steigenden p_H-Werten gegen negativere Werte verschiebt und gleichzeitig die Höhe der Stufe abnimmt, wird gefolgert, daß nur das undissoziierte Molekül der Isonicotinsäure die Elektrode dem Wasserstoff gegenüber depolarisiert. Das Halbwellenpotential des Isoniazids verschiebt sich mit steigenden p_H-Werten gegen negative Werte ohne wesentliche Änderung der Stufenhöhe. Es wird angenommen, daß das normale Isoniazidmolekül eine direkte Reduktion erfährt. Pyridin zeigte bei keinem p_H-Wert eine Diffusionswelle und Hydrazinsulfat erzeugt nur eine Anodenwelle in alkalischer Lösung, wo Isoniazid eine ganz ähnliche Welle hervorruft. Unterhalb von p_H 8 wird die polarographische Reduktion des Nicotinamids offenbar durch den Pufferwasserstoff gestört. Bei p_H 9,3 ist die Stufe des Nicotinamids etwa halb so hoch wie die des Isoniazids. In Übereinstimmung mit diesem Befund ergab eine Rechnung mit der STOKES-EINSTEIN-Formel und der Gleichung von ILKOVIC, daß an der Reduktion des Isoniazids im schwach alkalischen Milieu 4 Elektronen beteiligt sind, während schon länger bekannt ist, daß Nicotinamid unter diesen Umständen von 2 Elektronen reduziert wird. Das unterschiedliche Verhalten der Isonicotinsäure und die Tatsache, daß das Hydrolyseprodukt eine um so kleinere Welle erzeugt, je weiter die Hydrolyse fortgeschritten ist, ergab einen Hinweis darauf, daß die Reduktion an der —CO—NH-Gruppe stattfindet. Unter dieser Annahme sind folgende Reaktionswege möglich:

$$R—CO—NH—NH_2 + 4\,H^+ + 4\,e^- \rightarrow R—CH_2—NH—NH_2 + H_2O$$

oder:

$$R—CO—NH—NH_2 + 4\,H^+ + 4\,e^- \rightarrow R—CH_2OH + H_2N—NH_2$$

Die weitere Auswertung der polarographischen Befunde erbrachte zwei Argumente für die Annahme, daß die Reduktion des Isoniazids im alkalischen Milieu nicht umkehrbar ist. Die Reduktion der Isonicotinsäure im sauren Milieu legt die Vermutung nahe, daß Isoniazid im entsprechenden Milieu auch am Pyridinring reduziert wird. Hierfür sprechen auch die Befunde von POSDEJEWA und GEPSTEIN (1952), wonach Pyridin, β-Picolin, γ-Picolin und α,α'-Lutidin an der Hg-Tropfelektrode in 50%igem Äthanol mit 0,1n-LiCl bei 25° C folgende Halbwellenpotentiale zeigen: —1,73, —1,72, —1,83 und —1,78 V. NEUSS, SEAGERS und MADER (1952) verwendeten zur Isoniazidbestimmung die beiden Halbwellenpotentiale —0,52 und —0,70 V bei p_H 1,5. In diesem Zusammenhang sind die Befunde von ROGERS, LEANZA und Mitarbeitern (1952) erwähnenswert, die den Zusammenhang zwischen der Struktur und dem Reduktionspotential bei 8 heterocyclischen Carboxamiden untersuchten. Diese Frage hat auch eine Bedeutung für den Wirkungsmechanismus des Isoniazids, da bei der Bildung von Pyridinnucleotiden das Nicotinamid durch Reduktion und Alkylierung zum N-Phosphoribityl-3-carboxamido-1,2 (oder 1,6)-dihydropyridinium umgewandelt wird. Von den anderen in der Tabelle 13 genannten heterocyclischen Carboxamiden sind nur Pyrazinamid und Pyridazin-3-(bzw. 4-)-carboxamid in derselben Weise zu Dihydroverbindungen reduzierbar. Während die beiden genannten Pyridazinderivate nach ihren ähnlichen Reduktionspotentialen wahrscheinlich in ähnlicher Weise reduziert werden, kann jedoch nur eine von den beiden Verbindungen dieselbe o-Dihydroform bilden wie Nicotinamid und Pyrazinamid. Damit ist die Vermutung nahegelegt, daß die Tuberkelbakterien entweder durch die Bildung von Pseudopyridinnucleotiden oder durch die Erschöpfung von Ribose bzw. Adenin geschädigt werden.

Isoniazid kann durch Jod und Brom zu Isonicotinsäure und Stickstoff oxydiert werden. Diese Methode wurde zuerst von CANBÄCK (1952) zur Isoniazidbestimmung in Tabletten verwendet. Dazu werden etwa 50 mg Substanz in 50 ml Wasser gelöst, mit 1 g $NaHCO_3$ und 25 ml 0,1 n-Jodlösung versetzt und nach 15 min zur Rücktitration des Jodüberschusses mittels Natriumthiosulfatlösung mit Salzsäure angesäuert. Unter diesen Bedingungen verbraucht 1 Molekül Isoniazid 4 Atome Jod. Die von CANBÄCK (1952) gegebene Formulierung für die Reaktion

$$\mathrm{Py{-}C}\begin{matrix}\nearrow \mathrm{NH{-}NH_2}\\ \searrow \mathrm{O}\end{matrix} + 2\,\mathrm{J_2} \rightarrow \mathrm{Py{-}C}\begin{matrix}\nearrow \mathrm{J}\\ \searrow \mathrm{O}\end{matrix} + 3\,\mathrm{HJ} + \mathrm{N_2}$$

ist jedoch abzulehnen, da HAUGAS und MITCHELL (1952) bei der analogen bromimetrischen Titration die Entstehung von Isonicotinsäure durch Isolierung und Schmelzpunktbestimmung nachweisen konnten. HAUGAS und MITCHELL (1952) geben der Reaktion zwischen Isoniazid und Jod folgende Formulierung:

$$\mathrm{Py{-}C}\begin{matrix}\nearrow \mathrm{NH{-}NH_2}\\ \searrow \mathrm{O}\end{matrix} + 2\,\mathrm{J_2} + \mathrm{NaHCO_3} \rightarrow \mathrm{Py{-}C}\begin{matrix}\nearrow \mathrm{OH}\\ \searrow \mathrm{O}\end{matrix} + \mathrm{N_2} + 4\,\mathrm{NaJ} + 4\,\mathrm{CO_2} + 3\,\mathrm{H_2O}$$

ALICINO (1952) betont, daß die Alkalisierung der überschüssiges Jod enthaltenden Reaktionslösung, wozu er 0,2 n-NaOH verwendet, schnell, d. h. in einem Schuß, erfolgen muß. WOJAHN (1952) empfiehlt ebenfalls eine schnelle Alkalisierung des Reaktionsgemisches, in dem eine braune Isoniazid-Perjodidverbindung ausflockt, und erklärt diese Notwendigkeit mit der Bildung von N,N'-Di-(isonicotinoyl)-hydrazin bei langsamem Reaktionsablauf gemäß den Beobachtungen von STOLLÉ (1902) bei anderen Säurehydraziden.

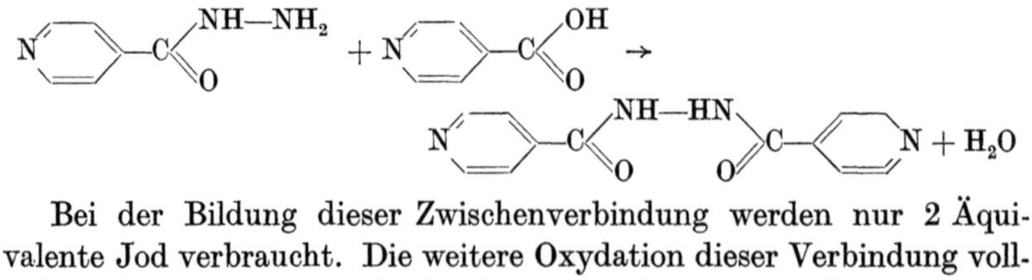

Bei der Bildung dieser Zwischenverbindung werden nur 2 Äquivalente Jod verbraucht. Die weitere Oxydation dieser Verbindung vollzieht sich langsamer als die Oxydation des Isoniazids. Wenn man Isoniazid also durch Jod langsam oxydieren läßt, z. B. bei tiefer Temperatur oder bei langsamer Alkalisierung des Gemisches, so erhält man schwankende und zu geringe Titrationswerte. Die jodimetrische Titration wurde weiter von SUPNIEWSKI und BANY (1952) verwendet.

Die Oxydation des Isoniazids mit Brom, die üblicherweise als Bromattitration in mineralsaurer Lösung durchgeführt wird, ist nach HAUGAS und MITCHELL (1952) weniger temperatur- und zeitabhängig als die Jodtitration. In den üblichen Formulierungen dieser Reaktion (HAUGAS und MITCHELL, 1952; WOJAHN, 1952) werden die von 1 Mol Isoniazid verbrauchten 4 Oxydationsäquivalente durch $2\,Br_2$ ausgedrückt. Da ein

Tabelle 13. *Vergleich der antituberkulösen Wirkung in vivo und der polarographischen Reduzierbarkeit von einigen Carboxamiden* (ROGERS, LEANDER und Mitarbeiter, 1952) *und von Isoniazid* (ANASTASI, MECARELLI und NOVACIC, 1952).

Stoff	Antituberkulöse Wirkung bei der Maus	Reduktionspotential (polarographische Halbwelle in 0,1 n-NaOH, 25° C)	
		E 1/2 (Volt)	I_d/C µA/mg/ml
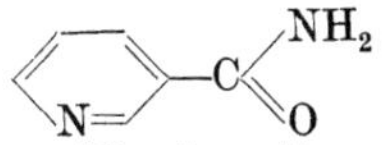 Nicotinamid	+	—1,768	56,4
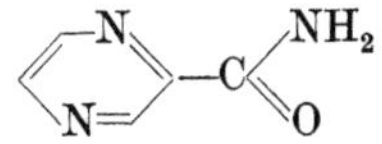 Pyrazinamid	+++	—1,195	56,4
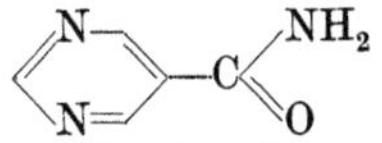 Pyrimidin-5-carboxamid	0	—1,597	106
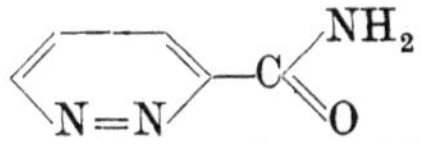 Pyridazin-3-carboxamid	+	—1,301	50,6
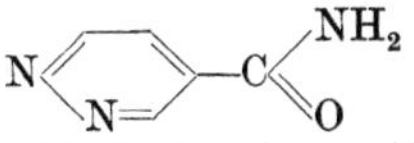 Pyridazin-4-carboxamid	0	—1,077 —1,359	32,4 32,7
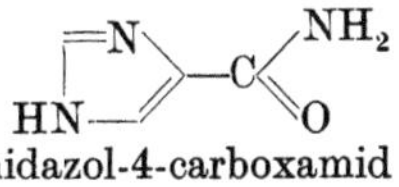 Imidazol-4-carboxamid	0	nicht reduzierbar	
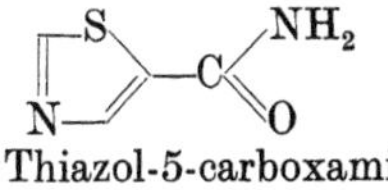 Thiazol-5-carboxamid	0	—1,765	31,3
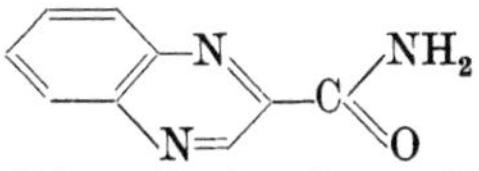 Chinoxalin-2-carboxamid	0	—0,970	48,1
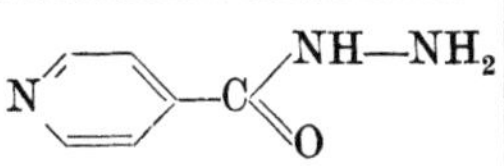 Isoniazid	++++	—1,27	127,4

Bromatmolekül 6 Oxydationsäquivalenten entspricht, läßt sich die Reaktion jedoch besser durch folgende Gleichung beschreiben:

$$3 \cdot Py{-}CO{-}NH{-}NH_2 + 2 \cdot BrO_3^- = 3 \cdot Py{-}COOH + 3 N_2 + 3 \cdot H_2O + 2 \cdot Br^-$$

Das Ende der Titration wird an der irreversiblen Entfärbung (Zerstörung) von Farbstoffzusätzen durch freigesetztes Chlor erkannt (LANG, 1951):

$$10 \cdot Cl^- + 2 \cdot BrO_3^- + 12 \cdot N^+ = 5 \cdot Cl_2 + Br_2 + 6 \cdot H_2O$$

Als Farbindicatoren, die nur in geringer Menge zuzusetzen sind, eignen sich p-Äthoxychrysoidin-Hydrochlorid, Methylorange, Methylrot, Indigocarmin u. v. a. Die Bromatoxydation des Isoniazids kann auch durch jodometrische Rücktitration von überschüssig zugesetztem Bromat ausgewertet werden (WOJAHN, 1952). Die Richtigkeit der oben gegebenen Formulierung der Bromattitration erwies sich auch bei der Messung des entwickelten Stickstoffs im Mikro-VAN-SLYKE-Apparat (HAUGAS und MITCHELL, 1952). HORN (1953) zeigte in vergleichenden Untersuchungen, daß die direkte und indirekte Bromattitration von Isoniazid in salzsaurer Lösung ohne oder mit Kaliumbromidzusatz bzw. in schwefelsaurer Lösung zu praktisch identischen Ergebnissen führt, wobei der Umsatz nicht mehr als 1% vom theoretischen nach der oben angeführten Gleichung abweicht. Daraus folgt, daß die Reaktion in schwefelsaurer Lösung nicht wie bei der Hydrazintitration teilweise zur Bildung von Stickstoffwasserstoffsäure und Ammoniak führt. Die Bromtitration mit Natriumhypobromit wurde von KAHANE und SACKUR (1953) angewendet.

STRUSZNYNSKI und BELLEN (1953) verwendeten die der Bromattitration entsprechende Jodattitration zur Isoniazidbestimmung in schwefelsaurer Lösung. Nach der von den Autoren gegebenen Vorschrift ist das Titrationsergebnis unübersichtlich, da sowohl bei der Oxydation des Isoniazids mit Jodat

$$5\,Py{-}CO{-}NH{-}NH_2 + 4\,JO_3^- + 4\,H^+ \rightarrow Py{-}COOH + 5\,N_2 + 2\,J_2 + 7\,H_2O$$

als auch bei der Umwandlung des Jodats mit Jodid

$$JO_3^- + 5\,J^- + 6\,H^+ \rightarrow 3\,J_2 + 3\,H_2O$$

(vgl. LANG, 1951) freies Jod entsteht, das durch Titration mit Natriumthiosulfat bestimmt wird.

Isoniazid kann durch zahlreiche Schwermetallverbindungen zu Stickstoff und Isonicotinsäure oxydiert werden, wobei sich bei langsamer Reaktionsführung die entstehende Isonicotinsäure mit noch unverändertem Isoniazid zu N,N'-Di-(isonicotinoyl)-hydrazin vereinigen kann. Diese Substanz wurde z. B. von YALE und Mitarbeitern (1953) durch Oxydation von Isoniazid mit Quecksilber(II)-oxyd (HgO) gewonnen. Die Komplexe des Isoniazids mit Silbernitrat, Kupfersulfat und Kupferphosphat sowie mit Quecksilber(II)-chlorid zerfallen bei Alkalisierung unter stürmischer Stickstoffentwicklung und Abscheidung von metallischem

Silber, Quecksilber, Quecksilberoxyd bzw. Kupfer(I)-oxyd (WOJAHN, 1954; KRÜGER-THIEMER, 1955). Diese Oxydationsreaktionen sind offenbar an die freie Aminogruppe des Isoniazids gebunden, da nach HUGHES (1953) N-Isonicotinoyl-N'-acetyl-hydrazin ammoniakalische Silbernitratlösung nicht reduziert. Die Reaktionen des Isoniazids mit Silbernitrat, FEHLINGscher Lösung, Kupfersulfat und Quecksilber(II)-chlorid hat WOJAHN (1952) zu qualitativen Isoniazidproben ausgearbeitet, während SUPNIEWSKI und BANY (1952) eine argentometrische Bestimmungsmethode für Isoniazid angaben. Diese Autoren verwandten auch Arsentrioxyd zur Isoniazidbestimmung; hierüber liegen keine näheren Angaben vor. BÖNICKE und REIF (1953) oxydierten das Isoniazid mit Cer(IV)-sulfat zu Isonicotinsäure. Dabei geht das Ce^{4+}-Ion unter Aufnahme eines Elektrons in das Ce^{3+}-Ion über:

$$\text{Py—CO—NH—NH}_2 + H_2O + 4\,Ce^{4+} = \text{Py—COOH} + N_2 + 4\,H^+ + 4\,Ce^{3+}$$

Ce^{4+}-Ionen wirken in stark saurer Lösung als starkes Oxydationsmittel. Bei Verwendung von Ferroin (Tri-o-phenanthrolin-eisen(II)-sulfat-Komplex) als Indicator (Umschlag rot nach blau bei Ce^{4+}-Überschuß) läßt sich diese Reaktion auch zur Bestimmung des Isoniazids verwenden. Infolgedessen kann Cer(IV)-sulfat bei Anwesenheit von Isoniazid nicht zur Titration des nicht gespaltenen Wasserstoffperoxyds bei der Katalaseaktivitätsbestimmung verwendet werden (UECKER, 1954).

Zum qualitativen Nachweis des Isoniazids eignet sich nach SCOTT (1952) und LEUSCHNER (1953) auch die Reduktion von seleniger Säure (5% SeO_2 in wäßriger Lösung) zu rotem Selen:

$$\text{Py—CO—NH—NH}_2 + SeO_3^{2-} + 2\,H^+ \rightarrow \text{Py—COOH} + N_2 + 2\,H_2O + Se$$

Isonicotinsäure und Nicotinsäure reduzieren selenige Säure nicht. Wie zahlreiche andere Hydrazinderivate, z. B. Phenylhydrazin, Benzolhydrazin und Semicarbazid, oxydiert Isoniazid (in etwa 5%iger Lösung) eine 1%ige Lösung von Natrium-pentacyanamminferroat (Prussoammoniaknatrium) zu rotem Natrium-pentacyanamminferriat.

Für die gasvolumetrische Bestimmung von Carbonsäurehydraziden empfehlen GEHLEN, ELCHLEPP und CERMAK (1953) die Reaktion mit dem mäßig starken Oxydationsmittel Kaliumnitrosodisulfonat:

$$\text{R—CO—NH—NH}_2 + H_2O \rightleftharpoons \text{R—COOH} + N_2H_4$$
$$N_2H_4 + 4\,(KSO_3)_2NO \rightarrow N_2 + 4\,(KSO_3)_2NOH$$

Die Ergebnisse dieser Bestimmungsmethode, die auch in alkalischer Lösung durchführbar ist, unterscheiden sich von denen der jodometrischen Titration nur geringfügig (vgl. auch TEUBER und JELLINEK, 1952).

Isoniazid und Iproniazid liefern mit Kaliumferricyanid eine blaue Färbung, die aus Berliner oder Thurnbulls Blau bestehen soll. Zur Bildung dieser Farbstoffe muß das Kaliumferricyanid teils reduziert und teils zerstört werden (JACOBS, 1953). Isoniazid wird im alkalischen

Milieu auch durch Triphenyltetrazoliumchlorid oxydiert (WOJAHN, 1952). Die Reaktion läßt sich durch Erhitzen beschleunigen. In ammoniakalischer Lösung bildet sich das rotviolette Reduktionsprodukt Formazan langsamer als in Gegenwart von Natriumhydroxyd.

HARTING (1953) verwendet die Oxydation des Isoniazids in alkalischer Lösung mit Kaliumferricyanid zur gasvolumetrischen Isoniazidbestimmung. Die Reaktion wird durch Stärke, Harnstoff und viele andere Stoffe nicht gestört, jedoch werden auch Thiosemicarbazone durch Kaliumferricyanid unter Stickstoffentwicklung oxydiert. Die Annahme von HARTING (1953) über den Ablauf der Oxydation von Carbonsäurehydraziden [bei Überschuß an Oxydationsmittel Bildung von Carbonsäuren, bei Zugabe von 1 Oxydationsäquivalent je Mol Bildung von Aldehyden und bei geringerer Oxydationsmittelzugabe Bildung von Hydrazonen, z. B. N-Isonicotinoyl-N'-(γ-picolyliden)-hydrazon] sind als hypothetisch anzusehen, da bisher keine Berichte über den Nachweis von Aldehyden bei diesen Oxydationsreaktionen vorliegen. Für diese gasvolumetrische Reaktion sollen sich Kaliumpermanganat und Kaliumdichromat weniger gut eignen. Diese Oxydationsmittel wurden von MERZ und SCHIRM (1952) zur Isoniazidbestimmung verwendet. Mit Kaliumpermanganat in schwefelsaurer Lösung ergab sich dabei ein Verbrauch von 3,5 Oxydationsäquivalenten je Mol Isoniazid. Der von MERZ und SCHIRM angenommene Reaktionsverlauf muß als unwahrscheinlich angesehen werden, da er nicht erklärt, warum von den intermediär entstehenden N,N'-Di-(isonicotinoyl)-hydrazin-Molekülen genau die Hälfte zum Diimid dehydrogeniert werden soll, während die andere Hälfte vollständig zur Isonicotinsäure oxydiert wird. Es ist wahrscheinlicher, daß der zur Erklärung unvollständiger Reaktionsabläufe bei der jodometrischen Titration (WOJAHN, 1952) angenommene Reaktionsverlauf auch hier analogerweise zutrifft. Das gleichmäßige Titrationsergebnis von MERZ und SCHIRM käme danach durch eine zweckmäßige Standardisierung der Methodik zutande. Dieser Gedanke folgt nicht nur aus der Angabe von MERZ und SCHIRM, daß Ioniazid bei der Titration mit Kaliumdichromatlösung erwartungsgemäß 4 Oxydationsäquivalente je Mol verbraucht, sondern auch daraus, daß RUBIN, DREKTER, SCHEINER und DE RITTER (1952) zur vollständigen Oxydation des Isoniazids mit Kaliumpermanganat zu Isonicotinsäure das Reaktionsgemisch erhitzten, während MERZ und SCHIRM in der Kälte titrierten, so daß bei der geringeren Reaktionsgeschwindigkeit die Reaktion nach WOJAHN (1952) unvollständig verlaufen könnte. Bei Berücksichtigung dieser Verhältnisse sind die Bedenken von SCHATTMANN (1954) gegen die Oxydationsverfahren zur Isoniazidbestimmung hinfällig. Für beide Oxydationsverfahren kann Diphenylamin-Schwefelsäure als Indicator verwendet werden. Die von MERZ und SCHIRM (1952) beobachteten Stöchiometriedefekte bei der Titration von Isoniazid mit Kaliumpermanganat lassen jedoch auch eine andere Deutung zu. Zu Beginn dieses Unterabschnittes wurde schon bei der Besprechung der polarographischen Untersuchungsergebnisse darauf hingewiesen, daß Isoniazid offenbar nicht nur am Pyridinring, sondern auch an der Säurehydrazidgruppe durch die Quecksilbertropfelektrode reduzierbar ist. ABEL (1953) hat zur Erklärung der eigenartigen, konzentrationsabhängigen Stöchiometrie der Reaktion zwischen Hydrazin und dem Permanganation angenommen, daß Hydrazin dabei nicht nur als Reduktans im Sinne der Gleichung

$$5\,N_2H_4 + 4\,MnO_4^- + 12\,H^+ \rightarrow 5\,N_2 + 4\,Mn^{2+} + 16\,H_2O,$$

sondern auch als Oxydans nach der Gleichung

$$3\,N_2H_4 \rightarrow N_2 + 4\,NH_3$$

wirken kann, wobei Manganionen in höhere Oxydationsstufen umgewandelt werden. Nach ABEL sind diese Reaktionen konzentrations-, temperatur- und p_H-abhängig. Hier sei erwähnt, daß CEDRANGOLO, GIOIA und BAGNULO (1953) annehmen, daß beim Abbau des Isoniazids in vivo Ammoniak entstehen soll. Die entgiftende Wirkung der Glutaminsäure gegenüber hohen Isoniaziddosen wird als eine enzymatisch beschleunigte Bildung des ungiftigen Glutamins aus Ammoniak und Glutaminsäure gedeutet. Die Auffassung, daß beim Isoniazidabbau in vivo auch Ammoniak entsteht, wird auch von MORVILLO und GARATTINI (1952) vertreten.

Die von KNOX, KING und WOODROFFE (1952) (vgl. auch GOULDING, KING und ROBSON 1952) entdeckte Umwandlung des Isoniazids in nichtbeimpftem DUBOS-Nährmedium beruht, wie weitere Untersuchungen ergaben, ebenfalls auf einer Oxydation des Isoniazids. Bei einer Anfangskonzentration von 4 μg/ml verlor Isoniazid bei 37° C wöchentlich etwa die Hälfte seiner antituberkulösen Aktivität, während eine Lösung des Isoniazids in destilliertem Wasser über 4 Wochen voll wirksam blieb. Bei Temperaturerhöhung von 32° C auf 42° C wird die Inaktivierung erheblich beschleunigt, da nach 4 Wochen bei der erstgenannten Temperatur die Restaktivität etwa 12% betrug, während bei Temperaturerhöhung von 10° nur noch 1,5% Restaktivität gefunden wurden. Streptomycinzugabe verhinderte den Aktivitätsabfall nicht. PANSY, KOERBER, STANDER und DONOVICK (1953) bestätigten diese Befunde und kamen auf Grund ihrer Versuche zu der Ansicht, daß für die Inaktivierung des Isoniazids das Fe^{3+}-Ion des Ferriammoniumcitrats bei schwach alkalischem p_H verantwortlich zu machen sei. Danach soll es gleichgültig sein, ob der p_H-Wert mit Hilfe eines Phosphatpuffers oder durch Zugabe von Säure bzw. Lauge eingestellt wird. Auch BÖNICKE und REIF (1953) bestätigen die starke Abhängigkeit der Isoniazidinaktivierung vom p_H-Wert des verwendeten m/15-Phosphatpuffers nach SÖRENSEN.

Interessanterweise ließ sich die Inaktivierungsgeschwindigkeit durch Zugabe von 25—50 μg/ml $MnCl_2$ beträchtlich steigern. Vermutlich besteht eine Beziehung zwischen diesem Befund und den oben erwähnten, noch nicht ganz geklärten Effekten bei der Wirkung des Kaliumpermanganats auf das Isoniazid. Der Manganeffekt ließ sich auch im Blutserum enthaltenden KIRCHNER-HERRMANN-Nährmedium, nicht jedoch im eiweißfreien, jedoch auch phosphathaltigen SAUTON-Medium zeigen (Tabelle 14). Bei $MnCl_2$-Zusatz und einer Versuchstemperatur oberhalb von 30° C ließ sich nach 60 Std das Isoniazid weder mikrobiologisch (Methode nach BÖNICKE) noch chemisch (KELLY-POET-Methode ohne Hydrolyse) nachweisen. Etwa 60% der Isoniazidmenge ließ sich mit der Methode von RUBIN, DREKTER, SCHEINER und DE RITTER (1952) als Isonicotinsäure wiederfinden. Silbernitrat, Cobalt-, Eisen-(II)-, Magnesium-, Nikkel- und Zinksulfat, Quecksilberchlorid und Bleiacetat zeigen diesen Effekt nicht. Die Inaktivierung des Isoniazids in phosphatgepuffertem Medium oberhalb p_H 8 ist nach BÖNICKE und REIF zeit- und temperaturabhängig. Im Zusammenhang mit diesen Versuchen weisen ERLENMEYER, FALLAB, PRIJS und ROTH (1954) auf die Notwendigkeit hin, die Kulturen auf das Nachwachsen resistenter Keime zu überprüfen (vgl. Tabelle 11). Diese Befunde wurden durch die Untersuchungen von LEWIN und HIRSCH (1955), die am Schluß des vorhergehenden Abschnitts (S. 228) ausführlich besprochen wurden, bestätigt.

Tabelle 14. *Bestimmung der Isoniazidhemmkonzentration* (μg/ml) *im* KIRCHNER-HERRMANN-*Medium und* SAUTON-*Medium bei Zusatz von* $MnCl_2$. (Nach BÖNICKE und REIF, 1953.)

Nährmedium	Ablesetag	$MnCl_2$-Zusatz ohne	$MnCl_2$-Zusatz 25 μg/ml
KIRCHNER-HERRMANN	15. Tag	0,04	2,5
	30. Tag	0,3	
SAUTON	15. Tag	0,02	0,02
	30. Tag	0,02	

Von besonderer Bedeutung erwies sich in der Folge der Befund von FISHER (1954), daß freies, nicht an Eiweiß gebundenes Hämin die tuberkulostatische Aktivität des Isoniazids und anderer Säurehydrazide wie Benzoyl-, p-Aminosalicyloyl- und α-Picolinoyl-hydrazin, antagonisiert. Dieser Antagonismus wird durch Gegenwart von Mangansalzen verstärkt. BÖNICKE (1954) bestätigte diese Befunde, stellte aber im Gegensatz zu FISHER fest, daß dieser Antagonismus auch bei Anwesenheit von Blutserum und Serumalbumin wirksam ist. Bei Ermittlung der Isoniazidkonzentration mit der p-Dimethylaminobenzaldehyd-Methode ohne Hydrolyse nach 5tägiger Einwirkung von Hämin oder Hämin mit Mangan(II)-chlorid ergab sich ein Konzentrationsabfall, der dem Wirkungsabfall im mikrobiologischen Hemmversuch entsprach. Damit war zugleich gezeigt, daß sich der Antagonismus auch außerhalb der Bakterienzelle abspielen konnte. Der Mechanismus dieser Reaktion ließ sich durch ultraviolettspektrometrische Untersuchungen in Verbindung mit WARBURG- und THUNBERG-Versuchen klären (KRÜGER-THIEMER, 1955). Hämin beschleunigt katalytisch die in alkalischer Lösung normalerweise langsam verlaufende Oxydation des Isoniazids durch den Luftsauerstoff erheblich. Die langsame Oxydation des Isoniazids im alkalischen Milieu war vorher schon von CINGOLANI und GAUDIANO, (1954) beobachtet worden. KRÜGER-THIEMER (1955) stellte weiterhin fest, daß sich bei der durch Hämin beschleunigten Zersetzung des Isoniazids in beträchtlichem Umfange durch Reaktion der entstehenden Isonicotinsäure mit noch unzersetztem Isoniazid als Zwischensubstanz das N,N'-Di-(isonicotinoyl)-hydrazin bildet, dessen weitere Oxydation zu Isonicotinsäure langsamer verläuft als die Oxydation des Isoniazids. Über den Zusammenhang dieser katalytischen Oxydation des Isoniazids mit der von GRAY (1953) beobachteten Veränderung der Lichtabsorption des Hämatins bei Einwirkung von Isoniazid (Verschwinden der Bande bei 610 nm) ist Näheres noch nicht bekannt.

Eine weitere Beobachtung von GRAY (1953) hat in diesem Zusammenhang besonderes Interesse. GRAY stellte fest, daß Isoniazid und einige Isoniazidanaloga die durch alkalisches Oxyhäm (Hämatin) katalysierte Chemiluminescenz einer Mischung von 5-Amino-phthalazin-1,4-diol (Luminol, vgl. Tabelle 15, Stoffe Nr. 888 und 889) und Wasserstoffperoxyd unterdrücken können. Dabei soll die Stärke der Chemiluminescenzlöschung der Isoniazidanaloga im Vergleich mit der des Isoniazids der biologischen Wirkungsstärke dieser Stoffe entsprechen. So sind Natriumazid, Hydroxylamin, Nicotinamid, Pyrazinoyl-amid, Pyridin und Pyridoxinderivate in diesem Test nur wenig oder nicht wirksam. Zur Aufhebung der Chemiluminescenz sind etwa 100 Moleküle Isoniazid je Molekül Oxyhäm nötig. An Stelle von Oxyhäm können in diesem Test dicke Bakteriensuspensionen oder Cytochrom c verwendet werden. Aus diesen Beobachtungen lassen sich nur mit großer Vorsicht Folgerungen auf den Wirkungsmechanismus des Isoniazids ziehen. Bemerkenswert ist, daß einige Phthalazinderivate (vgl. Tabelle 15, Stoffe Nr. 843—921) eine deutliche antituberkulöse Wirkung haben. Eingehende Untersuchungen über die Chemiluminescenz von 5-Amino-phthalazin-1,4-diol und anderen Substanzen haben ALBRECHT (1928), BERGSTERMANN (1955), BERNANOSE (1950, 1952), CROSS und DREW (1949), DREW (1939), KENNY (1954), KENNY und KURTZ (1952), KURTZ (1954), LINSCHITZ und ABRAHAMSON (1953), MCELROY und STREHLER (1954) und PONOMARENKO, MARKARJAN und KOMLEW (1953) durchgeführt. Die Formulierungen für den Ablauf der Chemiluminescenzreaktion bei DREW (1939), KENNY (1954) und KURTZ (1954) sind nicht einheitlich. Es wird angenommen, daß ein inneres Peroxyd von der Struktur

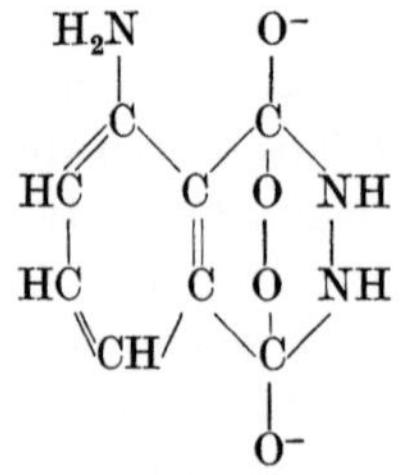

intermediär entsteht, das entweder unter Sauerstoffentwicklung und Lichtaussendung in die Ausgangssubstanz zurückverwandelt wird oder unter Stickstoffentwicklung oxydativ in Phthalsäure übergeht. In der eigentlichen Chemiluminescenzreaktion soll 5-Amino-phthalazin-1,4-diol also als Katalysator auftreten. Der Vorgang wird dadurch unübersichtlich, daß dieser Katalysator teilweise oxydativ zerstört werden kann. Über die Rolle des Oxyhäms bei diesem Vorgang bestehen keine klaren Vorstellungen. Auf welche Weise das Isoniazid die Lichtentwicklung unterdrückt, ist unbekannt. Aus den Angaben von GRAY ist nicht mit Sicherheit zu entnehmen, daß das Isoniazid die Chemiluminescenz des 5-Amino-phthalazin-1,4-diols auf dem Wege über eine chemische Reaktion mit dem Oxyhäm unterdrückt. Da Isoniazid, wie oben gezeigt wurde, leicht oxydierbar ist, wäre es möglich, daß das verfügbare Wasserstoffperoxyd durch das Isoniazid reduziert wird, so daß es sich um eine Konkurrenzreaktion handeln würde.

Chemische Reaktionen des Pyridinrings.

Auf Grund von Berechnungen der Elektronenverteilung und der Resonanzenergie in den Molekülen der Methylpyridine kann angenommen werden, daß der Ringstickstoff in 2-Methyl-pyridin und 4-Methyl-pyridin teils als heterocyclisch gebundener Stickstoff mit einem freien Elektronenpaar und teils als Iminogruppe ohne freies Elektronenpaar am Stickstoff vorliegt, während der Stickstoff in Pyridin und 3-Methylpyridin offenbar nur in der erstgenannten Bindungsart auftritt (PLOQUIN, 1950).

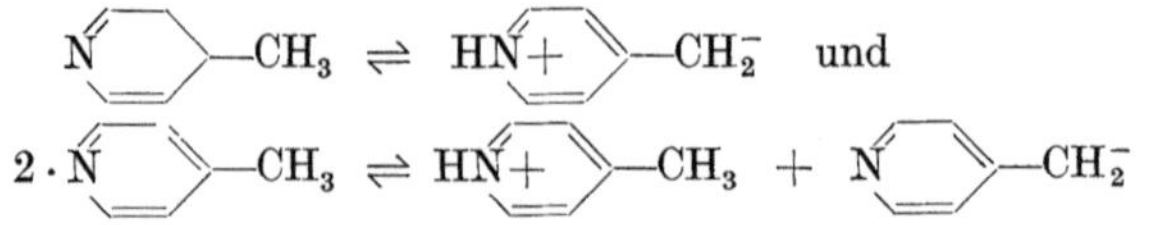

Die nähere Verwandtschaft zwischen den 2- und 4-substituierten Pyridinderivaten im Gegensatz zu den 3-substituierten Pyridinderivaten ist aus zahlreichen chemischen und physikochemischen Untersuchungen bekannt (vgl. z.B. TAMRES, SEARLES, LEIGHLY und MOHRMAN, 1954). Da von den drei isomeren Pyridin-carboxy-hydrazinen das 4-Isomere

(Isoniazid) gegenüber Tuberkelbakterien sehr stark wirksam ist und die schwächere Wirkung des 2-Isomeren (Picolinoyl-hydrazin) noch der Wirkung der p-Aminosalicylsäure vergleichbar ist, während das 3-Isomere (Nicotinoyl-hydrazin) praktisch unwirksam ist, kann auf einen engen Zusammenhang zwischen der Reaktionsfähigkeit des Pyridinrings im Molekül und der antituberkulösen Wirkung geschlossen werden. Damit erhalten die chemischen Reaktionen des Pyridinrings im Isoniazidmolekül, die vielfach analytisch verwendet werden, eine allgemeinere Bedeutung.

Der Übergang des heterocyclisch gebundenen Stickstoffs in die Iminogruppe ohne freies Elektronenpaar bezeichnet man auch als Übergang des Pyridinradikals in das Pyridiniumradikal. Dieses Radikal überwiegt in Lösungen mit hoher Wasserstoffionenkonzentration. Unter geeigneten Umständen können andere einfach positiv geladene Radikale an Stelle des Wasserstoffions an den Pyridinstickstoff angelagert werden. Substitutionen am Pyridinstickstoff führen oft zu einer Lockerung der Ringstruktur, so daß der Pyridinring durch starke Alkalien zwischen dem Stickstoffatom und einem oder beiden benachbarten Kohlenstoffatomen gesprengt werden kann. Dabei bilden sich primäre Amine und Polymethinfarbstoffe (Derivate des Glutaconaldehyds), die zum quantitativen Isoniazidnachweis brauchbar sind. Einige Halogenverbindungen lassen sich besonders leicht an den Pyridinring des Isoniazids anlagern:

Brom-cyan
1-Chlor-2,4-dinitro-benzol
1-Fluor-2,4-dinitro-benzol
2-Chlor-1,3,5-trinitro-benzol (Picryl-chlorid)
Methyl-jodid

Bromierte Kohlenhydrate eignen sich zur Synthese von Kohlenhydratpyridinverbindungen. Kohlenhydrate als Bestandteile von Nucleotiden und Methylgruppen können sich offenbar in vivo, wahrscheinlich unter Beteiligung von Enzymen, an den Pyridinstickstoff des Isoniazids anlagern.

Die bekannteste Reaktion des Pyridinstickstoffs ist die von König (1904) gefundene Farbreaktion mit Bromcyan und Ammoniak oder aromatischen Aminen. Diese Reaktion wurde zur Bestimmung von Nicotinamid (Chaudhuri und Kodicek, 1949), von Nicotinsäure (Mueller und Fox, 1951) und von Isoniazid (Rubin, Drekter, Scheiner und de Ritter, 1952; vgl. auch Bönicke und Reif, 1953) ausgearbeitet. Streng genommen handelt es sich bei der Anwendung der Bromcyanreaktion zum Isoniazidnachweis nicht um eine chemische Reaktion des unveränderten Isoniazids, da die Säurehydrazidgruppe die Bromcyanreaktion mit der anschließenden Ringsprengung unter Anlagerung eines Amins stört, so daß das Hydrazin vorher durch Oxydation beseitigt werden muß (Pachioli, Coppini und Olivi, 1952). Ob dabei auch schon die Anlagerung des Cyanradikals an den Pyridinring oder nur die folgende Ringsprengung gestört wird, ist aus den hier vorliegenden Veröffentlichungen nicht zu ersehen. Für die Isonicotinsäure, die bei der oxydativen Zerstörung des Isoniazids entsteht, läßt sich die Reaktion in Anlehnung an PACHIOLI, COPPINI und OLIVI (1952) so formulieren:

$$N\bigcirc-COOH + BrCN \rightarrow N\equiv C-N^+\bigcirc-COOH + Br^-$$

$$N\equiv C-N^+\bigcirc-COOH + 2\cdot H_2N-\bigcirc \rightarrow$$

$$\bigcirc-NH-CH=CH-\underset{COOH}{C}=CH-CH=N-\bigcirc + H^+ + NH_2-C\equiv N$$

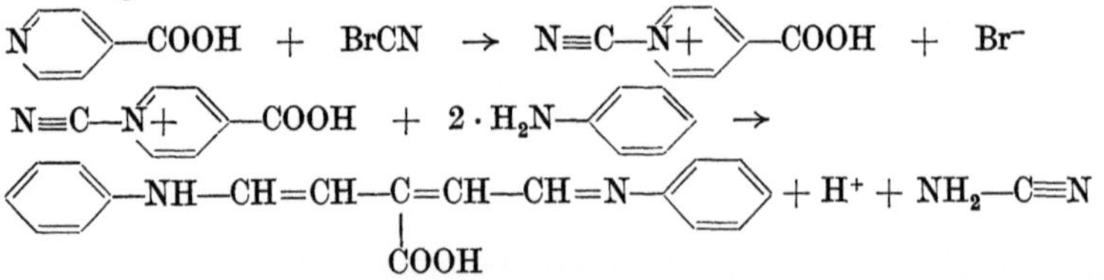

Die Bromcyanreaktion eignet sich nicht nur zur quantitativen Auswertung durch Photometrie oder Fluorometrie, sondern auch zur Darstellung vieler Pyridinderivate auf dem Filterpapier bei der Papierchromatographie und der Papierelektrophorese (CUTHBERTSON und IRELAND, 1952; CUTHBERTSON, IRELAND und WOLFF, 1953; JERCHEL und JACOBS, 1953; LEUSCHNER, 1953; WEGNER, 1953). Die Bromcyanreaktion ermöglicht die Unterscheidung zwischen Isonicotinsäure und Nicotinsäure bei Verwendung von p-Aminobenzoesäure (JERCHEL und JACOBS, 1953), von o-Phenylendiamin (LEUSCHNER, 1953) oder von p-Methylamino-phenol-sulfat (Metol; WOJAHN, 1953). Folgende weitere aromatische Amine und sonstige Stoffe wurden mit unterschiedlichem Erfolg zur Identifizierung verschiedener Pyridinderivate verwendet: Anilin, Benzidin, p-Aminoacetophenon, 3-Methyl-1-phenyl-pyrazol-5-on, Barbitursäure, Thiobarbitursäure. Zur Ausschaltung des störenden Einflusses der Nicotinsäure beim Isoniazidnachweis ist ein Kunstgriff von DANN und HANDLER (1941) geeignet.

Eine ähnliche analytische Bedeutung wie die Bromcyanreaktion haben Reaktionen mit Halogennitrobenzolen zur Isoniazidbestimmung erlangt. Als Beispiel sei die Reaktion mit 1-Chlor-2,4-dinitro-benzol (BALLARD und SCOTT, 1952; SCHOOG, 1952; SCOTT, 1952; WOJAHN, 1952; vgl. auch HERINGTON, 1951) formuliert:

$$N\bigcirc-CO-NH-NH_2 + O_2N-\bigcirc(NO_2)-Cl \rightarrow$$

$$O_2N-\bigcirc(NO_2)-N^+\bigcirc-CO-NH-NH_2 + Cl^-$$

$$O_2N-\bigcirc(NO_2)-N^+\bigcirc-CO-NH-NH_2 + OH^- \rightarrow$$

$$O_2N-\bigcirc(NO_2)-N=CH-CH=\underset{CO-NH-NH_2}{C}-CH=CH-OH$$

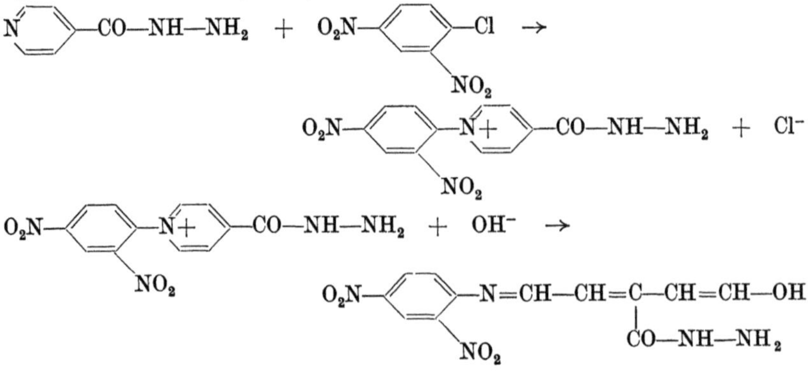

Hierbei sind möglicherweise gleichzeitig ablaufende Veränderungen an der Säurehydrazidgruppe unberücksichtigt geblieben. Diese Reaktion ist nach SCOTT (1952) ziemlich spezifisch, da unter 30 Pyridinderivaten nur 4-Methyl-pyridin und 4-Äthyl-pyridin ebenso wie Isoniazid unter Bildung eines rötlich-purpurnen Farbstoffes reagierten. Nach JERCHEL und JACOBS (1953) ist 1-Fluor-2,4-dinitro-benzol für diese Reaktion bei manchen Pyridinderivaten geeigneter als das Chlorderivat. Ebenso brauchbar ist nach COPPINI, CAMERONI und MONZANI (1952), CUTHBERTSON und IRELAND (1952), CUTHBERTSON, IRELAND und WOLFF (1953) 2-Chlor-1,3,5-trinitro-benzol (Picryl-chlorid). Weitere ähnliche Reaktionen zur Unterscheidung von Pyridinderivaten beschrieb HERINGTON (1951). Zur Ringsprengung kann Natriumhydroxyd, Ammoniak, Natriumbicarbonat oder Borax unter Erhitzung verwendet werden.

Isoniazid läßt sich mit Dimethyl-sulfat in das 1-Methyl-pyridinium-4-carboxy-hydrazin-sulfat überführen. Bei Alkalisierung verwandelt sich diese Verbindung in ein aliphatisches Amin.

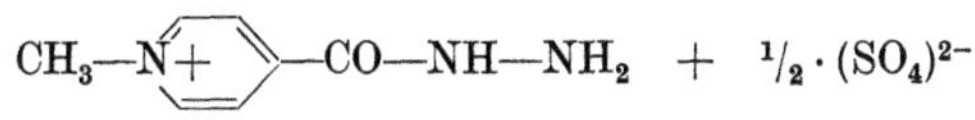

Die Reaktion ist zur quantitativen Bestimmung des Pyridinstickstoffs im Isoniazid geeignet, wenn man den Hydrazinstickstoff vorher durch Oxydation entfernt (KAHANE und SACKUR, 1953). Für diese Reaktion dürfen die 2-Stellung und die 6-Stellung des Pyridins nicht besetzt sein (vgl. KARIYONE und HASHIMOTO, 1951). In entsprechender Weise bildet sich aus Isoniazid in wasserfreiem Methanol bei langsamer Zugabe von Methyl-jodid unter Konstanthaltung der Temperatur auf 40° C das 1-Methyl-pyridinium-4-carboxy-hydrazin-jodid (CARRARA, CHINCONE, D'AMATO, GINOULHIAC, MARTINUZZI, TEOTINO und VISCONTI, 1952, vgl. auch MCMILLAN, LEONARD, MELTZER und KING, 1953). Dieses und andere 1-substituierte Derivate des Isoniazids, auch z.B. die 1-Oxo-Verbindungen (JERCHEL und JACOBS, 1954), werden jedoch meist auf dem Umweg über die 1-substituierten Isonicotinoyl-methylester hergestellt (YALE, LOSEE, MARTINS, HOLSING, PERRY und BERNSTEIN, 1953; vgl. auch die Stoffe Nr. 7, 12, 14—16, 20, 21, 283—286, 531—535 der Tabelle 15).

KELLY, POET und CHESNER (1952) berichteten über die mögliche Anwesenheit von kleinen Mengen von 1-Methyl-pyridinium-4-carboxy-hydrazin (dort N'-Methylisonicotinsäurehydrazid genannt) im Urin von Hunden nach der Applikation von Isoniazid. Möglicherweise liegt der Bildung dieses Stoffes derselbe Mechanismus zugrunde, der für die Umwandlung von Nicotinamid in 1-Methyl-nicotinamid (Trigonellin-amid) und von Pyridin in 1-Methyl-pyridinium-1-hydroxyd verantwortlich ist (JOHNSON und LIN, 1953; LIN und JOHNSON, 1953; REDDI und KODICEK, 1953). [Die auch im neueren Schrifttum noch zu findende Angabe, daß aus Nicotinamid im menschlichen Körper Trigonellin (1-Methyl-nicotinsäure-betain) entstehen soll (z.B. Truhaut, 1953), gilt als widerlegt. Gelegentlich wird 1-Methyl-nicotinamid fälschlicherweise als Trigonellin bezeichnet.] Da aus Nicotinamid in vivo als weiteres Umwandlungsprodukt 1-Methyl-5-carbaminyl-pyrid-2(1H)-on entsteht, muß die Bildung des entsprechenden Isoniazidderivates, 1-Methyl-pyrid-2(1H)-on-4-carboxy-hydrazin, das nach Bavin, Drain, Seiler und Seymour (1952) in vitro und in vivo gegen Tuberkelbakterien wirksam ist, erwogen werden.

Über ein weiteres 1-substituiertes Isoniazidderivat berichteten Zatman, Kaplan, Colowick und Ciotti (1954). Diese Autoren fanden, daß bei gemeinsamer Bebrütung von Diphosphopyridinnucleotid und Isoniazid in Gegenwart von isoniazidunempfindlicher Diphosphopyridinnucleotidase mit etwa 75%iger Ausbeute das Isoniazidanalogon des Diphosphopyridinnucleotids, das an Stelle des Nicotinamids das Isoniazid enthält (Strukturformel s. Tabelle 15, Stoff Nr. 13), gebildet wird. Die Bedeutung dieser Substanz für die Hemmung des Tuberkelbakterienwachstums ist noch unklar (vgl. Pätiälä, 1954). In 1-Stellung mit Zucker substitutierte Derivate des Nicotinamids, z.B. 1-(D-Ribosido)-3-carbaminyl-pyridinium-chlorid und 1-(β-D-Glucosido)-3-carbaminyl-pyridinium-chlorid, sind in vitro synthetisierbar (Viscontini, Hoch, Marti und Karrer, 1955; vgl. auch die Synthese eines entsprechenden Glucosides des Nicotins mit α-Acetobromoglucose durch Panouse, 1950).

In Diskussionen über die Bedeutung des Isoniazidanalogons des Diphosphopyridinnucleotids wird man berücksichtigen müssen, daß nach Rafter und Colowick (1954) im Gegensatz zur bisherigen Ansicht, die auf Karrer, Schwarzenbach, Benz und Solmssen (1936) zurückgeht, anzunehmen ist, daß die Reduktion von N-substituiertem Nicotinamid nicht in 1,2- bzw. 1,6-Stellung, sondern in 1,4-Stellung erfolgt. Im Gegensatz zu den Verhältnissen beim unsubstituierten Pyridin, bei dem 1-Alkyl-substitution weitere Substituenten in die 2-Stellung lenkt, während 1-Acyl-substitution weitere Substituenten in die 4-Stellung dirigiert, ergab sich sowohl bei 1-Methyl- als auch bei 1-Ribosido-nicotinamid eine Hydrierung der 4-Stellung. Bei Einwirkung von starken Reduktionsmitteln, wie Lithiumaluminiumhydrid ($LiAlH_4$), auf nicht in 1-Stellung substituierte Pyridinderivate, die elektronenaffine Substituenten tragen, hängt es von der Stellung der Substituenten ab, ob die Hydrierung am Substituenten oder am Pyridinring erfolgt. Bei Substitution mit Estergruppen oder Nitrilen in 2,4- oder 6-Stellung werden die funktionellen Gruppen reduziert, während es bei 3- oder 3,5-Substitution zur Bildung von 1,4-Dihydro-pyridinderivaten kommt, vielleicht auf dem Umweg über die instabileren 1,2-Dihydro-pyridin-Verbindungen (Bohlmann und Bohlmann, 1953). Methyl- oder Phenylradikale in 2- oder 6-Stellung behindern die Reduktion des Pyridinrings. Als Ursache für diese Verhältnisse wird eine von der Substituentenstellung abhängige unterschiedliche Polarisation des Pyridinrings angenommen (δ^+ und δ^- bedeuten partielle positive oder negative Ladungen):

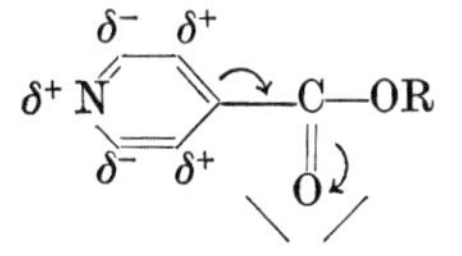

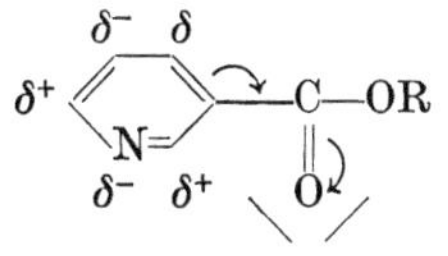

Bei Mischung eines dicken Breies aus Pyridinderivaten und Ascorbinsäure mit wenig Wasser färbt sich das Gemisch in Abhängigkeit von den Substituenten am Pyridinring gelb (MILHORAT, 1944). Bei Nicotinamid bildet sich die Färbung sofort, während die Reaktion bei der Nicotinsäure mit geringer Verzögerung auftritt, wobei das Gemisch krümelig und trocken wird. Auch beim Isoniazid kommt es zu sofortiger Gelbfärbung, während N,N'-Dinicotinoyl-hydrazin, N-Isonicotinoyl-N'-cyclooctanon-hydrazon und p-Aminosalicylsäure weder mit Wasser noch mit 1n-HCl oder 1n-NaOH zu Farbänderungen führen. Beim N,N'-Diisonicotinoyl-hydrazin kommt es nur nach Zusatz von 1n-NaOH zu einer Gelbfärbung, die bei Ansäuerung mit 1n-HCl wieder verschwindet, während die Gelbfärbungen von Isoniazid und Nicotinsäure gegen 1n-HCl stabil sind (KRÜGER-THIEMER, 1955). Die Struktur der gelben Verbindungen ist unbekannt.

Nach den Befunden über die Komplexbildung des Isoniazids mit Kupfersulfat (vgl. S. 219) unter Beteiligung der Carboxy-hydrazingruppe muß es als unwahrscheinlich angesehen werden, daß die Fällungsreaktion des Isoniazids mit Kupfersulfat in Analogie zu den Kupfersulfatfällungsreaktionen der Nicotinsäure und des Nicotinamids (WOJAHN, 1952) für den heterocyclisch gebundenen Stickstoff charakteristisch ist, insbesondere weil z. B. das N,N'-Dinicotinoyl-hydrazin mit Kupfersulfat keine Fällung ergibt. Dagegen beruht die Komplexbildung zwischen Isoniazid und Quecksilber(II)-chlorid (SCOTT, 1952) sowohl auf dem freien Hydrazinende als auch auf dem Pyridinstickstoff des Isoniazids (WOJAHN, 1954; vgl. S. 218).

Synthese des Isoniazids und seiner Analoga.

MEYER und MALLY (1912) synthetisierten das Isoniazid erstmalig nach folgendem Verfahren: „36 g Isonicotinsäure-äthylester wurden mit 14 g Hydrazinhydrat auf dem Lichtbad unter Schütteln erwärmt, bis nach einigen Minuten die Trennungsschicht der beiden Flüssigkeiten verschwand und die Masse vollkommen homogen erschien. Beim Erkalten erstarrte der Kölbcheninhalt zu einem schwach gelbgrün gefärbten Kuchen, der, in wenig absolutem Alkohol gelöst, nach dem Erkalten das

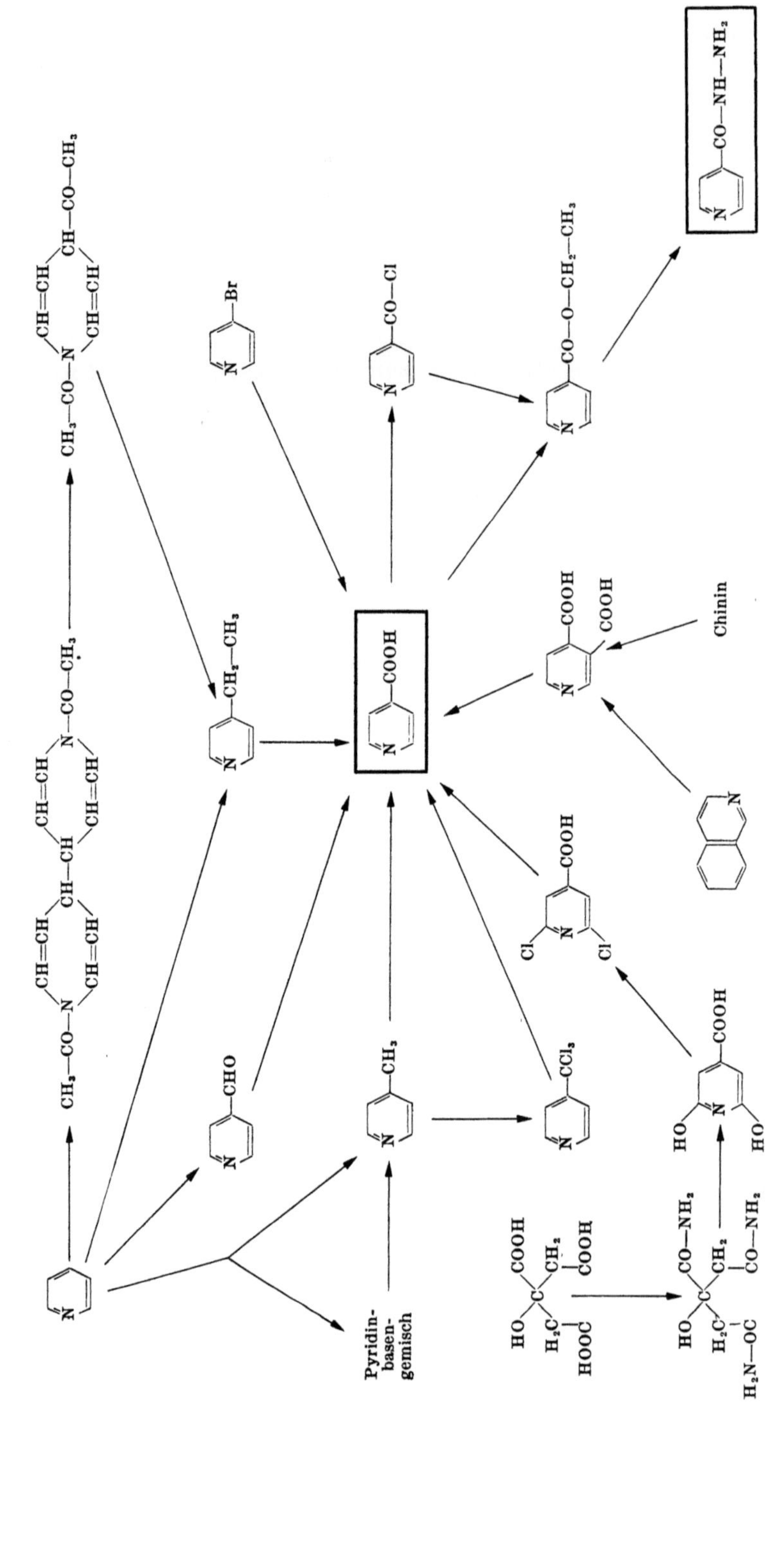

Abb. 3. Darstellungsmethoden des Isoniazids (Erläuterungen siehe Text).

Hydrazid in schönen Nadelbüscheln ausfallen ließ, die bereits vollkommen rein waren. F. 163° C". Als Ausgangsprodukt wurde 4-Methyl-pyridin verwendet.

Dieser Syntheseweg, den CIUSA und NEBBIA (1952) an Hand von 43 Literaturangaben ausführlich schilderten, ist auch heute noch gebräuchlich (MOSIG, 1953; COLLETT, 1954). Man geht von dem handelsüblichen Pyridinbasengemisch aus, das zu etwa gleichen Teilen aus 4-Methyl-pyridin (γ-Picolin), 3-Methyl-pyridin (β-Picolin) und 2,6-Dimethyl-pyridin (2,6-Lutidin) besteht. Wegen der dicht beieinander liegenden Schmelz- und Kochpunkte dieser 3 Stoffe kann man das 4-Methyl-pyridin nicht unmittelbar durch Destillation oder Ausfrieren abtrennen. Daher wird die Destillation der einzelnen Basen aus dem azeotropen Gemisch mit Wasser in einer wirksamen Rektifizierkolonne empfohlen. Die bei 93—93,5° C destillierende Fraktion enthält eventuell vorhandenes Pyrrol. 2,6-Dimethyl-pyridin geht bei 95,6° C, 3-Methyl-pyridin bei 96,7° C und 4-Methyl-pyridin bei 97° C über. Nach Behandlung der Azeotrope mit festem NaOH erhält man die entsprechenden Basen mit etwa 90%iger Reinheit. Man kann die Basen auch als Hydrochloride oder unter Zugabe von Calciumchlorid fraktionieren. Zur Trennung läßt sich auch die unterschiedliche Löslichkeit in Gegenwart von Zinkchlorid, Kupfersulfat oder Calciumchlorid ausnützen. Durch Behandlung von Pyridin mit Dimethylsulfat entsteht neben anderen Pyridinbasen vorwiegend 4-Methyl-pyridin (ANGELICO u.a., 1952). Weitere Herstellungs- und Trennungsverfahren für die isomeren Methyl-pyridine beschrieben BIDDISCOMBE, COULSON, HANDLEY und HERINGTON (1954).

Zur Darstellung der Isonicotinsäure kann man 1 Mol 4-Methyl-pyridin in 2—4 Liter Wasser mit etwa 2 Mol Kaliumpermanganat einige Stunden unter dem Rückflußkühler auf 70—100° C erhitzen. Das Filtrat wird auf etwa 250 ml eingedampft und bis zum p_H 3—4 mit Essig- oder Salzsäure angesäuert, worauf sich mit etwa 60%iger Ausbeute Kristalle der Isonicotinsäure abscheiden. Andere Verfahren zur Herstellung der Isonicotinsäure aus 4-Methyl-pyridin sind: Oxydation mit Schwefelsäure in Gegenwart von Halogenen, Selen, Quecksilber- oder Kupfersalzen, oder mit Sauerstoff in Gegenwart von metallischem Vanadium. Oxydation von 4-Methyl-pyridin-phosphat durch Zugabe von Salpetersäure in kleinen Portionen mit anschließendem Kochen unter dem Rückflußkühler und Abdestillation des Wassers vor der nächsten Salpetersäurezugabe. Oxydation des Kondensationsproduktes von 4-Methyl-pyridin mit Benzal durch Kaliumpermanganat (60% A.) oder durch Ozon (80% A.) (vgl. CIUSA und NEBBIA, 1952). Oxydation durch Selendioxyd in Diphenyläther (57% A.) (COOK und YUNGHANS, 1952). Hydrolyse von 4-(Trichlor-methyl)-pyridin mit $AgNO_3$ in wäßriger Essigsäure (37% A.);

das 4-(Trichlor-methyl)-pyridin erhält man durch Einleiten von Chlor in ein Gemisch von 4-Methyl-pyridin, Acetanhydrid, Natriumacetat und Essigsäure bei 80° C (Brown, Hammick und Thewlis, 1951).

Isonicotinsäure kann auch durch Oxydation von 4-Äthyl-pyridin mit Kaliumpermanganat gewonnen werden (Ciusa und Nebbia, 1952; Lock, 1952; Angelico u. a., 1952; Mazurek, 1953). 4-Äthyl-pyridin entsteht aus Pyridin und Essigsäureanhydrid in Gegenwart von Zinkpulver (40% A.), jedoch ist die Produktion aus Pyridin, Acetylen und Ammoniak in Gegenwart von Aluminium-, Eisen- oder Chromoxyden bei 300° C wirtschaftlicher (vgl. Angelico u.a., 1952). Nach einem Patent der Aktiebolaget Bofors erhält man Isonicotinsäure durch Oxydation eines Gemisches von Pyridinhomologen, unter denen sich ein in p-Stellung alkylsubstituiertes Pyridin befindet, mit wäßriger Salpetersäure bei erhöhtem Druck (40 Atm) und erhöhter Temperatur (von 190 auf 235° C ansteigend); das Rohprodukt kann sofort mit Hydrazin zu Isoniazid umgesetzt werden (E.P. 709176). Billiger als das zuerst genannte Verfahren soll die Darstellung der Isonicotinsäure aus der Zitronensäure über Zitronensäure-triamid, Zitrazinsäure und 2,6-Dichlor-pyridin-4-carbonsäure sein (Mosig, 1953). Weitere Synthesewege sind: Behandlung von 4-Brom-pyridin mit Bariumcarbonat in salzsaurer Lösung (96% A.); dieses Verfahren verwendeten Murray und Langham (1952) zur Darstellung von radioaktivem Isoniazid-(carboxy-^{14}C) mit einer Aktivität von 0,045 mC/mg. Reaktion von Pyridin mit Methanal und anschließende Oxydation mit Salpetersäure (Mosig, 1953). Oxydation von Isochinolin oder Chinin mit Salpetersäure zu Cinchomeronsäure, die durch Decarboxylierung in ein Gemisch von Nicotinsäure und Isonicotinsäure übergeht, das durch fraktionierte Kristallisation getrennt wird (Angelico u. a., 1952).

Durch mehrstündiges Kochen der Isonicotinsäure mit absolutem Äthanol und konzentrierter Schwefelsäure erhält man den Isonicotinoyläthylester, der nach der Methode von Meyer und Mally (1912) in fast 100%iger Ausbeute das Isonicotinoyl-hydrazin liefert (vgl. Ciusa und Nebbia, 1952). Murray und Langham (1952) stellten den Ester über das Isonicotinoyl-chlorid her, das sie durch Behandlung der Isonicotinsäure mit Thionylchlorid gewannen. Darstellungsmethoden des Hydrazins haben in neuerer Zeit Law (1953) und Audrieth, Colton und Jones (1954) beschrieben. — Die Abb. 3 bringt eine Übersicht über die Darstellungsmethoden des Isoniazids.

Hinweise auf die Synthese von Isoniazidanaloga finden sich in den Literaturangaben der Tabelle 15, in der das Isoniazid und 1093 Isoniazidanaloga, zum Teil mit Angabe der antituberkulösen Wirksamkeit und der Toxizität, aus der Literatur zusammengefaßt sind. Es handelt sich dabei um Säurehydrazide und Säurehydrazone sowie um cyclische Verbindungen, die formal als solche aufgefaßt werden können. Eine entsprechende Zusammenstellung sonstiger Isoniazidanaloga, die keine Säurehydrazide oder Säurehydrazone darstellen, ist in Vorbereitung.

Zusammenfassung.

Die chemischen, physikochemischen und physikalischen Eigenschaften des Isoniazids (Isonicotinoyl-hydrazin) werden unter Berücksichtigung der Literatur und eigener Versuche dargestellt. Damit wird eine Grundlage für die weitere Aufklärung der biologischen Wirkungen des Isoniazids und zur Beurteilung der gebräuchlichen Isoniazidbestimmungsmethoden gegeben. Die Arbeit schließt mit einer Tabelle von 1093 Isoniazidanaloga (Säurehydrazine, Säurehydrazone und entsprechende cyclische Verbindungen).

Summary.

The chemical, physico-chemical and physical properties of isoniazid (isonicotinoyl-hydrazin) are represented with reference to literature and own experiments. Thereby a basis is given for further elucidation of the biological actions of isoniazid and for critical examination of the customary methods for determination of isoniazid. The article ends with an index of 1093 analogues of isoniazid (acid hydrazines, acid hydrazones and corresponding cyclic derivatives).

Resumé.

Description des proprietés chimiques, physico-chimiques et physiques de l'isoniazide (hydrazine isonicotinoyle) en tenant compte de la littérature et de nos propres expériences. Ceci sert de base à une explication complémentaire des effets biologiques de l'isoniazide et à un jugement des méthodes habituelles pour sa détermination de l'isoniazide. Le travail se termine par un tableau de 1093 produits analogues de l'isoniazide (acide hydrazine, acide hydrazone et composés cycliques correspondants).

Resumen.

Se demuestran las propiedades químicas, físico-químicas y físicas de los isoniácidos (Isonicotinoil-hidracina), teniendo en cuenta la literatura y experimentos propios. Con ello se crea una base para el ulterior esclarecimiento de los efectos biológicos del isoniácido y para enjuiciar los usuales métodos de determinación del isoniácido. Una tabla de 1093 análogos al isoniácido (hidracinas de ácido, hidrazonas de ácido y compuestos cíclicos correspondientes) concluye el trabajo.

Tabelle 15. *Liste der Isoniazidanaloga (Carbonsäurehydrazide, Thiocarbonsäurehydrazide und Sulfonsäurehydrazide) nach Literaturangaben*[1].

Nr.	Name, Molekulargewicht, Summenformel, Schmelzpunkt, Strukturformel	Medium, Stamm, Bebrütungsdauer	MHK µg/ml	In-vivo-Ergebnisse	Literatur
1	Isonicotinoyl-hydrazin (Isoniazid) 137,145 $C_6H_7ON_3$ Schmelzpunktangaben s. Tabelle 2 (S. 198) 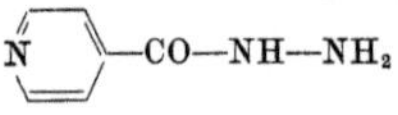	PB, H37Rv, 14d	0,06	+++	4
		PB, H37Rv, 28d	13,0		
		H37Rv	0,004 bis 0,008	DL_{50} 100 (p.o., s.c.) DTh 4	6
		Ki, BCG	0,02	DTM 64 DTh 3 (Ms)	11
					12
		Du, BCG, 30d	1,0		22
				DL_{50} 203 (p.o., s.c.) DTh_{50} 1,8 (s.c.) DTh_{50} 4,6 bis 6,2 (p.o.)	52
					55
		Du, DS, 14d	0,1		56
		H37Rv	0,07 bis 0,15		63
		Du, Hv, 14d	0,013		79
		Du, Bv, 14d	0,064		
		Lö, Tbb, 3d	>50 (Bz)		82
		Lö, Tbb	0,006 bis 0,5		
		Tbb	0,01	+++	100
		Ho4, Tbb	0,01—0,1		102
		Ki, Vallée, 10d	0,14		115
				DTh_{50} 4,6 (Ms, p.o.)	120
		Lo-Bl, ATCC 607, 3—7d	(3,1—6,2)		126
					140
		Weitere Wirksamkeitsangaben für Isoniazid gegenüber Tuberkelbakterien, anderen Mycobakterien und sonstigen Mikroorganismen s. bei LEMBKE, KRÜGER-THIEMER, KUHN und UECKER (1953a,b)			
2	2-Fluor-isonicotinoyl-hydrazin 155,137 $C_6H_6ON_3F$ 110—112° C 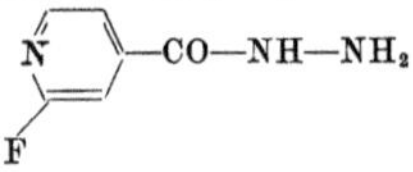	Ki, BCG	0,4	DTM 64 DTh ≫30	11 137
3	3-Chlor-isonicotinoyl-hydrazin 171,594 $C_6H_6ON_3Cl$ 145—147° C 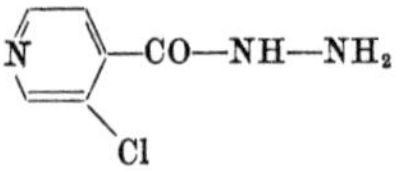				137
4	2-Brom-isonicotinoyl-hydrazin 216,053 $C_6H_6ON_3Br$ 177—178° C 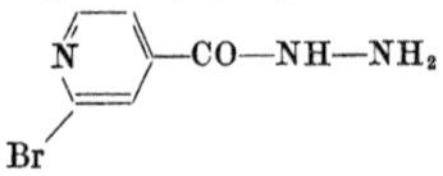	Ki, BCG	15	DTM 64 DTh >30	11 137 140

[1] Erklärungen und Register am Schluß der Liste: Einteilungsschema der Stoffe S. 372; Erklärung der Abkürzungen S. 374; alphabetisches Stoffverzeichnis S. 379; Summenformelregister (nach dem M. M. RICHTERschen Formelsystem) S. 399; Literaturnummernverzeichnis S. 376.

Nr.	Name, Molekulargewicht, Summenformel, Schmelzpunkt, Strukturformel	Medium, Stamm, Bebrütungsdauer	MHK µg/ml	In-vivo-Ergebnisse	Literatur
5	3-Oxy-isonicotinoyl-hydrazin 153,145 $C_6H_7O_2N_3$ 320° C 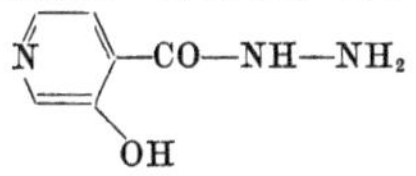			Ms: —	52
6	2-(2'-Methyl-propoxy)-isonicotinoyl-hydrazin 209,253 $C_{10}H_{15}O_2N_3$ 122—123° C 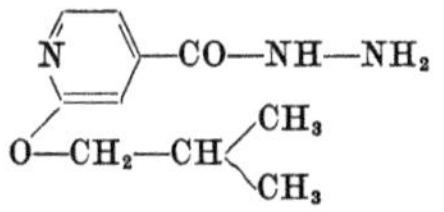				137
7	1-Oxo-isonicotinoyl-hydrazin 153,145 $C_6H_7O_2N_3$ 218—219° C (Zers.) 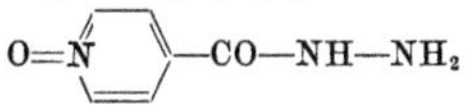	Ki, BCG	1	DTM 500 DTh 7	11 137
8	3-Amino-isonicotinoyl-hydrazin 152,160 $C_6H_8ON_4$ 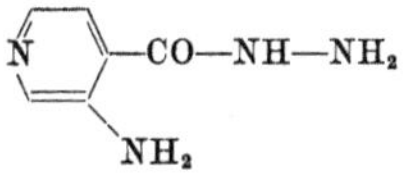	Ki, BCG	1,5	DTM 250 DTh 100	11
9	3-Methyl-isonicotinoyl-hydrazin 151,172 $C_7H_9ON_3$ 125—126° C 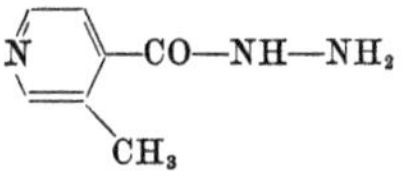	Ki, BCG	200	DTM 1000 DTh >400	11
10	(Pyridyl-4)-acetyl-hydrazin (Homoisonicotinoyl-hydrazin) 151,172 $C_7H_9ON_3$ 85—86° C 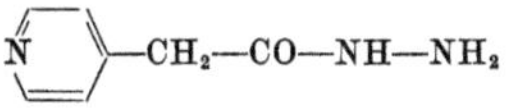	Ki, BCG	100	DTM 1000 DTh >400	11 137
11	3-Carboxy-isonicotinoyl-hydrazin 181,156 $C_7H_7O_3N_3$ 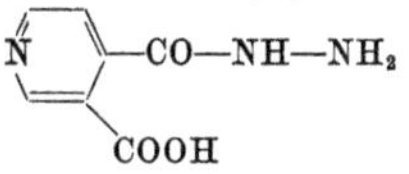	H37Rv	>125		6
12	1-Methyl-pyridinium-4-carboxy-hydrazin (152,180) $C_7H_{10}ON_3$ 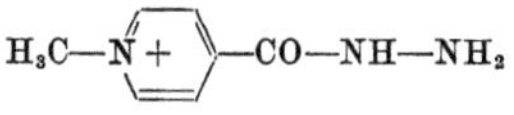				141
13	1-Adenosin-pyridinium-4-carboxy-hydrazin 678,465 $C_{21}H_{28}O_{14}N_8P_2$ 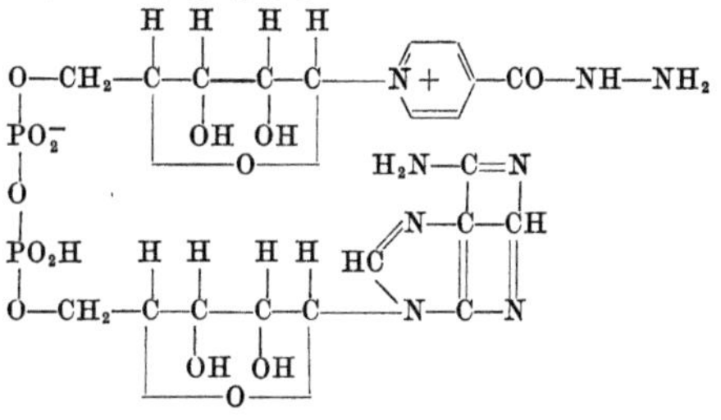				140 141

Nr.	Name, Molekulargewicht, Summenformel, Schmelzpunkt, Strukturformel	Medium, Stamm, Bebrütungsdauer	MHK µg/ml	In-vivo-Ergebnisse	Literatur
14	1-Methyl-pyridinium-4-carboxy-hydrazin-jodid 279,090 $C_7H_{10}ON_3J$ 205—207° C 210—212° C 210—213° C 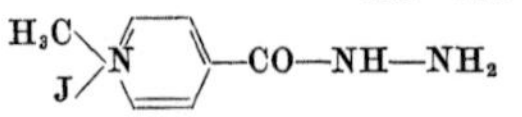	Ki, BCG Du, M.min.	10 (< 40) —	DTM 1000 DTh > 500 —	11 24 93 137
15	Hexamethylen-1,6-di-(pyridinium-4'-carboxy-hydrazin-bromid)-dihydrat 554,315 $C_{18}H_{26}O_2N_6Br_2 \cdot 2\,H_2O$ 213—215° C 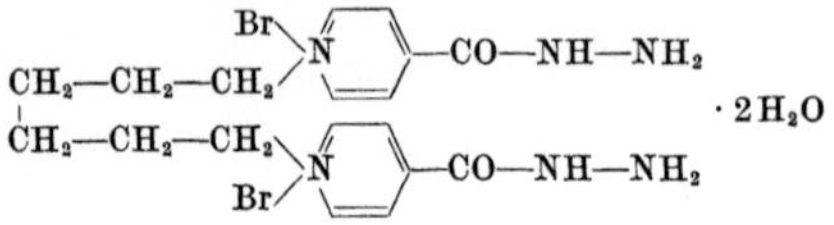				88
16	1-Dodecyl-pyridinium-4-carboxy-hydrazin-jodid 433,387 $C_{18}H_{32}ON_3J$ 109—111° C 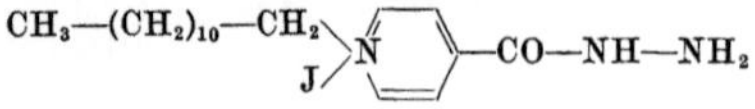				88
17	2,6-Dioxy-isonicotinoyl-hydrazin 169,145 $C_6H_7O_3N_3$ 202—205° C 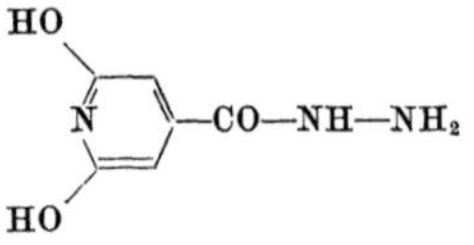	Du, M.min.	(> 400)		24 25
18	2,6-Dimethoxy-isonicotinoyl-hydrazin 197,199 $C_8H_{11}O_3N_3$ 170—171° C 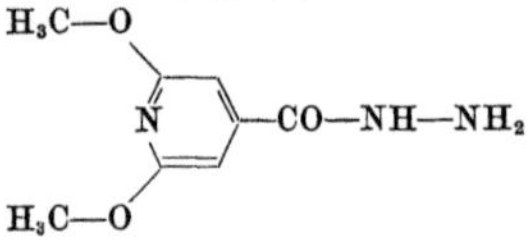	Tbb	—	—	93
19	2,6-Di-(2'-methyl-propoxy)-isonicotinoyl-hydrazin 281,361 $C_{14}H_{23}O_3N_3$ 95—97° C 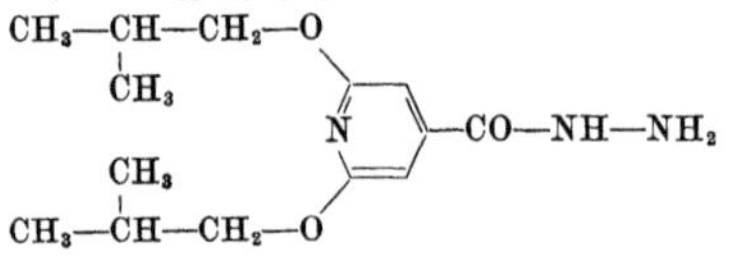				137
20	Hydrazinsalz von 1-Oxo-2-mercapto-isonicotinoyl-hydrazin 217,258 $C_6H_7O_2N_3S \cdot H_4N_2$ 184—185° C (Zers.) 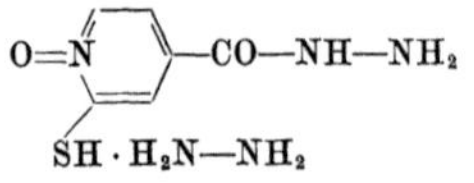				137
21	1-Methyl-pyrid-2(1H)-on-4-carboxy-hydrazin 167,172 $C_7H_9O_2N_3$ 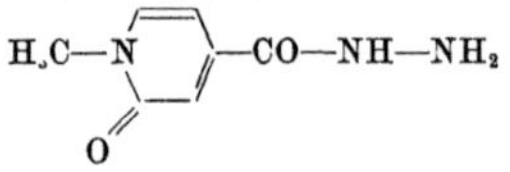	H37Rv	0,24 bis 0,49	DTh 8 (Ms)	6

Nr.	Name, Molekulargewicht, Summenformel, Schmelzpunkt, Strukturformel	Medium, Stamm, Bebrütungsdauer	MHK µg/ml	In-vivo-Ergebnisse	Literatur
22	3-Oxy-2-methyl-5-oxymethyl-isonicotinoyl-hydrazin (4-Pyridoxsäure-hydrazid) 197,199 $C_8H_{11}O_3N_3$ 184—186° C 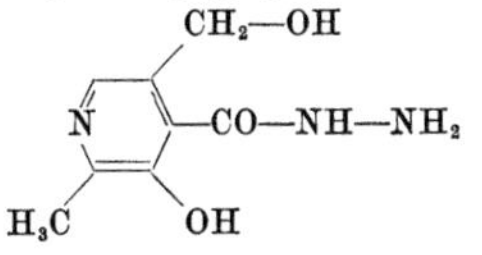				137
23	Nicotinoyl-hydrazin 137,145 $C_6H_7ON_3$ 157° C, 158—159° C 159—161° C, 163—164° C 165—166° C 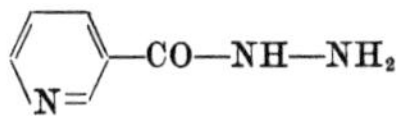	H37Rv BCG Du, M.min. Ho 4,Tbb	7,8—15,6 2,0 (>1000) 10	DTM 1000 Ms: — — — Ms: —	6 12 24 29 52 55 102 120 121 136 140
24	2-Amino-nicotinoyl-hydrazin 152,160 $C_6H_8ON_4$ 186,5—187,5° C 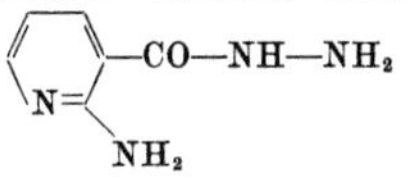			—	52
25	4-Amino-nicotinoyl-hydrazin 152,160 $C_6H_8ON_4$ 206—208° C 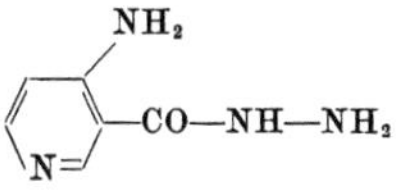			—	52
26	1-Methyl-pyridinium-3-carboxy-hydrazin (152,180) $C_7H_{10}ON_3$ 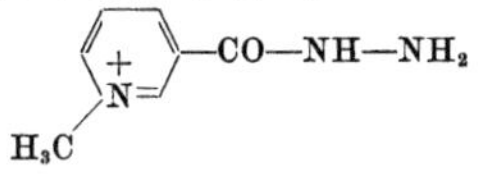				140
27	1-Methyl-pyrid-2-(1H)-on-5-carboxy-hydrazin 167,172 $C_7H_9O_2N_3$ 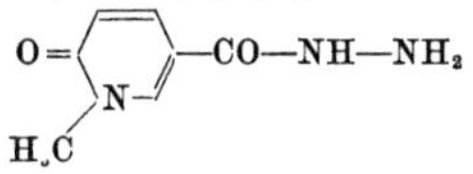	H37Rv	3,9—7,8		6
28	1-Methyl-pyridinium-3-carboxy-hydrazin-jodid 279,090 $C_7H_{10}ON_3J$ 186° C 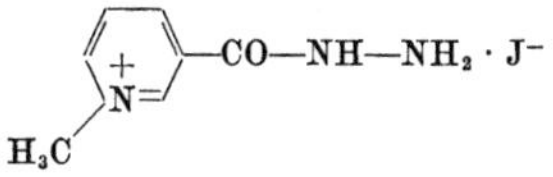				88
29	1-Dodecyl-pyridinium-3-carboxy-hydrazin-jodid 433,387 $C_{18}H_{32}ON_3J$ 117—118° C 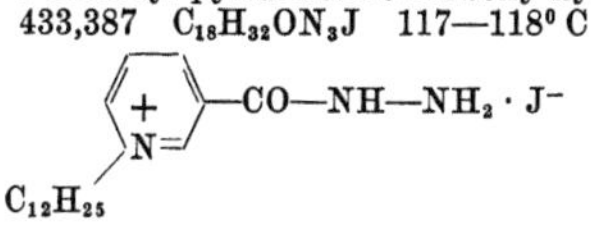				88

Nr.	Name, Molekulargewicht, Summenformel, Schmelzpunkt, Strukturformel	Medium, Stamm, Bebrütungsdauer	MHK µg/ml	In-vivo-Ergebnisse	Literatur
30	2,6-Dimethyl-pyridin-3,5-di-(carboxy-hydrazin) 223,241 $C_9H_{13}O_2N_5$ 230,5—232,5° C 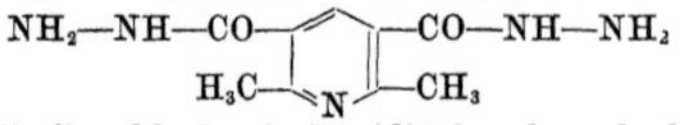			—	52
31	Picolinoyl-hydrazin (Pyridin-2-carboxy-hydrazin) 137,145 $C_6H_7ON_3$ 97,5—100° C 100° C	BCG	0,15	DTM 125 DTh 40 (Ms)	12
	104—105° C	Du, M.min.	(< 40)		24
	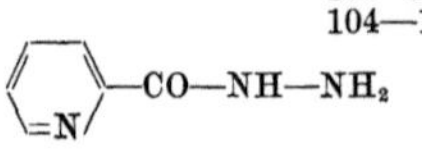		+		25
		Vallée	2,74		46
		H37Rv, 10d	6,8		47
		H37Rv, 21d	27,4		
				Ms: +, tox.	52
					95
		Ho4, Tbb	10	±	102
		Ki, 10d	27,4		115
				Ms: 40 (p.o.)	120
32	Pyrid-4(1H)-on-2-carboxy-hydrazin 153,145 $C_6H_7O_2N_3$ 220—221° C 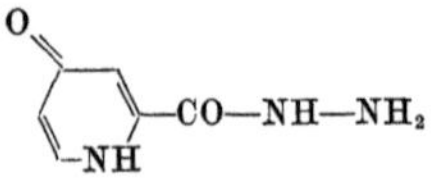				67
33	(Pyridyl-2)-acetyl-hydrazin (Homopicolinoyl-hydrazin) 151,172 $C_7H_9ON_3$ 120—122° C 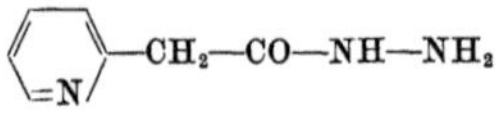				137
34	5-Oxy-pyrid-4(1H)-on-2-carboxy-hydrazin 169,145 $C_6H_7O_3N_3$ 265—270° C 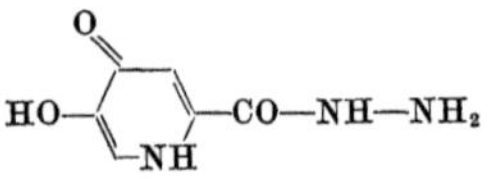				67
35	5-Methoxy-pyrid-4(1H)-on-2-carboxy-hydrazin-(1½-hydrat) 210,196 $C_7H_9O_3N_3 \cdot 1{,}5\,H_2O$ 213—214° C (Zers.) 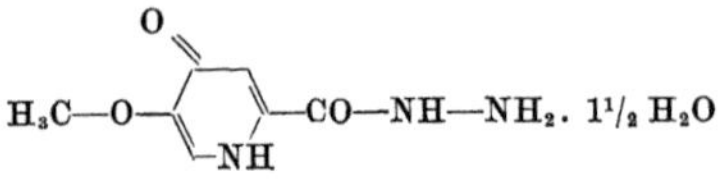				67
36	5-Butoxy-pyrid-4(1H)-on-2-carboxy-hydrazin 225,253 $C_{10}H_{15}O_3N_3$ 179—181° C (Zers.) 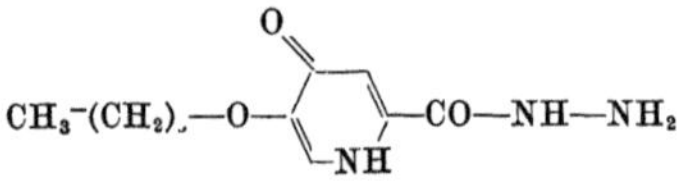				67
37	Pyrrol-2-carboxy-hydrazin 125,134 $C_5H_7ON_3$ 227—228° C, 228° C (Zers.)	BCG	60	DTM 125 DTh > 50	11
	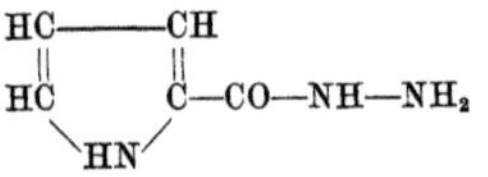		—		94
38	2-Pyrrolidon-5-carboxy-hydrazin 143,150 $C_5H_9O_2N_3$ 107—109° C (Zers.) 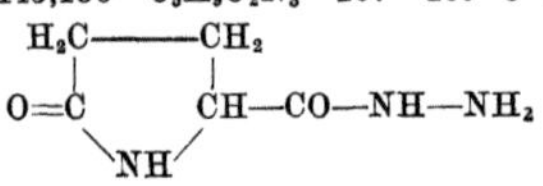				137

Nr.	Name, Molekulargewicht, Summenformel, Schmelzpunkt, Strukturformel	Medium, Stamm, Bebrütungs-dauer	MHK $\mu g/ml$	In-vivo-Ergebnisse	Lite-ratur
39	1-Methyl-pyrrol-2-carboxy-hydrazin 139,161 $C_6H_9ON_3$ 110—121° C 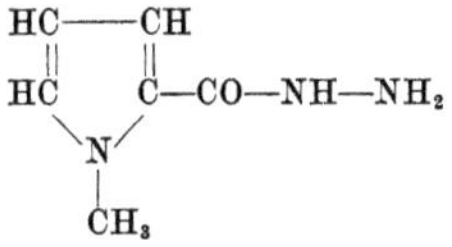				137
40	Pyrazol-5-carboxy-hydrazin 126,122 $C_4H_6ON_4$ 174—175° C 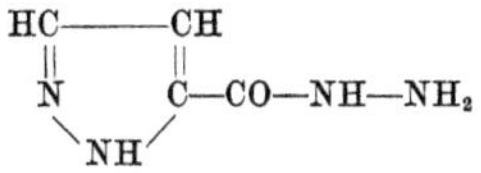	Du, BCG 10—30d	$\gg$ 100 —		22 94
41	Imidazol-5-carboxy-hydrazin 126,122 $C_4H_6ON_4$ 203—204° C (Zers.) 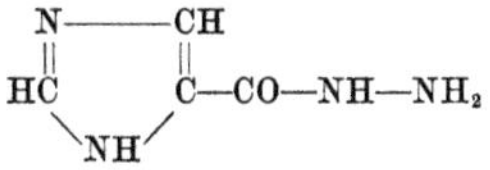	BCG	2—8 —	DTM 1000 DTh 60	11 94
42	2-Mercapto-imidazol-5-carboxy-hydrazin 158,188 $C_4H_6ON_4S$ 280—281° C 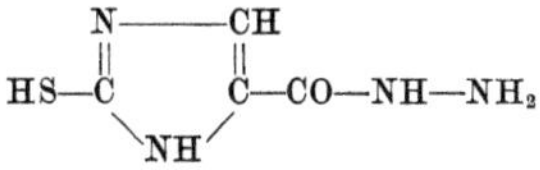	BCG	250	DTM 2000 DTh > 800	11 137
43	1-Methyl-imidazol-5-carboxy-hydrazin 140,149 $C_5H_8ON_4$ 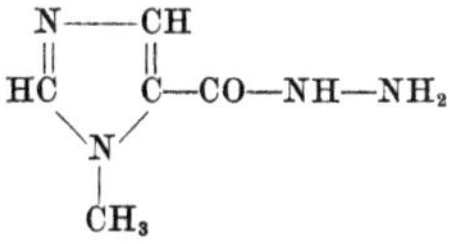	BCG	300	DTM 500 DTh > 120	11
44	Imidazol-2(3H)-on-4-carboxy-hydrazin 142,122 $C_4H_6O_2N_4$ 268° C 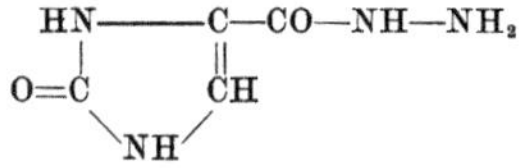	Du, H37Rv	500		37
45	DL-2-Oxo-imidazolidin-4-pentanoyl-hydrazin 200,246 $C_8H_{16}O_2N_4$ 175—181° C 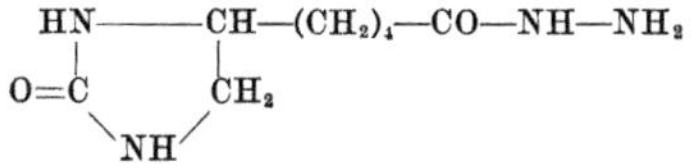	Du, H37Rv Du, H37RvIr	25 250		37
46	DL-2-Oxo-imidazolidin-4-hexanoyl-hydrazin 214,273 $C_9H_{18}O_2N_4$ 143—145° C 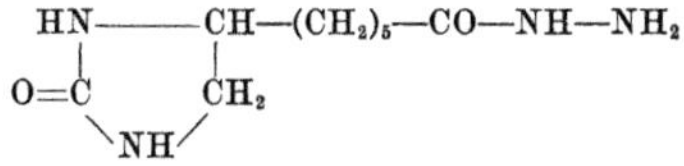	 Du, H37Rv Du, H37RvIr Du, H37Rv,8d Du + Biotin, H37Rv, 8d	+ 2,0 250 1,0 >50,0		36 37 40
47	1,2,3-Triazol-5-carboxy-hydrazin 127,111 $C_3H_5ON_5$ 252—253° C (Zers.) 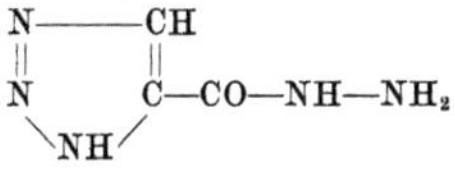		—		94

Nr.	Name, Molekulargewicht, Summenformel, Schmelzpunkt, Strukturformel	Medium, Stamm, Bebrütungsdauer	MHK μg/ml	In-vivo-Ergebnisse	Literatur
48	Indol-3-acetyl-hydrazin 189,221 $C_{10}H_{11}ON_3$ 138—139° C 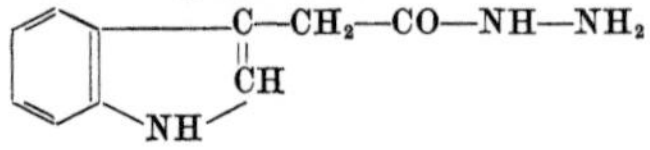	BCG	60	DTM 500 DTh >200	11 137
49	Benzimidazol-2-carboxy-hydrazin 176,182 $C_8H_8ON_4$ 239—240° C 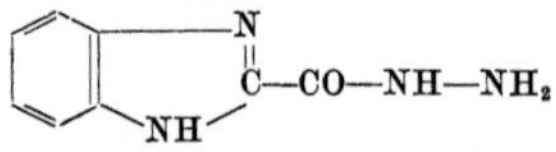	Ki, BCG	15	DTM 250 DTh >100	11 137
50	Isonipecotoyl-hydrazin-dihydrochlorid 216,123 $C_6H_{13}ON_3 \cdot 2\,HCl$ 242—244° C (Zers.) 248—251° C 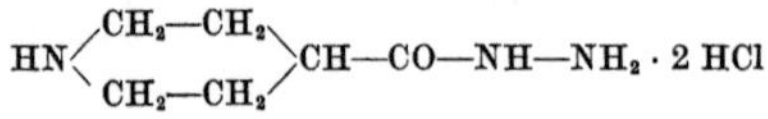	Ki, BCG Ho4, Tbb	600 >40	DTM >2000 DTh>1000	11 102 137
51	1-Methyl-isonipecotoyl-hydrazin 157,220 $C_7H_{15}ON_3$ 143—144° C 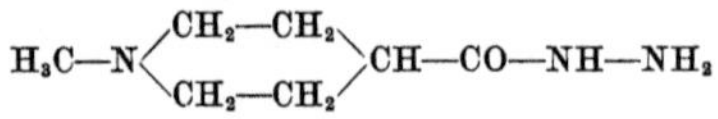	Ki, BCG	600	DTM>2000 DTh >750	11
52	1-(N,N-Dimethyl-carbaminyl)-isonipecotoyl-hydrazin 214,273 $C_9H_{18}O_2N_4$ 148—149° C 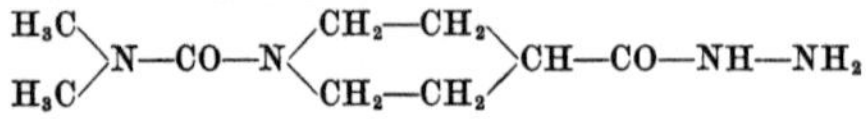				137
53	1-Acetyl-isonipecotoyl-hydrazin 185,231 $C_8H_{15}O_2N_3$ 124—126° C 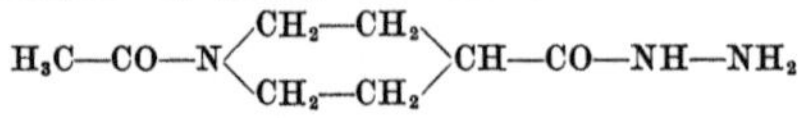	Ki, BCG	6	DTM 500 DTh >200	11 137
54	Pyridazin-3-carboxy-hydrazin 138,133 $C_5H_6ON_4$ 151—152° C (u) 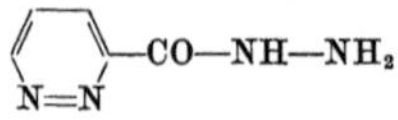			Ms: —	86
55	Pyridazin-4-carboxy-hydrazin 138,133 $C_5H_6ON_4$ 124—125° C (u) 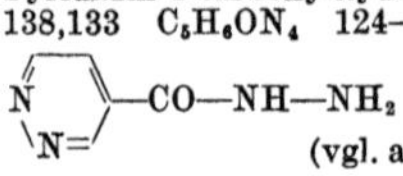 (vgl. auch Nr. 976 und 977)			Ms: —	86
56	Pyrimidin-4-carboxy-hydrazin 138,133 $C_5H_6ON_4$ 144—145° C 148—150° C 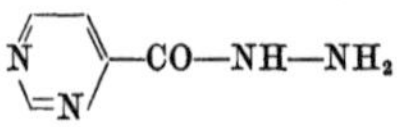	Ki, BCG Du, M.min.	20 (>1000)	DTM 250 DTh >100	11 24 25 137 140
57	4-Oxy-2-methyl-pyrimidin-4-carboxy-hydrazin 168,160 $C_6H_8O_2N_4$ 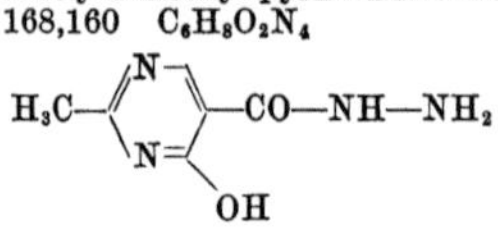	Ki, BCG BCG	450 400	DTM 2000 DTh >1000	11 12

Nr.	Name, Molekulargewicht, Summenformel, Schmelzpunkt, Strukturformel	Medium, Stamm, Bebrütungs-dauer	MHK μg/ml	In-vivo-Ergebnisse	Lite-ratur
58	Pyrazin-carboxy-hydrazin 138,133 $C_5H_6ON_4$ 171—172° C 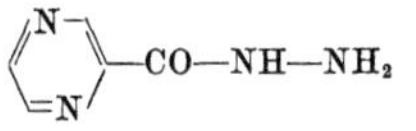	Ki, BCG Du, M.av., 28d Du, M.min.	1,5 (100) (>1000)	DTM 32 DTh >15	11 16 24 25 140
59	Pyrazin-2,3-di-(carboxy-hydrazin) 196,175 $C_6H_8O_2N_6$ >300° C 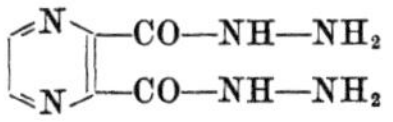	Ki, BCG	15	DTM 125 DTh >60	11 137
60	Chinolin-2-carboxy-hydrazin 187,205 $C_{10}H_9ON_3$ 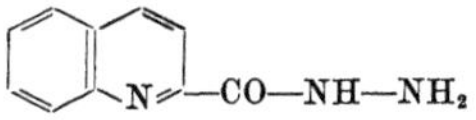	H37Rv	1,95—3,9		6 55
61	Chinolin-3-carboxy-hydrazin 187,205 $C_{10}H_9ON_3$ 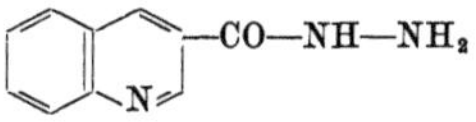				55
62	1,4(?)-Dihydro-chinolin-3-carboxy-hydrazin 189,221 $C_{10}H_{11}ON_3$ 190—192° C 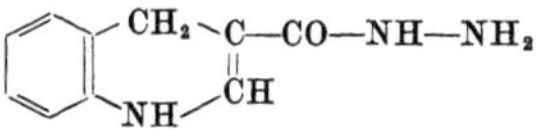				17
63	Chinolin-4-carboxy-hydrazin (Cinchoninoyl-hydrazin) 187,205 $C_{10}H_9ON_3$ 137—139° C 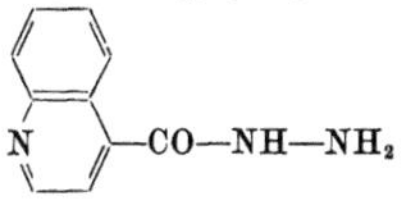	H37Rv BCG	31,3 bis 62,5 80	DTM >500 Ms: —	6 12 55 137
64	6-Methoxy-chinolin-4-carboxy-hydrazin 217,232 $C_{11}H_{11}O_2N_3$ 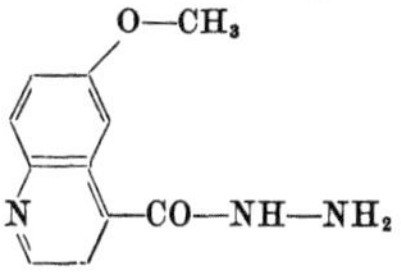	H37Rv	7,8—15,6		6
65	2-Methyl-chinolin-4-carboxy-hydrazin 201,232 $C_{11}H_{11}ON_3$ 183° C (k) 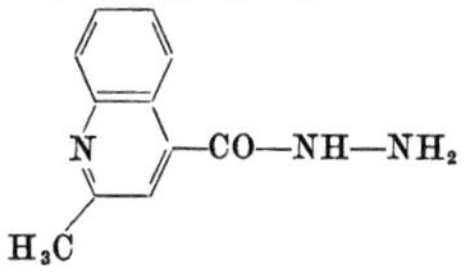	Ho4, Tbb	10		102

Nr.	Name, Molekulargewicht, Summenformel, Schmelzpunkt, Strukturformel	Medium, Stamm, Bebrütungsdauer	MHK µg/ml	In-vivo-Ergebnisse	Literatur
66	2-(2′-Methyl-propyl)-chinolin-4-carboxy-hydrazin 261,329 $C_{14}H_{17}ON_3 \cdot H_2O$ 136—137° C 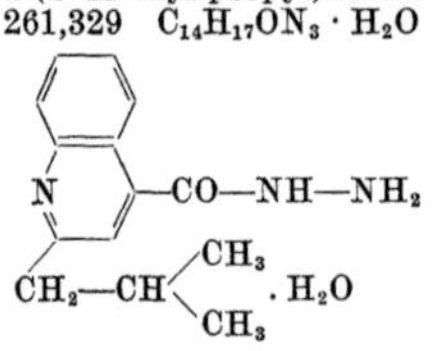	Du, DS, 14d	> 10		56
67	2-Pentyl-chinolin-4-carboxy-hydrazin 257,340 $C_{15}H_{19}ON_3$ 121° C 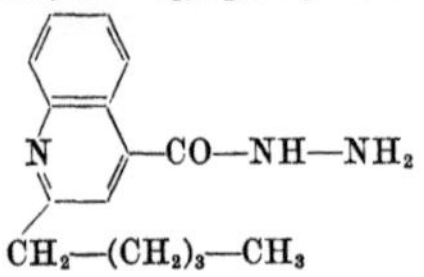	Du, DS, 14d	> 10		56
68	2-Hexyl-chinolin-4-carboxy-hydrazin 271,367 $C_{16}H_{21}ON_3$ 125—126° C 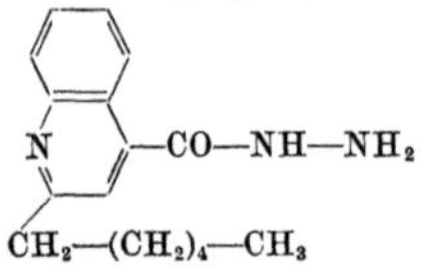	Du, DS, 14d	5		56
69	2-Nonyl-chinolin-4-carboxy-hydrazin 313,448 $C_{19}H_{27}ON_3$ 111° C 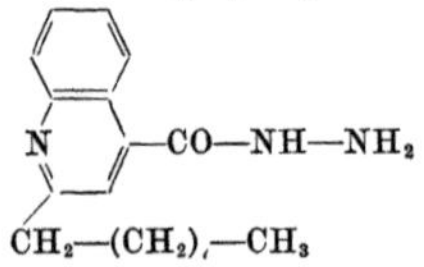	Du, DS, 14d	> 5		56
70	2-Phenyl-chinolin-4-carboxy-hydrazin 263,303 $C_{16}H_{13}ON_3$ 193—194° C 224° C 230° C (Zers.) 232° C (k) 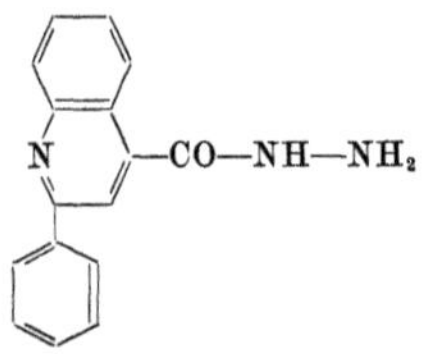	H37Rv Du, Tbb, 14d Tbb Ho4, Tbb Lo-Bl, ATCC 607, 3—7d	1,95—3,9 15—20 ± > 40 (50—100)		6 56 94 102 126
71	2-Anisyl-chinolin-4-carboxy-hydrazin 293,330 $C_{17}H_{15}O_2N_3$ 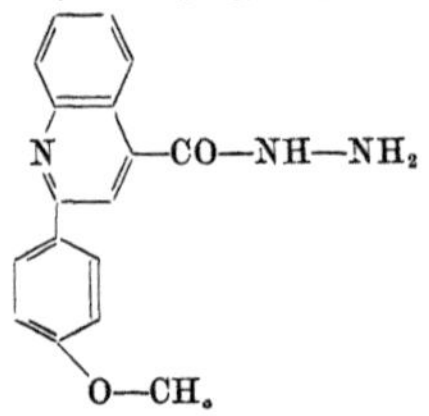	Du, BCG, 10—30d	≫ 100		22

Nr.	Name, Molekulargewicht, Summenformel, Schmelzpunkt, Strukturformel	Medium, Stamm, Bebrütungsdauer	MHK μg/ml	In-vivo-Ergebnisse	Literatur
72	2-Veratryl-chinolin-4-carboxy-hydrazin 323,357 $C_{18}H_{17}O_3N_3$ 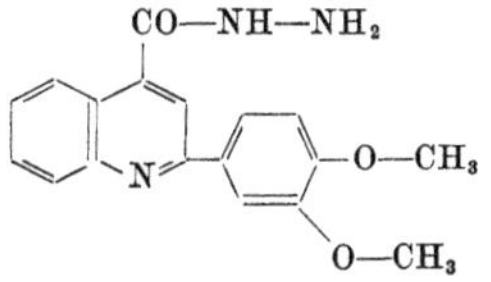	Du, BCG, 10—30d	$\gg$ 100		22
73	8-Chlor-2-phenyl-chinolin-4-carboxy-hydrazin 297,752 $C_{16}H_{12}ON_3Cl$ 224—226° C 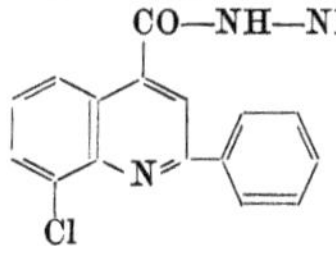				137
74	3-Oxy-2-phenyl-chinolin-4-carboxy-hydrazin 279,303 $C_{16}H_{13}O_2N_3$ 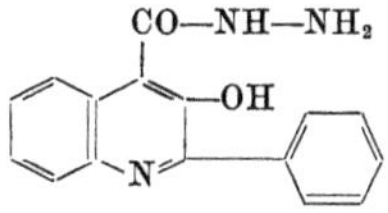	H37Rv	7,8—15,6		6
75	2-Phenyl-7,8-benzo-chinolin-4-carboxy-hydrazin 313,363 $C_{20}H_{15}ON_3$ 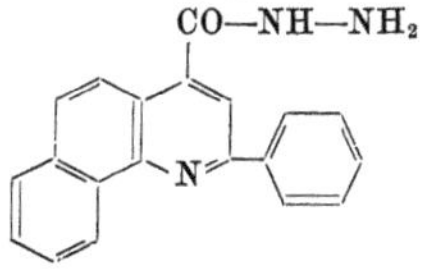	Lo-Bl, ATCC 607, 3—7d	(100 bis >100)		126
76	Chinolin-5-carboxy-hydrazin 187,205 $C_{10}H_9ON_3$ 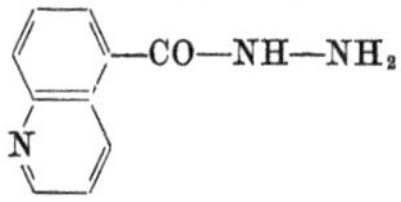				55
77	Chinolin-6-carboxy-hydrazin 187,205 $C_{10}H_9ON_3$ 192° C (k) 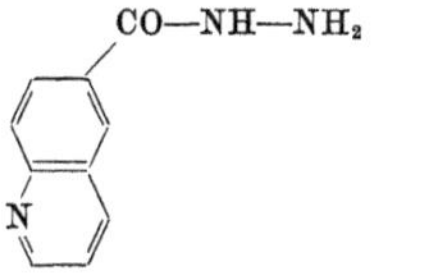	Du, DS, 14d Ho4, Tbb	100 >40		56 102
78	Phenazin-1-carboxy-hydrazin 238,253 $C_{13}H_{10}ON_4$ 231° C 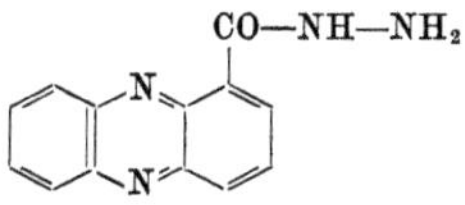	Tbb Du, M.av., 28d	+ (30)		15 16

Nr.	Name, Molekulargewicht, Summenformel Schmelzpunkt, Strukturformel	Medium, Stamm, Bebrütungsdauer	MHK µg/ml	In-vivo-Ergebnisse	Literatur
79	1,2-Benzo-phenazin-6(oder 7)-carboxy-hydrazin 288,313 $C_{17}H_{12}ON_4$ 320° C (Zers.) 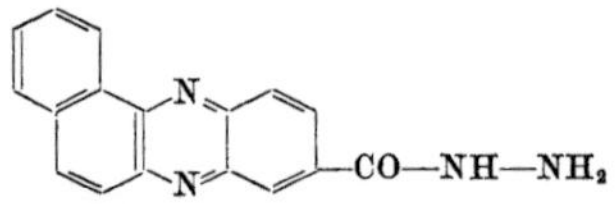	Du, M.av., 28d	(> 30)		16
80	2,3-Diphenyl-chinoxalin-6-carboxy-hydrazin 340,389 $C_{21}H_{16}ON_4$ 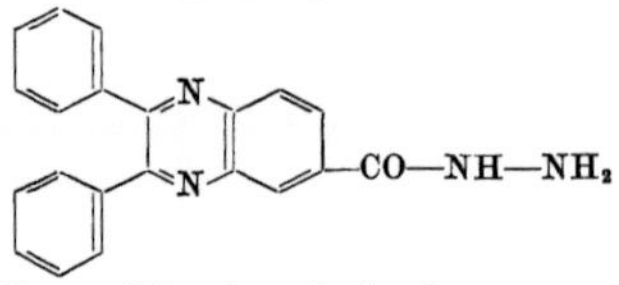	Du, M.av., 28d	(> 60)		16
81	Isoxazol-5-carboxy-hydrazin 127,107 $C_4H_5O_2N_3$ 175—177° C 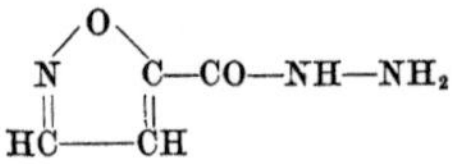	Du, M.min.	(> 1000)		24 25
82	3-Methyl-isoxazol-5-carboxy-hydrazin 141,134 $C_5H_7O_2N_3$ 136—137° C 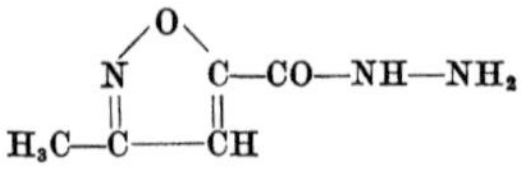		—		94
83	3,5-Dimethyl-isoxazol-4-carboxy-hydrazin 155,161 $C_6H_9O_2N_3$ 130—131° C 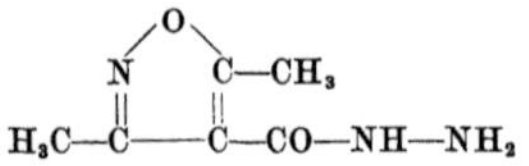	Du, M.min.,	(> 1000)		24 25
84	Oxazol-2-carboxy-hydrazin 127,107 $C_4H_5O_2N_3$ 170—171° C 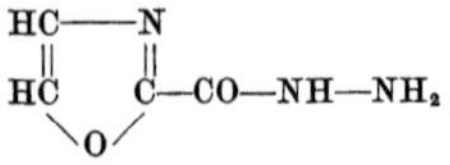	Du, M.min.	(> 1000)		24 25
85	Thiazol-2-carboxy-hydrazin 143,173 $C_4H_5ON_3S$ 173° C 176—178° C 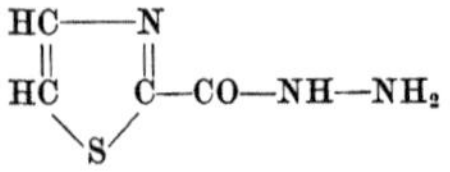	Du, M.min. Ki, H37Rv, 10d Ki, H37Rv, 21d	(< 40) 2,9 7,1		13 24 25 47
86	Thiazol-4-carboxy-hydrazin 143,173 $C_4H_5ON_3S$ 143—144° C 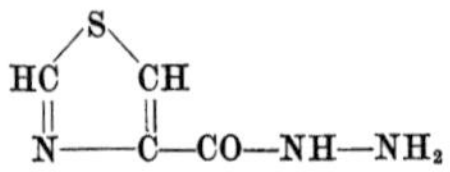	Ki, BCG Du, M.min.	15 (1000)	DTM 64 DTh > 25	11 24 25
87	Thiazol-5-carboxy-hydrazin 143,173 $C_4H_5ON_3S$ 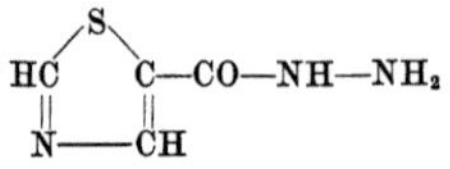	Ki, BCG	10	DTM 250 DTh > 100	11

Nr.	Name, Molekulargewicht, Summenformel, Schmelzpunkt, Strukturformel	Medium, Stamm, Bebrütungsdauer	MHK µg/ml	In-vivo-Ergebnisse	Literatur
88	2-Amino-thiazol-4-carboxy-hydrazin 158,188 $C_4H_6ON_4S$ 186—188° C 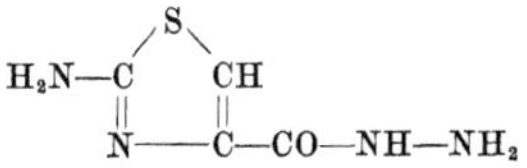	Ki, BCG	3	DTM 250 DTh 100	11 137
89	2-Amino-thiazol-5-carboxy-hydrazin 158,188 $C_4H_6ON_4S$ 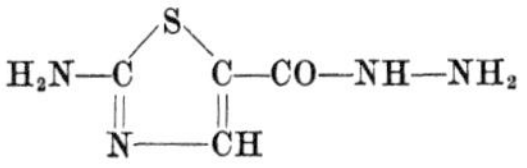	Ki, BCG	6	DTM 500 DTh 100	11
90	2-(4'-Nitro-benzol-sulfonyl-amino)-thiazol-4-carboxy-hydrazin-hydrat 361,368 $C_{10}H_9O_5N_5S_2 \cdot H_2O$ 228—229° C (Zers.) 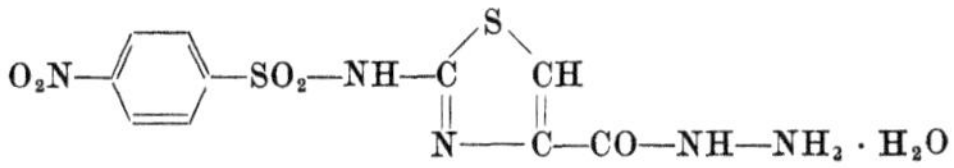				137
91	5-Butyl-thiazol-2-carboxy-hydrazin 199,281 $C_8H_{13}ON_3S$ 85° C 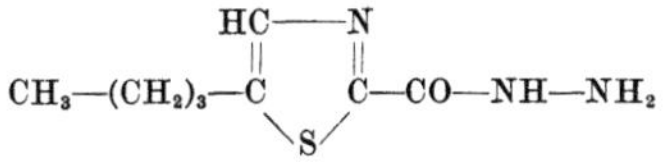				66a
92	Thiazol-4,5-di-(carboxy-hydrazin) 201,215 $C_5H_7O_2N_5S$ 188—192° C 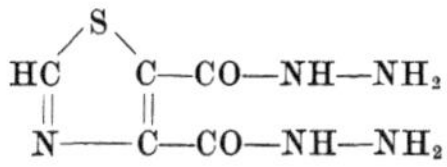	Du, M.min.	(> 1000)		24 25
93	5-Amino-1,3,4-thiadiazol-2-acetyl-hydrazin 173,204 $C_4H_7ON_5S$ 180—181° C 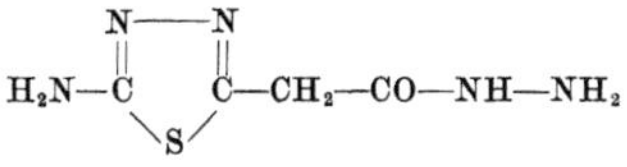				137
94	Benzothiazol-2-carboxy-hydrazin 193,233 $C_8H_7ON_3S$ 173—174° C 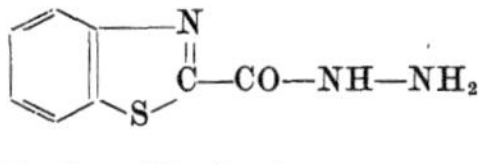	Ki, BCG	8	DTM 64 DTh > 30	11 137
95	Furfuroyl-hydrazin 126,118 $C_5H_6O_2N_2$ 76—78° C 77° C 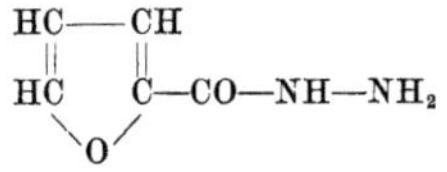	Ki, BCG Du, M.min. Tbb.	0,06 (> 1000) +	DTM 250 DTh 30	11 24 25 94
96	5-Chlor-furfuroyl-hydrazin 160,567 $C_5H_5O_2N_2Cl$ 124—125° C 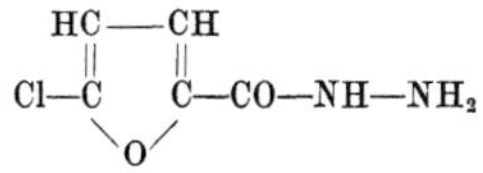	Tbb	—		94

Nr.	Name, Molekulargewicht, Summenformel, Schmelzpunkt, Strukturformel	Medium, Stamm, Bebrütungsdauer	MHK μg/ml	In-vivo-Ergebnisse	Literatur
97	5-Brom-furfuroyl-hydrazin 205,026 $C_5H_5O_2N_2Br$ 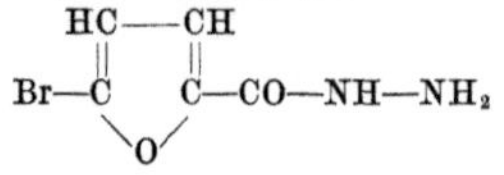	Ki, BCG	12	DTM 125 DTh > 50	11
98	5-Nitro-furfuroyl-hydrazin 171,118 $C_5H_5O_4N_3$ 170—171 °C, 173—174° C 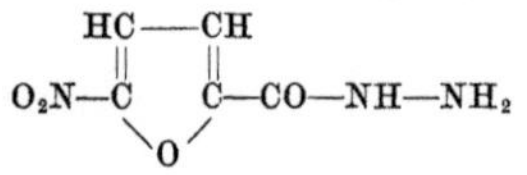	Ki, BCG Tbb	0,8 —	DTM 125 DTh > 50	11 94
99	3-Methyl-furfuroyl-hydrazin 140,145 $C_6H_8O_2N_2$ 103—105° C 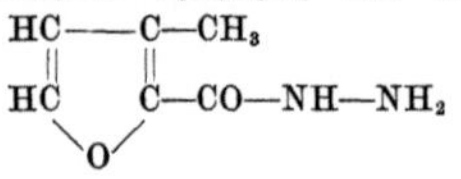				137
100	5-(Oxy-methyl)-furfuroyl-hydrazin 156,145 $C_6H_8O_3N_2$ 140° C 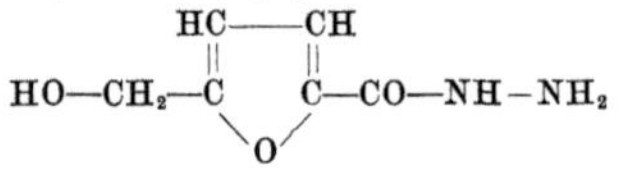	Tbb	—		94
101	4-(1′-Methyl-äthyl)-furfuroyl-hydrazin 168,199 $C_8H_{12}O_2N_2$ 85—86° C 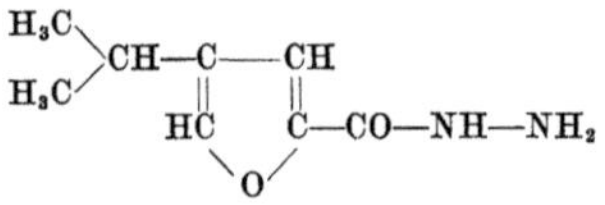	Tbb	—		94
102	Furan-2,5-di-(carboxy-hydrazin) 184,160 $C_6H_8O_3N_4$ 220—222° C 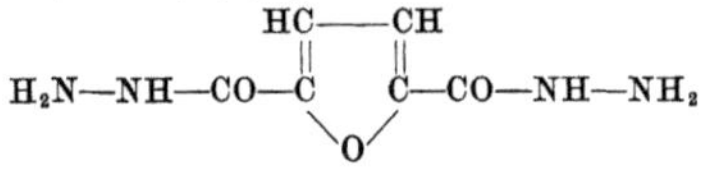	Ki, BCG	6	DTM 1000 DTh > 400	11
103	3-(Furyl-2′)-acryloyl-hydrazin 152,156 $C_7H_8O_2N_2$ 108—110° C 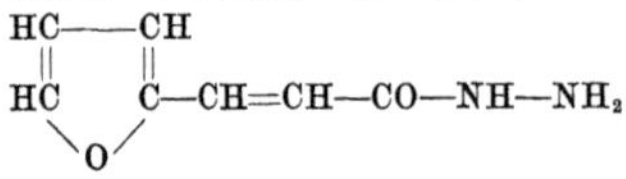	Ki, BCG	3	DTM 2000 DTh > 1000	11 55
104	2-(Benzoyl-amino)-3-(furyl-2′)-acryloyl-hydrazin 271,281 $C_{14}H_{13}O_3N_3$ 179° C (Zers.) 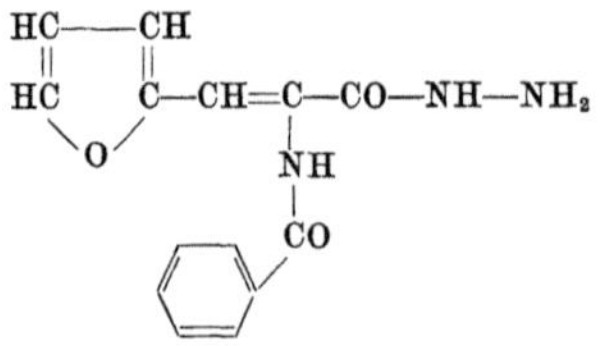	Ho4, Tbb	40		101

Nr.	Name, Molekulargewicht, Summenformel, Schmelzpunkt, Strukturformel	Medium, Stamm, Bebrütungsdauer	MHK μg/ml	In-vivo-Ergebnisse	Literatur
105	Tetrahydro-furfuroyl-hydrazin 130,150 $C_5H_{10}O_2N_2$ (Kp. 112—113° C; 2 Torr.— Kp. 125—160° C; 1 Torr) 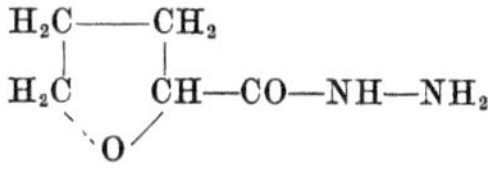	Ki, BCG Tbb	0,3 —	DTM 64 DTh >30	11 94
106	Cumaron-2-carboxy-hydrazin 176,178 $C_9H_8O_2N_2$ 172—173° C 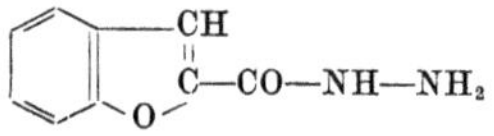	Ki, BCG Tbb	2 —	DTM 64 DTh >30	11 94
107	Cumaran-2-carboxy-hydrazin 178,194 $C_9H_{10}O_2N_2$ 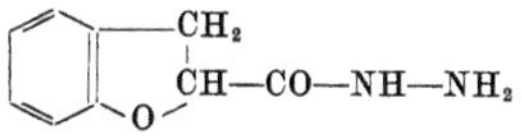	Ki, BCG	225	DTM 32 DTh >15	11
108	2-Methyl-5,6-dihydro-(4H)-pyran-3-carboxy-hydrazin 156,188 $C_7H_{12}O_2N_2$ 171—173° C 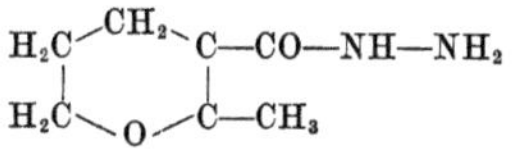				137
109	Thenoyl-2-hydrazin 142,184 $C_5H_6ON_2S$ 134—136° C, 141—142° C 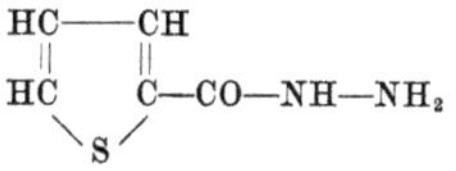	Ki, BCG Du, M.min. Tbb Ki, Vallée, 10d Ki, H37Rv, 10d	8 (>1000) ± 1,4 142	DTM 64 DTh 30	11 24 25 94 115
110	Thenoyl-3-hydrazin 142,184 $C_5H_6ON_2S$ 122—123° C 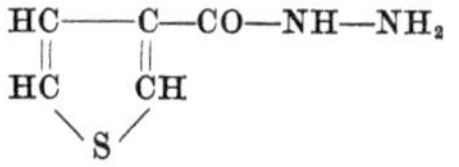	Ki, BCG	8	DTM 64 DTh 30	11 137
111	5-Nitro-thenoyl-2-hydrazin 187,184 $C_5H_5O_3N_3S$ 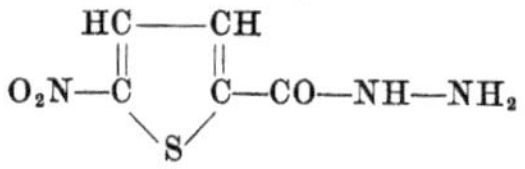	Du, M.min.	(<200)		24 25
112	Thiophen-2-acetyl-hydrazin 156,211 $C_6H_8ON_2S$ 100° C 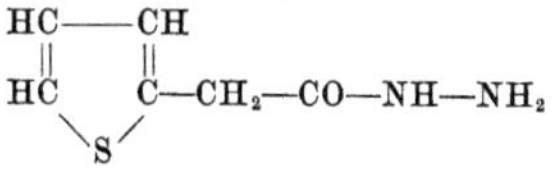	Tbb	—		94
113	Thiophen-3-acetyl-hydrazin 156,211 $C_6H_8ON_2S$ 83—84° C 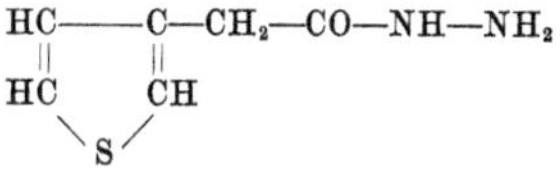	Ki, BCG	100	DTM 250 DTh >100	11 137

Nr.	Name, Molekulargewicht, Summenformel, Schmelzpunkt, Strukturformel	Medium, Stamm, Bebrütungs-dauer	MHK µg/ml	In-vivo-Ergebnisse	Literatur
114	5-(3′-Phenoxy-propyl)-4-(benzoyl-amino)-thenoyl-3-hydrazin 395,488 $C_{21}H_{21}O_3N_3S$ 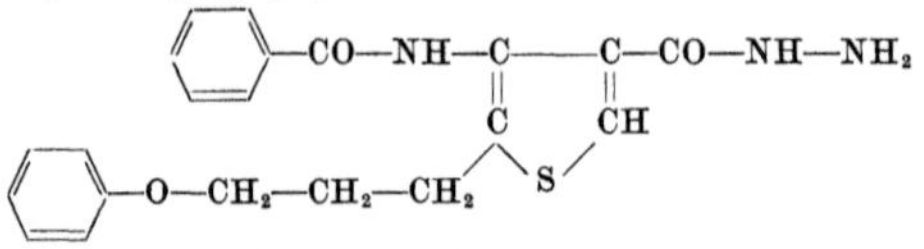	PB, H37Rv, 14d	> 100		139
115	5-Chlor-thiophen-2-acetyl-hydrazin 190,660 $C_6H_7ON_2ClS$ 104—105° C 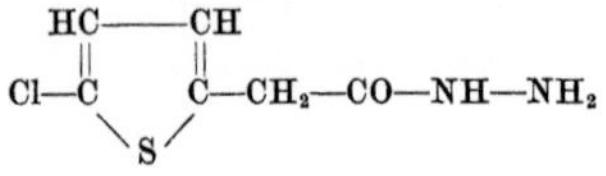	Tbb	—		94
116	3,4-Dimethyl-thiophen-2,5-di-(carboxy-hydrazin) 228,280 $C_8H_{12}O_2N_4S$ 247—249° C 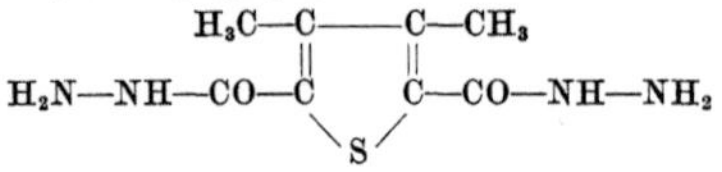	Ki, BCG	30	DTM 500 DTh >200	11 137
117	Tetrahydro-thiophen-2-carboxy-hydrazin 146,216 $C_5H_{10}ON_2S$ 81—83° C 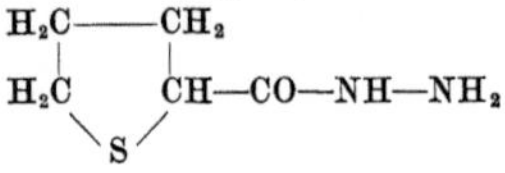				137
118	Benzoyl-hydrazin 136,156 $C_7H_8ON_2$ 111—112,5° C 112° C 112—114° C 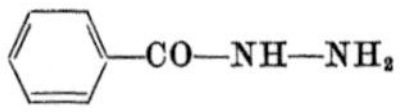	BCG Ho4, Tbb	0,6 200 —	DTM 64 Ms: — Ms: — —	10 12 52 101 125
119	2-Chlor-benzoyl-hydrazin 170,605 $C_7H_7ON_2Cl$ 114° C 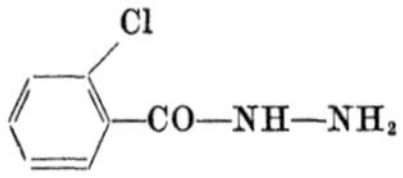	Ho4, Tbb	40		101
120	3-Chlor-benzoyl-hydrazin 170,605 $C_7H_7ON_2Cl$ 158° C 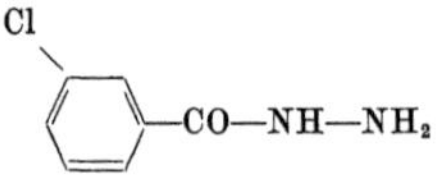	Ho4, Tbb	> 200		101
121	4-Chlor-benzoyl-hydrazin 170,605 $C_7H_7ON_2Cl$ 163° C 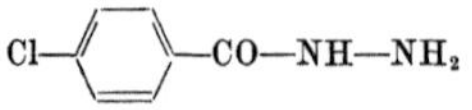	BCG Ho4, Tbb	3,0 > 200	DTM 125 Ms: —	12 101
122	4-Brom-benzoyl-hydrazin 215,064 $C_7H_7ON_2Br$ 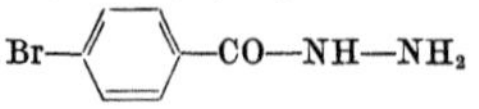	BCG	12	DTM 64 Ms: —	12

Nr.	Name, Molekulargewicht, Summenformel, Schmelzpunkt, Strukturformel	Medium, Stamm, Bebrütungsdauer	MHK μg/ml	In-vivo-Ergebnisse	Literatur
123	4-Jod-benzoyl-hydrazin 262,058 $C_7H_7ON_2J$ 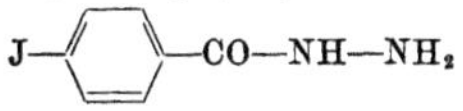	BCG	6,0	DTM 125 Ms: —	12
124	2-Nitro-benzoyl-hydrazin 181,156 $C_7H_7O_3N_3$ 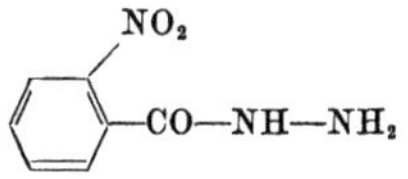	BCG	300	DTM 1000 Ms: —	10 12
125	3-Nitro-benzoyl-hydrazin 181,156 $C_7H_7O_3N_3$ 153—154° C 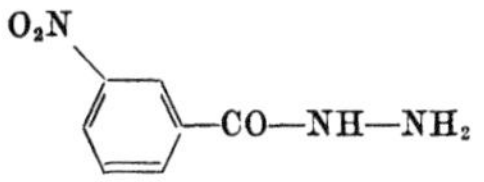	BCG	0,6	DTM 125 Ms: — —	12 52
126	4-Nitro-benzoyl-hydrazin 181,156 $C_7H_7O_3N_3$ 211—212° C 214° C 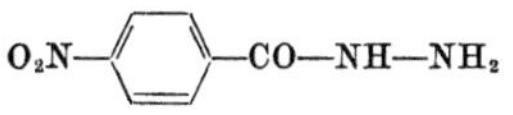	BCG Du, BCG Tbb Ho4, Tbb Lo-Bl, ATCC 607, 3—7d	12 100 + 100 (>100)	DTM 250 Ms: — —	12 22 25 52 101 126
127	2-Oxy-benzoyl-hydrazin (Salicyloyl-hydrazin) 152,156 $C_7H_8O_2N_2$ 147° C, 148—149° C 148—150° C 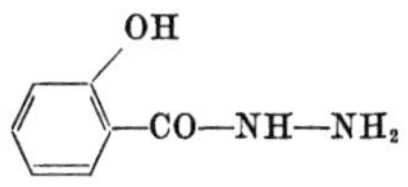	H37Rv Ho4, Tbb H37Rv PB, H37Rv, 14d PB+10% S H37Rv, 14d	3,9—7,8 >200 ± 25 ≲100	— ±	6 10 26 52 55 101 125 139
128	3-Oxy-benzoyl-hydrazin 152,156 $C_7H_8O_2N_2$ 152—154° C 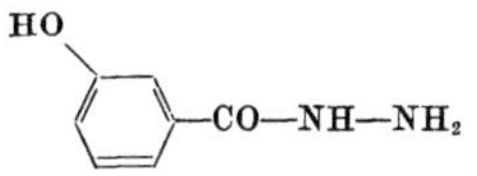	H37Rv	±	±	125
129	4-Oxy-benzoyl-hydrazin 152,156 $C_7H_8O_2N_2$ 262° C (Zers.) 262—263° C 264° C 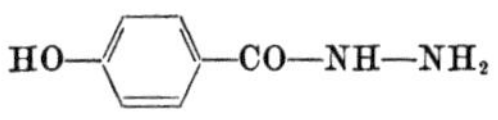	BCG Du, BCG Ho4, Tbb H37Rv	12,0 10 40 —	DTM 1000 Ms: — — —	12 22 41 52 55 101 125
130	2-Methoxy-benzoyl-hydrazin 166,183 $C_8H_{10}O_2N_2$ 78—80° C 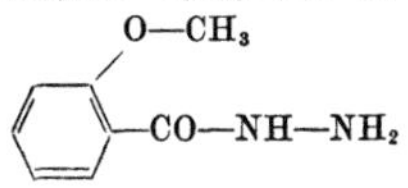			—	52
131	4-Methoxy-benzoyl-hydrazin 166,183 $C_8H_{10}O_2N_2$ 136° C 139—140° C 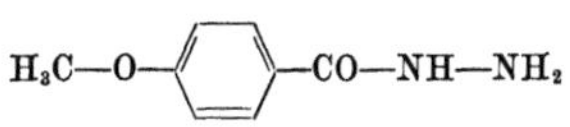	BCG Du, BCG Ho4, Tbb H37Rv	8,0 >10 40 —	DTM 125 Ms: — —	12 22 41 101 125

Nr.	Name, Molekulargewicht, Summenformel, Schmelzpunkt, Strukturformel	Medium, Stamm, Bebrütungsdauer	MHK μg/ml	In-vivo-Ergebnisse	Literatur
132	4-Äthoxy-benzoyl-hydrazin 180,210 $C_9H_{12}O_2N_2$ 124° C 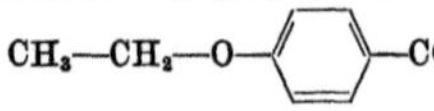	Ho4, Tbb	40		101
133	4-(Benzyl-oxy)-benzoyl-hydrazin 242,281 $C_{14}H_{14}O_2N_2$ 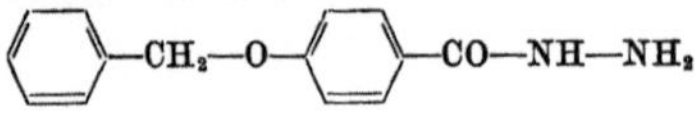	Du, BCG, 10—30d	>100		22
134	2-Mercapto-benzoyl-hydrazin (Thiosalicyloyl-hydrazin) 168,222 $C_7H_8ON_2S$ 115—116° C 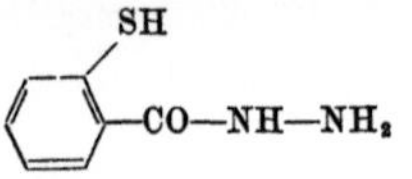				76
135	3-Mercapto-benzoyl-hydrazin 168,222 $C_7H_8ON_2S$ 120,5—121,5° C 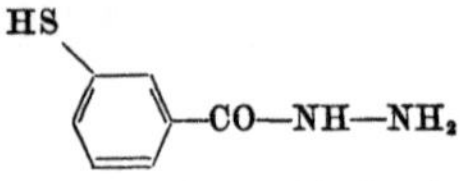				76
136	4-Mercapto-benzoyl-hydrazin 168,222 $C_7H_8ON_2S$ 152—153° C 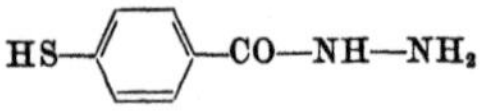				76
137	2-(Methyl-mercapto)-benzoyl-hydrazin 182,249 $C_8H_{10}ON_2S$ 103—104° C 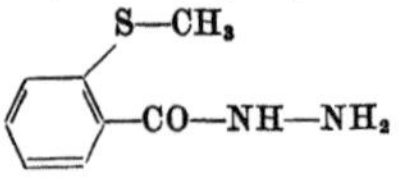				76
138	2-(Methyl-sulfonyl)-benzoyl-hydrazin 214,249 $C_8H_{10}O_3N_2S$ 148—149° C 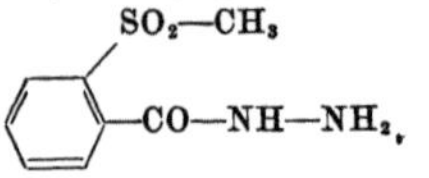				76
139	4-(Äthyl-sulfonyl)-benzoyl-hydrazin 228,276 $C_9H_{12}O_3N_2S$ 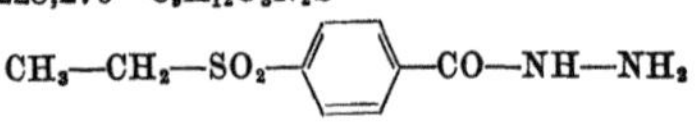	H37Rv	15,6 bis 31,3		6
140	2-Amino-benzoyl-hydrazin (Anthraniloyl-hydrazin) 151,172 $C_7H_9ON_3$ 119—120° C 121—122° C 122° C (k) 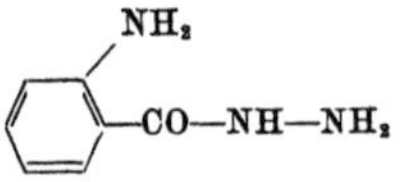	H37Rv BCG Ho4, Tbb	>125 30 200	 DTM 250 Ms: — —	6 10 12 52 55 101
141	3-Amino-benzoyl-hydrazin 151,172 $C_7H_9ON_3$ 91—92° C 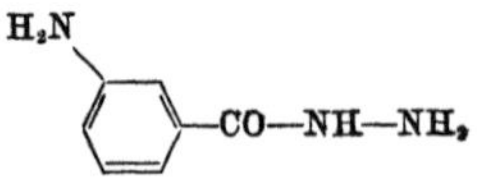	BCG	3,0	DTM >250 Ms: —	12 137

Nr.	Name, Molekulargewicht, Summenformel, Schmelzpunkt, Strukturformel	Medium, Stamm, Bebrütungs-dauer	MHK µg/ml	In-vivo-Ergebnisse	Lite-ratur
142	4-Amino-benzoyl-hydrazin 151,172 $C_7H_9ON_3$ 219—222° C 221—223° C 228° C (k) 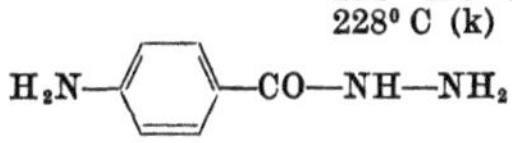	BCG Du, BCG Ho4, Tbb H37Rv	6,0 >100 40 ±	DTM 500 Ms: — — ±	12 22 39 52 55 101 125
143	4-(Benzol-sulfonyl-amino)-benzoyl-hydrazin 291,336 $C_{13}H_{13}O_3N_3S$ 228° C 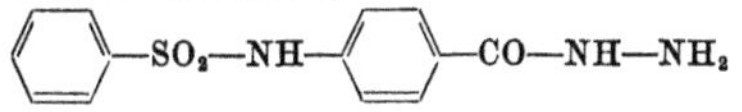	Ho4, Tbb	>40		101
144	4-(Dimethyl-amino)-benzoyl-hydrazin 179,226 $C_9H_{13}ON_3$ 171° C 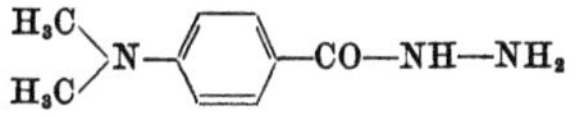	BCG Ho4, Tbb	6,0 40	DTM 250 Ms: —	12 101
145	2-Anilino-benzoyl-hydrazin 227,270 $C_{13}H_{13}ON_3$ 123° C 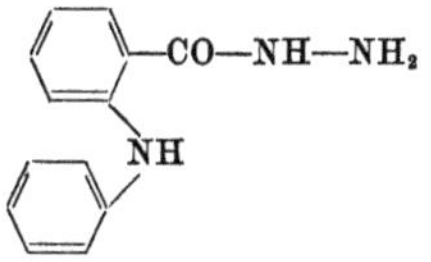	Ho4, Tbb	>40		101
146	4-(p-Biphenylyl-amino)-benzoyl-hydrazin 303,368 $C_{19}H_{17}ON_3$ 188° C 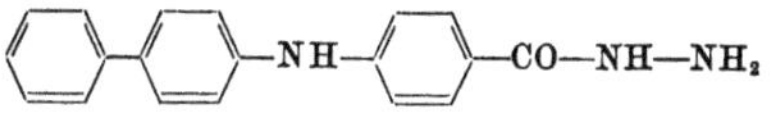	Ho4, Tbb	>40		101
147	4-Acetamino-benzoyl-hydrazin 193,210 $C_9H_{11}O_2N_3$ >270° C 288—289° C 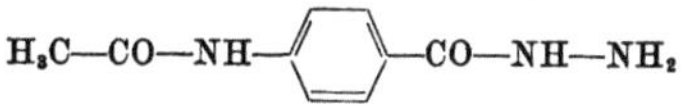	Ho4, Tbb	100	—	52 101
148	2-(Benzoyl-amino)-benzoyl-hydrazin 255,281 $C_{14}H_{13}O_2N_3$ 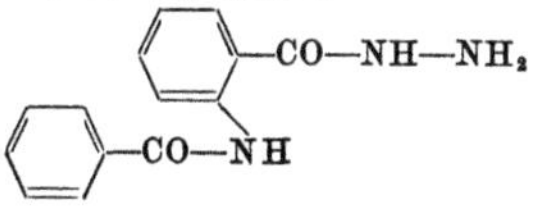	PB, H37Rv, 14d PB + 10% S, H37Rv, 14d	>100 >100		139
149	4-(Phenyl-azo)-benzoyl-hydrazin (Azobenzol-4-carboxy-hydrazin) 240,269 $C_{13}H_{12}ON_4$ 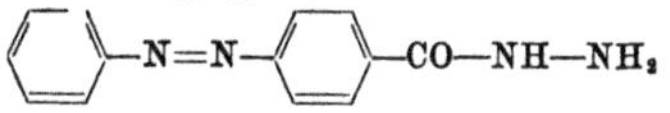				133
150	4-(1′-Methyl-äthyl)-benzoyl-hydrazin 178,237 $C_{10}H_{14}ON_2$ 91—92° C 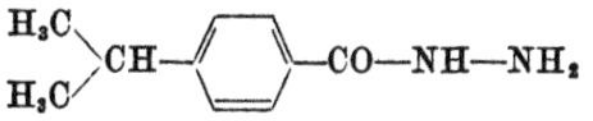	H37Rv	—	—	125
151	4-(1′,1′-Dimethyl-äthyl)-benzoyl-hydrazin 192,264 $C_{11}H_{16}ON_2$ 118—120° C 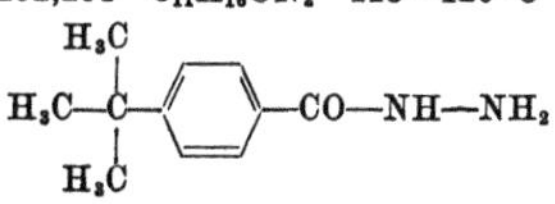				137

Nr.	Name, Molekulargewicht, Summenformel, Schmelzpunkt, Strukturformel	Medium, Stamm, Bebrütungsdauer	MHK µg/ml	In-vivo-Ergebnisse	Literatur
152	Terephthaloyl-dihydrazin 194,198 $C_8H_{10}O_2N_4$ 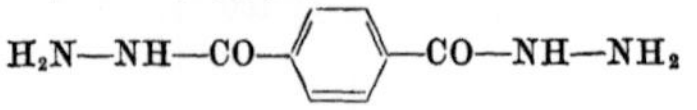	BCG	3,0	DTM 2000 Ms: —	12
153	4-Cyan-benzoyl-hydrazin 161,167 $C_8H_7ON_3$ 191° C 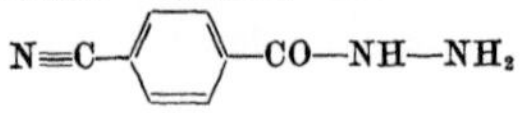	Ho4, Tbb	<40		101
154	2,4-Dichlor-benzoyl-hydrazin 205,054 $C_7H_6ON_2Cl_2$ 163—164° C 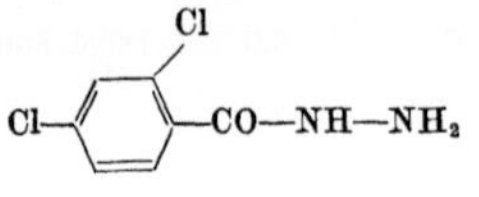				137
155	3,4-Dichlor-benzoyl-hydrazin 205,054 $C_7H_6ON_2Cl_2$ 167—168° C 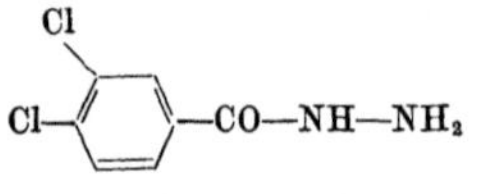				137
156	5-Chlor-salicyloyl-hydrazin 186,605 $C_7H_7O_2N_2Cl$ 213—215° C 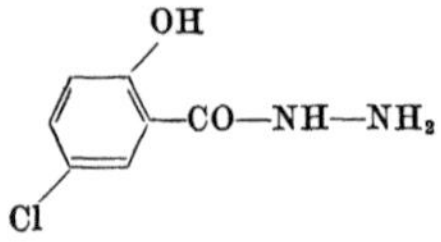				137
157	5-Brom-salicyloyl-hydrazin 231,064 $C_7H_7O_2N_2Br$ 217—218° C 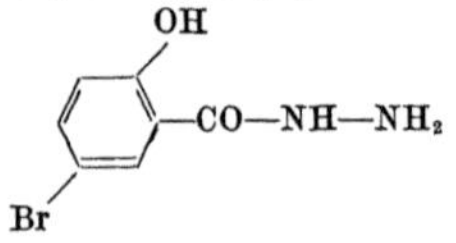			—	52
158	5-Brom-thiosalicyloyl-hydrazin 247,130 $C_7H_7ON_2BrS$ 215—220° C und 240—245° C 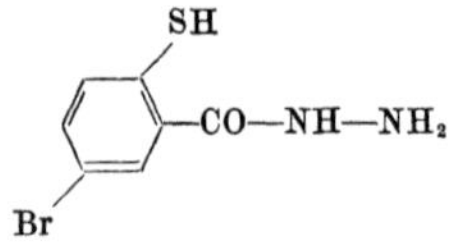				76
159	2,4-Dinitro-benzoyl-hydrazin 226,155 $C_7H_6O_5N_4$ 231—233° C 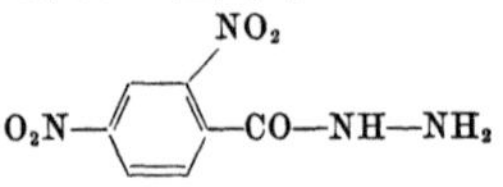	Du, M.min.	(>1000)		24
160	4-Nitro-salicyloyl-hydrazin 197,156 $C_7H_7O_4N_3$ 222° C (Zers.) 230—232° C (Zers.) 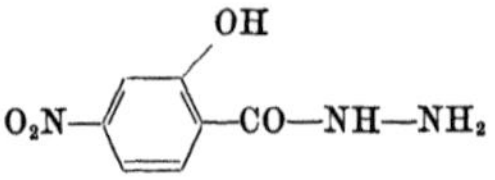	Du, DS, 14d Lo-Bl, ATCC 607, 3—7d	>4 (<100)		56 126

Nr.	Name, Molekulargewicht, Summenformel, Schmelzpunkt, Strukturformel	Medium, Stamm, Bebrütungsdauer	MHK µg/ml	In-vivo-Ergebnisse	Literatur
161	2,4-Dioxy-benzoyl-hydrazin (β-Resorcyloyl-hydrazin) 168,156 $C_7H_8O_3N_2$ 234° C, 239—240° C 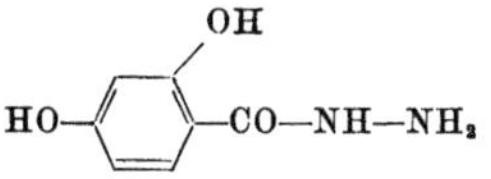	H37Rv	±	±	125 137
162	2,5-Dioxy-benzoyl-hydrazin (Gentisinoyl-hydrazin) 168,156 $C_7H_8O_3N_2$ 209—210° C 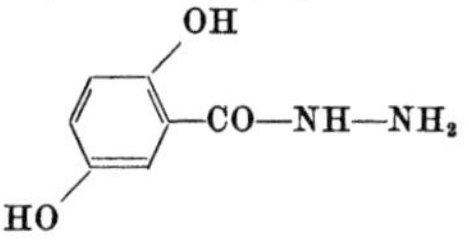			—	52
163	2,6-Dioxy-benzoyl-hydrazin (γ-Resorcyloyl-hydrazin) 168,156 $C_7H_8O_3N_2$ 212—213° C 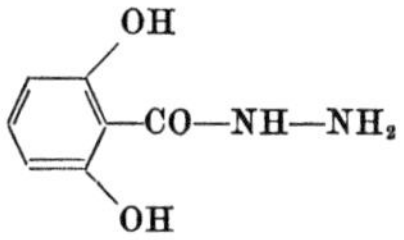	H37Rv	—	—	125
164	4-Oxy-3-methoxy-benzoyl-hydrazin (Vanillinoyl-hydrazin) 182,183 $C_8H_{10}O_3N_2$ 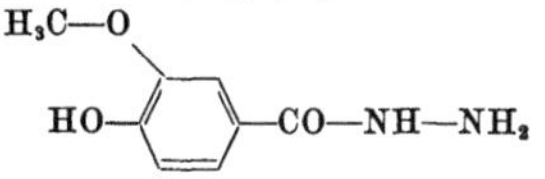	BCG	30	DTM 2000 Ms: —	12
165	2,4-Dimethoxy-benzoyl-hydrazin 196,210 $C_9H_{12}O_3N_2$ 112° C 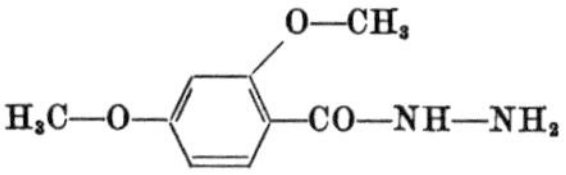	Ho4, Tbb	200		101
166	3,5-Dimethoxy-benzoyl-hydrazin 196,210 $C_9H_{12}O_3N_2$ 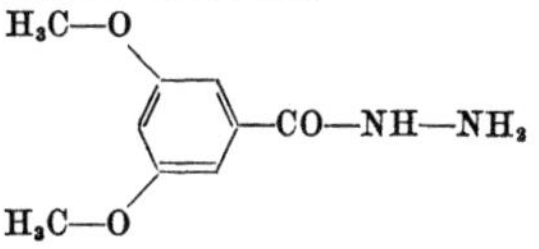	PB, H37Rv, 14d PB + 10% S, H37Rv, 14d	100 100		139
167	4-Amino-salicyloyl-hydrazin 167,172 $C_7H_9O_2N_3$ 196—198° C (u) 197° C (Zers.) 198—200° C 199—200° C 200° C 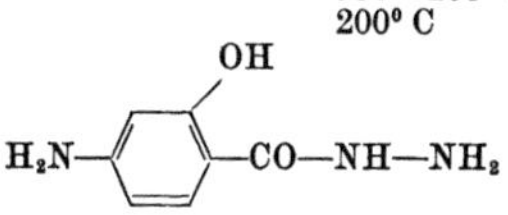	Tbb, 14d H37Rv H37Rv Ho4, Tbb H37Rv	0,1—1,0 0,31 bis 0,62 + 10 ±	±	39 43 44 55 63 87 101 125 137

Nr.	Name, Molekulargewicht, Summenformel, Schmelzpunkt, Strukturformel	Medium, Stamm, Bebrütungsdauer	MHK µg/ml	In-vivo-Ergebnisse	Literatur
168	5-Amino-salicyloyl-hydrazin 167,172 $C_7H_9O_2N_3$ 180—182° C 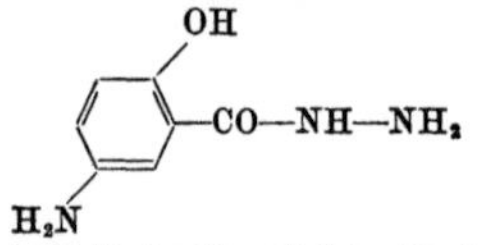	H37Rv	—	—	125
169	4-(Methyl-sulfonyl)-thiosalicyloyl-hydrazin 246,315 $C_8H_{10}O_3N_2S_2$ 180—181° C 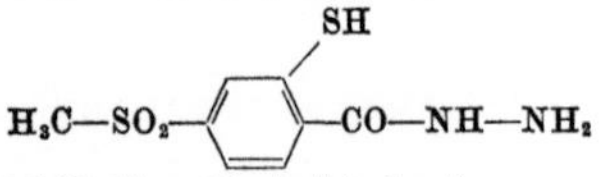				76
170	3,5-Dichlor-salicyloyl-hydrazin 221,054 $C_7H_6O_2N_2Cl_2$ 198° C 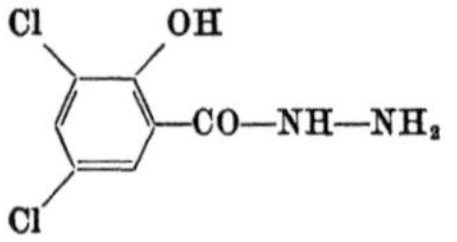				74
171	3-Jod-5-nitro-4-äthoxy-benzoyl-hydrazin 351,112 $C_9H_{10}O_4N_3J$ 200° C 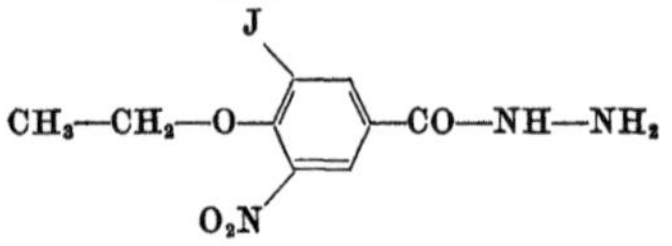	Ho4, Tbb	>40		101
172	3,4,5-Trimethoxy-benzoyl-hydrazin 226,237 $C_{10}H_{14}O_4N_2$ 160° C 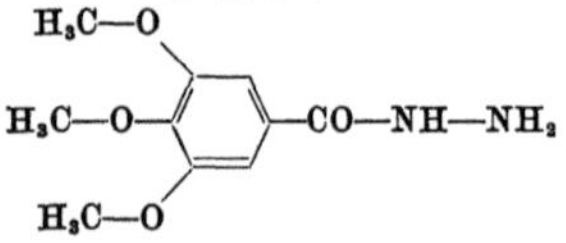	Ho4, Tbb	>40		101
173	Diphenyldisulfid-2,2′-di-(carboxy-hydrazin) [Bis-(thio-salicyloyl-hydrazin)] 334,428 $C_{14}H_{14}O_2N_4S_2$ 214—215° C (Schmelzpunkt des Dihydrochlorids 220—222° C) 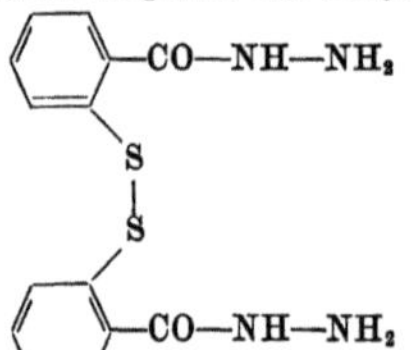				76
174	Diphenyldisulfid-3,3′-di-(carboxy-hydrazin) 334,428 $C_{14}H_{14}O_2N_4S_2$ 155—156° C 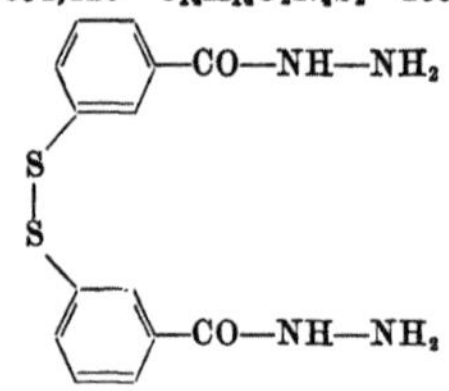				76

Nr.	Name, Molekulargewicht, Summenformel, Schmelzpunkt, Strukturformel	Medium, Stamm, Bebrütungsdauer	MHK µg/ml	In-vivo-Ergebnisse	Literatur
175	Diphenyldisulfid-4,4'-di-(carboxy-hydrazin) 334,428 $C_{14}H_{14}O_2N_4S_2$ 196—197° C 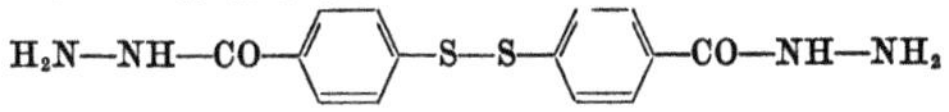				76
176	4,4'-Dichlor-bis-(thiosalicyloyl-hydrazin) 403,326 $C_{14}H_{12}O_2N_4Cl_2S_2$ 229—230° C 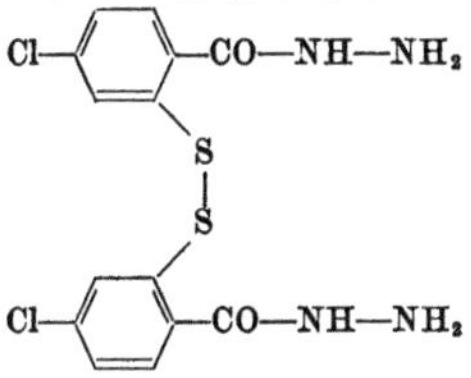				76
177	5,5'-Dichlor-bis-(thiosalicyloyl-hydrazin) 403,326 $C_{14}H_{12}O_2N_4Cl_2S_2$ 249—250° C				76
178	5,5'-Dibrom-bis-(thiosalicyloyl-hydrazin) 492,244 $C_{14}H_{12}O_2N_4Br_2S_2$ 249—250° C				76
179	4,4'-Dimethoxy-bis-(thiosalicyloyl-hydrazin) 394,482 $C_{16}H_{18}O_4N_4S_2$ 229—230° C				76
180	4,4'-Di-(methyl-sulfonyl)-bis-(thiosalicyloyl-hydrazin) 490,614 $C_{16}H_{18}O_6N_4S_4$ 219—220° C				76
181	3,3',5,5'-Tetrachlor-bis-(thiosalicyloyl-hydrazin) 472,224 $C_{14}H_{10}O_2N_4Cl_4S_2$ 223—225° C				76
182	3,3',5,5'-Tetrabrom-bis-(thiosalicyloyl-hydrazin) 650,060 $C_{14}H_{10}O_2N_4Br_4S_2$ 233—234° C				76
183	(Phenyl-acetyl)-hydrazin 150,183 $C_8H_{10}ON_2$ 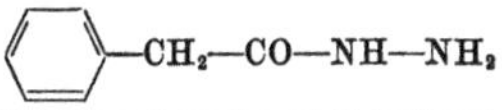	BCG	12	DTM 250 Ms: —	12
184	(4-Chlor-phenyl-acetyl)-hydrazin 184,632 $C_8H_9ON_2Cl$ 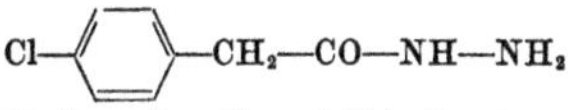	BCG Ho4, Tbb	10 200	DTM 1000 Ms: —	12 101
185	[(4-Oxy-phenyl)-acetyl]-hydrazin 166,183 $C_8H_{10}O_2N_2$ 200—202° C 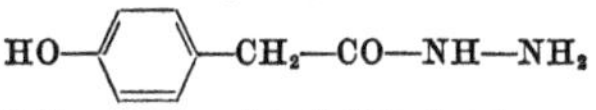				137
186	(2-Oxy-2-phenyl-acetyl)-hydrazin 166,183 $C_8H_{10}O_2N_2$ 132—133° C 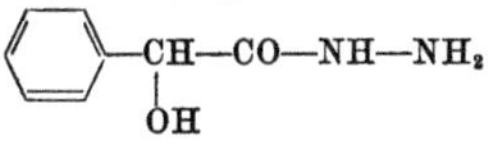	BCG H37Rv	40 —	DTM 125 Ms: — —	12 125
187	[(3,4-Dimethoxy-phenyl)-acetyl]-hydrazin 210,237 $C_{10}H_{14}O_3N_2$ 106—107° C 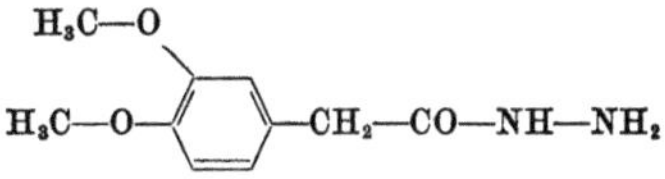	H37Rv	—	—	125
188	(2,2-Diphenyl-acetyl)-hydrazin 226,281 $C_{14}H_{14}ON_2$ 129—131° C 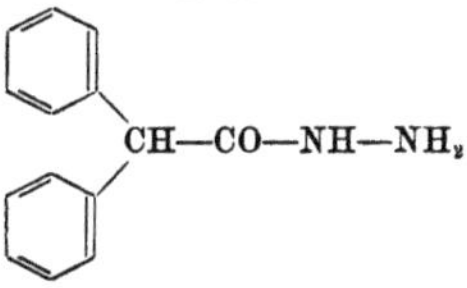	BCG H37Rv	100 —	DTM 2000 Ms: — —	12 125

Nr.	Name, Molekulargewicht, Summenformel, Schmelzpunkt, Strukturformel	Medium, Stamm, Bebrütungsdauer	MHK µg/ml	In-vivo-Ergebnisse	Literatur
189	(2-Oxy-2,2-diphenyl-acetyl)-hydrazin 242,281 $C_{14}H_{14}O_2N_2$ 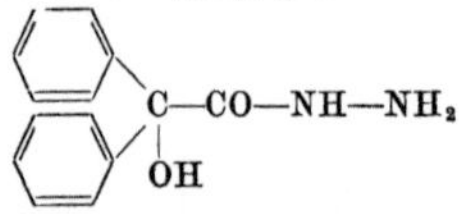	BCG	100	DTM 500 Ms: —	12
190	(Phenyl-malonoyl)-dihydrazin 208,225 $C_9H_{12}O_2N_4$ 179—180° C 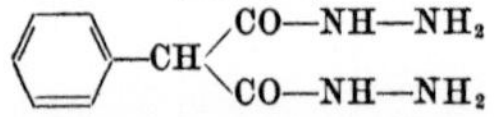	H37Rv	—	—	125
191	(3-Phenyl-propionyl)-hydrazin (α,β-Dihydro-cinnamoyl-hydrazin) 164,210 $C_9H_{12}ON_2$ 102—103° C 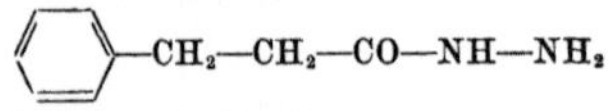	H37Rv	—	—	125
192	Cinnamoyl-hydrazin 162,194 $C_9H_{10}ON_2$ 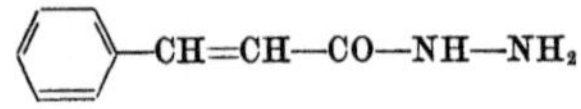	H37Rv BCG	>125 0,4	 DTM 2000 Ms: —	6 12
193	4-Chlor-cinnamoyl-hydrazin 196,643 $C_9H_9ON_2Cl$ 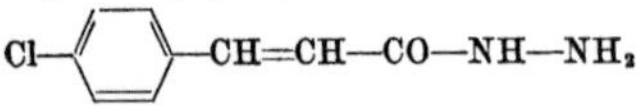	Du, BCG	100		22
194	4-Nitro-cinnamoyl-hydrazin 207,194 $C_9H_9O_3N_3$ 205° C (Zers.) 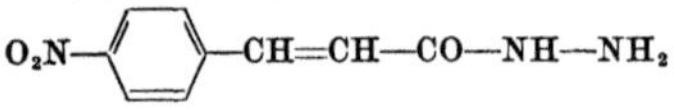	Du, DS, 14d	>10		56
195	4-(Äthyl-sulfonyl)-cinnamoyl-hydrazin 254,314 $C_{11}H_{14}O_3N_2S$ 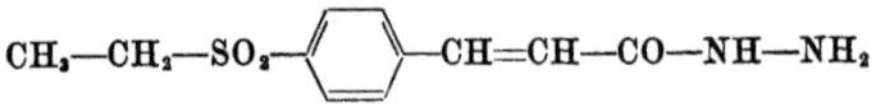	H37Rv	31,3 bis 62,5		6
196	2,4-Dichlor-cinnamoyl-hydrazin 231,092 $C_9H_8ON_2Cl_2$ 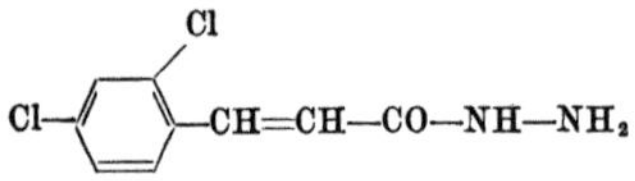	Du, BCG	100		22
197	3,4-Dichlor-cinnamoyl-hydrazin 231,092 $C_9H_8ON_2Cl_2$ 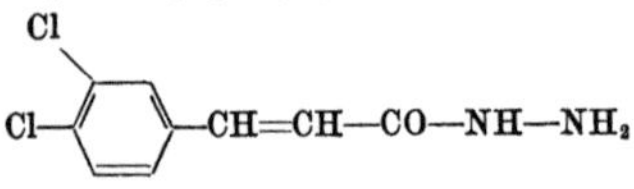	Du, BCG	100		22
198	Naphthalin-1-carboxy-hydrazin 186,216 $C_{11}H_{10}ON_2$ 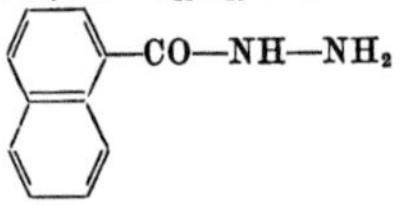				55
199	Naphthalin-2-carboxy-hydrazin 186,216 $C_{11}H_{10}ON_2$ 149—151° C 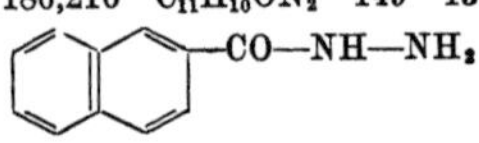	H37Rv	—	—	55 125

Nr.	Name, Molekulargewicht, Summenformel, Schmelzpunkt, Strukturformel	Medium, Stamm, Bebrütungsdauer	MHK µg/ml	In-vivo-Ergebnisse	Literatur
200	(Naphthyl-1)-acetyl-hydrazin 200,243 $C_{12}H_{12}ON_2$ 168—169° C 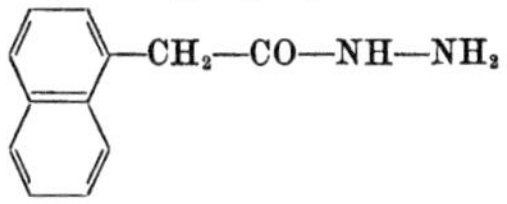	Du, BCG H37Rv	10 —	 —	22 125
201	Anthrachinon-2-carboxy-hydrazin 266,260 $C_{15}H_{10}O_3N_2$ 233—235° C 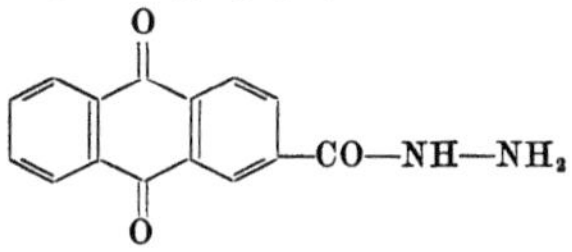	H37Rv	—	—	125
202	Cyclopentan-carboxy-hydrazin 128,177 $C_6H_{12}ON_2$ 110—111° C $H_2C—CH_2$ | >CH—CO—NH—NH_2 $H_2C—CH_2$				137
203	Cyclohexan-carboxy-hydrazin 142,204 $C_7H_{14}ON_2$ 154—155° C 155° C $CH_2—CH_2$ H_2C< >CH—CO—NH—NH_2 $CH_2—CH_2$	Ho4, Tbb	>200		101 137
204	Cyclohexan-acetyl-hydrazin 156,231 $C_8H_{16}ON_2$ 122—123° C $CH_2—CH_2$ H_2C< >CH—CH_2—CO—NH—NH_2 $CH_2—CH_2$	H37Rv	—	—	125
205	Cyclohexan-1,2-di-(carboxy-hydrazin) 200,246 $C_8H_{16}O_2N_4$ >270° C CH_2 H_2C CH—CO—NH—NH_2 | | H_2C CH—CO—NH—NH_2 CH_2				101
206	trans-Cyclohexan-1,4-di-(carboxy-hydrazin) 200,246 $C_8H_{16}O_2N_4$ $CH_2—CH_2$ H_2N—NH—CO—CH< >CH—CO—NH—NH_2 $CH_2—CH_2$	BCG	300	DTM 1000	12
207	4-Chlor-cyclohexen-(1)-1,2-di-(carboxy-hydrazin) 232,679 $C_8H_{13}O_2N_4Cl$ 265° C (Subl.) CH_2 Cl—HC C—CO—NH—NH_2 | ‖ H_2C C—CO—NH—NH_2 CH_2	Ho4, Tbb	>200		101
208	Äthoxy-carboxy-hydrazin 104,112 $C_3H_8O_2N_2$ $CH_3—CH_2$—O—CO—NH—NH_2				55
209	Semicarbazid 75,074 CH_5ON_3 H_2N—CO—NH—NH_2	Tbb	—		80

Nr.	Name, Molekulargewicht, Summenformel, Schmelzpunkt, Strukturformel	Medium, Stamm, Bebrütungsdauer	MHK µg/ml	In-vivo-Ergebnisse	Literatur
210	4-Phenyl-semicarbazid-monohydrochlorid 187,637 $C_7H_9ON_3 \cdot HCl$ 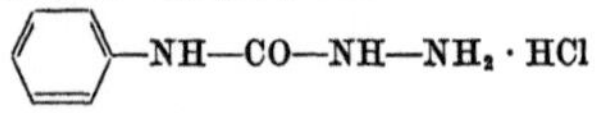	PB,H37Rv, 14d PB + 10% S, H37Rv, 14d	100 >100		139
211	4,4-Diphenyl-semicarbazid 227,270 $C_{13}H_{13}ON_3$ 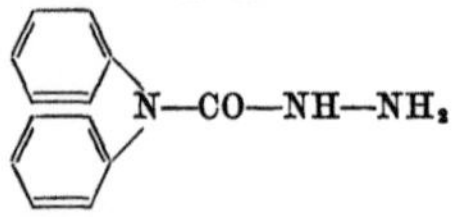	PB, H37Rv, 14d PB + 10% S, H37Rv, 14d	>100 >100		139
212	Acetyl-hydrazin 74,085 $C_2H_6ON_2$ 67° C 68° C $H_3C—CO—NH—NH_2$ (Kp 124—125° C, 10 Torr)	BCG Ho4, Tbb	150 >200	DTM 64 Ms: —	12 60 81 101
213	Phenoxy-acetyl-hydrazin 166,183 $C_8H_{10}O_2N_2$ 110—111° C 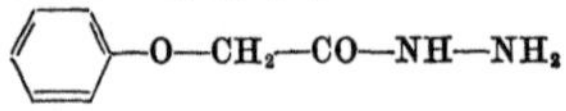				137
214	(4-Chlor-phenoxy)-acetyl-hydrazin 200,632 $C_8H_9O_2N_2Cl$ 157—158° C 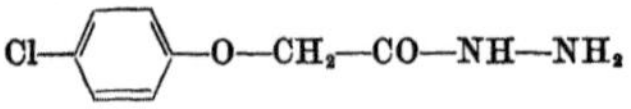				137
215	(2,4-Dichlor-phenoxy)-acetyl-hydrazin 235,081 $C_8H_8O_2N_2Cl_2$ 158° C 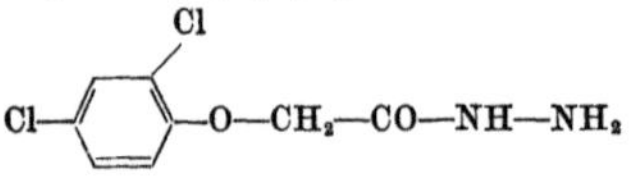	Ho4, Tbb	200		101
216	(2,4,5-Trichlor-phenoxy)-acetyl-hydrazin 269,530 $C_8H_7O_2N_2Cl_3$ 214° C 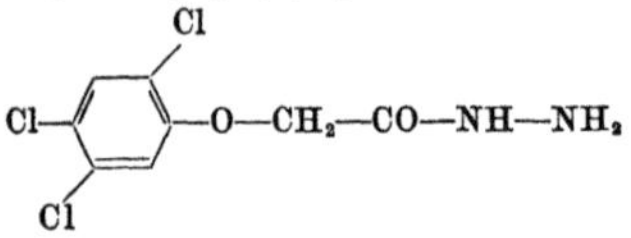	Ho4, Tbb	>200		101
217	Äthyl-mercapto-acetyl-hydrazin-hydrochlorid 170,670 $C_4H_{10}ON_2S \cdot HCl$ $CH_3—CH_2—S—CH_2—CO—NH—NH_2 \cdot HCl$				137
218	Amino-acetyl-hydrazin-dihydrochlorid 162,031 $C_2H_7ON_3 \cdot 2\,HCl$ 200—201° C $H_2N—CH_2—CO—NH—NH_2 \cdot 2\,HCl$	Ho4, Tbb	<40	—	101
219	2-(Trimethyl-ammonium)-acetyl-hydrazin-chlorid 167,647 $C_5H_{14}ON_3Cl$ 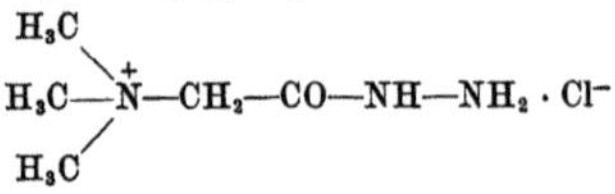	PB, H37Rv, 14d PB + 10% S, H37Rv, 14d	>100 >100		139
220	(4-Nitro-anilino)-acetyl-hydrazin 210,198 $C_8H_{10}O_3N_4$ 140° C 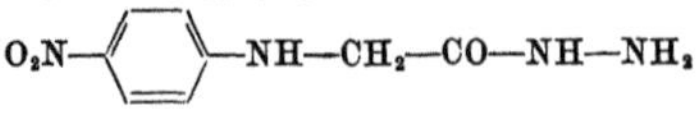	Ho4, Tbb	40	—	101

Nr.	Name, Molekulargewicht, Summenformel, Schmelzpunkt, Strukturformel	Medium, Stamm, Bebrütungsdauer	MHK µg/ml	In-vivo-Ergebnisse	Literatur
221	(Acetamino)-acetyl-hydrazin 131,139 $C_4H_9O_2N_3$ 111° C CH_3—CO—NH—CH_2—CO—NH—NH_2	Ho4, Tbb	>40	Ms: ±, tox.	101
222	(Benzoyl-amino)-acetyl-hydrazin (Hippursäure-hydrazid) 193,210 $C_9H_{11}O_2N_3$ 164° C 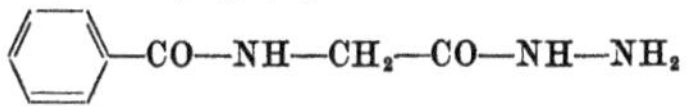	Ho4, Tbb	100	—	101
223	(Isonicotinoyl-amino)-acetyl-hydrazin (Isonicotinursäure-hydrazid) 194,198 $C_8H_{10}O_2N_4$ 189—190° C 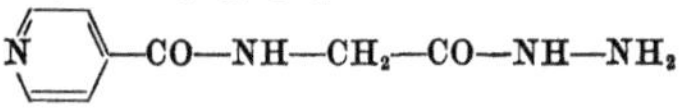	Tbb (H, B) M.av.	1—33 (—)		70
224	Cyan-acetyl-hydrazin 99,096 $C_3H_5ON_3$ 108—109° C N≡C—CH_2—CO—NH—NH_2	 H37Rv, Ki, 10d H37Rv, Ki, 18d H37Rv, Ki+10% S, 10d H37Rv, Ki+10% S, 18d H37Rv, Du, 18d H37Rv, Lö-Je, 15d H37Rv, Lö-Je, 30d H37Rv, Ho4, 15d H37Rv, Du-Agar, 15d Du, 28d, 1 Stamm 11 Stämme 18 Stämme H37Rv	 2 2 5 10 10 5 >100 >100 5 10 100 1000 —	 —	14 66 104 125 116
225	(Pyridinium-1)-acetyl-hydrazin-chlorid 187,637 $C_7H_{10}ON_3Cl$ 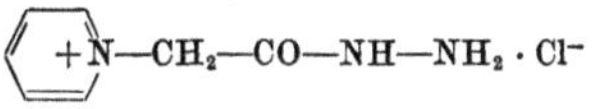	H37Rv	>125		6
226	2-Acetamino-2-cyan-acetyl-hydrazin 156,149 $C_5H_8O_2N_4$ 268—269° C CH_3—CO—NH—CH—CO—NH—NH_2 | C≡N	H37Rv	—	—	125
227	L-3-Mercapto-2-amino-propionyl-hydrazin (L-Cystein-hydrazid) 135,194 $C_3H_9ON_3S$ 86—89° C HS—CH_2—CH—CO—NH—NH_2 | NH_2				137
228	3-Amino-propionyl-hydrazin-dihydrochlorid 176,058 $C_3H_9ON_3 \cdot 2\,HCl$ 222—224° C (Zers.) H_2N—CH_2—CH_2—CO—NH—$NH_2 \cdot 2\,HCl$				137
229	Butyryl-hydrazin 102,139 $C_4H_{10}ON_2$ 39—40° C CH_3—CH_2—CH_2—CO—NH—NH_2	H37Rv	—	—	125
230	Buten-(2)-oyl-hydrazin (Crotonoyl-hydrazin) 100,123 $C_4H_8ON_2$ (Syrup) CH_3—CH=CH—CO—NH—NH_2	H37Rv	—	—	125
231	Buten-(3)-oyl-hydrazin 100,123 $C_4H_8ON_2$ 82—84° C CH_2=CH—CH_2—CO—NH—NH_2	H37Rv	—	—	125
232	Maleinoyl-monohydrazin-monoäthylester 158,161 $C_6H_{10}O_3N_2$ CH_3—CH_2—O—CO—CH=CH—CO—NH—NH_2				55

Nr.	Name, Molekulargewicht, Summenformel, Schmelzpunkt, Strukturformel	Medium, Stamm, Bebrütungsdauer	MHK µg/ml	In-vivo-Ergebnisse	Literatur
233	Hexanoyl-hydrazin (Caproyl-hydrazin) 130,193 $C_6H_{14}ON_2$ CH_3—$(CH_2)_4$—CO—NH—NH_2	Tbb	+		35 38
234	Hexadien-(2,4)-oyl-hydrazin-hydrochlorid-hydrat (Sorbinoyl-hydrazin-hydrochlorid-hydrat) 180,642 $C_6H_{10}ON_2 \cdot HCl \cdot H_2O$ 185—188° C (Zers.) CH_3—CH=CH—CH=CH—CO—NH—$NH_2 \cdot HCl \cdot H_2O$				137
235	5-Carboxy-pentanoyl-hydrazin (Adipinsäure-monohydrazid) 160,177 $C_6H_{12}O_3N_2$ HOOC—$(CH_2)_4$—CO—NH—NH_2				55
236	Dodecanoyl-hydrazin (Laurinoyl-hydrazin) 214,355 $C_{12}H_{26}ON_2$ 105° C CH_3—$(CH_2)_{10}$—CO—NH—NH_2	Ho4, Tbb BCG	>40 3	— DTM 125 Ms: —	101 12
237	Octadecanoyl-hydrazin (Stearinoyl-hydrazin) 298,517 $C_{18}H_{38}ON_2$ CH_3—$(CH_2)_{16}$—CO—NH—NH_2	PB, H37Rv, 14d PB + 10% S, H37Rv	100 >100		139
238	Ricinstearolsäure-hydrazid 310,485 $C_{18}H_{34}O_2N_2$ 61° C	Ho4, Tbb	200		101
239	Holzölsäure-hydrazid 292,469 $C_{18}H_{32}ON_2$ 77° C	Ho4, Tbb	>200		101
240	Isanoölsäure-hydrazid 288,437 $C_{18}H_{28}ON_2$ 71° C	Ho4, Tbb	>200		101
241	Carboxy-dihydrazin-dihydrochlorid (Carbohydrazid-dihydrochlorid) 163,019 $CH_6ON_4 \cdot 2\,HCl$ H_2N—NH—CO—NH—$NH_2 \cdot 2\,HCl$				55 89
242	Oxaloyl-dihydrazin 118,100 $C_2H_6O_2N_4$ 241° C CO—NH—NH_2 | CO—NH—NH_2	H37Rv	—	—	10 125
243	Malonoyl-dihydrazin 132,127 $C_3H_8O_2N_4$ 152—153° C 154° C H_2C<(CO—NH—NH_2)(CO—NH—NH_2)	Ho4, Tbb H37Rv	10 —	— —	10 101 125
244	Succinoyl-dihydrazin 146,154 $C_4H_{10}O_2N_4$ 167° C H_2C—CO—NH—NH_2 | H_2C—CO—NH—NH_2	BCG Ho4, Tbb	25 100	DTM 250 Ms: — —	12 101
245	Fumaroyl-dihydrazin 144,138 $C_4H_8O_2N_4$ H_2N—NH—CO—CH ‖ HC—CO—NH—NH_2	BCG	80	DTM 500 Ms: —	12
246	Äthanol-1,2-di-(carboxy-hydrazin) 162,154 $C_4H_{10}O_3N_4$ HO—HC—CO—NH—NH_2 | H_2C—CO—NH—NH_2				10
247	Äthan-1,2-diol-1,2-di-(carboxy-hydrazin) 178,154 $C_4H_{10}O_4N_4$ HO—HC—CO—NH—NH_2 | HO—HC—CO—NH—NH_2				10

Nr.	Name, Molekulargewicht, Summenformel, Schmelzpunkt, Strukturformel	Medium, Stamm, Bebrütungsdauer	MHK µg/ml	In-vivo-Ergebnisse	Literatur
248	Asparagoyl-dihydrazin 161,170 $C_4H_{11}O_2N_5$ 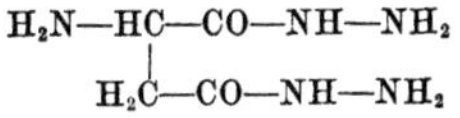				10
249	Adipinoyl-dihydrazin 174,208 $C_6H_{14}O_2N_4$ 171° C 176° C 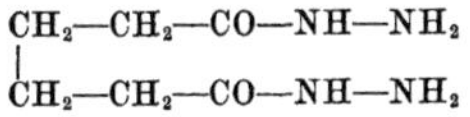	Du, H37Rv Du, H37RvIr Ho4, Tbb	25 500 2,0	 —	37 101
250	Pimelinoyl-dihydrazin 188,235 $C_7H_{16}O_2N_4$ 187—188° C 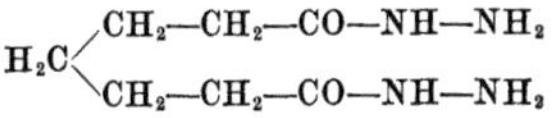	Du, H37Rv Du, H37RvIr	25 500		37
251	Äthan-1,1,2,2-tetra-(carboxy-hydrazin) 262,238 $C_6H_{14}O_4N_8$ 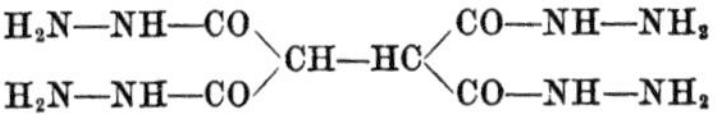				10
252	N,N'-Diisonicotinoyl-hydrazin 242,242 $C_{12}H_{10}O_2N_4$ 253—255° C 258—259° C 259—261° C 262° C 263—265° C 264° C (k) 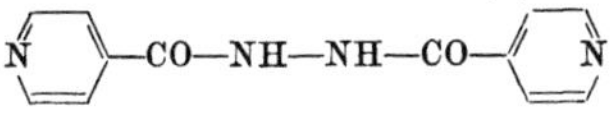	Ki, BCG Du, M.min.	8 (—)	DTM 500 DTh 50 +	11 23 25 52 121 137
253	N-Isonicotinoyl-N'-(2-carboxy-nicotinoyl)-hydrazin 286,253 $C_{13}H_{10}O_4N_4$ 186—187° C 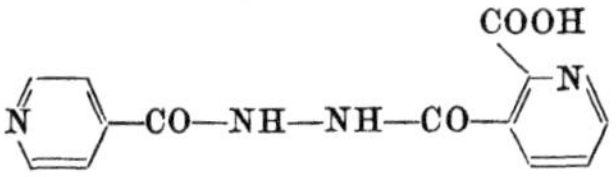				121
254	N-Isonicotinoyl-N'-furfuroyl-hydrazin 231,216 $C_{11}H_9O_3N_3$ 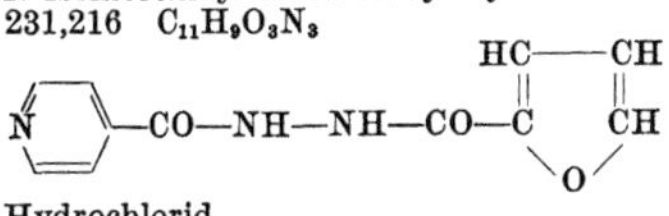 Hydrochlorid 267,681 $C_{11}H_9O_3N_3 \cdot HCl$ 254—255° C (Zers.)	Ki, BCG	15	DTM 250 DTh 30	11 137
255	N-Isonicotinoyl-N'-benzoyl-hydrazin 241,254 $C_{13}H_{11}O_2N_3$ 227,5—228,5° C 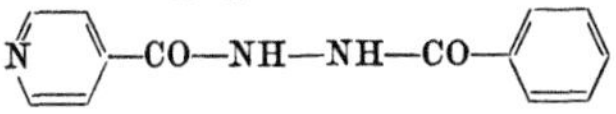				143
256	N-Isonicotinoyl-N'-(2-carboxy-benzoyl)-hydrazin 285,265 $C_{14}H_{11}O_4N_3$ 219—220° C 223,5—225,5° C 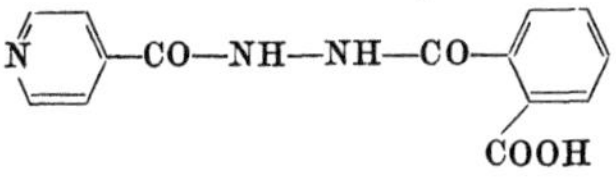				121 143

Nr.	Name, Molekulargewicht, Summenformel, Schmelzpunkt, Strukturformel	Medium, Stamm, Bebrütungs-dauer	MHK µg/ml	In-vivo-Ergebnisse	Lite-ratur
257	N-Isonicotinoyl-N'-[2-(N-isonicotinoyl-N'-benzal-hydrazon)-(α:2)-benzoyl]-hydrazin 464,491 $C_{26}H_{20}O_3N_6$ 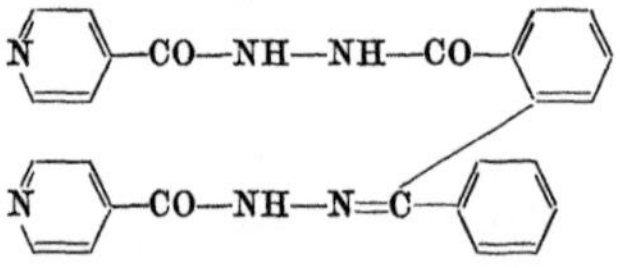				23
258	N-Isonicotinoyl-N'-(2,4,6-trimethyl-benzoyl)-hydrazin 283,335 $C_{16}H_{17}O_2N_3$ 224—225° C 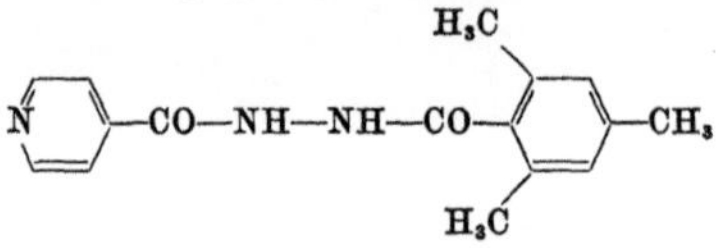				143
259	N-Isonicotinoyl-N'-formyl-hydrazin 165,156 $C_7H_7O_2N_3$ 96—98° C 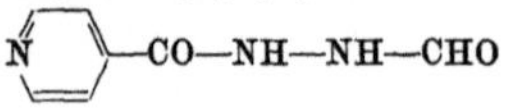	Ki, BCG	3	DTM 2000 DTh 125	11 137
260	N-Isonicotinoyl-N'-carbäthoxy-hydrazin-hydrochlorid 245,675 $C_9H_{11}O_3N_3 \cdot HCl$ 202—203° C (Zers.) 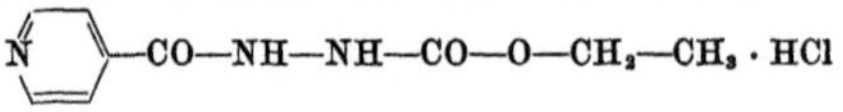				137
261	1-Isonicotinoyl-semicarbazid 180,171 $C_7H_8O_2N_4$ 241—242° C 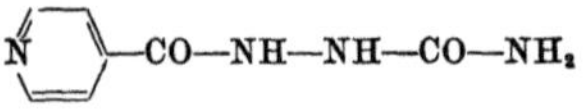				137
262	1-Isonicotinoyl-4,4-dimethyl-semicarbazid [N-Isonicotinoyl-N'-(dimethyl-carbaminyl)-hydrazin] 208,225 $C_9H_{12}O_2N_4$ 197—198° C (u, Zers.) 270—271° C (Zers.) (vgl. Nr. 273) 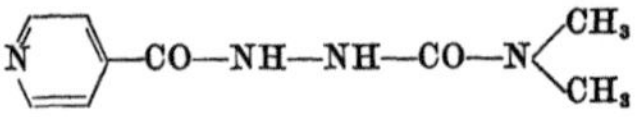				137 138
263	N-Isonicotinoyl-N'-acetyl-hydrazin 179,183 $C_8H_9O_2N_3$ 158—159° C 161° C 161—162° C 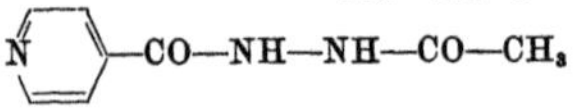 N-Isonicotinoyl-N'-acetyl-hydrazin-hydrochlorid 215,648 $C_8H_9O_2N_3 \cdot HCl$ 208—209° C	Ki, BCG	15	DTM 1000 DTh225 (Ms)	11 12 71 93 143 91 137
264	N-Isonicotinoyl-N'-propionyl-hydrazin 193,210 $C_9H_{11}O_2N_3$ 130,5—131,5° C 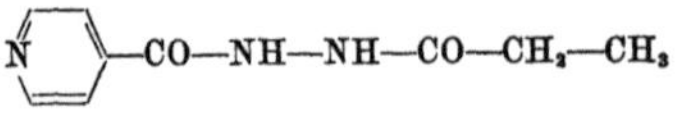				143
265	N-Isonicotinoyl-N'-butyryl-hydrazin 207,237 $C_{10}H_{13}O_2N_3$ 139—139,5° C 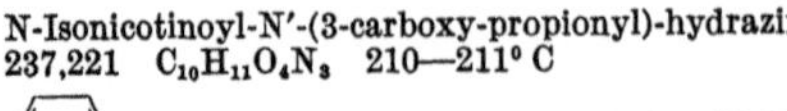				143
266	N-Isonicotinoyl-N'-(3-carboxy-propionyl)-hydrazin 237,221 $C_{10}H_{11}O_4N_3$ 210—211° C 				121

Nr.	Name, Molekulargewicht, Summenformel, Schmelzpunkt, Strukturformel	Medium, Stamm, Bebrütungsdauer	MHK µg/ml	In-vivo-Ergebnisse	Literatur
267	N-Isonicotinoyl-N'-(3-carboxy-acryloyl)-hydrazin 235,205 $C_{10}H_9O_4N_3$ 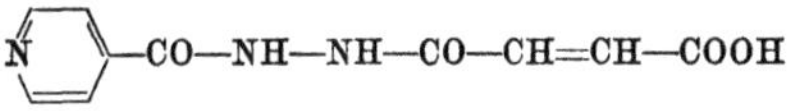				143
268	N-Isonicotinoyl-N'-hendecanoyl-hydrazin 305,426 $C_{17}H_{27}O_2N_3$ 115,6° C 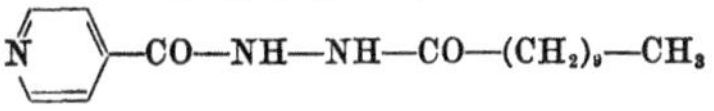				143
269	N-Isonicotinoyl-N'-dodecanoyl-hydrazin 319,453 $C_{18}H_{29}O_2N_3$ 117—118° C 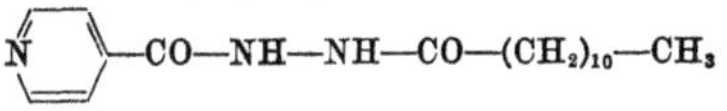	Ki, BCG	0,05	DTM 250 DTh <15	11 137 143
270	N-Isonicotinoyl-N'-octadecanoyl-hydrazin 403,615 $C_{24}H_{41}O_2N_3$ 125—126° C 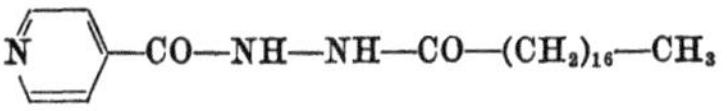				143
271	Kalium-isonicotinoyl-dithiocarbazinat 251,380 $C_7H_6ON_3KS_2$ 312° C (Zers.) 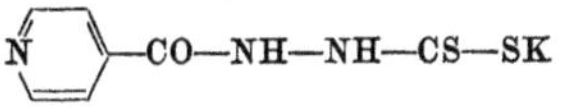				80
272	Di-(isonicotinoyl-hydrazino-thiocarbo)-disulfid 424,559 $C_{14}H_{12}O_2N_6S_4$ 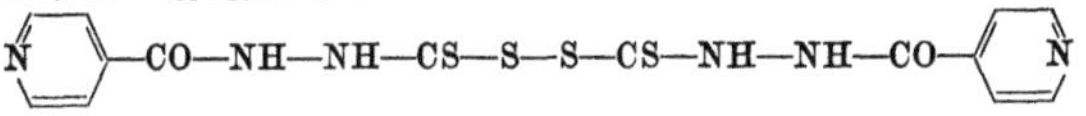				80
273	1-Isonicotinoyl-3-thio-semicarbazid 196,237 $C_7H_8ON_4S$ 230—231° C und 286—288° C (Zers.)* 279—280° C (k, Zers.) (vergl. Nr. 262 u. 325) 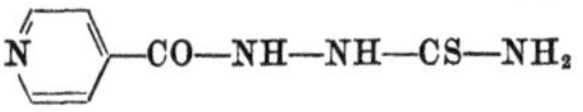			—	49 137
274	N-Isonicotinoyl-N'-thiobenzoyl-hydrazin 257,320 $C_{13}H_{11}ON_3S$ 130° C 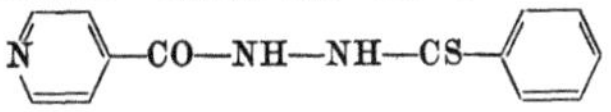				72
275	N-Isonicotinoyl-N'-(benzol-sulfonyl)-hydrazin 277,309 $C_{12}H_{11}O_3N_3S$ 190° C (k) 193—194° C 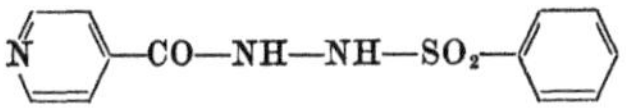	Ki, BCG	3,0	DTM 125 DTh >60 —	11 12 49 52
276	N-Isonicotinoyl-N'-(4-nitro-benzol-sulfonyl)-hydrazin 322,308 $C_{12}H_{10}O_5N_4S$ 216—217° C 226° C (k) 226° C (Zers.) 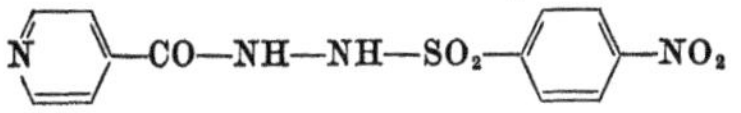	Ki, BCG	60	DTM 2000 DTh >900	11 108 109 137
277	N-Isonicotinoyl-N'-(4-amino-benzol-sulfonyl)-hydrazin 292,324 $C_{12}H_{12}O_3N_4S$ 220—222° C 224—225° C 229—231° C (k) 229—231° C (Zers.) 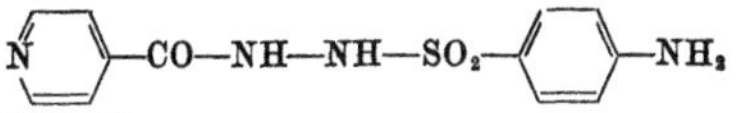	Ki, BCG	600	DTM 250 DTh >100	11 108 109 137

* Bei 230° C entsteht 3-Mercapto-5-(pyridyl-4')-1,2,4-triazol, das erstarrt und bei 286° C schmilzt.

Nr.	Name, Molekulargewicht, Summenformel, Schmelzpunkt, Strukturformel	Medium, Stamm, Bebrütungsdauer	MHK µg/ml	In-vivo-Ergebnisse	Literatur
278	N-Isonicotinoyl-N'-[4-acetamino-benzol-sulfonyl]-hydrazin 334,362 $C_{14}H_{14}O_4N_4S$ 232° C (k, Zers.) 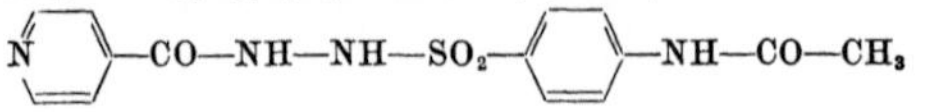				108 109
279	N-Isonicotinoyl-N'-(4-toluol-sulfonyl)-hydrazin 291,336 $C_{13}H_{13}O_3N_3S$ 212° C (k) 216—218° C (k) 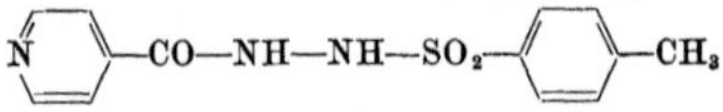	Ho4, Tbb	10		102 108 109
280	N-(1-Oxo-isonicotinoyl)-N'-acetyl-hydrazin 195,183 $C_8H_9O_3N_3$ 213—214° C (Zers.) 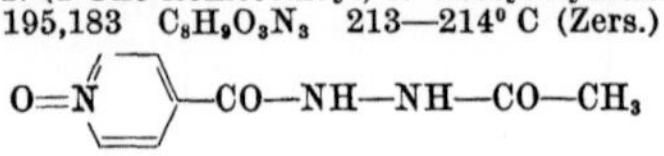				137
281	N-(1-Oxo-isonicotinoyl)-N'-dodecanoyl-hydrazin 335,453 $C_{18}H_{29}O_3N_3$ 146—147° C 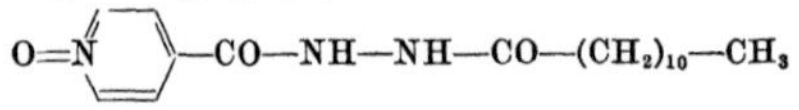				137
282	N-(1-Benzyl-pyridinium-4-carboxy)-N'-acetyl-hydrazin-chlorid 305,773 $C_{15}H_{16}O_2N_3Cl$ 245° C (Zers.) 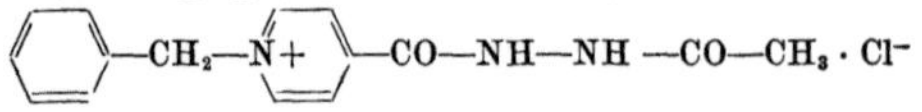				88
283	N-(1-Methyl-pyridinium-4-carboxy)-N'-acetyl-hydrazin-jodid 321,128 $C_9H_{12}O_2N_3J$ 208—209° C 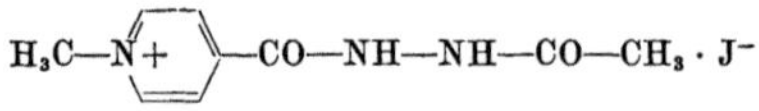				88
284	N-(1-Methyl-pyridinium-4-carboxy)-N',N'-diacetyl-hydrazin-jodid-semihydrat 372,174 $C_{11}H_{14}O_3N_3J \cdot {}^1/_2\, H_2O$ 172° C 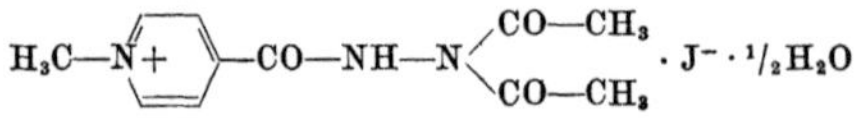				88
285	N-(1-Dodecyl-pyridinium-4-carboxy)-N'-acetyl-hydrazin-jodid 475,425 $C_{20}H_{34}O_2N_3J$ 175° C 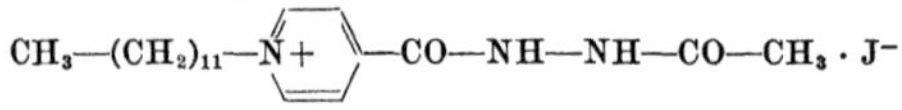				88
286	N-(1-Dodecyl-pyridinium-4-carboxy)-N',N'-diacetyl-hydrazin-jodid 517,463 $C_{22}H_{36}O_3N_3J$ 287° C (Zers.) 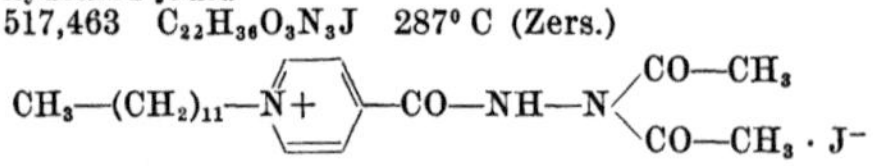				88
287	N,N'-Dinicotinoyl-hydrazin 242,242 $C_{12}H_{10}O_2N_4$ 227,5° C 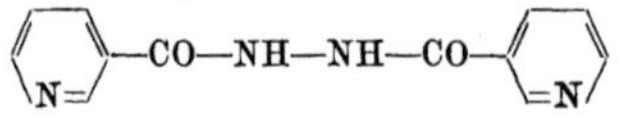				136
288	1-Nicotinoyl-3-thio-semicarbazid 196,237 $C_7H_8ON_4S$ 179,5° C (k) 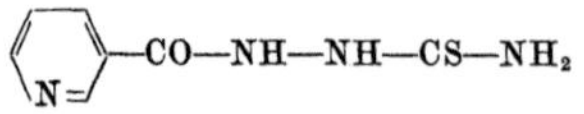			—	49
	1-Nicotinoyl-3-thio-semicarbazid-hydrochlorid 232,702 $C_7H_8ON_4S \cdot HCl$ 210—211° C (u)			Ms: —	59

Nr.	Name, Molekulargewicht, Summenformel, Schmelzpunkt, Strukturformel	Medium, Stamm, Bebrütungsdauer	MHK µg/ml	In-vivo-Ergebnisse	Literatur
289	N-Nicotinoyl-N'-thiobenzoyl-hydrazin 257,320 $C_{13}H_{11}ON_3S$ 142° C 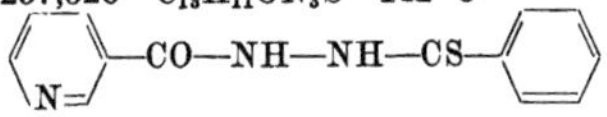				72
290	N-Nicotinoyl-N'-(benzol-sulfonyl)-hydrazin 277,309 $C_{12}H_{11}O_3N_3S$ 183,5—185,5° C 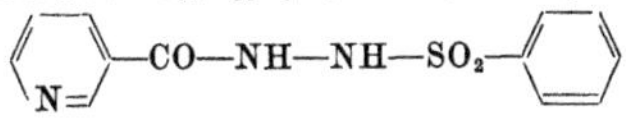			—	49
291	N-Picolinoyl-N'-(benzol-sulfonyl)-hydrazin 277,309 $C_{12}H_{11}O_3N_3S$ 201—203° C (k) 202—203,5° C 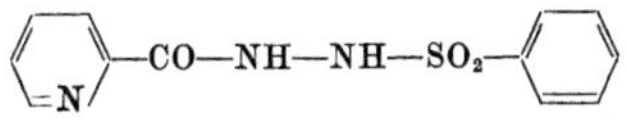			—	49 52
292	Dinatrium-N,N'-di-(pyrazin-carboxy)-hydrazin 288,185 $C_{10}H_6O_2N_6Na_2$ 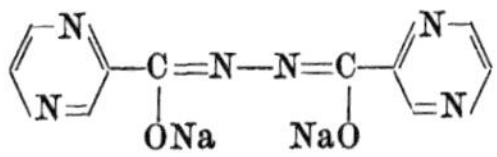			Ms: —	114
293	N-(Phenazin-1-carboxy)-N'-(benzol-sulfonyl)-hydrazin 378,417 $C_{19}H_{14}O_3N_4S$ 233° C 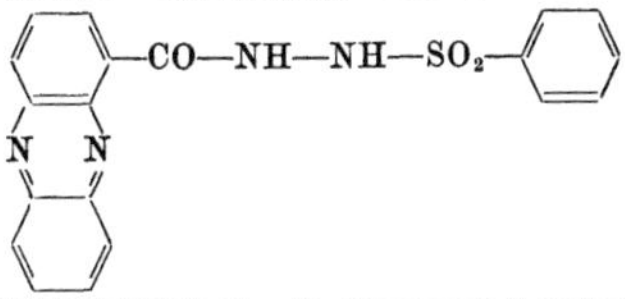	Du, M.av.	(>30)		16
294	N,N'-Di-(3,5-dimethyl-isoxazol-4-carboxy)-hydrazin 278,274 $C_{12}H_{14}O_4N_4$ 230—231° C 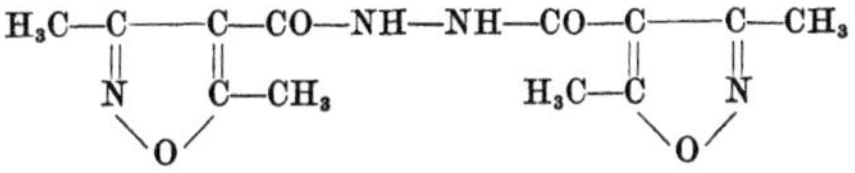	Du, M.min.	(>200)		24 25
295	N,N'-Difurfuroyl-hydrazin 220,189 $C_{10}H_8O_4N_2$ 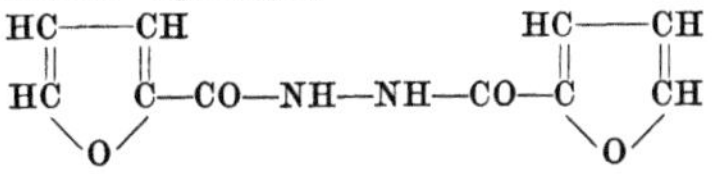	Ki, BCG	100	DTM 250 DTh 30	11
296	N-Furfuroyl-N'-formyl-hydrazin 154,129 $C_6H_6O_3N_2$ 144—146° C 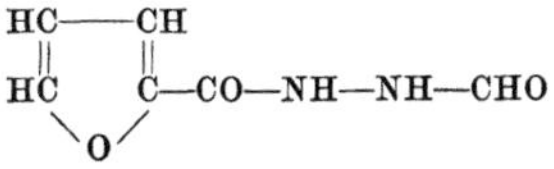				137
297	N-Furfuroyl-N'-acetyl-hydrazin 168,156 $C_7H_8O_3N_2$ 149—150° C 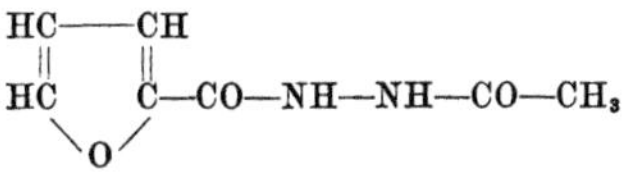	Ki, BCG	600	DTM 250 DTh >100	11 137
298	N-Furfuroyl-N'-(4-amino-benzol-sulfonyl)-hydrazin 281,298 $C_{11}H_{11}O_4N_3S$ 205—206° C 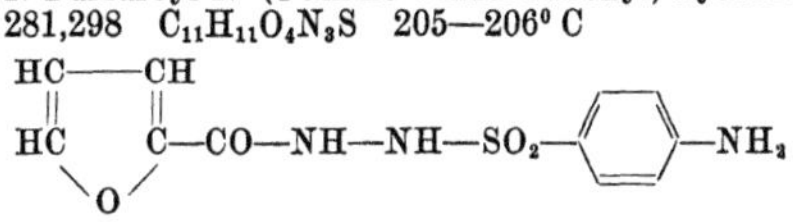	Tbb	+		94

Nr.	Name, Molekulargewicht, Strukturformel, Schmelzpunkt, Strukturformel	Medium, Stamm, Bebrütungsdauer	MHK µg/ml	In-vivo-Ergebnisse	Literatur
299	N,N'-Di-(thenoyl-2)-hydrazin 252,321 $C_{10}H_8O_2N_2S_2$ 256—257° C 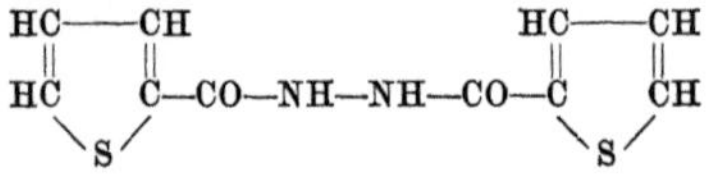	Ki, BCG	15	DTM 64 DTh 30	11 137
300	N,N'-Dibenzoyl-hydrazin 240,265 $C_{14}H_{12}O_2N_2$ 238° C 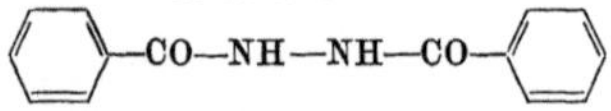	Ho4, Tbb	100 >200		10 23 101
301	Dinatrium-N,N'-dibenzoyl-hydrazin 284,231 $C_{14}H_{10}O_2N_2Na_2$ 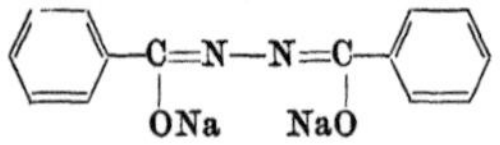	Ho4, Tbb	>200		101
302	N,N'-Dibenzoyl-N'-phenyl-hydrazin 316,363 $C_{20}H_{16}O_2N_2$ 178° C 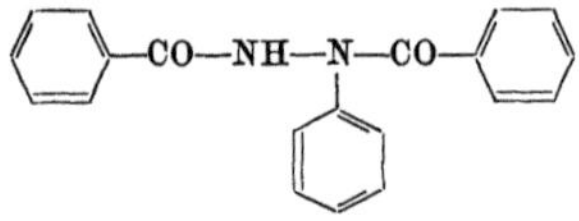	Ho4, Tbb	>20		101
303	N,N'-Di-(2-chlor-benzoyl)-hydrazin 309,163 $C_{14}H_{10}O_2N_2Cl_2$ 221° C 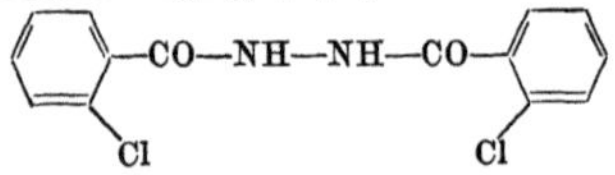	Ho4, Tbb	>200		101
304	N,N'-Di-(3-chlor-benzoyl)-hydrazin 309,163 $C_{14}H_{10}O_2N_2Cl_2$ 226° C 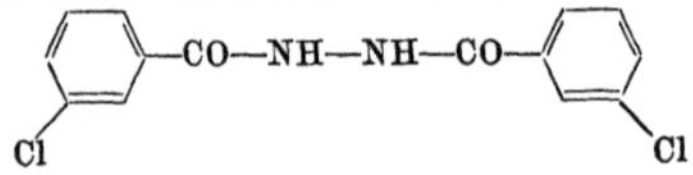	Ho4, Tbb	>200		101
305	N,N -Di-(4-chlor-benzoyl)-hydrazin 309,163 $C_{14}H_{10}O_2N_2Cl_2$ 283—284° C 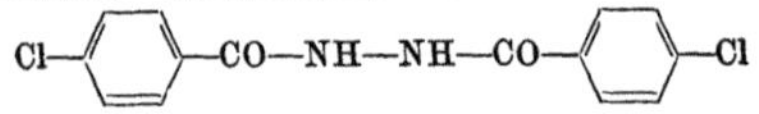	Ho4, Tbb	>200		101
306	N-(4-Chlor-benzoyl)-N'-(4'-nitro-benzoyl)-hydrazin 319,714 $C_{14}H_{10}O_4N_3Cl$ 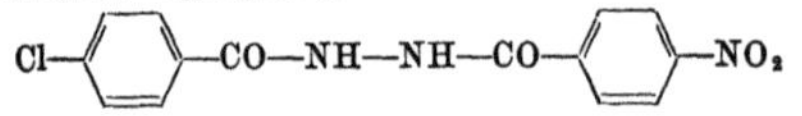	PB, H37Rv, 14d PB + 10% S, H37Rv, 14d	>100 >100		139
307	N,N'-Di-(2-nitro-benzoyl)-hydrazin 330,264 $C_{14}H_{10}O_6N_4$ 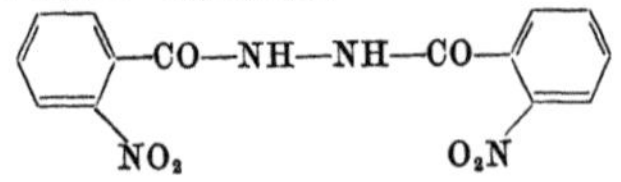				10
308	N,N'-Di-(4-nitro-benzoyl)-hydrazin 330,264 $C_{14}H_{10}O_6N_4$ 270° C 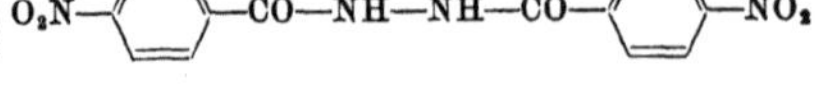	Ho4, Tbb	>200	—	52 101

Nr.	Name, Molekulargewicht, Summenformel, Schmelzpunkt, Strukturformel	Medium, Stamm, Bebrütungsdauer	MHK µg/ml	In-vivo-Ergebnisse	Literatur
309	N,N'-Disalicyloyl-hydrazin 272,265 $C_{14}H_{12}O_4N_2$ 300° C 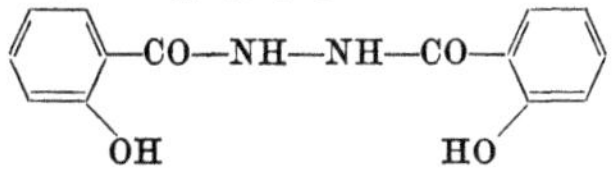 	Ho4, Tbb	>200		101
310	N,N'-Di-(4-methoxy-benzoyl)-hydrazin 300,319 $C_{16}H_{16}O_4N_2$ 224° C 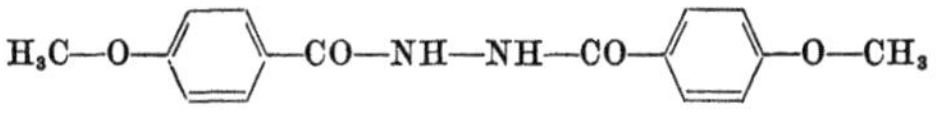 	Ho4, Tbb	>200		101
311	N,N'-Dianthraniloyl-hydrazin 270,296 $C_{14}H_{14}O_2N_4$ 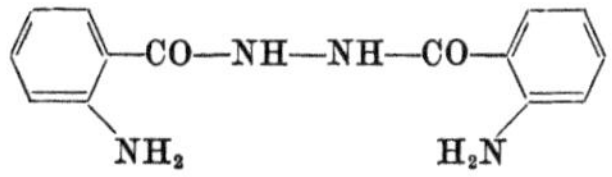 				10
312	N,N'-Di-(4-amino-benzoyl)-hydrazin-hydrat 288,312 $C_{14}H_{14}O_2N_4 \cdot H_2O$ 312° C 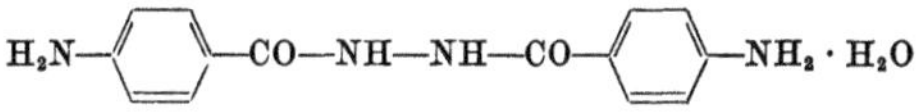 	Ho4, Tbb	>200		101
313	N,N'-Di-(4-acetamino-benzoyl)-hydrazin 354,372 $C_{18}H_{18}O_4N_4$ 340° C 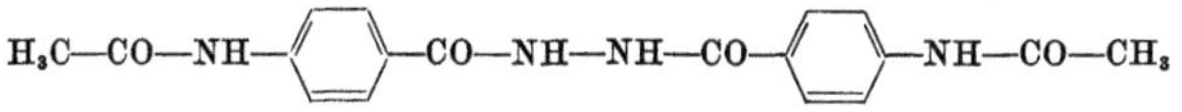 	Ho4, Tbb	100—200		101
314	N-(2-Methyl-benzoyl)-N'-(4'-methyl-benzoyl)-hydrazin 268,319 $C_{16}H_{16}O_2N_2$ 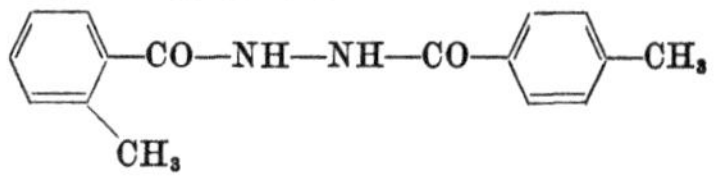 	PB, H37Rv, 14d PB + 10% S, H37Rv, 14d	>100 >100		139
315	N,N'-Di-(2,5-dichlor-benzoyl)-hydrazin 378,061 $C_{14}H_8O_2N_2Cl_4$ 260° C 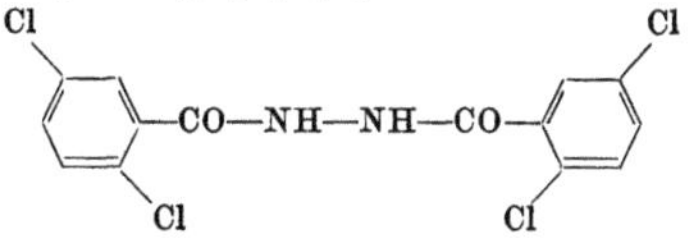 	Ho4, Tbb	>200		101
316	N,N'-Di-(3,5-dichlor-salicyloyl)-hydrazin 410,061 $C_{14}H_8O_4N_2Cl_4$ 294° C 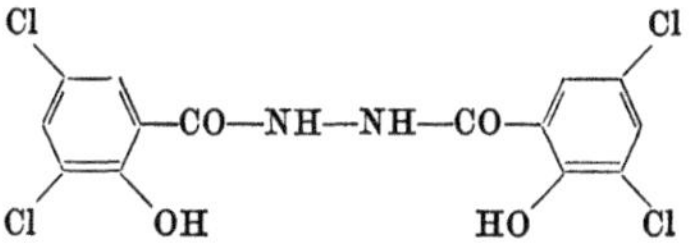 				74
317	N,N'-Di-(phenyl-acetyl)-hydrazin 268,319 $C_{16}H_{16}O_2N_2$ 237° C 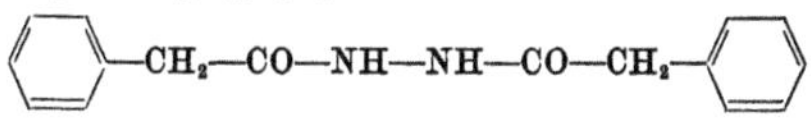 	Ho4, Tbb	100		101
318	N,N'-Dicinnamoyl-hydrazin 292,341 $C_{18}H_{16}O_2N_2$ 267—268° C 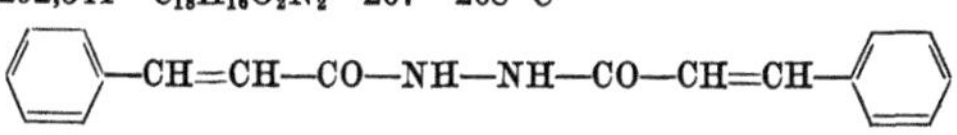 	Ho4, Tbb	>200		101

Nr.	Name, Molekulargewicht, Summenformel, Schmelzpunkt, Strukturformel	Medium, Stamm, Bebrütungsdauer	MHK μg/ml	In-vivo-Ergebnisse	Literatur
319	N[1],N[4]-Dibenzoyl-N[2],N[3]-oxaloyl-dihydrazin 326,318 $C_{16}H_{14}O_4N_4$ 256° C 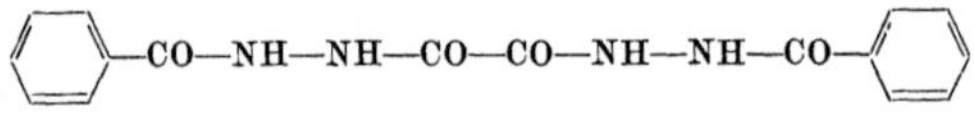	Ho4, Tbb	>200		101
320	N-Benzoyl-N'-carbäthoxy-hydrazin 208,221 $C_{10}H_{12}O_3N_2$ 124° C 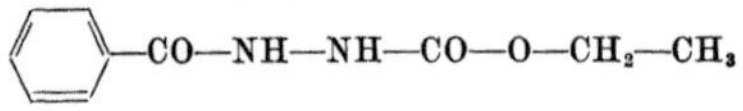	Ho4, Tbb	>200		101
321	N-Benzoyl-N'-acetyl-hydrazin 178,194 $C_9H_{10}O_2N_2$ 170° C 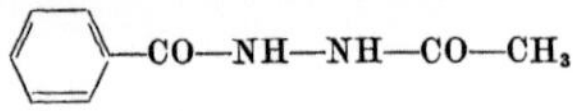	Ho4, Tbb	>200		101
322	N-Benzoyl-N'-(dichlor-acetyl)-hydrazin 247,092 $C_9H_8O_2N_2Cl_2$ 180° C 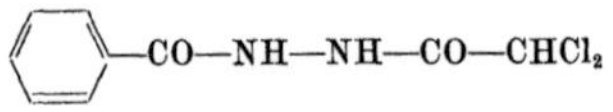	Ho4, Tbb	>200		101
323	N-(4-Nitro-benzoyl)-N'-(dichlor-acetyl)-hydrazin 292,092 $C_9H_7O_4N_3Cl_2$ 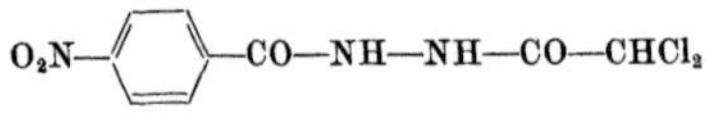	Ho4, Tbb	>200		101
324	N-Benzoyl-N'-crotonoyl-hydrazin 204,232 $C_{11}H_{12}O_2N_2$ 176° C 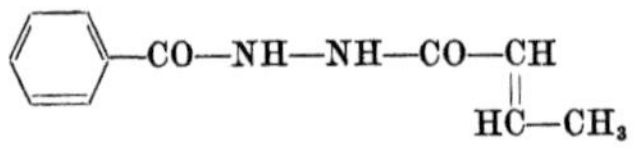	Ho4, Tbb Ho4 + PABA	20 >200	±	101
325	1-Benzoyl-3-thio-semicarbazid 195,249 $C_8H_9ON_3S$ 183—183,5° C (k) 200° C (Zers.) (vergl. Nr. 273) 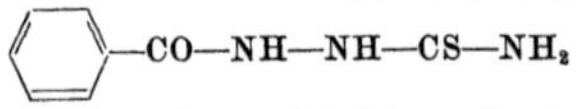			—	49
326	1-(4'-Nitro-benzoyl)-3-thio-semicarbazid 240,248 $C_8H_8O_3N_4S$ 206° C (k, Zers.) 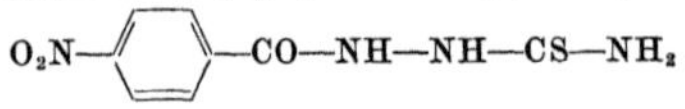			—	49
327	N-Benzoyl-N'-thiobenzoyl-hydrazin 256,331 $C_{14}H_{12}ON_2S$ ab 135° C (Zers.), bei 100° C Entfärbung 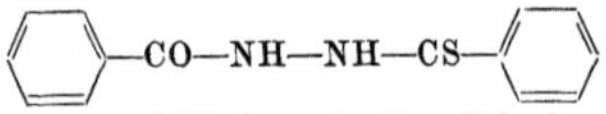				73
328	N-Benzoyl-N'-(benzol-sulfonyl)-hydrazin 276,320 $C_{13}H_{12}O_3N_2S$ 198—200° C (u) 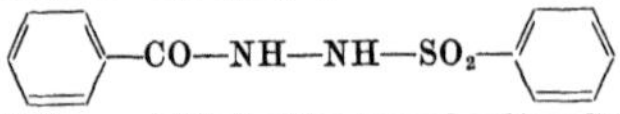	Ho4, Tbb	>200	Ms: ±	101
329	N-Benzoyl-N'-(4-chlor-benzol-sulfonyl)-hydrazin 310,769 $C_{13}H_{11}O_3N_2ClS$ 191—192° C 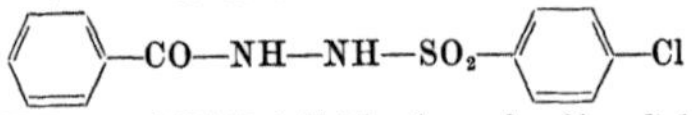	Ho4, Tbb Ho4 + PABA, Tbb	200 >200	Ms: ±	101
330	N-Benzoyl-N'-(3,4-dichlor-benzol-sulfonyl)-hydrazin 345,218 $C_{13}H_{10}O_3N_2Cl_2S$ 201,5—202° C 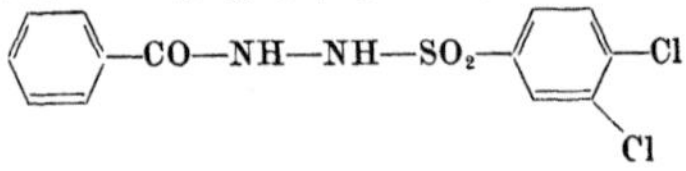	Ho4, Tbb Ho4 + PABA, Tbb	200 >200	Ms: ±	101

Nr.	Name, Molekulargewicht, Summenformel, Schmelzpunkt, Strukturformel	Medium, Stamm, Bebrütungsdauer	MHK µg/ml	In-vivo-Ergebnisse	Literatur
331	N-Benzoyl-N'-(4-nitro-benzol-sulfonyl)-hydrazin 321,320 $C_{13}H_{11}O_5N_3S$ 227° C 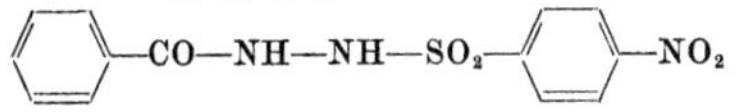	Ho4, Tbb Ho4 + PABA, Tbb	100 200	Ms: —	101
332	N-Benzoyl-N'-(4-acetamino-benzol-sulfonyl)-hydrazin 333,374 $C_{15}H_{15}O_4N_3S$ 186—187° C 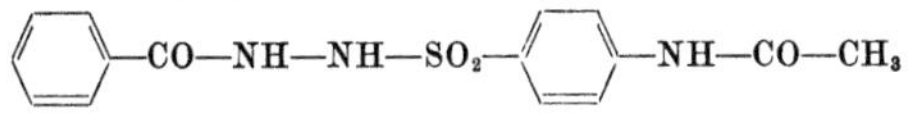	Ho4, Tbb	>200	Ms: ±	101
333	N,N'-Dicarbaminyl-hydrazin 118,100 $C_2H_6O_2N_4$ $H_2N—CO—NH—NH—CO—NH_2$	Ho4, Tbb	>200		55 101
334	N,N'-Diacetyl-hydrazin 116,123 $C_4H_8O_2N_2$ $CH_3—CO—NH—NH—CO—CH_3$	BCG PB, H37Rv, 14d PB + 10% S, H37Rv, 14d	600 >100 >100	DTM 32 Ms: —	12 139
335	N-Acetyl-N'-(3-chlor-propionyl)-hydrazin 164,599 $C_5H_9O_2N_2Cl$ 156° C $CH_3—CO—NH—NH—CO—CH_2—CH_2Cl$	Ho4, Tbb	>200		101
336	N,N'-Di-(äthyl-mercapto-acetyl)-hydrazin 236,363 $C_8H_{16}O_2N_2S_2$ 128—130° C $CH_3—CH_2—S—CH_2—CO—NH—NH—CO—CH_2—S—CH_2—CH_3$				137
337	N,N'-Dicrotonoyl-hydrazin 168,199 $C_8H_{12}O_2N_2$ 262° C $CH_3—CH$ $HC—CH_3$ ‖ ‖ $HC—CO—NH—NH—CO—CH$	Ho4, Tbb	>200		101
338	N,N'-Di-(3,3-dimethyl-acryloyl)-hydrazin 196,253 $C_{10}H_{16}O_2N_2$ 228° C $(H_3C)_2C=CH—CO—NH—NH—CO—CH=C(CH_3)_2$	Ho4, Tbb	>200		101
339	N,N'-Disorbinoyl-hydrazin 220,275 $C_{12}H_{16}O_2N_2$ >300° C $CH_3—CH=CH—CH=CH—CO—NH—NH—CO—CH=CH—CH=CH—CH_3$				137
340	1-Thiobenzoyl-semicarbazid 195,249 $C_8H_9ON_3S$ 155° C 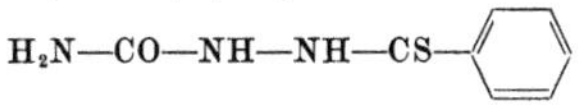				73
341	1-(4'-Amino-benzol-sulfonyl)-semicarbazid 230,253 $C_7H_{10}O_3N_4S$ 234° C (Zers.) 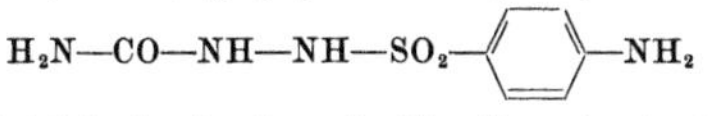	H37Rv	—		125
342	1-(4'-Acetamino-benzol-sulfonyl)-semicarbazid 272,291 $C_9H_{12}O_4N_4S$ 221—222° C (Zers.) 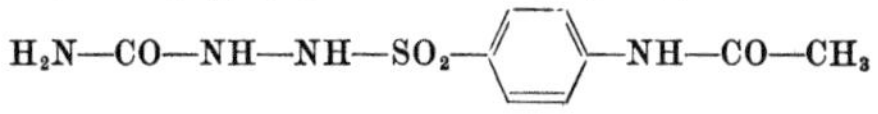	H37Rv	—		125
343	N-Acetyl-N'-(benzol-sulfonyl)-hydrazin 214,249 $C_8H_{10}O_3N_2S$ 183—184° C (u, Zers.) 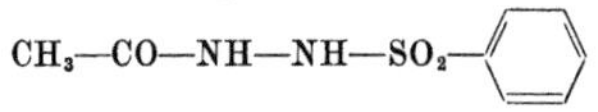	Ho4, Tbb	>40	—	101
344	N-Acetyl-N'-(4-chlor-benzol-sulfonyl)-hydrazin 248,698 $C_8H_9O_3N_2ClS$ 155,5—157° C (Zers.) 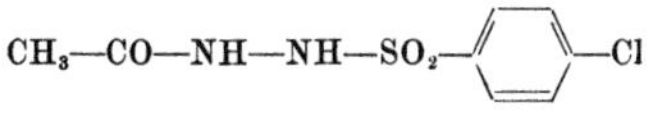	Ho4, Tbb	>200	—	101

Nr.	Name, Molekulargewicht, Summenformel, Schmelzpunkt, Strukturformel	Medium, Stamm, Bebrütungsdauer	MHK µg/ml	In-vivo-Ergebnisse	Literatur
345	N-Acetyl-N'-(4-nitro-benzol-sulfonyl)-hydrazin 259,249 $C_8H_9O_5N_3S$ 218° C 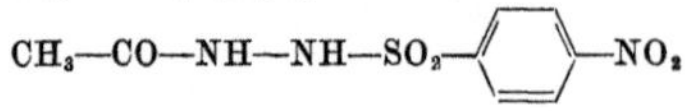	Ho4, Tbb Ho4+PABA, Tbb	100 200	—	101
346	N-Acetyl-N'-(4-acetamino-benzol-sulfonyl)-hydrazin 271,303 $C_{10}H_{13}O_4N_3S$ 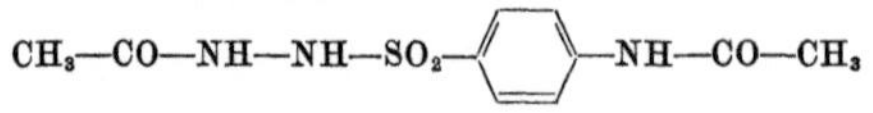	Ho4, Tbb	>200	—	101
347	N-Acetyl-N'-(3,4-dichlor-benzol-sulfonyl)-hydrazin 283,147 $C_8H_8O_3N_2Cl_2S$ 213,5—214° C 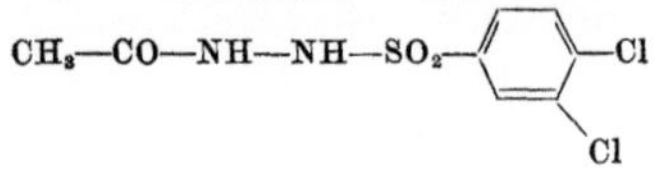	Ho4, Tbb	>200	Ms: ±	101
348	N-Acetyl-N'-(2,4-dimethyl-benzol-sulfonyl)-hydrazin 242,303 $C_{10}H_{14}O_3N_2S$ 139—140° C (u, Zers.) 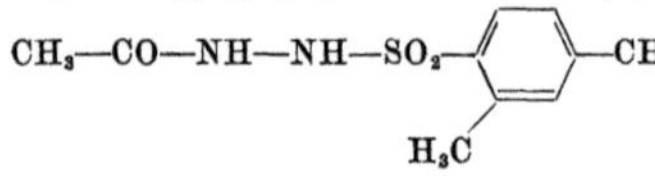	Ho4, Tbb	>40	—	101
349	Methioninsalz des Isonicotinoyl-hydrazins 286,361 $C_{11}H_{18}O_3N_4S$ 227—230° C (Zers.) 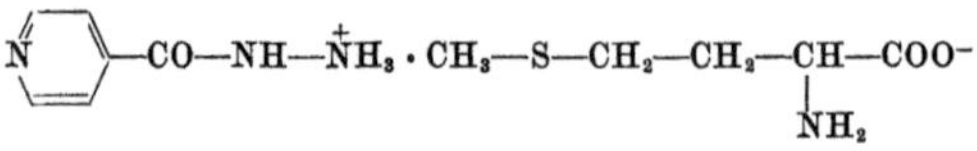				137
350	(Isonicotinoyl-hydrazin)-4-toluolsulfonat 309,352 $C_{13}H_{15}O_4N_3S$ 169—170° C 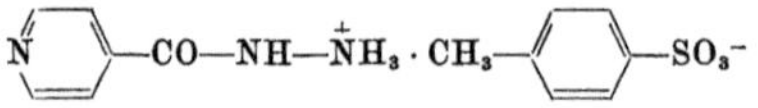				137
351	(Isonicotinoyl-hydrazin)-4-amino-salicylat 290,285 $C_{13}H_{14}O_4N_4$ 140—142° C 142—143° C (Zers.) 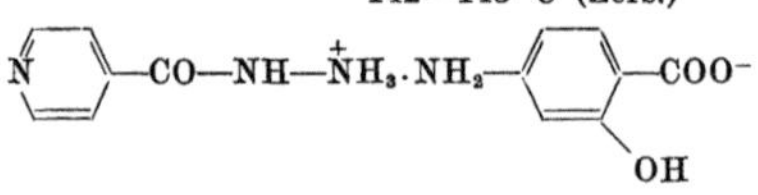	Tbb Du, Tbb	0,05 0,1—5,0	Herstellerangabe	98 135 137
352	Salz aus 3 Molekülen Isonicotinoyl-hydrazin und 1 Molekül Dihydrostreptomycin 995,045 $C_{39}H_{62}O_{15}N_{16}$				110
353	N-Isonicotinoyl-N'-methyl-hydrazin 151,172 $C_7H_9ON_3$ 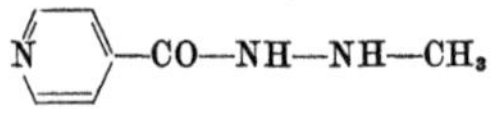	Tbb	+		25
354	N^2,N^3-Methylen-di-(isonicotinoyl-hydrazin) 286,300 $C_{13}H_{14}O_2N_6$ 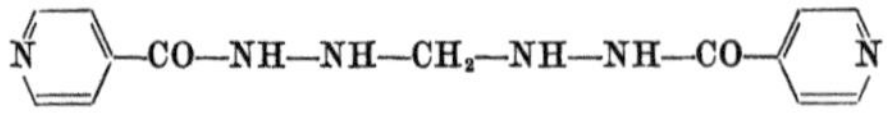			DTh_{50} 15,3 DL_{50} 3900	61
355	N-Isonicotinoyl-N'-(methan-sulfinat-natrium)-hydrazin 237,221 $C_7H_8O_3N_3NaS$ 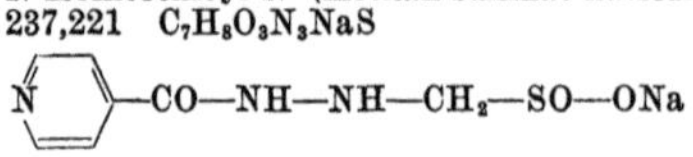			Ms: +	50
356	N-Isonicotinoyl-N'-(methan-sulfonat-natrium)-hydrazin 253,221 $C_7H_8O_4N_3NaS$ 170—172° C (Zers.) 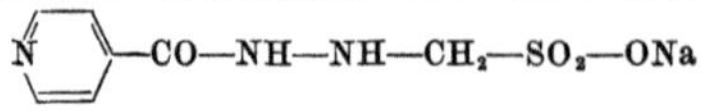	You, Tbb, 15d	0,03 bis 0,06	DL_{50} 1400	21

Nr.	Name, Molekulargewicht, Summenformel, Schmelzpunkt, Strukturformel	Medium, Stamm, Bebrütungsdauer	MHK µg/ml	In-vivo-Ergebnisse	Literatur
357	N-Isonicotinoyl-N'-(methan-sulfonat-calcium)-hydrazin 270,310 $C_7H_8O_4N_3CaS$ 205—207° C (Zers.) 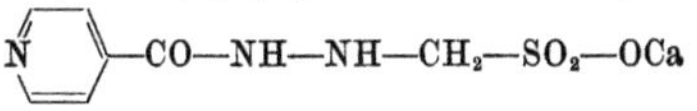				28
358	N-Isonicotinoyl-N'-(äthan-2-ol)-hydrazin-hydrat 199,215 $C_8H_{11}O_2N_3 \cdot H_2O$ 125,5° C 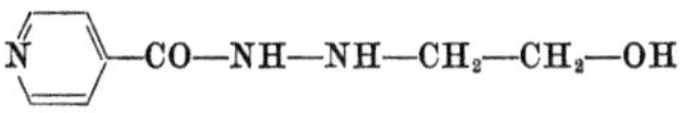	Du, DS, 14d	<25		56
359	N-Isonicotinoyl-N'-(2,2,2-trichlor-äthan-1-ol)-hydrazin 284,546 $C_8H_8O_2N_3Cl_3$ 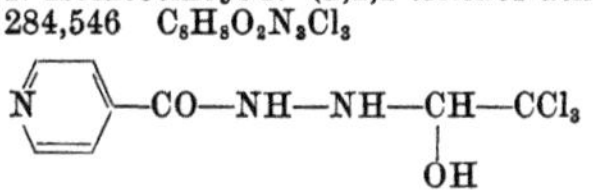	Ki, BCG	0,04	DTM 500 DTh 7	1
360	N-Isonicotinoyl-N'-(1-methyl-äthyl)-hydrazin (Iproniazid) 179,226 $C_9H_{13}ON_3$ 111—112° C 112,5—113,5° C 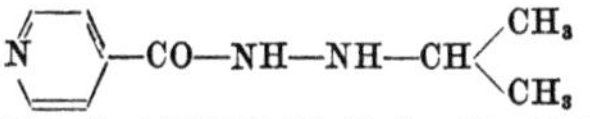 Phosphat 176° C (k) Hydrochlorid 224—225° C (Zers.)	Ki, BCG	0,4	DTM 125 DTh 8	11 93 137 140
361	N-Isonicotinoyl-N'-(2-methoxy-1-methyl-äthyl)-hydrazin 209,253 $C_{10}H_{15}O_2N_3$ 72—76° C 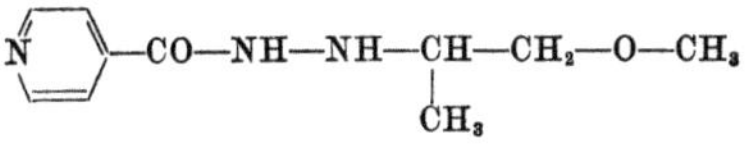				93
362	N-Isonicotinoyl-N'-(1-carboxy-äthan-1-ol)-hydrazin 225,210 $C_9H_{11}O_4N_3$ 213—214° C 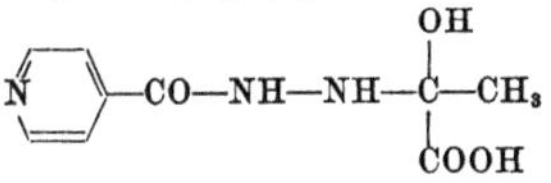	Ki, BCG	0,06	DTM 500 DTh <100	11 137
363	N-Isonicotinoyl-N'-(1-methyl-1-cyano-äthyl)-hydrazin 204,236 $C_{10}H_{12}ON_4$ 123—124° C 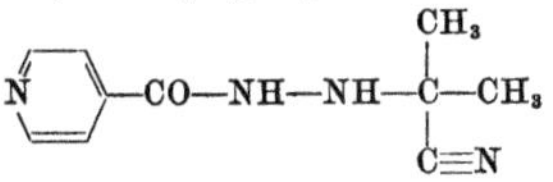	Ki, BCG	0,06	DTM 250 DTh 7	11
364	N-Isonicotinoyl-N'-butyl-hydrazin 193,253 $C_{10}H_{15}ON_3$ 65—68° C 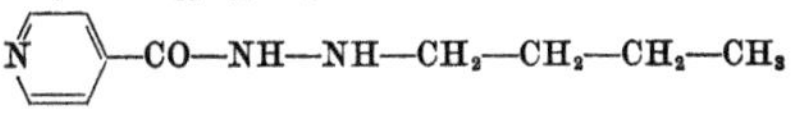				93
365	N-Isonicotinoyl-N'-(2-methyl-propyl)-hydrazin 193,253 $C_{10}H_{15}ON_3$ (Kp. 124—125° C, 0,04 Torr) 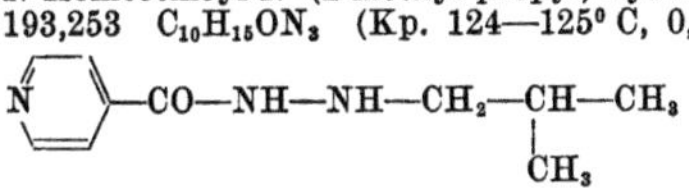	Ki, BCG	0,1	DTM 250 DTh 30	11 93
366	N-Isonicotinoyl-N'-(1-methyl-propyl)-hydrazin 193,253 $C_{10}H_{15}ON_3$ (Kp. 144—148° C, 0,17 Torr) 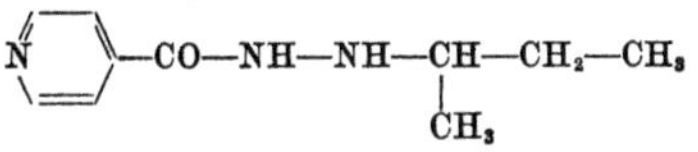				93
	N-Isonicotinoyl-N'-(1-methyl-propyl)-hydrazin-dihydrochlorid 266,183 $C_{10}H_{15}ON_3 \cdot 2HCl$ 218—220° C	Ki, BCG	0,4	DTM 250 DTh <15	11 137

Nr.	Name, Molekulargewicht, Summenformel, Schmelzpunkt, Strukturformel	Medium, Stamm, Bebrütungsdauer	MHK µg/ml	In-vivo-Ergebnisse	Literatur
367	N-Isonicotinoyl-N'-(2-methyl-1-cyano-propyl)-hydrazin 218,263 $C_{11}H_{14}ON_4$ 142—143° C 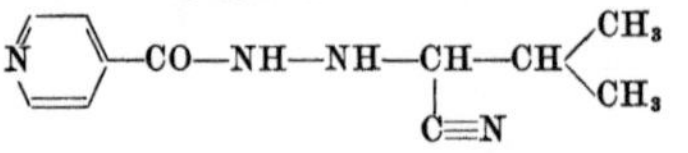				137
368	N-Isonicotinoyl-N'-(3-methyl-butyl)-hydrazin 207,280 $C_{11}H_{17}ON_3$ (Kp. 135—146° C, 0,001 Torr) 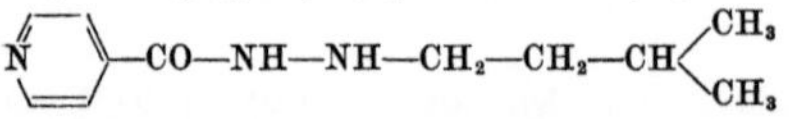				93
369	N-Isonicotinoyl-N'-(1-äthyl-propyl)-hydrazin-dihydrochlorid 280,210 $C_{11}H_{17}ON_3 \cdot 2\,HCl$ 223—224° C 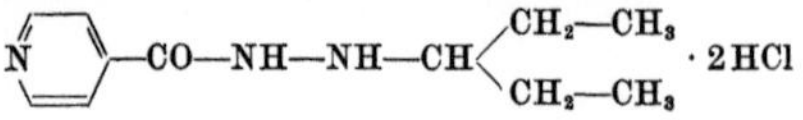	Ki, BCG	3,0	DTM 250 DTh 30	11 137
370	N-Isonicotinoyl-N'-(1,3-dimethyl-butyl)-hydrazin 221,307 $C_{12}H_{19}ON_3$ 88,5—91° C 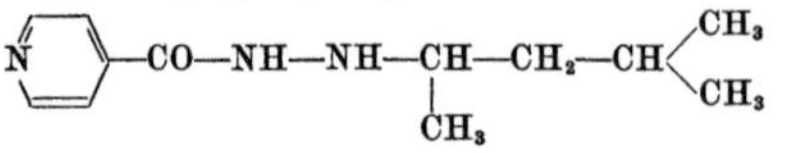				93
371	N-Isonicotinoyl-N'-(1,2,2-trimethyl-propyl)-hydrazin 221,307 $C_{12}H_{19}ON_3$ 95—97° C 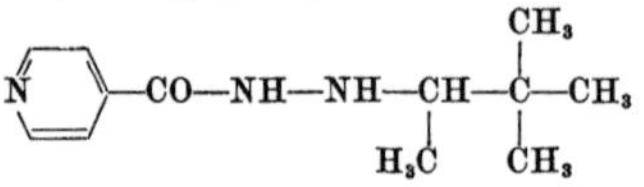				93
372	N-Isonicotinoyl-N'-(1,3-dimethyl-butan-3-ol)-hydrazin 237,307 $C_{12}H_{19}O_2N_3$ 83—86° C 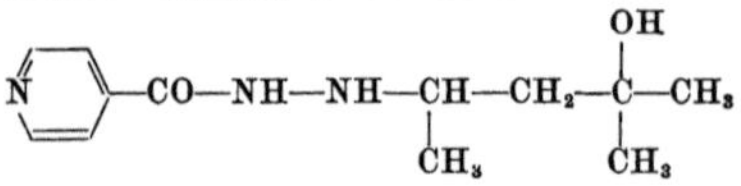				93
373	N-Isonicotinoyl-N'-methylpentose-hydrazin 299,291 $C_{12}H_{17}O_6N_3$ 138—140° C 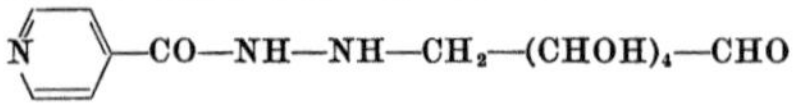				121
374	N-Isonicotinoyl-N'-heptyl-hydrazin 235,334 $C_{13}H_{21}ON_3$ 40—42° C 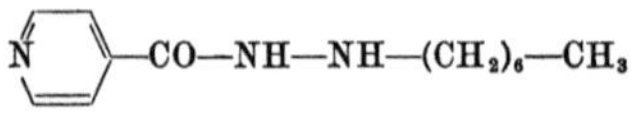				93
375	N-Isonicotinoyl-N'-(3-methyl-1²-metho-1-propyl-butyl)-hydrazin 263,388 $C_{15}H_{25}ON_3$ (Kp. 154—164° C, 0,01 Torr) 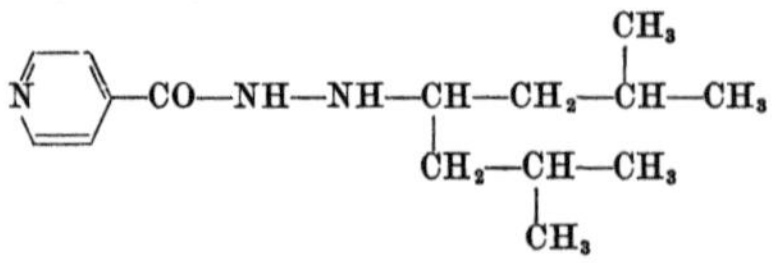				93
376	N-Isonicotinoyl-N'-(1-octyl-nonyl)-hydrazin 375,604 $C_{23}H_{41}ON_3$ (Kp. 120—130° C, 0,001 Torr) 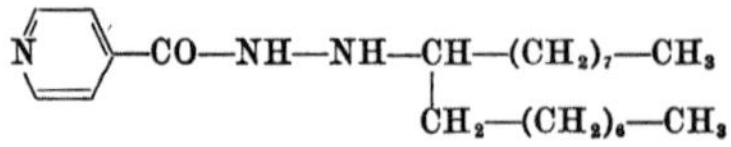				93

Nr.	Name, Molekulargewicht, Summenformel, Schmelzpunkt, Strukturformel	Medium, Stamm, Bebrütungsdauer	MHK µg/ml	In-vivo-Ergebnisse	Literatur
377	N-Isonicotinoyl-N'-cyclohexyl-hydrazin 219,291 $C_{12}H_{17}ON_3$ 146—147° C 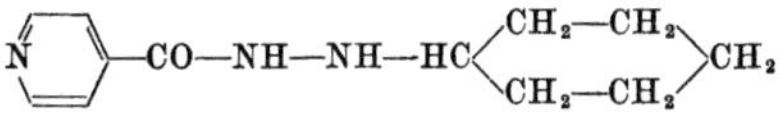	Ki, BCG	5,0	DTM 250 DTh 30	11 137
378	N-Isonicotinoyl-N'-(3-methyl-cyclohexyl)-hydrazin-dihydrochlorid 306,248 $C_{13}H_{19}ON_3 \cdot 2\ HCl$ 231—233° C 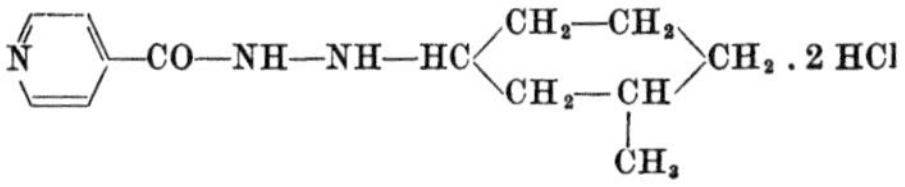	Ki, BCG	4,0	DTM 250 DTh <60	11
379	N-Isonicotinoyl-N'-(1-thiocyano-cyclohexyl)-hydrazin 276,367 $C_{13}H_{16}ON_4S$ 182—184° C (Zers.) 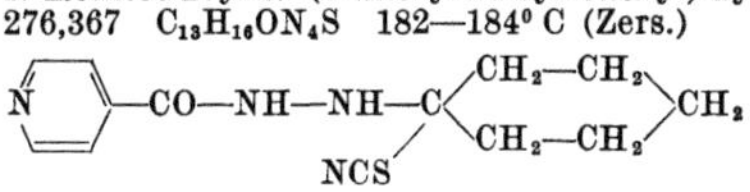				137
380	N-Isonicotinoyl-N'-(4-methyl-1-cyano-cyclohexyl)-hydrazin 258,328 $C_{14}H_{18}ON_4$ 159—161° C 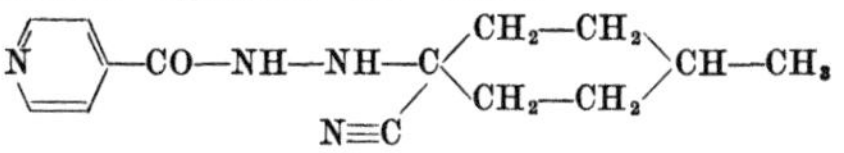				137
381	N-Isonicotinoyl-N'-phenyl-hydrazin 213,243 $C_{12}H_{11}ON_3$ 177—178° C, 185—186° C (Zers.) 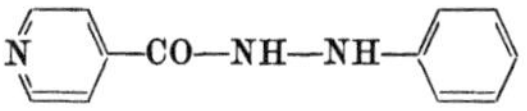				121 137
382	N-Isonicotinoyl-N'-benzyl-hydrazin 227,270 $C_{13}H_{13}ON_3$ 120—121° C 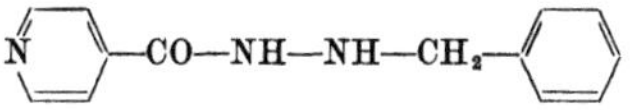				137
383	N-Isonicotinoyl-N'-(2-oxy-benzyl)-hydrazin 243,270 $C_{13}H_{13}O_2N_3$ 241—242° C 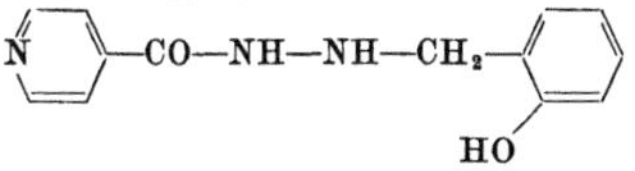				121
384	N-Isonicotinoyl-N'-(α-methyl-benzyl)-hydrazin 241,297 $C_{14}H_{15}ON_3$ 96—97° C 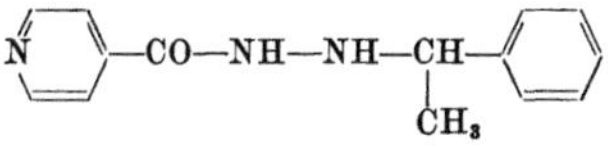				93
385	N-Isonicotinoyl-N'-(2-phenyl-propyl)-hydrazin 255,324 $C_{15}H_{17}ON_3$ (Kp. 182—187° C, 0,001 Torr) 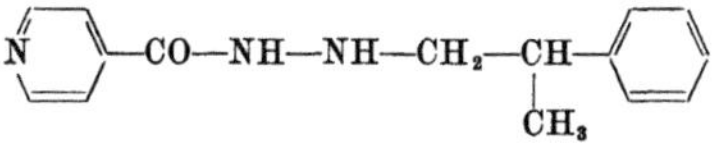				93
386	N-Isonicotinoyl-N'-(α,α-dimethyl-benzyl)-hydrazin 255,324 $C_{15}H_{17}ON_3$ 109—111° C 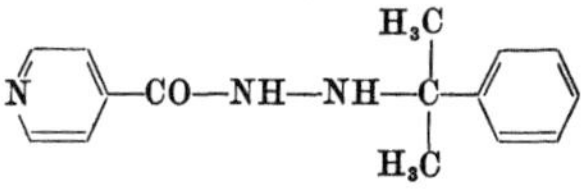				137

Nr.	Name, Molekulargewicht, Summenformel, Schmelzpunkt, Strukturformel	Medium, Stamm, Bebrütungsdauer	MHK µg/ml	In-vivo-Ergebnisse	Literatur
387	3-(Isonicotinoyl-hydrazino)-6,7-dimethoxy-phthalid 329,319 $C_{16}H_{15}O_5N_3$ 207—208° C 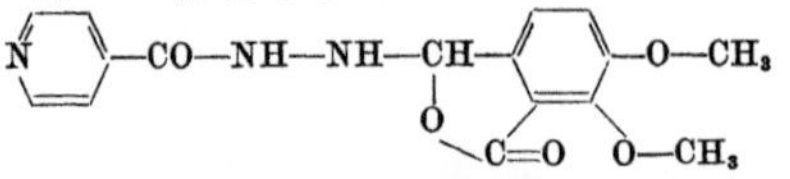				122
388	4-(Isonicotinoyl-hydrazino)-5,6-dimethoxy-phthalazin 325,334 $C_{16}H_{15}O_3N_5$ 234—235° C 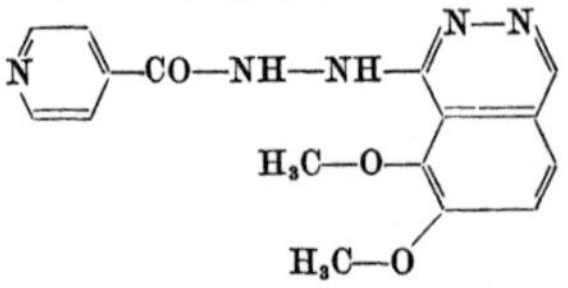				122
389	N-Isonicotinoyl-N',N'-di-(methan-sulfinat-natrium)-hydrazin 337,297 $C_8H_9O_5N_3S_2Na_2$ 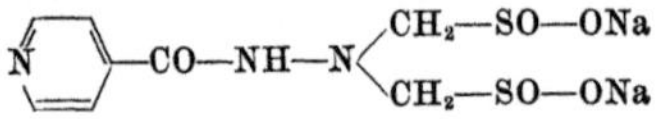			Ms: +	50
390	N-(1-Oxo-isonicotinoyl)-N'-(1'-carboxy-äthan-1'-ol)-hydrazin 241,210 $C_9H_{11}O_5N_3$ 223—224° C (Zers.) 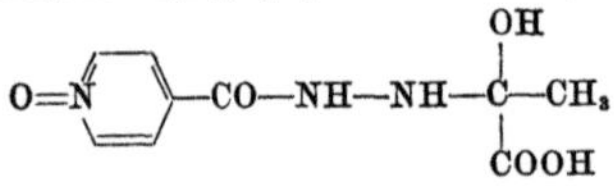				137
391	N-(1-Oxo-isonicotinoyl)-N'-(1'-methyl-1'-cyano-äthyl)-hydrazin 220,236 $C_{10}H_{12}O_2N_4$ 150—151° C 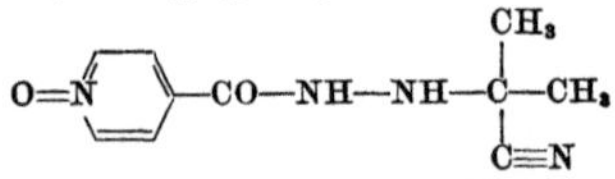				137
392	4-(Nicotinoyl-hydrazino)-5,6-dimethoxy-phthalazin 325,334 $C_{16}H_{15}O_3N_5$ 207—208° C 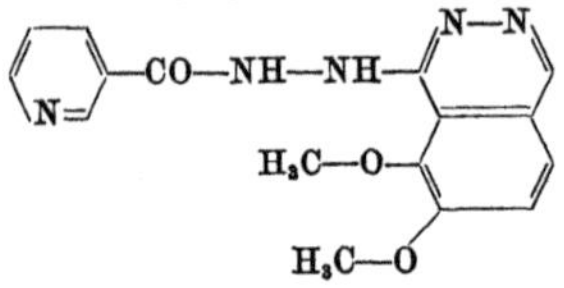				122
393	N-(2-Phenyl-7,8-benzo-cinchoninoyl)-N'-(1'-methyl-äthyl)-hydrazin 355,444 $C_{23}H_{21}ON_3$ 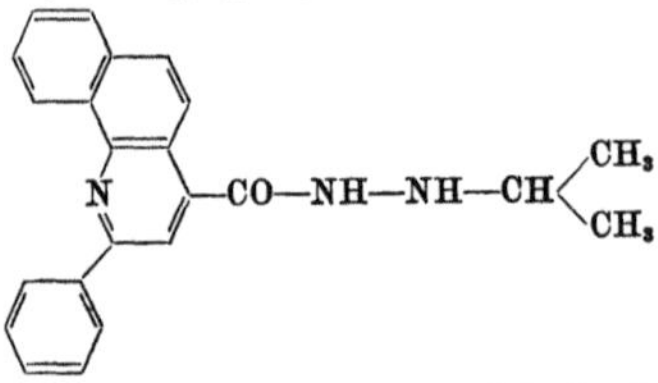	Lo-Bl, ATCC 607, 3—7d	(100 bis >100)		126
394	N-Furfuroyl-N'-(1-methyl-äthyl)-hydrazin 168,199 $C_8H_{12}O_2N_2$ 82—84° C 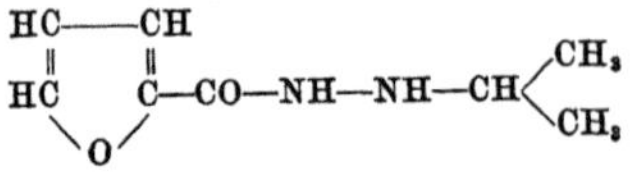	Ki, BCG	15	DTM 64 DTh >15	11

Nr.	Name, Molekulargewicht, Summenformel, Schmelzpunkt, Strukturformel	Medium, Stamm, Bebrütungsdauer	MHK $\mu g/ml$	In-vivo-Ergebnisse	Literatur
395	N-Furfuroyl-N'-(2-methoxy-1-methyl-äthyl)-hydrazin 198,226 $C_9H_{14}O_3N_2$ (Kp. 153—163° C, 0,6 Torr) 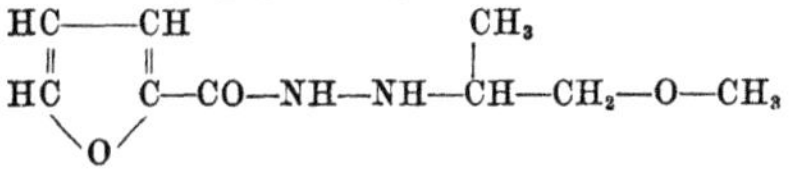	Tbb	+		94
396	N-Furfuroyl-N'-(1-methyl-1-cyano-äthyl)-hydrazin 193,210 $C_9H_{11}O_2N_3$ 133—135° C 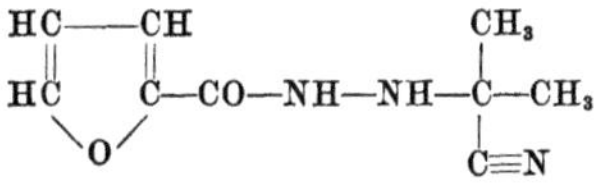	Ki, BCG	3,0	DTM 500 DTh 200	11 137
397	N-Furfuroyl-N'-[1-methyl-3-(äthoxy-carboxy)-propyl]-hydrazin 254,291 $C_{12}H_{18}O_4N_2$ 86—87° C 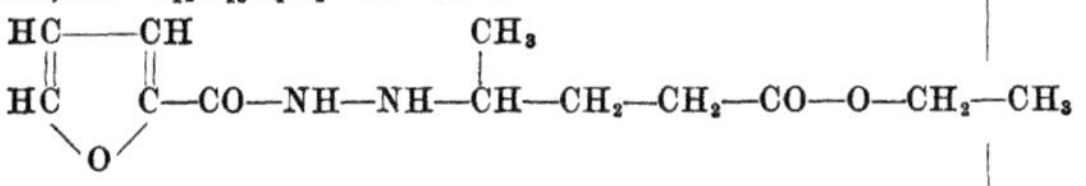	Tbb	+		94
398	N-Furfuroyl-N'-(1,3-dimethyl-butan-3-ol)-hydrazin 226,280 $C_{11}H_{18}O_3N_2$ 114—116° C 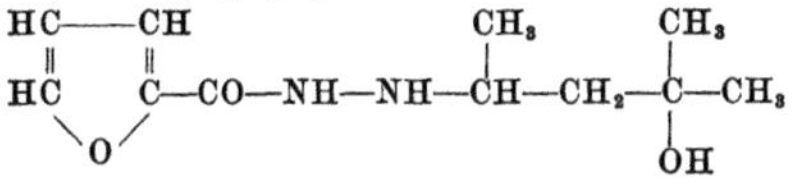	Tbb	+		94
399	N-Furfuroyl-N',N'-dimethyl-hydrazin-hydrochlorid 190,637 $C_7H_{10}O_2N_2 \cdot HCl$ 205—207° C (Zers.) 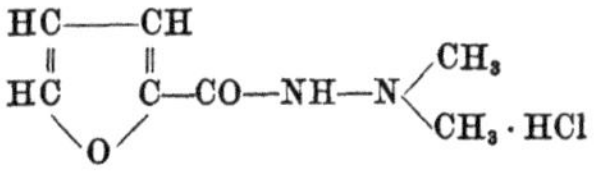	Ki, BCG	300	DTM 500 DTh>200	11 137
400	N-(Thenoyl-2)-N'-(1'-methyl-1'-cyano-äthyl)-hydrazin 209,276 $C_9H_{11}ON_3S$ 147—148° C 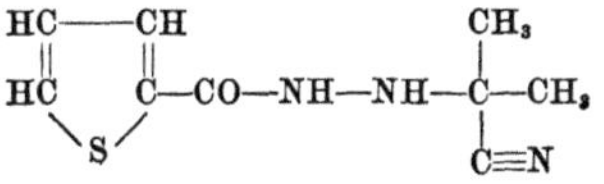	Ki, BCG	3,0	DTM 1000 DTh >400	11 137
401	N-Benzoyl-N'-phenyl-hydrazin 212,254 $C_{13}H_{12}ON_2$ 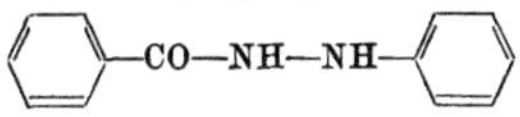				132
402	N-Benzoyl-N'-cyano-hydrazin 161,167 $C_8H_7ON_3$ 236—240° C 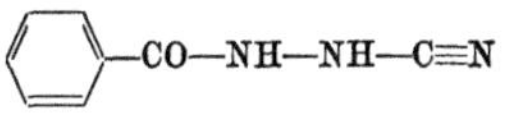	Ho4, Tbb	> 40		101
403	N-Benzoyl-N'-furfuryl-hydrazin 216,243 $C_{12}H_{12}O_2N_2$ 92° C 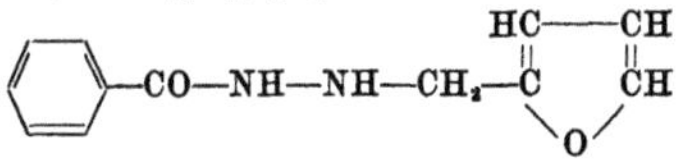	Ho4, Tbb	100		101

Nr.	Name, Molekulargewicht, Summenformel, Schmelzpunkt, Strukturformel	Medium, Stamm, Bebrütungsdauer	MHK μg/ml	In-vivo-Ergebnisse	Literatur
404	S,S-Bis-[N-thiosalicyloyl-N'-(2,4-dichlor-benzyl)-hydrazin] 652,474 $C_{28}H_{22}O_2N_4Cl_4S_2$ 225—257° C (?) 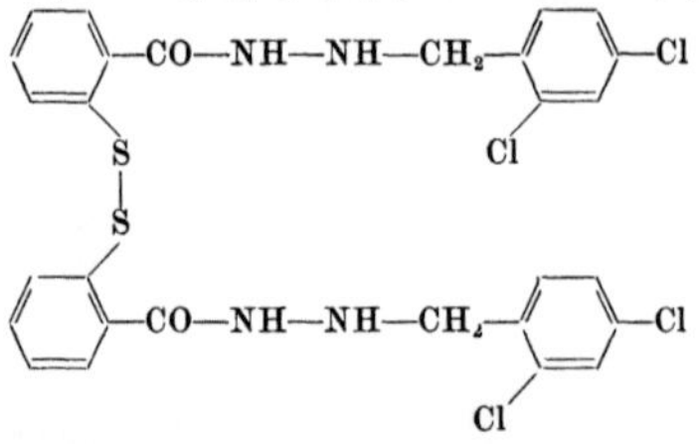				76
405	N-(Methoxy-carboxy)-N'-phenyl-hydrazin 166,183 $C_8H_{10}O_2N_2$ 116—118° C 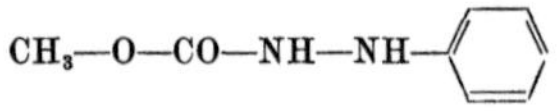	H37Rv	—	—	125
406	N-[(2-Chlor-äthoxy)-carboxy]-N'-methyl-hydrazin-hydrochlorid 189,053 $C_4H_9O_2N_2Cl \cdot HCl$ 150° C Cl—CH_2—CH_2—O—CO—NH—NH—CH_3 · HCl				34
407	N-[(2-Chlor-äthoxy)-carboxy]-N'-benzyl-hydrazin 228,686 $C_{10}H_{13}O_2N_2Cl$ 64° C 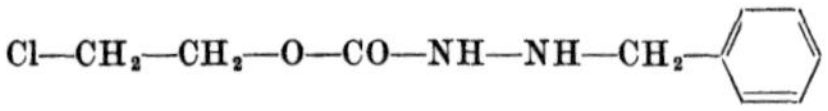				34
408	N-[(2-Chlor-äthoxy)-carboxy]-N',N'-dimethyl-hydrazin 166,615 $C_5H_{11}O_2N_2Cl$ 50° C Cl—CH_2—CH_2—O—CO—NH—N(CH_3)(CH_3)				34
	N-[(2-Chlor-äthoxy)-carboxy]-N',N'-dimethyl-hydrazin-hydrochlorid 203,080 $C_5H_{11}O_2N_2Cl \cdot HCl$ 141° C				34
409	N-[(2-Oxy-äthoxy)-carboxy]-N'-methyl-hydrazin 134,139 $C_4H_{10}O_3N_2$ (Kp. 140—142° C, 0,5 Torr) HO—CH_2—CH_2—O—CO—NH—NH—CH_3				34
410	N-[(2-Oxy-äthoxy)-carboxy]-N'-phenyl-hydrazin 196,210 $C_9H_{12}O_3N_2$ 71° C 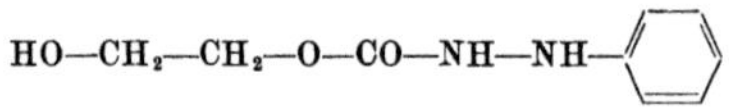				34
411	N-[(2-Oxy-äthoxy)-carboxy]-N'-benzyl-hydrazin 210,237 $C_{10}H_{14}O_3N_2$ 80—81° C 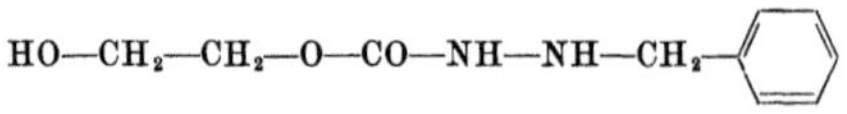				34
412	N-[(2-Oxy-äthoxy)-carboxy]-N',N'-dimethyl-hydrazin 148,166 $C_5H_{12}O_3N_2$ 106° C HO—CH_2—CH_2—O—CO—NH—N(CH_3)(CH_3)				34
413	N-[(2-Oxy-äthoxy)-carboxy]-N',N'-diäthyl-hydrazin 176,220 $C_7H_{16}O_3N_2$ 73° C HO—CH_2—CH_2—O—CO—NH—N(CH_2—CH_3)(CH_2—CH_3)				34

Nr.	Name, Molekulargewicht, Summenformel, Schmelzpunkt, Strukturformel	Medium, Stamm, Bebrütungsdauer	MHK µg/ml	In-vivo-Ergebnisse	Literatur
414	1-(3′-Tolyl)-semicarbazid 165,199 $C_8H_{11}ON_3$ 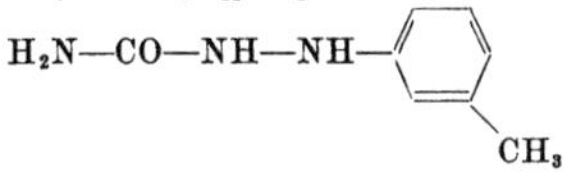	Glyc.b., Tbb, 21d	36		83
415	N-Acetyl-N′-phenyl-hydrazin 150,183 $C_8H_{10}ON_2$ 128° C 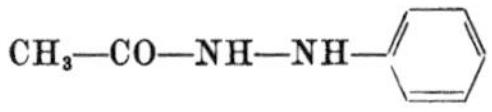	Glyc.b., Tbb, 21d	30		81 83 132
416	N-(Oxaloyl-monoäthylester)-N′-(4-nitro-phenyl)-hydrazin 253,221 $C_{10}H_{11}O_5N_3$ 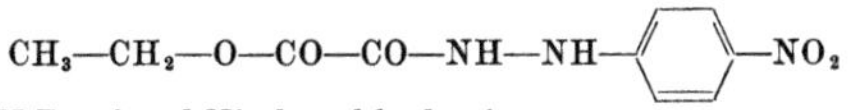	BCG	0,03	DTM 64 Ms: —	12
417	N-Propionyl-N′-phenyl-hydrazin 164,210 $C_9H_{12}ON_2$ 160° C (k) (KOFLER u. a.) 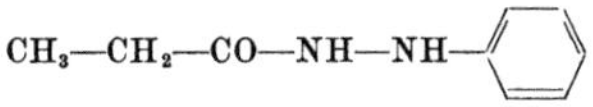				
418	N^2,N^3-Adipinoyl-N^1-N^4-dicyano-dihydrazin 224,229 $C_8H_{12}O_2N_6$ CH_2—CH_2—CO—NH—NH—C≡N | CH_2—CH_2—CO—NH—NH—C≡N	Ho4, Tbb	$>$ 40		101
419	N-Galaktonoyl-N′-phenyl-hydrazin 286,291 $C_{12}H_{18}O_6N_2$ 202° C 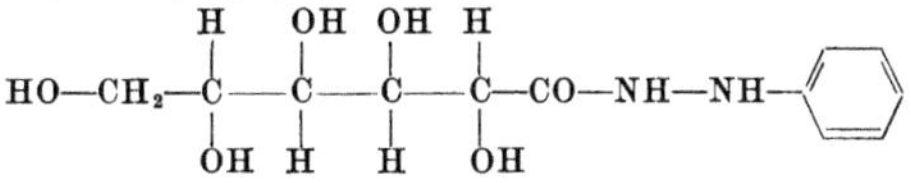				142
420	N-Isonicotinoyl-N′-methanal-hydrazon 149,156 $C_7H_7ON_3$ 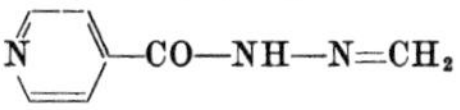				88
421	N-Isonicotinoyl-N′-äthanal-hydrazon 163,183 $C_8H_9ON_3$ 175—176° C 178° C (k) 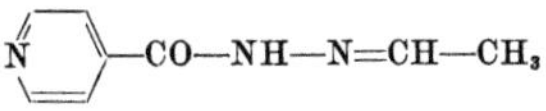	Ki, BCG Ho4, Tbb	0,04 0,1	DTM 125 DTh $<$30 tox	11 102
422	N-Isonicotinoyl-N′-glyoxal-mono-hydrazon 177,167 $C_8H_7O_2N_3$ $>$360° C 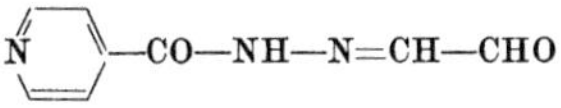				5
423	N^1,N^4-Diisonicotinoyl-N^2,N^3-glyoxal-dihydrazon 296,295 $C_{14}H_{12}O_2N_6$ $>$ 300° C $>$ 360° C 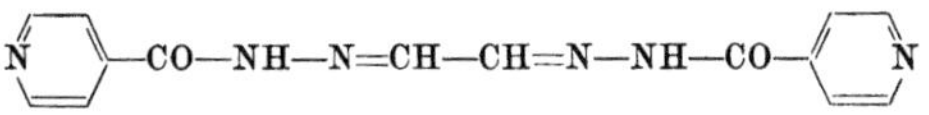	Ki, BCG	15	DTM $>$2000 DTh $<$900	5 11 137
424	N-Isonicotinoyl-N′-(propan-2-on)-hydrazon 177,210 $C_9H_{11}ON_3$ 150—152,5° C 159—160° C 160—161° C 164° C (k) 164—164,7° C 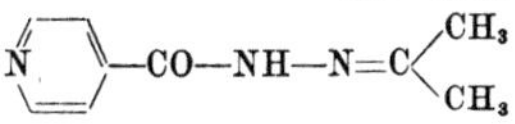	Ki, BCG Ho4, Tbb	0,02 0,1	DTM 250 DTh 7 + +	11 90 93 102 121 137

Nr.	Name, Molekulargewicht, Summenformel, Schmelzpunkt, Strukturformel	Medium, Stamm, Bebrütungsdauer	MHK µg/ml	In-vivo-Ergebnisse	Literatur
425	N^1,N^4-Diisonicotinoyl-N^2,N^3-methylglyoxal-dihydrazon 310,322 $C_{15}H_{14}O_2N_6$ >300° C 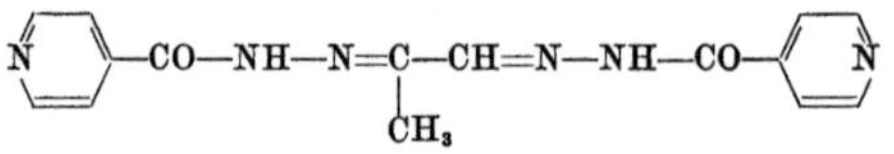	Ki, BCG	0,15	DTM 1000 DTh <15	11 137
426	N-Isonicotinoyl-N'-(1-carboxy-äthanal)-hydrazon 207,194 $C_9H_9O_3N_3$ 215° C 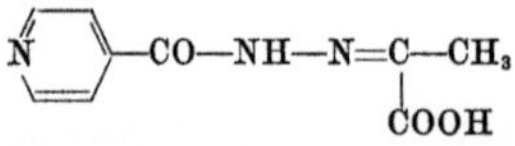	Du, M.min. Tbb Du, DS, 14d Tbb	(≪40) 5,0 0,5 0,5		23 24 27 56 92
427	N-Isonicotinoyl-N'-(1-carboxy-äthanal)-hydrazon-dihydrostreptomycinsalz				113
428	N-Isonicotinoyl-N'-(2-methyl-propanal)-hydrazon 191,237 $C_{10}H_{13}ON_3$ 135—136° C 140—141° C 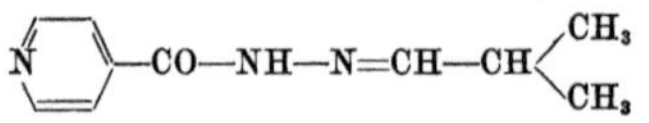	Ki, BCG	0,1	DTM 64 DTh 6 (Ms)	11 12 93 137
429	N-Isonicotinoyl-N'-(butan-2-on)-hydrazon 191,237 $C_{10}H_{13}ON_3$ 75—77° C (aus Hexan) 95—96° C (aus Benzol) 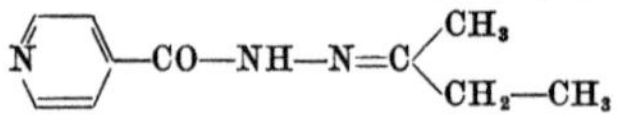				93 137
430	N-Isonicotinoyl-N'-(buten-(2)-al)-hydrazon 189,221 $C_{10}H_{11}ON_3$ 209,5—210,5° C 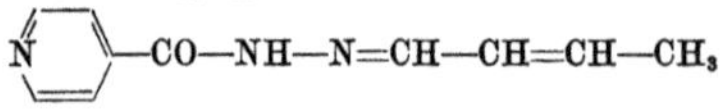				93
431	N^1,N^4-Diisonicotinoyl-N^2,N^3-butandial-dihydrazon 324,349 $C_{16}H_{16}O_2N_6$ 202—203° C 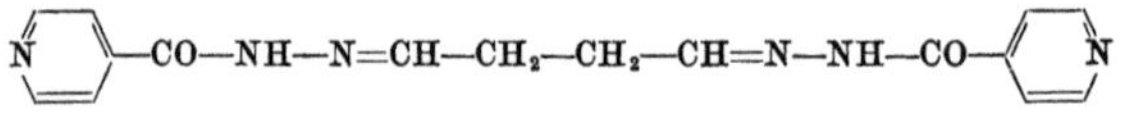				137
432	N^1,N^4-Diisonicotinoyl-N^2,N^3-dimethylglyoxal-dihydrazon 324,349 $C_{16}H_{16}O_2N_6$ >300° C 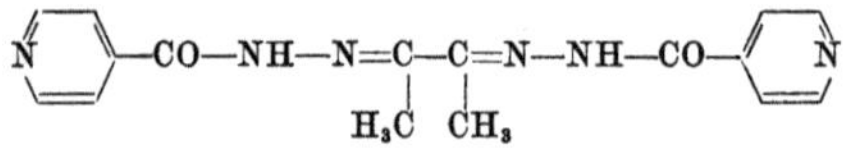	Ki, BCG	0,5	DTM 1000 DTh <50	11 137
433	N-Isonicotinoyl-N'-[1-methyl-2-(äthoxy-carboxy)-äthanal]-hydrazon 249,275 $C_{12}H_{15}O_3N_3$ 95—96,5° C 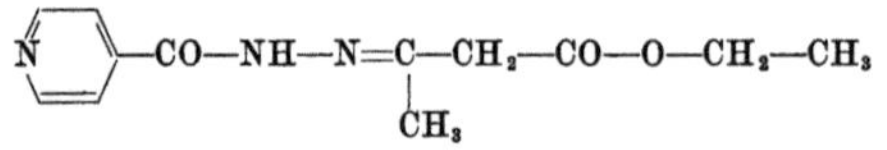				93
434	N-Isonicotinoyl-N'-pentanal-hydrazon 205,264 $C_{11}H_{15}ON_3$ 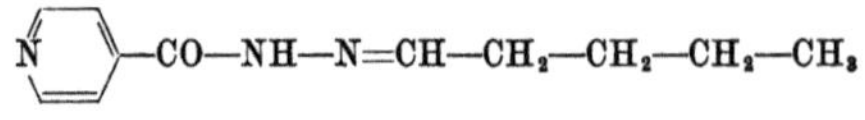	Ki, BCG	0,3	DTM 250 DTh <30	11
435	N-Isonicotinoyl-N'-(3-methyl-butanal)-hydrazon 205,264 $C_{11}H_{15}ON_3$ 118,5—119,5° C 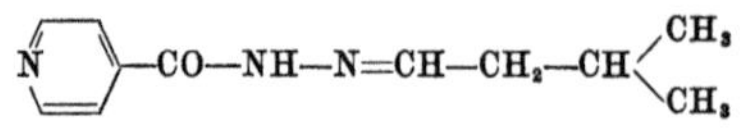				93

Nr.	Name, Molekulargewicht, Summenformel, Schmelzpunkt, Strukturformel	Medium, Stamm, Bebrütungsdauer	MHK μg/ml	In-vivo-Ergebnisse	Literatur
436	N-Isonicotinoyl-N'-(pentan-3-on)-hydrazon 205,264 $C_{11}H_{15}ON_3$ 85—87° C 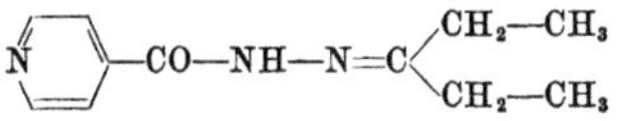	Ki, BCG	0,02	DTM 250 DTh 15	11
437	N-Isonicotinoyl-N'-(5-oxy-pentanal)-hydrazon 221,264 $C_{11}H_{15}O_2N_3$ 131° C 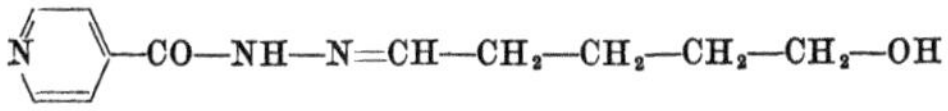				88
438	N-Isonicotinoyl-N'-(3-oxy-2,2-dimethyl-propanal)-hydrazon 221,264 $C_{11}H_{15}O_2N_3$ 192—195° C (u) 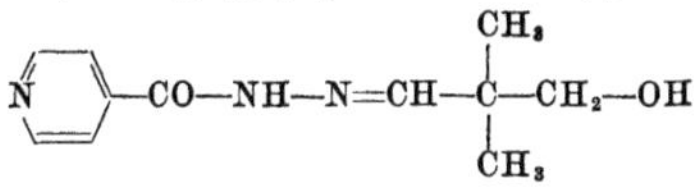	H37Rv T80, H37Rv, 14d T80,H37RvIr, 14d	0,15 0,03 bis 0,06 25,0	DTM 900 ++	64 129
439	N-Isonicotinoyl-N'-(pentan-2,4-dion)-monohydrazon 219,248 $C_{11}H_{13}O_2N_3$ 131—133° C 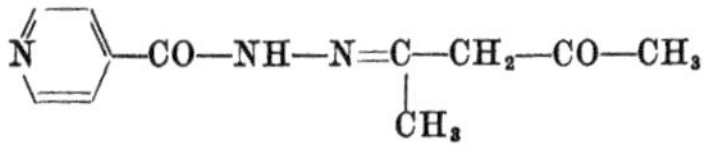	Ki, BCG	0,8	DTM 1000 DTh <50	11 137
440	N^1,N$^{1'}$-Diisonicotinoyl-N^2,N^3-(pentan-2,4-dion)-dihydrazon 338,376 $C_{17}H_{18}O_2N_6$ 254—256° C 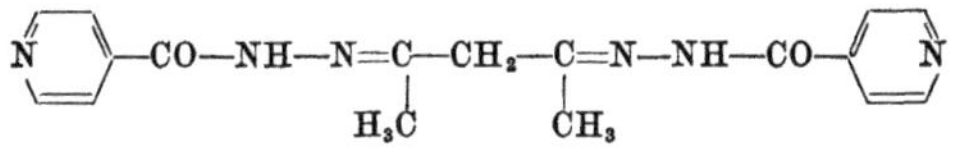				137
441	N-Isonicotinoyl-N'-(4-carboxy-butan-2-on)-hydrazon 235,248 $C_{11}H_{13}O_3N_3$ 217—218° C 224° C 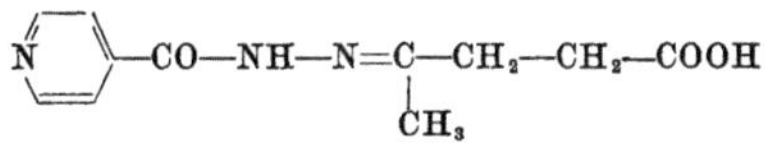	Du, M.min. Ho4, Tbb	($\ll$40) 100		24 102
442	N-Isonicotinoyl-N'-(L-arabinose)-hydrazon 269,264 $C_{11}H_{15}O_5N_3$ 169—170° C 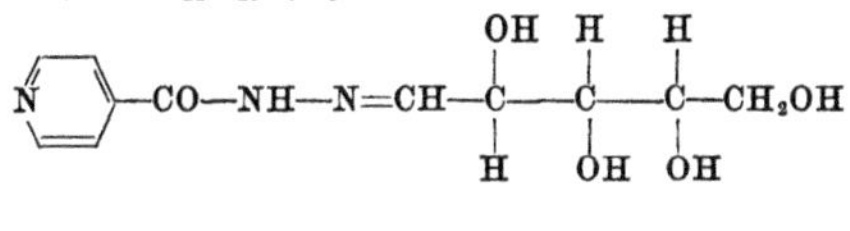	Ki, BCG	0,02	DTM 500 DTh 7	11 137
443	N-Isonicotinoyl-N'-(D-ribose)-hydrazon 269,264 $C_{11}H_{15}O_5N_3$ (sehr hygroskopisch) 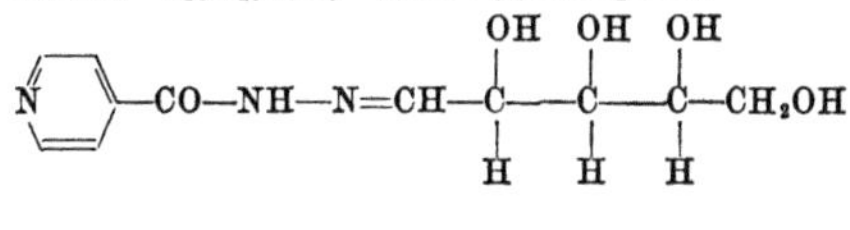	Ki, BCG	0,05	DTM 125 DTh 15 Ms: +	11 50 51
444	N-Isonicotinoyl-N'-(D-xylose)-hydrazon 269,264 $C_{11}H_{15}O_5N_3$ 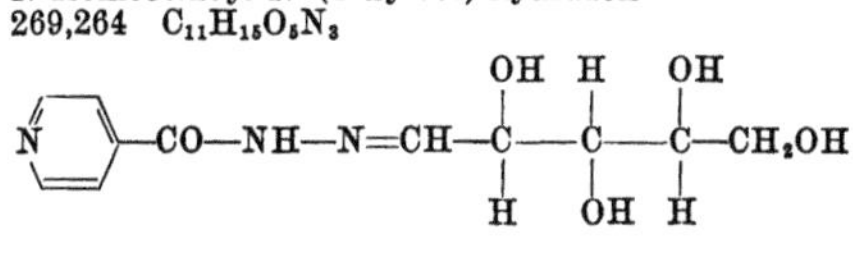			Ms: +	50 51

Nr.	Name, Molekulargewicht, Summenformel, Schmelzpunkt, Strukturformel	Medium, Stamm, Bebrütungsdauer	MHK µg/ml	In-vivo-Ergebnisse	Literatur
445	N-Isonicotinoyl-N'-streptomycin-hydrazon-trihydrochlorid 810,119 $C_{27}H_{44}O_{12}N_{10} \cdot 3\ HCl$ 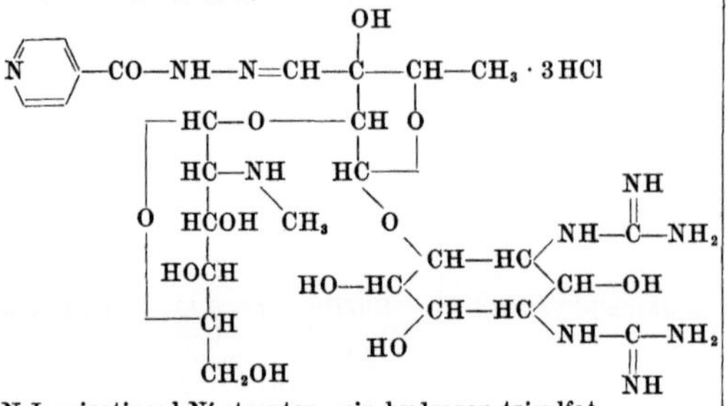 N-Isonicotinoyl-N'-streptomycin-hydrazon-trisulfat	Ki, BCG	0,15	DTM 2000 DTh 25	11 68 106 107 127
446	N-Isonicotinoyl-N'-(2-äthyl-butanal)-hydrazon 219,291 $C_{12}H_{17}ON_3$ 119—120° C 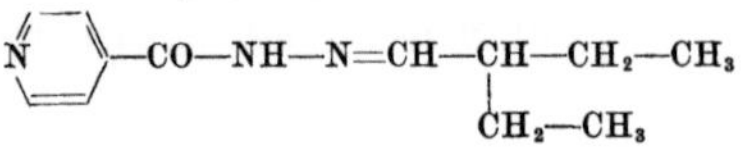				88
447	N-Isonicotinoyl-N'-(4-methyl-pentan-2-on)-hydrazon 219,291 $C_{12}H_{17}ON_3$ 93—94° C 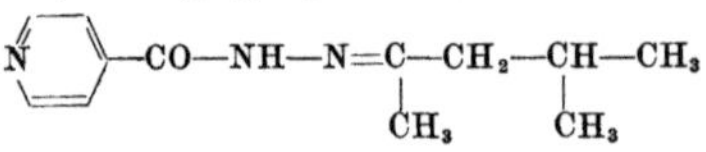				93
448	N-Isonicotinoyl-N'-(3,3-dimethyl-butan-2-on)-hydrazon 219,291 $C_{12}H_{17}ON_3$ 120—121° C 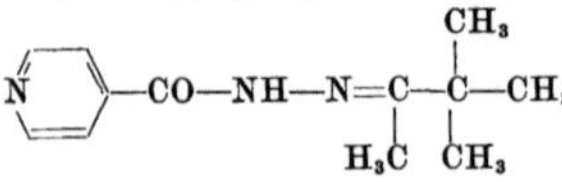				93
449	N-Isonicotinoyl-N'-(4-oxy-4-methyl-pentan-2-on)-hydrazon 235,291 $C_{12}H_{17}O_2N_3$ 146,5—147,5° C 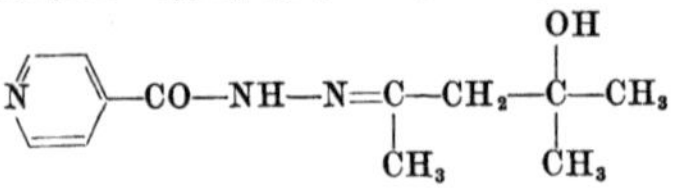				93
450	N-Isonicotinoyl-N'-(D-glucose)-hydrazon 299,291 $C_{12}H_{17}O_6N_3$ 160° C 162—163° C (aus Methanol) 180° C (k) 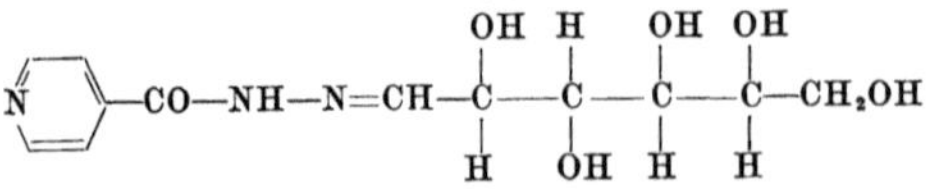	Ki, BCG Ho4, Tbb	0,15 0,1—1,0	DTM 1000 DTh 15 + +	11 12 50 51 52 102 137
451	N-Isonicotinoyl-N'-(D-galaktose)-hydrazon 299,291 $C_{12}H_{17}O_6N_3$ 154,5—156° C (Zers.) 161—163° C (Zers.) (aus Äthylacetat) 180° C (Zers., k) 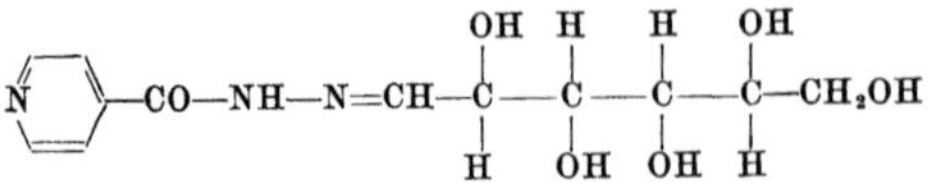	Ki, BCG	0,015	DTM 1000 DTh 15 Ms: + + +	11 50 51 102 137 144

Nr.	Name, Molekulargewicht, Summenformel, Schmelzpunkt, Strukturformel	Medium, Stamm, Bebrütungsdauer	MHK µg/ml	In-vivo-Ergebnisse	Literatur
452	N-Isonicotinoyl-N'-(D-fructose)-hydrazon-dihydrat 335,323 $C_{12}H_{17}O_6N_3 \cdot 2\,H_2O$ 64—67° C (Zers.) 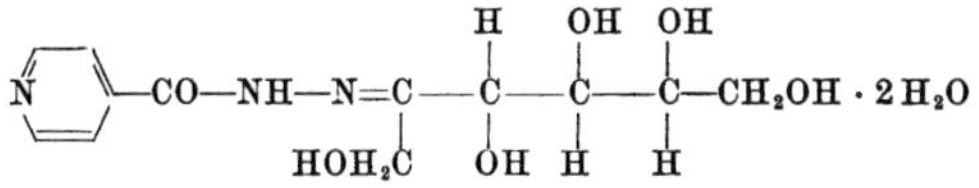	Ki, BCG	0,06	DTM 1000 DTh 225 Ms: +	11 50 137
453	N-Isonicotinoyl-N'-(D-maltose)-hydrazon-hydrat 479,453 $C_{18}H_{29}O_{12}N_3$ 80—85° C	Ki, BCG	0,15	DTM 1000 DTh >10	11 137
454	N-Isonicotinoyl-N'-(D-galakturonsäure)-hydrazon 313,275 $C_{12}H_{15}O_7N_3$ 212—214° C (Zers.) 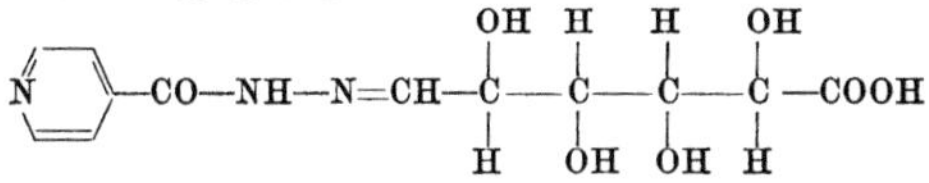	Tbb	+++	DL_{50} (Ms) (p.o.) 1750 (s.c.) >2500	119
455	N-Isonicotinoyl-N'-(D-2-amino-2-desoxy-glucose)-hydrazon-hydrochlorid 334,771 $C_{12}H_{18}O_5N_4 \cdot HCl$ 124—127° C (Zers.) 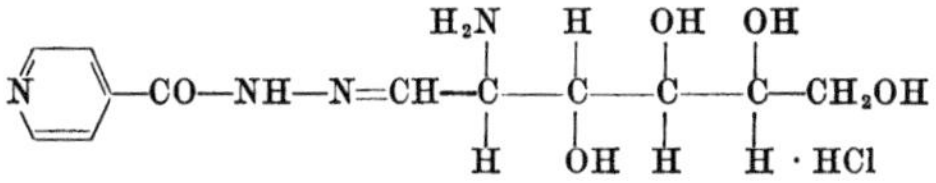				137
456	N¹,N⁴-Diisonicotinoyl-N²,N³-(D-glucos-2-on)-dihydrazon (Osazon aus Isonicotinoyl-hydrazin und D-Glucose) 416,403 $C_{18}H_{20}O_6N_6$ 204—206° C (Zers.) 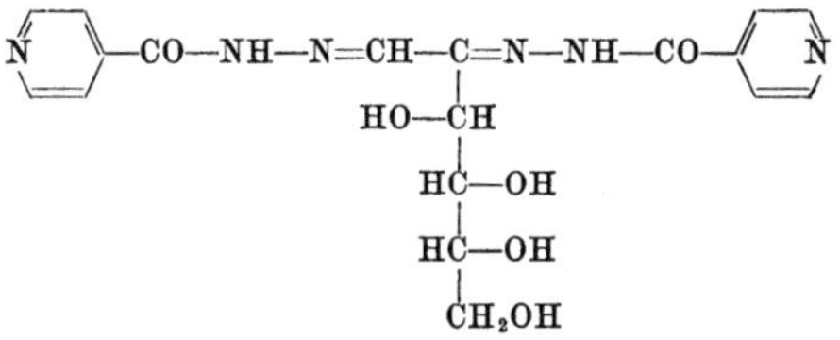	Ki, BCG	0,04	DTM 1000 DTh 7	11 137
457	N-Isonicotinoyl-N'-heptanal-hydrazon 233,318 $C_{13}H_{19}ON_3$ 96—97° C 101,7—102,5° C 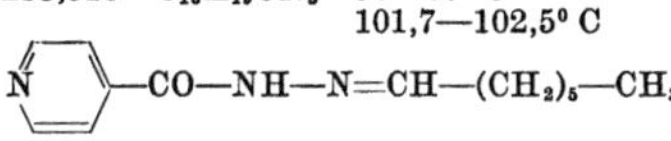	Ki, BCG	0,03	DTM 250 DTh <50	11 93 137
458	N-Isonicotinoyl-N'-(heptan-2-on)-hydrazon 233,318 $C_{13}H_{19}ON_3$ 82—83° C 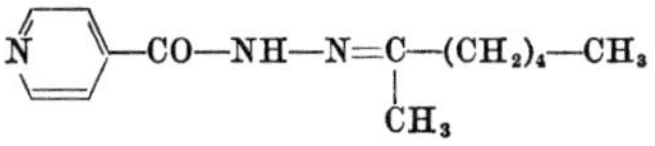	Ki, BCG	0,03	DTM 250 DTh <15	11 137
459	N-Isonicotinoyl-N'-nonanal-hydrazon 261,372 $C_{15}H_{23}ON_3$ 67—68° C 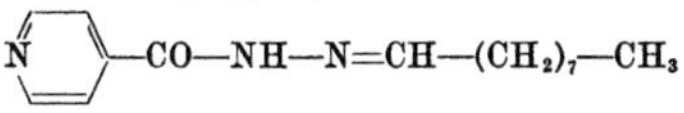				121
460	N-Isonicotinoyl-N'-(2,6-dimethyl-heptan-4-on)-hydrazon 261,372 $C_{15}H_{23}ON_3$ 128,5—129,5° C 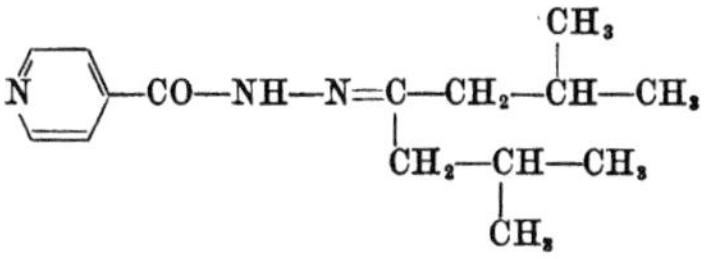				93

Nr.	Name, Molekulargewicht, Summenformel, Schmelzpunkt, Strukturformel	Medium, Stamm, Bebrütungsdauer	MHK µg/ml	In-vivo-Ergebnisse	Literatur
461	N-Isonicotinoyl-N'-hendecanal-hydrazon 289,426 $C_{17}H_{27}ON_3$ 82—83° C 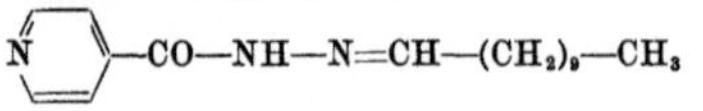				137
462	N-Isonicotinoyl-N'-(hendecen-(9)-al)-hydrazon 287,410 $C_{17}H_{25}ON_3$ 67—68° C 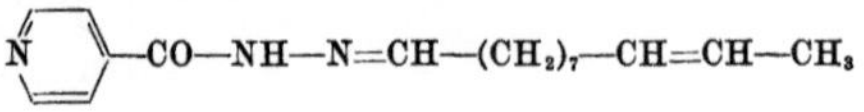	Ki, BCG	0,15	DTM 250 DTh <65	11 137
463	N-Isonicotinoyl-N'-(heptadecan-9-on)-hydrazon 373,588 $C_{23}H_{39}ON_3$ 20—25° C, (Kp. 158—208° C, 0,001 Torr) 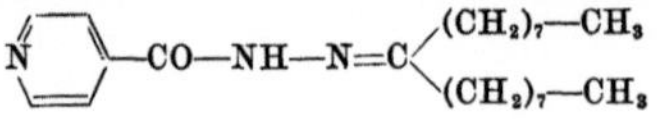				93
464	N-Isonicotinoyl-N'-(cis-octadecen-(9)-al)-hydrazon 385,599 $C_{24}H_{39}ON_3$ (wachsartig) 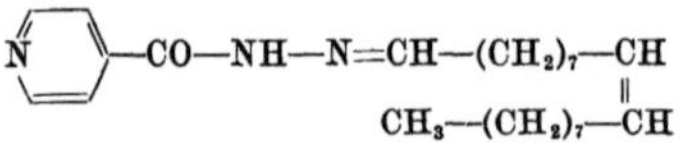	Ho4, Tbb	100	(+)	102
465	N-Isonicotinoyl-N'-cyclopentanon-hydrazon 203,248 $C_{11}H_{13}ON_3$ (170° C) 181—182° C 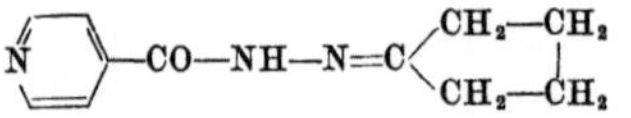	Ho4, Tbb	0,1	++	88 102
466	N-Isonicotinoyl-N'-cyclohexanon-hydrazon 217,275 $C_{12}H_{15}ON_3$ 162—163° C 163—164° C 170—172° C 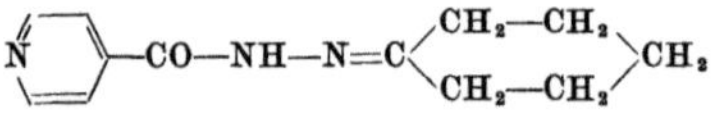	Ki, BCG Du, M.min. Ho4, Tbb	0,006 (≪40) 0,01—0,1	DTM 250 DTh 7 +++	11 24 102 121 137
467	N-Isonicotinoyl-N'-(cyclohexan-4-thiol-on)-hydrazon 249,341 $C_{12}H_{15}ON_3S$ 176—177° C 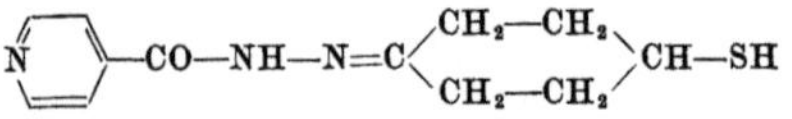				137
468	N-Isonicotinoyl-N'-(3-methyl-cyclohexanon)-hydrazon 231,302 $C_{13}H_{17}ON_3$ 133—134° C 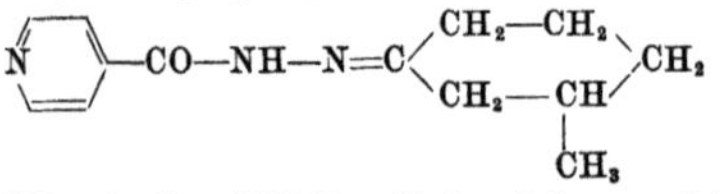				137
469	N-Isonicotinoyl-N'-(4-methyl-cyclohexanon)-hydrazon 231,302 $C_{13}H_{17}ON_3$ 174—175° C 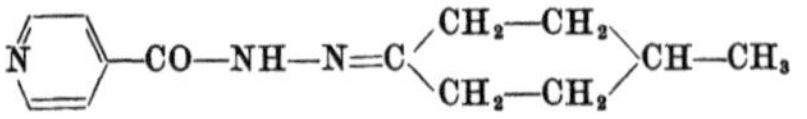	Ki, BCG	0,07	DTM 250 DTh <15	11
470	N-Isonicotinoyl-N'-cholestenon-hydrazon 503,778 $C_{33}H_{49}ON_3$ 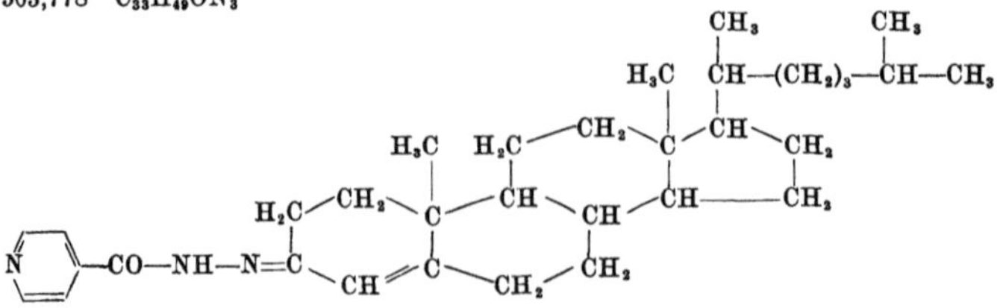	Ho4, Tbb	1000		102

Nr.	Name, Molekulargewicht, Summenformel, Schmelzpunkt, Strukturformel	Medium, Stamm, Bebrütungs-dauer	MHK μg/ml	In-vivo-Ergebnisse	Lite-ratur
471	N-Isonicotinoyl-N'-benzal-hydrazon 225,254 $C_{13}H_{11}ON_3$ 180—190° C 191—191,5° C (u) 193—194° C 199° C (k) 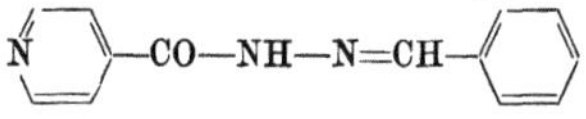	H37Rv Tbb Ki+10% S, H37Rv, 21d Ho4, Tbb	0,001 bis 0,002 +++ 0,07 0,1		6 80 90 95 97 102 121 137
472	N-Isonicotinoyl-N'-(4-chlor-benzal)-hydrazon 259,703 $C_{13}H_{10}ON_3Cl$ 190° C (u) 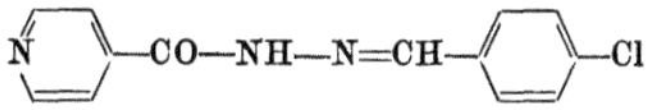	Ho4, Tbb	0,1	++	102
473	N-Isonicotinoyl-N'-(2-nitro-benzal)-hydrazon 270,253 $C_{13}H_{10}O_3N_4$ 224—226° C (u) 233° C (u) 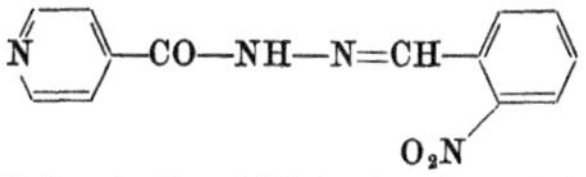	Ho4, Tbb	0,1	±	90 102
474	N-Isonicotinoyl-N'-(3-nitro-benzal)-hydrazon 270,253 $C_{13}H_{10}O_3N_4$ 219—221° C (u) 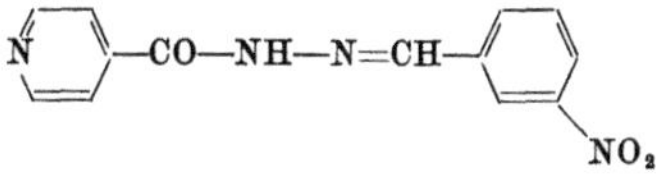	Ki+10% S, H37Rv, 21d	0,04		90 97
475	N-Isonicotinoyl-N'-(4-nitro-benzal)-hydrazon 270,253 $C_{13}H_{10}O_3N_4$ 269° C (u) 270—271° C 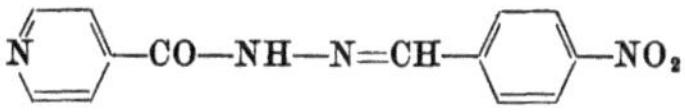	Ho4, Tbb	0,1		102 121
476	N-Isonicotinoyl-N'-salicylal-hydrazon 241,254 $C_{13}H_{11}O_2N_3$ 237—239° C 238—239° C 244—245° C 247° C (k) 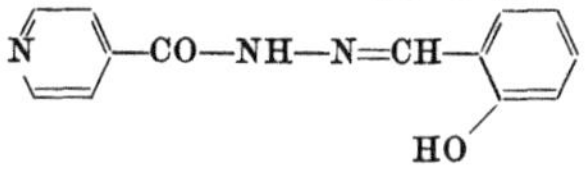	PB, H37Rv, 14d PB, H37Rv, 28d PB,H37RvIr, H37Rv H37Rv H37Rv Ho4, Tbb	0,06 2,0 66,0 0,017 bis 0,03 0,006 0,62 0,1	Mee: +++ DL_{50} > 10000 (p.o.) DTh1000(Ms) DTM 1500 DL_{50} 250 (Ms, p.o.) Ms: +	4 6 7 8 31 58 65 90 96 102 118 121
477	N-Isonicotinoyl-N'-(3-oxy-benzal)-hydrazon 241,254 $C_{13}H_{11}O_2N_3$ 264—265° C 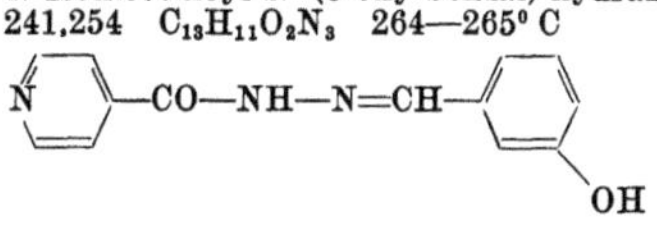	Ki+10% S, H37Rv, 21d Ho4, Tbb	0,04 0,1	 ++	41 97 102
478	N-Isonicotinoyl-N'-(4-oxy-benzal)-hydrazon 241,254 $C_{13}H_{11}O_2N_3$ 280—281° C 284—285° C 287—288° C (u, Zers.) 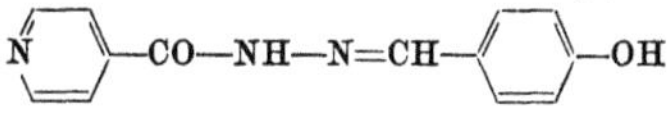	Ho4, Tbb	>0,1	++	41 90 102 112 121

Nr.	Name, Molekulargewicht, Summenformel, Schmelzpunkt, Strukturformel	Medium, Stamm, Bebrütungsdauer	MHK µg/ml	In-vivo-Ergebnisse	Literatur
479	N-Isonicotinoyl-N'-(3-methoxy-benzal)-hydrazon 255,281 $C_{14}H_{13}O_2N_3$ 198° C (u) 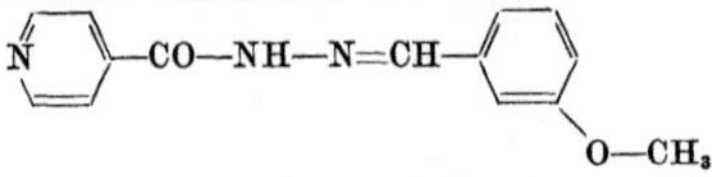	Ki+10% S, H37Rv, 21d Ho4, Tbb	0,04 0,1		97 102
480	N-Isonicotinoyl-N'-(4-methoxy-benzal)-hydrazon 255,281 $C_{14}H_{13}O_2N_3$ 126—127° C 168° C (u) 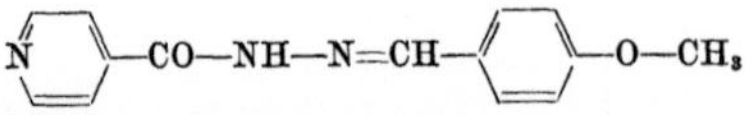	Ho4, Tbb	0,1	±	102 121
481	N-Isonicotinoyl-N'-(4-äthoxy-benzal)-hydrazon 269,308 $C_{15}H_{15}O_2N_3$ 177° C (u) 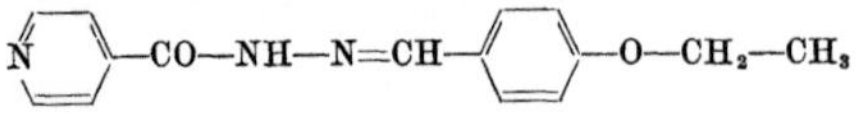	Ho4, Tbb	0,1		102
482	N-Isonicotinoyl-N'-[4-(äthyl-2'-ol-1'-oxy)-benzal]-hydrazon 285,308 $C_{15}H_{15}O_3N_3$ 226° C (u) 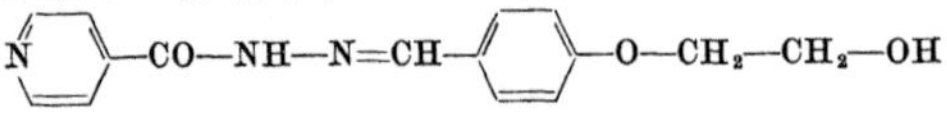	Ho4, Tbb	0,1	++	102
483	N-Isonicotinoyl-N'-(4-propoxy-benzal)-hydrazon 283,335 $C_{16}H_{17}O_2N_3$ 177° C (u) 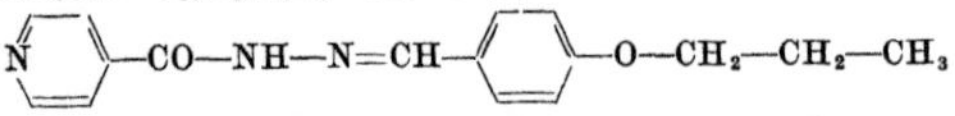	Ho4, Tbb	1,0		102
484	N-Isonicotinoyl-N'-[4-(propen-(2')-oxy)-benzal]-hydrazon 281,319 $C_{16}H_{15}O_2N_3$ 160—161° C (u) 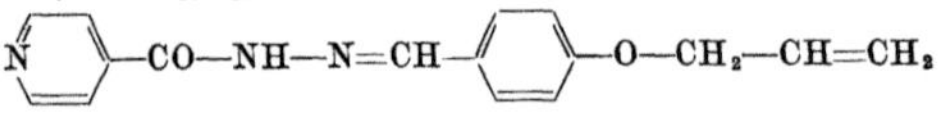			++	102
485	N-Isonicotinoyl-N'-[4-(1'-methyl-äthoxy)-benzal]-hydrazon 283,335 $C_{16}H_{17}O_2N_3$ 166° C (u) 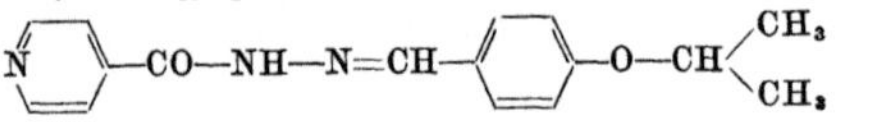				102
486	N-Isonicotinoyl-N'-(4-butoxy-benzal)-hydrazon 297,362 $C_{17}H_{19}O_2N_3$ 152° C (u) 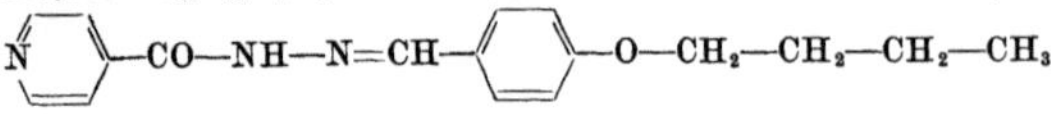	Ho4, Tbb	1,0		102
487	N-Isonicotinoyl-N'-[4-(2'-methyl-propoxy)-benzal]-hydrazon 297,362 $C_{17}H_{19}O_2N_3$ 177—178° C 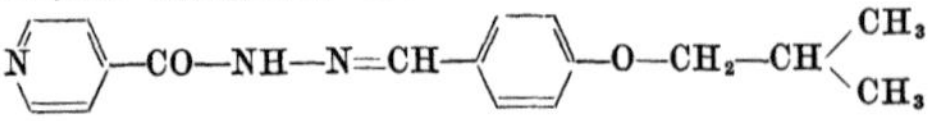	Ki, BCG	0,2	DTM 250 DTh 15	11 137
488	N-Isonicotinoyl-N'-[4-(3'-methyl-butoxy)-benzal]-hydrazon 311,389 $C_{18}H_{21}O_2N_3$ 172—173° C 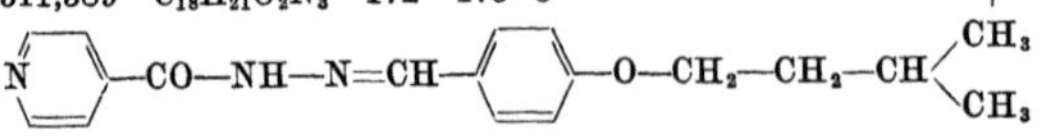	Ki, BCG	0,05	DTM 250 DTh 30	11 137
489	N-Isonicotinoyl-N'-(4-acetoxy-benzal)-hydrazon 283,292 $C_{15}H_{13}O_3N_3$ 221° C (u) 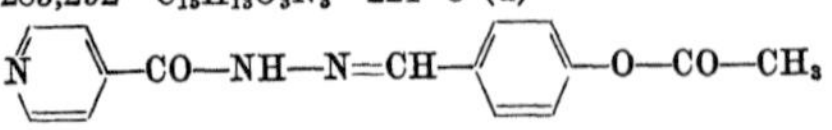	Ho4, Tbb	1,0	++	102
490	N-Isonicotinoyl-N'-(4-äthyl-sulfonyl-benzal)-hydrazon 317,374 $C_{15}H_{15}O_3N_3S$ 183° C (u) 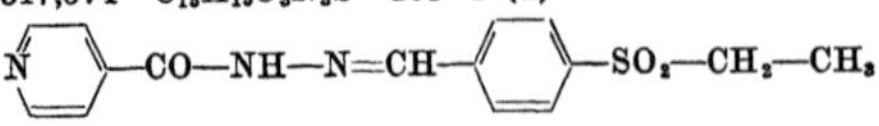	H37Rv Ho4, Tbb	0,03—0,06 0,1	DTh 8 (p.o.)	6 102

Nr.	Name, Molekulargewicht, Summenformel, Schmelzpunkt, Strukturformel	Medium, Stamm, Bebrütungs-dauer	MHK µg/ml	In-vivo-Ergebnisse	Lite-ratur
491	N-Isonicotinoyl-N'-(2-amino-benzal)-hydrazon 240,269 $C_{13}H_{12}ON_4$ 232—233° C 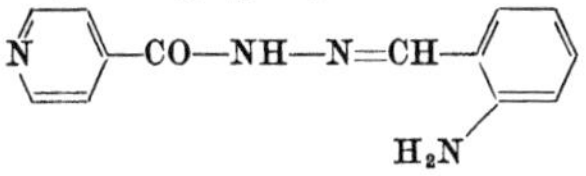				118
492	N-Isonicotinoyl-N'-[4-(dimethyl-amino)-benzal]-hydrazon 268,323 $C_{15}H_{16}ON_4$ 68—70,5° C (u) 200—201° C (u) 200—201° C 264—265° C 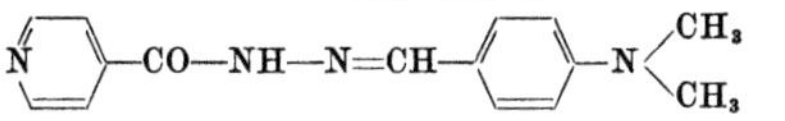	H37Rv Ki+10% S, H37Rv, 21d Ho4, Tbb	0,017 bis 0,03 0,17 1,0	++	6 90 97 102 121 137
493	N-Isonicotinoyl-N'-{4-[N''-methyl-N''-(diäthyl-amino-äthyl)-amino]-benzal}-hydrazon 353,474 $C_{20}H_{27}ON_5$ 80—81° C 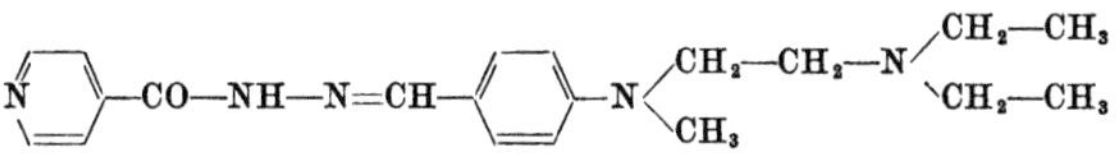	Ki, BCG	0,08	DTM 1000 DTh <60	11 137
494	N-Isonicotinoyl-N'-[4-(diäthyl-amino)-benzal]-hydrazon 296,377 $C_{17}H_{20}ON_4$ 180—181° C, 191—192° C (u) 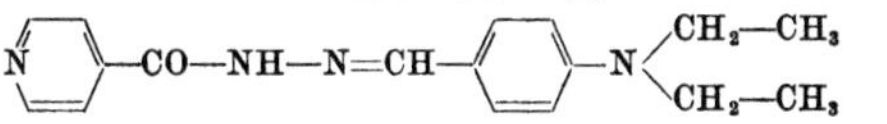	Ki, BCG Ho4, Tbb	0,6 1,0	DTM 500 DTh 30 ++	11 102 137
495	N-Isonicotinoyl-N'-(4-acetamino-benzal)-hydrazon 282,307 $C_{15}H_{14}O_2N_4$ 278—279° C 284° C (u, Zers.) 292—294° C 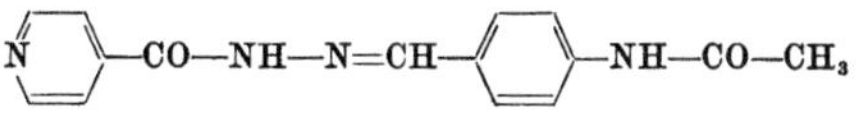	Ki, BCG Ki+10% S, H37Rv, 21d Ho4, Tbb	0,08 0,09 0,1—1,0	DTM 2000 DTh 250 (Ms)	12 97 102 121 137
496	N-Isonicotinoyl-N'-(1-phenyl-äthanal)-hydrazon 239,281 $C_{14}H_{13}ON_3$ 165—166° C 174,5—175,2° C 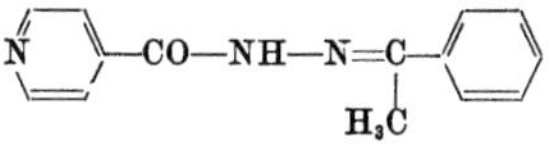				93 121
497	N-Isonicotinoyl-N'-(4-methyl-benzal)-hydrazon 239,281 $C_{14}H_{13}ON_3$ 190° C 190—191° C (u) 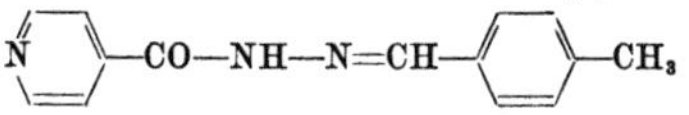	Ho4, Tbb	0,1		88 102
498	N-Isonicotinoyl-N'-(2-phenyl-äthanal)-hydrazon 239,281 $C_{14}H_{13}ON_3$ 140—141° C 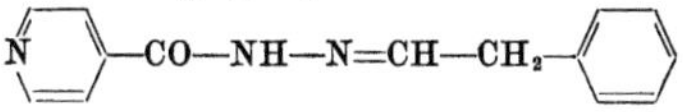				93
499	N-Isonicotinoyl-N'-[4-(1'-methyl-äthyl)-benzal]-hydrazon 267,335 $C_{16}H_{17}ON_3$ 145—146° C (oder 245—246° C ?) 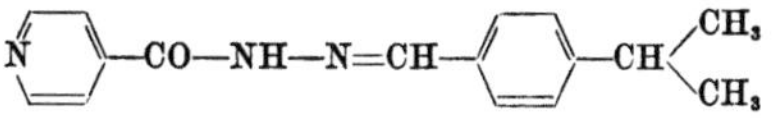				121

Nr.	Name, Molekulargewicht, Summenformel, Schmelzpunkt, Strukturformel	Medium, Stamm, Bebrütungsdauer	MHK μg/ml	In-vivo-Ergebnisse	Literatur
500	N-Isonicotinoyl-N'-(2-phenyl-propanal)-hydrazon 253,308 $C_{15}H_{15}ON_3$ 128,5—130° C 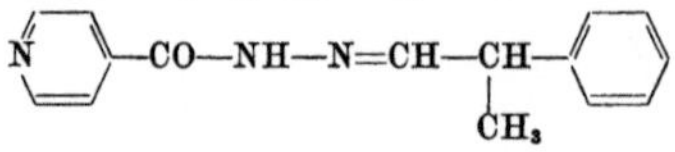				93
501	N-Isonicotinoyl-N'-(3-phenyl-propanal)-hydrazon 253,308 $C_{15}H_{15}ON_3$ 123—127° C (u) 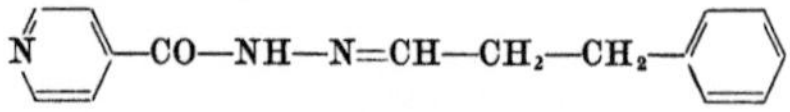	Ho4, Tbb	0,1		102
502	N-Isonicotinoyl-N'-cinnamal-hydrazon 251,292 $C_{15}H_{13}ON_3$ 202° C (u) 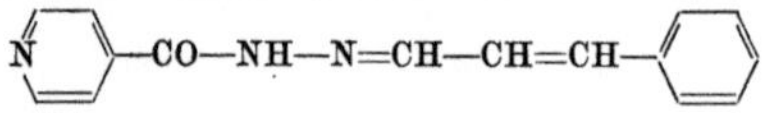	Ho4, Tbb	0,1—1,0	++	90 102
503	N^1-Isonicotinoyl-N^2-[2-(N^3-carboxy-N^4-salicylal-hydrazon)-3,4-dimethoxy-benzal]-hydrazon 447,459 $C_{23}H_{21}O_5N_5$ 210—211° C 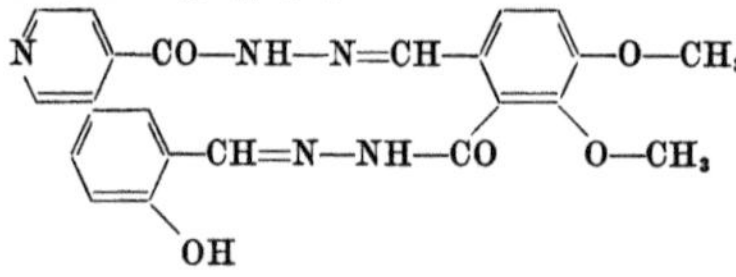				122
504	N-Isonicotinoyl-N'-(2,4-dichlor-benzal)-hydrazon 294,152 $C_{13}H_9ON_3Cl_2$ 220—221° C (u) 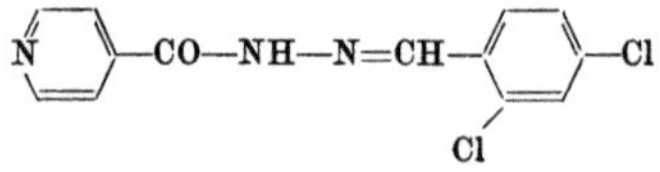	Ho4, Tbb	0,1		102
505	N-Isonicotinoyl-N'-(2-chlor-4-acetamino-benzal)-hydrazon 316,756 $C_{15}H_{13}O_2N_4Cl$ 281° C (Zers.) 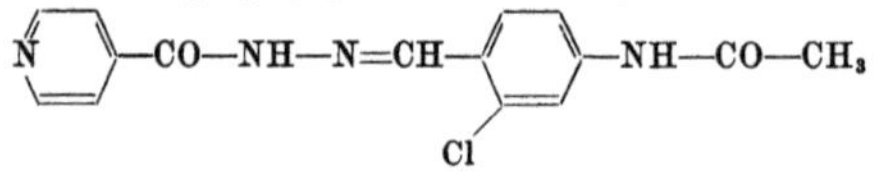	Du, TbbIr, 8d	10		57
506	N-Isonicotinoyl-N'-(5-brom-salicylal)-hydrazon 320,162 $C_{13}H_{10}O_2N_3Br$ 251—252° C 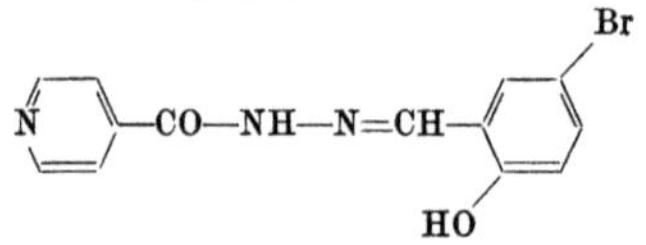				118
507	N-Isonicotinoyl-N'-(4-nitro-salicylal)-hydrazon 286,253 $C_{13}H_{10}O_4N_4$ 292° C (Zers.) 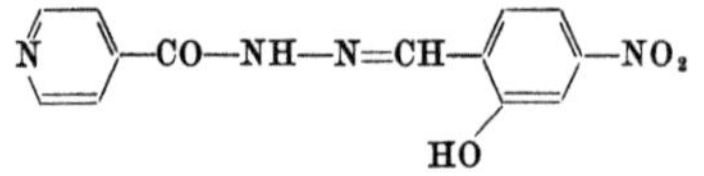	Du, TbbIr, 15d	2,0		57
508	N-Isonicotinoyl-N'-(4-oxy-salicylal)-hydrazon 257,254 $C_{13}H_{11}O_3N_3$ 225—226° C 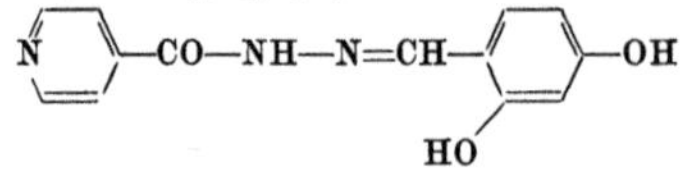				121

Nr.	Name, Molekulargewicht, Summenformel, Schmelzpunkt, Strukturformel	Medium, Stamm, Bebrütungs-dauer	MHK µg/ml	In-vivo-Ergebnisse	Lite-ratur
509	N-Isonicotinoyl-N'-(3,4-dioxy-benzal)-hydrazon 257,254 $C_{13}H_{11}O_3N_3$ 259—261,5° C (u) (mit 1 H_2O: 224—225° C) 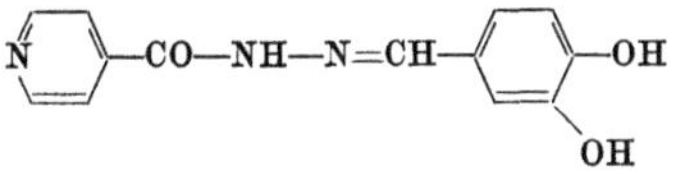	Ki+10% S, H37Rv, 21d	0,08		90 97 121
510	N-Isonicotinoyl-N'-(4-methoxy-salicylal)-hydrazon 271,281 $C_{14}H_{13}O_3N_3$ 230—231° C (u) 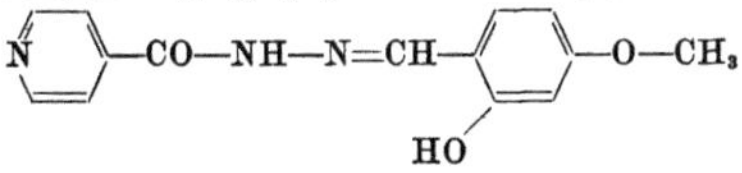	Ho4, Tbb	1,0		102
511	N-Isonicotinoyl-N'-(4-oxy-3-methoxy-benzal)-hydrazon 271,281 $C_{14}H_{13}O_3N_3$ 218° C 219—220° C 222,5—224° C (u) 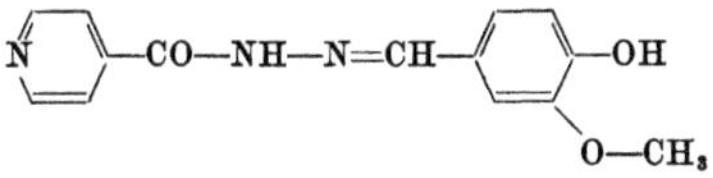	Ki+10% S, H37Rv, 21d	0,18		90 95 97 121
512	N-Isonicotinoyl-N'-(4-oxy-3-äthoxy-benzal)-hydrazon 285,308 $C_{15}H_{15}O_3N_3$ 245° C (u) 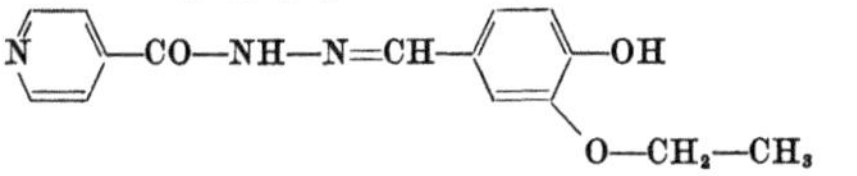				90
513	N-Isonicotinoyl-N'-(3,4-dimethoxy-benzal)-hydrazon 285,308 $C_{15}H_{15}O_3N_3$ 176—177° C 188—189° C (u) 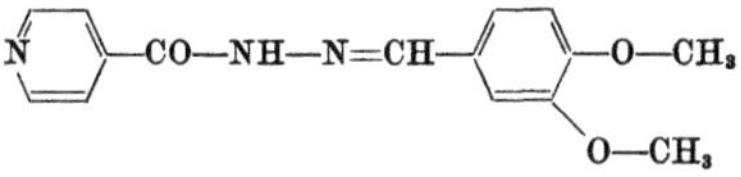	Ho4, Tbb	1,0		102 121
514	N-Isonicotinoyl-N'-(4-amino-salicylal)-hydrazon-hydrat 274,285 $C_{13}H_{12}O_2N_4 \cdot H_2O$ 251—252° C (Zers.) 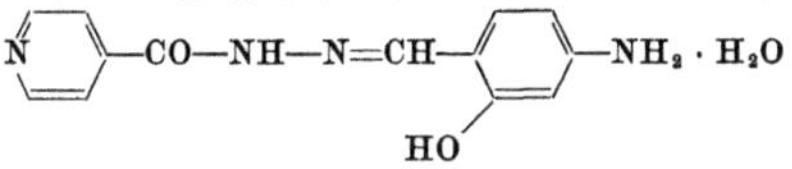	Du, Tbb, 15d Du, TbbIr, 15d T80, H37Rv, 14d T80,H37RvIr, 14d	0,2 1,1 0,06—0,1 10,0—25,0		57 129
515	N-Isonicotinoyl-N'-(α-methyl-salicylal)-hydrazon 255,281 $C_{14}H_{13}O_2N_3$ 235—237° C 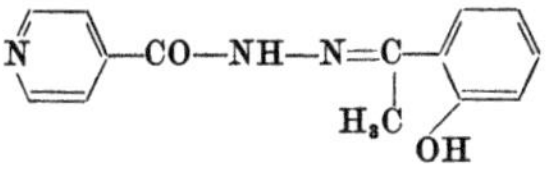	H37Rv	0,06—0,12		6 118
516	N-Isonicotinoyl-N'-[4-oxy-3-(propen-(2')-yl)-benzal]-hydrazon 281,319 $C_{16}H_{15}O_2N_3$ 216° C (u) 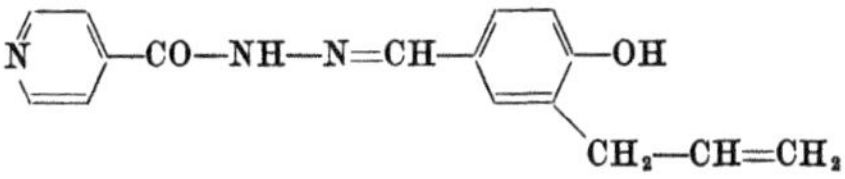	Ho4, Tbb	0,1		102
517	N-Isonicotinoyl-N'-(3,5-dichlor-salicylal)-hydrazon 310,152 $C_{13}H_9O_2N_3Cl_2$ 246—248° C (u) 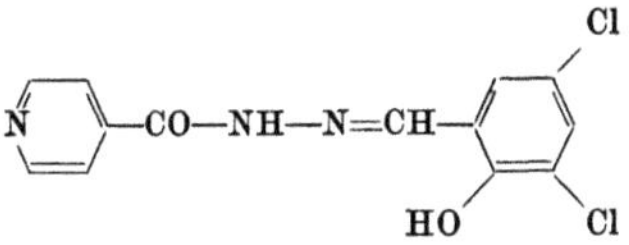	Ho4 .Tbb	0,1		102

Nr.	Name, Molekulargewicht, Summenformel, Schmelzpunkt, Strukturformel	Medium, Stamm, Bebrütungsdauer	MHK µg/ml	In-vivo-Ergebnisse	Literatur
518	N-Isonicotinoyl-N'-(3,4-dimethoxy-2-carboxy-benzal)-hydrazon-hydrat 347,335 $C_{16}H_{15}O_5N_3 \cdot H_2O$ 205—206° C 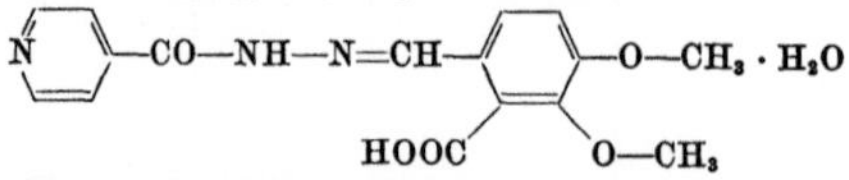				122
519	N-Isonicotinoyl-N'-(3,4-dimethoxy-2-carboxyäthylester-benzal)-hydrazon 357,373 $C_{18}H_{19}O_5N_3$ 213—214° C 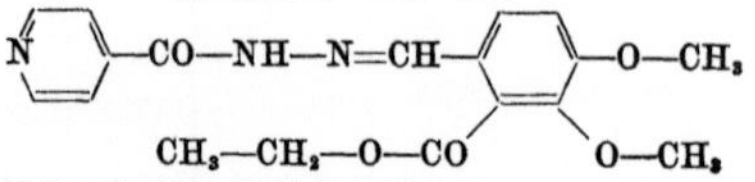				122
520	N-Isonicotinoyl-N'-(3,4-dimethoxy-2-carboxyhydrazin-benzal)-hydrazon 343,350 $C_{16}H_{17}O_4N_5$ 152—153° C 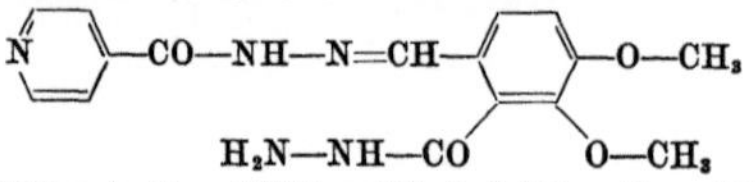				122
521	N-Isonicotinoyl-N'-(naphth-2-olyl-1-methanal)-hydrazon 291,314 $C_{17}H_{13}O_2N_3$ 155—157° C 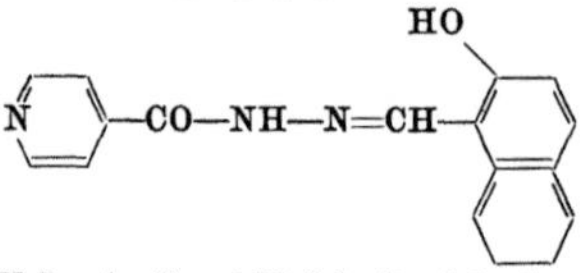				118
522	N-Isonicotinoyl-N'-(picolinal)-hydrazon 226,242 $C_{12}H_{10}ON_4$ 190° C (u) 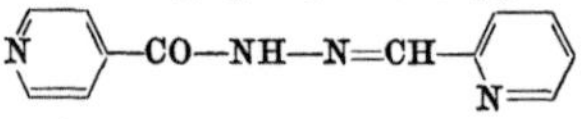	Ho4, Tbb	0,1	++	102
523	N-Isonicotinoyl-N'-(nicotinal)-hydrazon 226,242 $C_{12}H_{10}ON_4$ 225—229° C 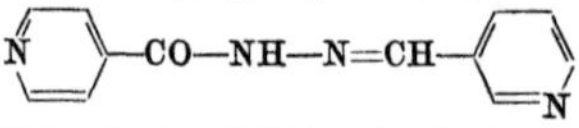				54
524	N-Isonicotinoyl-N'-(isonicotinal)-hydrazon 226,242 $C_{12}H_{10}ON_4$ 234° C (u) 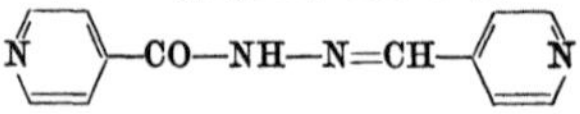	Ho4, Tbb	0,1	++	102
525	N-Isonicotinoyl-N'-(α-methyl-isonicotinal)-hydrazon 240,269 $C_{13}H_{12}ON_4$ 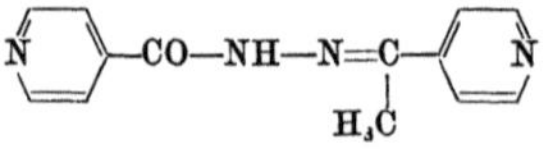				54
526	N-Isonicotinoyl-N'-alloxan-hydrazon 261,204 $C_{10}H_7O_4N_5$ 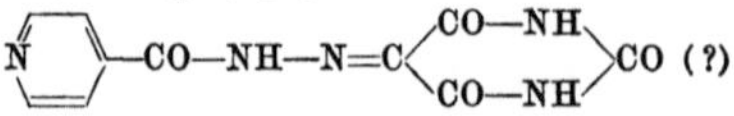			Ms: +	53
527	N-Isonicotinoyl-N'-furfural-hydrazon 215,216 $C_{11}H_9O_2N_3$ 216° C (u) 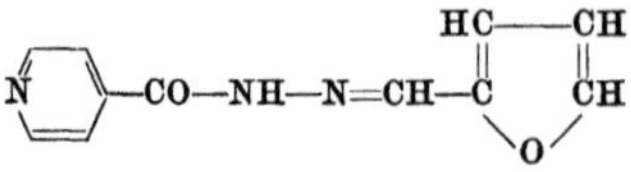	Ki+10% S, H37Rv, 21d Ho4, Tbb	0,07 0,1—10,0		97 102

Nr.	Name, Molekulargewicht, Summenformel, Schmelzpunkt, Strukturformel	Medium, Stamm, Bebrütungsdauer	MHK µg/ml	In-vivo-Ergebnisse	Literatur
528	N-Isonicotinoyl-N'-piperonal-hydrazon 269,265 $C_{14}H_{11}O_3N_3$ 236° C (u) 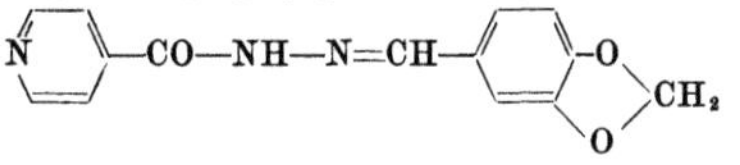	Ki+10% S, H37Rv, 21d Ho4, Tbb	0,05 1,0		97 102
529	N-Isonicotinoyl-N'-(thenal-2)-hydrazon 231,282 $C_{11}H_9ON_3S$ 234—236° C 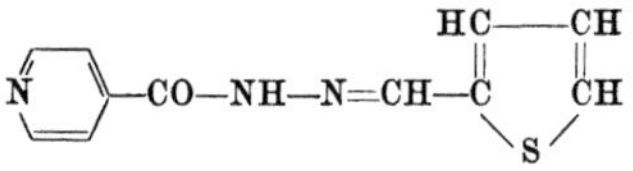				54
530	N-Isonicotinoyl-N'-(α-methyl-thenal-2)-hydrazon 245,309 $C_{12}H_{11}ON_3S$ 208—210° C 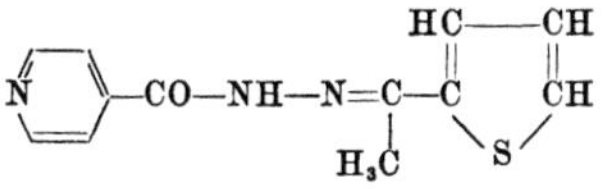				54
531	N-(1-Oxo-isonicotinoyl)-N'-(propan-2'-on)-hydrazon 193,210 $C_9H_{11}O_2N_3$ 184—186° C 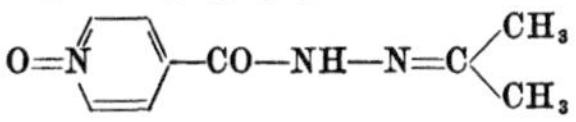				137
532	N-(1-Oxo-isonicotinoyl)-N'-heptanal-hydrazon 249,318 $C_{13}H_{19}O_2N_3$ 146—147° C 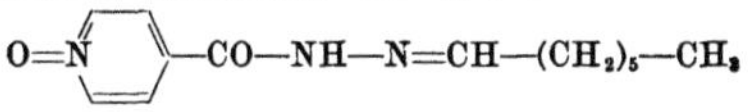				137
533	N-(1-Methyl-pyridinium-4-carboxy)-N'-(propan-2'-on)-hydrazon-jodid 319,155 $C_{10}H_{14}ON_3J$ 198—200° C 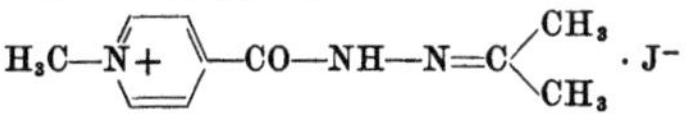				88
534	N-(1-Methyl-pyridinium-4-carboxy)-N'-furfural-hydrazon-jodid 357,161 $C_{12}H_{12}O_2N_3J$ 250° C 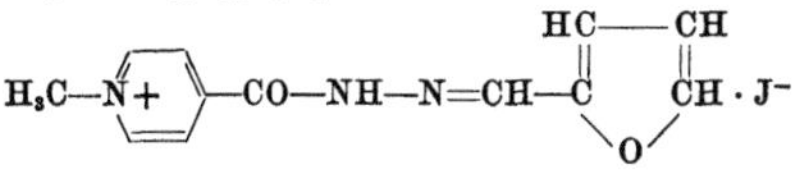				88
535	N-(1-Dodecyl-pyridinium-4-carboxy)-N'-(propan-2'-on)-hydrazon-jodid 473,452 $C_{21}H_{36}ON_3J$ 107—110° C 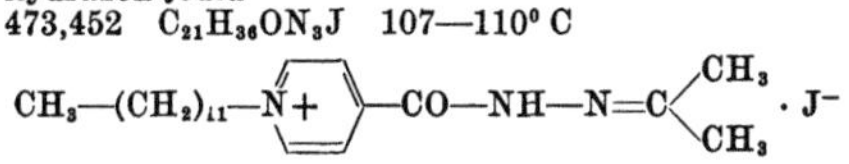				88
536	N-Nicotinoyl-N'-(propan-2-on)-hydrazon 177,210 $C_9H_{11}ON_3$ 141—142° C 148—150° C (u) 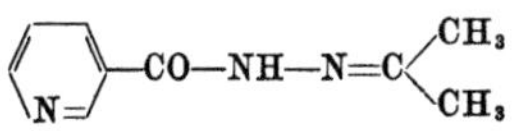			±	102 137
537	N-Nicotinoyl-N'-(2-methyl-propanal)-hydrazon 191,237 $C_{10}H_{13}ON_3$ 109—110° C (u) 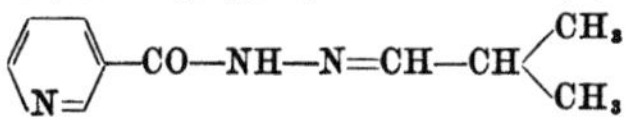			±	102

Nr.	Name, Molekulargewicht, Summenformel, Schmelzpunkt, Strukturformel	Medium, Stamm, Bebrütungsdauer	MHK µg/ml	In-vivo-Ergebnisse	Literatur
538	N-Nicotinoyl-N'-(butan-2-on)-hydrazon 191,237 $C_{10}H_{13}ON_3$ 80—82° C (u) 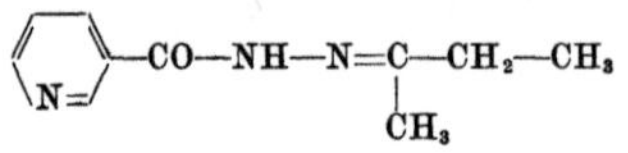			±	102
539	N-Nicotinoyl-N'-(buten-(2)-al)-hydrazon 189,221 $C_{10}H_{11}ON_3$ 147—148° C (u) 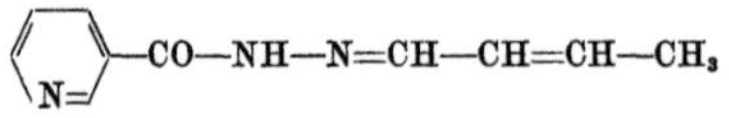			±	102
540	N-Nicotinoyl-N'-(butan-3-oxim-2-on)-hydrazon 220,236 $C_{10}H_{12}O_2N_4$ 213—214° C (u) 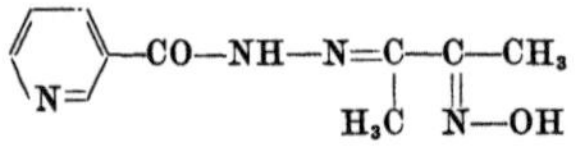	Ho4, Tbb	100		102
541	N-Nicotinoyl-N'-(4-carboxy-butan-2-on)-hydrazon 235,248 $C_{11}H_{13}O_3N_3$ 157—158° C (u) 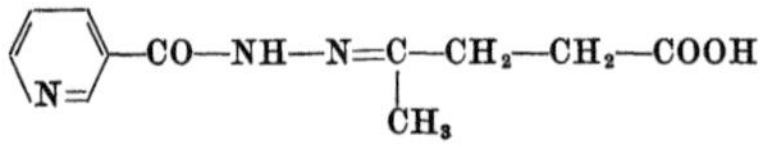	Ho4, Tbb	100—1000		55 102
542	N-Nicotinoyl-N'-(D-glucose)-hydrazon-hydrat 317,307 $C_{12}H_{17}O_6N_3 \cdot H_2O$ 96—102° C (u, Zers.) 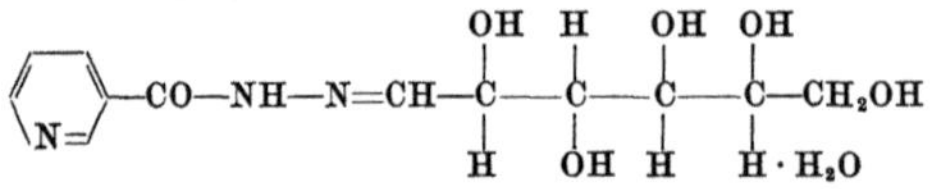	Ho4, Tbb	100—1000		102
543	N-Nicotinoyl-N'-cyclopentanon-hydrazon 203,248 $C_{11}H_{13}ON_3$ 117—118° C (u) 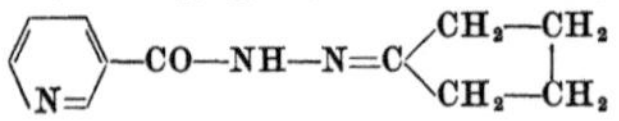	Ho4, Tbb	1,0	±	102
544	N-Nicotinoyl-N'-cyclohexanon-hydrazon 217,275 $C_{12}H_{15}ON_3$ 115—116° C (u) 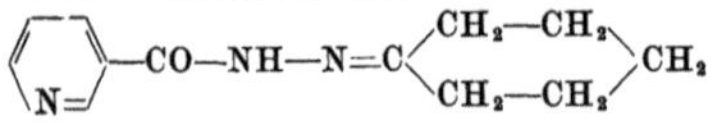	Ho4, Tbb	10	—	102
545	N-Nicotinoyl-N'-benzal-hydrazon 225,254 $C_{13}H_{11}ON_3$ 148—149° C 157—158° C (u) 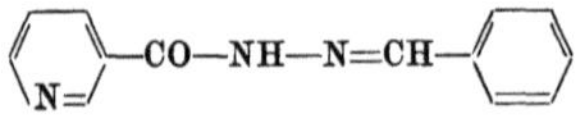	Ho4, Tbb	1,0	±	102 121
546	N-Nicotinoyl-N'-(2-chlor-benzal)-hydrazon 259.703 $C_{13}H_{10}ON_3Cl$ 144—145° C (u), 160—161° C 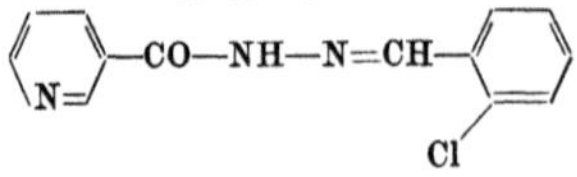			±	95 102
547	N-Nicotinoyl-N'-(4-chlor-benzal)-hydrazon 259,703 $C_{13}H_{10}ON_3Cl$ 192—193° C (u) 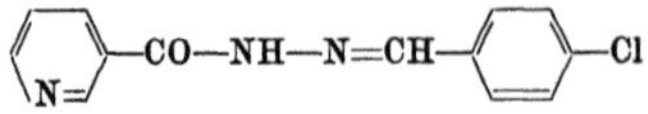			±	102

Nr.	Name, Molekulargewicht, Summenformel, Schmelzpunkt, Strukturformel	Medium, Stamm, Bebrütungsdauer	MHK µg/ml	In-vivo-Ergebnisse	Literatur
548	N-Nicotinoyl-N'-(2-nitro-benzal)-hydrazon 270,253 $C_{13}H_{10}O_3N_4$ 193—194° C (u) 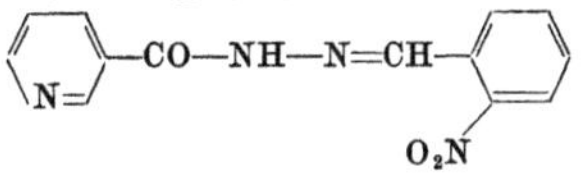	Ho4, Tbb	10	±	102
549	N-Nicotinoyl-N'-(4-nitro-benzal)-hydrazon 270,253 $C_{13}H_{10}O_3N_4$ 252—260° C (u) 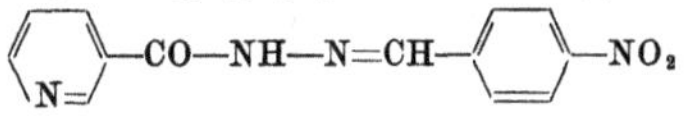	Ho4, Tbb	1,0—100,0	±	102
550	N-Nicotinoyl-N'-salicylal-hydrazon 241,254 $C_{13}H_{11}O_2N_3$ 175—177° C 186—187° C (u) 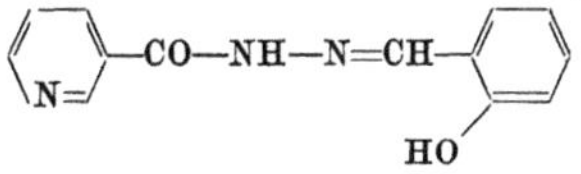	Ho4, Tbb	100		102 118
551	N-Nicotinoyl-N'-(4-oxy-benzal)-hydrazon 241,254 $C_{13}H_{11}O_2N_3$ 243—244° C (u) 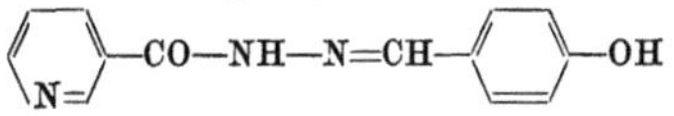	Ho4, Tbb	10—1000		102
552	N-Nicotinoyl-N'-(3-methoxy-benzal)-hydrazon 255,281 $C_{14}H_{13}O_2N_3$ 130° C und 145° C (u) 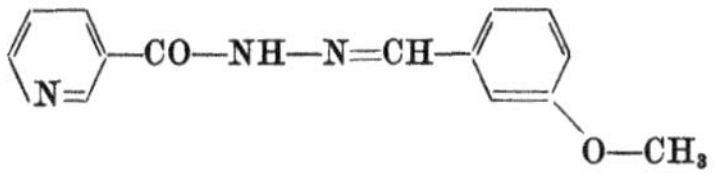	Ho4, Tbb	1000		102
553	N-Nicotinoyl-N'-(4-methoxy-benzal)-hydrazon 255,281 $C_{14}H_{13}O_2N_3$ 158—160° C (u) 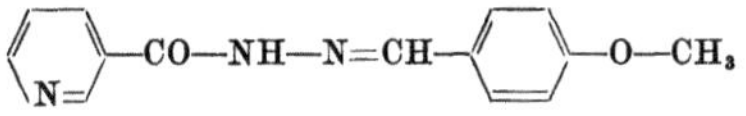	Ho4, Tbb	1,0—10,0	±	102
554	N-Nicotinoyl-N'-(2-amino-benzal)-hydrazon 240,269 $C_{13}H_{12}ON_4$ 208° C 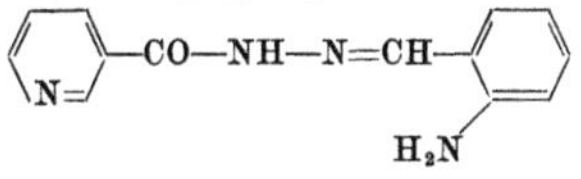				118
555	N-Nicotinoyl-N'-[4-(dimethyl-amino)-benzal]-hydrazon 268,323 $C_{15}H_{16}ON_4$ 148° C (u, Zers.) 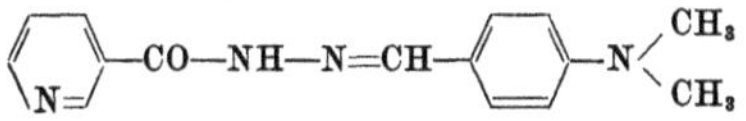	Ho4, Tbb	10		102
556	N-Nicotinoyl-N'-[4-(diäthyl-amino)-benzal]-hydrazon 296,377 $C_{17}H_{20}ON_4$ 154° C (u) 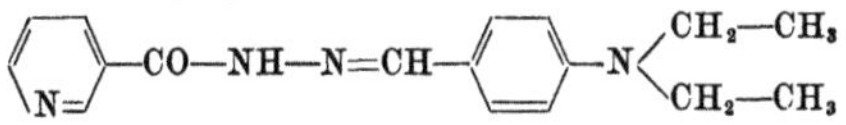	Ho4, Tbb	1,0		102
557	N-Nicotinoyl-N'-(4-acetamino-benzal)-hydrazon 282,307 $C_{15}H_{14}O_2N_4$ 256—257° C 270° C (u. Zers.) 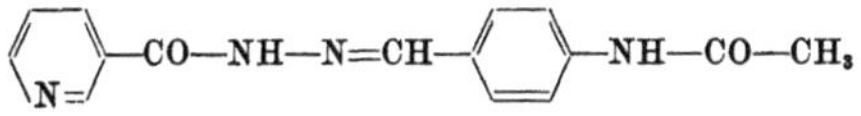	Ho4, Tbb	1,0	±	102 121

Nr.	Name, Molekulargewicht, Summenformel, Schmelzpunkt, Strukturformel	Medium, Stamm, Bebrütungsdauer	MHK µg/ml	In-vivo-Ergebnisse	Literatur
558	N-Nicotinoyl-N'-(2,4-dichlor-benzal)-hydrazon 294,152 $C_{13}H_9ON_3Cl_2$ 198° C (u) 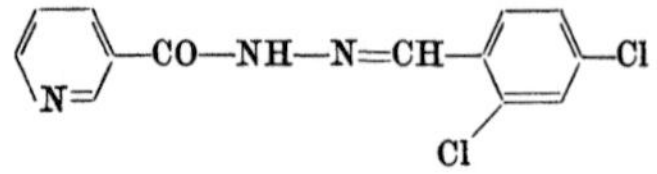	Ho4, Tbb	1,0		102
559	N-Nicotinoyl-N'-(2,6-dichlor-benzal)-hydrazon 294,152 $C_{13}H_9ON_3Cl_2$ 210° C (u) 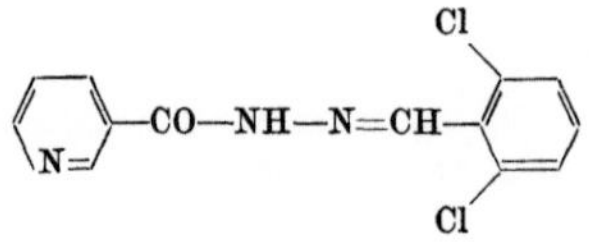	Ho4, Tbb	1,0	±	102
560	N-Nicotinoyl-N'-(5-brom-salicylal)-hydrazon 320,162 $C_{13}H_{10}O_2N_3Br$ 216—217° C 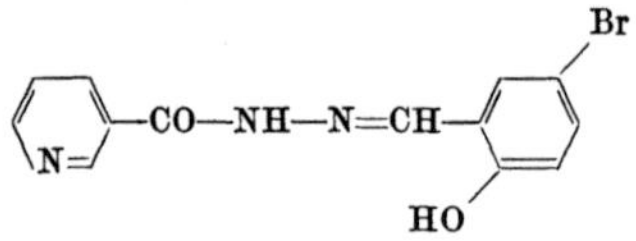				118
561	N-Nicotinoyl-N'-(3-methoxy-salicylal)-hydrazon-hydrat 289,297 $C_{14}H_{13}O_3N_3 \cdot H_2O$ 134° C (u, Zers.) 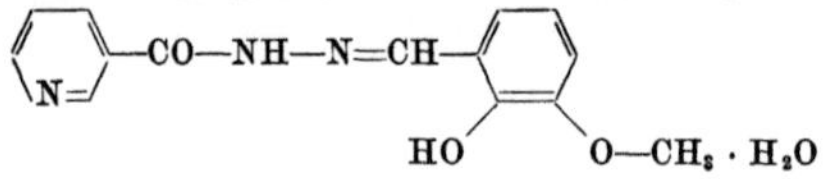	Ho4, Tbb	>1,0		102
562	N-Nicotinoyl-N'-(4-oxy-3-methoxy-benzal)-hydrazon 271,281 $C_{14}H_{13}O_3N_3$ 126—127° C (212—213° C (u) als Hydrat) (Hydrochlorid 241—243° C) 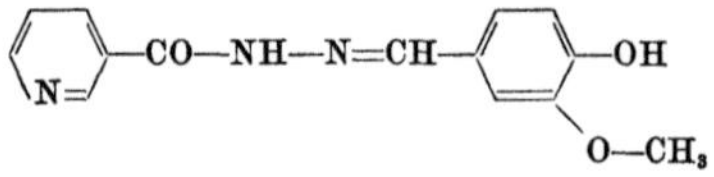	Ho4, Tbb	1,0		95 102 121
563	N-Nicotinoyl-N'-(3,4-dimethoxy-benzal)-hydrazon 285,308 $C_{15}H_{15}O_3N_3$ 166—167° C 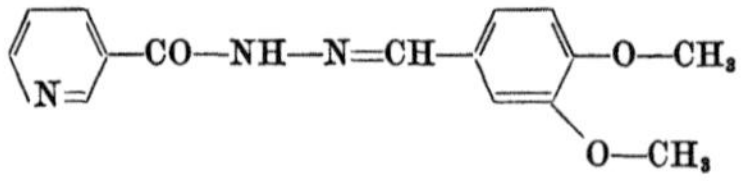				121
564	N-Nicotinoyl-N'-(2,6-dichlor-4-methoxy-benzal)-hydrazon 324,179 $C_{14}H_{11}O_2N_3Cl_2$ 226—228° C (u) 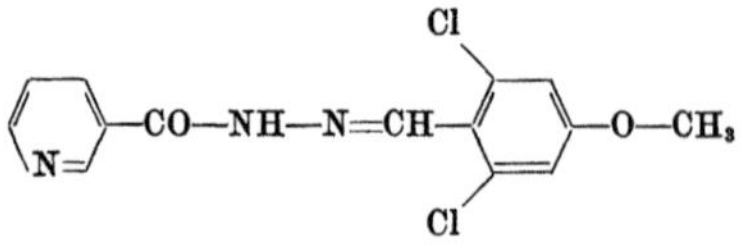	Ho4, Tbb	10,0	±	102
565	N-Nicotinoyl-N'-(3,4-dimethoxy-2-carboxy-benzal)-hydrazon-hydrat 347,335 $C_{16}H_{15}O_5N_3 \cdot H_2O$ 214—216° C 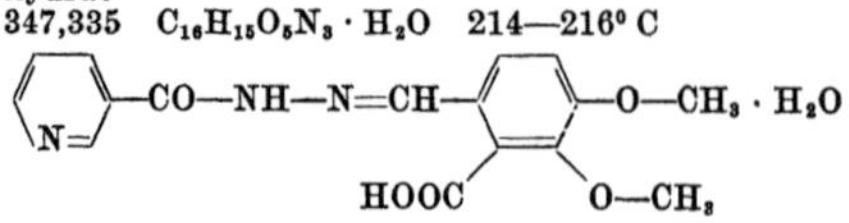				122

Nr.	Name, Molekulargewicht, Summenformel, Schmelzpunkt, Strukturformel	Medium, Stamm, Bebrütungsdauer	MHK µg/ml	In-vivo-Ergebnisse	Literatur
566	N-Nicotinoyl-N'-(α-methyl-benzal)-hydrazon 239,281 $C_{14}H_{13}ON_3$ 186—187° C (u) 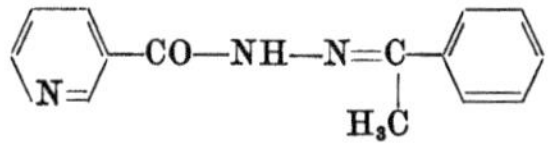	Ho4, Tbb	1,0		102
567	N-Nicotinoyl-N'-(α-methyl-salicylal)-hydrazon 255,281 $C_{14}H_{13}O_2N_3$ 183—185° C 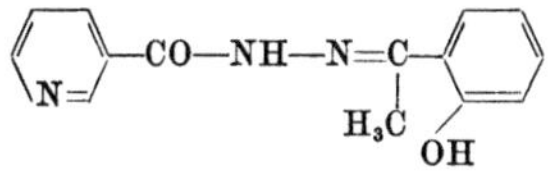				118
568	N-Nicotinoyl-N'-cinnamal-hydrazon 251,292 $C_{15}H_{13}ON_3$ 174—175° C (u) 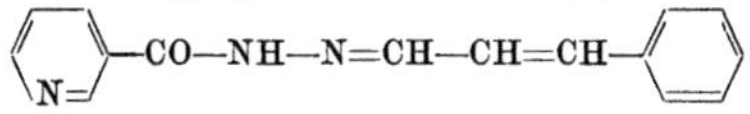			±	102
569	N-Nicotinoyl-N'-(naphth-2-olyl-1-methanal)-hydrazon 291,314 $C_{17}H_{13}O_2N_3$ 252—253° C 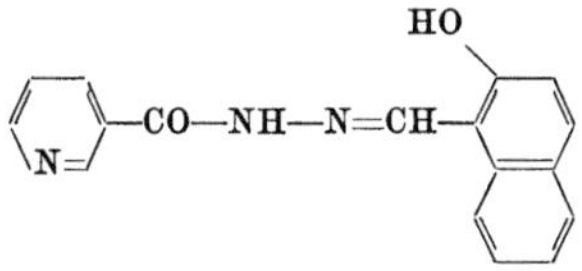				118
570	N-Nicotinoyl-N'-furfural-hydrazon 215,216 $C_{11}H_9O_2N_3$ 192° C (u) 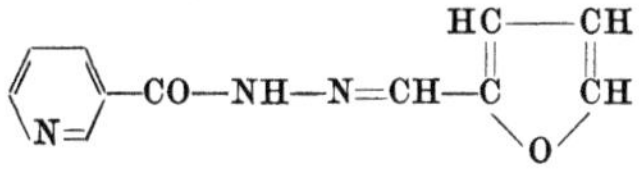	Ho4, Tbb	10,0		102
571	N-Nicotinoyl-N'-piperonal-hydrazon 269,265 $C_{14}H_{11}O_3N_3$ 199—200° C (u) 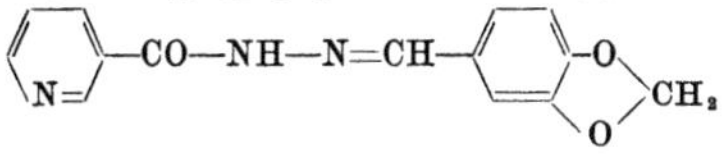	Ho4, Tbb	10,0	±	102
572	N-(1-Methyl-pyridinium-3-carboxy)-N'-(propan-2'-on)-hydrazon-jodid 319,155 $C_{10}H_{14}ON_3J$ 195° C 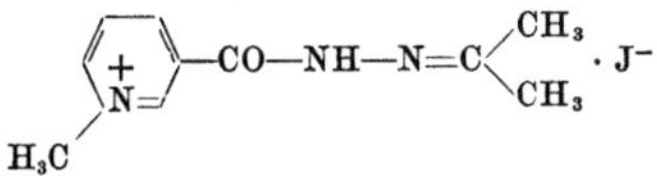				88
573	N-(1-Methyl-pyridinium-3-carboxy)-N'-propanal-hydrazon-(4''-toluol-sulfonat) 363,444 $C_{10}H_{14}ON_3 \cdot C_7H_7O_3S$ 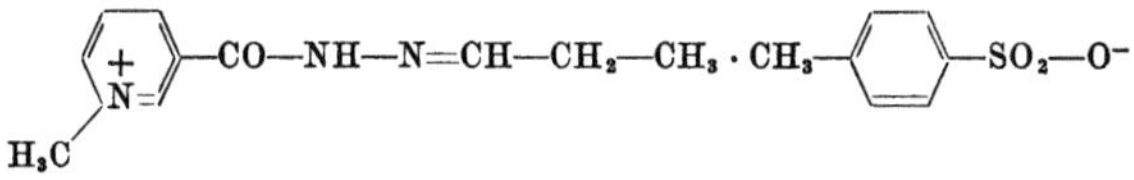	PB, H37Rv, 14d PB+10% S, H37Rv, 14d	>100 >100		139
574	N-(1-Methyl-pyridinium-3-carboxy)-N'-(propan-2'-on)-hydrazon-(4''-toluol-sulfonat) 363,444 $C_{10}H_{14}ON_3 \cdot C_7H_7O_3S$ 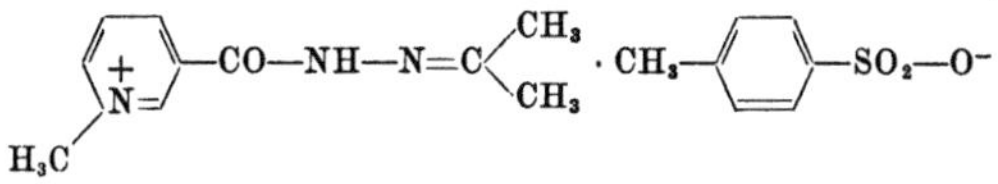	PB, H37Rv, 14d PB+10% S, H37Rv, 14d	>100 >100		139

Nr.	Name, Molekulargewicht, Summenformel, Schmelzpunkt, Strukturformel	Medium, Stamm, Bebrütungsdauer	MHK µg/ml	In-vivo-Ergebnisse	Literatur
575	N-(1-Dodecyl-pyridinium-3-carboxy)-N'-(propan-2'-on)-hydrazon-jodid 473,452 $C_{21}H_{38}ON_3J$ 76—77° C 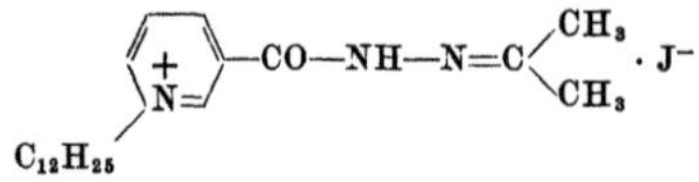				88
576	N-Picolinoyl-N'-(propan-2-on)-hydrazon 177,210 $C_9H_{11}ON_3$ 95—96° C 101° C 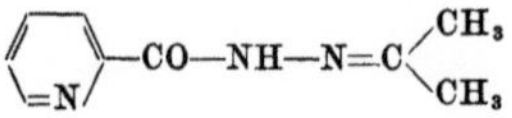		—	—	102 137
577	N-Picolinoyl-N'-benzal-hydrazon 225,254 $C_{13}H_{11}ON_3$ 191° C, 108° C 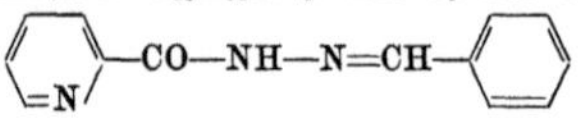			—	95 102
578	N-Picolinoyl-N'-(4-nitro-benzal)-hydrazon 270,253 $C_{13}H_{10}O_3N_4$ 270° C 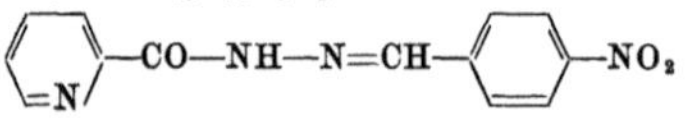			—	102
579	N-Picolinoyl-N'-salicylal-hydrazon 241,254 $C_{13}H_{11}O_2N_3$ 171—173° C 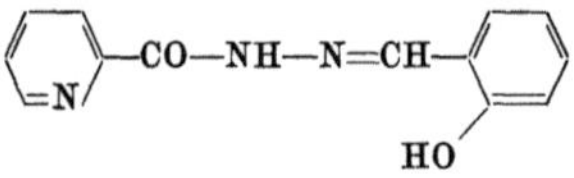				118
580	N-Picolinoyl-N'-(2-amino-benzal)-hydrazon 240,269 $C_{13}H_{12}ON_4$ 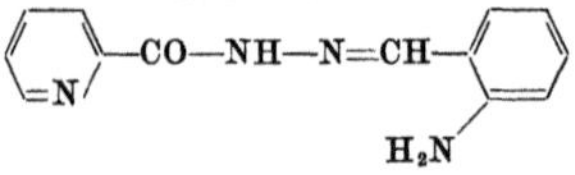				118
581	N-Picolinoyl-N'-(α-methyl-salicylal)-hydrazon 255,281 $C_{14}H_{13}O_2N_3$ 184—186° C 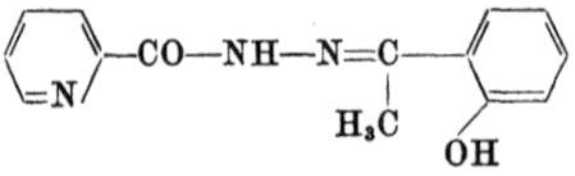				118
582	N-Picolinoyl-N'-(naphth-2-olyl-1-methanal)-hydrazon 291,314 $C_{17}H_{13}O_2N_3$ 189—190° C 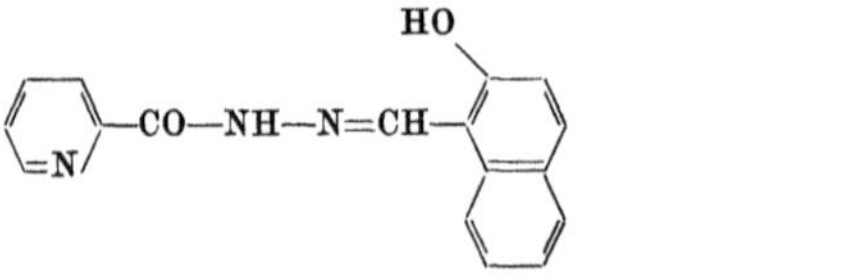				118
583	N-Isonipecotoyl-N'-(4-oxy-3-methoxy-benzal)-hydrazon-hydrochlorid-hydrat 331,810 $C_{14}H_{19}O_3N_3 \cdot HCl \cdot H_2O$ 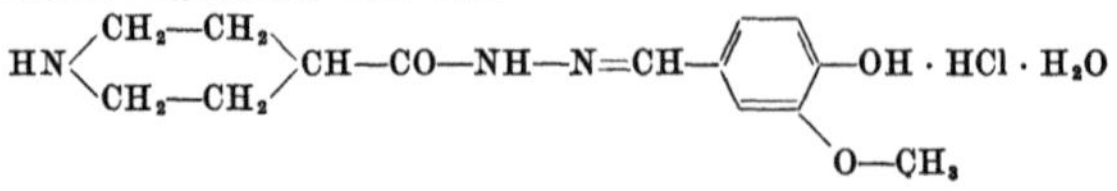	Ho4, Tbb	> 40		102

Nr.	Name, Molekulargewicht, Summenformel, Schmelzpunkt, Strukturformel	Medium, Stamm, Bebrütungsdauer	MHK µg/ml	In-vivo-Ergebnisse	Literatur
584	N-(2-Hexyl-cinchoninoyl)-N'-(DL-2',3'-dioxy-propanal)-hydrazon-hydrat 361,448 $C_{19}H_{25}O_3N_3 \cdot H_2O$ 142° C (Zers.) 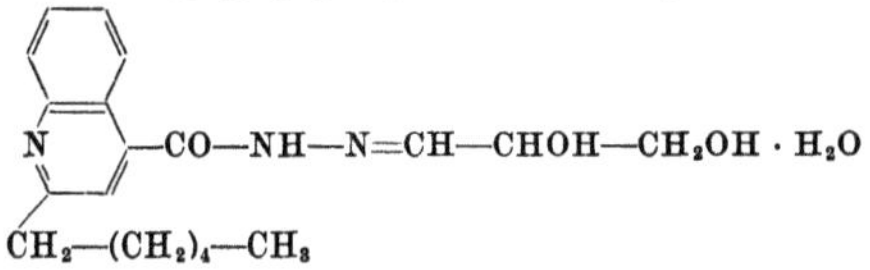				56
585	N-(2-Hexyl-cinchoninoyl)-N'-(1'-carboxy-äthanal)-hydrazon 341,416 $C_{19}H_{23}O_3N_3$ 195° C (Zers.) 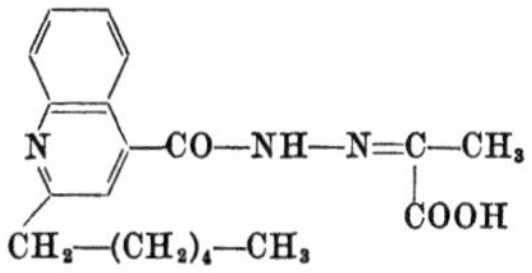	Du, DS, 14d	> 50		56
586	N-(2-Phenyl-cinchoninoyl)-N'-(1'-carboxy-äthanal)-hydrazon-hydrat 351,368 $C_{19}H_{15}O_3N_3 \cdot H_2O$ 180—181° C (Zers.) 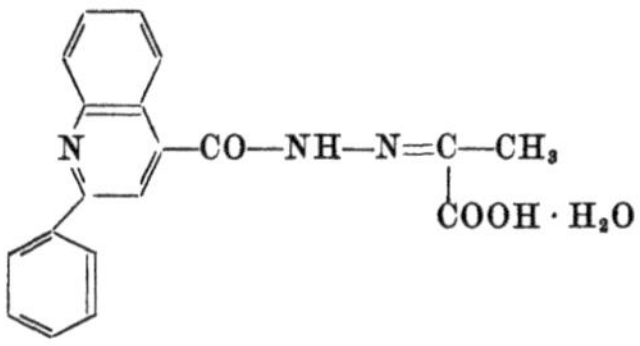	Du, DS, 14d	> 20		56
587	N-(2-Phenyl-cinchoninoyl)-N'-benzal-hydrazon 351,412 $C_{23}H_{17}ON_3$ 210° C 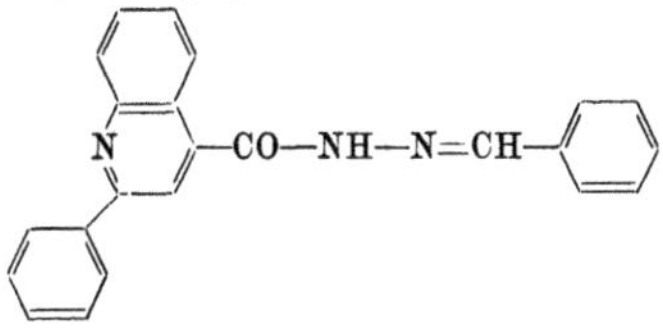	Ho4, Tbb	> 200		102
588	N-(Oxazol-2-carboxy)-N'-(1'-carboxy-äthanal)-hydrazon 197,156 $C_7H_7O_4N_3$ 177° C 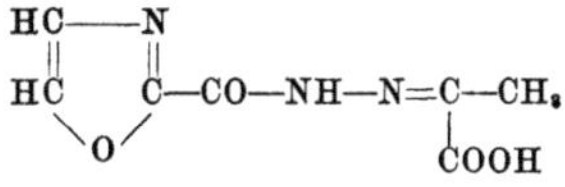	Du, M.min.	(> 1000)		24
589	N-(Thiazol-2-carboxy)-N'-(1'-carboxy-äthanal)-hydrazon 213,222 $C_7H_7O_3N_3S$ 190—191° C 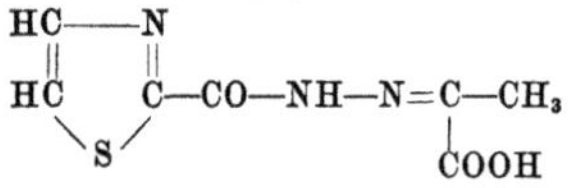	Du, M.min.	(< 40)		24
590	N-(Thiazol-2-carboxy)-N'-(4'-carboxy-butan-2'-on)-hydrazon 241,276 $C_9H_{11}O_3N_3S$ 183—184° C 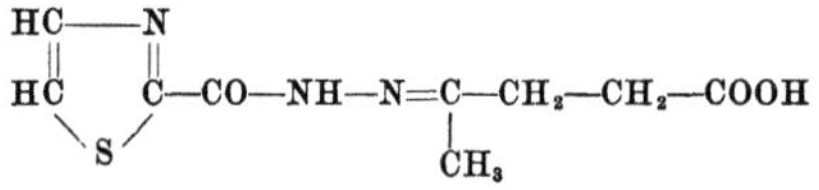	Du, M.min.	(< 40)		24

Nr.	Name, Molekulargewicht, Summenformel, Schmelzpunkt, Strukturformel	Medium, Stamm, Bebrütungsdauer	MHK µg/ml	In-vivo-Ergebnisse	Literatur
591	N-Furfuroyl-N'-(propan-2-on)-hydrazon 166,183 $C_8H_{10}O_2N_2$ 92—94° C 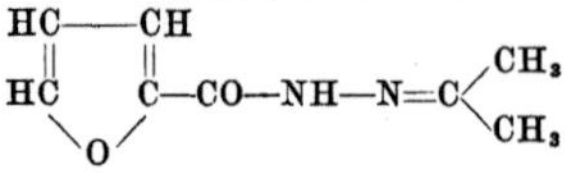	Ki, BCG	4	DTM 250 DTh 30	11 137
592	N-Furfuroyl-N'-(1-methoxy-propan-2-on)-hydrazon 196,210 $C_9H_{12}O_3N_2$ 91—92° C 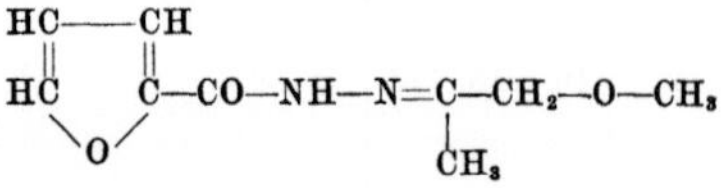	Tbb	+		94
593	N-Furfuroyl-N'-(1-carboxy-äthanal)-hydrazon 196,167 $C_8H_8O_4N_2$ 168—169° C (Zers.) 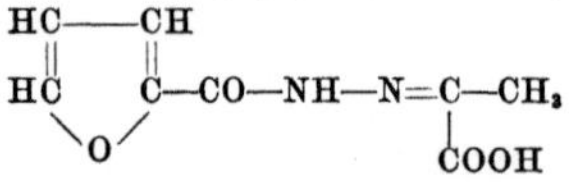				137
594	N-Furfuroyl-N'-(2-methyl-butanal)-hydrazon 180,210 $C_9H_{12}O_2N_2$ 100—101° C 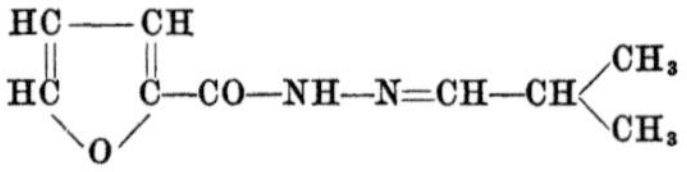				137
595	N-Furfuroyl-N'-[4-(äthoxy-carboxy)-butan-2-on]-hydrazon 238,248 $C_{11}H_{14}O_4N_2$ 91—92° C 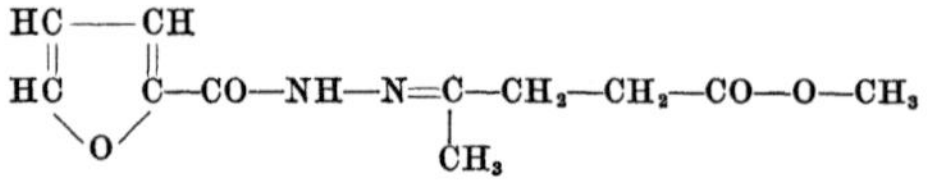		+		94
596	N-Furfuroyl-N'-(4-oxy-4-methyl-pentan-2-on)-hydrazon 224,264 $C_{11}H_{16}O_3N_2$ 131—132° C 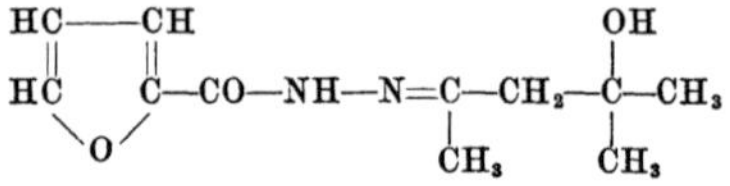		+		94
597	N-Furfuroyl-N'-(D-glucose)-hydrazon 288,264 $C_{11}H_{16}O_7N_2$ 174—175° C (Zers.) 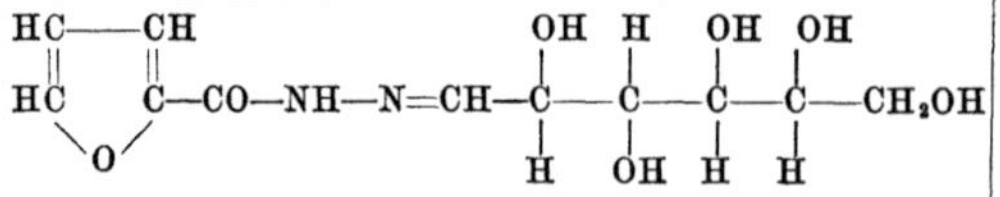	Ki, Tbb	6	DTM 500 DTh 25	137 11
598	N-Furfuroyl-N'-benzal-hydrazon 214,227 $C_{12}H_{10}O_2N_2$ 226° C 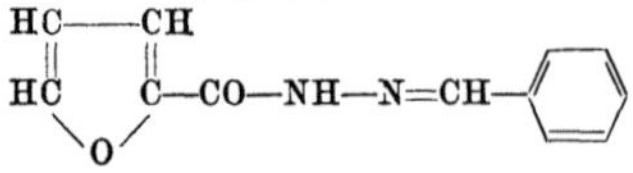	Tbb	+		103
599	N-Furfuroyl-N'-(4-acetamino-benzal)-hydrazon 271,281 $C_{14}H_{13}O_3N_3$ >300° C 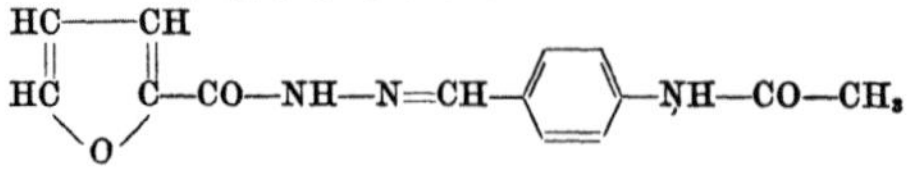	Ki, BCG	4,5	DTM 250 DTh >100	11 137

Nr.	Name, Molekulargewicht, Summenformel, Schmelzpunkt, Strukturformel	Medium, Stamm, Bebrütungsdauer	MHK μg/ml	In-vivo-Ergebnisse	Literatur
600	N-Furfuroyl-N'-furfural-hydrazon 204,289 $C_{10}H_8O_3N_2$ 204° C 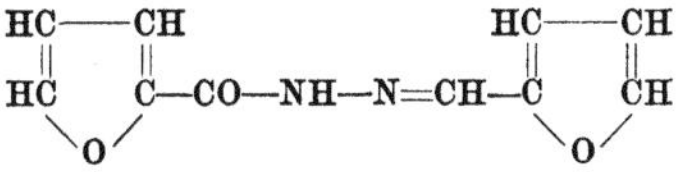	Tbb	+		103
601	N-(Thenoyl-2)-N'-(propan-2'-on)-hydrazon 182,249 $C_8H_{10}ON_2S$ 105—106° C 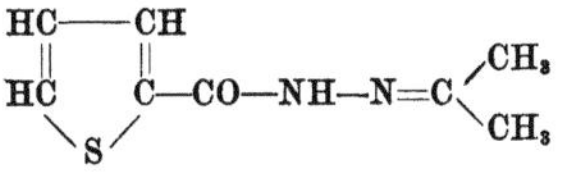	Ki, BCG	0,45	DTM 64 DTh >30	11
602	N-(Thenoyl-2)-N'-(1'-carboxy-äthanal)-hydrazon 212,233 $C_8H_8O_3N_2S$ 200° C 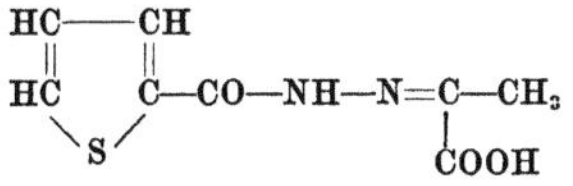				24
603	N-(Thenoyl-2)-N'-(2'-methyl-propanal)-hydrazon 196,276 $C_9H_{12}ON_2S$ 113—114° C 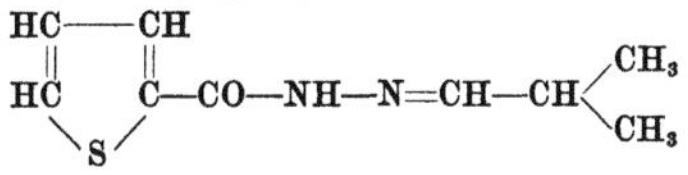	Ki, BCG	1,2	DTM 32 DTh >15	11
604	N-(Thenoyl-2)-N'-(4'-carboxy-butan-2'-on)-hydrazon 240,287 $C_{10}H_{12}O_3N_2S$ 175—176° C 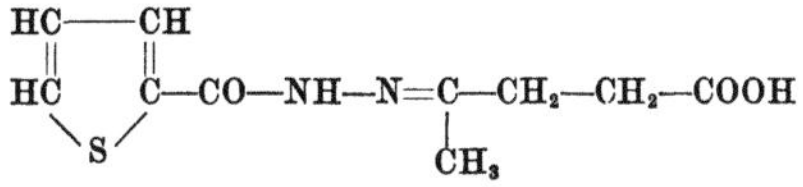	Du, M.min.	(>1000)		24
605	N-(Thenoyl-2)-N'-streptomycin-hydrazon-trihydrochlorid 815,159 $C_{26}H_{43}O_{12}N_9S \cdot 3\,HCl$ (Strukturformel vgl. Nr. 445)	Ki, BCG	0,25	DTM 1000 DTh 250	11
606	N-(Thenoyl-2)-N'-(D-glucose)-hydrazon 304,330 $C_{11}H_{16}O_6N_2S$ 190—192° C (Zers.) 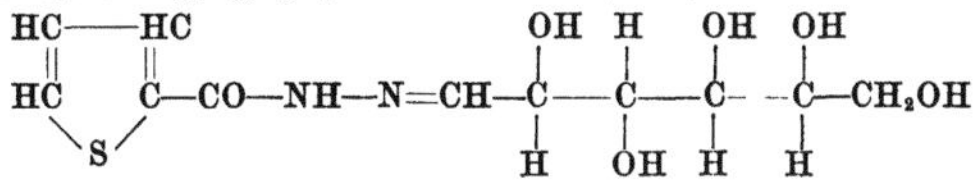	Ki, BCG	0,6	DTM 1000 DTh 100	11
607	N-(Thenoyl-2)-N'-heptanal-hydrazon 238,357 $C_{12}H_{18}ON_2S$ 84—85° C 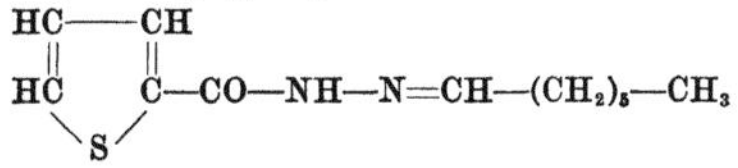	Ki, BCG	0,2—0,6	DTM 125 DTh 60	11
608	N-(Thenoyl-2)-N'-(heptan-2'-on)-hydrazon 238,357 $C_{12}H_{18}ON_2S$ 100—101° C 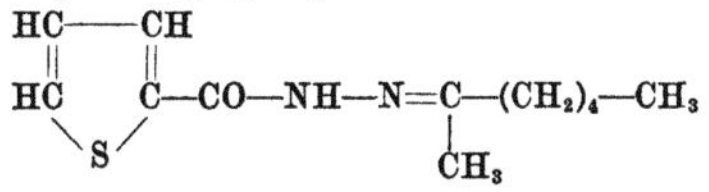	Ki, BCG	3,0	DTM 250 DTh 70	11
609	N-(Thenoyl-2)-N'-cyclohexanon-hydrazon 222,314 $C_{11}H_{14}ON_2S$ 142—143° C 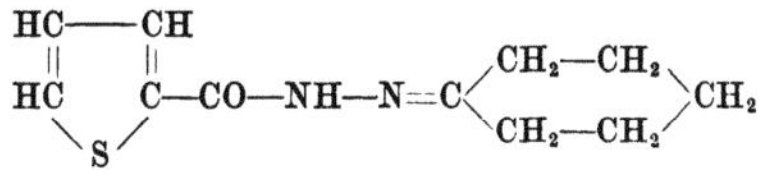	Ki, BCG	0,15—0,3	DTM 125 DTh 60	11

Nr.	Name, Molekulargewicht, Summenformel, Schmelzpunkt, Strukturformel	Medium, Stamm, Bebrütungsdauer	MHK µg/ml	In-vivo-Ergebnisse	Literatur
610	N-Benzoyl-N'-äthanal-hydrazon 162,194 $C_9H_{10}ON_2$ 162° C 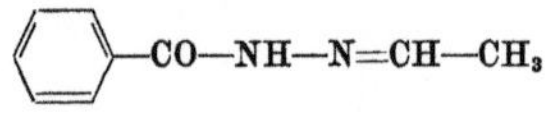	Ho4, Tbb Ho4+PABA, TbbPASr	1,0 > 100	—	101
611	N-Benzoyl-N'-(propan-2-on)-hydrazon 176,221 $C_{10}H_{12}ON_2$ 144° C 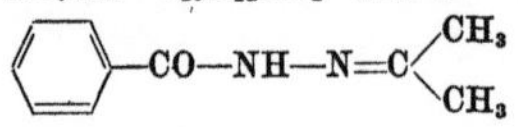	Ho4, Tbb Ho4+PABA, TbbPASr	1,0 > 100	—	101
612	N-Benzoyl-N'-(1-carboxy-äthanal)-hydrazon 206,205 $C_{10}H_{10}O_3N_2$ 93—98° C (Zers.) 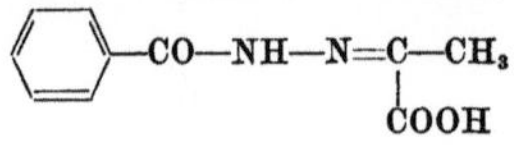	Ho4, Tbb	1,0	Ms: ±	101
613	N-Benzoyl-N'-(4-carboxy-butan-2-on)-hydrazon 234,259 $C_{12}H_{14}O_3N_2$ 134° C 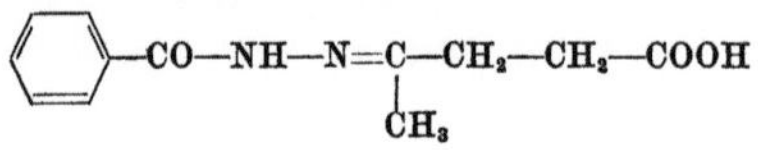	Ho4, Tbb	1,0	Ms: —	101
614	N-Benzoyl-N'-streptomycin-hydrazon-trihydrochlorid 809,131 $C_{28}H_{45}O_{12}N_9 \cdot 3\,HCl$ 195—197° C (Zers.) (Strukturformel vgl. Nr. 445)				137
615	N-Benzoyl-N'-(D-glucose)-hydrazon 298,302 $C_{13}H_{18}O_6N_2$ 187—189° C (Zers.), 198° C 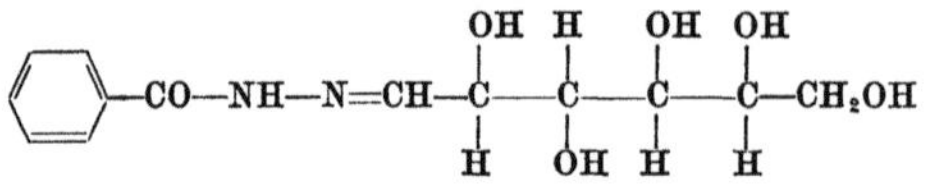	Ho4, Tbb	1,0	Ms: ±	101 137
616	N-Benzoyl-N'-cyclopentanon-hydrazon 202,259 $C_{12}H_{14}ON_2$ 150—152° C 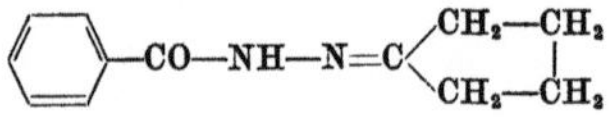	Ho4, Tbb	1,0		101
617	N-Benzoyl-N'-cyclohexanon-hydrazon 216,286 $C_{13}H_{16}ON_2$ 162—164° C 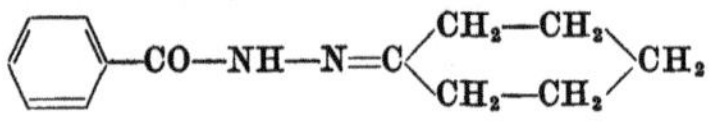	Ho4, Tbb	2,0	Ms: ±	101
618	N-Benzoyl-N'-cholestenon-hydrazon 502,789 $C_{34}H_{50}ON_2$ 184° C (Strukturformel vgl. Nr. 470)	Ho4, Tbb	>1000		101
619	N-Benzoyl-N'-benzal-hydrazon 224,265 $C_{14}H_{12}ON_2$ 204° C 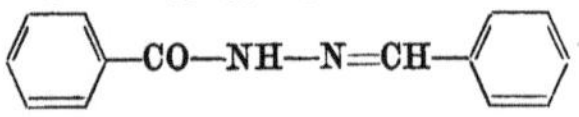	Ho4, Tbb	1,0	tox	41 100 101
620	N-Benzoyl-N'-(2-chlor-benzal)-hydrazon 258,714 $C_{14}H_{11}ON_2Cl$ 196° C 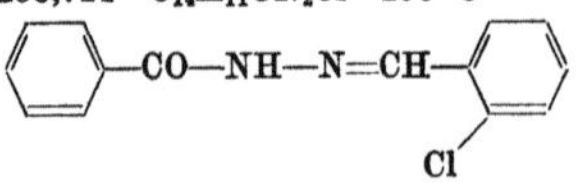	Ho4, Tbb	10	Ms: ±	101
621	N-Benzoyl-N'-(4-chlor-benzal)-hydrazon 258,714 $C_{14}H_{11}ON_2Cl$ 173° C 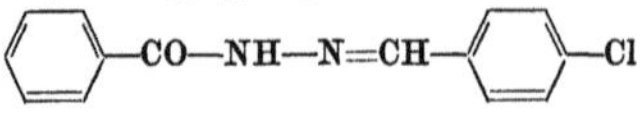	Ho4, Tbb	10	Ms: —	101

Nr.	Name, Molekulargewicht, Summenformel, Schmelzpunkt, Strukturformel	Medium, Stamm, Bebrütungsdauer	MHK µg/ml	In-vivo-Ergebnisse	Literatur
622	N-Benzoyl-N'-(2-nitro-benzal)-hydrazon 269,265 $C_{14}H_{11}O_3N_3$ 201° C 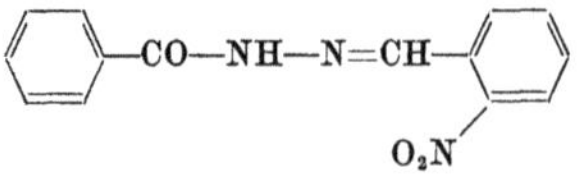	Ho4, Tbb	1,0	Ms: ±	101
623	N-Benzoyl-N'-(4-nitro-benzal)-hydrazon 269,265 $C_{14}H_{11}O_3N_3$ 245° C 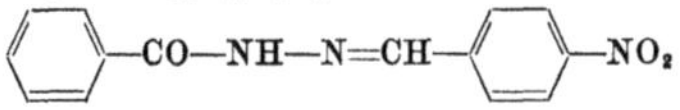	Ho4, Tbb	1,0	Ms: ±	101
624	N-Benzoyl-N'-salicylal-hydrazon 240,265 $C_{14}H_{12}O_2N_2$ 182° C 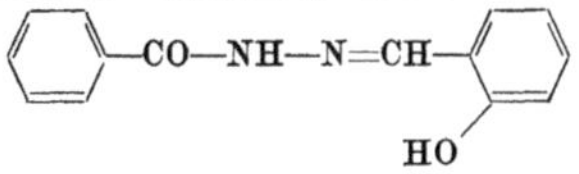	Ho4, Tbb	10	Ms: —	101
625	N-Benzoyl-N'-(4-acetoxy-benzal)-hydrazon 282,303 $C_{16}H_{14}O_3N_2$ 174° C 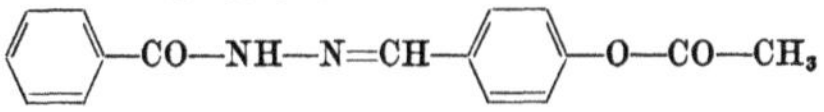	Ho4, Tbb	10	Ms: —	101
626	N-Benzoyl-N'-(2-amino-benzal)-hydrazon 239,281 $C_{14}H_{13}ON_3$ 180—181° C 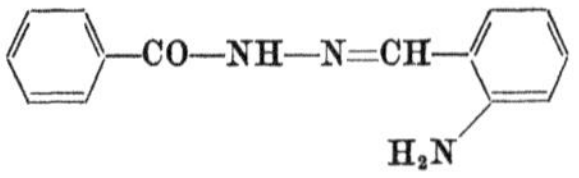				118
627	N-Benzoyl-N'-(4-acetamino-benzal)-hydrazon 281,319 $C_{16}H_{15}O_2N_3$ 273° C 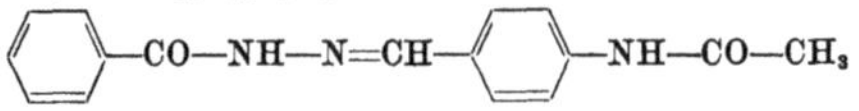	Ho4, Tbb	10	Ms: ±	101
628	N-Benzoyl-N'-(α-methyl-benzal)-hydrazon 238,292 $C_{15}H_{14}ON_2$ 153° C 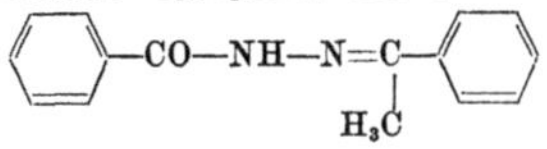	Ho4, Tbb	10	Ms: —	101
629	N-Benzoyl-N'-(4-oxy-3-methoxy-benzal)-hydrazon 270,292 $C_{15}H_{14}O_3N_2$ 208° C 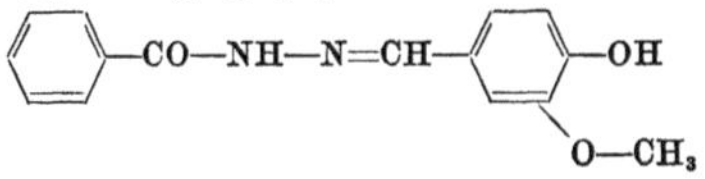	Ho4, Tbb	>1000	Ms: —	101
630	N-Benzoyl-N'-(α-methyl-salicylal)-hydrazon 254,292 $C_{15}H_{14}O_2N_2$ 180—181° C 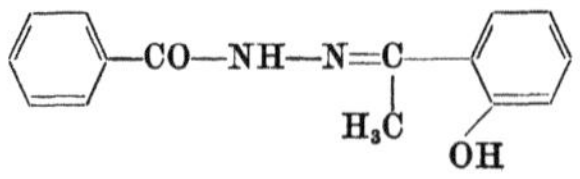				118
631	N-Benzoyl-N'-cinnamal-hydrazon 250,303 $C_{16}H_{14}ON_2$ 198° C 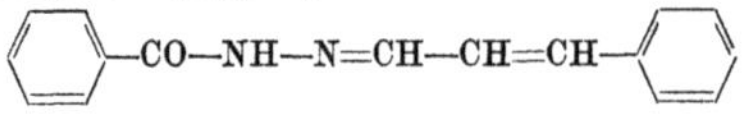	Ho4, Tbb	1,0	Ms: ±	101

Nr.	Name, Molekulargewicht, Summenformel, Schmelzpunkt, Strukturformel	Medium, Stamm, Bebrütungsdauer	MHK µg/ml	In-vivo-Ergebnisse	Literatur
632	N-Benzoyl-N'-(naphth-2-olyl-1-methanal)-hydrazon 290,325 $C_{18}H_{14}O_2N_2$ 211—212° C 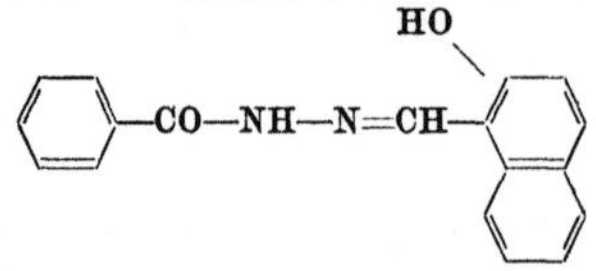				118
633	N-Benzoyl-N'-isonicotinal-hydrazon 225,254 $C_{13}H_{11}ON_3$ 196° C 204° C 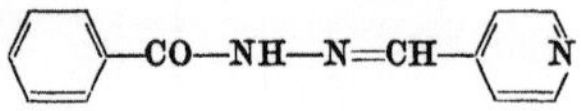	Ho4, Tbb	1000		101 102
634	N-Benzoyl-N'-dehydroascorbinsäure-hydrazon 292,254 $C_{13}H_{12}O_6N_2$ 220° C 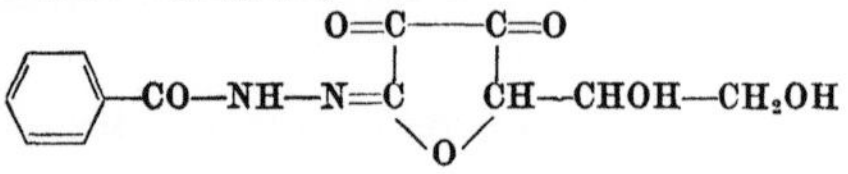	Ho4, Tbb	1,0		101
635	N-Benzoyl-N'-furfural-hydrazon 214,227 $C_{12}H_{10}O_2N_2$ 182° C 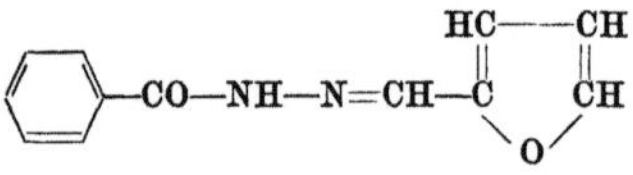	Ho4, Tbb	0,1—10,0	Ms: —	101
636	N-(2-Chlor-benzoyl)-N'-äthanal-hydrazon 196,643 $C_9H_9ON_2Cl$ 146° C 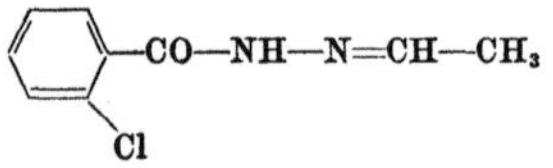	Ho4, Tbb	40	Ms: ±	101
637	N-(2-Chlor-benzoyl)-N'-(2,2,2-trichlor-äthanal)-hydrazon 299,990 $C_9H_6ON_2Cl_4$ 189° C 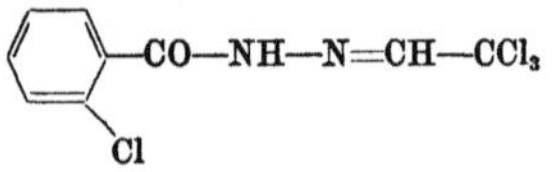			Ms: —	101
638	N-(2-Chlor-benzoyl)-N'-(propan-2'-on)-hydrazon 210,670 $C_{10}H_{11}ON_2Cl$ 112° C und 122° C 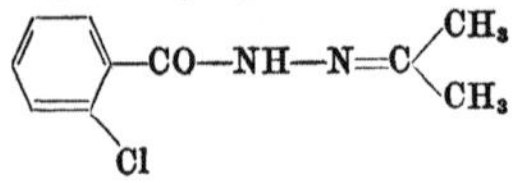	Ho4, Tbb	10	Ms: ±	101
639	N-(2-Chlor-benzoyl)-N'-(propen-(2')-al)-hydrazon-methanolat 240,697 $C_{10}H_9ON_2Cl \cdot CH_3OH$ 130—135° C (amorph) 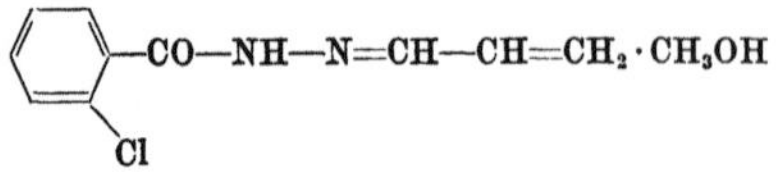	Ho4, Tbb	10	Ms: —	101
640	N-(2-Chlor-benzoyl)-N'-(trans-buten-(2')-al)-hydrazon 222,681 $C_{11}H_{11}ON_2Cl$ 138° C 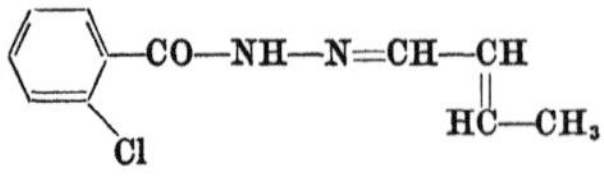	Ho4, Tbb	10	Ms: —	101

Nr.	Name, Molekulargewicht, Summenformel, Schmelzpunkt, Strukturformel	Medium, Stamm, Bebrütungsdauer	MHK µg/ml	In-vivo-Ergebnisse	Literatur
641	N-(2-Chlor-benzoyl)-N'-(4'-carboxy-butan-2'-on)-hydrazon 268,708 $C_{12}H_{13}O_3N_2Cl$ 91° C 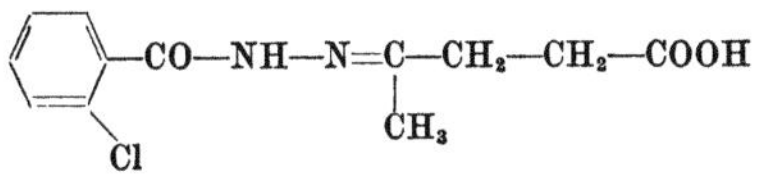	Ho4, Tbb	40	Ms: —	101
642	N-(2-Chlor-benzoyl)-N'-(cis-octadecen-(9')-al)-hydrazon 419,059 $C_{25}H_{39}ON_2Cl$ 80—90° C 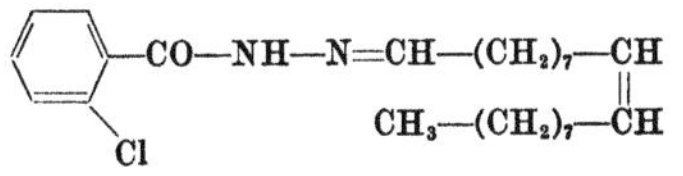	Ho4, Tbb	100	Ms: —	101
643	N-(2-Chlor-benzoyl)-N'-cyclopentanon-hydrazon 236,708 $C_{12}H_{13}ON_2Cl$ 156° C 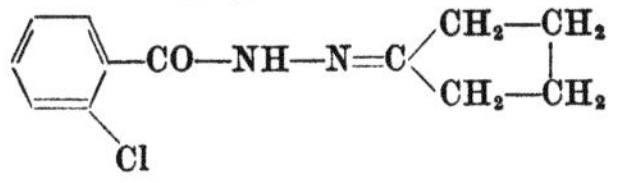	Ho4, Tbb	100	Ms: —	101
644	N-(2-Chlor-benzoyl)-N'-cyclohexanon-hydrazon 250,735 $C_{13}H_{15}ON_2Cl$ 138—140° C 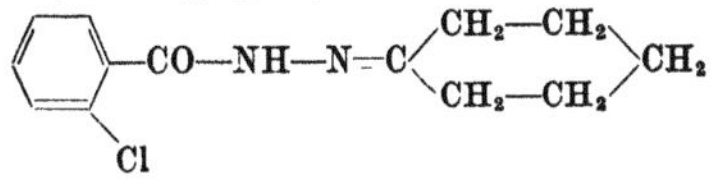	Ho4, Tbb	10	Ms: —	101
645	N-(2-Chlor-benzoyl)-N'-(3',4'-dimethyl-5'-phenyl-1',2',3',6'-tetrahydro-benzal)-hydrazon 366,898 $C_{22}H_{23}ON_2Cl$ 150° C 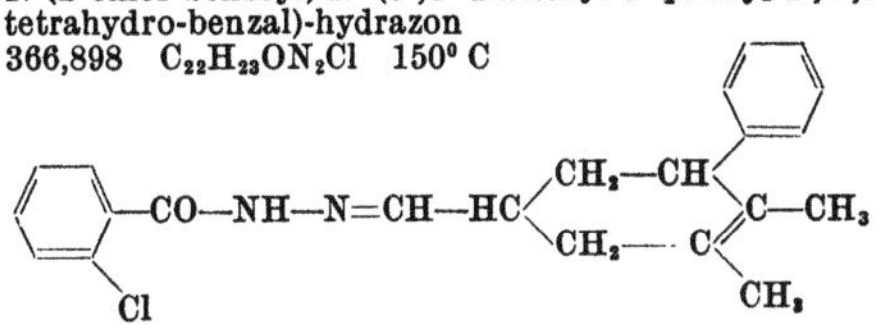	Ho4+PABA, Tbb	100	Ms: —	101
646	N-(2-Chlor-benzoyl)-N'-benzal-hydrazon 258,714 $C_{14}H_{11}ON_2Cl$ 167° C 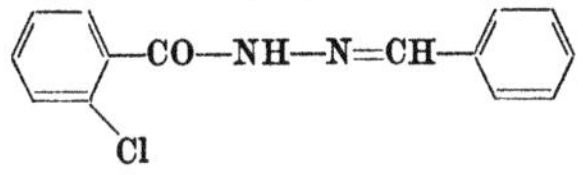	Ho4, Tbb	1,0	Ms: —	101
647	N-(2-Chlor-benzoyl)-N'-(2'-chlor-benzal)-hydrazon 293,163 $C_{14}H_{10}ON_2Cl_2$ 220° C 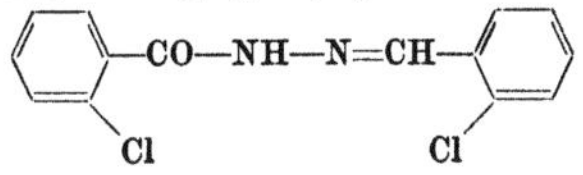	Ho4, Tbb Ho4+PABA, Tbb	40 200	Ms: —	101
648	N-(2-Chlor-benzoyl)-N'-(4'-chlor-benzal)-hydrazon 293,163 $C_{14}H_{10}ON_2Cl_2$ 177° C 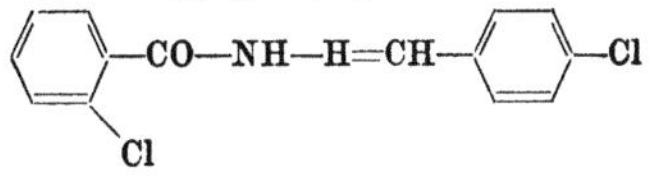	Ho4, Tbb Ho4+PABA, Tbb	40 100	Ms: ±	101
649	N-(2-Chlor-benzoyl)-N'-(2'-nitro-benzal)-hydrazon 303,714 $C_{14}H_{10}O_3N_3Cl$ 238° C 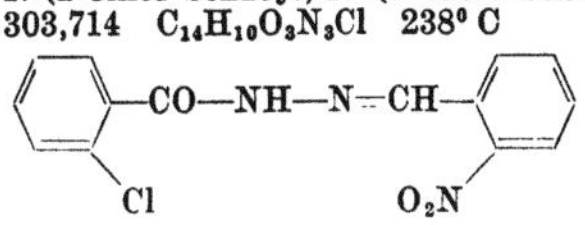	Ho4, Tbb	200	Ms: —	101

Nr.	Name, Molekulargewicht, Summenformel, Schmelzpunkt, Strukturformel	Medium, Stamm, Bebrütungsdauer	MHK µg/ml	In-vivo-Ergebnisse	Literatur
650	N-(2-Chlor-benzoyl)-N'-(4'-nitro-benzal)-hydrazon 303,714 $C_{14}H_{10}O_3N_3Cl$ 236° C 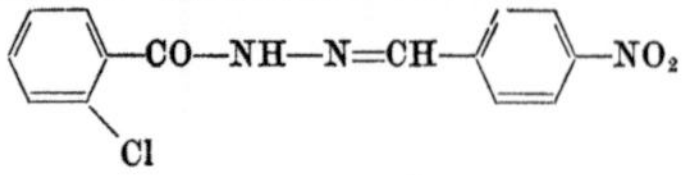	Ho4, Tbb	100	Ms: —	101
651	N-(2-Chlor-benzoyl)-N'-salicylal-hydrazon 274,714 $C_{14}H_{11}O_2N_2Cl$ 159° C 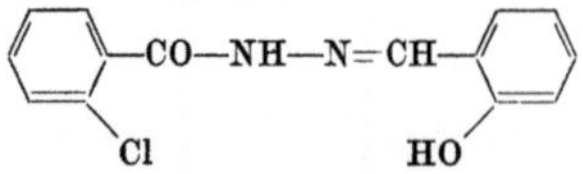	Ho4, Tbb	>200	Ms: ±	101
652	N-(2-Chlor-benzoyl)-N'-(4'-oxy-benzal)-hydrazon 274,714 $C_{14}H_{11}O_2N_2Cl$ 232° C 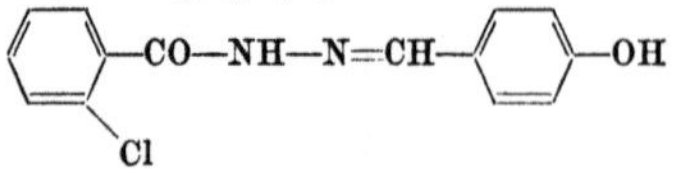	Ho4, Tbb Ho4+PABA, Tbb	40 100	Ms: —	101
653	N-(2-Chlor-benzoyl)-N'-(3'-methoxy-benzal)-hydrazon 288,741 $C_{15}H_{13}O_2N_2Cl$ 137° C 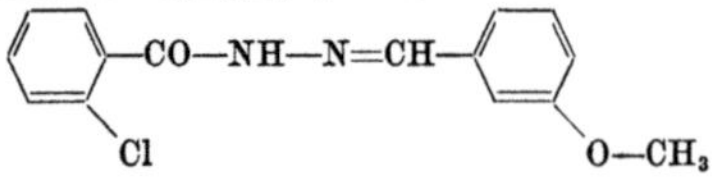	Ho4, Tbb	1,0—10,0		101
654	N-(2-Chlor-benzoyl)-N'-[4'-(carboxy-methoxy)-benzal]-hydrazon 332,752 $C_{16}H_{13}O_4N_2Cl$ 205—206° C 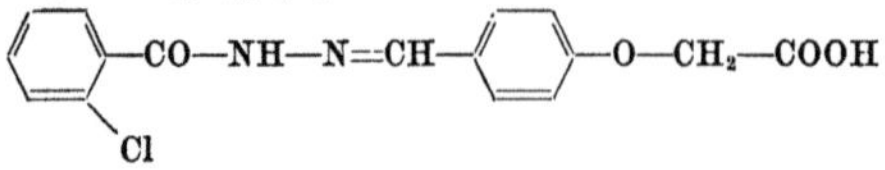	Ho4, Tbb	<40	Ms: —	101
655	N-(2-Chlor-benzoyl)-N'-[4'-(dimethyl-amino)-benzal]-hydrazon 301,784 $C_{16}H_{16}ON_3Cl$ 150° C 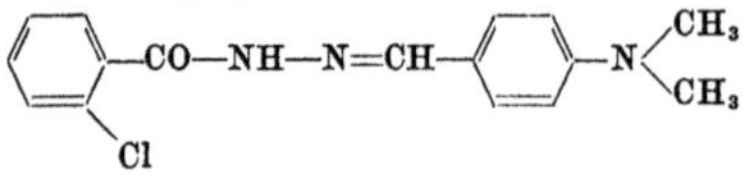	Ho4, Tbb	10	Ms: —	101
656	N-(2-Chlor-benzoyl)-N'-(4'-acetamino-benzal)-hydrazon 315,768 $C_{16}H_{14}O_2N_3Cl$ 237—238° C 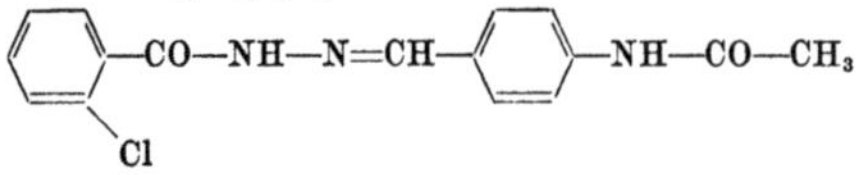	Ho4, Tbb	100	Ms: —	101
657	N-(2-Chlor-benzoyl)-N'-(α-methyl-benzal)-hydrazon 272,741 $C_{15}H_{13}ON_2Cl$ 136° C 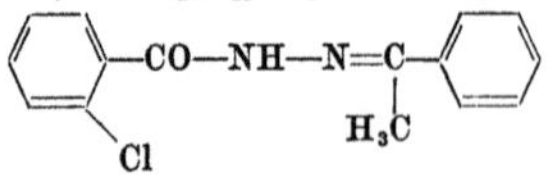	Ho4, Tbb	100	Ms: —	101
658	N-(2-Chlor-benzoyl)-N'-(2',4'-dichlor-benzal)-hydrazon 327,612 $C_{14}H_9ON_2Cl_3$ 205° C 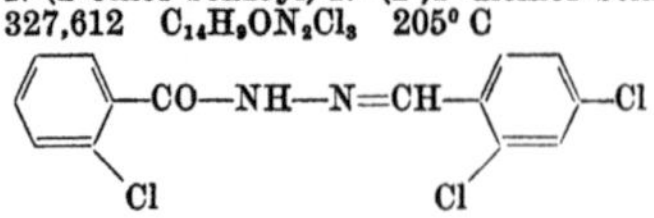	Ho4, Tbb Ho4+PABA, Tbb	100 100	Ms: ±	101

Nr.	Name, Molekulargewicht, Summenformel, Schmelzpunkt, Strukturformel	Medium, Stamm, Bebrütungsdauer	MHK µg/ml	In-vivo-Ergebnisse	Literatur
659	N-(2-Chlor-benzoyl)-N'-(2',6'-dichlor-benzal)-hydrazon 327,612 $C_{14}H_9ON_2Cl_3$ 210° C 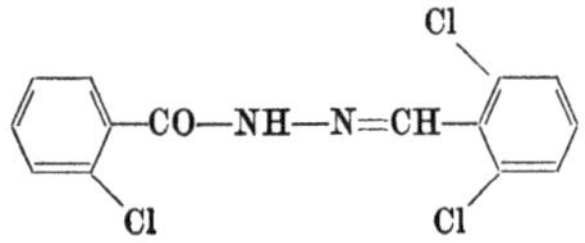	Ho4, Tbb	>40	Ms: —	101
660	N-(2-Chlor-benzoyl)-N'-(3'-methoxy-salicylal)-hydrazon 304,741 $C_{15}H_{13}O_3N_2Cl$ 120° C (unscharf) 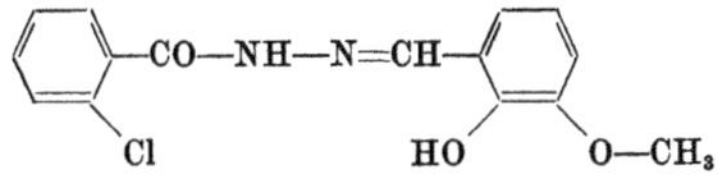	Ho4, Tbb	20	Ms: —	101
661	N-(2-Chlor-benzoyl)-N'-cinnamal-hydrazon 284,752 $C_{16}H_{13}ON_2Cl$ 174° C 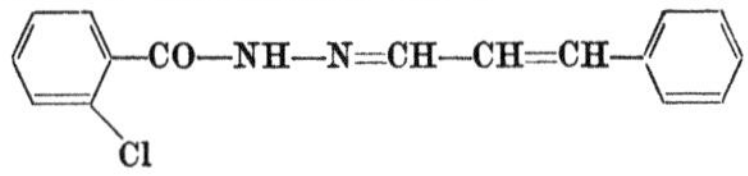	Ho4, Tbb Ho4+PABA, Tbb	<40 >10	Ms: —	101
662	N-(2-Chlor-benzoyl)-N'-furfural-hydrazon 248,676 $C_{12}H_9O_2N_2Cl$ 163° C 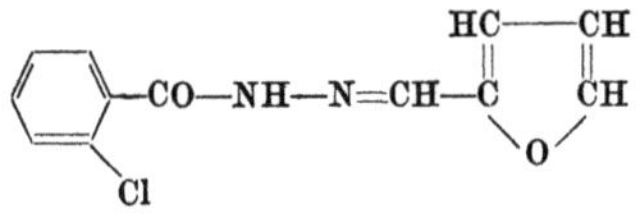	Ho4, Tbb Ho4+PABA, Tbb	10 100	Ms: —	101
663	N-(2-Chlor-benzoyl)-N'-piperonal-hydrazon 302,725 $C_{15}H_{11}O_3N_2Cl$ 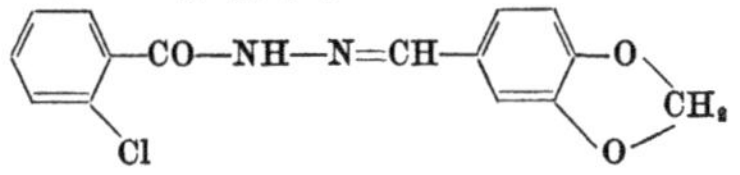	Ho4+PABA, Tbb	100	Ms: ±	101
664	N-(2-Nitro-benzoyl)-N'-salicylal-hydrazon 285,265 $C_{14}H_{11}O_4N_3$ 175—177° C 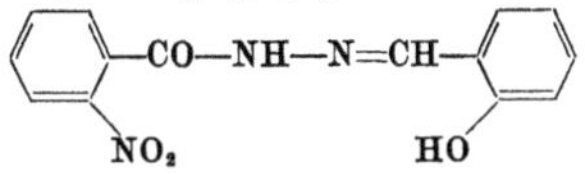				118
665	N-(3-Nitro-benzoyl)-N'-streptomycin-hydrazon-trihydrochlorid 854,130 $C_{28}H_{44}O_{14}N_{10} \cdot 3\,HCl$ 184—186° C (Strukturformel vgl. Nr. 445)				137
666	N-(3-Nitro-benzoyl)-N'-(D-glucose)-hydrazon 343,302 $C_{13}H_{17}O_8N_3$ 169—170° C 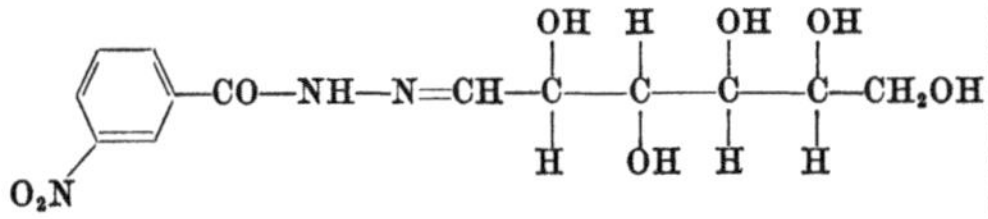				137
667	N-(4-Oxy-benzoyl)-N'-furfural-hydrazon 230,227 $C_{12}H_{10}O_3N_2$ 243° C 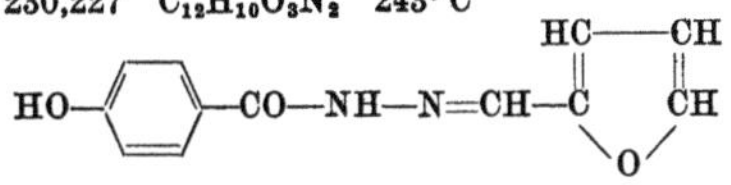	Ho4, Tbb	1,0	Ms: ±	101
668	N-Anisoyl-N'-anisal-hydrazon 284,319 $C_{16}H_{16}O_3N_2$ 168° C 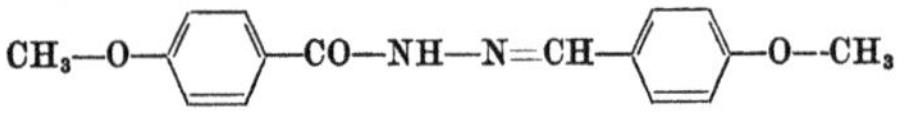	Ho4, Tbb	200		101

Nr.	Name, Molekulargewicht, Summenformel, Schmelzpunkt, Strukturformel	Medium, Stamm, Bebrütungs-dauer	MHK µg/ml	In-vivo-Ergebnisse	Literatur
669	N-Anisoyl-N'-furfural-hydrazon 244,254 $C_{13}H_{12}O_3N_2$ 212° C 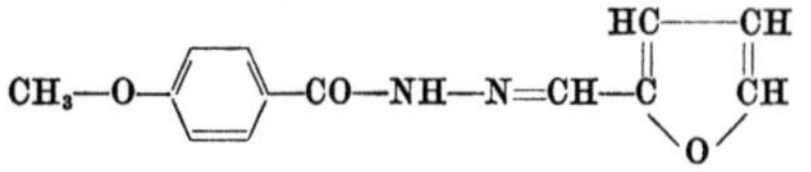	Ho4, Tbb	10	—	101
670	N-(4-Äthoxy-benzoyl)-N'-äthanal-hydrazon 206,248 $C_{11}H_{14}O_2N_2$ 171° C 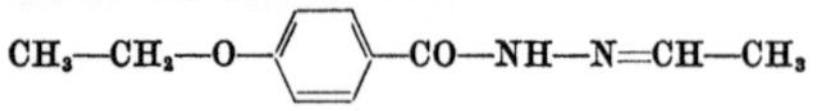	Ho4, Tbb	40	Ms: ± tox	101
671	N-(4-Äthoxy-benzoyl)-N'-(propan-2'-on)-hydrazon 220,275 $C_{12}H_{16}O_2N_2$ 128° C 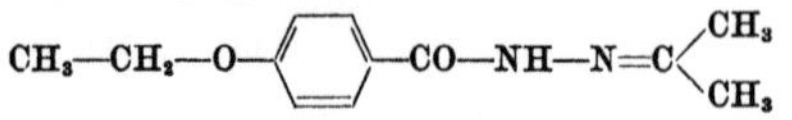	Ho4, Tbb	<40	Ms: —	101
672	N-(4-Äthoxy-benzoyl)-N'-(D-glucose)-hydrazon-methanolat 374,399 $C_{15}H_{22}O_7N_2 \cdot CH_3OH$ 185° C 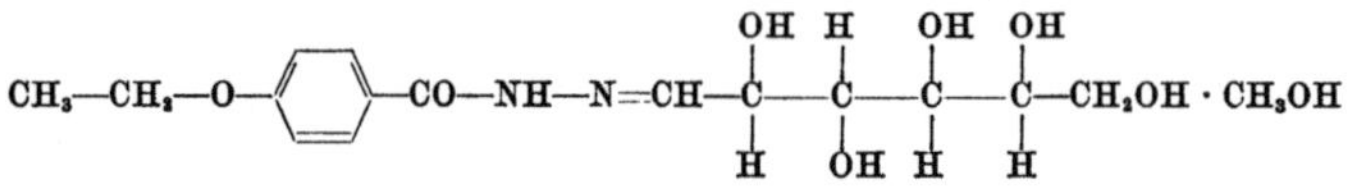	Ho4, Tbb	40	Ms: ±	101
673	N-(4-Äthoxy-benzoyl)-N'-(4'-carboxy-butan-2'-on)-hydrazon 278,313 $C_{14}H_{18}O_4N_2$ 190° C 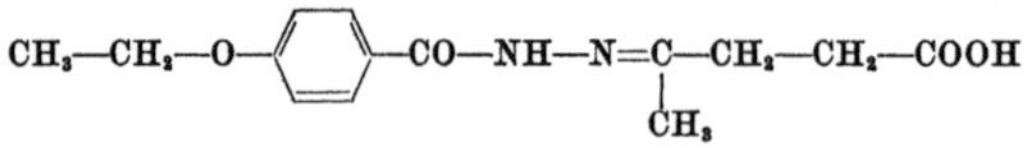	Ho4, Tbb	200	Ms: —	101
674	N-(4-Äthoxy-benzoyl)-N'-benzal-hydrazon 268,319 $C_{16}H_{16}O_2N_2$ 201° C 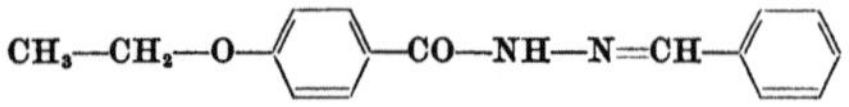	Ho4, Tbb	200	Ms: —	101
675	N-(4-Äthoxy-benzoyl)-N'-(4'-chlor-benzal)-hydrazon 302,768 $C_{16}H_{15}O_2N_2Cl$ 206° C 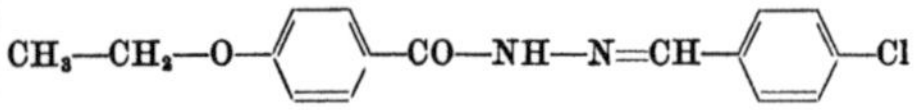	Ho4, Tbb	>200	Ms: —	101
676	N-(4-Äthoxy-benzoyl)-N'-(2'-nitro-benzal)-hydrazon 313,319 $C_{16}H_{15}O_4N_3$ 169° C 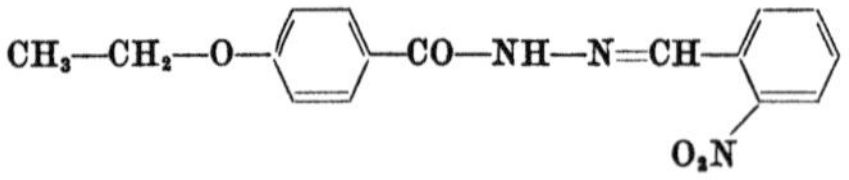	Ho4, Tbb	100	Ms: ±	101
677	N-(4-Äthoxy-benzoyl)-N'-(4'-oxy-benzal)-hydrazon 284,319 $C_{16}H_{16}O_3N_2$ 278° C 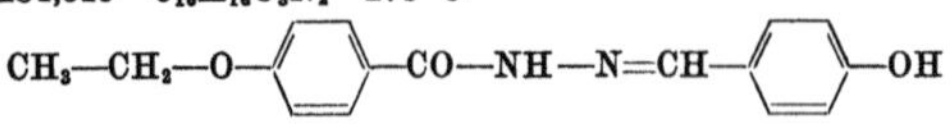	Ho4, Tbb	40	Ms: —	101
678	N-(4-Äthoxy-benzoyl)-N'-(4'-acetamino-benzal)-hydrazon 325,373 $C_{18}H_{19}O_3N_3$ 288° C 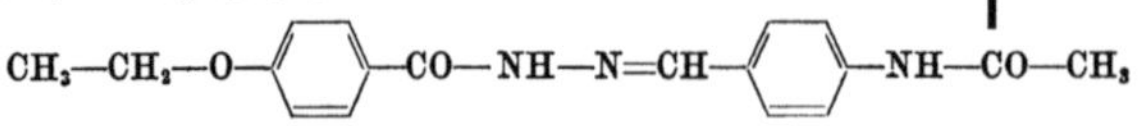	Ho4, Tbb	>200	Ms: —	101
679	N-(4-Äthoxy-benzoyl)-N'-cinnamal-hydrazon 294,357 $C_{18}H_{18}O_2N_2$ 200° C 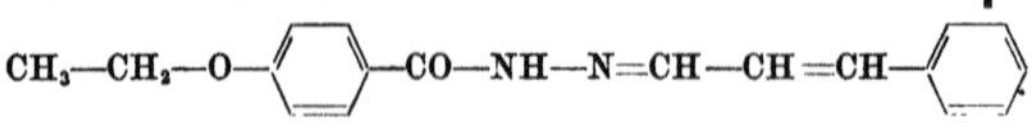	Ho4, Tbb	<40	Ms: —	101

Nr.	Name, Molekulargewicht, Summenformel, Schmelzpunkt, Strukturformel	Medium, Stamm, Bebrütungsdauer	MHK µg/ml	In-vivo-Ergebnisse	Literatur
680	N-(4-Äthoxy-benzoyl)-N'-piperonal-hydrazon 312,330 $C_{17}H_{16}O_4N_2$ 196° C $CH_3-CH_2-O-\langle\rangle-CO-NH-N=CH-\langle\rangle\begin{smallmatrix}O\\O\end{smallmatrix}CH_2$ 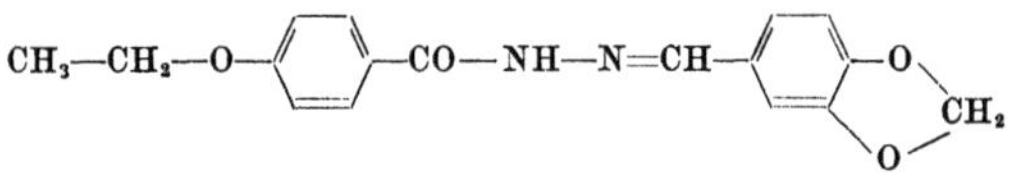	Ho4, Tbb	200	Ms: —	101
681	N-Thiosalicyloyl-N'-(L-(+)-arabinose)-hydrazon 300,341 $C_{12}H_{16}O_5N_2S$ 175—176° C $\langle\rangle\begin{smallmatrix}-CO-NH-N=CH-\overset{OH}{\underset{H}{C}}-\overset{H}{\underset{OH}{C}}-\overset{H}{\underset{OH}{C}}-CH_2OH\\SH\end{smallmatrix}$ 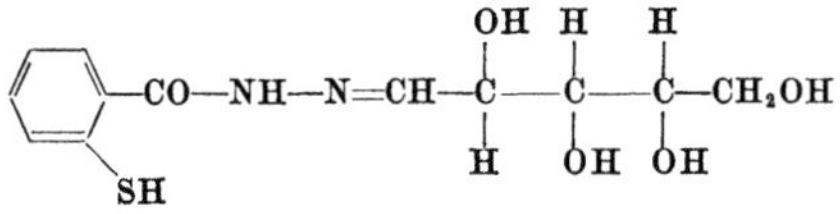				76
682	N-Thiosalicyloyl-N'-(D-(+)-xylose)-hydrazon 300,341 $C_{12}H_{16}O_5N_2S$ 159—160° C $\langle\rangle\begin{smallmatrix}-CO-NH-N=CH-\overset{OH}{\underset{H}{C}}-\overset{H}{\underset{OH}{C}}-\overset{OH}{\underset{H}{C}}-CH_2OH\\SH\end{smallmatrix}$ 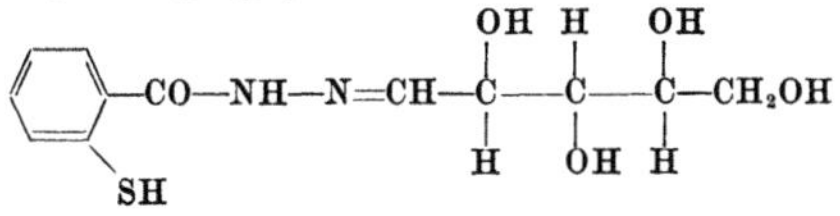				76
683	N-Thiosalicyloyl-N'-(D-glucose)-hydrazon 330,368 $C_{13}H_{18}O_6N_2S$ 178—179° C $\langle\rangle\begin{smallmatrix}-CO-NH-N=CH-\overset{OH}{\underset{H}{C}}-\overset{H}{\underset{OH}{C}}-\overset{OH}{\underset{H}{C}}-\overset{OH}{\underset{H}{C}}-CH_2OH\\SH\end{smallmatrix}$ 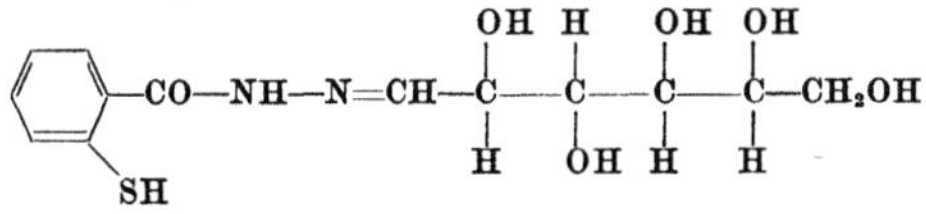				76
684	N-Thiosalicyloyl-N'-salicylal-hydrazon 272,331 $C_{14}H_{12}O_2N_2S$ 176—177,5° C $\langle\rangle\begin{smallmatrix}-CO-NH-N=CH-\langle\rangle\\SH\end{smallmatrix}\begin{smallmatrix}\\OH\end{smallmatrix}$ 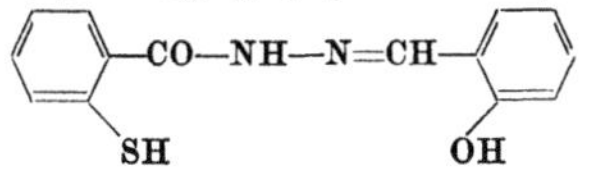				76
685	N-Thiosalicyloyl-N'-(3-oxy-benzal)-hydrazon 272,331 $C_{14}H_{12}O_2N_2S$ 165—168° C $\langle\rangle\begin{smallmatrix}-CO-NH-N=CH-\langle\rangle\\SH\end{smallmatrix}\begin{smallmatrix}\\OH\end{smallmatrix}$ 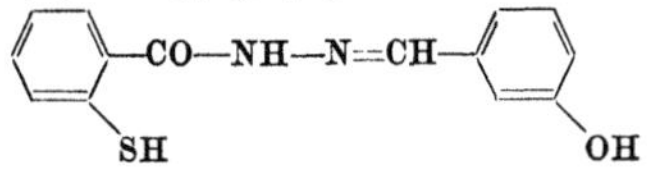				76
686	N-Thiosalicyloyl-N'-(2-äthoxy-benzal)-hydrazon 300,385 $C_{16}H_{16}O_2N_2S$ 160—161° C $\langle\rangle\begin{smallmatrix}-CO-NH-N=CH-\langle\rangle\\SH\end{smallmatrix}\begin{smallmatrix}\\O-CH_2-CH_3\end{smallmatrix}$ 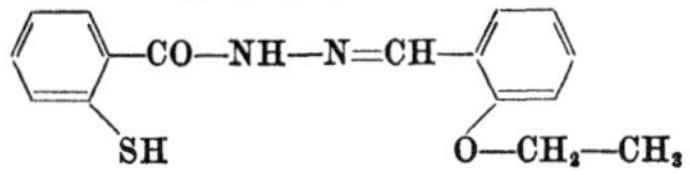				76
687	N-Thiosalicyloyl-N'-(2-butoxy-benzal)-hydrazon 328,439 $C_{18}H_{20}O_2N_2S$ 138—141° C $\langle\rangle\begin{smallmatrix}-CO-NH-N=CH-\langle\rangle\\SH\end{smallmatrix}\begin{smallmatrix}\\O-CH_2-CH_2-CH_2-CH_3\end{smallmatrix}$ 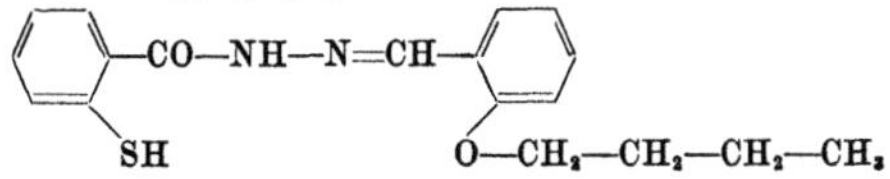				76
688	N-Thiosalicyloyl-N'-(4-carboxy-benzal)-hydrazon 300,342 $C_{15}H_{12}O_3N_2S$ 290—292° C $\langle\rangle\begin{smallmatrix}-CO-NH-N=CH-\langle\rangle-COOH\\SH\end{smallmatrix}$ 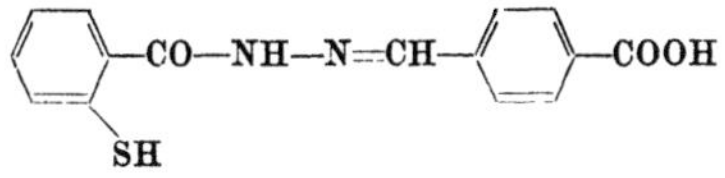				76

Nr.	Name, Molekulargewicht, Summenformel, Schmelzpunkt, Strukturformel	Medium, Stamm, Bebrütungs-dauer	MHK µg/ml	In-vivo-Ergebnisse	Lite-ratur
689	N-Thiosalicyloyl-N'-(2,4-dichlor-benzal)-hydrazon 325,229 $C_{14}H_{10}ON_2Cl_2S$ 214—216° C 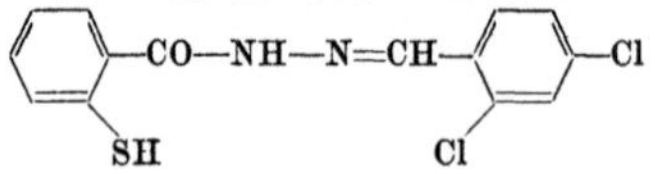				76
690	N-Thiosalicyloyl-N'-(α-methyl-salicylal)-hydrazon 286,358 $C_{15}H_{14}O_2N_2S$ 172—175° C 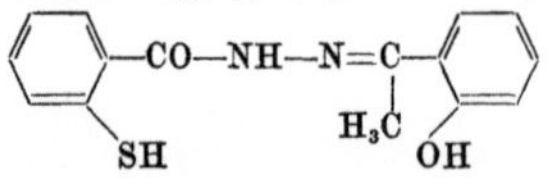				76
691	N-Thiosalicyloyl-N'-(α-methyl-4-methoxy-cinnamal)-hydrazon 326,423 $C_{18}H_{18}O_2N_2S$ 172—177° C 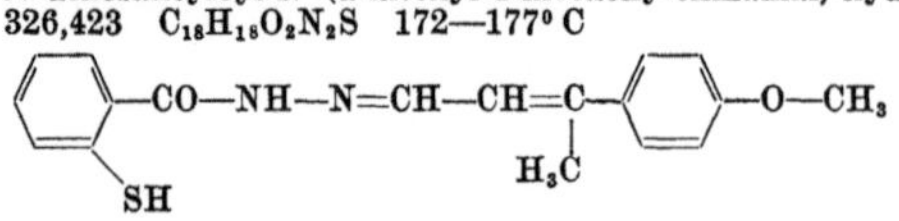				76
692	N-Thiosalicyloyl-N'-[4-oxy-3-(dimethyl-amino-methyl)-benzal]-hydrazon 329,428 $C_{17}H_{19}O_2N_3S$ 205—207° C, nach Wiedererstarren >250° C 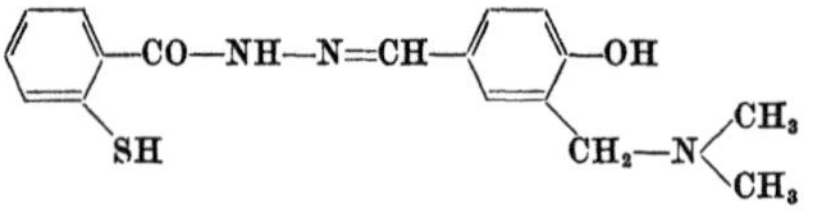				76
693	N-(4-Mercapto-benzoyl)-N'-(2',4'-dichlor-benzal)-hydrazon 325,229 $C_{14}H_{10}ON_2Cl_2S$ 193—194° C 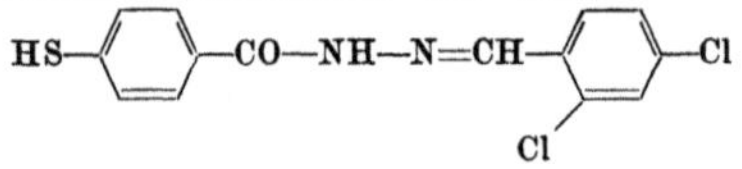				76
694	N-(4-Mercapto-benzoyl)-N'-(3',4'-dichlor-benzal)-hydrazon 325,229 $C_{14}H_{10}ON_2Cl_2S$ 204—205° C 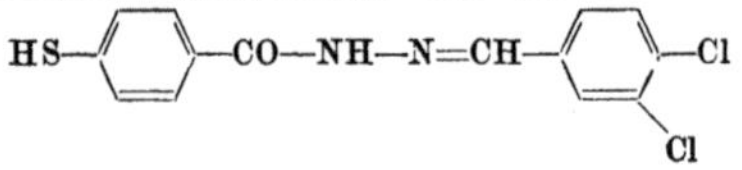				76
695	N-(S-Methyl-thiosalicyloyl)-N'-(4-chlor-benzal)-hydrazon 304,807 $C_{15}H_{13}ON_2ClS$ 159—160° C 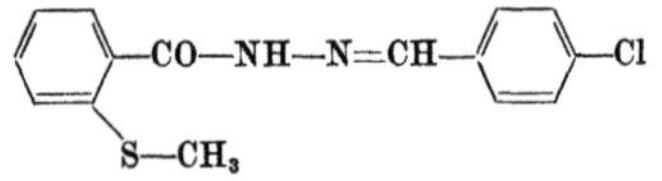				76
696	N-[2-(Methyl-sulfonyl)-benzoyl]-N'-(2',4'-dichlor-benzal)-hydrazon 371,256 $C_{15}H_{12}O_3N_2Cl_2S$ 211—212° C 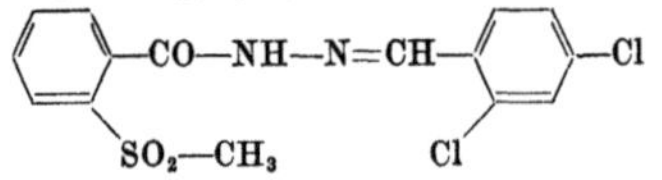				76
697	N-(4-Amino-benzoyl)-N'-streptomycin-hydrazon-trihydrochlorid 824,146 $C_{28}H_{46}O_{12}N_{10} \cdot 3\,HCl$ 198—200° C (Strukturformel vgl. Nr. 445)				137

Nr.	Name, Molekulargewicht, Summenformel, Schmelzpunkt, Strukturformel	Medium, Stamm, Bebrütungs-dauer	MHK μg/ml	In-vivo-Ergebnisse	Literatur
698	N-(4-Amino-benzoyl)-N'-(D-glucose)-hydrazon 313,318 $C_{13}H_{19}O_6N_3$ 180—181° C 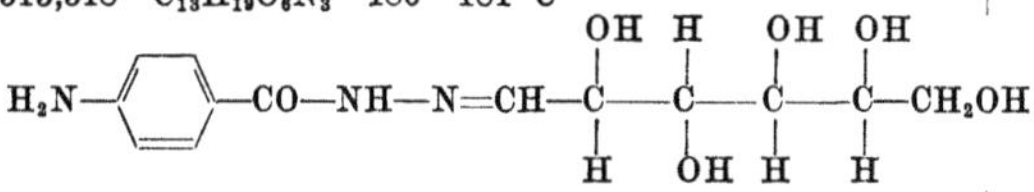				137
699	N-[4-(Benzol-sulfonyl-amino)-benzoyl]-N'-(propan-2'-on)-hydrazon 331,401 $C_{16}H_{17}O_3N_3S$ 218° C 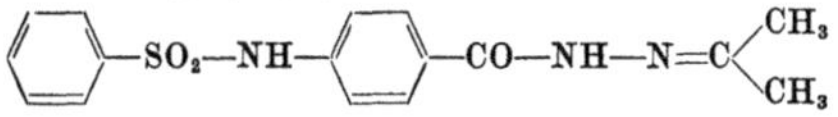	Ho4, Tbb	> 200		101
700	N-[4-(Benzol-sulfonyl-amino)-benzoyl]-N'-benzal-hydrazon 379,445 $C_{20}H_{17}O_3N_3S$ 200—201° C 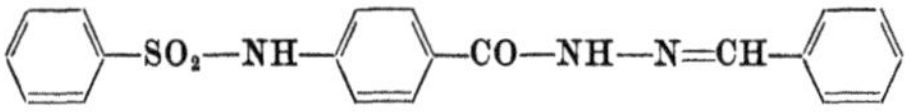	Ho4, Tbb	> 200		101
701	N-[4-(Benzol-sulfonyl-amino)-benzoyl]-N'-furfural-hydrazon 369,407 $C_{18}H_{15}O_4N_3S$ 240° C 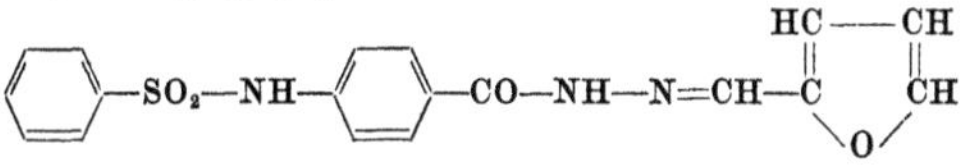	Ho4, Tbb	> 200		101
702	N-(2-Anilino-benzoyl)-N'-benzal-hydrazon 315,379 $C_{20}H_{17}ON_3$ 190° C 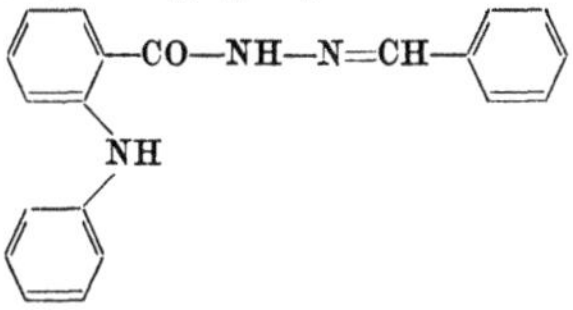	Ho4, Tbb	> 40		101
703	N-(2-Anilino-benzoyl)-N'-(4'-chlor-benzal)-hydrazon 349,828 $C_{20}H_{16}ON_3Cl$ 181—182° C 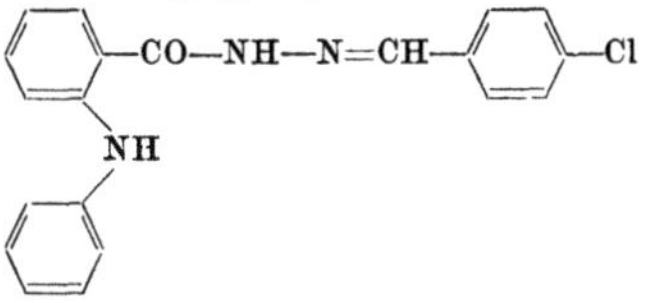	Ho4, Tbb	> 40		101
704	N-(2-Anilino-benzoyl)-N'-(4'-oxy-benzal)-hydrazon 331,379 $C_{20}H_{17}O_2N_3$ 242° C 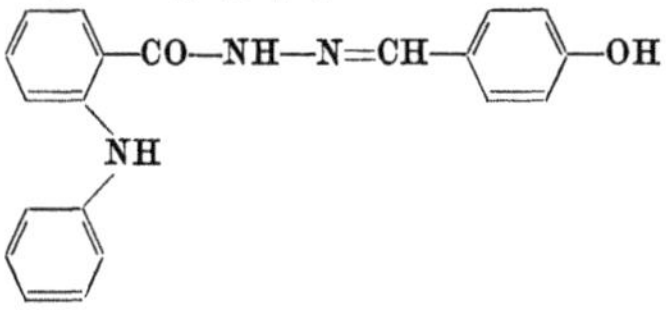	Ho4, Tbb	> 40		101
705	N-[2-(4'-Phenyl-anilino)-benzoyl]-N'-benzal-hydrazon 391,477 $C_{26}H_{21}ON_3$ 204° C 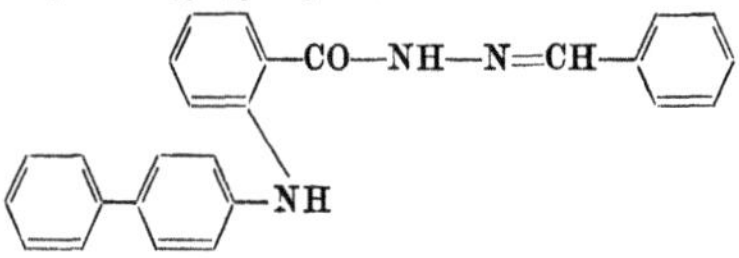	Ho4, Tbb	> 10		101

Nr.	Name, Molekulargewicht, Summenformel, Schmelzpunkt, Strukturformel	Medium, Stamm, Bebrütungsdauer	MHK µg/ml	In-vivo-Ergebnisse	Literatur
706	N-(4-Acetamino-benzoyl)-N'-(propan-2'-on)-hydrazon 233,275 $C_{12}H_{15}O_2N_3$ 242° C 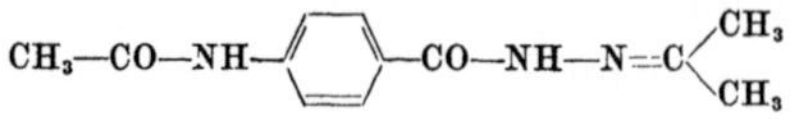	Ho4, Tbb	> 40	Ms: —	101
707	N-(4-Acetamino-benzoyl)-N'-benzal-hydrazon 281,319 $C_{16}H_{15}O_2N_3$ 243° C (Zers.) 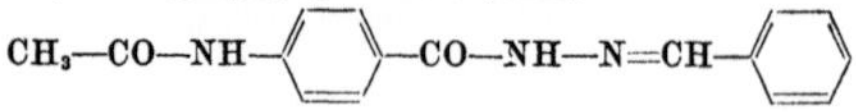	Ho4, Tbb	> 40	Ms: ±	101
708	N-(4-Acetamino-benzoyl)-N'-(4'-oxy-benzal)-hydrazon-hydrat 315,335 $C_{16}H_{15}O_3N_3 \cdot H_2O$ 283—286° C 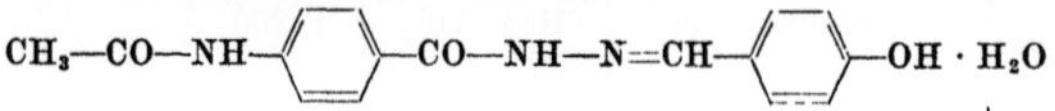	Ho4, Tbb	> 40	Ms: ±	101
709	N-(2,5-Dichlor-benzoyl)-N'-benzal-hydrazon 293,163 $C_{14}H_{10}ON_2Cl_2$ 191° C 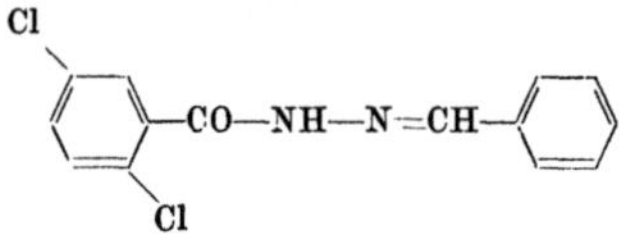	Ho4, Tbb	100		101
710	N-(2,5-Dichlor-benzoyl)-N'-(α-methyl-benzal)-hydrazon 307,190 $C_{15}H_{12}ON_2Cl_2$ 164° C 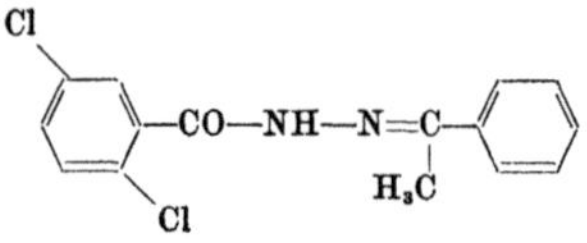	Ho4, Tbb	200		101
711	N-(4-Nitro-salicyloyl)-N'-(propan-2'-on)-hydrazon 237,221 $C_{10}H_{11}O_4N_3$ 266° C 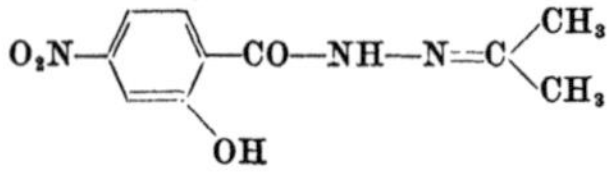			tox	101
712	N-(4-Nitro-salicyloyl)-N'-benzal-hydrazon 285,265 $C_{14}H_{11}O_4N_3$ 284° C 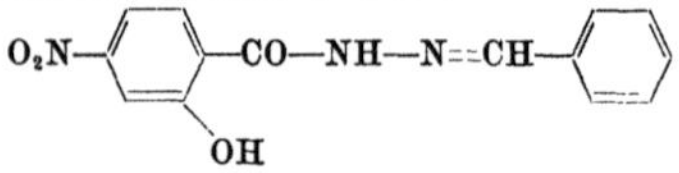			Ms: —	101
713	N-(4-Nitro-salicyloyl)-N'-(4'-oxy-benzal)-hydrazon-methanolat 333,308 $C_{14}H_{11}O_5N_3 \cdot CH_3OH$ >290° C 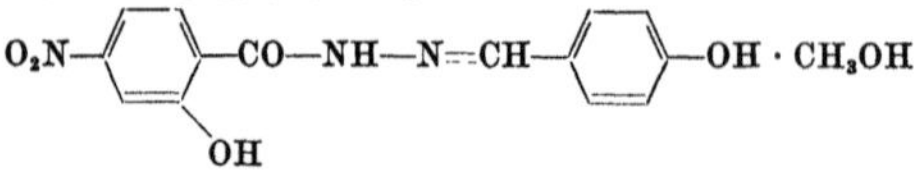			Ms: —	101
714	N-(4-Nitro-salicyloyl)-N'-furfural-hydrazon-methanolat 307,270 $C_{12}H_9O_5N_3 \cdot CH_3OH$ 280—281° C 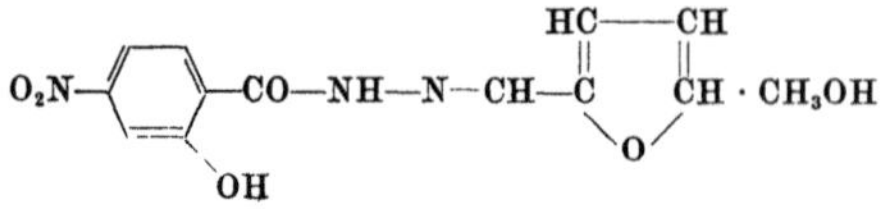			Ms: —	101

Nr.	Name, Molekulargewicht, Summenformel, Schmelzpunkt, Strukturformel	Medium, Stamm, Bebrütungsdauer	MHK µg/ml	In-vivo-Ergebnisse	Literatur
715	N-(4-Amino-salicyloyl)-N'-(propan-2'-on)-hydrazon 191,237 $C_{10}H_{13}O_2N_3$ 198° C 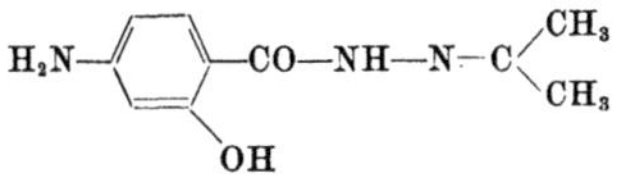	Ho4, Tbb, 14d Ho4, Tbb, 28d	1,0 > 200	Ms: —	101
716	N-(4-Amino-salicyloyl)-N'-benzal-hydrazon 255,281 $C_{14}H_{13}O_2N_3$ 240° C 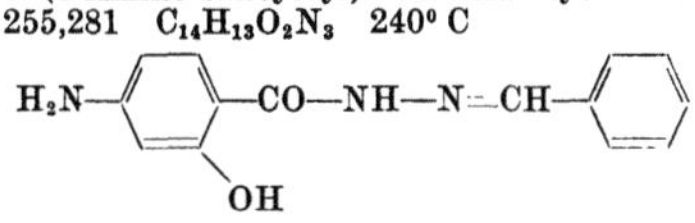	Ho4, Tbb	10	Ms: —	10
717	S,S-Bis-[N-thiosalicyloyl-N'-(2-chlor-benzal)-hydrazon] 579,544 $C_{28}H_{20}O_2N_4Cl_2S_2$ 243—244° C 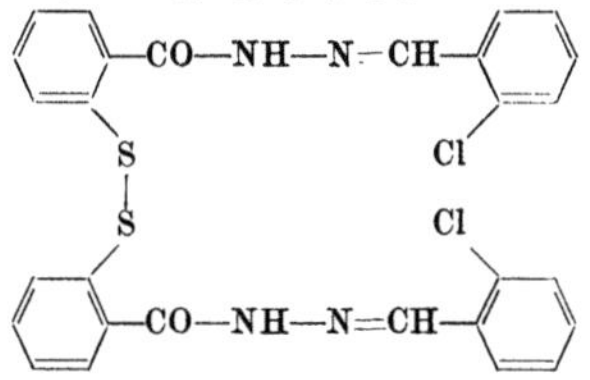				76
718	S,S-Bis-[N-thiosalicyloyl-N'-(4-chlor-benzal)-hydrazon] 579,544 $C_{28}H_{20}O_2N_4Cl_2S_2$ 240—241° C				76
719	S,S-Bis-[N-thiosalicyloyl-N'-(2-nitro-benzal)-hydrazon] 600,645 $C_{28}H_{20}O_6N_6S_2$ 240—241° C				76
720	S,S-Bis-[N-thiosalicyloyl-N'-(3-nitro-benzal)-hydrazon] 600,645 $C_{28}H_{20}O_6N_6S_2$ 263—264° C				76
721	S,S-Bis-[N-thiosalicyloyl-N'-(4-nitro-benzal)-hydrazon] 600,645 $C_{28}H_{20}O_6N_6S_2$ 257—258° C				76
722	S,S-Bis-[N-thiosalicyloyl-N'-(salicylal)-hydrazon] 542,646 $C_{28}H_{22}O_4N_4S_2$ 233—235° C				76
723	S,S-Bis-[N-thiosalicyloyl-N'-(3-oxy-benzal)-hydrazon] 542,646 $C_{28}H_{22}O_4N_4S_2$ 243—244° C				76
724	S,S-Bis-[N-thiosalicyloyl-N'-(4-oxy-benzal)-hydrazon] 542,646 $C_{28}H_{22}O_4N_4S_2$ 243—245° C				76
725	S,S-Bis-[N-thiosalicyloyl-N'-(2-methoxy-benzal)-hydrazon] 570,700 $C_{30}H_{26}O_4N_4S_2$ 238—239° C				76
726	S,S-Bis-[N-thiosalicyloyl-N'-(4-methoxy-benzal)-hydrazon] 570,700 $C_{30}H_{26}O_4N_4S_2$ 252—253° C				76
727	S,S-Bis-[N-thiosalicyloyl-N'-(2-äthoxy-benzal)-hydrazon] 598,754 $C_{32}H_{30}O_4N_4S_2$ 190—192° C				76
728	S,S-Bis-[N-thiosalicyloyl-N'-(2-(2'-chlor-äthoxy)-benzal)-hydrazon] 667,652 $C_{32}H_{28}O_4N_4Cl_2S_2$ 222—223° C				76
729	S,S-Bis-[N-thiosalicyloyl-N'-(4-(2'-chlor-äthoxy)-benzal)-hydrazon] 667,652 $C_{32}H_{28}O_4N_4Cl_2S_2$ 237—238° C				76

Nr.	Name, Molekulargewicht, Summenformel, Schmelzpunkt, Strukturformel	Medium, Stamm, Bebrütungsdauer	MHK µg/ml	In-vivo-Ergebnisse	Literatur
730	S,S-Bis-[N-thiosalicyloyl-N'-(2-(2'-diäthyl-amino-äthoxy)-benzal)-hydrazon]-dihydrochlorid 813,931 $C_{40}H_{48}O_4N_6S_2 \cdot 2\,HCl$ 156—158° C				76
731	S,S-Bis-[N-thiosalicyloyl-N'-(4-(2'-diäthyl-amino-äthoxy)-benzal)-hydrazon]-dihydrochlorid 813,931 $C_{40}H_{48}O_4N_6S_2 \cdot 2\,HCl$ 197—199° C				76
732	S,S-Bis-[N-thiosalicyloyl-N'-(2-propoxy-benzal)-hydrazon] 626,808 $C_{34}H_{34}O_4N_4S_2$ 224—225° C				76
733	S,S-Bis-[N-thiosalicyloyl-N'-(2-butoxy-benzal)-hydrazon] 654,862 $C_{36}H_{38}O_4N_4S_2$ 226—227° C				76
734	S,S-Bis-[N-thiosalicyloyl-N'-(2-(2'methyl-propoxy)-benzal)-hydrazon] 654,862 $C_{36}H_{38}O_4N_4S_2$ 227—228° C				76
735	S,S-Bis-[N-thiosalicyloyl-N'-(2-(1'-methyl-propoxy)-benzal)-hydrazon] 654,862 $C_{36}H_{38}O_4N_4S_2$ 226—227° C				76
736	S,S-Bis-[N-thiosalicyloyl-N'-(2-pentoxy-benzal)-hydrazon] 682,916 $C_{38}H_{42}O_4N_4S_2$ 204—205° C				76
737	S,S-Bis-[N-thiosalicyloyl-N'-(2-(3'-methyl-butoxy)-benzal)-hydrazon] 682,916 $C_{38}H_{42}O_4N_4S_2$ 222—224° C				76
738	S,S-Bis-[N-thiosalicyloyl-N'-(4-(äthyl-sulfonyl)-benzal)-hydrazon] 694.886 $C_{32}H_{30}O_6N_4S_4$ 262—263° C				76
739	S,S-Bis-[N-thiosalicyloyl-N'-(4-(dimethyl-amino)-benzal)-hydrazon] 596,785 $C_{32}H_{32}O_2N_6S_2$ 241—243° C				76
740	S,S-Bis-[N-thiosalicyloyl-N'-(4-acetamino-benzal)-hydrazon] 624,753 $C_{32}H_{28}O_4N_6S_2$ 266—267° C				76
741	S,S-Bis-[N-thiosalicyloyl-N'-(4-carboxy-benzal)-hydrazon] 598,668 $C_{30}H_{22}O_6N_4S_2$ 292—293° C				76
742	S,S-Bis-[N-thiosalicyloyl-N'-(2-(carboxy-methoxy)-benzal)-hydrazon] 658,722 $C_{32}H_{26}O_8N_4S_2$ 189—190° C				76
743	S,S-Bis-[N-thiosalicyloyl-N'-(4-(carboxy-methoxy)-benzal)-hydrazon] 658,722 $C_{32}H_{26}O_8N_4S_2$ 237—239° C				76
744	S,S-Bis-[N-thiosalicyloyl-N'-(2,4-dichlor-benzal)-hydrazon] 648,442 $C_{28}H_{18}O_2N_4Cl_4S_2$ 266—268° C				76
745	S,S-Bis-[N-thiosalicyloyl-N'-(3,4-dichlor-benzal)-hydrazon] 648,442 $C_{28}H_{18}O_2N_4Cl_4S_2$ 220—222° C				76
746	S,S-Bis-[N'-thiosalicyloyl-N'-(5-brom-salicylal)-hydrazon] 700,462 $C_{28}H_{20}O_4N_4Br_2S_2$ 259—260° C				76
747	S,S-Bis-[N-thiosalicyloyl-N'-(3-brom-4-oxy-benzal)-hydrazon] 700,462 $C_{28}H_{20}O_4N_4Br_2S_2$ 229—231° C				76
748	S,S-Bis-[N-thiosalicyloyl-N'-(3,4-dimethoxy-benzal)-hydrazon] 630,754 $C_{32}H_{30}O_6N_4S_2$ 206—207° C				76
749	S,S-Bis-[N-thiosalicyloyl-N'-(α-methyl-salicylal)-hydrazon] 570,700 $C_{30}H_{26}O_4N_4S_2$ 259—260° C				76

Nr.	Name, Molekulargewicht, Summenformel, Schmelzpunkt, Strukturformel	Medium, Stamm, Bebrütungsdauer	MHK µg/ml	In-vivo-Ergebnisse	Literatur
750	S,S-Bis-[N-thiosalicyloyl-N'-(3-(dimethyl-amino-methyl)-4-oxy-benzal)-hydrazon] 656,839 $C_{34}H_{36}O_4N_6S_2$ 214—216° C				76
751	S,S-Bis-[N-thiosalicyloyl-N'-(α-methyl-4-methoxy-cinnamal)-hydrazon] 650,830 $C_{36}H_{34}O_4N_4S_2$ 220—221° C				76
752	S,S-Bis-[N-thiosalicyloyl-N'-(naphthyl-1-methanal)-hydrazon] 610,766 $C_{36}H_{26}O_2N_4S_2$ 207—208° C				76
753	S,S-Bis-[N-thiosalicyloyl-N'-(naphthyl-2-methanal)-hydrazon] 610,766 $C_{36}H_{26}O_2N_4S_2$ 258—260° C				76
754	S,S-Bis-[N-thiosalicyloyl-N'-(picolinal)-hydrazon] 512,623 $C_{26}H_{20}O_2N_6S_2$ 148—149° C				76
755	S,S-Bis-[N-thiosalicyloyl-N'-(nicotinal)-hydrazon] 512,623 $C_{26}H_{20}O_2N_6S_2$ 244—245° C				76
756	S,S-Bis-[N-thiosalicyloyl-N'-(chinolyl-2-methanal)-hydrazon] 612,743 $C_{34}H_{24}O_2N_6S_2$ 167—170° C				76
757	S,S-Bis-[N'-thiosalicyloyl-N'-(chinolyl-4-methanal)-hydrazon] 612,743 $C_{34}H_{24}O_2N_6S_2$ 224—225° C				76
758	S,S-Bis-[N-thiosalicyloyl-N'-(furfural)-hydrazon] 490,570 $C_{24}H_{18}O_4N_4S_2$ 261—262° C				76
759	S,S-Bis-[N-thiosalicyloyl-N'-(5-nitro-furfural)-hydrazon] 580,569 $C_{24}H_{16}O_8N_6S_2$ 236—237° C				76
760	S,S-Bis-[N-thiosalicyloyl-N'-(piperonal)-hydrazon] 598,668 $C_{30}H_{22}O_6N_4S_2$ 250—252° C				76
761	S,S-Bis-[N-thiosalicyloyl-N'-(thenal-2)-hydrazon] 522,702 $C_{24}H_{18}O_2N_4S_4$ 257—258° C				76
762	S,S-Bis-[N-(3-mercapto-benzoyl)-N'-(2',4'-dichlor-benzal)-hydrazon] 648,442 $C_{28}H_{18}O_2N_4Cl_4S_2$ 285—287° C 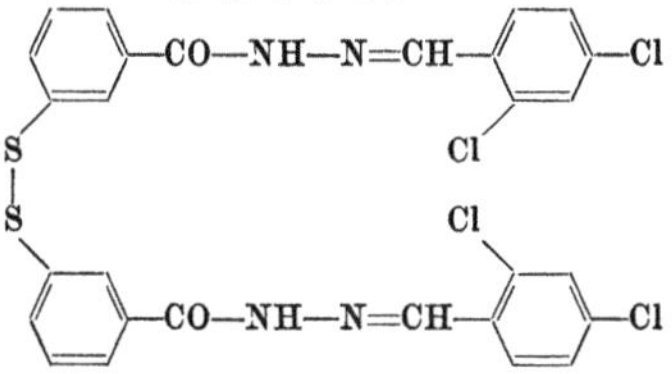				76
763	S,S-Bis-[N-(4-mercapto-benzoyl)-N'-(2',4'-dichlor-benzal)-hydrazon] 648,442 $C_{28}H_{18}O_2N_4Cl_4S_2$ 295—296° C 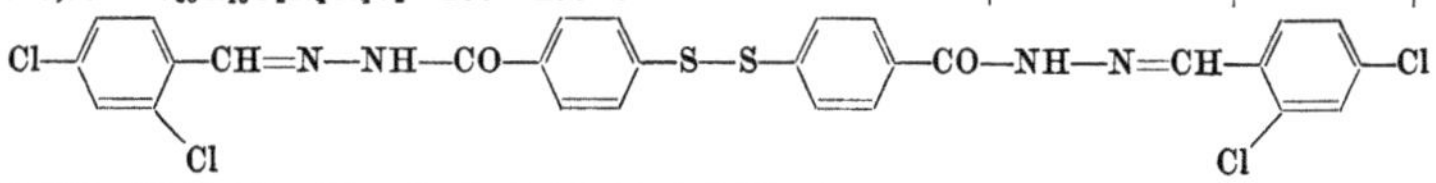				76
764	S,S-Bis-[N-(4-chlor-thiosalicyloyl)-N'-(2',4'-dichlor-benzal)-hydrazon] 717,340 $C_{28}H_{16}O_2N_4Cl_6S_2$ 260—261° C 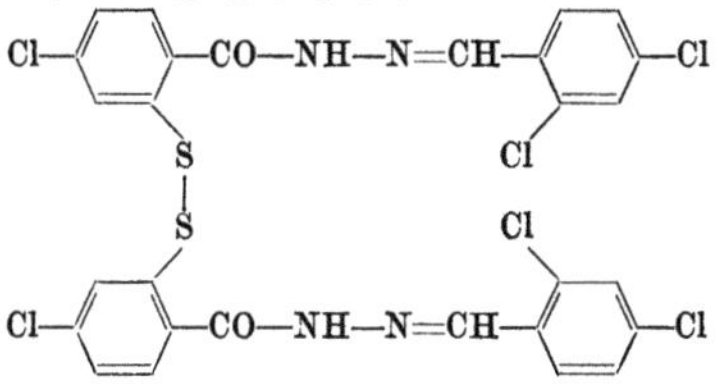				76

Nr.	Name, Molekulargewicht, Summenformel, Schmelzpunkt, Strukturformel	Medium, Stamm, Bebrütungsdauer	MHK µg/ml	In-vivo-Ergebnisse	Literatur
765	S,S-Bis-[N-(5-chlor-thiosalicyloyl)-N'-(2',4'-dichlor-benzal)-hydrazon] 717,340 $C_{28}H_{16}O_2N_4Cl_6S_2$ 245—247° C				76
766	S,S-Bis-[N-(5-brom-thiosalicyloyl)-N'-(2',4'-dichlor-benzal)-hydrazon] 806,258 $C_{28}H_{16}O_2N_4Br_2Cl_4S_2$ 227—229° C				76
767	S,S-Bis-[N-(4-methoxy-thiosalicyloyl)-N'-(2',4'-dichlor-benzal)-hydrazon] 708,496 $C_{30}H_{22}O_4N_4Cl_4S_2$ 230—231° C				76
768	S,S-Bis-[N-(4-(methyl-sulfonyl)-thiosalicyloyl)-N'-(2',4'-dichlor-benzal)-hydrazon] 804,628 $C_{30}H_{22}O_6N_4Cl_4S_4$ 260—261° C				76
769	S,S-Bis-[N-(3,5-dichlor-thiosalicyloyl)-N'-(2',4'-dichlor-benzal)-hydrazon] 786,238 $C_{28}H_{14}O_2N_4Cl_8S_2$ 258—260° C				76
770	S,S-Bis-[N-(3,5-dichlor-thiosalicyloyl)-N'-(2'-methoxy-benzal)-hydrazon] 708,496 $C_{30}H_{22}O_4N_4Cl_4S_2$ 237—240° C				76
771	S,S-Bis-[N-(3,5-dibrom-thiosalicyloyl)-N'-(2',4'-dichlor-benzal)-hydrazon] 964,074 $C_{28}H_{14}O_2N_4Br_4Cl_4S_2$ 252—253° C				76
772	N-(Phenyl-acetyl)-N'-(2-amino-benzal)-hydrazon 253,308 $C_{15}H_{15}ON_3$ 164—165° C 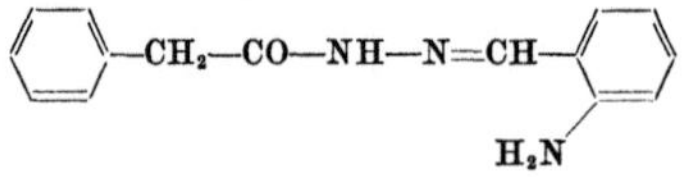				118
773	N-(Phenyl-acetyl)-N'-(naphth-2-olyl-1-methanol)-hydrazon 304,352 $C_{19}H_{16}O_2N_2$ 204—206° C 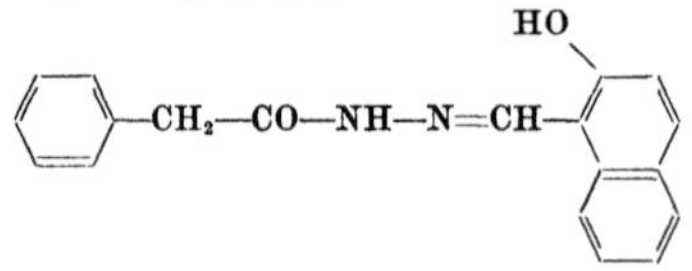				118
774	N-[3-(4'-Nitro-phenyl)-propionyl]-N'-(2''-chlor-benzal)-hydrazon 331,768 $C_{16}H_{14}O_3N_3Cl$ 176—177° C 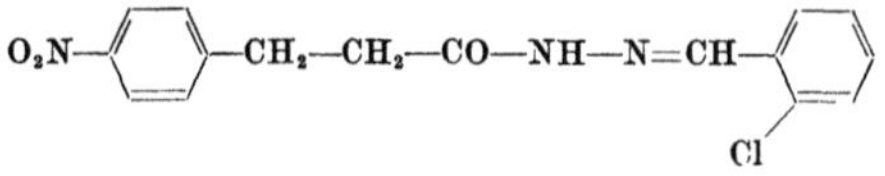				56
775	1-Benzal-semicarbazon 163,183 $C_8H_9ON_3$ 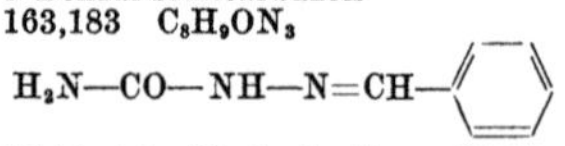 (Zahlreiche Derivate dieses Stoffes s. bei 87 und 139.)	Tbb	—		80
776	N-Acetyl-N'-(propan-2-on)-hydrazon 114,150 $C_5H_{10}ON_2$ 136° C 140° C 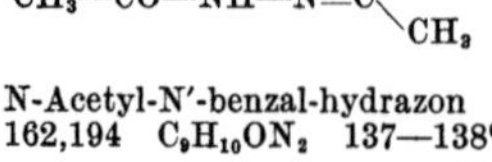			tox	81 101
777	N-Acetyl-N'-benzal-hydrazon 162,194 $C_9H_{10}ON_2$ 137—138° C 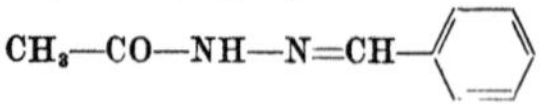			Ms: ±	101

Nr.	Name, Molekulargewicht, Summenformel, Schmelzpunkt, Strukturformel	Medium, Stamm, Bebrütungsdauer	MHK µg/ml	In-vivo-Ergebnisse	Literatur
778	N-Acetyl-N'-(4-acetamino-benzal)-hydrazon 219,248 $C_{11}H_{13}O_2N_3$ 264—266° C 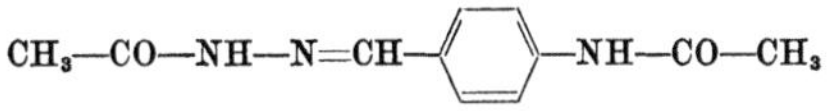			Ms: —	101
779	N-Acetyl-N'-furfural-hydrazon 152,156 $C_7H_8O_2N_2$ 141° C 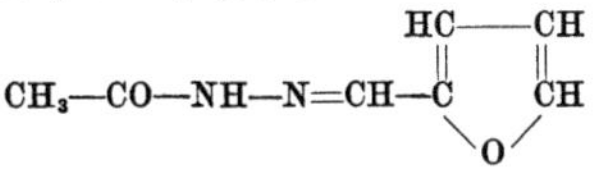	Ho4, Tbb	2,0	Ms: —	101
780	N-(Benzoyl-amino-acetyl)-N'-(propan-2-on)-hydrazon 233,275 $C_{12}H_{15}O_2N_3$ 156° C 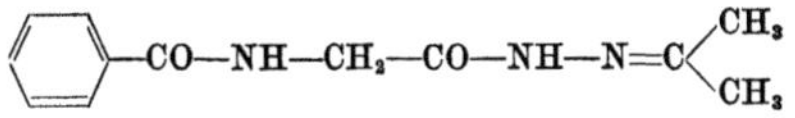	Ho4, Tbb	>200	Ms: —	101
781	N-(Benzoyl-amino-acetyl)-N'-benzal-hydrazon 281,319 $C_{16}H_{15}O_2N_3$ 182° C 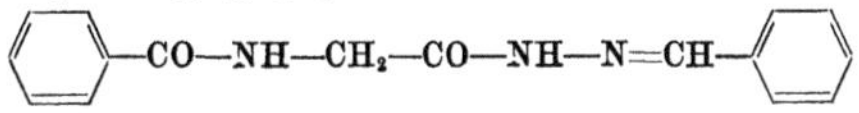	Ho4, Tbb	>200	Ms: —	101
782	N-[(Pyridinium-1)-acetyl]-N'-(4'-chlor-benzal)-hydrazon-chlorid 310,195 $C_{14}H_{13}ON_3Cl_2$ 264—266° C 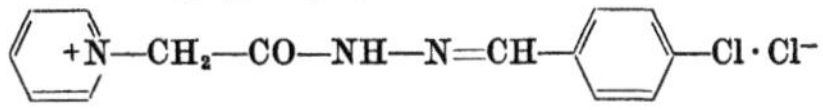	Ho4, Tbb	>200		102
783	N-(Propan-2-on-oyl)-N'-(1'-carboxy-äthanal)-hydrazon 172,145 $C_6H_8O_4N_2$ 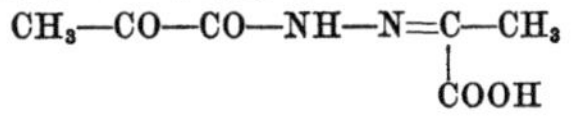	Tbb	+		23
784	N-(5-Carboxy-pentanoyl)-N'-(propan-2'-on)-hydrazon 200,242 $C_9H_{16}O_3N_2$ 105—106° C 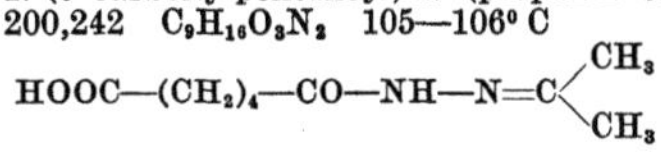	Du, H37Rv	>500		37
785	N-Dodecanoyl-N'-(propan-2-on)-hydrazon 254,420 $C_{15}H_{30}ON_2$ 88° C 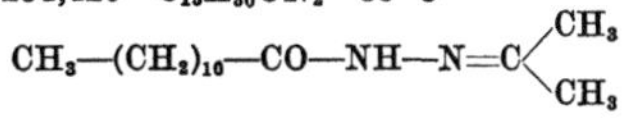	Ho4, Tbb	>40		101
786	N-Dodecanoyl-N'-benzal-hydrazon 302,464 $C_{19}H_{30}ON_2$ 79° C 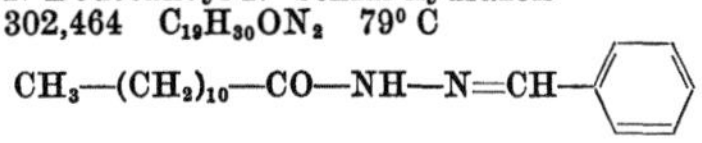	Ho4, Tbb	>40	Ms: ±	101
787	N-Tetradecanoyl-N'-salicylal-hydrazon 346,518 $C_{21}H_{34}O_2N_2$ 104—105° C 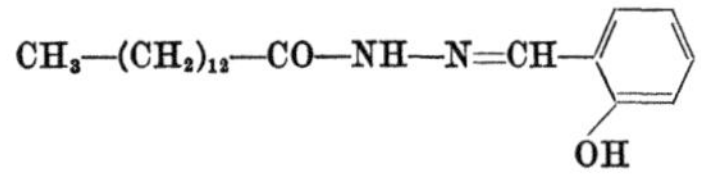				118
788	N-Tetradecanoyl-N'-(2-amino-benzal)-hydrazon 345,534 $C_{21}H_{35}ON_3$ 103—104° C 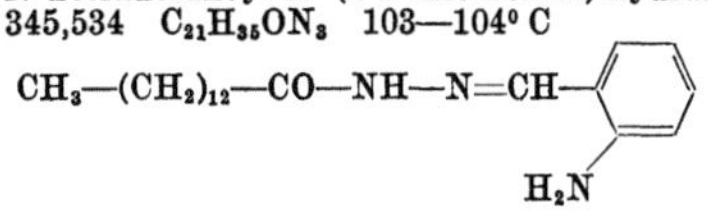				118

Nr.	Name, Molekulargewicht, Strukturformel, Schmelzpunkt, Strukturformel	Medium, Stamm, Bebrütungsdauer	MHK µg/ml	In-vivo-Ergebnisse	Literatur
789	N-Tetradecanoyl-N'-(naphth-2-olyl-1-methanal)-hydrazon 396,578 $C_{25}H_{36}O_2N_2$ 129—130° C 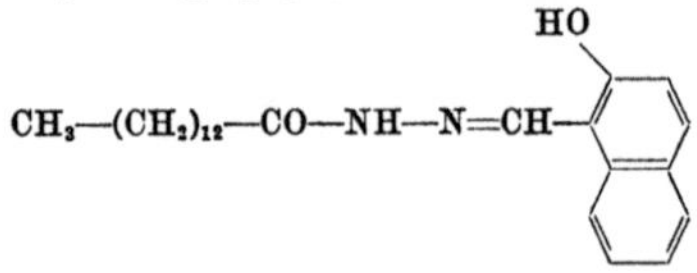				118
790	N-Ricinstearinoyl-N'-(propan-2-on)-hydrazon-hydrat 368,566 $C_{21}H_{38}O_2N_2 \cdot H_2O$ (Öl)	Ho4, Tbb	>200		101
791	N-Ricinstearinoyl-N'-benzal-hydrazon 398,594 $C_{25}H_{38}O_2N_2$ 66° C	Ho4, Tbb	>200	Ms: ±	101
792	N^2,N^3-Malonoyl-N^1,N^4-di-(propan-2-on)-dihydrazon 212,257 $C_9H_{16}O_2N_4$ 181° C 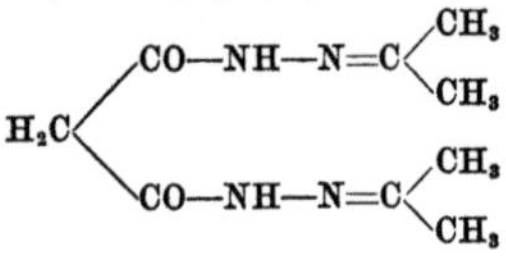	Ho4, Tbb	>20	Ms: —	101
793	N^2,N^3-Malonoyl-N^1,N^4-di-(butan-2-on)-dihydrazon 240,311 $C_{11}H_{20}O_2N_4$ 153° C 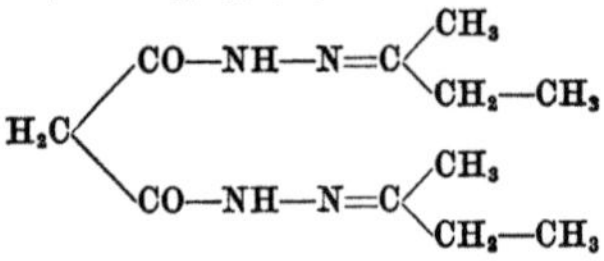	Ho4, Tbb	20	Ms: —	101
794	N^2,N^3-Malonoyl-N^1,N^4-difurfural-dihydrazon 288,269 $C_{13}H_{12}O_4N_4$ 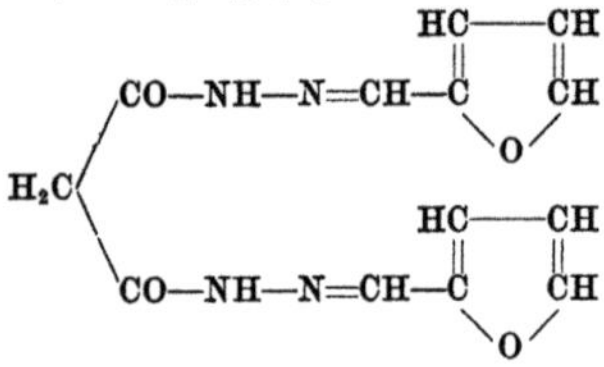	Ho4, Tbb	>100	Ms: —	101
795	1-Isonicotinamido-pyrrol 187,205 $C_{10}H_9ON_3$ 167—169° C 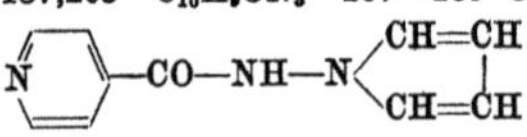				137
796	1-Isonicotinamido-2,5-dimethyl-pyrrol 215,259 $C_{12}H_{13}ON_3$ 147—148° C (Zers.) 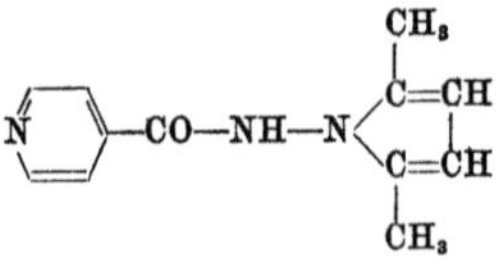	Ki, BCG	10	DTM 1000 DTh 50	11 137
797	Isonicotinoyl-azid 148,128 $C_6H_4ON_4$ 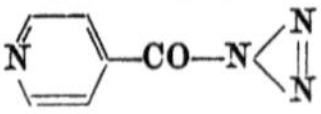				vgl. S. 219

Nr.	Name, Molekulargewicht, Summenformel, Schmelzpunkt, Strukturformel	Medium, Stamm, Bebrütungsdauer	MHK µg/ml	In-vivo-Ergebnisse	Literatur
798	2-Isonicotinoyl-phthalazin-1,4(2,3H)-dion 267,249 $C_{14}H_{9}O_{3}N_{3}$ 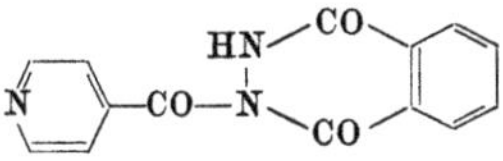	H37Rv	0,12 bis 0,24		6
799	5-(Pyridyl-4')-1,3,4-oxadiazol-2(3H)-on 163,140 $C_{7}H_{5}O_{2}N_{3}$ 265° C (Zers.) 271° C 273—275° C (Zers.) 274—276° C (Zers.) 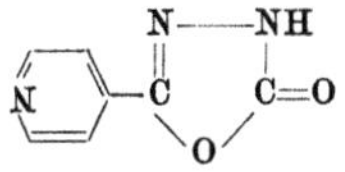 (Enolform: 2-Oxy-5-(pyridyl-4')-1,3,4-oxadiazol 274—276° C (Zers.))	Du-Bas, H37Rv, 12d	0,1—1,0	Ms: +++ wenig tox.	1 18 80 99 134
800	2-Mercapto-5-(pyridyl-4')-1,3,4-oxadiazol 179,206 $C_{7}H_{5}ON_{3}S$ 265—269° C (Zers.) 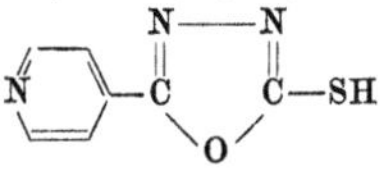				80
801	2-Methyl-5-(pyridyl-4')-1,3,4-oxadiazol 161,167 $C_{8}H_{7}ON_{3}$ 150,5—151° C 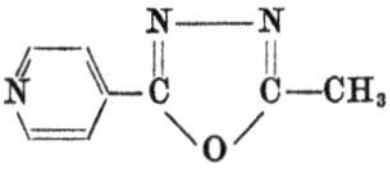	Tbb	—	—	93
802	4-(1'-Methyl-äthyl)-2-(pryidyl-4'')-1,3,4-oxadiazol-5(4H)-on 205,221 $C_{10}H_{11}O_{2}N_{3}$ 128° C 129—131° C 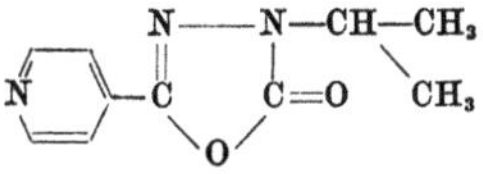				1 138
803	2,2-Dimethyl-3-acetyl-5-(pyridyl-4')-1,3,4-oxadiazolin 219,248 $C_{11}H_{13}O_{2}N_{3}$ 109—111° C 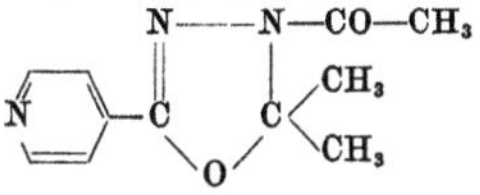				137
804	(Isonicotinoyl-hydrazin)-diaquo-cobalt(II)-sulfat 328,183 $C_{6}H_{6}ON_{3}Co \cdot HSO_{4} \cdot 2\,H_{2}O$ 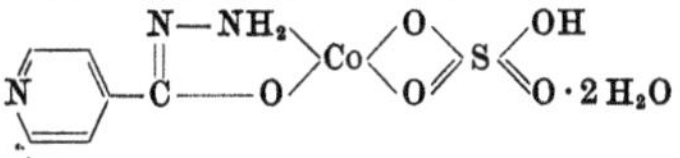				vgl. S. 219
805	(Isonicotinoyl-hydrazin)-diaquo-cuprum(II)-sulfat 332,783 $C_{6}H_{6}ON_{3}Cu \cdot HSO_{4} \cdot 2\,H_{2}O$ 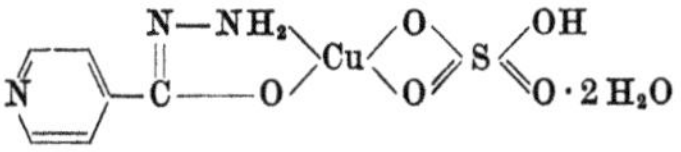				128
806	Cuprum(II)-di-(isonicotinoyl-hydrazin) 335,813 $C_{12}H_{12}O_{2}N_{6}Cu$ 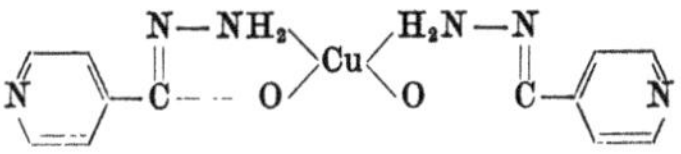				2 48

Nr.	Name, Molekulargewicht, Summenformel, Schmelzpunkt, Strukturformel	Medium, Stamm, Bebrütungsdauer	MHK µg/ml	In-vivo-Ergebnisse	Lite- ratu
807	Di-(isonicotinoyl-hydrazin)-pentaquo-dicuprum(II)-phosphat 585,416 $C_{12}H_{12}O_2N_6Cu_2 \cdot HPO_4 \cdot 5\ H_2O$ 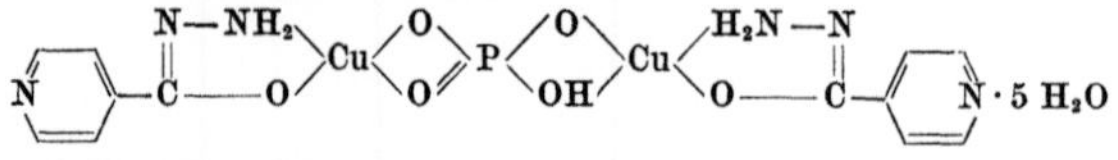				vgl. S. 21…
808	5-(2'-Methyl-pyridyl-(4'))-1,3,4-oxadiazol-2(3H)-on 177,167 $C_8H_7O_2N_3$ 224—226° C 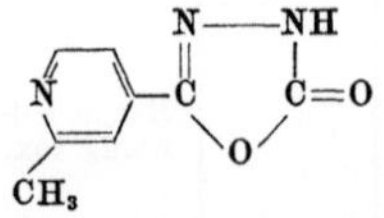				99
809	3-(Pyridyl-4')-pyrazol-5(4H)-on 161,167 $C_8H_7ON_3$ 286—287° C (Zers.) 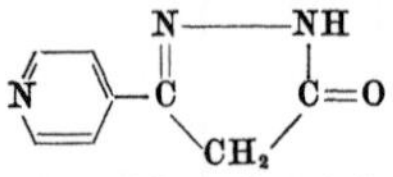				137
810	6-Aza-phthalazin-1,4-diol (cycl. Cinchomeronoyl-mono-hydrazin) 163,140 $C_7H_5O_2N_3$ >300° C 365° C 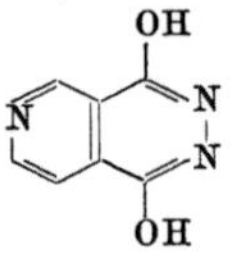				95 137
811	2-Phenyl-7-aza-phthalazin-1,4(2,3H)-dion 239,238 $C_{13}H_9O_2N_3$ 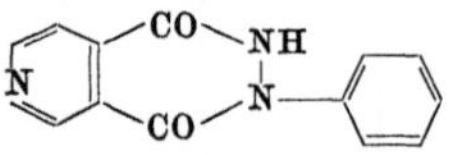	H37Rv	15,6—31,3		6
812	5-(Pyridyl-3')-1,3,4-oxadiazol-2(3H)-on 163,140 $C_7H_5O_2N_3$ 195,5° C 198—200° C 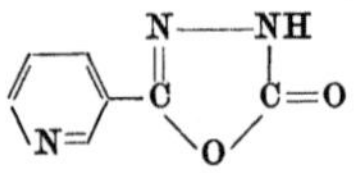			Ms: —	42 99 138
813	5-Aza-phthalazin-1,4(2,3H)-dion (cycl. Chinolinoyl-mono-hydrazin) 163,140 $C_7H_5O_2N_3$ 305° C 308—310° C 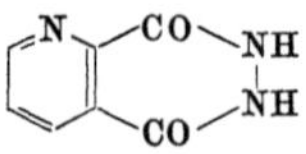	 Tbb Ho4, Tbb H37Rv	 — >200 —	 Ms: — —	10 22 101 102 125
814	7-Chlor-5-aza-phthalazin-1,4(2,3H)-dion 197,589 $C_7H_4O_2N_3Cl$ 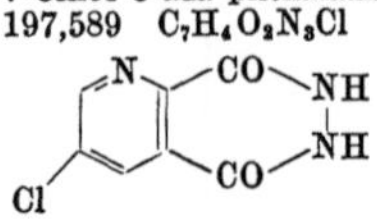				10
815	7-Brom-5-aza-phthalazin-1,4(2,3H)-dion 242,048 $C_7H_4O_2N_3Br$ 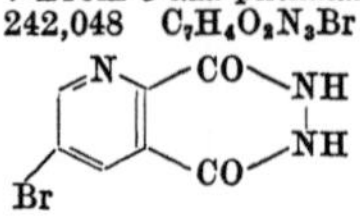				10

Nr.	Name, Molekulargewicht, Summenformel, Schmelzpunkt, Strukturformel	Medium, Stamm, Bebrütungsdauer	MHK µg/ml	In-vivo-Ergebnisse	Literatur
816	7-Jod-5-aza-phthalazin-1,4(2,3H)-dion 289,042 $C_7H_4O_2N_3J$ 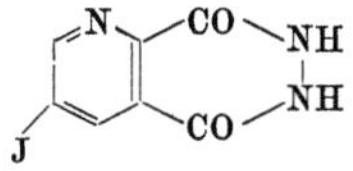				10
817	6-Oxy-5-aza-phthalazin-1,4(2,3H)-dion 179,140 $C_7H_5O_3N_3$ 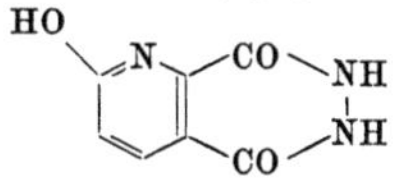				10
818	5-Methoxy-pyrid-4(1H)-on-2-carboxy-azid 194,155 $C_7H_6O_3N_4$ (verpufft bei 130—132° C lebhaft) 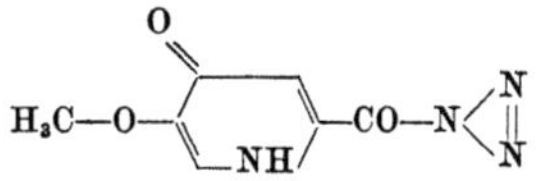				67
819	5-(Pyridyl-2')-1,3,4-oxadiazol-2(3H)-on 163,140 $C_7H_5O_2N_3$ 190—192° C 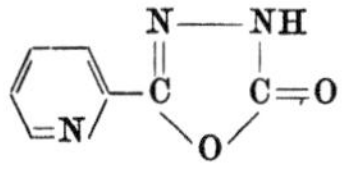				138
820	1,4(?)-Dihydro-chinolin-3-carboxy-azid 200,204 $C_{10}H_8ON_4$ 134° C (Zers.) 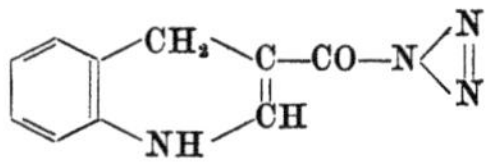				17
821	5-(Chinolyl-4')-1,3,4-oxadiazol-2(3H)-on 213,200 $C_{11}H_7O_2N_3$ 277—278° C (Zers.) 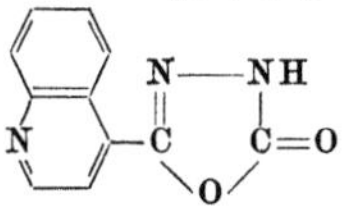				138
822	2,3-Diaza-phenazin-1,4(2,3H)-dion 214,188 $C_{10}H_6O_2N_4$ 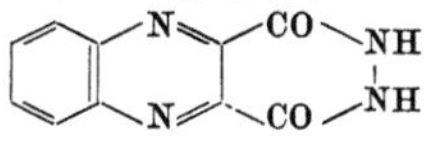				10
823	1-(Furfuroyl-amino)-2,5-dimethyl-pyrrol 204,232 $C_{11}H_{12}O_2N_2$ 159—160° C 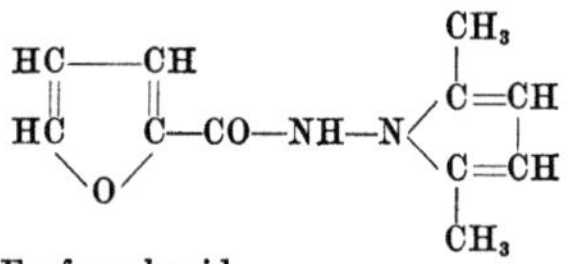	Ki, BCG	15,0	DTM 1000 DTh 450	11 137
824	Furfuroyl-azid 137,102 $C_5H_3O_2N_3$ 62—63° C 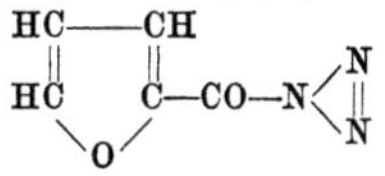				137

Nr.	Name, Molekulargewicht, Summenformel, Schmelzpunkt, Strukturformel	Medium, Stamm, Bebrütungsdauer	MHK µg/ml	In-vivo-Ergebnisse	Literatur
825	5-(Furyl-2')-1,3,4-oxadiazol-2(3H)-on 152,113 $C_6H_4O_3N_2$ 115—117° C 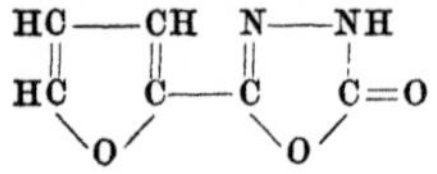				138
826	6-Nitro-2,3-diaza-diphenylenoxyd-1,4(2,3H)-dion 247,173 $C_{10}H_5O_5N_3$ 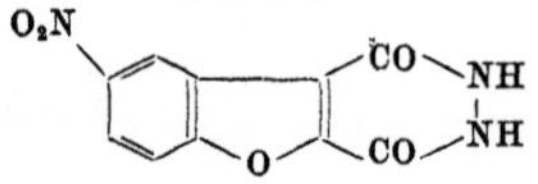				10
827	6-Amino-2,3-diaza-diphenylenoxyd-1,4(2,3H)-dion 217,189 $C_{10}H_7O_3N_3$ 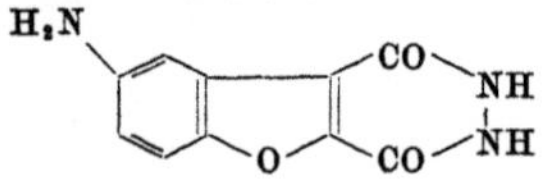				10
828	1-(Thenoyl-2'-amino)-2,5-dimethyl-pyrrol 220,298 $C_{11}H_{12}ON_2S$ 197—199° C 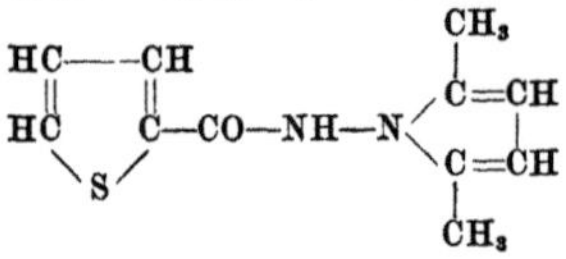	Ki, BCG	30—40	DTM 1000 DTh 200	11 137
829	5-(3'-Phenoxy-propyl)-4-(benzoyl-amino)-thenoyl-3-azid 406,471 $C_{21}H_{18}O_3N_4S$ 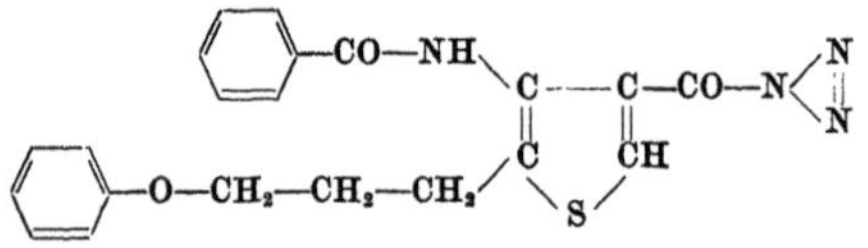	PB, H37Rv, 14d	>100		139
830	5-(Thienyl-2')-1,3,4-oxadiazol-2(3H)-on 168,179 $C_6H_4O_2N_2S$ 129—130° C 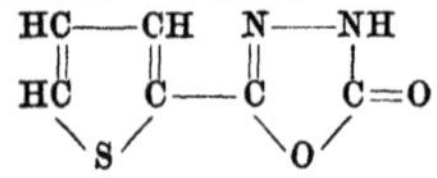				138
831	1-Benzoyl-amino-2,5-dimethyl-pyrrol 214,270 $C_{13}H_{14}ON_2$ 184—185° C 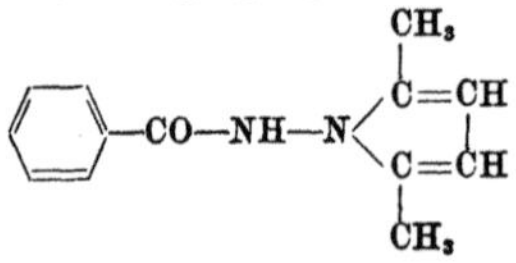				137
832	3-Benzoyl-1,3,4-oxadiazol-2(3H)-on 190,162 $C_9H_6O_3N_2$ 139° C 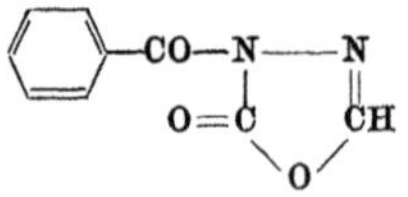				42

Nr.	Name, Molekulargewicht, Summenformel, Schmelzpunkt, Strukturformel	Medium, Stamm, Bebrütungsdauer	MHK µg/ml	In-vivo-Ergebnisse	Literatur
833	Di-(3-benzoyl-1,3,4-oxadiazol-2(3H)-on-yl-5)-methan 392,335 $C_{19}H_{12}O_6N_4$ 182° C (Zers.) 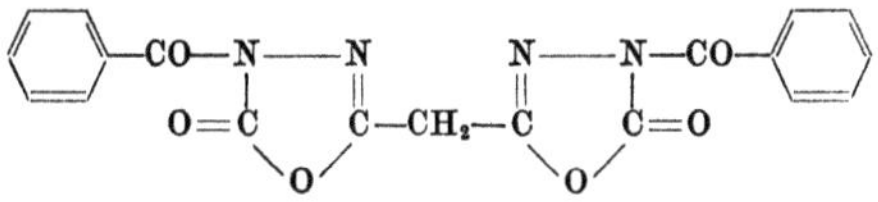				42
834	1,1-Di-(3′-benzoyl-1′,3′,4′-oxadiazol-2′(3′H)-on-yl-5′)-propan 420,389 $C_{21}H_{16}O_6N_4$ 139° C (Zers.) 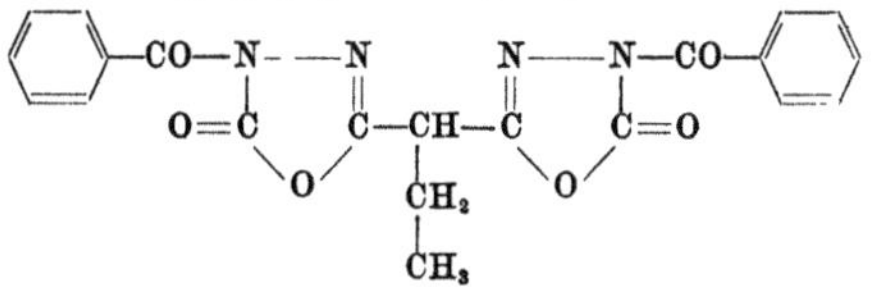				42
835	5-Phenyl-1,3,4-oxadiazol-2(3H)-on 162,151 $C_8H_6O_2N_2$ 138° C 138° C 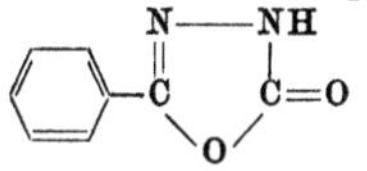				42 89 134
836	2-Mercapto-5-phenyl-1,3,4-oxadiazol 178,217 $C_8H_6ON_2S$ 221—222° C 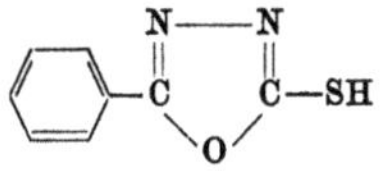	Ho4, Tbb	200	Ms: —	101
837	5-(2′-Oxy-phenyl)-1,3,4-oxadiazol-2(3H)-on 178,151 $C_8H_6O_3N_2$ 139° C 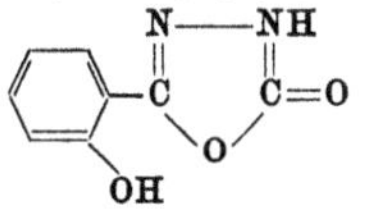				42
838	2-Amino-5-(4′-methoxy-phenyl)-1,3,4-oxadiazol 191,194 $C_9H_9O_2N_3$ 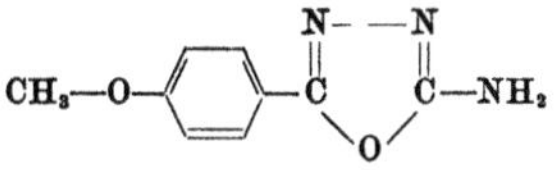				69
839	2,2′-Bis-[5-(1″-amino-anthrachinon-yl-2″)-1,3,4-oxadiazol] 580,525 $C_{32}H_{16}O_6N_6$ 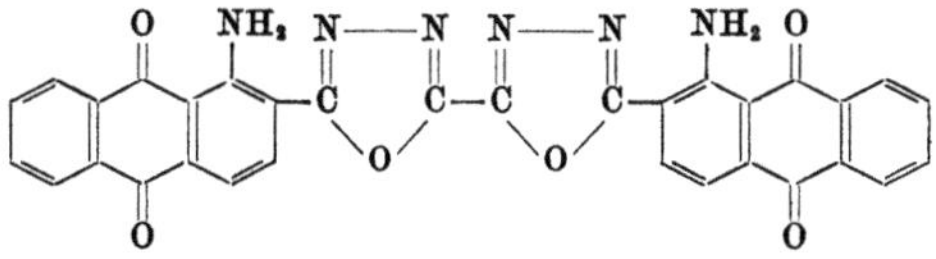				130 131 vgl. dort zahlreiche Derivate)
840	Di-(benzoyl-hydrazin)-diaquo-cuprum(II)-sulfat 467,950 $C_{14}H_{16}O_2N_4Cu \cdot H_2SO_4 \cdot 2\,H_2O$ 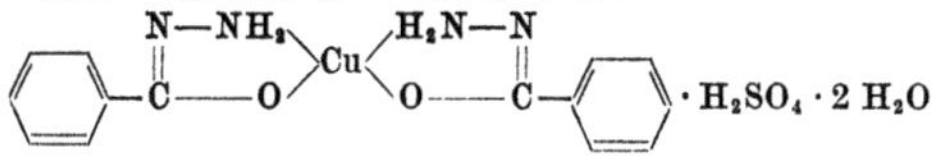				vgl. S. 219

Nr.	Name, Molekulargewicht, Summenformel, Schmelzpunkt, Strukturformel	Medium, Stamm, Bebrütungs-dauer	MHK µg/ml	In-vivo-Ergebnisse	Lite-ratur
841	Indazol-3(2H)-on 134,140 $C_7H_6ON_2$ 242° C 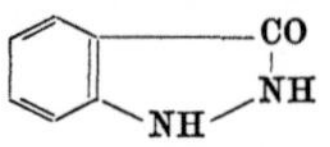	Ho4, Tbb	>200		101
842	cycl. 2-Sulfonyl-benzoyl-monohydrazin 198,206 $C_7H_6O_3N_2S$ 210° C 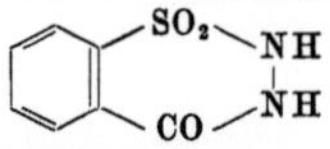	Ho4, Tbb	>200		101
843	Phthalaz-1(2H)-on 146,151 $C_8H_6ON_2$ 182° C 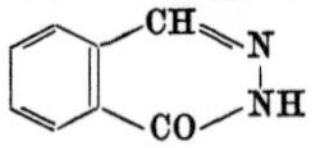	Ho4, Tbb	10	Ms: ±	101
844	4-Hydrazino-2-phenyl-phthalaz-1(2H)-on 252,280 $C_{14}H_{12}ON_4$ 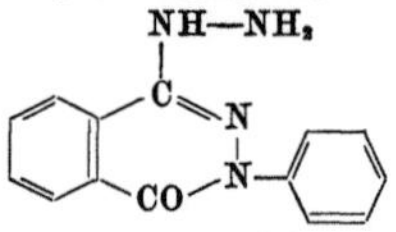	H37Rv	15,6—31,3		6
845	4-[4'-(Äthyl-sulfonyl)-benzal-hydrazono]-2-phenyl-phthalaz-1(2H)-on 432,509 $C_{23}H_{20}O_3N_4S$ 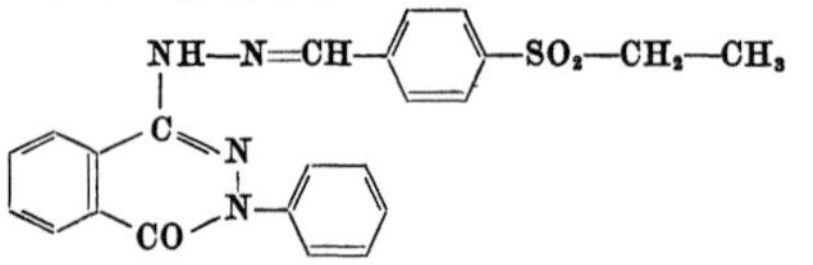	H37Rv	0,49—0,98		6
846	4-(4'-Acetamino-benzal-hydrazono)-2-phenyl-phthalaz-1(2H)-on 397,443 $C_{23}H_{19}O_2N_5$ 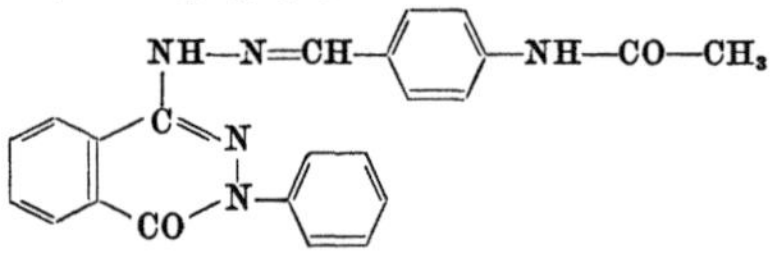	H37Rv	0,49—0,98		6
847	4-Methyl-phthalaz-1(2H)-on 160,178 $C_9H_8ON_2$ 223° C 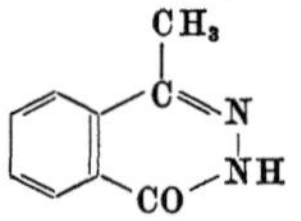	Ho4, Tbb	>100	Ms: —	101
848	4-Phenyl-phthalaz-1(2H)-on 222,249 $C_{14}H_{10}ON_2$ 237° C 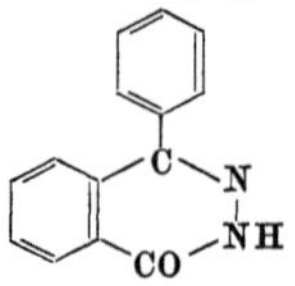	Ho4, Tbb Ho4 + PABA, Tbb	>10 20	Ms: —	23 101

Nr.	Name, Molekulargewicht, Summenformel, Schmelzpunkt, Strukturformel	Medium, Stamm, Bebrütungsdauer	MHK μg/ml	In-vivo-Ergebnisse	Literatur
849	5-Dodecoxy-2-phenyl-phthalaz-1(2H)-on 406,573 $C_{26}H_{34}O_2N_2$ 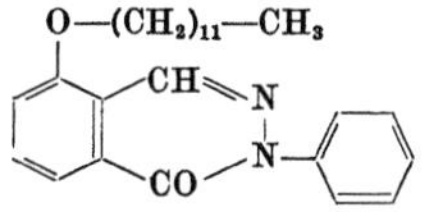			Ms: ±	111
850	Phthalazin-1,4(2,3H)-dion 162,151 $C_8H_6O_2N_2$ 340° C $>$ 340° C 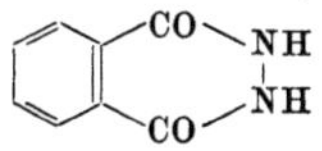	 Ho4, Tbb H37Rv	 200 ±	 + + Ms: — Ms: ± ±	10 22 58 75 101 111 125
851	Phthalazin-1,4-diol 162,151 $C_8H_6O_2N_2$ 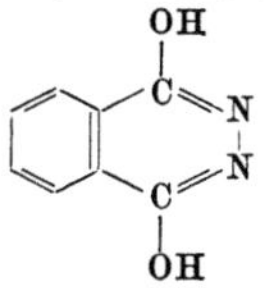	 PB, H37Rv, 14d	 >100		75 111 139
852	4-(Benzyl-oxy)-phthalaz-1(2H)-on 252,276 $C_{15}H_{12}O_2N_2$ 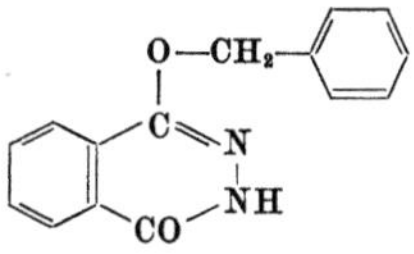				10
853	4-(Benzyl-oxy)-phthalazin-1-ol 252,276 $C_{15}H_{12}O_2N_2$ 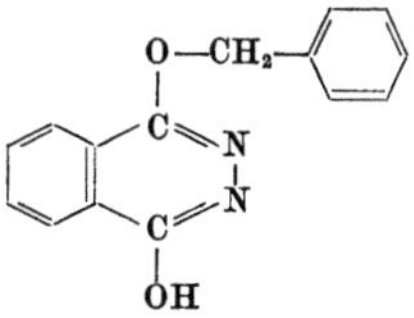				10
854	4-Oxy-2-methyl-phthalaz-1(2H)-on 176,178 $C_9H_8O_2N_2$ 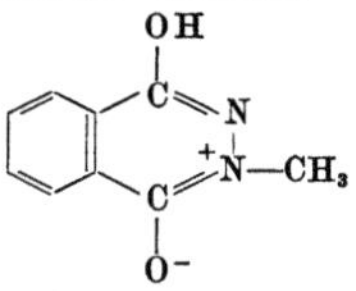	PB, H37Rv, 14d	>100		139
855	2-(Äthoxy-carboxy-methyl)-phthalazin-1,4(2,3H)-dion 248,243 $C_{12}H_{12}O_4N_2$ 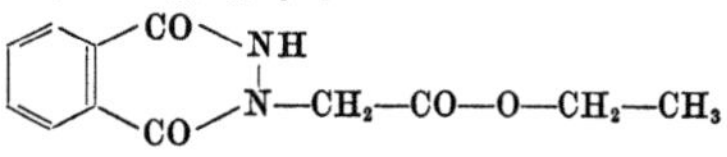				10
856	2-Dodecyl-phthalazin-1,4(2,3H)-dion 330,475 $C_{20}H_{30}O_2N_2$ 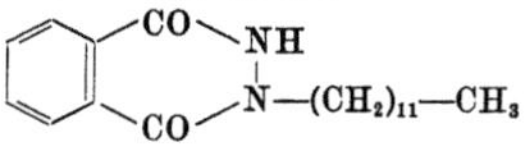			Ms: ±	111

Nr.	Name, Molekulargewicht, Summenformel, Schmelzpunkt, Strukturformel	Medium, Stamm, Bebrütungsdauer	MHK µg/ml	In-vivo-Ergebnisse	Literatur
857	2-Phenyl-phthalazin-1,4(2,3H)-dion 238,249 $C_{14}H_{10}O_2N_2$ 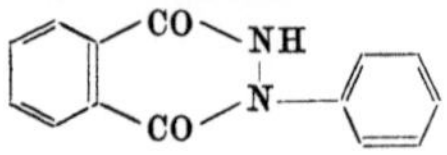	H37Rv Ho4, Tbb	0,12—0,24 >200	Ms: + Ms: — Ms: ±	6 101 111
858	2-(4′-Nitro-phenyl)-phthalazin-1,4(2,3H)-dion 283,249 $C_{14}H_9O_4N_3$ 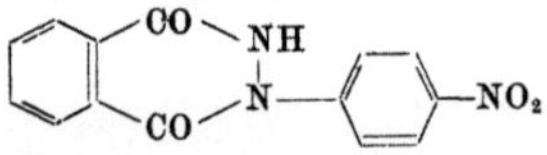	H37Rv	0,12—0,24		6
859	2-(4′-Oxy-phenyl)-phthalazin-1,4(2,3H)-dion 254,249 $C_{14}H_{10}O_3N_2$ 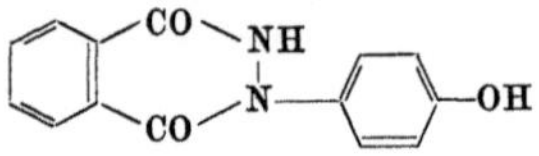	H37Rv	3,9—7,8		6
860	2-(4′-Methoxy-phenyl)-phthalazin-1,4(2,3H)-dion 268,276 $C_{15}H_{12}O_3N_2$ 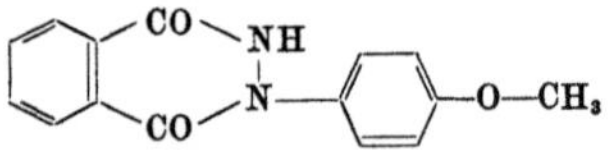	H37Rv	7,8—15,6		6
861	2-(4′-Amino-phenyl)-phthalazin-1,4(2,3H)-dion 253,265 $C_{14}H_{11}O_2N_3$ 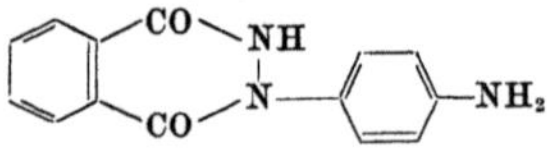	H37Rv	3,9—7,8		6
862	2-(4′-Cyano-phenyl)-phthalazin-1,4(2,3H)-dion 263,260 $C_{15}H_9O_2N_3$ 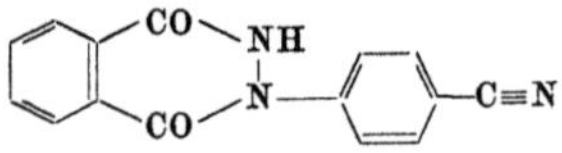	H37Rv	7,8—15,6		6
863	2-(Heptoxy-carboxy)-phthalazin-1,4(2,3H)-dion 304,351 $C_{16}H_{20}O_4N_2$ 88—90° C 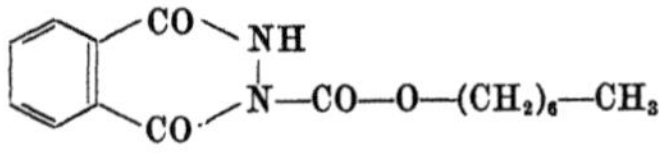	Ho4, Tbb	>200		101
864	4-Dodecoxy-2-dodecyl-phthalaz-1(2H)-on 498,799 $C_{32}H_{54}O_2N_2$ 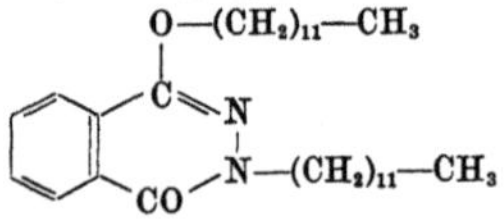			Ms: ±	111
865	4-Äthoxy-2-phenyl-phthalaz-1(2H)-on 266,303 $C_{16}H_{14}O_2N_2$ 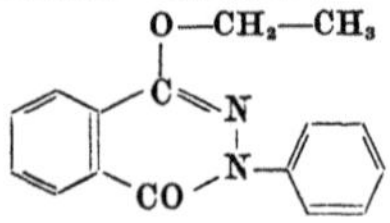	H37Rv	15,6—31,3		6

Nr.	Name, Molekulargewicht, Summenformel, Schmelzpunkt, Strukturformel	Medium, Stamm, Bebrütungsdauer	MHK µg/ml	In-vivo-Ergebnisse	Literatur
866	4-(2'-(Diäthyl-amino)-äthoxy)-2-phenyl-phthalaz-1(2H)-on-hydrochlorid 373,892 $C_{20}H_{23}O_2N_3 \cdot HCl$ 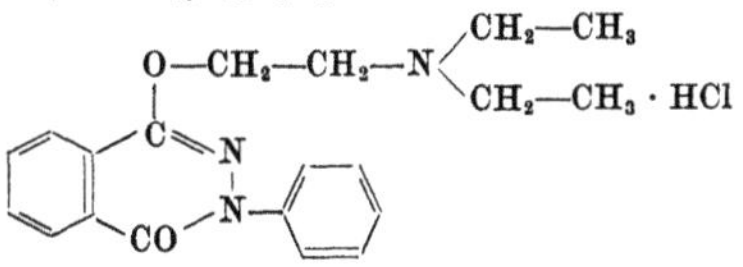	H37Rv	7,8—15,6		6
867	4-(3'-Methyl-butoxy)-2-phenyl-phthalaz-1(2H)-on 308,384 $C_{19}H_{20}O_2N_2$ 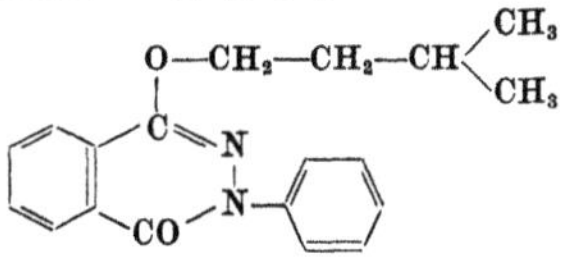	H37Rv Tbb	15,6—31,3 +	Ms: ±	6 21 111
868	4-(cis-Octadecen-(9)-oxy)-2-phenyl-phthalaz-1(2H)-on 488,719 $C_{32}H_{44}O_2N_2$ 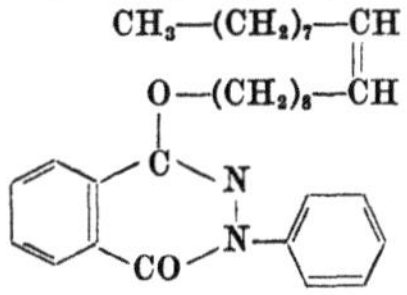			Ms: ±	111
869	4-(Benzyl-oxy)-2-benzyl-phthalaz-1(2H)-on 342,401 $C_{22}H_{18}O_2N_2$ 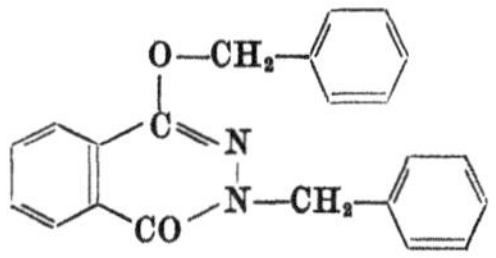			Ms: ±	111
870	4,4'-Di-(2-phenyl-phthalaz-1(2H)-on-yl)-sulfid 474,548 $C_{28}H_{18}O_2N_4S$ 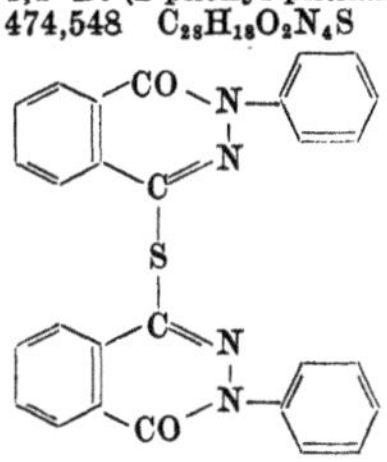	H37Rv	0,49—0,98		6
871	5-Chlor-phthalazin-1,4(2,3H)-dion 196,600 $C_8H_5O_2N_2Cl$ 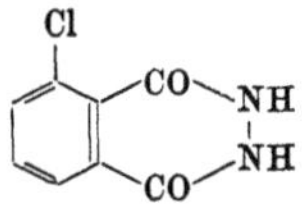				10
872	6-Jod-phthalazin-1,4(2,3H)-dion 288,053 $C_8H_5O_2N_2J$ 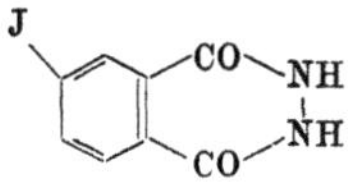				10

Nr.	Name, Molekulargewicht, Summenformel, Schmelzpunkt, Strukturformel	Medium, Stamm, Bebrütungsdauer	MHK µg/ml	In-vivo-Ergebnisse	Literatur
873	5-Nitro-phthalazin-1,4(2,3H)-dion 207,151 $C_8H_5O_4N_3$ 320° C 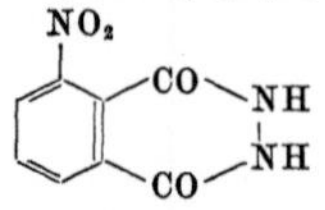	Ho4, Tbb	>200		10 101
874	6-Nitro-phthalazin-1,4(2,3H)-dion 207,151 $C_8H_5O_4N_3$ 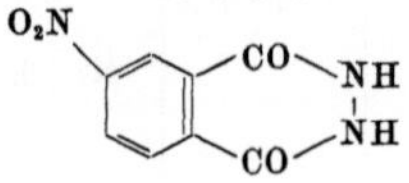				10
875	5-Nitro-2-methyl-phthalazin-1,4(2,3H)-dion 221,178 $C_9H_7O_4N_3$ 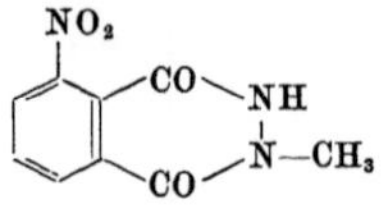				10
876	6-Nitro-2-methyl-phthalazin-1,4(2,3H)-dion 221,178 $C_9H_7O_4N_3$ 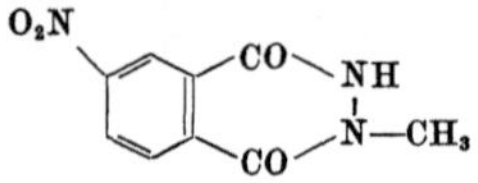				10
877	8-Nitro-2-methyl-phthalazin-1,4(2,3H)-dion 221,178 $C_9H_7O_4N_3$ 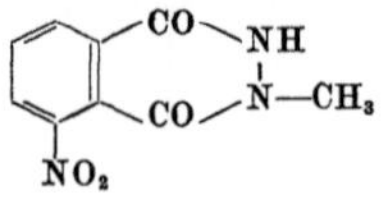				10
878	5-Nitro-2-phenyl-phthalazin-1,4(2,3H)-dion 283,249 $C_{14}H_9O_4N_3$ 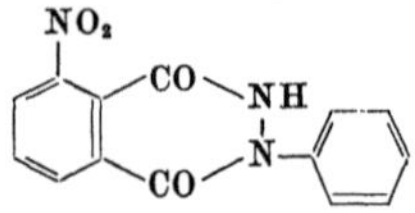				10
879	8-Nitro-2-phenyl-phthalazin-1,4(2,3H)-dion 283,249 $C_{14}H_9O_4N_3$ 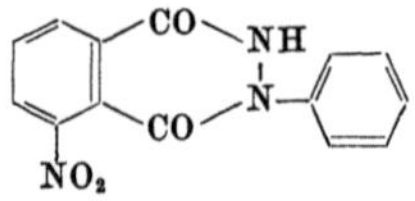				10
880	5-Nitro-1,4-dimethoxy-phthalazin 235,205 $C_{10}H_9O_4N_3$ 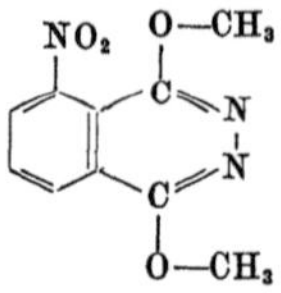				10

Nr.	Name, Molekulargewicht, Strukturformel, Schmelzpunkt, Strukturformel	Medium, Stamm, Bebrütungsdauer	MHK µg/ml	In-vivo-Ergebnisse	Literatur
881	5-Nitro-4-methoxy-2-methyl-phthalaz-1(2H)-on 235,205 $C_{10}H_9O_4N_3$ 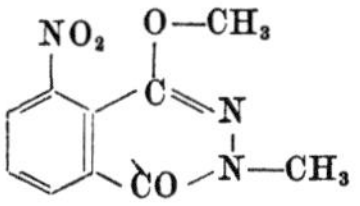				10
882	8-Nitro-4-methoxy-2-methyl-phthalaz-1(2H)-on 235,205 $C_{10}H_9O_4N_3$ 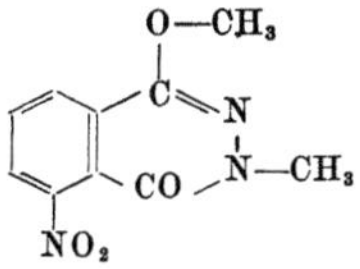				10
883	5-Nitro-2,3-dimethyl-phthalazin-1,4(2,3H)-dion 235,205 $C_{10}H_9O_4N_3$ 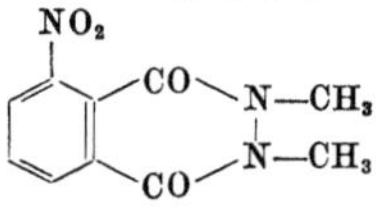				10
884	6-Nitro-2,3-dimethyl-phthalazin-1,4(2,3H)-dion 235,205 $C_{10}H_9O_4N_3$ 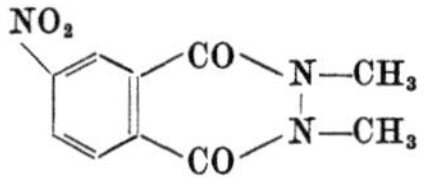				10
885	5-Oxy-phthalazin-1,4(2,3H)-dion 178,151 $C_8H_6O_3N_2$ 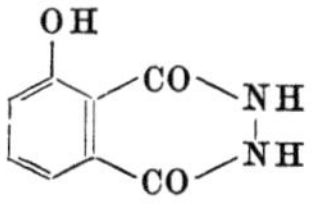				10
886	6-Oxy-phthalazin-1,4(2,3H)-dion 178,151 $C_8H_6O_3N_2$ 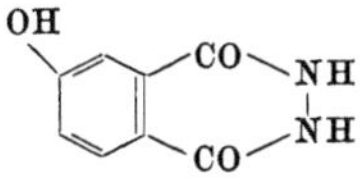				10
887	Hydrazonium-(phthalazin-1,4(2,3H)-dion-5-sulfonat) 274,264 $C_8H_{10}O_5N_4S$ 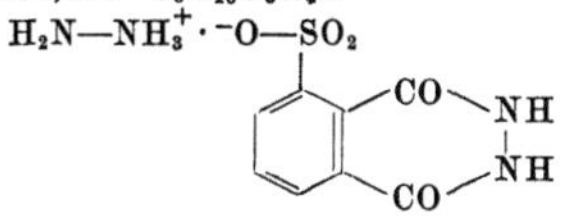				10
888	5-Amino-phthalazin-1,4(2,3H)-dion (Luminol) 177,167 $C_8H_7O_2N_3$ $>330^0$ C 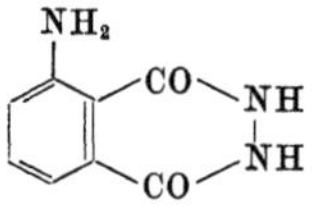	Ho4, Tbb	>200		9 10 77 78 84 101

Nr.	Name, Molekulargewicht, Summenformel, Schmelzpunkt, Strukturformel	Medium, Stamm, Bebrütungsdauer	MHK μg/ml	In-vivo-Ergebnisse	Literatur
889	Mononatrium-5-amino-phthalazin-1,4-diol 199,150 $C_8H_6O_2N_3Na$ 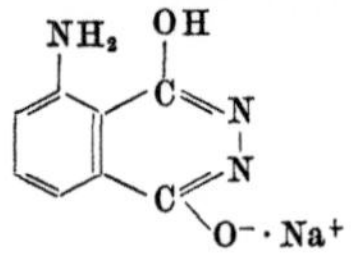	PB, H37Rv, 14d PB + 10% S, H37Rv, 14d	>100 >100		139
890	6-Amino-phthalazin-1,4(2,3H)-dion 177,167 $C_8H_7O_2N_3$ 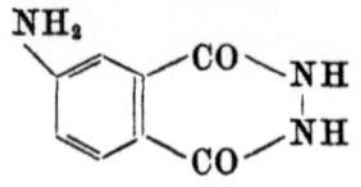				10
891	6-Amino-phthalazin-1,4-diol-monohydrat 195,183 $C_8H_7O_2N_3 \cdot H_2O$ 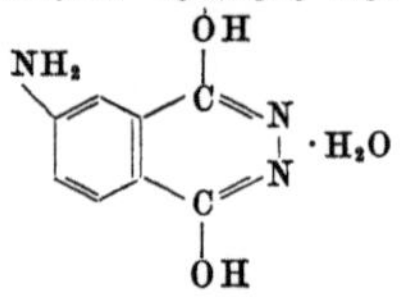	PB, H37Rv, 14d PB + 10% S, H37Rv, 14d	>100 >100		139
892	5-Amino-2-methyl-phthalazin-1,4(2,3H)-dion 191,194 $C_9H_9O_2N_3$ 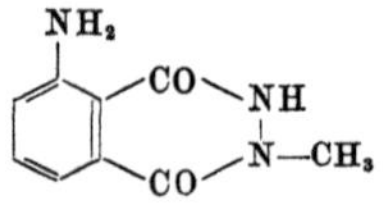				10
893	6-Amino-2-methyl-phthalazin-1,4(2,3H)-dion 191,194 $C_9H_9O_2N_3$ 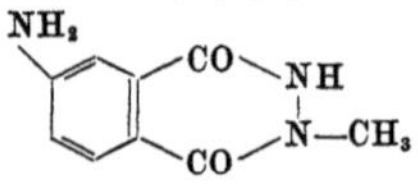				10
894	7-Amino-2-methyl-phthalazin-1,4(2,3H)-dion 191,194 $C_9H_9O_2N_3$ 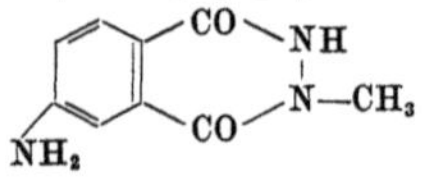				10
895	8-Amino-2-methyl-phthalazin-1,4(2,3H)-dion 191,194 $C_9H_9O_2N_3$ 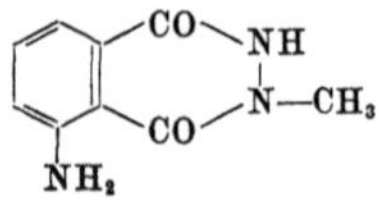				10
896	5-Amino-2,3-dimethyl-phthalazin-1,4(2,3H)-dion 205,221 $C_{10}H_{11}O_2N_3$ 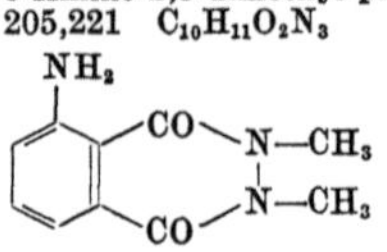				10

Nr.	Name, Molekulargewicht, Summenformel, Schmelzpunkt, Strukturformel	Medium, Stamm, Bebrütungsdauer	MHK µg/ml	In-vivo-Ergebnisse	Literatur
897	6-Amino-2,3-dimethyl-phthalazin-1,4(2,3H)-dion 205,221 $C_{10}H_{11}O_2N_3$ 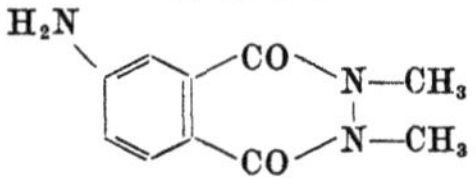				10
898	5-Amino-2-phenyl-phthalazin-1,4(2,3H)-dion 253,265 $C_{14}H_{11}O_2N_3$ 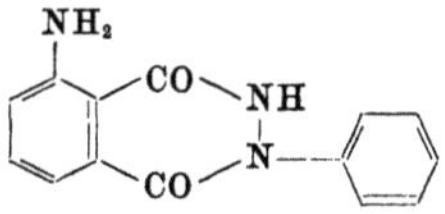				10
899	8-Amino-2-phenyl-phthalazin-1,4(2,3H)-dion 253,265 $C_{14}H_{11}O_2N_3$ 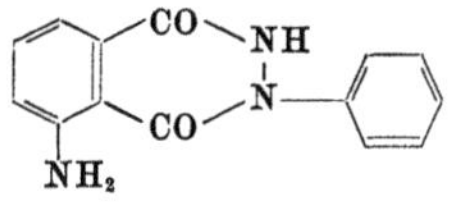				10
900	5-Hydroxylamino-phthalazin-1,4(2,3H)-dion 193,167 $C_8H_7O_3N_3$ 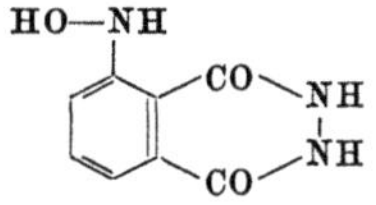				10
901	5-(Natrium-sulfonat-amino)-phthalazin-1,4(2,3H)-dion 279,216 $C_8H_6O_5N_3SNa$ 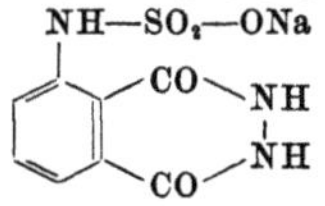				10
902	5-Hydrazino-phthalazin-1,4(2,3)-dion 192,182 $C_8H_8O_2N_4$ 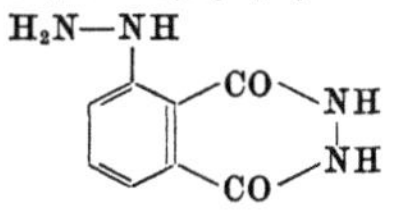				10
903	Naphthyl-(2′-azo-5)-phthalazin-1,4(2,3H)-dion 316,324 $C_{18}H_{12}O_2N_4$ 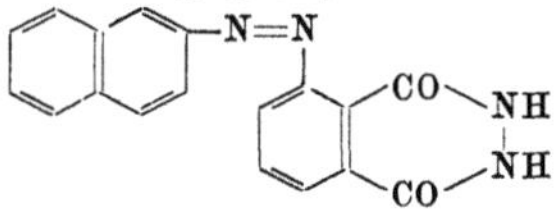				10
904	5-(Methyl-amino)-phthalazin-1,4(2,3H)-dion 191,194 $C_9H_9O_2N_3$ 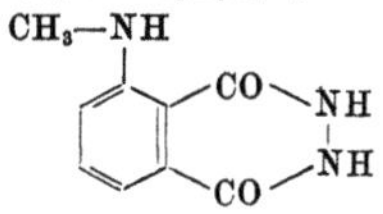				10

Nr.	Name, Molekulargewicht, Strukturformel, Schmelzpunkt, Strukturformel	Medium, Stamm, Bebrütungs-dauer	MHK µg/ml	In-vivo-Ergebnisse	Literatur
905	5-(Methyl-amino)-2-methyl-phthalazin-1,4(2,3H)-dion 205,221 $C_{10}H_{11}O_2N_3$ 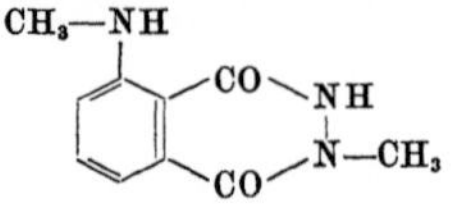				10
906	5-Anilino-phthalazin-1,4(2,3H)-dion 253,265 $C_{14}H_{11}O_2N_3$ 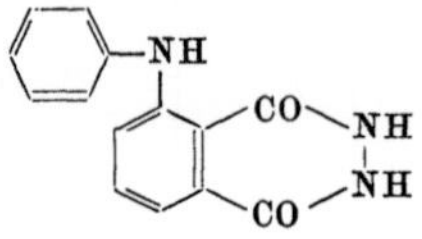				10
907	5-(Benzyl-amino)-phthalazin-1,4(2,3H)-dion 267,292 $C_{15}H_{13}O_2N_3$ 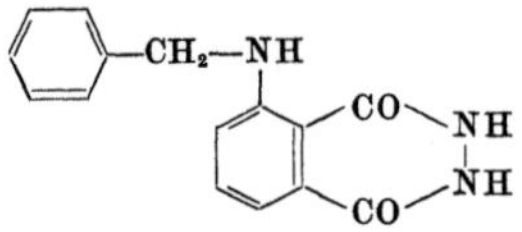				10
908	5-(N'-Acetyl-ureïdo)-phthalazin-1,4(2,3H)-dion 262,231 $C_{11}H_{10}O_4N_4$ 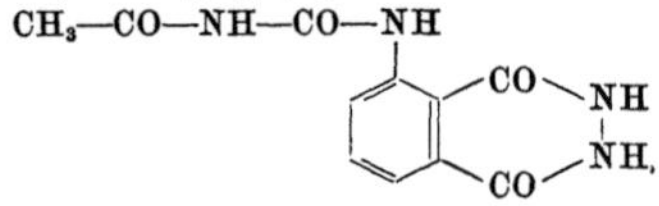				10
909	5-Acetamino-phthalazin-1,4(2,3H)-dion 219,205 $C_{10}H_9O_3N_3$ 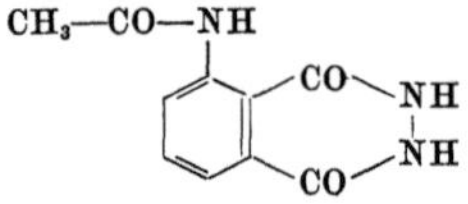				10
910	6-Acetamino-phthalazin-1,4(2,3H)-dion 219,205 $C_{10}H_9O_3N_3$ 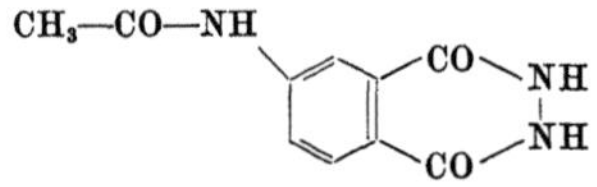				10
911	5-(Benzoyl-amino)-phthalaz-1,4(2,3H)-dion 281,276 $C_{15}H_{11}O_3N_3$ 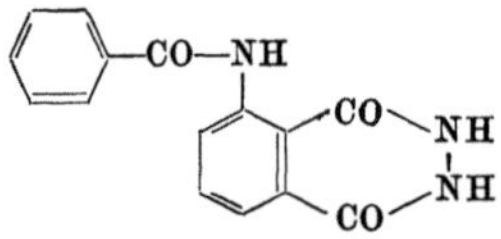				10
912	5,6-Dichlor-phthalaz-1,4(2,3H)-dion 231,049 $C_8H_4O_2N_2Cl_2$ 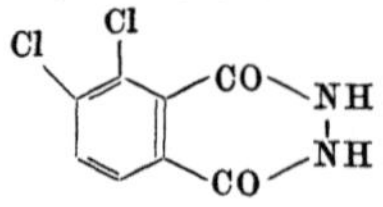				10

Nr.	Name, Molekulargewicht, Summenformel, Schmelzpunkt, Strukturformel	Medium, Stamm, Bebrütungsdauer	MHK µg/ml	In-vivo-Ergebnisse	Literatur
913	5,8-Dichlor-phthalazin-1,4(2,3H)-dion 231,049 $C_8H_4O_2N_2Cl_2$ 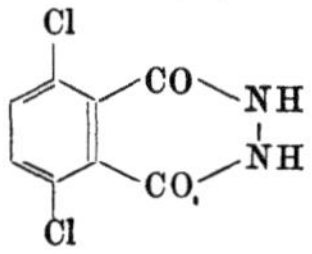				10
914	6,7-Dichlor-phthalazin-1,4(2,3H)-dion 231,049 $C_8H_4O_2N_2Cl_2$ 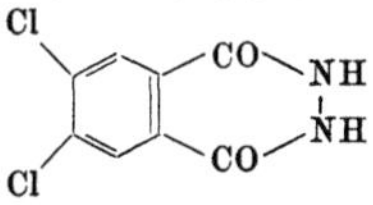				10
915	5,6-Dibrom-phthalazin-1,4(2,3H)-dion 319,967 $C_8H_4O_2N_2Br_2$ 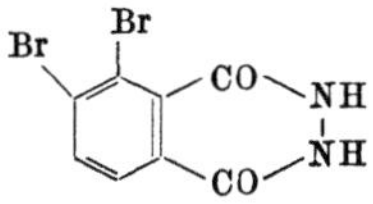				10
916	5,6-Dioxy-phthalazin-1,4(2,3H)-dion 194,151 $C_8H_6O_4N_2$ 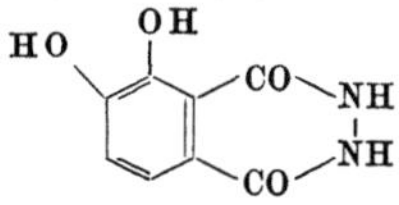				10
917	5,8-Diamino-phthalazin-1,4(2,3H)-dion 192,182 $C_8H_8O_2N_4$ 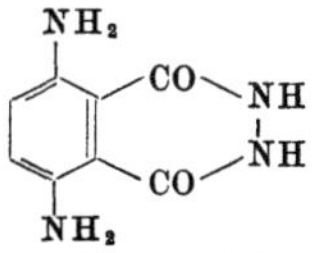				10
918	6,7-Diamino-phthalazin-1,4(2,3H)-dion 192,182 $C_8H_8O_2N_4$ 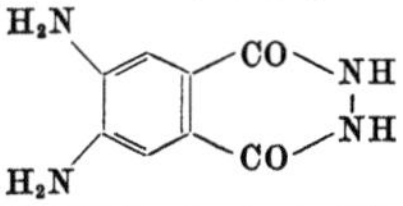				10
919	5,8-Di-(acetamino)-phthalazin-1,4(2,3H)-dion 276,258 $C_{12}H_{12}O_4N_4$ 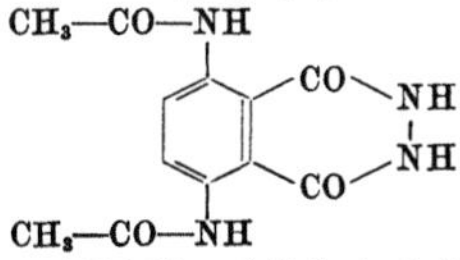				10
920	5,6,8-Trichlor-phthalazin-1,4(2,3H)-dion 265,498 $C_8H_3O_2N_2Cl_3$ 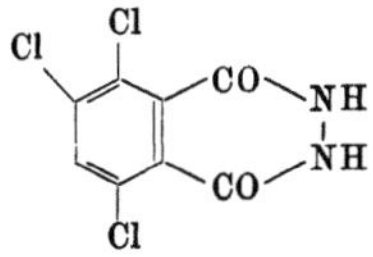				10

Nr.	Name, Molekulargewicht, Summenformel, Schmelzpunkt, Strukturformel	Medium, Stamm, Bebrütungsdauer	MHK μg/ml	In-vivo-Ergebnisse	Literatur
921	5,6,7,8-Tetrachlor-phthalazin-1,4(2,3H)-dion 299,947 $C_8H_2O_2N_2Cl_4$ 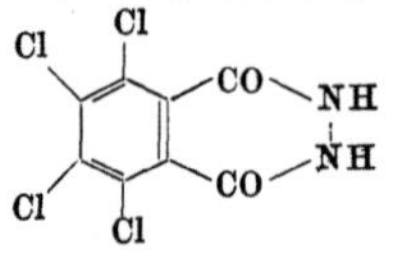				10
922	cycl. S,N'-Methylen-(thiosalicyloyl-hydrazin) 180,233 $C_8H_8ON_2S$ 204—206° C 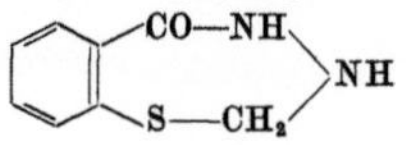				76
923	cycl. N,N'-Homophthaloyl-monohydrazin 176,178 $C_9H_8O_2N_2$ 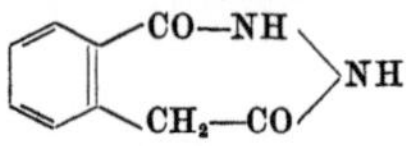				10
924	4-Phenyl-pyrazol-5(4H)-on 160,178 $C_9H_8ON_2$ 226° C 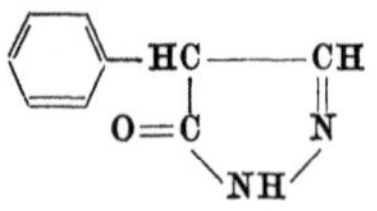	Ho4, Tbb	100	Ms: —	101
925	cycl. (N',β)-(4-Nitro-hydrocinnamoyl)-hydrazin 207,194 $C_9H_9O_3N_3$ 126,5° C (Zers.) 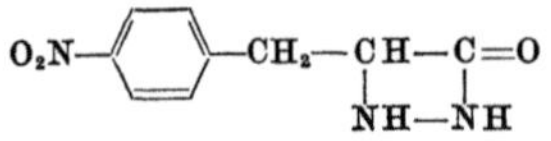	Du, DS, 14d	>10		56
926	3-Phenyl-pyrazol-5(4H)-on 160,178 $C_9H_8ON_2$ 236° C 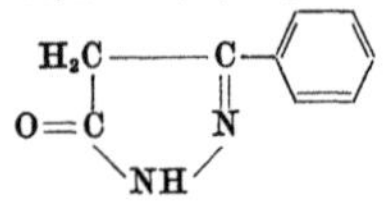	Ho4, Tbb	>20	Ms: —	101
927	4-(1'-Methyl-äthyl)-3-phenyl-pyrazol-5(4H)-on 202,259 $C_{12}H_{14}ON_2$ 182—183° C 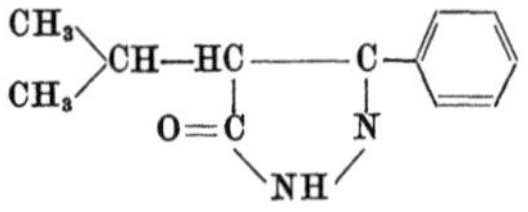	H37Rv	—	—	125
928	3-Phenyl-4,5-dihydro-pyridazin-6(1H)-on 174,205 $C_{10}H_{10}ON_2$ 151° C 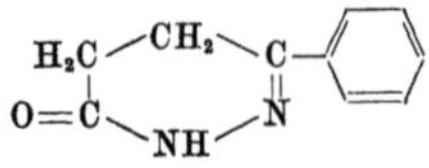	Ho4, Tbb	>20	Ms: —	101
929	3-(p-Biphenylyl)-4,5-dihydro-pyridazin-6(1H)-on 250,303 $C_{16}H_{14}ON_2$ 248° C 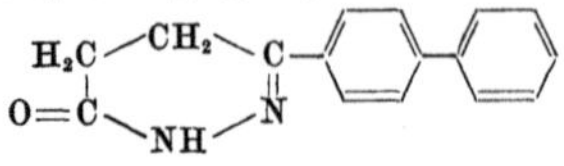	Ho4, Tbb	>100	Ms: —	101

Nr.	Name, Molekulargewicht, Summenformel, Schmelzpunkt, Strukturformel	Medium, Stamm, Bebrütungs-dauer	MHK µg/ml	In-vivo-Ergebnisse	Lite-ratur
930	cycl. N,N'-Naphthaloyl-monohydrazin 212,211 $C_{12}H_8O_2N_2$ 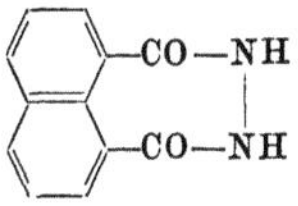				10
931	cycl. N,N'-(4-Nitro-naphthaloyl)-monohydrazin 257,211 $C_{12}H_7O_4N_3$ 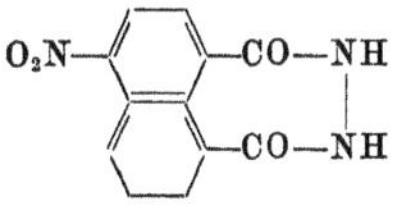				10
932	2,3-Diaza-tetracen-1,4,9,10(2,3H)-tetraon 292,255 $C_{16}H_8O_4N_2$ 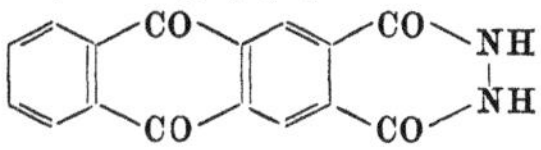				10
933	2,3,6,7-Tetraaza-anthracen-1,4,5,8(2,3,6,7H)-tetraon 246,188 $C_{10}H_6O_4N_4$ 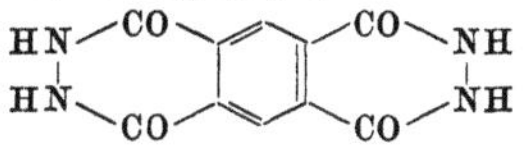				10
934	9,10-Diamino-2,3,6,7-tetraaza-anthracen-1,4,5,8(2,3,6,7H)-tetraon 276,219 $C_{10}H_8O_4N_6$ 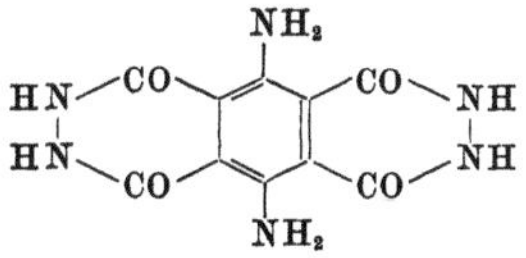				10
935	N,N-Phthaloyl-N'-phenyl-hydrazin 238,249 $C_{14}H_{10}O_2N_2$ 179—181° C 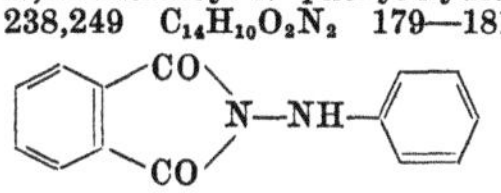	Ho4, Tbb	>200		101
936	N,N-Homophthaloyl-monohydrazin 176,178 $C_9H_8O_2N_2$ 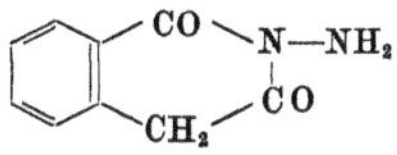				10
937	N-(1,2-Chromen-2-on)-N'-phenyl-hydrazon 236,276 $C_{15}H_{12}ON_2$ 145° C 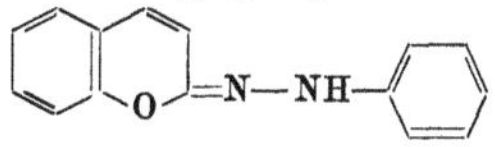	Ho4, Tbb	>200	Ms: —	101
938	Carbaminyl-azid 86,057 CH_2ON_4 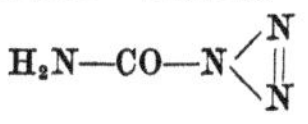	PB, H37Rv, 14d PB + 10% S, H37Rv, 14d	50 >100		139

Nr.	Name, Molekulargewicht, Summenformel, Schmelzpunkt, Strukturformel	Medium, Stamm, Bebrütungsdauer	MHK µg/ml	In-vivo-Ergebnisse	Literatur
939	5-Methyl-3-acetyl-1,3,4-oxadiazol-2(3H)-on 142,118 $C_5H_6O_3N_2$ 178° C 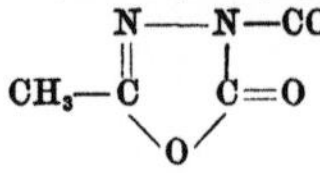				89
940	1,3,4-Oxadiazol-2(3H)-on 86,053 $C_2H_2O_2N_2$ 120° C (Kp. 131° C) 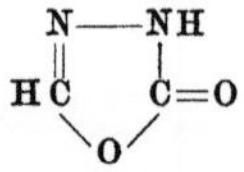				42 89
941	5-Methyl-1,3,4-oxadiazol-2(3H)-on 100,080 $C_3H_4O_2N_2$ 112° C (Kp. 134° C) 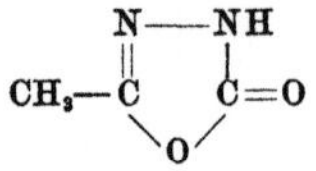				42 89
942	5-Äthyl-1,3,4-oxadiazol-2(3H)-on 114,107 $C_4H_6O_2N_2$ (Öl; Kp. 137° C) 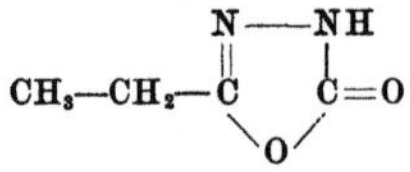				42 89
943	5-Propyl-1,3,4-oxadiazol-2(3H)-on 128,134 $C_5H_8O_2N_2$ (Öl; Kp. 147° C) 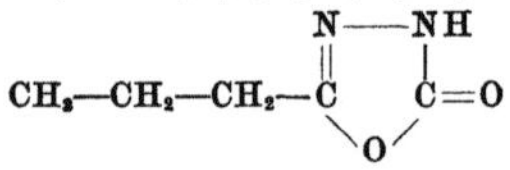				42
944	5,5'-Bis-(1,3,4-oxadiazol-2(3H)-on) 170,090 $C_4H_2O_4N_4$ 298° C 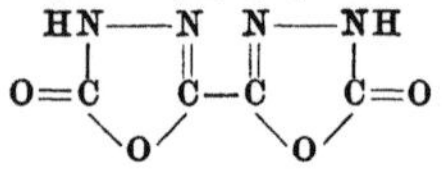				89
945	Di-(1,3,4-oxadiazol-2(3H)-on-yl-5)-methan 184,117 $C_5H_4O_4N_4$ 195° C 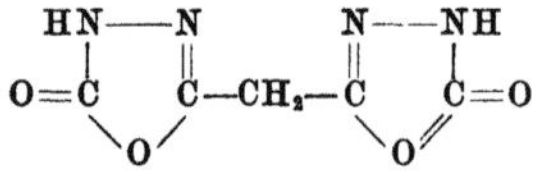				42 89
946	1,2-Di-(1',3',4'-oxadiazol-2'(3'H)-on-yl-5')-äthan 198,144 $C_6H_6O_4N_4$ 226° C 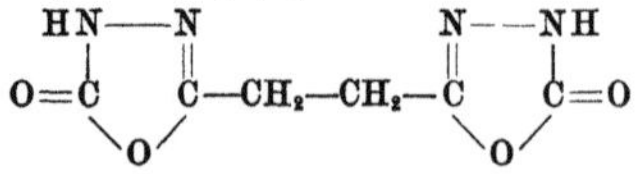				89
947	1,1-Di-(1',3',4'-oxadiazol-2'(3'H)-on-yl-5')-propan 212,171 $C_7H_8O_4N_4$ 143° C 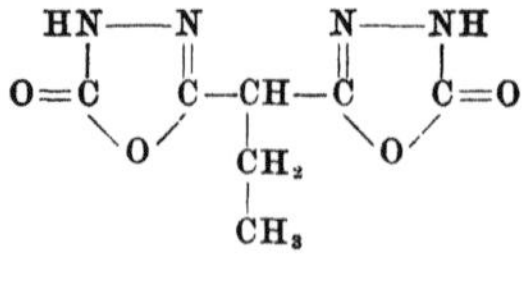				42

Nr.	Name, Molekulargewicht, Summenformel, Schmelzpunkt, Strukturformel	Medium, Stamm, Bebrütungsdauer	MHK μg/ml	In-vivo-Ergebnisse	Literatur
948	1,1-Di-(1′,3′,4′-oxadiazol-2′(3′H)-on-yl-5′)-butan 226,198 $C_8H_{10}O_4N_4$ 127° C 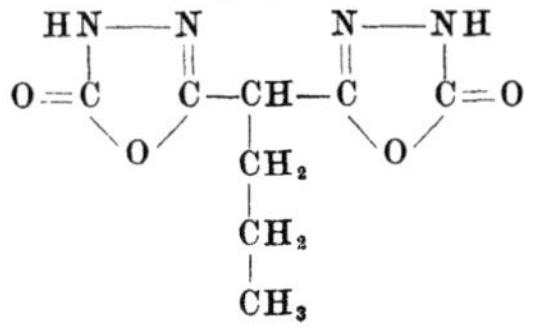				42
949	1,4-Di-(1′,3′,4′-oxadiazol-2′(3′H)-on-yl-5′)-butan 226,198 $C_8H_{10}O_4N_4$ 173° C 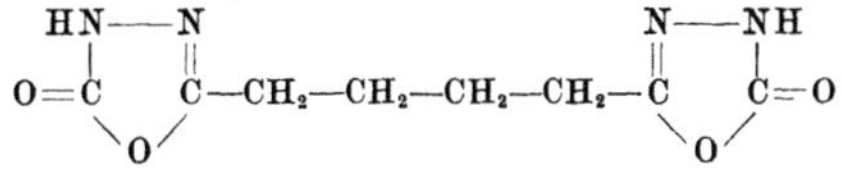				42
950	5-(4′-Sulfanil-amino)-2-methyl-oxadiazol 254,275 $C_9H_{10}O_3N_4S$ 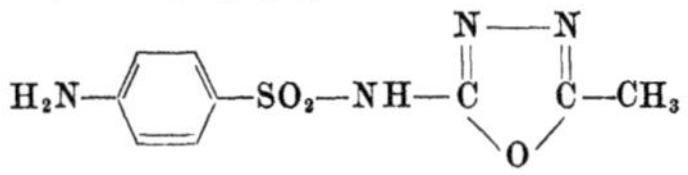	Tbb Lo, Tbb, 14d Lo + 10% S, Tbb, 14d	+ 20—100 100	Mee: ±	19 32
		(Zahlreiche weniger wirksame Derivate s. 19)			
951	cycl. N,N′-Oxaloyl-monohydrazin 86,053 $C_2H_2O_2N_2$ 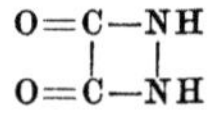				10
952	3-Methyl-pyrazol-5(4H)-on 98,107 $C_4H_6ON_2$ 217° C 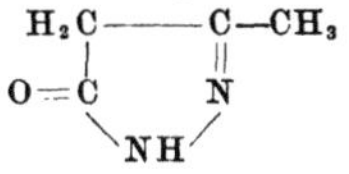	Ho4, Tbb PB, H37Rv, 14d PB + 10% S, H37Rv, 14d	100 >100 >100	Ms: —	101 139
953	3-Methyl-4-(dimethyl-methen)-pyrazol-5(4H)-on 138,173 $C_7H_{10}ON_2$ 224° C 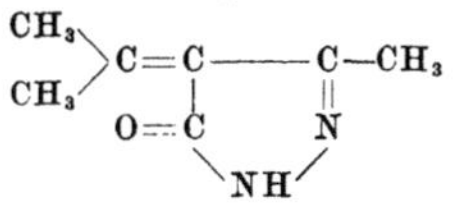	Ho4, Tbb	>20	Ms: —	101
954	3-Methyl-1-phenyl-pyrazol-5(4H)-on 174,205 $C_{10}H_{10}ON_2$ 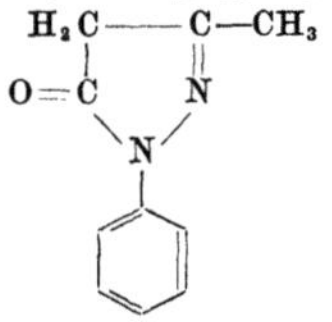	PB, H37Rv, 14d PB + 10% S, H37Rv	12,5 >100		55 139
955	x-Methyl-y-phenyl-pyrazol-5(4H)-on 174,205 $C_{10}H_{10}ON_2$ 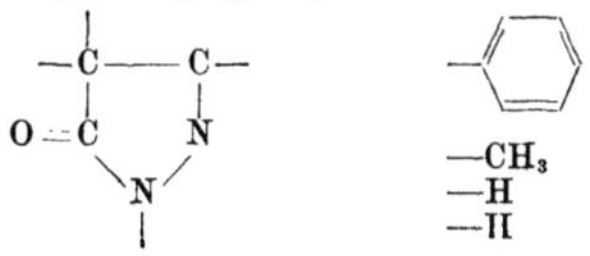	PB, H37Rv, 14d PB + 10% S, H37Rv, 14d	1,56 >100		139

Nr.	Name, Molekulargewicht, Summenformel, Schmelzpunkt, Strukturformel	Medium, Stamm, Bebrütungsdauer	MHK µg/ml	In-vivo-Ergebnisse	Literatur
956	3-Methyl-1-(2'-tolyl)-pyrazol-5(4H)-on 188,232 $C_{11}H_{12}ON_2$ 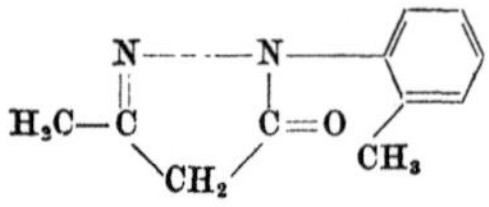	PB, H37Rv, 14d PB + 10% S, H37Rv, 14d	>100 >100		139
957	3-Methyl-1-(3'-tolyl)-pyrazol-5(4H)-on 188,232 $C_{11}H_{12}ON_2$ 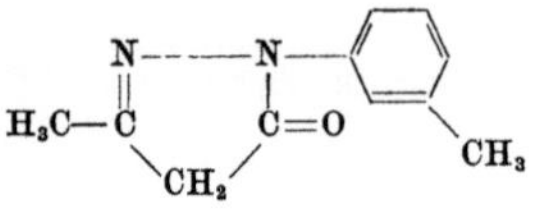	PB, H37Rv, 14d PB + 10% S, H37Rv, 14d	6,25 >100		139
958	3-Methyl-1-(4'-tolyl)-pyrazol-5(4H)-on 188,232 $C_{11}H_{12}ON_2$ 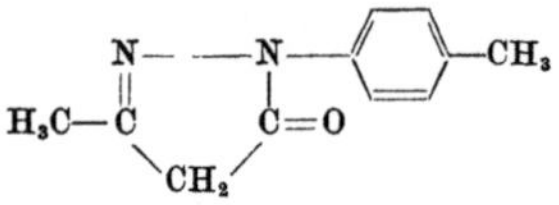	PB, H37Rv, 14d PB + 10% S, H37Rv, 14d	3,12 >100		139
959	3-Methyl-1-phenyl-pyrazolid-5-on 176,221 $C_{10}H_{12}ON_2$ 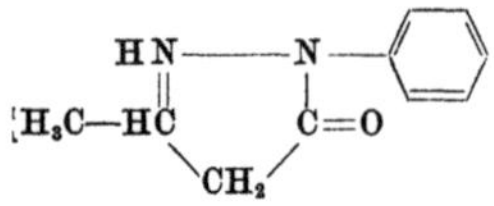	PB, H37Rv, 14d PB + 10% S, H37Rv, 14d	12,5 >100		139
960	3-Methyl-1-phenyl-2-acetyl-pyrazolid-5-on 218,259 $C_{12}H_{14}O_2N_2$ 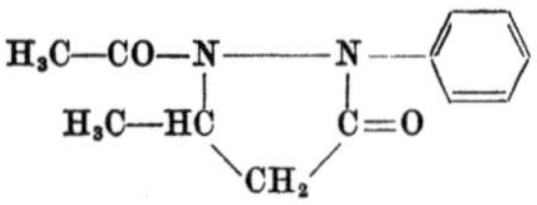	PB, H37Rv, 14d PB + 10% S, H37Rv, 14d	>100 >100		139
		(Weitere 20 unwirksame Pyrazolderivate s. 139)			
961	Pyrazolidin-3,5-dion 100,080 $C_3H_4O_2N_2$ 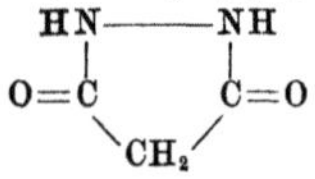				10
962	4,4-Dimethyl-pyrazolidin-3,5-dion 128,134 $C_5H_8O_2N_2$ 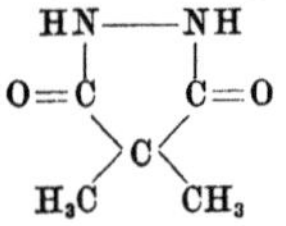				10
963	1-Phenyl-pyrazolidin-3,5-dion 176,178 $C_9H_8O_2N_2$ 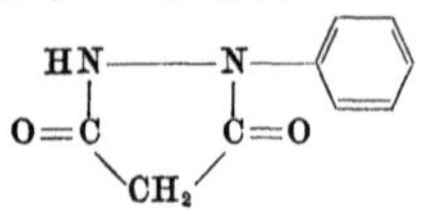	PB, H37Rv, 14d PB + 10% S, H37Rv, 14d	6,25 >100		139

Nr.	Name, Molekulargewicht, Summenformel, Schmelzpunkt, Strukturformel	Medium, Stamm, Bebrütungsdauer	MHK µg/ml	In-vivo-Ergebnisse	Literatur
964	4-Butyl-1,2-diphenyl-pyrazolidin-3,5-dion (Butazolidin) 308,384 $C_{19}H_{20}O_2N_2$ 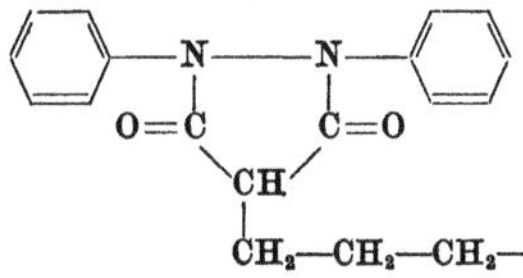				20
965	1,2,4-Triazolidin-3,5-dion (Urazol) 101,069 $C_2H_3O_2N_3$ 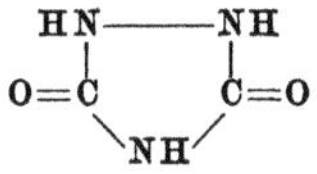	PB, H37Rv, 14d PB + 10% S, H37Rv, 14d	>100 >100		10 139
966	1-Phenyl-1,2,4-triazolidin-3,5-dion 177,167 $C_8H_7O_2N_3$ 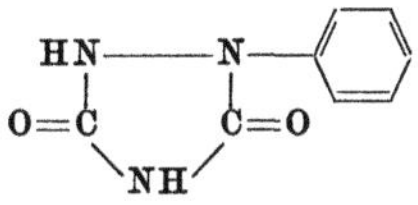	PB, H37Rv, 14d	>100		139
967	1-(4′-Nitro-phenyl)-3-(methoxy-carboxy)-1,2,4-triazol-5(4H)-on 264,204 $C_{10}H_8O_5N_4$ 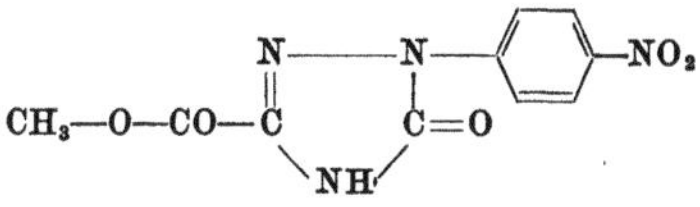	PB, H37Rv, 14d	>100		139
968	1-(4′-Nitro-phenyl)-3-(äthoxy-carboxy)-1,2,4-triazol-5(4H)-on 278,231 $C_{11}H_{10}O_5N_4$ 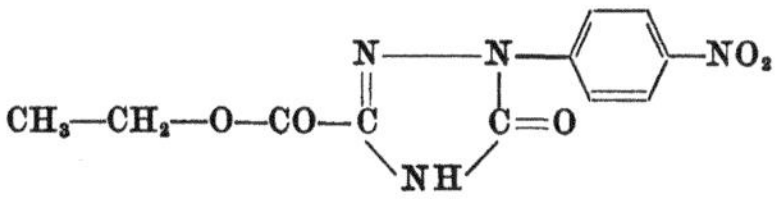	PB, H37Rv, 14d PB + 10% S, H37Rv, 14d	6,25 >100		139
969	3-Oxy-5-(2′-chlor-phenyl)-1,2,4-triazol 195,616 $C_8H_6ON_3Cl$ 202° C 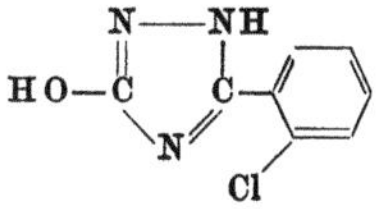	Ho4, Tbb	>40	Ms: —	101
970	3-Methyl-4,5-dihydro-pyridaz-6(1H)-on 112,134 $C_5H_8ON_2$ 82° C 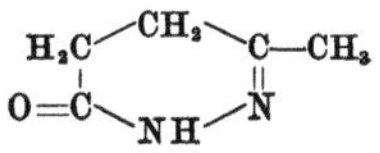	Ho4, Tbb	>40	Ms: —	55 101
971	3-Methyl-pyridaz-6(1H)-on 110,118 $C_5H_6ON_2$ 228° C 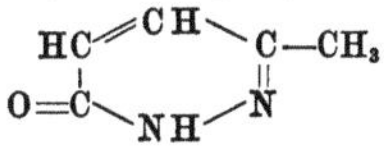	Ho4, Tbb	1,0	Ms: ±	101

Nr.	Name, Molekulargewicht, Summenformel, Schmelzpunkt, Strukturformel	Medium, Stamm, Bebrütungsdauer	MHK µg/ml	In-vivo-Ergebnisse	Literatur
972	3-Methyl-1-phenyl-4,5-dihydro-pyridaz-6(1H)-on 188,232 $C_{11}H_{12}ON_2$ 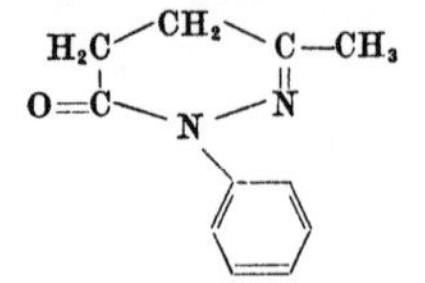				55
973	3-Methyl-5-(äthoxy-carboxy)-4,5-dihydro-pyridaz-6(1H)-on 184,199 $C_8H_{12}O_3N_2$ 78—80° C 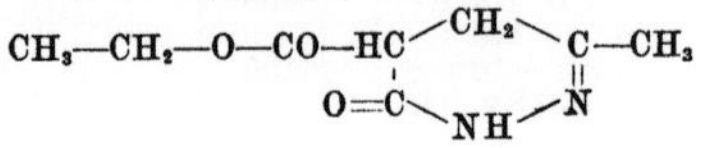	H37Rv	—	—	125
974	3-Methyl-5-carbaminyl-4,5-dihydro-pyridaz-6(1H)-on 155,161 $C_6H_9O_2N_3$ 181—182° C 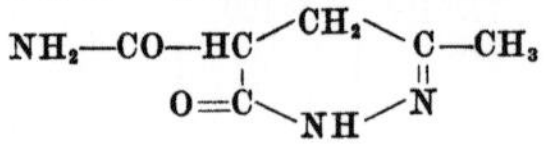	H37Rv	—	—	125
975	3-Methyl-5-(dimethyl-carbaminyl)-4,5-dihydro-pyridaz-6(1H)-on 183,215 $C_8H_{13}O_2N_3$ 183—184° C 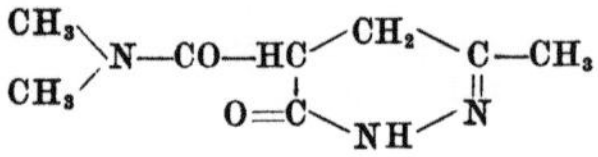	H37Rv	—	—	125
976	3-Methyl-5-(carboxy-hydrazin)-4,5-dihydro-pyridaz-6(1H)-on 170,176 $C_6H_{10}O_2N_4$ 151—153° C 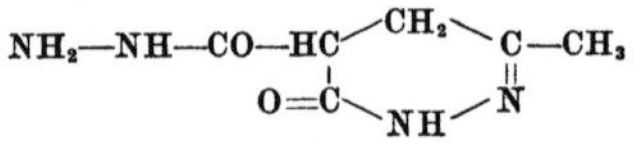	H37Rv	—	—	125
977	Pyridaz-6(1H)-on-3-carboxy-hydrazin 154,133 $C_5H_6O_2N_4$ >300° C 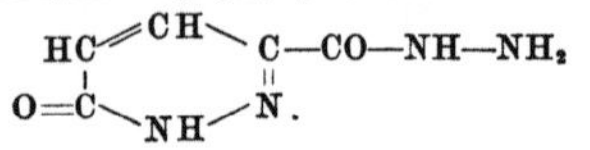	H37Rv	—	—	125
978	4,5-Dihydro-pyridazin-3,6(1,2H)-dion 114,107 $C_4H_6O_2N_2$ 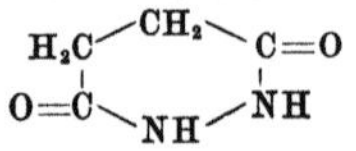				10
979	Pyridazin-3,6(1,2H)-dion (Pflanzenhemmstoff) (cycl. Maleinoyl-hydrazin) 112,091 $C_4H_4O_2N_2$ 299° C 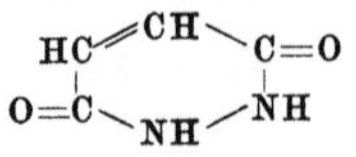	Ho4, Tbb	>200	Ms: ±	30 33 45 101 105
980	4-Methyl-pyridazin-3,6(1,2H)-dion (cycl. Citraconoyl-hydrazin) 126,118 $C_5H_6O_2N_2$ 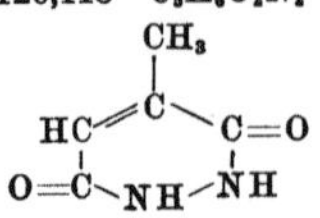				45

Nr.	Name, Molekulargewicht, Summenformel, Schmelzpunkt, Strukturformel	Medium, Stamm, Bebrütungsdauer	MHK µg/ml	In-vivo-Ergebnisse	Literatur
981	4,5-Dimethyl-pyridazin-3,6(1,2H)-dion 140,145 $C_6H_8O_2N_2$ 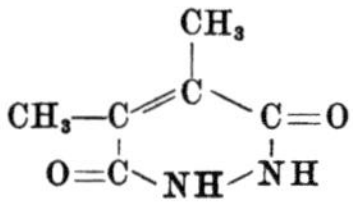				10
982	2,3,6,7-Tetraaza-decalin-1,4,5,8-tetraon 198,144 $C_6H_6O_4N_4$ 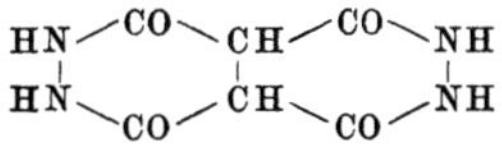				10
983	Perhydro-1,2,4,5-tetrazin-3-on-6-thion 132,150 $C_2H_4ON_4S$ 237° C 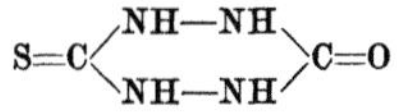	Ho4, Tbb	>200		101
984	3-(Dimethyl-amino)-oxazolid-2-on 130,150 $C_5H_{10}O_2N_2$ 71° C 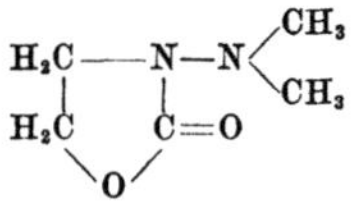				34
985	3-(Benzyl-amino)-oxazolid-2-on 192,221 $C_{10}H_{12}O_2N_2$ 70° C 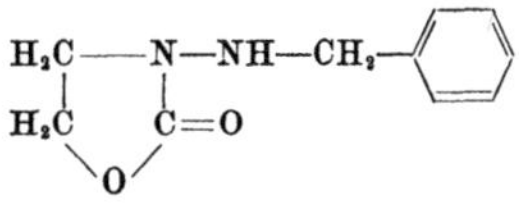				34
986	3-(5'-Furfural-imino)-imidazolidin-2,5-dion 238,166 $C_8H_6O_5N_4$ (Furadantin, Nitrofurantoin) 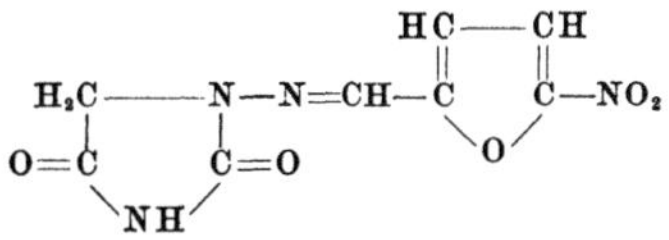	Lancet, **269**, 182 (1955).			
987	4-Amino-perhydro-1,4-oxazin-3-on 116,123 $C_4H_8O_2N_2$ 63—64° C 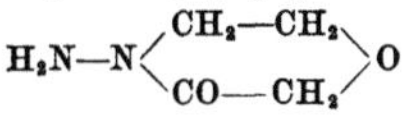	H37Rv	—	—	125
988	Thioisonicotinoyl-hydrazin 153,211 $C_6H_7N_3S$ 134° C (Zers.) 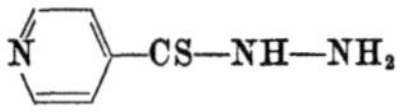	Ho4, Tbb	+		80
989	N-Thioisonicotinoyl-N'-(1-carboxy-äthanal)-hydrazon 223,260 $C_9H_9O_2N_3S$ ab 240° C (Zers.) 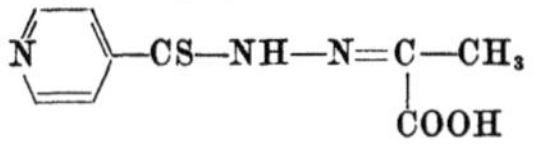				80
990	N-Thioisonicotinoyl-N'-benzal-hydrazon 240,312 $C_{13}H_{11}N_3S$ 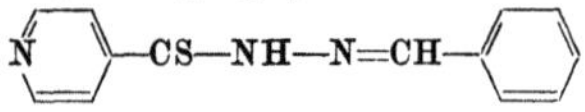	Ho4, Tbb	+ +		80

Nr.	Name, Molekulargewicht, Summenformel, Schmelzpunkt, Strukturformel	Medium, Stamm, Bebrütungsdauer	MHK µg/ml	In-vivo-Ergebnisse	Literatur
991	N-Thioisonicotinoyl-N'-salicylal-hydrazon 257,320 $C_{13}H_{11}ON_3S$ 245° C (u, KB) 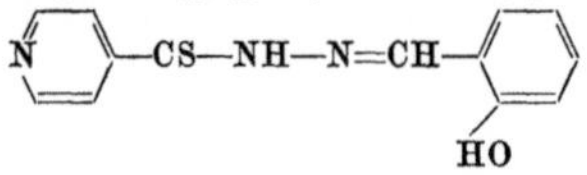				80
992	N-Thioisonicotinoyl-N'-(p-benzochinon)-hydrazon 243,293 $C_{12}H_9ON_3S$ 272° C (Zers.; k, KB) 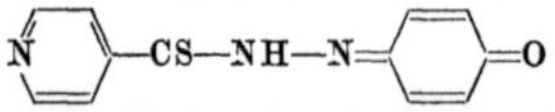				80
993	N-Thioisonicotinoyl-N'-(4-acetamino-benzal)-hydrazon 298,373 $C_{15}H_{14}ON_4S$ 197—198° C, nach Wiedererstarren 280° C 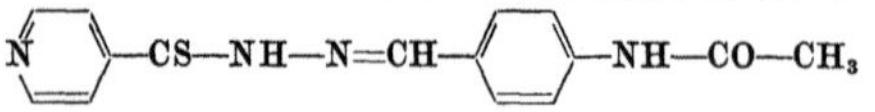				80
994	2-Amino-5-(pyridyl-4')-1,3,4-thiadiazol 178,221 $C_7H_6N_4S$ 246° C (KB) 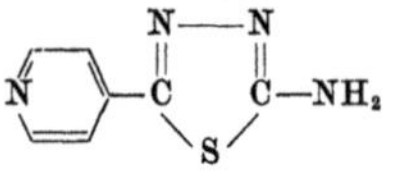				80
995	2-Methyl-5-(pyridyl-4')-1,3,4-thiadiazol 177,233 $C_8H_7N_3S$ 155—155,5° C 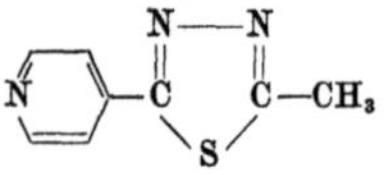	Tbb	—	—	93
996	2,5-Di-(pyridyl-4')-1,3,4-thiadiazol 240,292 $C_{12}H_8N_4S$ 242° C 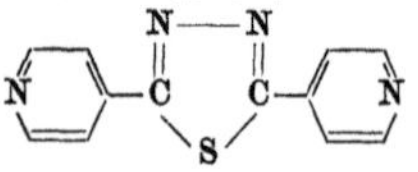	Tbb	—	—	80 93
997	Pyrrol-2-(thiocarbo-hydrazin) 141,200 $C_5H_7N_3S$ 122° C 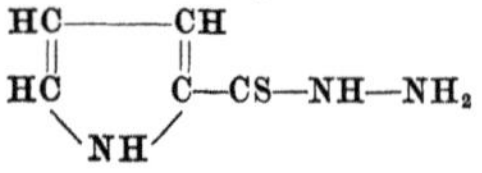				72
998	Indol-3-(thiocarbo-hydrazin) 191,260 $C_9H_9N_3S$ 173° C 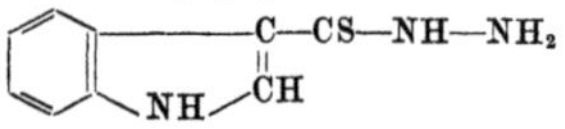				72
999	Furan-2-(thiocarbo-hydrazin) 142,184 $C_5H_6ON_2S$ 135° C 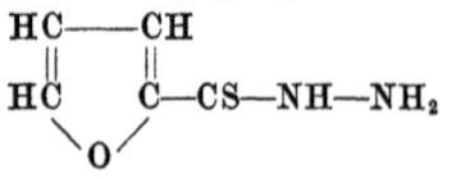				72
1000	N-(Furan-2-thiocarbo)-N'-(4'-acetamino-benzal)-hydrazon 287,347 $C_{14}H_{13}O_2N_3S$ 197° C 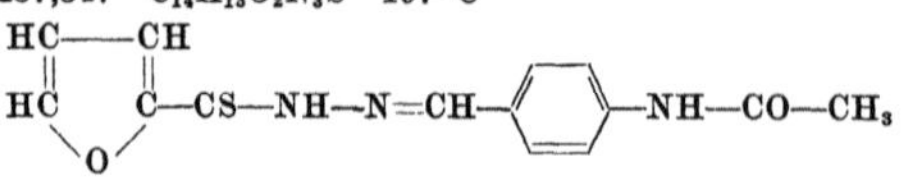				72

Nr.	Name, Molekulargewicht, Summenformel, Schmelzpunkt, Strukturformel	Medium, Stamm, Bebrütungsdauer	MHK µg/ml	In-vivo-Ergebnisse	Literatur
1001	N-(Furan-2-thiocarbo)-N'-furfural-hydrazon 220,255 $C_{10}H_8O_2N_2S$ 138° C 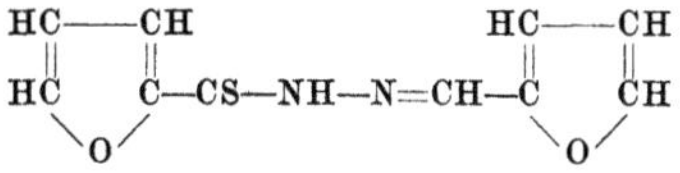				72
1002	Thiophen-2-(thiocarbo-hydrazin) 158,250 $C_5H_6N_2S_2$ 156° C 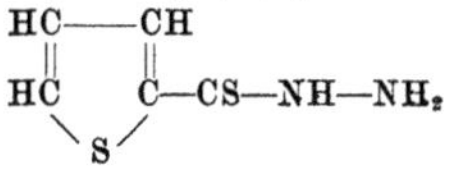				72
1003	Thiobenzoyl-hydrazin 152,222 $C_7H_8N_2S$ 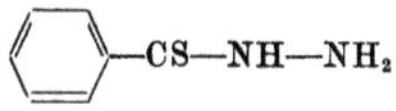				73
1004	N-Thiobenzoyl-N'-methyl-hydrazin 166,249 $C_8H_{10}N_2S$ 88° C 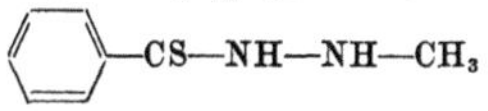				73
1005	N-Thiobenzoyl-N'-phenyl-hydrazin 228,320 $C_{13}H_{12}N_2S$ 87° C 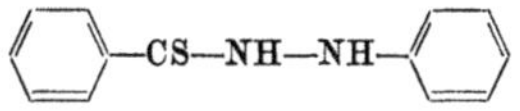				73
1006	N-Thiobenzoyl-N'-(D-glucose)-hydrazon 327,387 $C_{13}H_{18}O_5N_2S$ 194° C 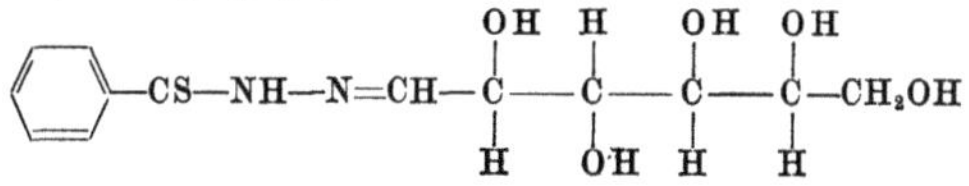				72
1007	N-Thiobenzoyl-N'-(4-nitro-benzal)-hydrazon 285,331 $C_{14}H_{11}O_2N_3S$ 109° C 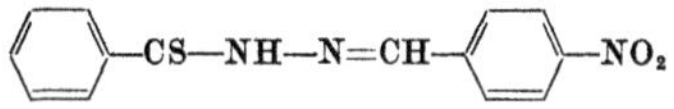				72
1008	N-Thiobenzoyl-N'-salicylal-hydrazon 256,331 $C_{14}H_{12}ON_2S$ 155° C 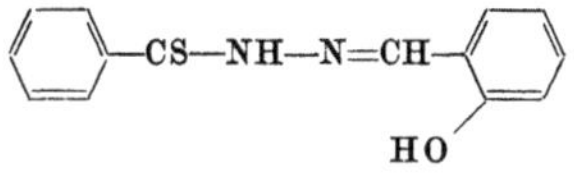				72
1009	N-Thiobenzoyl-N'-(3-oxy-benzal)-hydrazon 256,331 $C_{14}H_{12}ON_2S$ 158° C 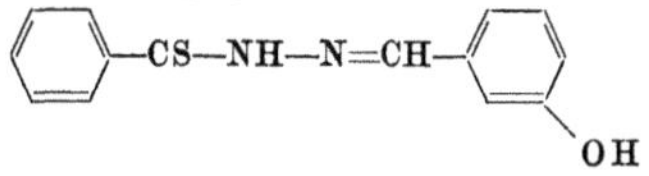				72
1010	N-Thiobenzoyl-N'-(2-methoxy-benzal)-hydrazon 270,358 $C_{15}H_{14}ON_2S$ 144° C 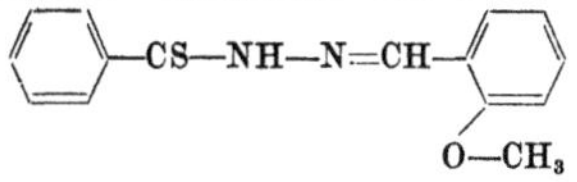				72

Nr.	Name, Molekulargewicht, Summenformel, Schmelzpunkt, Strukturformel	Medium, Stamm, Bebrütungsdauer	MHK μg/ml	In-vivo-Ergebnisse	Literatur
1011	N-Thiobenzoyl-N'-anisal-hydrazon 270,358 $C_{15}H_{14}ON_2S$ 84° C 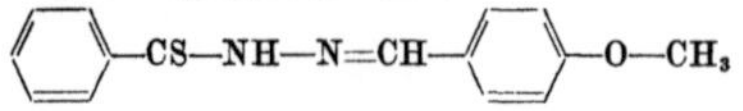				72
1012	N-Thiobenzoyl-N'-[4-(dimethyl-amino)-benzal]-hydrazon 283,401 $C_{16}H_{17}N_3S$ 125° C 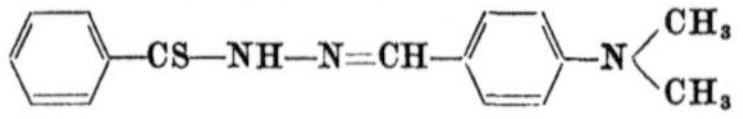				72
1013	N-Thiobenzoyl-N'-(4-acetamino-benzal)-hydrazon 297,385 $C_{16}H_{15}ON_3S$ 170° C 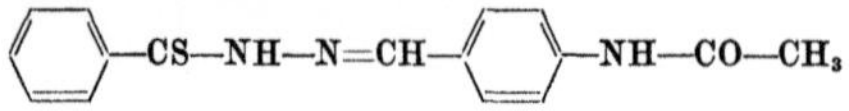				72
1014	N-Thiobenzoyl-N'-[4-(3'-carboxy-propionyl-amino)-benzal]-hydrazon 355,423 $C_{18}H_{17}O_3N_3S$ 176° C (Zers.) 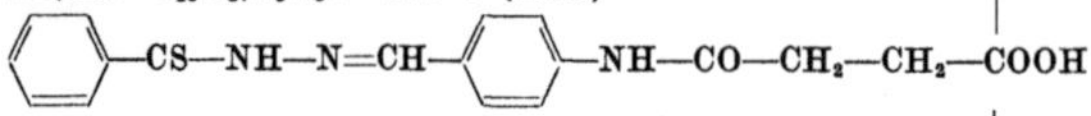				72
1015	N-Thiobenzoyl-N'-(naphthyl-1-methanal)-hydrazon 290,391 $C_{18}H_{14}N_2S$ 126° C 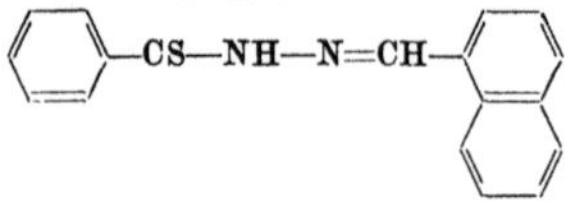				72
1016	N-Thiobenzoyl-N'-(naphthyl-2-methanal)-hydrazon 290,391 $C_{18}H_{14}N_2S$ 132° C 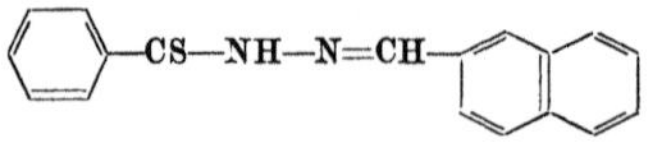				72
1017	N-Thiobenzoyl-N'-(chinolyl-2-methanal)-hydrazon 291,380 $C_{17}H_{13}N_3S$ 138° C 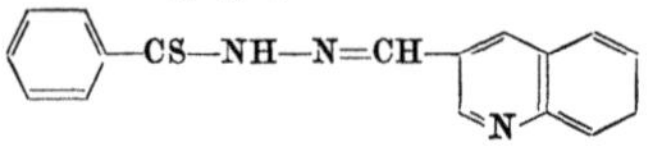				72
1018	N-Thiobenzoyl-N'-(chinolyl-8-methanal)-hydrazon 291,380 $C_{17}H_{13}N_3S$ 159° C 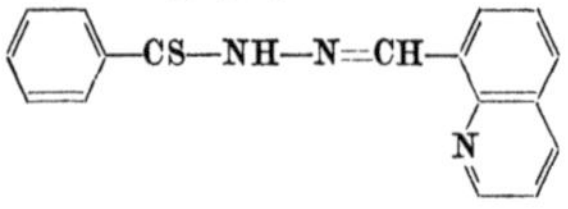				72
1019	Nickel(IV)-di-(thiobenzoyl-hydrazin) 359,102 $C_{14}H_{12}N_4S_2Ni$ 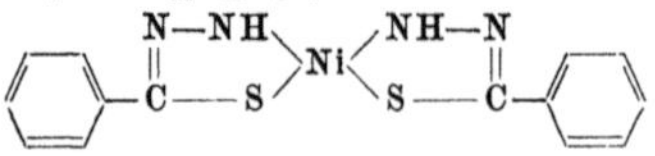				73
1020	Nickel(II)-di-(thiobenzoyl-hydrazin) 361,118 $C_{14}H_{14}N_4S_2Ni$ 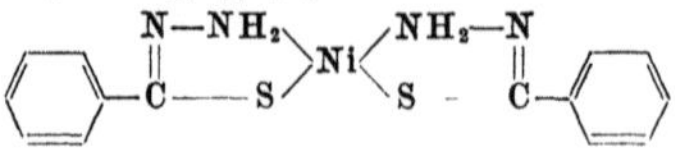				73

Nr.	Name, Molekulargewicht, Summenformel, Schmelzpunkt, Strukturformel	Medium, Stamm, Bebrütungsdauer	MHK μg/ml	In-vivo-Ergebnisse	Literatur
1021	Di-(thiobenzoyl-hydrazin)-nickel(II)-ion (363,134) $(C_{14}H_{16}N_4S_2Ni)^{2+}$ 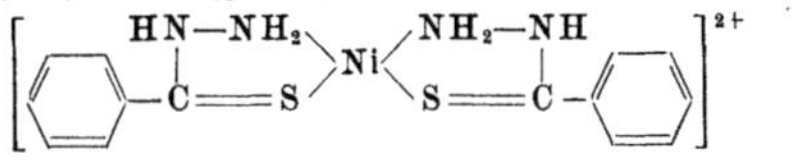				73
1022	1,4-Dithio-2-phenyl-1,2,3,4-tetrahydro-phthalazin 270,381 $C_{14}H_{10}N_2S_2$ 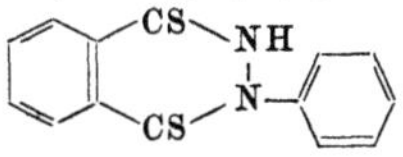	H37Rv	1,95—3,9		6
1023	4-Äthoxy-1-thio-2-phenyl-1,2-dihydro-phthalazin 282,369 $C_{16}H_{14}ON_2S$ 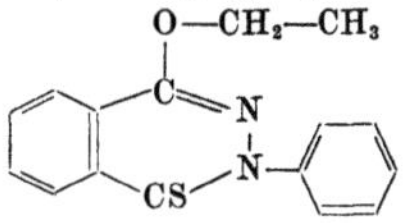	H37Rv	0,12—0,24		6
1024	4-Äthylthio-1-thio-2-phenyl-1,2-dihydro-phthalazin 298,435 $C_{16}H_{14}N_2S_2$ 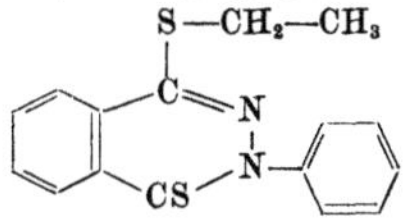	H37Rv	0,49—0,98		6
1025	4-[2'-(Diäthyl-amino)-äthylthio]-1-thio-2-phenyl-1,2-dihydro-phthalazin-hydrochlorid 406,024 $C_{20}H_{23}N_3S_2 \cdot HCl$ 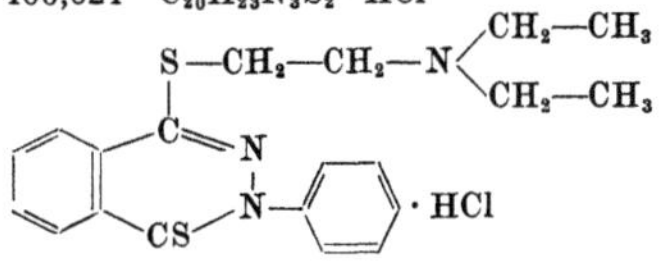	H37Rv	7,8—15,6		6
1026	2-Oxy-thiobenzoyl-hydrazin 168,222 $C_7H_8ON_2S$ 102° C 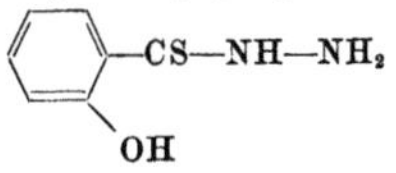				72
1027	4-Oxy-thiobenzoyl-hydrazin 168,222 $C_7H_8ON_2S$ 208° C 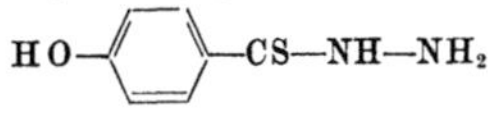				72
1028	3-Methoxy-thiobenzoyl-hydrazin 182,249 $C_8H_{10}ON_2S$ 148° C 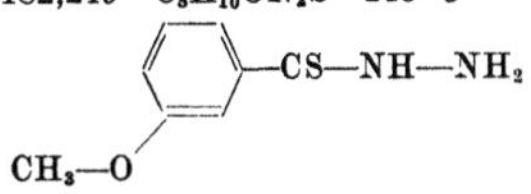				72
1029	N-(4-Methoxy-thiobenzoyl)-N'-(4'-acetamino-benzal)-hydrazon 327,412 $C_{17}H_{17}O_2N_3S$ 172° C 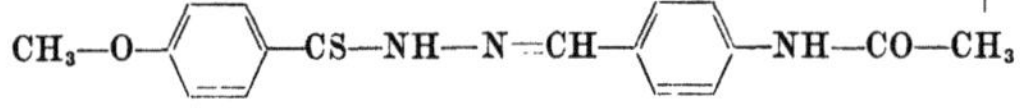				72

Nr.	Name, Molekulargewicht, Summenformel, Schmelzpunkt, Strukturformel	Medium, Stamm, Bebrütungsdauer	MHK µg/ml	In-vivo-Ergebnisse	Literatur
1030	4-(Dimethyl-amino)-thiobenzoyl-hydrazin 195,292 $C_9H_{13}N_3S$ 170° C 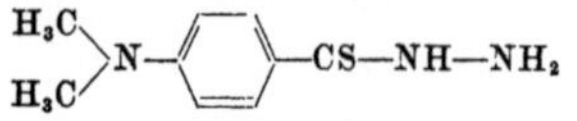				72
1031	4-Acetamino-thiobenzoyl-hydrazin 209,276 $C_9H_{11}ON_3S$ 234° C 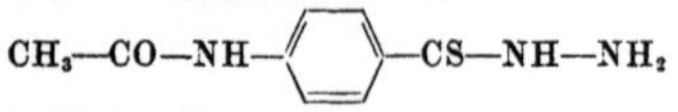				72
1032	2,5-Diphenyl-1,3,4-thiadiazol 238,315 $C_{14}H_{10}N_2S$ 175° C 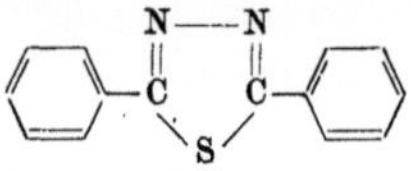	Ho4, Tbb	>200	Ms: —	101
1033	2-Amino-5-benzyl-1,3,4-thiadiazol 191,260 $C_9H_9N_3S$ 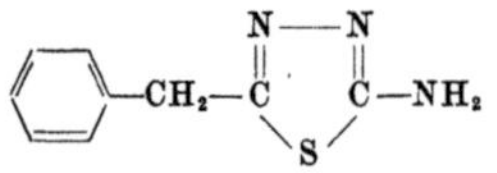	Tbb	+	+	87
1034	Phenyl-thioacetyl-hydrazin 166,249 $C_8H_{10}N_2S$ 71° C 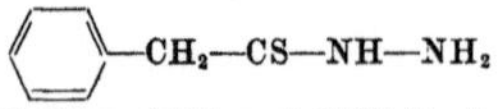				72
1035	N-(Phenyl-thioacetyl)-N'-(4-nitro-benzal)-hydrazon 299,358 $C_{15}H_{13}O_2N_3S$ 171° C 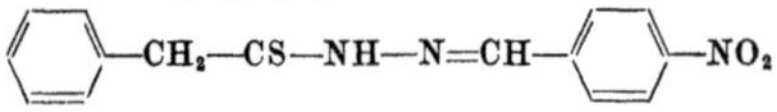				72
1036	N-(Phenyl-thioacetyl)-N'-(4-acetamino-benzal)-hydrazon 311,412 $C_{17}H_{17}ON_3S$ 193° C 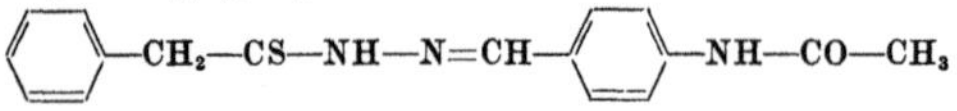				72
1037	N-(Phenyl-thioacetyl)-N'-(2-carboxy-benzal)-hydrazon 298,369 $C_{16}H_{14}O_2N_2S$ 167° C 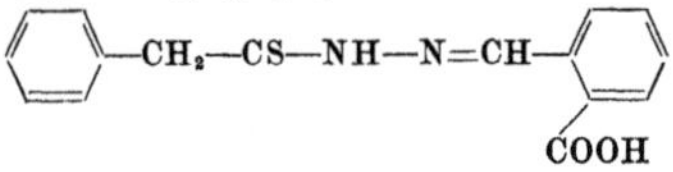				72
1038	N-(Phenyl-thioacetyl)-N'-(2,4-dichlor-benzal)-hydrazon 323,256 $C_{15}H_{12}N_2Cl_2S$ 152° C 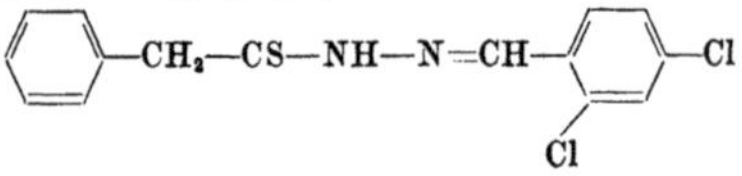				72
1039	N-(Phenyl-thioacetyl)-N'-(naphthyl-1-methanal)-hydrazon 304,418 $C_{19}H_{16}N_2S$ 160° C 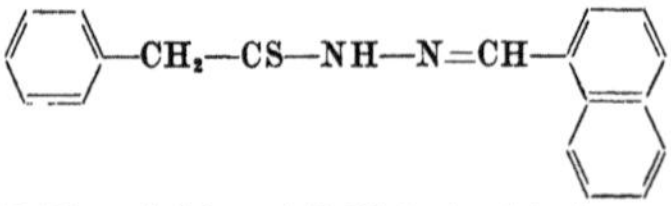				72
1040	N-(Phenyl-thioacetyl)-N'-furfural-hydrazon 244,320 $C_{13}H_{12}ON_2S$ 98° C 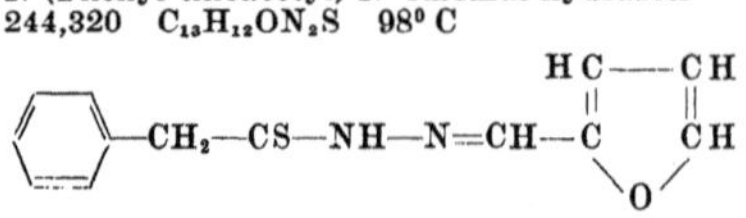				72

Nr.	Name, Molekulargewicht, Summenformel, Schmelzpunkt, Strukturformel	Medium, Stamm, Bebrütungsdauer	MHK µg/ml	In-vivo-Ergebnisse	Literatur
1041	Thiocarbo-hydrazin 76,124 CH_4N_2S 171° C H—CS—NH—NH_2				3
1042	Hydrazinium-dithiocarbazinat 140,237 $CH_8N_4S_2$ 124° C $H_2N—NH_2 \cdot HS—CS—NH—NH_2$				3
1043	Methyl-dithiocarbazinat 122,217 $C_2H_6N_2S_2$ 82° C $CH_3—S—CS—NH—NH_2$				3
1044	3-Thio-semicarbazid 91,140 CH_5N_3S 180—182° C $NH_2—CS—NH—NH_2$	Tbb PB, H37Rv, 14d PB + 10% S, H37Rv, 14d	± 25,0 ≷ 100		80 124 139
1045	1-Benzal-3-thio-semicarbazon 179,249 $C_8H_9N_3S$ 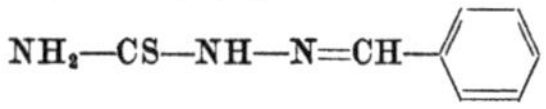	Ho4, Tbb (Zahlreiche wirksame Derivate vgl.	+		80 87 139)
1046	3-Mercapto-4-amino-5-(pyridyl-4')-1,2,4-triazol 193,237 $C_7H_7N_5S$ etwa 210° C, nach Wiedererstarren 248—252° C (KB) 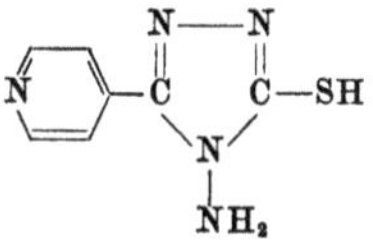 (Struktur nicht bewiesen; vielleicht: 3-Mercapto-6-(pyridyl-4')-1,2-dihydro-1,2,4,5-tetrazin)				80
1047	5-Mercapto-1-phenyl-tetrazol 178,221 $C_7H_6N_4S$ 152° C 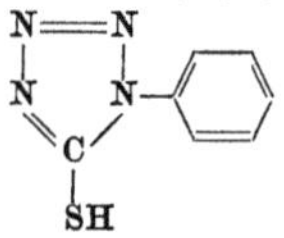	Ho4, Tbb Ho4 + PABA, Tbb	200 >200		101
1048	3-Mercapto-6-phenyl-1,2,4-triazin-5(2H)-on 205,244 $C_9H_7ON_3S$ 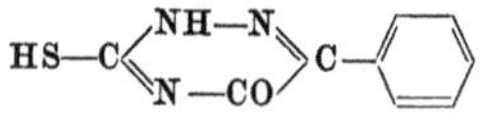			Ms: ±	62
1049	3-Mercapto-6-(4'-acetamino-phenyl)-1,2,4-triazin-5(2H)-on 262,297 $C_{11}H_{10}O_2N_4S$ 350—352° C 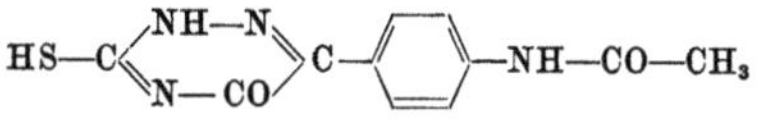	(44 weitere Derivate von vorstehender Verbindung waren an der Maus unwirksam:		Ms: +	62 62)
1050	3-Mercapto-6-(pyridyl-2')-1,2,4-triazin-5(2H)-on 206,232 $C_8H_6ON_4S$ 324° C 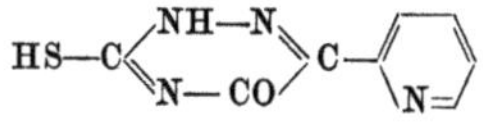			Ms: —	62
1051	3-Mercapto-6-(pyridyl-3')-1,2,4-triazin-5(2H)-on 206,232 $C_8H_6ON_4S$ 336° C 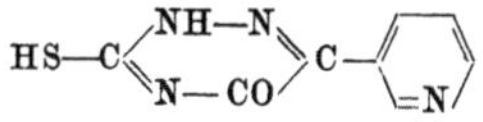			Ms: —	62

Nr.	Name, Molekulargewicht, Summenformel, Schmelzpunkt, Strukturformel	Medium, Stamm, Bebrütungsdauer	MHK µg/ml	In-vivo-Ergebnisse	Literatur
1052	3-Mercapto-6-(pyridyl-4')-1,2,4-triazin-5(2H)-on 206,232 $C_8H_6ON_4S$ 264—266° C 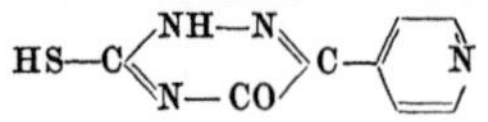			Ms: ++	62
1053	3-Mercapto-6-(chinaldinyl-α)-1,2,4-triazin-5(2H)-on 270,319 $C_{13}H_{10}ON_4S$ 280—290° C 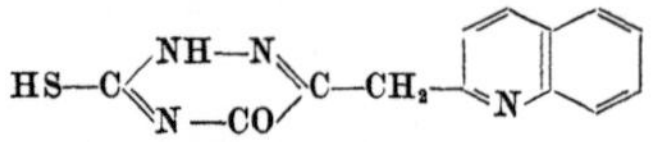			Ms: ±	62
1054	3-Mercapto-6-(8'-oxy-chinolyl-5')-1,2,4-triazin-5(2H)-on 272,292 $C_{12}H_8O_2N_4S$ 300° C 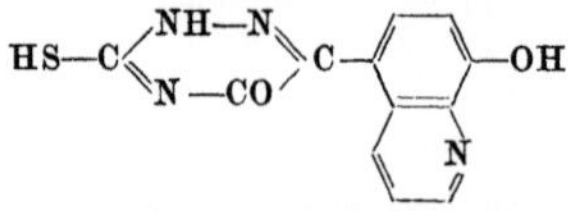			Ms: —	62
1055	3-Mercapto-6-(thienyl-2')-1,2,4-triazin-5(2H)-on 211,272 $C_7H_5ON_3S_2$ 282—284° C 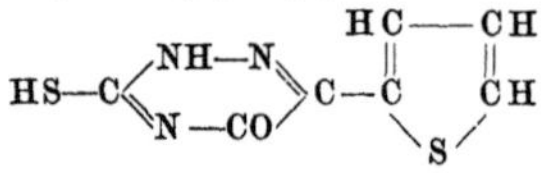			Ms: +	62
1056	3-(Methyl-mercapto)-6-(thienyl-2')-1,2,4-triazin-5(2H)-on 225,299 $C_8H_7ON_3S_2$ 258° C 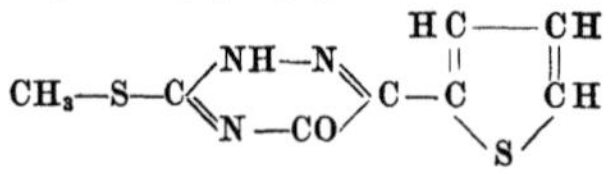			Ms: —	62
1057	3-Mercapto-4-äthyl-6-(thienyl-2')-1,2,4-triazin-5(4H)-on 239,326 $C_9H_9ON_3S_2$ 252—253° C 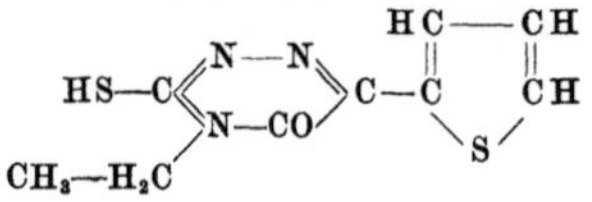			Ms: —	62
1058	3-Mercapto-4-(propen-(2'))-6-(thienyl-2'')-1,2,4-triazin-5(4H)-on 251,337 $C_{10}H_9ON_3S_2$ 223—224° C 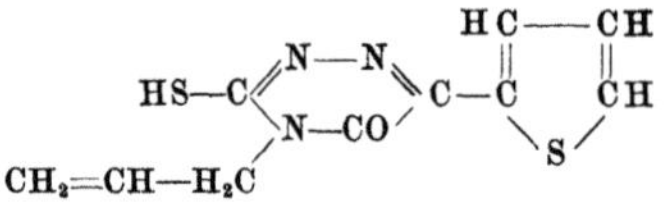			Ms: —	62
1059	3-Mercapto-2-benzyl-6-(thienyl-2')-1,2,4-triazin-5(2H)-on 301,397 $C_{14}H_{11}ON_3S_2$ 250—251° C 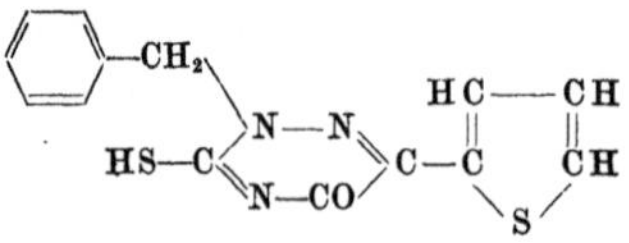			Ms: —	62
1060	3-Mercapto-6-(5'-chlor-thienyl-2')-1,2,4-triazin-5(2H)-on 245,721 $C_7H_4ON_3ClS_2$ 266—268° C 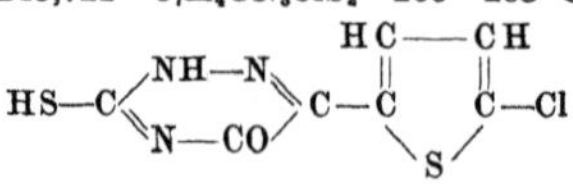			Ms: —	62

Nr.	Name, Molekulargewicht, Summenformel, Schmelzpunkt, Strukturformel	Medium, Stamm, Bebrütungsdauer	MHK µg/ml	In-vivo-Ergebnisse	Literatur
1061	3-Mercapto-6-(5'-brom-thienyl-2')-1,2,4-triazin-5(2H)-on 290,180 $C_7H_4ON_3BrS_2$ 278° C 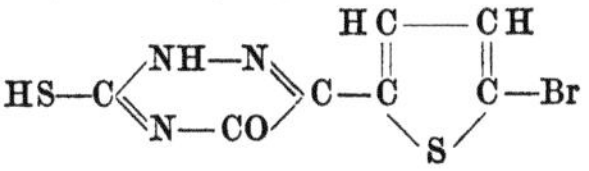			Ms: —	62
1062	2-(Sulfanil-amino)-5-methyl-1,3,4-thiadiazol 270,341 $C_9H_{10}O_2N_4S_2$ 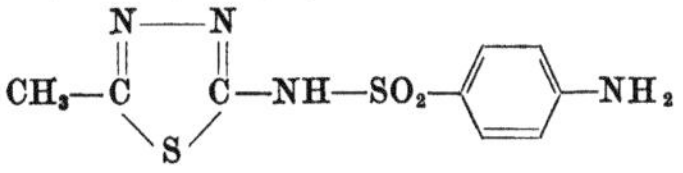	Long, Tbb, 14d Saut, H Glyc.b., H Lö, H H B M.av.	100 50—200 12—25 25 10 20—50 (20)		32 87
1063	2-[2''-Methyl-indol-(3''-azo-4')-benzol-sulfonyl-amino]-5-methyl-1,3,4-thiadiazol 412,503 $C_{18}H_{16}O_2N_6S_2$ 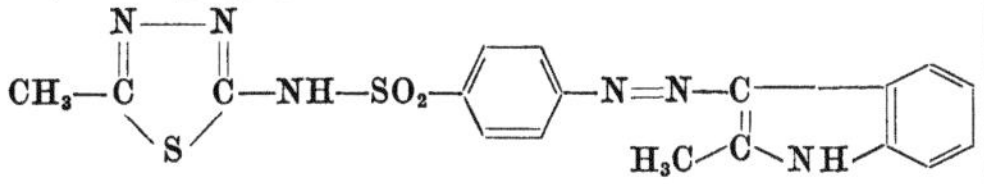	Saut, H Glyc.b., H Lö, H	3,2—6,3 6,3 >500		87
1064	2-Amino-5-äthyl-1,3,4-thiadiazol 129,189 $C_4H_7N_3S$ 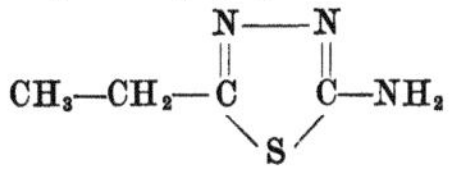	Tbb	+	+	87
1065	2-(Sulfanil-amino)-5-äthyl-1,3,4-thiadiazol 284,368 $C_{10}H_{12}O_2N_4S_2$ 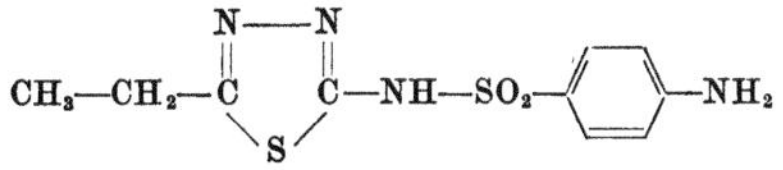	Ki+1% S, Tbb Ki+5% S, Tbb H B M.av.	6,25 12,5 10 20—50 (20)		87
1066	2-(Sulfanil-amino)-5-pentyl-1,3,4-thiadiazol 326,449 $C_{13}H_{18}O_2N_4S_2$ 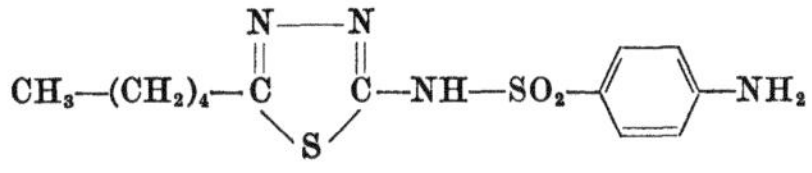	Long, Tbb, 14d Tbb	20 +		32 19
1067	N-Thiogluconoyl-N'-phenyl-hydrazin 302,357 $C_{12}H_{18}O_5N_2S$ 178—179° C 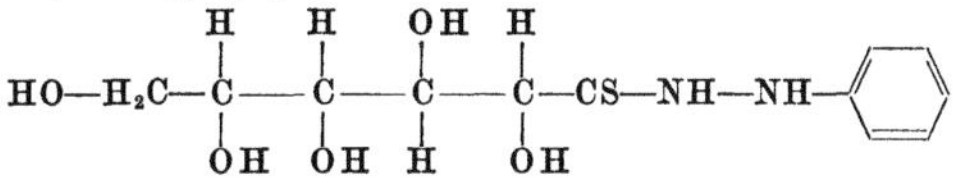				142
1068	N-Thiogalaktonoyl-N'-phenyl-hydrazin 302,357 $C_{12}H_{18}O_5N_2S$ 175° C (Zers.; Sintern bei 172° C) 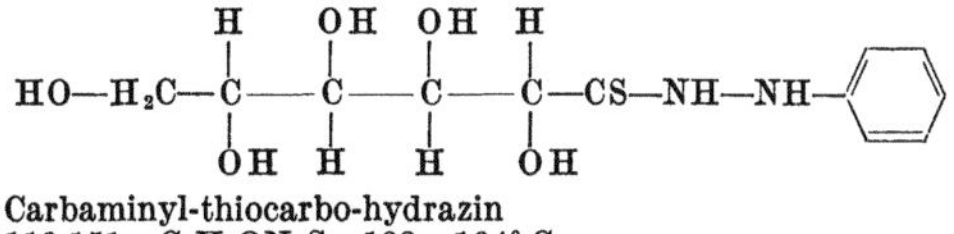				142
1069	Carbaminyl-thiocarbo-hydrazin 119,151 $C_2H_5ON_3S$ 193—194° C $H_2N—CO—CS—NH—NH_2$				123
1070	N-(Carbaminyl-thiocarbo)-N'-benzal-hydrazon 207,260 $C_9H_9ON_3S$ 213° C 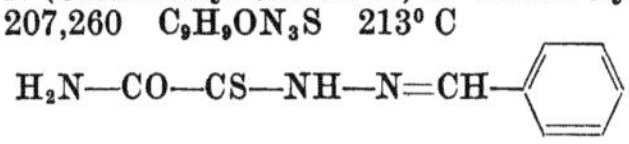				123

Nr.	Name, Molekulargewicht, Summenformel, Schmelzpunkt, Strukturformel	Medium, Stamm, Bebrütungsdauer	MHK µg/ml	In-vivo-Ergebnisse	Literatur
1071	N-(Carbaminyl-thiocarbo)-N'-(4-oxy-benzal)-hydrazon 223,260 $C_9H_9O_2N_3S$ 215° C 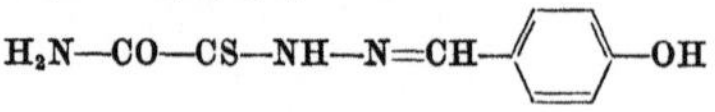				123
1072	N-(Carbaminyl-thiocarbo)-N'-anisal-hydrazon 237,287 $C_{10}H_{11}O_2N_3S$ 205° C 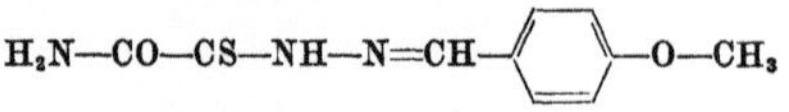				123
1073	Thiocarbaminyl-thiocarbo-hydrazin 135,217 $C_2H_5N_3S_2$ 204—205° C $H_2N—CS—CS—NH—NH_2$				123
1074	1-Thiocarbaminyl-S-methyl-isothiocarbo-hydrazin 149,244 $C_3H_7N_3S_2$ 149° C $H_2N—CS—C(=N—NH_2)—S—CH_3$				123
1075	Benzol-sulfonyl-hydrazin 172,211 $C_6H_8O_2N_2S$ 98—100° C 100° C (u, Zers.) 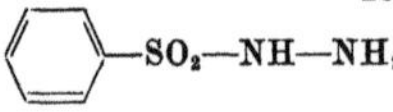	H37Rv Ho4, Tbb	— >200	—	10 115 101
1076	N-(Benzol-sulfonyl)-N'-formyl-hydrazin 200,222 $C_7H_8O_3N_2S$ 125—126° C (u) 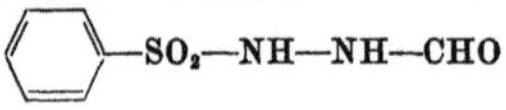	Ho4, Tbb	>40	Ms: —	101
1077	N-(Benzol-sulfonyl)-N'-phenyl-hydrazin 248,309 $C_{12}H_{12}O_2N_2S$ 157—159° C 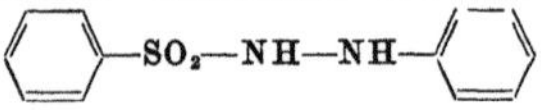	H37Rv	±	±	125
1078	N-(4-Chlor-benzol-sulfonyl)-N'-phenyl-hydrazin 282,758 $C_{12}H_{11}O_2N_2ClS$ 163° C (u) 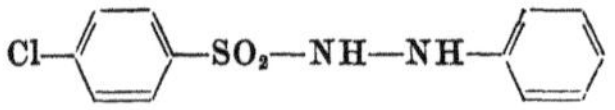	Ho4, Tbb	>200	Ms: —	101
1079	4-Nitro-benzol-sulfonyl-hydrazin 217,211 $C_6H_7O_4N_3S$ 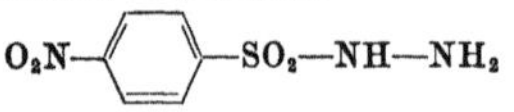				133
1080	4-Amino-benzol-sulfonyl-hydrazin 187,227 $C_6H_9O_2N_3S$ 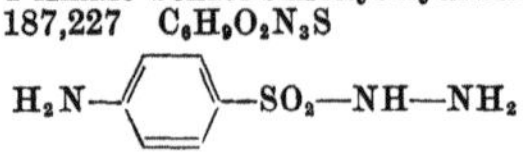	Ki, BCG	25	DTM 64 Ms: —	12
1081	4-Acetamino-benzol-sulfonyl-hydrazin 229,265 $C_8H_{11}O_3N_3S$ 185° C 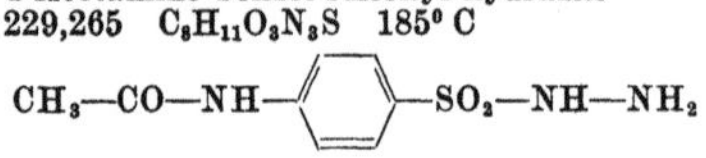	H37Rv	—	—	125
1082	N-(4-Acetamino-benzol-sulfonyl)-N'-benzal-hydrazon 317,374 $C_{15}H_{15}O_3N_3S$ 190—190,5° C (Zers.) 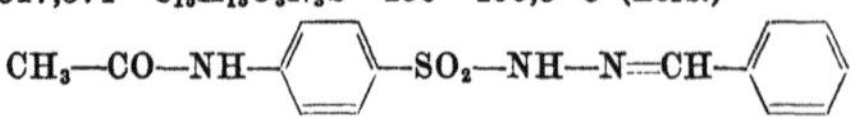	Ho4, Tbb	>200	—	101
1083	N-(4-Acetamino-benzol-sulfonyl)-N'-anisal-hydrazon 347,401 $C_{16}H_{17}O_4N_3S$ 179—180° C 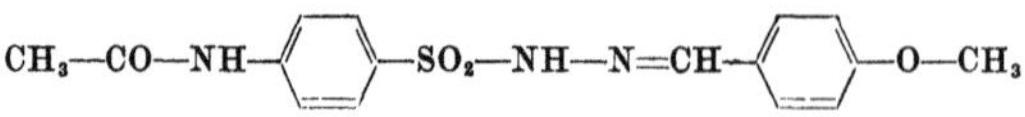	Ho4, Tbb	>200	—	101

Nr.	Name, Molekulargewicht, Summenformel, Schmelzpunkt, Strukturformel	Medium, Stamm, Bebrütungsdauer	MHK µg/ml	In-vivo-Ergebnisse	Literatur
1084	4-(Propionyl-amino)-benzol-sulfonyl-hydrazin 243,292 $C_9H_{13}O_3N_3S$ 186° C 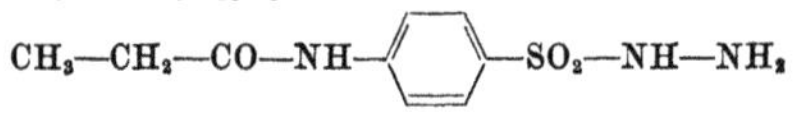				117
1085	N-[4-(Propionyl-amino)-benzol-sulfonyl]-N'-phenyl-hydrazin 319,390 $C_{15}H_{17}O_3N_3S$ 154—155° C 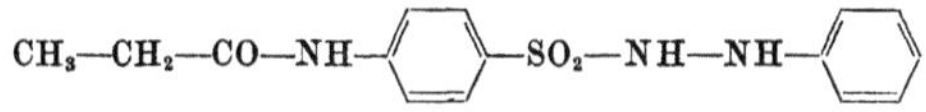				117
1086	4-(3'-Methyl-butyryl-amino)-benzol-sulfonyl-hydrazin 271,346 $C_{11}H_{17}O_3N_3S$ 153° C 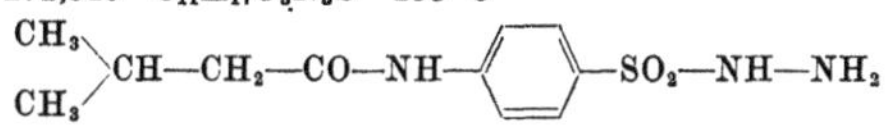				117
1087	Succinoyl-di-(amino-benzol-4-sulfonyl-hydrazin) 456,513 $C_{16}H_{20}O_6N_6S_2$ 242° C 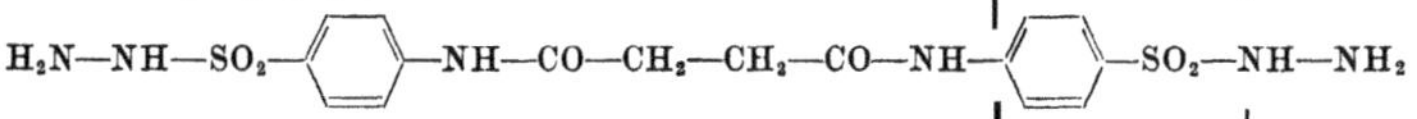				117
1088	4-(Furfuroyl-amino)-benzol-sulfonyl-hydrazin 281,298 $C_{11}H_{11}O_4N_3S$ 189° C 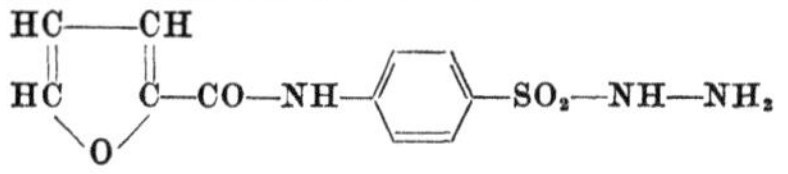				117
1089	Azobenzol-4-sulfonyl-hydrazin 276,324 $C_{12}H_{12}O_2N_4S$ 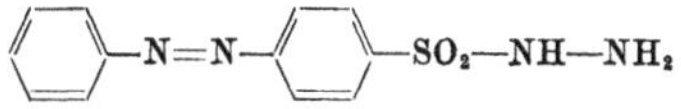				133
1090	N-(Toluol-2-sulfonyl)-N'-phenyl-hydrazin 262,336 $C_{13}H_{14}O_2N_2S$ 193° C (u, Zers.) 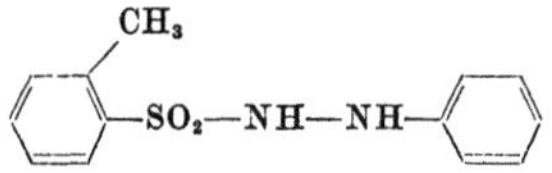	Ho4, Tbb	>200	Ms: —	101
1091	N-(Toluol-4-sulfonyl)-N'-phenyl-hydrazin 262,336 $C_{13}H_{14}O_2N_2S$ 151° C (u, Zers.) 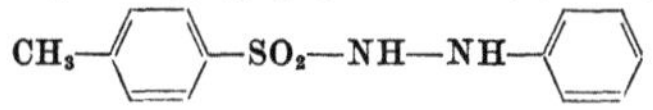	Ho4, Tbb	>200	Ms: — tox	101
1092	4-Nitro-biphenyl-4'-sulfonyl-hydrazin 293,309 $C_{12}H_{11}O_4N_3S$ 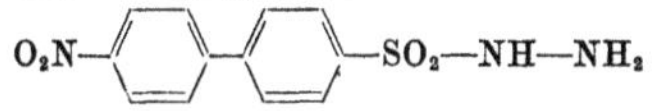				133
1093	Biphenyl-4,4'-di-(sulfonyl-hydrazin) 342,406 $C_{12}H_{14}O_4N_4S_2$ 191—192° C (Zers.) 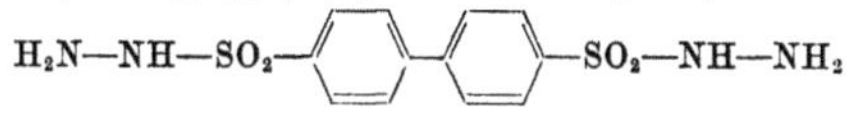	Ho4, Tbb	>40	Ms: ±	101
1094	N^2,N^3-(Biphenyl-4,4'-disulfonyl)-N^1,N^4-di-(propan-2''-on)-dihydrazon 422,536 $C_{18}H_{22}O_4N_4S_2$ 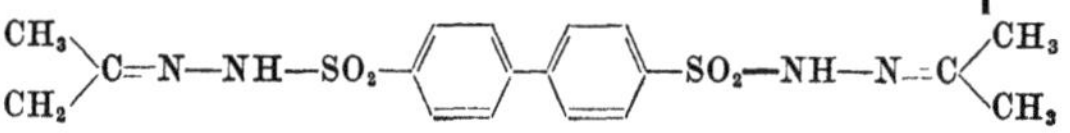	Ho4, Tbb	>40	Ms: ±	101

Einteilungsschema der Isoniazidanaloga der Tabelle 15.
(In den Feldern stehen die Stoffnummern.)

Verbindungstyp	Substituenten R am Säurerest der Säurehydrazidgruppe									
	Pyridin-4-radikale	Pyridin-3-radikale	Pyridin-2-radikale	Sonstige N-Heterocyclen	N,O- und N,S-Heterocyclen	O-Heterocylen	S-Heterocyclen	Aromatische Radikale	Alicyclische Radikale	Aliphatische Radikale
A. *Carbonsäurehydrazide*										
1. N′-unsubstituierte R-mono- oder di-(carboxy-hydrazine)	1—22	23—30	31—36	37—80	81—94	95—108	109—117	118—201	202—207	208—251
2. N-(R-carboxy)-N′-(R′-carboxy-, thiocarbo- oder sulfonyl)-hydrazine	252—286	287—290	291	292—293	294	295—298	299	300—332		333—348
3. N-(R-carboxy)-N′,N′-(R′,R″)-hydrazine (R′ u. R″ keine Säureradikale; R″ auch H)	349—391	392		393		394—399	400	401—404		405—419
4. N-(R-carboxy)-N′-(R′)-hydrazone (R′ Aldehyd- oder Ketonradikal)	420—535	536—575	576—582	583—587	588—590	591—600	601—609	610—774		775—794
5. Cyclische R-carboxy-hydrazine oder -hydrazone (Übersicht S. 373)	795—811	812—817	818—819	820—822		823—827	828—830	831—937		938—987
B. *Thiocarbonsäurehydrazide*	988—996			997—998		999—1001	1002	1003—1040		1041—1074
C. *Sulfonsäurehydrazide*								1075—1094		

Erläuterungen zum Einteilungsschema der Isoniazidanaloga.

Die Stoffe der Tabelle 15 wurden abweichend von sonst üblichen Einteilungen nach ihrer Verwandtschaft zum Isoniazid (Isonicotinoyl-hydrazin) gruppiert. Die Gruppeneinteilung ist aus dem vorstehenden Einteilungsschema ersichtlich. Bei mehrfacher Einordnungsmöglichkeit wurde der Stoff in die erste der in Frage kommenden Gruppen gesetzt. Innerhalb der Gruppen des Verbindungstyps A 2 [N-(R-carboxy)-N'-(R'-carboxy-, thiocarbo- oder sulfonyl)-hydrazine] wurde für die zweiten Säurereste dieselbe Reihenfolge wie für die ersten Säurereste im Gesamtschema gewählt (vgl. den oberen und seitlichen Tabellenrand). Für die sonstigen Substituenten gilt unter Berücksichtigung ihres nicht unterbrochenen Kohlenstoffgerüsts (einschließlich der Heterocyclen) die Reihenfolge: Aliphatische, alicyclische und aromatische Verbindungen, N-, NO-, NS-, O- und S-Heterocyclen, wobei die hinteren Stellen den Vorrang vor den vorderen haben (so daß z. B. 3-Phenyl-butyl- zu den aromatischen Substituenten zu rechnen ist). Unter den Ringverbindungen stehen zuerst die einfachen 3-, 4-, 5-, 6- und 7gliedrigen Ringe; ihnen folgen die kondensierten Ringe. Unter den kondensierten Heterocyclen ist der kleinste Teilring mit Heteroatomen bestimmend. Bei Verbindungen mit gleichem Grundgerüst und mehrfachen Substituenten wurde zuerst nach der Zahl der Substituenten sortiert. Innerhalb dieser Gruppen ist dann die in BEILSTEINS Handbuch gebräuchliche Reihenfolge verwendet worden, die im Auszug so lautet: Halogene, —NO$_2$, —OH, —SH, —SO—, —SO$_2$—, —SCN, =O, =NH, =NOH, —NH$_2$, aliphatische gesättigte Radikale, ungesättigte, alicyclische und aromatische Radikale, —CO—NH$_2$, —CO—, —COOH, —CN, Heterocyclen. Die Thiocarbonsäurehydrazide und die Sulfonsäurehydrazide wurden innerhalb der einzelnen Gruppen analog den Verbindungstypen der Carbonsäurehydrazide eingeteilt.

Die cyclischen Säurehydrazide und Säurehydrazone wurden nach ihrer formalen Ableitbarkeit von kettenförmigen Säurehydraziden und Säurehydrazonen eingeordnet, wobei in erster Linie das nicht unterbrochene Kohlenstoffgerüst (einschließlich der Heterocyclen) des Substituenten R in der Gruppierung

$$-R-\underset{\underset{O}{\|}}{C}-\underset{|}{N}-\underset{|}{N}- \quad \text{oder} \quad -R-\underset{\underset{O-}{|}}{C}=N-\underset{|}{N}-$$

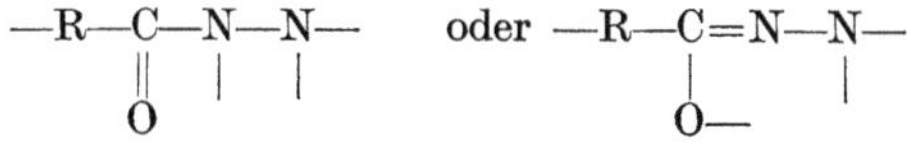

maßgebend war (Reihenfolge siehe oberer Tabellenrand). Innerhalb der einzelnen Gruppen wurden die Ringe, an denen ein Atom oder mehrere Atome der Säurehydrazidgruppe —CO—N—N— beteiligt sind, folgendermaßen eingeteilt:

1. R—CO—NH—N⟨R'/R'' 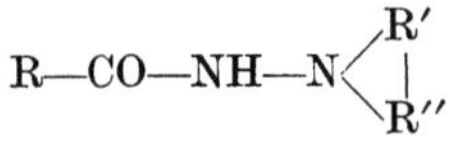

2. R—CO—N——NH 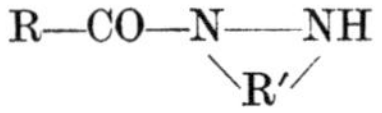
         \R'/

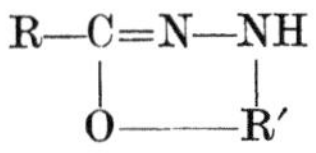

3. R—C=N—NH   und   R—C=N—NH$_2$
     | | | |
     O———R'   O———R'—

4. R—CO—NH—NH   5. R—CO—N—NH$_2$ 6. R——C=N—NH$_2$
       \   /   \R'/ | |
        \R'/   R'—O

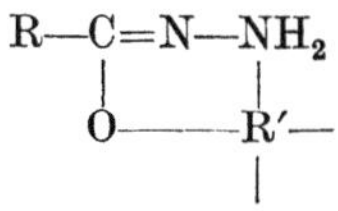

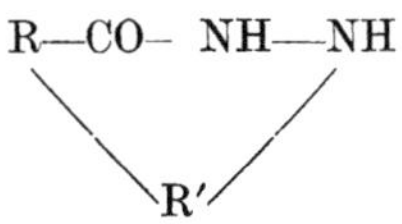

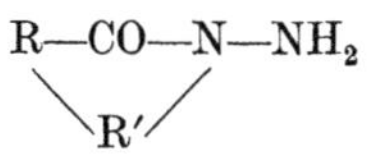

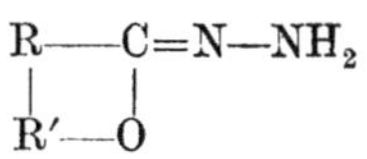

Erklärung der Abkürzungen und sonstige Erläuterungen zur Tabelle 15.

Nr. Laufende Nummer der Isoniazidanaloga, auf die im alphabetischen Stoffverzeichnis und im Summenformelregister verwiesen wird.

Name. Zur Bezeichnung der Stoffe dient die Genfer Nomenklatur, deren Endungen nach Möglichkeit auch bei cyclischen Verbindungen angewendet wurden. Auch allgemein gebräuchliche Trivialnamen wurden vermieden, wenn die Verbindung nach den Regeln der Genfer Nomenklatur beschreibbar ist (z. B. Acetyl-hydrazin für Acethydrazid, Benzoyl-hydrazin für Benzhydrazid). Abweichend von der üblichen Reihenfolge der Substituentennamen (z. B. in BEILSTEINS Handbuch) wurde der Name des Säurerestes immer an den Anfang des Stoffnamens gestellt.

Molekulargewicht. Die Molekulargewichte dienen zur Umrechnung der minimalen Hemmkonzentration (MHK) von mol/l in μg/ml:

$$x \text{ mol/l} = (x \cdot 1000 \cdot M)\ \mu\text{g/ml}$$

(Formeln zur Umrechnung anderer Konzentrationsmaße in μg/ml siehe bei LEMBKE und KRÜGER-THIEMER, 1952, S. 67).

Die Molekulargewichte entsprechen der Atomgewichtstabelle 1954 (Chem. Zbl. **1954**, 8272). Die Angabe von 3 Dezimalstellen nach dem Komma erleichtert die Weiterrechnung bei Einführung neuer Substituenten.

Summenformel. Die Summenformeln und das Summenformelregister (Seite 399 bis 408) entsprechen dem M. M. RICHTERschen Formelsystem (vgl. Chem. Zbl. **1950**, Formelregister, Vorwort). In den Summenformeln wurden salzartig gebundene Bestandteile (z. B. HCl, $H_2N—NH_2$, H_2O) getrennt angegeben.

Schmelzpunkt. Es ist wünschenswert, daß bei Mitteilungen über chemotherapeutische Versuche die verwendeten Substanzen durch ihre Schmelzpunkte charakterisiert werden.

u unkorrigiert
k korrigiert (Ablesung an einer mittels Eichsubstanzen korrigierten Thermometerskala)
Zers. Zersetzung der Substanz am Schmelzpunkt
KB KOFLER-Bank
Kp. Kochpunkt (mit Angabe des Druckes in Torr)

Bei großen Divergenzen der Schmelzpunktangaben einer Substanz, die durch Unreinheit des Stoffes oder unterschiedliche Methodik nicht erklärbar sind, könnten entweder Salze des genannten Stoffes oder falsche Substanzen vorgelegen haben. Es ist dabei zu berücksichtigen, daß bei manchen Stoffen der Schmelzpunkt von dem zur Rekristallisation verwendeten Lösungsmittel abhängt.

Strukturformel. Die Strukturformeln sind im allgemeinen so angeordnet, daß das Säureradikal links vom Hydrazin steht. Die Bezifferung der Ringe schreitet meist im entgegengesetzten Uhrzeigersinn fort. Die Strukturformeln wurden teilweise nach den Namen der Originalliteratur (oder in wenigen Fällen nach den Namen in den Referaten des Chemischen Zentralblattes) konstruiert.

Medium. Kulturmedien bei den bakteriologischen Testen.

Du DUBOS-DAVIS-Medium (fl, sE)
Du-Bas DUBOS-DAVIS-Basalmedium (fl, sy)
Glyc.b. Glycerinbouillon (fl, sE)
Ho4 HOHN-IV-Medium (f, Ei)
Ki KIRCHNER-Medium (fl, S)
Lo LOCKEMANN-Medium (fl, sy)
Lo-Bl LOCKEMANN-BLOCH-Medium (fl, sy)
Lö LÖWENSTEIN-Medium (f, Ei)
Long LONG-Medium (fl, sy)

PABA	p-Aminobenzoesäure
PB	PROSKAUER- und BECK-Medium (fl, sy)
S	Blutserumzusatz zu einem synthetischen Medium
Saut	SAUTON-Medium (fl, sy)
T80	Synthetisches Medium mit „Tween 80"
You	YOUMANS-Medium (fl, sy)

(Die eingeklammerten Buchstaben bedeuten: fl = flüssiges Medium, f = festes Medium, sy = „synthetisches" Medium ohne Eiweiß, S = serumhaltiges Medium, Ei = Hühnerei-haltiges Medium, sE = sonstiges Eiweiß enthaltendes Medium.)

Stamm. Bakterienstämme bei den bakteriologischen Testen.

Tbb	Tuberkelbakterien
H	Humane Tuberkelbakterien
B	Bovine Tuberkelbakterien
v	Virulenter Stamm
H37Rv	Humaner virulenter Tuberkelbakterienstamm
Vallée	Boviner virulenter Tuberkelbakterienstamm
BCG	Bacillus Calmette-Guérin (bovin, abgeschwächt virulent)
DS	Tuberkelbakterienstamm
ATCC 607	Avirulentes saprophytäres Mycobacterium humaner Genese
M. av.	Mycobacterium avium
M. min.	Mycobacterium minetti
...Ir	Isoniazidresistenter Stamm
...PASr	p-Aminosalicylsäureresistenter Stamm

Bebrütungsdauer. 14d = 14 Tage von der Beimpfung der Kulturröhrchen bis zur Ablesung des Testes.

MHK. Minimale Hemmkonzentration (meist ist vollständige Vermehrungshemmung der Bakterien gemeint). Angaben in μg/ml (Mikrogramm pro Milliliter; identisch mit γ/ml und mg/l). Umrechnungsformel für molare Konzentration siehe unter Molekulargewicht. Die MHK sind in der Literatur zum Teil in anderen Einheiten angegeben (Umrechnungsformeln vgl. bei LEMBKE und KRÜGER-THIEMER, 1952, S. 67).

(Bz) Bakterizidie

+++	= sehr stark wirksam
++	= stark wirksam
+	= wirksam
±	= schwach wirksam
—	= unwirksam (Konzentrationsangabe fehlt).

Nicht auf Tuberkelbakterien bezügliche Konzentrationsangaben sind eingeklammert. Die Angaben —, +, usw. sind mit Vorsicht zu verwenden, da die Definitionen oft ungenügend beschrieben sind.

In-vivo-Ergebnisse. Dosisangaben in mg/kg/d.

DL_{50}	= Dosis letalis für 50% der verwendeten Tiere
DTM	= Dosis tolerata maxima
DTh_{50}	= Dosis therapeutica für 50% der verwendeten infizierten Tiere
DTh	= Dosis therapeutica minima
Ms	= Maus
Mee	= Meerschweinchen
p. o.	= per os
s.c.	= subcutan
tox	= toxisch

Literatur. Liste der Literaturnummern s. S. 376—378. Die zugehörigen vollständigen Literaturangaben sind im Literaturverzeichnis S. 408—424 enthalten.

Literaturnummernverzeichnis zur Liste der Isoniazidanaloga.

1 Aeschlimann und Stempel (1954).
2 Albert (1953).
3 Audrieth, Scott und Kippur (1954).
4 Barry und Conalty (1954).
5 Barry und Mitchell (1953).
6 Bavin, Drain, Seiler und Seymour (1952).
7 Bavin, Kay und Seymour (1954).
8 Bavin, Kay und Seymour (1955).
9 Bergstermann (1955).
10 Bernanose (1950).
11 Bernstein, Jambor, Lott, Pansy, Steinberg und Yale (1953).
12 Bernstein, Lott, Steinberg und Yale (1952).
13 Beyerman, Berben und Bontekoe (1954).
14 Biedermann (1955).
15 Birkofer (1952).
16 Birkofer und Widman (1953).
17 Blicke und Gearien (1954).
18 Brodhage (1955).
19 Brooks, Charlton, Macey, Peak und Short (1950).
20 Bucher (1955).
21 Buu-Hoi, Le Bihan und Binon (1951).
22 Buu-Hoi, Welsch, Dechamps, Le Bihan, Binon und Mentzer (1952).
23 Caronna und Bellomonte (1953).
24 Carrara, Chiancone, D'Amato, Ginoulhiac, Martinuzzi, Teotino und Visconti (1952).
25 Carrara und Poli (1953).
26 Casals und Olitsky (1950).
27 Cavallini (1952).
28 Checcacci und Logeman (1953).
29 Ciusa und Nebbia (1952).
30 Compton (1952).
31 Conalty (1953).
32 Croshaw und Dickinson (1950).
33 Currier und Crafts (1950).
34 Delaby, Warolin und Brustlein (1954).
35 Di Marco (1953).
36 Di Marco (1954).
37 Di Marco und Camerino (1953).
38 Di Marco, Tabiani und Zavaglio (1953).
39 Di Marco, Zanchi und Zavaglio (1952).
40 Di Marco, Zanchi und Zavaglio (1952).
41 Domagk, Offe und Siefken (1952).
42 Dornow und Bruncken (1949).
43 Drain, Goodacre und Seymour (1949).
44 Drain, Martin, Mitchell, Seymour und Spring (1949).
45 Druey, Meier und Eichenberger (1954).
46 Erlenmeyer, Bäumler und Roth (1953).
47 Erlenmeyer, Fallab, Prijs und Roth (1954).
48 Fallab und Erlenmeyer (1952).
49 Fox (1952).
50 Fox (1953).

51 Fox (1954).
52 Fox und Gibas (1952).
53 Fox und Gibas (1953).
54 Fox und Wenner (1954).
55 Freedlander und Furst (1952).
56 Ganßer und Rumpf (1953).
57 Ganßer und Rumpf (1954).
58 Garattini (1953).
59 Gardner, Smith, Wenis und Lee (1951).
60 Gehlen, Eichlepp und Cermak (1953).
61 Grunberg und Schnitzer (1953).
62 Hagenbach, Hodel und Gysin (1954).
63 Hart, Piepes, Anderson, Barkley und Mast (1954).
64 Hart, Rutherford, Anderson, Barkley und Mast (1954).
65 Hart, Rutherford, Anderson, Barkley und Mast (1954).
66 Hartl (1954).
66a Herzfeld, Prijs und Erlenmeyer (1953).
67 Heyns und Vogelsang (1954).
68 Hobby und Lenert (1953).
69 Hoggarth (1949).
70 Horii, Kametani und Yamamura (1952).
71 Hughes (1953).
72 Jensen und Jensen (1952).
73 Jensen und Miquel (1952).
74 Jerchel und Oberheiden (1954).
75 Jouin und Buu-Hoi (1946).
76 Katz, Karger, Schroeder und Cohen (1953).
77 Kenny (1954).
78 Kenny und Kurtz (1952).
79 Knox, King und Woodroffe (1952).
80 König, Siefken und Offe (1954).
81 Kosst und Jurkewitsch (1953).
82 Kucharski (1953).
83 Kuroya (1928).
84 Kurtz (1954).
85 Larson und Dieckie (1953).
86 Leanza, Becker und Rogers (1953).
87 Lembke und Krüger-Thiemer (1952).
88 Libman, Pain und Slak (1954).
89 Lieser und Nischk (1949).
90 Lüdy-Tenger (1953).
91 Makino, Kinoshita und Itoh (1954).
92 Mantegazza und Tommasini (1952).
93 McMillan, Leonhard, Meltzer und King (1953).
94 Meltzer, Lewis, McMillan, Genzer, Leonhard und King (1953).
95 Meyer und Mally (1912).
96 Nagley (1954).
97 Nishimura, Nakajima und Shimaoka (1953).
98 Nohara (1953).
99 Offe, Domagk und Siefken (1955).
100 Offe, Siefken und Domagk (1952).
101 Offe, Siefken und Domagk (1952).
102 Offe, Siefken und Domagk (1952).

103 Offe, Siefken und Domagk (1954).
104 Oker-Blom und Riska (1954).
105 Paterson, Adriance, Blackhurst und Mohr (1954).
106 Payne, Quarles, Ellison, Harden, Syphax und Hobby (1953).
107 Pennington, Guercio und Solomons (1953).
108 Pizzi (1952).
109 Pizzi (1953).
110 Poli (1953).
111 Ratsimamanga, Buu-Hoi, Dechamps, Le Bihan und Binon (1952).
112 Renovanz (1953).
113 Rey, Rubinstein und Cetrángolo (1954).
114 Rogers, Leanza, Becker, Matzuk, O'Neill, Basso, Stein, Solotorovsky, Gregory und Pfister (1952).
115 Roth, Carrara und Erlenmeyer (1953).
116 Rothe (1955).
117 Rothmann und Rothmann (1954).
118 Sacconi (1953).
119 Sah und Peoples (1953).
120 Schnitzer (1954).
121 Schtschukina, Perschin, Makejewa, Ssasonowa, Nikitskaja, Janina und Jakowlewa (1952).
122 Schtschukina und Ssasonowa (1953).
123 Scdtt und Audrieth (1954).
124 Scott, Zeller und Audrieth (195⁴)
125 Shavel, Leonhard, McMillan und King (1953).
126 Shimizu, Naito, Ohta Suzuki, Kasahara, Murai und Asano (1952).
127 Simon (1953).
128 Sorkin, Roth und Erlenmeyer (1952).
129 Steenken, Wolinsky und Montalbine (1954).
130 Stilmar (1950).
131 Stilmar (1950).
132 Thesing und Witzel (1955).
133 Westphal, Freier, Lüderitz und Fromme (1954).
134 Wilder Smith (1954).
135 Wilder Smith und Wiederkehr (1953).
136 Wojahn (1952).
137 Yale, Losee, Martins, Holsing, Perry und Bernstein (1953).
138 Yale, Losee, Perry und Bernstein (1954).
139 Youmans, Doub und Youmans (1953).
140 Zatman, Kaplan, Colowick und Ciotti (1954).
141 Zatman, Kaplan, Colowick und Ciotti (1954).
142 Zemplén, Mester und Messmer (1953).

Anonyme Patente:

143 F. Hoffmann-LaRoche u. Co. AG., Basel (1954).
144 Roche Products Ltd. (1953).

Alphabetisches Stoffverzeichnis zur Liste der Isoniazidanaloga.

Alle Stellungsbezeichnungen (Ziffer, o-, m-, p-, cis-, trans-, N-, N'-, S-, α-, β-, γ-, cycl. usw.) blieben bei der alphabetischen Einordnung unberücksichtigt. Ä = Ae. Vor den Stoffnamen stehen die Stoffnummern aus der Tabelle 15 (S. 258—371).

1023 4-Äthoxy-1-thio-2-phenyl-1,2-dihydro-phthalazin
942 5-Äthyl-1,3,4-oxadiazol-2(3H)-on
845 4-[4′-(Äthyl-sulfonyl)-benzal-hydrazono]-2-phenyl-phthalaz-1(2H)-on
139 4-(Äthyl-sulfonyl)-benzoyl-hydrazin
195 4-(Äthyl-sulfonyl)-cinnamoyl-hydrazin
1024 4-Äthylthio-1-thio-2-phenyl-1,2-dihydro-phthalazin
218 Amino-acetyl-hydrazin-dihydrochlorid
1064 2-Amino-5-äthyl-1,3,4-thiadiazol
1080 4-Amino-benzol-sulfonyl-hydrazin
341 1-(4′-Amino-benzol-sulfonyl)-semicarbazid
698 N-(4-Amino-benzoyl)-N′-(D-glucose)-hydrazon
140 2-Amino-benzoyl-hydrazin
141 3-Amino-benzoyl-hydrazin
142 4-Amino-benzoyl-hydrazin
697 N-(4-Amino-benzoyl)-N′-streptomycin-hydrazon-trihydrochlorid
1033 2-Amino-5-benzyl-1,3,4-thiadiazol
827 6-Amino-2,3-diaza-diphenylenoxyd-1,4(2,3H)-dion
896 5-Amino-2,3-dimethyl-phthalazin-1,4(2,3H)-dion
897 6-Amino-2,3-dimethyl-phthalazin-1,4(2,3H)-dion
8 3-Amino-isonicotinoyl-hydrazin
838 2-Amino-5-(4′-methoxy-phenyl)-1,3,4-oxadiazol
892 5-Amino-2-methyl-phthalazin-1,4(2,3H)-dion
893 6-Amino-2-methyl-phthalazin-1,4(2,3H)-dion
894 7-Amino-2-methyl-phthalazin-1,4(2,3H)-dion
895 8-Amino-2-methyl-phthalazin-1,4(2,3H)-dion
24 2-Amino-nicotinoyl-hydrazin
25 4-Amino-nicotinoyl-hydrazin
987 4-Amino-perhydro-1,4-oxazin-3-on
861 2-(4′-Amino-phenyl)-phthalazin-1,4(2,3H)-dion
898 5-Amino-2-phenyl-phthalazin-1,4(2,3H)-dion
899 8-Amino-2-phenyl-phthalazin-1,4(2,3H)-dion
891 6-Amino-phthalazin-1,4-diol-monohydrat
888 5-Amino-phthalazin-1,4(2,3H)-dion
890 6-Amino-phthalazin-1,4(2,3H)-dion
228 3-Amino-propionyl-hydrazin-dihydrochlorid
994 2-Amino-5-(pyridyl-4′)-1,3,4-thiadiazol
716 N-(4-Amino-salicyloyl)-N′-benzal-hydrazon
167 4-Amino-salicyloyl-hydrazin
168 5-Amino-salicyloyl-hydrazin
715 N-(4-Amino-salicyloyl)-N′-(propan-2′-on)-hydrazon
93 5-Amino-1,3,4-thiadiazol-2-acetyl-hydrazin
88 2-Amino-thiazol-4-carboxy-hydrazin
89 2-Amino-thiazol-5-carboxy-hydraz n
702 N-[2-(Anilino)-benzoyl]-N′-benzal-hydrazon
703 N-(2-Anilino-benzoyl)-N′-(4′-chlor-benzal)-hydrazon
145 2-Anilino-benzoyl-hydrazin
704 N-(2-Anilino-benzoyl)-N′-(4′-oxy-benzal)-hydrazon
906 5-Anilino-phthalazin-1,4(2,3H)-dion
668 N-Anisoyl-N′-anisal-hydrazon
669 N-Anisoyl-N′-furfural-hydrazon
71 2-Anisyl-chinolin-4-carboxy-hydrazin
140 Anthraniloyl-hydrazin
201 Antrachinon-2-carboxy-hydrazin
248 Asparagoyl-dihydrazin
810 6-Aza-phthalazin-1,4-diol
813 5-Aza-phthalazin-1,4(2,3H)-dion
149 Azobenzol-4-carboxy-hydrazin
1089 Azobenzol-4-sulfonyl-hydrazin

775 1-Benzal-semicarbazon
1045 1-Benzal-3-thio-semicarbazon
49 Benzimidazol-2-carboxy-hydrazin
700 N-[4-(Benzol-sulfonyl-amino)-benzoyl]-N′-benzal-hydrazon

907 5-(Benzyl-amino)-phthalazin-1,4(2,3H)-dion
133 4-(Benzyl-oxy)-benzoyl-hydrazin
869 4-(Benzyl-oxy)-2-benzyl-phthalaz-1(2H)-on
853 4-(Benzyl-oxy)-phthalazin-1-ol
852 4-(Benzyl-oxy)-phthalaz-1(2H)-on
282 N-(1-Benzyl-pyridinium-4-carb-oxy)-N′-acetyl-hydrazin-chlorid
1094 N^2,N^3-(Biphenyl-4,4′-disulfonyl)-N^1,N^4-di-(propan-2″-on)-dihydrazon
1093 Biphenyl-4,4′-di-(sulfonyl-hydrazin)
146 4-(p-Biphenylyl-amino)-benzoyl-hydrazin
929 3-(p-Biphenylyl)-4,5-dihydro-pyridaz-6(1H)-on
839 2,2′-Bis-(5-[2″-amino-anthra-chinon-yl-2″)-1,3,4-oxadiazol]
766 S,S-Bis-[N-(5-brom-thio-salicyloyl)-N′-(2′,4′-dichlor-benzal)-hydrazon]
764 S,S-Bis-[N-(4-chlor-thio-salicyloyl)-N′-(2′,4′-dichlor-benzal)-hydrazon]
765 S,S-Bis-[N-(5-chlor-thio-salicyloyl)-N′-(2′,4′-dichlor-benzal)-hydrazon]
771 S,S-Bis-[N-(3,5-dibrom-thio-salicyloyl)-N′-(2′,4′-dichlor-benzal)-hydrazon]
769 S,S-Bis-[N-(3,5-dichlor-thio-salicyloyl)-N′-(2′,4′-dichlor-benzal)-hydrazon]
770 S,S-Bis-[N-(3,5-dichlor-thio-salicyloyl)-N′-(2′-methoxy-benzal)-hydrazon]
762 S,S-Bis-[N-(3-mercapto-benzoyl)-N′-(2′,4′-dichlor-benzal)-hydrazon]
763 S,S-Bis-[N-(4-mercapto-benzoyl)-N′-(2′,4′-dichlor-benzal)-hydrazon]
767 S,S-Bis-[N-(4-methoxy-thiosalicyl)-N′-(2′,4′-dichlor-benzal)-hydrazon]
768 S,S-Bis-[N-(4-methyl-sulfonyl-thiosalicyloyl)-N′-(2′,4′-dichlor-benzal)-hydrazon]
944 5,5′-Bis-(1,3,4-oxadiazol-2(3H)-on)
740 S,S-Bis-[N-thiosalicyloyl-N′-(4-acetamino-benzal)-hydrazon)
727 S,S-Bis-[N-thiosalicyloül-N′-(2-äthoxy-benzal)-hydrazon]
738 S,S-Bis-{N-thiosalicyloyl-N′-[4-(äthyl-sulfonyl)-benzal]-hydrazon}
747 S,S-Bis-[N-thiosalicyloyl-N′-(3-brom-4-oxy-benzal)-hydrazon]
746 S,S-Bis-[N-thiosalicyloyl-N′-(5-brom-salicylal)-hydrazon]
733 S,S-Bis-[N-thiosalicyloyl-N′-(2-butoxy-benzal)-hydrazon]
741 S,S-Bis-[N-thiosalicyloyl-N′-(4-carboxy-benzal)-hydrazon]
742 S,S-Bis-{N-thiosalicyloyl-N′-[2-(carboxy-methoxy)-benzal]-hydrazon)}
743 S,S-Bis-{N-thiosalicyloyl-N′-[4-(carboxy-methoxy)-benzal]-hydrazon}
756 S,S-Bis-[N-thiosalicyloyl-N′-(chinolyl-2-methanal)-hydrazon]
757 S,S-Bis-[N-thiosalicyloyl-N′-(chinolyl-4-methanal)-hydrazon]
728 S,S-Bis-{N-thiosalicyloyl-N′-[2-(2′-chlor-äthoxy)-benzal]-hydrazon}
729 S,S-Bis-{N-thiosalicyloyl-N′-[4-(2′-chlor-äthoxy)-benzal]-hydrazon}
717 S,S-Bis-[N-thiosalicyloyl-N′-(2-chlor-benzal)-hydrazon]
718 S,S-Bis-[N-thiosalicyloyl-N′-(4-chlor-benzal)-hadrazon]
730 S,S-Bis-{N-thiosalicyloyl-N′-[2-(2′-diäthyl-amino-äthoxy)-benzal]-hydrazon}-dihydro-chlorid
731 S,S-Bis-{N-thiosalicyloyl-N′-[4-(2′-diäthyl-amino-äthoxy)-benzal]-hydrazon}-dihydro-chlorid
744 S,S-Bis-[N-thiosalicyloyl-N′-(2,4-dichlor-benzal)-hydrazon]

784 N-(5-Carboxy-pentanoyl)-N′-(propan-2′-on)-hydrazon
233 Caproyl-hydrazin
60 Chinolin-2-carboxy-hydrazin
61 Chinolin-3-carboxy-hydrazin
63 Chinolin-4-carboxy-hydrazin
76 Chinolin-5-carboxy-hydrazin
77 Chinolin-6-carboxy-hydrazin
813 cycl. Chinolinoyl-monohydrazin
821 5-(Chinolyl-4′)-1,3,4-oxadiazol-2(3H)-on
814 7-Chlor-5-aza-phthalazin-1,4(2,3H)-dion
407 N-[(2-Chlor-äthoxy)-carboxy]-N′-benzyl-hydrazin
408 N-[(2-Chlor-äthoxy)-carboxy]-N′,N′-dimethyl-hydrazin
408 N-[(2-Chlor-äthoxy)-carboxy]-N′,N′-dimethyl-hydrazin-hydrochlorid
406 N-[(2-Chlor-äthoxy)-carboxy-]-N′-methyl-hydrazin-hydro-N′-chlorid
1078 N-(4-Chlor-benzol-sulfonyl)-phenyl-hydrazin
656 N-(Chlor-benzoyl)-N′-(4′-acetamino-benzal)-hydrazon
636 N-(2-Chlor-benzoyl)-N′-äthanal-hydrazon
646 N-(2-Chlor-benzoyl)-N′-benzal-hydrazon
641 N-(2-Chlor-benzoyl)-N′-(4′-carboxy-butan-2′-on)-hydrazon
654 N-(2-Chlor-benzoyl)-N′-[4′-(carboxy-methoxy)-benzal]-hydrazon
647 N-(2-Chlor-benzoyl)-N′-(2′-chlor-benzal)-hydrazon
648 N-(2-Chlor-benzoyl)-N′-(4′-chlor-benzal)-hydrazon
661 N-(2-Chlor-benzoyl)-N′-cinnamal-hydrazon
644 N-(2-Chlor-benzoyl)-N′-cyclohexanon-hydrazon
643 N-(2-Chlor-benzoyl)-N′-cyclopentanon-hydrazon
658 N-(2-Chlor-benzoyl)-N′-(2′,4′-dichlor-benzal)-hydrazon
659 N-(2-Chlor-benzoyl)-N′-(2′,6′-dichlor-benzal)-hydrazon
655 N-(2-Chlor-benzoyl)-N′-[4′-(dimethyl-amino)-benzal]-hydrazon
645 N-(2-Chlor-benzoyl)-N′-(3′,4′-dimethyl-5′-phenyl-1′,2′,3′,6′-tetrahydro-benzal)-hydrazon
662 N-(2-Chlor-benzoyl)-N′-furfural-hydrazon
119 2-Chlor-benzoyl-hydrazin
120 3-Chlor-benzoyl-hydrazin
121 4-Chlor-benzoyl-hydrazin
653 N-(2-Chlor-benzoyl)-N′-(3′-methoxy-benzal)-hydrazon
660 N-(2-Chlor-benzoyl)-N′-(3′-methoxy-salicylal)-hydrazon
657 N-(2-Chlor-benzoyl)-N′-(α-methyl-benzal)-hydrazon
649 N-(2-Chlor-benzoyl)-N′-(2′-nitro-benzal)-hydrazon
650 N-(2-Chlor-benzoyl)-N′-(4′-nitro-benzal)-hydrazon
306 N-(4-Chlor-benzoyl)-N′-(4′-nitro-benzoyl)-hydrazin
642 N-(2-Chlor-benzoyl)-N″-(cis-octadecen-(9′)-al)-hydrazon
652 N-(2-Chlor-benzoyl)-N′-(4′-oxy-benzal)-hydrazon
663 N-(2-Chlor-benzoyl)-N′-piperonal-hydrazon
638 N-(2-Chlor-benzoyl)-N′-(propan-2′-on)-hydrazon
639 N-(2-Chlor-benzoyl)-N′-(propen-(2′)-al)-hydrazon
651 N-(2-Chlor-benzoyl)-N′-salicylal-hydrazon
640 N-(2-Chlor-benzoyl)-N′-(trans-buten-(2)-al)-hydrazon
637 N-(2-Chlor-benzoyl)-N′-(2′,2′,2′-trichlor-äthanal)-hydrazon
193 4-Chlor-cinnamoyl-hydrazin
207 4-Chlor-cyclohexen-(1)-1,2-di-(carboxy-hydrazin)
96 5-Chlor-furfuroyl-hydrazin
3 3-Chlor-isonicotinoyl-hydrazin
214 (4-Chlor-phenoxy)-acetyl-hydrazin
184 (4-Chlor-phenyl-acetyl)-hydrazin
73 8-Chlor-2-phenyl-chinolin-4-carboxy-hydrazin
871 5-Chlor-phthalazin-1,4(2,3H)-dion
156 5-Chlor-salicyloyl-hydrazin
115 5-Chlor-thiophen-2-acetyl-hydrazin

388 4-(Isonicotinoyl-hydrazino)-5,6-dimethoxy-phthalazin

387 3-(Isonicotinoyl-hydrazino)-6,7-dimethoxy-phthalid

350 (Isonicotinoyl-hydrazin)-4-toluolsulfonat

524 N-Isonicotinoyl-N′-(isonicotinal)-hydrazon

257 N-Isonicotinoyl-N′-[2-(N-isonicotinoyl-N′-benzal-hydrazon)-(α:2)-benzoyl]-hydrazin

453 N-Isonicotinoyl-N′-(D-maltose)-hydrazon-hydrat

420 N-Isonicotinoyl-N′-methanal-hydrazon

355 N-Isonicotinoyl-N′-(methan-sulfinat-natrium)-hydrazin

357 N-Isonicotinoyl-N′-(methan-sulfonat-calcium)-hydrazin

356 N-Isonicotinoyl-N′-(methan-sulfonat-natrium)-hydrazin

479 N-Isonicotinoyl-N′-(3-methoxy-benzal)-hydrazon

480 N-Isonicotinoyl-N′-(4-methoxy-benzal)-hydrazon

361 N-Isonicotinoyl-N′-(2-methoxy-1-methyl-äthyl)-hydrazin

510 N-Isonicotinoyl-N′-(4-methoxy-salicylal)-hydrazon

485 N-Isonicotinoyl-N′-[4-(1′-methyl-äthoxy)-benzal]-hydrazon

433 N-Isonicotinoyl-N′-[1-methyl-2-(äthoxy-carboxy)-äthanal]-hydrazon

499 N-Isonicotinoyl-N′-[4-(1′-methyl-äthyl)-benzal]-hydrazon

360 N-Isonicotinoyl-N′-(1-methyl-äthyl)-hydrazin

497 N-Isonicotinoyl-N′-(4-methyl-benzal)-hydrazon

384 N-Isonicotinoyl-N′-(α-methyl-benzyl)-hydrazin

435 N-Isonicotinoyl-N′-(3-methyl-butanal)-hydrazon

488 N-Isonicotinoyl-N′-[4-(3′-methyl-butoxy)-benzal]-hydrazon

368 N-Isonicotinoyl-N′-(3-methyl-butyl)-hydrazin

363 N-Isonicotinoyl-N′-(1-methyl-1-cyano-äthyl)-hydrazin

380 N-Isonicotinoyl-N′-(4-methyl-1-cyano-cyclohexyl)-hydrazin

367 N-Isonicotinoyl-N′-(2-methyl-1-cyano-propyl)-hydrazin

468 N-Isonicotinoyl-N′-(3-methyl-cyclohexanon)-hydrazon

469 N-Isonicotinoyl-N′-(4-methyl-cyclohexanon)-hydrazon

378 N-Isonicotinoyol-N′-(3-methyl-cyclohexyl)-hydrazin-dihydrochlorid

493 N-Isonicotinoyl-N′-[4-N″-methyl-N″-(diäthyl-amino-äthyl)-amino-benzal]-hydrazon

375 N-Isonicotinoyl-N′-(3-methyl-1^2-metho-1-propyl-butyl)-hydrazin

353 N-Isonicotinoyl-N′-methyl-hydrazin

525 N-Isonicotinoyl-N′-(α-methyl-isonicotinal)-hydrazon

447 N-Isonicotinoyl-N′-(4-methyl-pentan-2-on)-hydrazon

373 N-Isonicotinoyl-N′-methyl-pentose-hydrazin

428 N-Isonicotinoyl-N′-(2-methyl-propanal)-hydrazon

487 N-Isonicotinoyl-N′-[4-(2′-methyl-propoxy)-benzal)-hydrazon

366 N-Isonicotinoyl-N′-(1-methyl-propyl)-hydrazin

365 N-Isonicotinoyl-N′-(2-methyl-propyl)-hydrazin

366 N-Isonicotinoyl-N′-(1-methyl-propyl)-hydrazin-dihydrochlorid

515 N-Isonicotinoyl-N′-(α-methyl-salicylal)-hydrazon

530 N-Isonicotinoyl-N′-(α-methyl-thenal-2)-hydrazon

521 N-Isonicotinoyl-N′-(naphth-2-olyl-1-methanal)-hydrazon

523 N-Isonicotinoyl-N′-(nicotinal)-hydrazon

473 N-Isonicotinoyl-N′-(2-nitro-benzal)-hydrazon

474 N-Isonicotinoyl-N′-(3-nitro-benzal)-hydrazon

475 N-Isonicotinoyl-N′-(4-nitro-benzal)-hydrazon

276 N-Isonicotinoyl-N′-(4-nitro-benzol-sulfonyl)-hydrazin

507 N-Isonicotinoyl-N′-(4-nitro-salicylal)-hydrazon

459 N-Isonicotinoyl-N′-nonanal-hydrazon

793 N^2,N^3-Malonoyl-N^1,N^4-di-(butan-2-on)-dihydrazon
794 N^2,N^3-Malonoyl-N^1,N^4-difurfural-dihydrazon
243 Malonoyl-dihydrazin
792 N^2,N^3-Malonoyl-N^1,N^4-di-(propan-2-on)-dihydrazon
1049 3-Mercapto-6-(4′-acetamino-phenyl)-1,2,4-triazin-5(2H)-on
1057 3-Mercapto-4-äthyl-6-(thienyl-2′)-1,2,4-triazin-5(4H)-on
227 L-3-Mercapto-2-amino-propionyl-hydrazin
1046 3-Mercapto-4-amino-5-(pyridyl-4′)-1,2,4-triazol
693 N-(4-Mercapto-benzoyl)-N′-(2′, 4′-dichlor-benzal)-hydrazon
694 N-(4-Mercapto-benzoyl)-N′-(3′,4′-dichlor-benzal)-hydrazon
134 2-Mercapto-benzoyl-hydrazin
135 3-Mercapto-benzoyl-hydrazin
136 4-Mercapto-benzoyl-hydrazin
1059 3-Mercapto-2-benzyl-6-(thienyl-2′)-1,2,4-triazin-5(2H)-on
1061 3-Mercapto-6-(5′-brom-thienyl-2′)-1,2,4-triazin-5(2H)-on
1053 3-Mercapto-6-(chinaldinyl-α)-1,2,4-triazin-5(2H)-on
1060 3-Mercapto-6-(5′-chlor-thienyl-2′)-1,2,4-triazin-5(2H)-on
42 2-Mercapto-imidazol-5-carboxy-hydrazin
1054 3-Mercapto-6-(8′-oxy-chinolyl-5′)-1,2,4-triazin-5(2H)-on
836 2-Mercapto-5-phenyl-1,3,4-oxadiazol
1047 5-Mercapto-1-phenyl-tetrazol
1048 3-Mercapto-6-phenyl-1,2,4-triazin-5(2H)-on
1058 3-Mercapto-4-(propen-(2′))-6-(thienyl-2″)-1,2,4-triazin-5(4H)-on
1046 3-Mercapto-6-(pyridyl-4′)-1,2-dihydro-1,2,4,5-tetrazin
800 2-Mercapto-5-(pyridyl-4′)-1,3,4-oxadiazol
1050 3-Mercapto-6-(pyridyl-2′)-1,2,4-triazin-5(2H)-on
1051 3-Mercapto-6-(pyridyl-3′)-1,2,4-triazin-5(2H)-on
1052 3-Mercapto-6-(pyridyl-4′)-1,2,4-triazin-5(2H)-on
1055 3-Mercapto-6-(thienyl-2′)-1,2,4-triazin-5(2H)-on
349 Methioninsalz des Isonicotinoyl-hydrazins
130 2-Methoxy-benzoyl-hydrazin
131 4-Methoxy-benzoyl-hydrazin
405 N-(Methoxy-carboxy)-N′-phenyl-hydrazin
64 6-Methoxy-chinolin-4-carboxy-hydrazin
860 2-(4′-Methoxy-phenyl)-phthalazin-1,4(2,3H)-dion
818 5-Methoxy-pyrid-4(1H)-on-2-carboxy-azid
35 5-Methoxy-pyrid-4(1H)-on-2-carboxy-hydrazin-($1^1/_2$-hydrat)
1029 N-(4-Methoxy-thiobenzoyl)-N′-(4′-acetamino-benzal)-hydrazon
1028 3-Methoxy-thiobenzoyl-hydrazin
939 5-Methyl-3-acetyl-1,3,4-oxadiazol-2(3H)-on
973 3-Methyl-5-(äthoxy-carboxy)-4,5-dihydro-pyridaz-6(1H)-on
150 4-(1′-Methyl-äthyl)-benzoyl-hydrazin
101 4-(1′-Methyl-äthyl)-furfuroyl-hydrazin
927 4-(1′-Methyl-äthyl)-3-phenyl-pyrazol-5(4H)-on
802 4-(1′-Methyl-äthyl)-2-(pyridyl-4″)-1,3,4-oxadiazol-5(4H)-on
905 5-(Methyl-amino)-2-methyl-phthalazin-1,4(2,3H)-dion
904 5-(Methyl-amino)-phthalazin-1,4(2,3H)-dion
314 N-(2-Methyl-benzoyl)-N′-(4′-methyl-benzoyl)-hydrazin
867 4-(3′-Methyl-butoxy)-2-phenyl-phthalaz-1(2H)-on
1086 4-(3′-Methyl-butyryl-amino)-benzol-sulfonyl-hydrazin
974 3-Methyl-5-carbaminyl-4,5-dihydro-pyridaz-6(1H)-on
976 3-Methyl-5-(carboxy-hydrazin)-4,5-dihydro-pyridaz-6(1H)-on
65 2-Methyl-chinolin-4-carboxy-hydrazin
108 2-Methyl-5,6-dihydro-(4H)-pyran-3-carboxy-hydrazin
970 3-Methyl-4,5-dihydro-pyridaz-6(1H)-on

930 cycl. N,N'-Naphthaloyl-monohydrazin
200 (Naphthyl-1)-acetyl-hydrazin
903 Naphthyl-(2'-azo-5)-phthalazin-1,4(2H)-dion
901 5-(Natrium-sulfonat-amino)-phthalazin-1,4(2,3H)-dion
1020 Nickel(II)-di-(thiobenzoyl-hydrazin)
1019 Nickel(IV)-di-(thiobenzoyl-hydrazin)
557 N-Nicotinoyl-N'-(4-acetamino-benzal)-hydrazon
554 N-Nicotinoyl-N'-(2-amino-benzal)-hydrazon
545 N-Nicotinoyl-N'-benzal-hydrazon
290 N-Nicotinoyl-N'-(benzol-sulfonyl)-hydrazin
560 N-Nicotinoyl-N'-(5-brom-salicylal)-hydrazon
538 N-Nicotinoyl-N'-(butan-2-on)-hydrazon
540 N-Nicotinoyl-N'-(butan-3-oxim-2-on)-hydrazon
539 N-Nicotinoyl-N'-(buten-(2)-al)-hydrazon
541 N-Nicotinoyl-N'-(4-carboxy-butan-2-on)-hydrazon
546 N-Nicotinoyl-N'-(2-chlor-benzal)-hydrazon
547 N-Nicotinoyl-N'-(4-chlor-benzal)-hydrazon
568 N-Nicotinoyl-N'-cinnamal-hydrazon
544 N-Nicotinoyl-N'-cyclohexanon-hydrazon
543 N-Nicotinoyl-N'-cyclopentanon-hydrazon
556 N-Nicotinoyl-N'-[4-(diäthyl-amino)-benzal]-hydrazon
558 N-Nicotinoyl-N'-(2,4-dichlor-benzal)-hydrazon
559 N-Nicotinoyl-N'-(2,6-dichlor-benzal)-hydrazon
564 N-Nicotinoyl-N'-(2,6-dichlor-4-methoxy-benzal)-hydrazon
563 N-Nicotinoyl-N'-(3,4-dimethoxy-benzal)-hydrazon
565 N-Nicotinoyl-N'-(3,4-dimethoxy-2-carboxy-benzal)-hydrazon-hydrat
555 N-Nicotinoyl-N'-[4-(dimethyl-amino)-benzal]-hydrazon
570 N-Nicotinoyl-N'-furfural-hydrazon
542 N-Nicotinoyl-N'-(D-glucose)-hydrazon
23 Nicotinoyl-hydrazin
392 4-(Nicotinoyl-hydrazino)-5,6-dimethoxy-phthalazin
552 N-Nicotinoyl-N'-(3-methoxy-benzal)-hydrazon
553 N-Nicotinoyl-N'-(4-methoxy-benzal)-hydrazon
561 N-Nicotinoyl-N'-(3-methoxy-salicylal)-hydrazon
566 N-Nicotinoyl-N'-(α-methyl-benzal)-hydrazon
537 N-Nicotinoyl-N'-(2-methyl-propanal)-hydrazon
567 N-Nicotinoyl-N'-(α-methyl-salicylal)-hydrazon
569 N-Nicotinoyl-N'-(naphth-2-olyl-1-methanal)-hydrazon
548 N-Nicotinoyl-N'-(2-nitro-benzal)-hydrazon
549 N-Nicotinoyl-N'-(4-nitro-benzal)-hydrazon
551 N-Nicotinoyl-N'-(4-oxy-benzal)-hydrazon
562 N-Nicotinoyl-N'-(4-oxy-3-methoxy-benzal)-hydrazon
571 N-Nicotinoyl-N'-piperonal-hydrazon
536 N-Nicotinoyl-N'-(propan-2-on)-hydrazon
550 N-Nicotinoyl-N'-salicylal-hydrazon
289 N-Nicotinoyl-N'-thiobenzoyl-hydrazin
288 1-Nicotinoyl-3-thio-semicarbazid
288 1-Nicotinoyl-3-thio-semicarbazid-hydrochlorid
220 (4-Nitro-anilino)-acetyl-hydrazin
90 2-(4'-Nitro-benzol-sulfonyl-amino)-thiazol-4-carboxy-hydrazin-hydrat
1079 4-Nitro-benzol-sulfonyl-hydrazin
323 N-(4-Nitro-benzoyl)-N'-(dichlor-acetyl)-hydrazin
666 N-(3-Nitro-benzoyl)-N'-(D-glucose)-hydrazon
124 2-Nitro-benzoyl-hydrazin
125 3-Nitro-benzoyl-hydrazin

817 6-Oxy-5-aza-phthalazin-1,4(2,3H)-dion
667 N-(4-Oxy-benzoyl)-N′-furfural-hydrazon
127 2-Oxy-benzoyl-hydrazin
128 3-Oxy-benzoyl-hydrazin
129 4-Oxy-benzoyl-hydrazin
969 3-Oxy-5-(2′-chlor-phenyl)-1,2,4-triazol
189 (2-Oxy-2,2-diphenyl-acetyl)-hydrazin
5 3-Oxy-isonicotinoyl-hydrazin
164 4-Oxy-3-methoxy-benzoyl-hydrazin
100 5-(Oxy-methyl)-furfuroyl-hydrazin
22 3-Oxy-2-methyl-5-oxymethyl-isonicotinoyl-hydrazin
854 4-Oxy-2-methyl-phthalaz-1(2H)-on
57 4-Oxy-2-methyl-pyrimidin-4-carboxy-hydrazin
186 (2-Oxy-2-phenyl-acetyl)-hydrazin
185 [(4-Oxy-phenyl)-acetyl]-hydrazin
74 3-Oxy-2-phenyl-chinolin-4-carboxy-hydrazin
837 5-(2′-Oxy-phenyl)-1,3,4-oxadiazol-2(3H)-on
859 2-(4′-Oxy-phenyl)-phthalazin-1,4(2,3H)-dion
885 5-Oxy-phthalazin-1,4(2,3H)-dion
886 6-Oxy-phthalazin-1,4(2,3H)-dion
34 5-Oxy-pyrid-4(1H)-on-2-carboxy-hydrazin
799 2-Oxy-5-(pyridyl-4′)-1,3,4-oxadiazol
1026 2-Oxy-thiobenzoyl-hydrazin
1027 4-Oxy-thiobenzoyl-hydrazin

67 2-Pentyl-chinolin-4-carboxy-hydrazin
983 Perhydro-1,2,4,5-tetrazin-3-on-6-thion
293 N-(Phenazin-1-carboxy)-N′-(benzol-sulfonyl)-hydrazin
78 Phenazin-1-carboxy-hydrazin
213 Phenoxy-acetyl-hydrazin
829 5-(3′-Phenoxy-propyl)-4-(benzoyl-amino)-thenoyl-3-azid
114 5-(3′-Phenoxy-propyl)-4-(benzoyl-amino)-thenoyl-3-hydrazin
772 N-(Phenyl-acetyl)-N′-(2-amino-benzal)-hydrazon
183 (Phenyl-acetyl)-hydrazin
773 N-(Phenyl-acetyl)-N′-(naphth-2-olyl-1-methanal)-hydrazon
705 N-[2-(4′-Phenyl-anilino)-benzoyl]-N′-benzal-hydrazon
811 2-Phenyl-7-aza-phthalazin-1,4(2,3H)-dion
149 4-(Phenyl-azo)-benzoyl-hydrazin
75 2-Phenyl-7,8-benzo-chinolin-4-carboxy-hydrazin
393 N-(2-Phenyl-7,8-benzo-cinchoninoyl)-N′-(1′-methyl-äthyl)-hydrazin
70 2-Phenyl-chinolin-4-carboxy-hydrazin
587 N-(2-Phenyl-cinchoninoyl)-N′-benzal-hydrazon
586 N-(2-Phenyl-cinchoninoyl)-N′-(1′-carboxy-äthanal)-hydrazon-hydrat
928 3-Phenyl-4,5-dihydro-pyridaz-6(1H)-on
190 (Phenyl-malonoyl)-dihydrazin
835 5-Phenyl-1,3,4-oxadiazol-2(3H)-on
857 2-Phenyl-phthalazin-1,4(2,3H)-dion
848 4-Phenyl-phthalaz-1(2H)-on
191 (Phenyl-propionyl)-hydrazin
963 1-Phenyl-pyrazolidin-3,5-dion
926 3-Phenyl-pyrazol-5(4H)-on
924 4-Phenyl-pyrazol-5(4H)-on
210 4-Phenyl-semicarbazid-monohydrochlorid
1036 N-(Phenyl-thioacetyl)-N′-(4-acetamino-benzal)-hydrazon
1037 N-(Phenyl-thioacetyl)-N′-(2-carboxy-benzal)-hydrazon
1038 N-(Phenyl-thioacetyl)-N′-(2,4-dichlor-benzal)-hydrazon
1040 N-(Phenyl-thioacetyl)-furfural-hydrazon
1034 Phenyl-thioacetyl-hydrazin
1039 N-(Phenyl-thioacetyl)-N′-(naphthyl-1-methanal)-hydrazon
1035 N-(Phenyl-thioacetyl)-N′-(4-nitro-benzal)-hydrazon
966 1-Phenyl-1,2,4-triazolidin-3,5-dion
851 Phthalazin-1,4-diol

787 N-Tetradecanoyl-N′-salicylal-hydrazon
105 Tetrahydro-furfuroyl-hydrazin
117 Tetrahydro-thiophen-2-carboxy-hydrazin
828 1-(Thenoyl-2′-amino)-2,5-dimethyl-pyrrol
602 N-(Thenoyl-2)-N′-(1′-carboxy-äthanal)-hydrazon
604 N-(Thenoyl-2)-N′-(4′-carboxy-butan-2′-on)-hydrazon
609 N-(Thenoyl-2)-N′-cyclohexanon-hydrazon
606 N-(Thenoyl-2)-N′-(D-glucose)-hydrazon
607 N-(Thenoyl-2)-N′-heptanal-hydrazon
608 N-(Thenoyl-2)-N′-(heptan-2′-on)-hydrazon
109 Thenoyl-2-hydrazin
110 Thenoyl-3-hydrazin
400 N-(Thenoyl-2)-N′-(1′-methyl-1′-cyano-äthyl)-hydrazin
603 N-(Thenoyl-2)-N′-(2′-methyl-propanal)-hydrazon
601 N-(Thenoyl-2)-N′-(propan-2′-on)-hydrazon
605 N-(Thenoyl-2)-N′-streptomycin-hydrazon-trihydrochlorid
589 N-(Thiazol-2-carboxy)-N′-(1′-carboxy-äthanal)-hydrazon
590 N-(Thiazol-2-carboxy)-N′-(4′-carboxy-butan-2′-on)-hydrazon
85 Thiazol-2-carboxy-hydrazin
86 Thiazol-4-carboxy-hydrazin
87 Thiazol-5-carboxy-hydrazin
92 Thiazol-4,5-di-(carboxy-hydrazin)
830 5-(Thienyl-2′)-1,3,4-oxadiazol-2(3H)-on
1013 N-Thiobenzoyl-N′-(4-acetamino-benzal)-hydrazon
1011 N-Thiobenzoyl-N′-anisal-hydrazon
1014 N-Thiobenzoyl-N′-[4-(3′-carboxy-propionyl-amino)-benzal]-hydrazon
1017 N-Thiobenzoyl-N′-(chinolyl-2-methanal)-hydrazon
1018 N-Thiobenzoyl-N′-(chinolyl-8-methanal)-hydrazon
1012 N-Thiobenzoyl-N′-[4-(dimethyl-amino)-benzal]-hydrazon
1006 N-Thiobenzoyl-N′-(D-glucose)-hydrazon
1003 Thiobenzoyl-hydrazin
1010 N-Thiobenzoyl-N′-(2-methoxy-benzal)-hydrazon
1004 N-Thiobenzoyl-N′-methyl-hydrazin
1015 N-Thiobenzoyl-N′-(naphthyl-1-methanal)-hydrazon
1016 N-Thiobenzoyl-N′-(naphthyl-2-methanal)-hydrazon
1007 N-Thiobenzoyl-N′-(4-nitro-benzal)-hydrazon
1009 N-Thiobenzoyl-N′-(3-oxy-benzal)-hydrazon
1005 N-Thiobenzoyl-N′-phenyl-hydrazin
1008 N-Thiobenzoyl-N′-salicylal-hydrazon
340 1-Thiobenzoyl-semicarbazid
1074 1-Thiocarbaminyl-S-methyl-isothiocarbo-hydrazin
1073 Thiocarbaminyl-thiocarbo-hydrazin
1041 Thiocarbo-hydrazin
1068 N-Thiogalaktonoyl-N′-phenyl-hydrazin
1067 N-Thiogluconoyl-N′-phenyl-hydrazin
993 N-Thioisonicotinoyl-N′-(4-acetamino-benzal)-hydrazon
990 N-Thioisonicotinoyl-N′-benzal-hydrazon
992 N-Thioisonicotinoyl-N′-(p-benzochinon)-hydrazon
989 N-Thioisonicotinoyl-N′-(1-carboxy-äthanal)-hydrazon
988 Thioisonicotinoyl-hydrazin
991 N-Thioisonicotinoyl-N′-salicylal-hydrazon
112 Thiophen-2-acetyl-hydrazin
113 Thiophen-3-acetyl-hydrazin
1002 Thiophen-2-(thiocarbo-hydrazin)
681 Thiosalicyloyl-N-(L-(+)-arabinose)-hydrazon
686 N-Thiosalicyloyl-N′-(2-äthoxy-benzal)-hydrazon
687 N-Thiosalicyloyl-N′-(2-butoxy-benzal)-hydrazon
688 N-Thiosalicyloyl-N′-(4-carboxy-benzal)-hydrazon

Summenformelregister zu Tabelle 15.

(Nach dem M. M. RICHTERschen Formelsystem.)

$C_{12}H_{12}O_3N_4S$ 277
$C_{12}H_{13}ON_2Cl$ 643
$C_{12}H_{13}O_3N_2Cl$ 641
$C_{12}H_{14}O_4N_4S_2$ 1093
$C_{12}H_{16}O_5N_2S$ 681, 682
$C_{12}H_{18}ON_2S$ 607, 608
$C_{12}H_{18}O_5N_2S$ 1067, 1068

12 V

$C_{12}H_{11}O_2N_2ClS$ 1078

13 III

$C_{13}H_9O_2N_3$ 811
$C_{13}H_{10}ON_4$ 78
$C_{13}H_{10}O_3N_4$ 473, 474, 475, 548, 549, 578
$C_{13}H_{10}O_4N_4$ 253, 507
$C_{13}H_{11}ON_3$ 471, 545, 577, 633
$C_{13}H_{11}O_2N_3$ 255, 476, 477, 478, 550, 551, 579
$C_{13}H_{11}O_3N_3$ 508, 509
$C_{13}H_{11}N_3S$ 990
$C_{13}H_{12}ON_2$ 401
$C_{13}H_{12}ON_4$ 149, 491, 525, 554, 580
$C_{13}H_{12}O_2N_4 \cdot H_2O$ 514
$C_{13}H_{12}O_3N_2$ 669
$C_{13}H_{12}O_4N_4$ 794
$C_{13}H_{12}O_6N_2$ 634
$C_{13}H_{12}N_2S$ 1005
$C_{13}H_{13}ON_3$ 145, 211, 382
$C_{13}H_{13}O_2N_3$ 383
$C_{13}H_{14}ON_2$ 831
$C_{13}H_{14}O_2N_6$ 354
$C_{13}H_{14}O_4N_4$ 351
$C_{13}H_{16}ON_2$ 617
$C_{13}H_{17}ON_3$ 468, 469
$C_{13}H_{17}O_8N_3$ 666
$C_{13}H_{18}O_6N_2$ 615
$C_{13}H_{19}ON_3$ 457, 458
$C_{13}H_{19}ON_3 \cdot 2\,HCl$ 378
$C_{13}H_{19}O_2N_3$ 532
$C_{13}H_{19}O_6N_3$ 698
$C_{13}H_{21}ON_3$ 374

13 IV

$C_{13}H_9ON_3Cl_2$ 504, 558, 559
$C_{13}H_9O_2N_3Cl_2$ 517
$C_{13}H_{10}ON_3Cl$ 472, 546, 547
$C_{13}H_{10}ON_4S$ 1053
$C_{13}H_{10}O_2N_3Br$ 506, 560
$C_{13}H_{11}ON_3S$ 274, 289, 991
$C_{13}H_{11}O_5N_3S$ 331

$C_{13}H_{12}ON_2S$ 1040
$C_{13}H_{12}O_3N_2S$ 328
$C_{13}H_{13}O_3N_3S$ 143, 279
$C_{13}H_{14}O_2N_2S$ 1090, 1091
$C_{13}H_{15}ON_2Cl$ 644
$C_{13}H_{15}O_4N_3S$ 350
$C_{13}H_{16}ON_4S$ 379
$C_{13}H_{18}O_2N_4S_2$ 1066
$C_{13}H_{18}O_5N_2S$ 1006
$C_{13}H_{18}O_6N_2S$ 683

13 V

$C_{13}H_{10}O_3N_2Cl_2S$ 330
$C_{13}H_{11}O_3N_2ClS$ 329

14 III

$C_{14}H_9O_3N_3$ 798
$C_1\ H_9O_4N_3$ 858, 878, 879
$C_{14}H_{10}ON_2$ 848
$C_{14}H_{10}O_2N_2$ 857, 935
$C_{14}H_{10}O_3N_2$ 859
$C_{14}H_{10}O_6N_4$ 307, 308
$C_{14}H_{10}N_2S$ 1032
$C_{14}H_{10}N_2S_2$ 1022
$C_{14}H_{11}O_2N_3$ 861, 898, 899, 906
$C_{14}H_{11}O_3N_3$ 528, 571, 622, 623,
$C_{14}H_{11}O_4N_3$ 256, 664, 712
$C_{14}H_{11}O_5N_3 \cdot CH_3OH$ 713
$C_{14}H_{12}ON_2$ 619
$C_{14}H_{12}ON_4$ 844
$C_{14}H_{12}O_2N_2$ 300, 624
$C_{14}H_{12}O_2N_6$ 423
$C_{14}H_{12}O_4N_2$ 309
$C_{14}H_{13}ON_3$ 496, 497, 498, 566, 626
$C_{14}H_{13}O_2N_3$ 148, 479, 480, 515, 552, 553, 567, 581, 716
$C_{14}H_{13}O_3N_3$ 104, 510, 511, 561, 562, 599
$C_{14}H_{14}ON_2$ 188
$C_{14}H_{14}O_2N_2$ 133, 189
$C_{14}H_{14}O_2N_4$ 311
$C_{14}H_{14}O_2N_4 \cdot H_2O$ 312
$C_{14}H_{15}ON_3$ 384
$C_{14}H_{17}ON_3 \cdot H_2O$ 66
$C_{14}H_{18}ON_4$ 380
$C_{14}H_{18}O_4N_2$ 673
$C_{14}H_{19}O_3N_3 \cdot HCl \cdot H_2O$ 583
$C_{14}H_{23}O_3N_3$ 19

14 IV

$C_{14}H_8O_2N_2Cl_4$ 315
$C_{14}H_8O_4N_2Cl_4$ 316

34 IV

$C_{34}H_{24}O_2N_6S_2$ 756, 757
$C_{34}H_{34}O_4N_4S_2$ 732
$C_{34}H_{36}O_4N_6S_2$ 750

36 IV

$C_{36}H_{26}O_2N_4S_2$ 752, 753
$C_{36}H_{34}O_4N_4S_2$ 751
$C_{36}H_{38}O_4N_4S_2$ 733, 734, 735

38 IV

$C_{38}H_{42}O_4N_4S_2$ 736, 737

39 III

$C_{39}H_{62}O_{15}N_{16}$ 352

40 IV

$C_{40}H_{48}O_4N_6S_2 \cdot 2\ HCl$ 730, 731

Der Verfasser dankt Herrn cand. rer. nat. Peter Roder, Kiel, der techn. Assistentin Frl. Ellen Wempe und seiner Frau für die Unterstützung beim Lesen der Korrekturen.

Literaturverzeichnis.

Abel, E.: Zum Mechanismus der Reaktion zwischen Hydrazin und Permanganat. Mh. Chem. **84**, 754—761 (1953).

Abel, E.: Zum Mechanismus der Reaktion zwischen Hydrazin und Manganiion. Mh. Chem. **84**, 762—763 (1953).

Aeschlimann, J. A., and A. Stempel: (Hoffmann-La Roche, Inc., Nutley): A.P. 2655279 vom 2. 7. 1952, ausg. 5. 1. 1954. (Heterocyclische Tuberkulosemittel.)

Albert, A.: Drug action, ions and neutral molecules. J. Pharmacy Pharmacol. **1**, 62 (1949).

Albert, A.: Ionization, p_H and biological activity. Pharmacol. Rev. **4**, 136 bis 167 (1952).

Albert, A.: The affinity of isonicotinic hydrazide for metals. Experientia **9**, 370 (1953).

Albrecht, H. O.: Über die Chemilumineszenz des Amino-phthalsäure-hydrazids. Z. phys. Chem. **136**, 321—330 (1928).

Alicino, J. F.: The determination of nydrazid. J. Amer. Pharmac. Assoc. Sci. Edit. **41**, 401—402 (1952).

Anastasi, A., E. Mecarelli und L. Novacic: Über die Anwendung elektrometrischer Methoden zur Bestimmung pharmazeutischer Produkte. 7. Mitt. Die Bestimmung des Hydrazides der Iso-Nicotinsäure. Mikrochem. **40**, 53—59 (1952).

Anastasi, A., E. Mecarelli und L. Novacic: Über das polarographische Verhalten des Isonicotinsäurehydrazids. Mikrochem. **40**, 113—120 (1952).

Angelico, R., A. Cal , A. D'Amore, A. Mariani, O. Mariani-Marelli e F. Scanga: Ricerche sull'idrazide dell'acido isonicotinico. Rend. Ist. Super. Sanità **15**, 627—722 (1952).

Angyal, C. L., and R. L. Werner: The tautomerism of N-heteroaromatic amines. II. Infrared spectroscopic evidence. J. Chem. Soc. **1952**, 2911—2915.

Aoki, T.: On the influence of phenylhydrazin hydrochloride upon experimental tuberculosis. Addenda: On the influence of repeated bleeding upon experimental tuberculosis. Jap. J. Exp. Med. **7**, 309—340 (1928).

Audrieth, L. F., E. Colton, and M. M. Jones: Formation of hydrazine from t-butyl hypochlorite and ammonia. J. Amer. Chem. Soc. **76**, 1428—1431 (1954).

Audrieth, L. F., E. S. Scott, and P. S. Kippur: (Hydrazinderivate der Carbon- und Thiocarbonsäuren. 1. Mitt. Die Darstellung der Eigenschaften von Thiocarbonhydrazid.) J. Org. Chem. **19**, 733—741 (1954).

Ballard, C. W., and P. G. W. Scott: Photometric determination of isonicotinyl hydrazide and γ-picoline. Chem. and Ind. **1952**, 715.

BARCLAY, W. R., R. H. EBERT, and D. KOCH-WESER: Mode of action of isoniazid. Amer. Rev. Tbc. **67**, 490—496 (1953).

BARRY, V. C., and M. L. CONALTY: A new derivative of isoniazid. Lancet **267**, 494—495 (1954).

BARRY, V. C., and P. W. D. MITCHELL: The condensation of glyoxal and iso-nicotinoylhydrazine (Isoniazid). J. Chem. Soc. **1953**, 3723—3725.

BAVIN, E. M., D. J. DRAIN, M. SEILER, and D. E. SEYMOUR: Some further studies on tuberculostatic compounds. J. Pharmacy Pharmacol. **4**, 844—854 (1952).

BAVIN, E. M., E. KAY, and D. E. SEYMOUR: A new derivative of isoniazid. Lancet **267**, 337 (1954).

BAVIN, E. M., E. KAY, and D. E. SEYMOUR: An isoniazid derivate. Lancet **268**, 303 (1955).

BELLAMY, L. J.: (Analyse mit Doppelstrahlinfrarotspektrometern.) J. Appl. Chem. **3**, 421—425 (1953).

BERGSTERMANN, H.: Chemilumineszenz von Luminol unter Einwirkung von Röntgenstrahlen. Naturwiss. **42**, 152—153 (1955).

BERNANOSE, A.: La chimiluminescence des hydrazides. I. Étude générale. Bull. Soc. Chim. France Mém. **17**, 567—571 (1950).

BERNANOSE, A.: Oxyluminescence organique en solution et structure chimique; les types de réaction. Bull. Soc. Chim. France Mém. **19**, D39—44 (1952).

BERNANOSE, A.: Sur quelques caractéristiques de la réaction chimiluminescente du 3-aminophthalhydrazide avec l'hypochlorite de sodium. J. Chim. Physique Physico. Chim. Biol. **49**, 442—447 (1952).

BERNSTEIN, J., W. P. JAMBOR, W. A. LOTT, F. PANSY, B. A. STEINBERG, and H. L. YALE: Chemotherapy of experimental tuberculosis. VI. Derivatives of isoniazid. VII. Heterocyclic acid hydrazides and derivatives. Amer. Rev. Tbc. **67**, 354—365 and 366—375 (1953).

BERNSTEIN, J., W. A. LOTT, B. A. STEINBERG, and H. L. YALE: Chemotherapy of experimental tuberculosis. V. Isonicotinic acid hydrazide (Nydrazid) and related compounds. Amer. Rev. Tbc. **65**, 357—364 (1952).

BEYERMAN, H. C., P. H. BERBEN und J. S. BONTEKOE: (Synthese von Thiazol-2- und Thiazol-5-carbonsäure durch Halogen-Metall-Austauschreaktion.) Recueil Trav. Chim. Pays-Bas. **73**, 325—332 (1954).

BIDDISCOMBE, D. P., E. A. COULSON, R. HANDLEY, and E. F. G. HERINGTON: (Darstellung und physikalische Eigenschaften von reinem Pyridin und einigen Methylhomologen.) J. Chem. Soc. **1954**, 1957—1967.

BIEDERMANN, P.: Die Behandlung der Lungentuberkulose mit Reazide. Schweiz. Z. Tbk. **12**, 70—80 (1955).

BIRKOFER, L.: Angew. Chem. **64**, 111 (1952).

BIRKOFER, L., und A. WIDMAN: Neue Phenazin-Derivate und ihre tuberkulostatische Wirkung. Chem. Ber. **86**, 1295—1302 (1953).

BLICKE, F. F., and J. E. GEARIEN: (Derivate der Chinolincarbonsäure-(3).) J. Amer. Chem. Soc. **76**, 3587—3588 (1954).

BÖNICKE, R.: Die Ursachen des Antagonismus INH—Hämin. Naturwiss. **41**, 377 (1954).

BÖNICKE, R., und WALTRAUD REIF: Enzymatische Inaktivierung von Isonicotinsäurehydrazid im menschlichen und tierischen Organismus. Arch. exper. Path. Pharmakol. **220**, 321—333 (1953), und Jber. Borstel **1952/53** (**2**), 99—111 (1954).

BÖNICKE, R., und WALTRAUD REIF: Die Instabilität des Isonicotinsäurehydrazids in den gebräuchlichen Tb-Nährmedien. Naturwiss. **40**, 606—607 (1953), und Jber. Borstel **1952/53** (**2**), 112—114 (1954).

BOHLMANN, F., und MAGDALENE BOHLMANN: Zur Reduktion von Pyridinderivaten mit Lithiumaluminiumhydrid. Chem. Ber. **86**, 1419—1423 (1953).

BRETTONI, B.: (Untersuchungen über die Bestimmung des Isonicotinsäurehydrazids.) Arch. Ital. Sci. Farmacol. III, **2**, 227—228 (1952).

BRODHAGE, H.: Antituberculous action of 1,3,4-oxidazolones. Lancet **268**, 570 (1955).

BROOKS, J. D., P. T. CHARLTON, P. E. MACEY, D. A. PEAK, and W. F. SHORT: (Antituberkulöse Verbindungen. 5. Mitt. 2-Sulfanilamido-5-alkyl-1.3.4-oxadiazole und -thiadiazole und verwandte Isothiosemicarbazone und Isothioharnstoffe.) J. Chem. Soc. **1950**, 452—459.

BROWN, B. R., D. L. HAMMICK, and B. H. THEWLIS: (ω-Halogenmethylpyridine, -chinoline und -isochinoline.) J. Chem. Soc. **1951**, 1145—1149.

BUCHER, O.: Die Wirkung von Butazolidin auf Bindegewebekulturen in vitro. Schweiz. med. Wschr. **85**, 538—541 (1955).

BÜCHI, J.: Chemie und Arzneiformung der Tuberkulostatica. Schweiz. Apothek. Ztg. **91**, 729—737 und 745—753 (1953).

BUSINELLI, M., e B. ROCCHI: Metodi di dosaggio dell'idrazide dell'acido isonicotinico. Il Farmaco **7**, 153—160 (1952).

BUU-HOI, N. P., G. DECHAMPS, N. HOAN, H. LE BIHAN, A. R. RATSIMAMANGA et F. BINON: C. R. Acad. Sci. **228**, 2037 (1949).

BUU-HOI, N. P., H. LE BIHAN et F. BINON: Recueil Trav. Chim. Pays-Bas. **70**, 1099 (1951).

BUU-HOI, N. P., M. WELSCH, G. DECHAMPS, H. LE BIHAN, F. BINON et CH. MENTZER: Activité tuberculostatique «in vitro» d'hydrazides de la série aromatique. C. R. Acad. Sci. **234**, 1925—1927 (1952).

CALO, A., A. MARIANI et O. MARIANI-MARELLI: Le contrôle des préparations pharmaceutiques à base d'hydrazide de l'acide isonicotinique. J. Pharmac. Belgique. (N.S.) **7**, 377—385 (1952).

CAMBER, B.: Salicyloylhydrazide: a reagent of wide use in organic and histochemical analysis. Nature **174**, 1107 (1954).

CANBÄCK, T.: A note on the estimation of isonicotinic acid hydrazide. J. Pharmacy Pharmacol. **4**, 407 (1952).

CANIĆ, V. D.: (Untersuchung des amphoteren Charakters der Isonicotinsäure auf potentiometrischem Wege.) Ber. chem. Ges. Belgrad **18**, 221—226 (1953).

CARL, ELISABETH, und P. MARQUARDT: Kupferkomplexbildung und tuberkulostatische Chemotherapeutica. Z. Naturforsch. **7b**, 574 (1952).

CARONNA, G., e G. BELLOMONTE: Sulla preparazione di alcuni derivati della idrazide isonicotinica. Ricerca Sci. **23**. 1441—1442 (1953).

CARRARA, G., F. M. CHIANCONE, V. D'AMATO, E. GINOULHIAC, C. MARTINUZZI, U. M. TEOTINO e N. VISCONTI: Primo contributo alla conoscenza dell'attività antitubercolare delle idrazidi. Gazz. Chim. Ital. **82**, 652—670 (1952).

CARRARA, G., e E. F. POLI: Interazione di varie idrazidi sulla crescita di un mycobacterium sensibile all'isonicotinilidrazide. Atti VI. Congr. Intern. Microbiol. Roma **1**, 524—528 (1953).

CASALS, J., and P. K. OLITSKY: Proc. Soc. Exp. Biol. Med. **75**, 315 (1950).

CATLIN, B. W.: Response of Escherichia coli to ferrous ions. I. Influence of temperature on the mutagenic action of Fe^{++} for a streptomycin-dependent strain. II. Influence of nitrogen and oxygen on the mutagenic and lethal effects of Fe^{++} for a streptomycin-dependent strain. J. Bact. **65**, 413—421 and 422—427 (1953).

CAVALLINI, G., et al.: Il Farmaco **7**, 397 (1952).

CEDRANGOLO, F., A. GIOIA and R. BAGNULO: Un meccanismo enzimatico per il quale si puo'abrassare in vivo la tossicita' dell'idrazide dell'acido isonicotinico. Enzymologia **16**, 41—50 (1953).

CHALK, A. J., and J. F. SMITH: Effect of chelating agents on heavy metal catalysis. Nature **174**, 802 (1954).

CHAPMAN, D.: Electronegativity and the stability of metal complexes. Nature **174**, 887—888 (1954).

CHAUDHURI, D. K., and E. KODICEK: Fluorimetric estimation of nicotinamide in biological materials. Biochem. J. **44**, 343 (1949).

CHECCACCI, L., and W. LOGEMAN: Researches on methansulfonate of isonicotinic hydrazide. Atti VI. Congr. Intern. Microbiol. Roma **1**, 539—541 (1953).

CHORINE, V.: Action de l'amide nicotinique sur les bacilles du genre Mycobacterium. C. R. Acad. Sci. **220**, 150—151 (1945).

CINGOLANI, E., e A. GAUDIANO: Costanti di dissociazione e proprietà spettrofotometriche dell'idrazide dell'acido isonicotinico. Rend. Ist. Sup. Sanità **17**, 601—622 (1954).

CIUSA, W., e G. NEBBIA: L'idrazide dell'acido isonicotinico. Chimica (Milano) **7**, 81—83 (1952).

COLEMAN, CH. M.: A proposed mode of action for isoniazid in the tubercle bacillus and other biological systems. Amer. Rev. Tbc. **69**, 1062—1063 (1954).

COLLETT, S.: The pyridine drugs. Manufact. Chem. **1954**, 61—66 and 76.

COLONNA, M.: Risonanza e impedimento sterico di risonanza nelle 2-arilchinoline e derivati. Rend. Accad. Naz. Lincei, Cl. Sci. Fisiche, Mat. Natur. **11**, 268—274 (1951).

COMPTON, W.: The effects of maleic hydrazide on growth and cell division in Pisum sativum. Bull. Torrey Bot. Club Torreya **79**, 205—211 (1952).

CONALTY, M. L.: The in vitro and in vivo activity of isoniazid on M. tuberculosis. Irish J. Med. Sci., 6th Ser. **1953**, 267—273.

COOK, D. J., and R. S. YUNGHANS: The preparation of isonicotinic and picolinic acids. J. Amer. Chem. Soc. **74**, 5515—5516 (1952).

COPPINI, D., R. CAMERONI e A. MONZANI: Su due nuovi metodi di determinazione dell'idrazide dell'acido iso-nicotinico. Ricerca Sci. **22**, 1783—1784 (1952).

CORPER, H. J., and M. L. COHN: The effect of phenylhydrazine in experimental tuberculosis. Amer. Rev. Tbc. **58**, 230—236 (1948).

CORPER, H. J., M. L. COHN, and W. H. FREY: A pyridine derivative and experimental tuberculosis. Amer. Rev. Tbc. **60**, 269—271 (1949).

COX, J. D., A. R. CHALLONER, and A. R. MEETHAM: (Die Verbrennungswärmen von Pyridin und einigen seiner Derivate.) J. Chem. Soc. **1954**, 265—271.

CROSHAW, BETTY, and L. DICKINSON: Experimental tuberculosis and its chemotherapy. Brit. J. Pharmacol. Chemotherapy **5**, 178—187 (1950).

CROSS, B. E., and H. D. K. DREW: Chemiluminescent organic compounds. IX. 5-Amino-β-naphthalaz-1:4-dione. J. Chem. Soc. **1949**, 1532—1535.

CURRIER, H. B., and A. S. CRAFTS: Maleic hydrazide, a selective herbicide. Science **111**, 152—153 (1950).

CUTHBERTSON, W. F. J., and D. M. IRELAND: The detection and identification of isonicotinic acid hydrazide and other tertiary pyridine derivatives. Biochem. J. **52**, XXXIV, 4 (1952).

CUTHBERTSON, W. F. J., D. M. IRELAND, and W. WOLFF: Detection and identification of some metabolites of isonicotinic acid hydrazide (Isoniazid) in human urine. Biochem. J. **55**, 669—671 (1953).

DANN, W. J., and P. HANDLER: J. Biol. Chem. **140**, 201 (1941).

Dannenberg, H.: Zur Systematik der Ultraviolett-Absorption. I. Über substituierte Acetophenone, Benzoesäuren und Zimtsäuren. Z. Naturforsch. **4b**, 327—344 (1949).

Delaby, R., Ch. Warolin et F. Brustlein: (Einwirkung von Glykolcarbonat auf substituierte Hydrazine.) C. R. Acad. Sci. **238**, 1714—1716 (1954).

Di Marco, A.: Antibiot. Chemother. **3**, 807 (1953).

Di Marco, A.: La chemioterapia — scienza nuova. Sperimentale **104**, Heft. 1/2 (1954).

Di Marco, A., and B. Camerino: Antituberculous activity of some compounds antagonizied by biotin. Atti VI. Congr. Intern. Microbiol. Roma **1**, 542—545 (1953).

Di Marco, A., L. Taviani e V. Zavaglio: (Untersuchungen über die Resistenz des Mycobacterium tuberculosis gegenüber verschiedenen Pharmacis bei der experimentellen Tuberkuloseinfektion.) Sperimentale **103**, 282—286 (1953).

Di Marco, A., B. Zanchi e V. Zavaglio: Attività antitubercolare dell' idrazide dell' acido paraminosalicilico. Sperimentale **102**, 218—239 (1952).

Di Marco, A., B. Zanchi e V. Zavaglio: Inibizione della crescita di M. tbc. da antagonisti di biotina. Sperimentale **102**, 339—346 (1952).

Domagk, G.: Die Entwicklung der Chemotherapie der bakteriellen Infektionen, insbesondere der Tuberkulose sowie ihre Auswirkung auf tuberkulöse Gewebs- und Organveränderungen. Münch. med. Wschr. **94**, 761—772 (1952).

Domagk, G., R. Behnisch, F. Mietzsch und H. Schmidt: Über eine neue, gegen Tuberkelbazillen in vitro wirksame Verbindungsklasse. Naturwiss. **33**, 315 (1946).

Domagk, G., H. A. Offe und W. Siefken: Weiterentwicklung der Chemotherapie der Tuberkulose. Beitr. Klin. Tbk. **107**, 325—337 (1952).

Dornow, A., und K. Bruncken: Notiz über die Darstellung von 1,3,4-Oxdiazolon-(5) und seinen C-alkylierten Derivaten. Chem. Ber. **82**, 121—123 (1949).

Drain, D. J., C. L. Goodacre, and D. E. Seymour: III. Some further studies on the in vitro tuberculostatic behaviour of para-aminosalicylic acid and related compounds. J. Pharmacy Pharmacol. **1**, 784—787 (1949).

Drain, D. J., D. D. Martin, B. W. Mitchell, D. E. Seymour, and F. S. Srping: 4-aminosalicylic acid and its derivatives. J. Chem. Soc. **1949**, 1498—1503.

Drew, H. D. K.: Chemiluminescence in the oxidation of certain organic substances. Trans. Faraday Soc. **35**, 207—215 (1939).

Druey, J., K. Meier und K. Eichenberger: Heilmittelchemische Studien in der heterocyclischen Reihe. 4. Mitt. Pyridazine. I. Derivate des cyclischen Maleinsäure- und Citraconsäurehydrazids. Helv. Chim. Acta **37**, 121—133 (1954).

Dupuy, P.: (Beitrag zur Untersuchung der Pyridinbestimmung nach Kjeldahl in Gegenwart von Selenoxychlorid.) C. R. Acad. Sci. **232**, 836—838 (1951).

Eddy, C. R., and A. Eisner: Infrared spectra of nicotine and some of its derivatives. Analyt. Chem. **26**, 1428—1431 (1954).

Eisfeld, G., und H. Seefeldt: Zum papierelektrophoretischen Verhalten der Paraaminosalicylsäure (PAS) und des Isonikotinsäurehydrazids (INH) bei Anwesenheit von Serumeiweiß. Naturwiss. **41**, 305—306 (1954).

Erlenmeyer, H., J. Bäumler und W. Roth: Metallkomplexe und tuberkulostatische Aktivität. Metallionen und biologische Wirkung. 14. Mitt. Helv. Chim. Acta **36**, 941—949 (1953).

Erlenmeyer, H., S. Fallab, B. Prijs und W. Roth: Metallionen und Resistenzbildung bei Tbc-Kulturen. Metallionen und biologische Wirkung. 22. Mitt. Helv. Chim. Acta **37**, 636—641 (1954).

Fallab, S.: Die Basendissoziationskonstante des Isonicotinsäurehydrazids Metallionen und biologische Wirkung. 10. Mitt. Helv. Chim. Acta **36**, 3—5 (1953).

FALLAB, S.: Zum komplexchemischen Verhalten einiger Oxin-ähnlicher Verbindungen. Metallionen und biologische Wirkung. 23. Mitt. Helv. Chim. Acta **37**, 645—646 (1954).

FALLAB, S., und H. ERLENMEYER: Zur Kenntnis des Isonikotinsäurehydrazid-Cu-Komplexes. Metallionen und biologische Wirkung. 9. Mitt. Experientia **8**, 298—299 (1952).

FALLAB, S., und H. ERLENMEYER: Zur Bestimmung der Bildungskonstanten des Komplexes aus Isonicotinsäurehydrazid und $Cu^{\bullet\bullet}$. Metallionen und biologische Wirkung. 11. Mitt. Helv. Chim. Acta **36**, 6—10 (1953).

FEIGL, F., und W. A. MANNHEIMER: Notiz zum Nachweis von Hydrazin in der Tüpfelanalyse. Mikrochem. **40**, 50—62 (1952).

FELDER, O.: Über die Bindung der Tuberkulostatica an Serumproteine. Klin. Wschr. **31**, 452—455 (1953).

FISHER, M. W.: The antagonism of the tuberculostatic action of isoniazid by hemin. Amer. Rev. Tbc. **69**, 469—470 (1954).

FORREST, H. S., P. D'ARCY HART, and J. WALKER: Antagonistic effect by certain growth-stimulants of the tuberculostatic activity of 5-amino-2-butoxypyridine. Nature **160**, 94 (1947).

FOX, H. H.: Synthetic tuberculostatics show promise. Chem. Engin. News **29**, 3963 (1951).

FOX, H. H.: Synthetic tuberculostats. I. Pyridine carboxylic acid derivatives. II. Amino- and hydroxy-pyridine carboxylic acid derivatives. III. Isonicotinaldehyde thiosemicarbazone and some related compounds. J. Org. Chem. **17**, 542—546, 547—554 and 555—562 (1952).

FOX, H. H.: Synthetic tuberculostats. VI. Some sugar derivatives of isonicotinylhydrazine. J. Org. Chem. **18**, 990—993 (1953).

FOX, H. H. (F. Hoffmann-La Roche und Co., Akt. Ges., Basel): D.B.P. 910298 Kl. 12q vom 15. 12. 1951, ausg. 29. 4. 1954. Anmeldung bekannt gemacht 20. 8. 1953, A. Prior. 18. 1. 1951. Isonicotinsäurederivate.

FOX, H. H., and J. T. GIBAS: Synthetic tuberculostats. IV. Pyridine carboxylic acid hydrazides and benzoic acid hydrazides. J. Org. Chem. **17**, 1653—1660 (1952).

FOX, H. H., and J. T. GIBAS: Synthetic tuberculostats. V. Alkylidene derivatives of isonicotinylhydrazine. VII. Monoalkyl derivatives of isonicotinylhydrazine. J. Org. Chem. **18**, 983—989 and 994—1002 (1953).

FOX, H. H., und W. W. WENNER (F. Hoffmann-La Roche und Co., Akt. Ges., Basel): F.P. 1074818 vom 29. 1. 1953, ausg. 8. 10. 1954. A. Prior. 7. 3. und 14. 3. 1952. Herstellung von Derivaten der Isonicotinsäure.

FREEDLANDER, B. L., and A. FURST: Effect of substituted hydrazides and related compounds on myeloid mouse leukemia. Proc. Soc. Exp. Biol. Med. **82**, 638—640 (1952).

FUCHS, U.: Über den Nachweis von Anaesthetica im Urin nach perkutaner Applikation. Med. Mschr. **6**, 590—592 (1952).

FUST, B.: Die Entstehungsgeschichte von Rimifon. Diskussionsvotum 58. Tag. Dtsch. Ges. inn. Med. Wiesbaden. Hoffmann-La Roche Referat Nr. 12 (1952).

FUST, B., und A. STUDER: Über die antituberkulöse Wirkung des Nicotylamids. Helv. Med. Acta **18**, 449—455 (1951).

FUST, B., und A. STUDER: Über den Einfluß des Nicotylamids auf die Meerschweinchentuberkulose. (2. Mitt.) Schweiz. Z. allg. Path. Bakt. **14**, 523—531 (1951).

GAEBLER, O. H., and W. T. BEHER: Studies of antimetabolites. I. Pyridine-3-sulfonic acid and 3-acetylpyridine. J. Biol. Chem. **188**, 343—349 (1951).

GANSSER, CH., et P. RUMPF: Contribution à la chimiothérapie de la tuberculose. I. Influence exercée sur l'activité des hydrazides par l'introduction de groupements lipophiles ou hydrophiles et par une extension du système conjugué. II. Hydrazides des acides alcoyl-2-cinchoniniques. Helv. Chim. Acta **36**, 1423—1432 et 1432—1435 (1953).

GANSSER, CH., et P. RUMPF: Dérivés de l'aldéhyde nitro-4-salicylique. II. Le chlorhydrate de l'amino-6-coumarone et quelques composées organiques fournissant des complexes chélatés avec des ions de métaux lourds. Helv. Chim. Acta **37**, 437—443 (1954).

GARATTINI, S.: Sostanze strutturalmente simili alla isonicotinilidrazina (INI) attive sui germi a questa resistenti. Atti VI. Congr. Intern. Microbiol. Roma **1**, 584—585 (1953).

GARDNER, TH. S., F. A. SMITH, E. WENIS, and J. LEE: The synthesis of compounds for the chemotherapy of tuberculosis. I. Heterocyclic thiosemicarbazide derivatives. J. Org. Chem. **16**, 1121—1125 (1951).

GEHLEN, H., H. ELCHLEPP und J. CERMAK: Über die Umsetzung des Kaliumnitrosodisulfonats mit Hydrazin und Acethydrazid. Z. anorg. allg. Chem. **274**, 293—296 (1953).

GEMEINHARDT, K., und G. F. RANGNICK: Zur Analytik des Isonikotinsäurehydrazids. Arzneimittel-Forsch. **3**, 45—47 (1953).

GORE, C. G.: Infrared spectroscopy. Analyt. Chem. **26**, 11—19 (1954).

GOULDEN, J. D. S.: Quantitative evaluation of paper chromatograms by infra-red absorption. Nature **173**, **646** (1954).

GOULDING, R., M. B. KING, R. KNOX, and J. M. ROBSON: Relation between in-vitro and in-vivo resistance to isoniazid. Lancet **263**, 69—70 (1952).

GRAY, C. T.: Nature of the action of isonicotinic acid hydrazide on the mycobacteria. Atti VI. Congr. Intern. Microbiol. Roma **1**, 551—552 (1953).

GRUNBERG, E., and B. LEIWANT: Antitubercular activity in vivo of nicotinaldehyde thiosemicarbazone and its isomers. Proc. Soc. Exp. Biol. Med. **77**, 47—50 (1951).

GRUNBERG, E., and R. J. SCHNITZER: Studies on the activity of hydrazine derivatives of isonicotinic acid in the experimental tbc. of mice. Quart. Bull. Sea View Hosp. **13**, 3—11 (1952).

GRUNBERG, E., and R. J. SCHNITZER: Anti-mycobacterial properties of a new derivative of isoniazid. Proc. Soc. Exp. Biol. Med. **84**, 220—222 (1953).

HAGENBACH, R. E., E. HODEL und H. GYSIN: Neue Derivate des 1.2.4-Triazins als Tuberkulostatica. Angew. Chem. **66**, 359—363 (1954).

v. HAHN, H., J. BÄUMLER, W. ROTH und H. ERLENMEYER: Über Kupferkomplexe von Säureamiden und anderen Verbindungen. Metallionen und biologische Wirkung. 12. Mitt. Helv. Chim. Acta **36**, 10—13 (1953).

HART, J. J. D., S. L. PIEPES, F. E. ANDERSON, F. A. BARKLEY, and G. W. MAST: p-Aminosalicylic acid hydrazide in vitro activity against Mycobacterium tuberculosis. (2. Mitt.) Antibiotics Chemother. **4**, 809—812 (1954).

HART, J. J. D., G. RUTHERFORD, F. E. ANDERSON, F. A. BARKLEY, and G. W. MAST: In vitro activity of N-isonicotinoyl-N'-(salicylidene) hydrazine against Mycobacterium tuberculosis. (1. Mitt.) Antibiotics Chemother. **4**, 803—808 (1954).

HART, J. J. D., G. RUTHERFORD, F. E. ANDERSON, F. A. BARKLEY, and G. W. MAST: In vitro activity of N-isonicotinoyl-N'-(2,2-dimethyl-3-hydroxy-propylidene) hydrazine (Pivalizid) against Mycobacterium tuberculosis. (3. Mitt.) Antibiotics Chemother. **4**, 813—817 (1954).

HARTING, H.: A note on the determination of isonicotinic hydrazide by a volumetric method. J. Amer. Pharm. Assoc., Sci. Ed. **42**, 323—324 (1953).

HARTL, W.: Erste Erfahrungen mit Reazide bei experimenteller Tuberkulose. Schweiz. Z. Tbk. **11**, 65—76 (1954).

HASHIZUME, T.: Paper chromatographic separation of the isomeric pyridinecarboxylic acids. Nature **173**, **645** (1954).

HAUGAS, E. A., and B. W. MITCHELL: The estimation of isonicotinyl hydrazide. J. Pharmacy Pharmacol. **4**, 687—692 (1952).

HELLMANN, H., und O. WISS: Ist 3,4-Dioxy-anthranilsäure Zwischenprodukt bei der biologischen Synthese von Nicotinsäure? Z. physiol. Chem. **289**, 309—315 (1951/52).

HERINGTON, E. F. G.: Some qualitative and quantitative colour reactions for the lower homologues of the pyridine series. Analyst **76**, 90—95 (1951).

HERZFELD, L., B. PRIJS und H. ERLENMEYER: Über das Thiazol-Isostere der Fusarinsäure. Helv. Chim. Acta **36**, 1842—1845 (1953).

HEYNS, K., und G. VOGELSANG: Über γ-Pyrone und γ-Pyridone. I. Mitt.: Zur Konstitution der Oxy-γ-pyrone und der Oxy-γ-pyridone. II. Mitt.: Darstellung und Eigenschaften einiger substituierter γ-Pyridone. III. Mitt.: Carbonsäure-Derivate von γ-Pyronen und γ-Pyridonen. Chem. Ber. **87**, 13—18, 1377—1384 und 1440—1445 (1954).

HIRSCH, J.: Zur experimentellen Chemotherapie der Tuberkulose. Verh. nat.-med. Ver. Heidelberg (N. F.) **19**, H. 2 (1952).

HOBBY, GLADYS L., and TUTILA F. LENERT: The control of experimental mouse tuberculosis by the intermittent administration of streptomycin, viomycin, isoniazid, and streptomycylidene isonicotinyl hydrazine. Amer. Rev. Tbc. **68**, 292—294 (1953).

HOBBY, GLADYS L., TUTILA F. LENERT, ZINA C. RIVOIRE, MARY DONIKIAN, and DARIA PIKULA: In vitro and in vivo activity of streptomycin and isoniazid singly and in combination. Amer. Rev. Tbc. **67**, 808—827 (1953).

HOGGARTH, E.: J. Chem. Soc. **1949**, 1918.

HORII, Z., T. KAMETANI, and Y. YAMAMURA: Antibacterial substances. I. Antibacterial activities of isonicotinic acid hydrazide and N-isonicotinylglycine hydrazide. J. Pharm. Soc. (Japan) **72**, 971—972 (1952).

HUGHES, HETTIE B.: On the metabolic fate of isoniazid. J. Pharm. Exp. Ther. **109**, 444—452 (1953).

JACOBS, M. B.: Microdetermination of isoniazids. J. Amer. Pharm. Assoc., Sci. Ed. **42**, 346—348 (1953).

JELLINEK, H. H. G., and MARGARET G. WAYNE: (Nicotinamid-Ultraviolett-absorptions-Spektra und Dissoziationskonstanten.) J. Phys. Coll. Chem. **55**, 173—180 (1951).

JENSEN, KAI ARNE, and C. L. JENSEN: Thiohydrazides and thiohydrazones: A new class of antibacterial substances. Acta Chem. Scand. **6**, 957—958 (1952).

JENSEN, KAI ARNE, and J. F. MIQUEL: (Nickelkomplexe mit Thiobenzoylhydrazin sowie mit analogen Verbindungen.) Acta Chem. Scand. **6**, 189—194 (1952).

JENSEN, L. H.: Crystal structure of iso-nicotinic acid hydrazide. Nature **171**, 217—218 (1953).

JERCHEL, D., und W. JACOBS: Papierchromatographische Analyse von Alkylpyridinen. Angew. Chem. **65**, 342—344 (1953).

JERCHEL, D., und W. JACOBS: N-Oxyde der Pyridin-Reihe und deren Verwendung zur papierchromatographischen Analyse von Pyridinbasengemischen. Angew. Chem. **66**, 295 (1954).

JERCHEL, D., und H. OBERHEIDEN: Halogenierte Bis-salicylsäureamide und -salicylidenverbindungen. Ann. Chem. **590**, 242—248 (1954).

JOB, P.: Ann. Chim. **9**, 113 (1928).

JOHNSON, B. C., and P.-H. LIN: Nicotinic acid metabolism. I. The use of paper chromatography in the study of nicotinic acid metabolism. J. Amer. Chem. Soc. **75**, 2971—2973 (1953).

JOUIN, J. J., et N. P. BUU-HOI: Ann. Inst. Pasteur **72**, 580 (1946).

KAHANE, E., et O. SACKUR: Sur l'analyse des hydrazines pyridine-carboniques. Ann. Pharmac. Franc. **11**, 175—182 (1953).

KARIYONE, T., and Y. HASHIMOTO: Paper patrition chromatography of some organic bases by the method of N-methylation. Nature **168**, 739 (1951).

KARRER, P., G. SCHWARZENBACH, F. BENZ und U. SOLMSSEN: Helv. Chim. Acta **19**, 811 (1936).

KATZ, L., L. S. KARGER, W. SCHROEDER et M. S. COHEN: Hydrazine derivatives. I. Benzalthio- and bisbenzaldithio-salicylhydrazides. J. Org. Chem. **18**, 1380—1402 (1953).

KELLY, J. M., and R. B. POET: The estimation of isonicotinic acid hydrazide (Nydrazid) in biologic fluids. Amer. Rev. Tbc. **65**, 484—486 (1952).

KELLY, J. M., R. B. POET, and L. M. CHESNER: Observations on the metabolic fate of nydrazid (isonicotinic acid hydrazide). Amer. Chem. Soc. Abstr. 122nd Meeting, Sept. 1052, p. 3C.

KENNY, F.: Chemiluminescence as a tool in volumetric analysis. Trans. New York Acad. Sci., Ser. II **16**, 394—398 (1954).

KENNY, F., and R. B. KURTZ: Luminol as a chemiluminescent indicator in photometric titration of solutions of high opacity. Analyt. Chem. **24**, 1218—1219 (1952).

KIMMIG, J.: Arch. Dermat. **176**, 722 (1938).

KLEE, P.: Die Behandlung der Tuberkulose mit Neoteben (Isonikotinsäurehydrazid). Dtsch. med. Wschr. **77**, 578—581 (1952).

KNOX, R., M. B. KING, and R. C. WOODROFFE: In-vitro action of isoniazid on Mycobacterium tuberculosis. Lancet **263**, 854—858 (1952).

KOCHER, V., und E. SORKIN: Über das Vorkommen von Vitamin B_{12} in Mykobakterien. Metallionen und biologische Wirkurg. 8. Mitt. Helv. Chim. Acta **35**, 1741—1743 (1952).

KÖNIG, H.-B., W. SIEFKEN und H. A. OFFE: Schwefelhaltige Derivate von Pyridincarbonsäure und davon abgeleitete Verbindungen. Chem. Ber. **87**, 825—834 (1954).

KÖNIG, W.: J. prakt. Chem. **69**, 105, **70**, 19 (1904).

KOFLER, L., ADELHEID KOFLER und MARIA BRANDSTÄTTER: Thermo-Mikro-Methoden zur Kennzeichnung organischer Stoffe und Stoffgemische. Weinheim a. d. Bergstraße, Verlag Chemie, 1954.

KORTÜM, G.: Über das Auftreten von Rotations- und Schwingungsstruktur in Gas- und Flüssigkeitsspektren. Naturwiss. **38**, 274—279 (1951).

KORTÜM, G.: Kolorimetrie, Photometrie und Spektrometrie. Eine Anleitung zur Ausführung von Absorptions-, Emmissions-, Fluorescenz-, Streuungs-, Trübungs- und Reflexionsmessungen. Berlin-Göttingen-Heidelberg, Springer-Verlag, 1955. 3. neubearb. Aufl., 186 Abb. VIII, 458 S.

KOSST, A. N., und A. M. JURKEWITSCH: (Acetylierung von Aminen und Hydrazinen mit Vinylacetat.) Nachr. Moskauer Univ., physik.-math. u. naturwiss. Ser. 8, Nr. 2, 69—75 (1953).

KRÜGER-THIEMER, E.: Unveröffentlichte Untersuchungen (1953, 1955).

KRÜGER-THIEMER, E.: Chemismus der Isoniazidspaltung durch Hämin. Naturwiss. **42**, 47—48 (1955).

KUCHARSKI, W. E.: (Erste Versuche mit Isonicotinsäurehydrazid in vitro.) Acta Ci. Venezolana **4**, 14—17 (1953).

Kuroya, M.: On the influence of aromatic amine- and hydrazine-derivatives upon the culture of tubercle bacilli and upon the development of the experimental tuberculosis in animals. Jap. J. Exp. Med. **7**, 255—307 (1928).

Kurtz, R. B.: Some general features of the process of chemiluminescence in solution (including violanthrone). Trans. New York Acad. Sci., Ser. II **16**, 399—407 (1954).

Kutzim, H.: Das Verhalten der Bluteiweißkörper zu den Sulfanilamiden bei der Papierelektrophorese. Naturwiss. **39**, 135 (1952).

Lang, R.: Jodat- und Bromatmethoden. Bromometrie nach Manchot. Ersatz jodometrischer Verfahren. In: Neuere Maßanalytische Methoden. Bearbeitet von Brennecke u. a. Stuttgart, Enke-Verlag, 1951, S. 145—146.

Larson, F. C., and Helen A. Dieckie: Preliminary observations on a new derivative of isoniazid (Ro 2-4969). Proc. Soc. Exp. Biol. Med. **84**, 301—303 (1953).

Law, R. S.: (Darstellung und Eigenschaften von Hydrazin.) Chem. Products Chem. News **16**, 135—138 (1953).

Leanza, W. J., H. J. Becker, and E. F. Rogers: Pyridazinemonocarboxylic acids and derivatives. J. Amer. Chem. Soc. **75**, 4086—4087 (1953).

Lembke, A., und E. Krüger-Thiemer: Literaturstudien zum Tuberkuloseproblem unter besonderer Berücksichtigung antituberkulöser Stoffe. Zbl. Bakter. I Ref. **149**, Erg.h. (1952).

Lembke, A., E. Krüger-Thiemer, R. B. Kuhn und W. Uecker: Über das Tuberkulosemittel Isonikotinsäurehydrazid (Isoniazid). I., II. und III. Teil. Kieler Milchw. Forschber. **5**, 27—47, 179—190 und 409—427 (1953).

Lerch, P., et S. Neukomm: Mesure de la radioactivité de substances séparées par chromatographie et parélectrophorèse. Schweiz. med. Wschr. **84**, 515—518 (1954).

Leuschner, F.: Über den Nachweis einiger Isonicotinsäure- und Nicotinsäureabkömmlinge auf Filtrierpapier. Naturwiss. **40**, 554 (1953).

Leuschner, F.: Eine chromatographische Methode zur Bestimmung des Isonicotinsäurehydrazids. Arch. exp. Path. Pharmakol. **221**, 323—327 (1954).

Levaditi, C., R. Girard, A. Vaisman et A. Ray: (Vergleichende Untersuchungen über G 469 Girard und TB I Domagk hinsichtlich ihrer antituberkulösen Wirksamkeit bei der Maus.) C. R. Soc. Biol. **145**, 60—63 (1951).

Levaditi, C., A. Girard, A. Vaisman et A. Ray: (Die antituberkulöse Aktivität von γ-Pyridinaldehydthiosemicarbazon (G. 527), einem Isomeren von G. 469.) Ann. Inst. Pasteur **82**, 102—104 (1952).

Lewin, E., and J. G. Hirsch: Studies on the stability of isoniazid. Amer. Rev. Tbc. **71**, 732—742 (1955).

Libman, D. D., D. L. Pain, and R. Slack: Some derivatives of pyridinecarboxyhydrazides. J. Chem. Soc. **1954**, 1328—1329.

Lieser, T., und G. Nischk: Die Umsetzung von Hydrazin-Derivaten mit Phosgen. Chem. Ber. **82**, 527—530 (1949).

Lin, P.-H., and B. C. Johnson: Nicotinic acid metabolism. II. The metabolism of radioactive nicotinic acid and nicotinamide in the rat. J. Amer. Chem. Soc. **75**, 2974—2977 (1953).

Linschitz, H., and E. W. Abrahamson: Kinetics of porphyrin-catalysed chemiluminescent decomposition of peroxides, and the mechanism of photosensitized oxidation. Nature **172**, 909—910 (1953).

Lock, G.: Über die Herstellung von Isonicotinsäurehydrazid. Pharmaz. Ind. **14**, 366—367 (1952).

Löwdin, P. O., and H. Sponer: (Berechnung der Elektronenniveaus in Pyridin und den isomeren Picolinen einschließlich Überlappung.) Bull. Amer. Physic. Soc. **26**, Nr. 3, 54 (1951); Physic. Rev. (**2**), **83**, 245 (1951).

Lüdy-Tenger, F.: Versuche zur mikrochemischen Identifizierung einiger Pyridinderivate. Pharmac. Acta Helv. **28**, 22—26 (1953).

Makino, K., T. Kinoshita, and T. Itoh: Biological acetylation of isonicotinyl hydrazide. Nature **173**, 36 (1954).

Mantegazza, P., e R. Tommasini: Atti Soc. Lombarda Sci. Med. Biol. **7**, 496 (1952).

Marques, F.: Acta Derm. Venereol. **30**, 179—199 (1950).

Marshall: J. Biol. Chem. **122**, 263 (1937).

Martin, G.: Action du cuivre sur l'oxydabilité permanganique des monoacides monaminés; ses variations avec la réaction du milieu. C. R. Acad. Sci. **232**, 1213 bis 1215 (1951).

Mattu, F., e R. Pirisi: Analisi termo-differenziale del p-amminosalicilato sodico e dell'idrazide dell'acido isonicotinico. Chimica (N. S.) **29**, (8), 188—189 (1953).

Mattu, F., e R. Pirisi: Spettro di assorbimento nell'infrarosso di alcuni derivati dell'idrazide dell'acido isonicotinico. Ann. chim. **43**, 580—584 (1953).

Mazurek, I.: Das neue Tuberkuloseheilmittel Isonicotinsäurehydrazid. Ergänzende Bemerkungen zu den gleichnamigen Angaben von A. Mosig. Pharmazie **8**, 930 (1953).

McDermott, W., R. Tompsett, and K. Stern: Activation of pyrazinamide and nicotinamide in acidic environments in vitro. Amer. Rev. Tbc. **70**, 748—754 (1954).

McElroy, W. D., and B. L. Strehler: Bioluminescence. Bact. Rev. **18**, 177—194 (1954).

McKenzie, D., L. Malone, S. Kushner, J. J. Oleson, and Y. Subbarow: The effect of nicotinic acid amide on experimental tuberculosis of white mice. J. Lab. Clin. Med. **33**, 1249—1253 (1948).

McMillan, F. H., F. Leonhard, R. I. Meltzer, and J. A. King: Antitubercular substances. II. Substitution products of isonicotinic hydrazide. J. Amer. Pharmac. Assoc., Sci. Ed. **42**, 457—464 (1953).

Meltzer, R. I., A. D. Lewis, F. H. McMillan, J. D. Genzer, F. Leonhard, and J. A. King: Antitubercular substances. III. Nonpyridinoid heterocyclic hydrazides. J. Amer. Pharmac. Assoc., Sci. Ed. **42**, 594—600 (1953).

Merz, K. W., und M. Schirm: Über die quantitative Bestimmung von Isonicotinsäurehydrazid. Naturwiss. **39**, 570—571 (1952).

Meyer, H., und J. Mally: Über Hydrazinderivate der Pyridincarbonsäuren. Mh. Chem. **33**, 393—414 (1912).

Meyer zu Schwabedissen, O.: Isonikotinsäurehydrazid-Bestimmung im Urin. Dtsch. med. Wschr. **78**, 104—105 (1953).

Meyer zu Schwabedissen, O.: Zur Isonikotinsäurehydrazidbestimmung im Urin. Dtsch. med. Wschr. **79**, 759—760 (1954).

Middlebrook, G.: Isoniazid-resistance and catalase activity of tubercle bacilli. A preliminary report. Amer. Rev. Tbc. **69**, 471—472 (1954).

Milhorat, A. T.: A color reaction of ascorbic acid with nicotinamide and nicotinic acid. Proc. Soc. Exp. Biol. Med. **55**, 52 (1944).

Milhorat, A. T.: A color reaction of ascorbic acid with derivatives of pyridine, piperidine, quinoline, and iso-quinoline. Proc. Soc. Exp. Biol. Med. **55**, 52—55 (1944).

Morvillo, V., e S. Garattini: Primi dati farmacologici sulla idrazide dell' acido isonicotinico. Giorn. Ital. Tbc. **7**, 63—67 (1952).

Mosig, A.: Das neue Tuberkuloseheilmittel Isonicotinsäurehydrazid. Pharmazie **8**, 642—645 (1953).

MUELLER, A., and S. H. FOX: Determination of nicotinic acid in pharmaceutical products. J. Amer. Pharm. Assoc., Sci. Ed. **40**, 513—516 (1951).

MURRAY, A., and W. H. LANGHAM: A synthesis of isonicotinic acid by halogen-metal exchange and its application to the preparation of isonicotinic-C^{14} acid hydrazide. J. Amer. Chem. Soc. **74**, 6289—6290 (1952).

NAGLEY, M. M.: A new derivative of isoniazid. Lancet **267**, 337 (1954).

NEUSS, J. D., W. J. SEAGERS, and W. J. MADER: (Das Hydrazid der Isonicotinsäure.) J. Amer. Pharm. Assoc., Sci. Ed. **41**, 670 (1952).

NISHIMURA, H., K. NAKAJIMA, and N. SHIMAOKA: (Untersuchungen über Isonicotinsäurehydrazid und verwandte Verbindungen. 1. Mitt. Antituberkulöse Wirksamkeit in vitro von Benzaldehydderivaten des Isonicotinsäurehydrazids.) Annu. Rep. Shionogi Res. Lab. (Osaka) **1953**, Nr. 3, 198—202.

NOHARA, F. S.: Grundlagen des neuen Antituberkulotikums INHA-PAS. Praxis **42**, 862—864 (1953).

NORDHEIM, GERTRUD P., and H. SPONER: (Berechnung des Elektronenniveaus in Pyridin und den isomeren Picolinen.) (Sitzungsbericht.) Bull. Amer. Physic. Soc. **26**, Nr. 3, 54 (1951); Physic. Rev. (**2**), **83**, 245 (1951).

OEFF, K.: Papierelektrophoretische Untersuchung der Bindung von radioaktivem Biliselektan an Serumalbumin. Arch. exp. Path. Pharmakol. **222**, 523—528 (1954).

OFFE, H.-A., G. DOMAGK und W. SIEFKEN (Farbenfabriken Bayer, AG., Leverkusen): D.B.P. 923722 Kl. 12p, vom 11. 10. 1952, ausg. 21. 2. 1955. Neue Oxdiazolone.

OFFE, H.-A., W. SIEFKEN und G. DOMAGK: Neoteben, ein neues, hochwirksames Tuberculostaticum und die Beziehungen zwischen Konstitution und tuberculostatischer Wirksamkeit von Hydrazinderivaten. Naturwiss. **39**, 118 (1952).

OFFE, H.-A., W. SIEFKEN und G. DOMAGK: Hydrazinderivate und ihre Wirksamkeit gegenüber Mycobacterium tuberculosis. Z. Naturforsch. **7b**, 446—462 (1952).

OFFE, H.-A., W. SIEFKEN und G. DOMAGK: Hydrazinderivate aus Pyridincarbonsäuren und Carbonylverbindungen und ihre Wirksamkeit gegenüber Mycobacterium tuberculosis. Z. Naturforsch. **7b**, 462—468 (1952).

OFFE, H.-A., W. SIEFKEN und G. DOMAGK (Farbenfabriken Bayer, AG., Leverkusen): D.B.P. 915813 Kl. 12q, vom 1. 8. 1951, ausg. 29. 7. 1954. Herstellung von Hydrazonen.

OKER-BLOM, N., and N. RISKA: Cyanacethydrazids verkan på tuberkelbaciller in vitro. (The effect of cyanacethydrazide on tubercle bacilli in vitro.) Nordisk Med. **52**, 1302 (1954).

OSTWALD, W.: Über die Affinitätsgrößen organischer Säuren und ihre Beziehungen zur Zusammensetzung und Konstitution derselben. Z. physik. Chem. **3**, 170—197, 241—288 und 369—422 (1889).

PACHIOLI, R., D. COPPINI e O. OLIVI: Primi risultati di ricerche sull'assorbimento, sulla diffusione e sulla eliminazione dell'idrazide dell'acido isonicotinico nell'organismo umano. Clin. Pediatr. **34**, Nr. 8 (1952).

PÄTIÄLÄ, J.: The amount of pyridine nucleotides (coenzymes I and II) in blood in experimental tuberculosis before and during isoniazid treatment. Amer. Rev. Tbc. **70**, 453—464 (1954).

PANOUSE, J.-J.: Synthèse d'une combinaison glucosidique de la nicotine. C. R. Acad. Sci. **231**, 1506—1508 (1950).

PANSY, F. E., W. L. KOERBER, H. STANDER, and R. DONOVICK: The inactivation of isoniazid by DUBOS medium. Amer. Rev. Tbc. **68**, 284—285 (1953).

PATERSON, D. R., G. W. ADRIANCE, H. T. BLACKHURST, and H. C. MOHR: Maleic hydrazide as a sprout inhibitor for sweetpotatoes. Science **119**, 507—508 (1954).

Payne, H. M., C. Quarles, O. Ellison, K. A. Harden, G. B. Syphax and Gladys L. Hobby: The intermittent use of streptomycylidene isonicotinyl hydrazine sulfate in the therapy of pulmonary tuberculosis. Antibiotics Annu. **1953/54**, 232—243.

Pennington, F. C., P. Guercio and I. A. Solomons: Streptohydrazid. J. Amer. Chem. Soc. **75**, 2261 (1953).

Pesez, M., et A. Petit: (Nachweis und Bestimmung von Hydrazin.) Bull. Soc. Chim. France Mém. (5), **14**, 122—123 (1947).

Pestemer, M., und G. Scheibe: Über die einheitliche Darstellung der Lichtabsorption von Lösungen im Sichtbaren und Ultraviolett. Angew. Chem. **66**, 553—555 (1954).

Pittillo, R. F., and J. W. Foster: Potentiation of inhibitor action through determination of reversing metabolites. J. Bact. **67**, 53—57 (1954).

Pizzi, F.: Alcuni derivati dell'idrazide dell'acido isonicotinico. Ricerca Sci. **22**, 2183 (1952).

Pizzi, F.: Alcuni nuovi derivati dell'idrazide isonicotinico. Il Farmaco 8, No. 11 (1953).

Ploquin, J.: A propos du dosage de l'azote hétérocyclique par kjeldahlisation. C. R. Acad. Sci. **231**, 1066—1068 (1950).

Ploquin, J.: Sur la nature du groupement hétérocyclique des homologues méthylés de la pyridine. C. R. Acad. Sci. **231**, 1308—1310 (1950).

Poli, M.: (Experimentelle und klinische Untersuchungen über die antituberkulöse Wirkung einer Verbindung von Dihydrostreptomycin und Isonicotinsäurehydrazid in Form eines stabilen Salzes.) Semana méd. **103**, (**60**), 417—422 (1953).

Ponomarenko, A. A., N. A. Markarjan und A. I. Komlew: (Über die Chemilumineszenz substituierter Phthalsäurehydrazide.) Ber. Akad. Wiss. UdSSR. (N. S.) **89**, 1061—1063 (1953).

Pope, Hilda: Antagonism of isoniazid by certain metabolites. Amer. Rev. Tbc. **68**, 938—939 (1953).

Posdejewa, A. G., und Je. M. Gepstein: (Reduktion von Pyridin und seinen Homologen an der Quecksilbertropfelektrode.) J. allg. Chem. **22**, (**84**), 2065—2070 (1952). (Russ.)

Pratt, E. L.: Colorimetric estimation of isonicotinic acid hydrazide. Analyt. Chem. **25**, 814—816 (1953).

Radenbach, K. L.: Nicotinsäureamid in der Tuberkulosebehandlung. Beitr. Klin. Tbk. **107**, 314—324 (1952).

Rafter, G. W., and S. P. Colowick: On the structure of reduced N^1-methylnicotinamide. J. Biol. Chem. **209**, 773—777 (1954).

Ratsimamanga, A. R., N. P. Buu-Hoi, G. Dechamps, H. le Bihan et F. Binon: Sur l'activité antituberculeuse des dérivés de la phthalylhydrazine. Arch. internat. pharmacodyn. **91**, 52—63 (1952).

Reddi, K. K., and E. Kodicek: Metabolism of nicotinic acid and related compounds in man and rat. Biochem. J. **53**, 286—294 (1953).

Renovanz, H.-D.: Die Thiosemicarbazone während Gestation und Laktation beim Versuchstier. 1. Mitt. Contebenspiegelbestimmung in Blut und Milch. Beitr. Klin. Tbk. **107**, 251—263 (1952).

Renovanz, H.-D.: Erfahrungen mit dem p-Oxybenzalisonikotinsäurehydrazon Flavoteben bei der Behandlung von Lungentuberkulose. Ärztl. Wschr. 8, 513—516 (1953).

Rey, J. C., P. Rubinstein und A. Cetrángolo: (Klinische und bakteriologische Untersuchungen mit dem Salz aus Isonicotinoylbrenztraubensäurehydrazon und Dihydrostreptomycin.) Prensa Méd. Argent. **41**, 2209—2213 (1954).

ROGERS, E. F., W. J. LEANZA, H. J. BECKER, A. R. MATZUK, R. S. O'NEILL, A. J. BASSO, G. A. STEIN, M. SOLOTOROVSKY, F. J. GREGORY, and K. PFISTER: Antitubercular diazine carboxamides. Science **116**, 253—254 (1952).

ROGERS, M. T., and T. W. CAMPBELL: (Die elektrischen Momente einiger Derivate von Cinnolin, Pyridin und Chinolin.) J. Amer. Chem. Soc. **75**, 1209—1210 (1953).

ROSE, F. L. (Imp. Chem. Ind.): A.P. 2554213 vom 5. Mai 1950, ausg. 22. Mai 1951.

ROTH, L. J., and R. W. MANTHEI: The distribution of C^{14} labeled isonicotinic acid hydrazide in normal mice. Proc. Soc. Exp. Biol. Med. 81, 566—569 (1952).

ROTH, W., G. CARRARA und H. ERLENMEYER: Über die tuberkulostatischen Eigenschaften des Thiophen-2-carbonsäurehydrazids. Metallionen und biologische Wirkung. 15. Mitt. Helv. Chim. Acta **36**, 1004—1007 (1953).

ROTH, W., und H. ERLENMEYER: Über die tuberkulostatischen Eigenschaften der Hydrazide der Isonicotinsäure und der Benzoesäure. Metallionen und biologische Wirkung. 17. Mitt. Helv. Chim. Acta **37**, 95—97 (1954).

ROTH, W., B. PRIJS und H. ERLENMEYER: Metallionen und Resistenzbildung bei Tbc-Kulturen. II. Metallionen und biologische Wirkung. 27. Mitt. Helv. Chim. Acta **37**, 2010—2013 (1954).

ROTH, W., E. SORKIN und H. ERLENMEYER: Über die Wirkung des Oxins in Gegenwart von Metallionen auf Kulturen von Tuberkelbazillen und Staphylokokken. Metallionen und biologische Wirkung. 6. Mitt. Schweiz. Z. Path. Bakt. **15**, 300—307 (1952).

ROTHE, H.: Die Behandlung der Lungentuberkulose mit dem Hydrazid der Cyanessigsäure (CEH). Beitr. Klin. Tbk. **113**, 174—184 (1955).

ROTHMANN, ALBERTINE M. E., und A. ROTHMANN: D.B.P. 901650 Kl. 12q, vom 7. 4. 1943, ausg. 14. 1. 1954. p-Aminobenzolsulfonhydrazide.

ROUS, P.: J. Exp. Med. **41**, 379, 399 and 451 (1925).

RUBIN, S. H., L. DREKTER, J. SCHEINER, and E. DE RITTER: Determination of blood plasma levels of hydrazine derivatives of isonicotinic acid. Dis. Chest. **21**, 439—449 (1952).

RUBIN, S. H., L. DREKTER, J. SCHEINER, and E. DE RITTER (Hoffmann-La Roche Inc., Nutley, N. J. unveröffentl. Arbeit): Colorimetric determination of marsilid or rimifon.

RUBINO, G., e M. BRACCO: Metodo per la determinazione dell'idrazide dell'acido isonicotinico nelle urine. Minerva Med. **43**, I, 1136—1137 (1952).

SACCONI, L.: Acylhydrazones of o-oxy- and o-aminoaldehydes and ketones as tridentate complexing agents. J. Amer. Chem. Soc. **75**, 5434—5435 (1953).

SAH, P. P. T., and S. A. PEOPLES: The antitubercular activity of D-galacturonic acid isonicotinyl hydrazone. J. Amer. Pharmac. Assoc., Sci. Edit. **42**, 612—613 (1953).

SANDORFY, C.: Acidité et basicité de molécules dans l'état fondamental et dans un état excité. C. R. Acad. Sci. **232**, 841—843 (1951).

SCHATTMANN, K.: Chemischer Nachweis von Isonicotinsäurehydrazid in Blut, Urin und Stuhl und Untersuchungen über den Verbleib des Isonicotinsäurehydrazids im Körper. Beitr. Klin. Tbk. **109**, 57—64 (1953).

SCHATTMANN, K.: Über neue Verfahren zur Isolierung von INH aus biologischem Material. Beitr. Klin. Tbk. **111**, 48—49 (1954).

SCHNITZER, R. J.: Chemotherapy of bacterial infections. Ann. N. Y. Acad. Sci. **59**, 227—242 (1954).

SCHOENE, D. L., and O. L. HOFFMANN: Science **109**, 588 (1949).

SCHOOG, M.: Quantitativer Isonikotinsäurehydrazid-Nachweis mit 2,4-Dinitrochlorbenzol. Münch. med. Wschr. **94**, 2135—2137 (1952).

Schtschukina, M. N., G. N. Perschin, O. O. Makejewa, Je. D. Ssasonowa, Je. Ss. Nikitskaja, A. D. Janina und A. I. Jakowlewa: (Isonicotinyl hydrazones and their antituberculous activity.) Doklady Acad. Nauk. S.S.S.R. **84**, 981—984 (1952) (russ.).

Schtschukina, M. N., und Je. D. Ssasonowa: (Synthesen in der Reihe der Derivate des Isonikotinsäurehydrazids.) J. allg. Chem. **23**, (85), 687—690 (1953).

Schüler, H.: Zur Frage des innermolekularen Energietransportes. Z. Naturforsch. **2**a, 556—562 (1947).

Schüler, H.: Zum Mechanismus der Molekülfelder von Diderivaten des Benzols. Z. Naturforsch. **3**a, 313—322 (1948).

Schwietzer, C. H.: Chemische Konstitution und sekundäre Bindungskräfte als Ursachen bakteriostatischer Wirksamkeit. Arzneimittel-Forsch. **1**, 402—407 (1951).

Scott, E. S., and L. F. Audrieth: (Hydrazinderivate der Carbon- und Thiocarbonsäuren. 2. Mitt. Derivate von Thiocarbohydrazid.) J. Org. Chem. **19**, 742—748 (1954).

Scott, E. S., E. E. Zeller, and L. F. Audrieth: (Hydrazinderivate der Carbon- und Thiocarbonsäuren. 3. Mitt. Darstellung von Thiosemicarbazid.) J. Org. Chem. **19**, 749—752 (1954).

Scott, P. G. W.: The detection and determination of isonicotinyl hydrazide. J. Pharmacy Pharmacol. **4**, 681—686 (1952).

Seiler, H., Margrit Schuster und H. Erlenmeyer: Untersuchungen über Komplexbildungsreaktionen in Lösung. Metallionen und biologische Wirkung. 20. Mitt. Helv. Chim. Acta **37**, 239—241 (1954).

Shavel jr. J., F. Leonard, F. H. McMillan, and J. A. King: Antitubercular substances. I. Alkyl, aralkyl, aryl, and cyclic hydrazides and miscellaneous nitrogenous derivatives. J. Amer. Pharmac. Assoc., Sci. Edit. **42**, 402—407 (1953).

Shimizu, M., T. Naito, G. Ohta, K. Suzuki, A. Kasahara, K. Murai, and K. Asano: J. Pharm. Soc. Jap. **72**, 1639 (1952).

Short, E. I.: Estimation of isoniazid. Lancet **266**, 656—657 (1954).

Simon, K.: Klinische Erfahrungen mit kombinierter parenteraler Streptomycin-Isoniazidtherapie (SN3) bei der Tuberkulose von Kindern und Jugendlichen. Ärztl. Wschr. **8**, 904—907 (1953).

Smolarek, W., und Gertrud Dlugosch: Über die papierelektrophoretische Trennung der Tuberkulostatika Paraaminosalicylsäure (PAS) und Isonikotinsäurehydrazid (INH). Naturwiss. **41**, 18 (1954).

Smolarek, W., und R. Stahl: Über eine einfache quantitative Bestimmungsmethode von freiem Isonikotinsäurehydrazid im Urin. Dtsch. med. Wschr. **78**, 273—274 (1953).

Sorkin, E., W. Roth und H. Erlenmeyer: Über die Beeinflussung tuberkulostatischer Wirkungen durch Cu˙˙. Metallionen und biologische Wirkung. 7. Mitt. Helv. Chim. Acta **35**, 1736—1741 (1952).

Steenken jr., W., E. Wolinsky, and V. Montalbine: Effect of two isoniazid derivatives and PAS hydrazide on isoniazid susceptible and resistant tubercle bacilli. Proc. Soc. Exp. Biol. Med. **87**, 245—250 (1954).

Stilmar, F. B. (E. i. du Pont de Nemours and Co.): A.P. 2511018 vom 15. 3. 1949, ausg. 13. 6. 1950. (Küpenfarbstoffe der Anthrachinon-1.3.4-oxydiazolreihe.)

Stilmar, F. B. (E. i. du Pont de Nemours and Co.): A.P. 2511019 vom 15. 3. 1949, ausg. 13. 6. 1950. (Küpenfarbstoffe der Anthrachinon-1.3.4-oxydiazolreihe.)

Stollé, R.: J. prakt. Chem. **66**, 332 (1902).

Struszynński, M., und Z. Bellen: (Bestimmung von Isonicotinsäurehydrazid nach der Jodatmethode.) Przemysł Chem. **9**, (**32**), 40 (1953).

SUPNIEWSKI, J., und T. BANY: (Arzneibuchnormen für Isonicotinsäurehydrazid.) Farmacja polska 8, 288—290 (1952).

TANNER, E.: Über den Versuch einer neuen medikamentösen Therapie der Bronchustuberkulose. Helv. Med. Acta 18, 456—460 (1951).

TEUBER, H.-J., und GISELA JELLINEK: Reaktionen mit Nitrosodisulfonat. 1. Mitt. Einwirkung auf Phenole und aromatische Stickstoffverbindungen. Chem. Ber. 85, 95—103 (1952).

THESING, J., und D. WITZEL: Die Umsetzung von Acylcyaniden mit Phenylhydrazin. 1. Mitt. Über die Hydrazin- und Hydroxylamin-Derivate. Chem. Ber. 88, 117—130 (1955).

TITUS, E., and J. BERNSTEIN: The pharmacology of the sulfones. Ann. N. Y. Acad. Sci. 52, 719—728 (1949/50).

TRUHAUT, M. R.: Transformations métaboliques des toxiques organiques intérêt de leur étude. Ann. Pharm. Franc. 11, 46—76 (1953).

UECKER, W.: Persönliche Mitteilung an den Verfasser 1953.

UECKER, W.: Untersuchungen an Enzymen von Mykobakterien. Diss. Kiel Naturwiss. Fakultät 1954. 142 S.

UNGAR, J., E. G. TOMICH, K. R. PARKIN, and P. W. MUGGLETON: Effect of pyridoxine on the action of isoniazid. Lancet 267, 220—221 (1954).

UNVERRICHT, W., K. SCHATTMANN und G. SENFT: Die papierchromatographische Trennung von Isoniazid und p-Aminosalicylsäure. Ärztl. Wschr. 9, 838 (1954).

VAJDA, M., und T. NÓGRÁDI: Komplex-Stabilität und tuberkulostatische Aktivität einiger 8-Oxychinolinderivate. Experientia 10, 373—374 (1954).

VISCONTINI, M., D. HOCH, M. MARTI und P. KARRER: Struktur des Iso-3-carbonsäureamid-N^1-D-ribosido-pyridiniumchlorids. Helv. Chim. Acta 38, 646—648 (1955).

WACHSMUTH, H.: Réactions de l'isonicotylhydrazide. J. Pharmac. Belgique (N. S.) 8 (35), 561—568 (1953).

WEGNER, E.: Über die Trennung und den Nachweis von Nicotin, Nornicotin und Anabasin auf papierchromatographischem Wege. Naturwiss. 40, 580—581 (1953).

WELLER, A.: Allgemeine Basenkatalyse bei der elektrolytischen Dissoziation angeregter Naphthole. Z. Elektrochem. 58, 849—853 (1954).

WERLE, E., und J. KOCH: Papierchromatographische Trennung von Tabakalkaloiden. Naturwiss. 38, 333 (1951).

WESTPHAL, O., H. FEIER, O. LÜDERITZ und I. FROMME: Die Umsetzung und Charakterisierung von Zuckern mit Sulfonylhydraziden. Biochem. Z. 326, 139—149 (1954).

WILDER SMITH, A. E.: The action of phosgene on acid hydrazides to give 1,3,4-oxdiazolones of interest in the treatment of tuberculosis. Science 119, 514 (1954).

WILDER SMITH, A. E., und F. X. WIEDERKEHR: Das Antituberkulotikum GEWO 339. Praxis 42, 884—885 (1953).

WILLI, A. V.: Die Ionisationskonstante von Nicotinsäureamid in wässeriger Lösung. Helv. Chim. Acta 37, 602—606 (1954).

WILLI, A. V., und J. F. STOCKER: Kinetik der Decarboxylierung von p-Aminosalicylsäure. Helv. Chim. Acta 37, 1113—1121 (1954).

WITKOP, B.: Spectrophotometric differences between aminoheterocyclic bases and their salts. Experientia 10, 420—423 (1954).

WOJAHN, H.: Zum qualitativen und quantitativen Nachweis von Hydraziden des Pyridins, vorwiegend von Isonikotinsäurehydrazid. Arzneimittel-Forsch. 2, 324—326 (1952) und Jber. Borstel 1952/53, (2), 734—740 (1954).

WOJAHN, H.: Eine Unterscheidungsreaktion zwischen Isonicotinsäure- und Nicotinsäurehydrazid. Arzneimittel-Forsch. **3**, 488 (1953), und Jber. Borstel **1952/53** (**2**), 726—727 (1954).

WOJAHN, H.: Zur Kenntnis des Isonicotinsäurehydrazid (INH)-Hg-Komplexes. Jber. Borstel **1952/53**, (**2**), 745—746 (1954), und Arch. Pharmazie **287**, 45—46 (1954).

WOJAHN, H., und ELLEN WEMPE: Die Zuverlässigkeit des Isonikotinsäurehydrazid-Nachweises nach KELLY und POET. Arzneimittel-Forsch. **3**, 191—192 (1953), und Jber. Borstel **1952/53**, (**2**), 752—757 (1954).

WOJAHN, H., und ELLEN WEMPE: Eine zuverlässige Bestimmung von Isoniazid (INH) im Harn. (2. Mitt.) Arzneimittel-Forsch. **4**, 294—295 (1954).

WOLLENBERG, O.: Ein Beitrag zur colorimetrischen Bestimmung von Isonicotinsäurehydraziden. Klin. Wschr. **30**, 906—907 (1952).

WOLTER, H.: Einzelbefunde zur Pharmakologie des Isonicotinsäurehydrazids. Jber. Borstel **1952/53**, (**2**), 764—772 (1954).

WOODS, E. F., and J. M. GILLESPIE: A critical study of the use of paper electrophoresis for separating proteins and measuring their isoelectric points. Austral. J. Biol. Sci. **6**, 130—141 (1953).

YALE, H. L., KATHRYN A. LOSEE, J. MARTINS, MARY HOLSING, F. M. PERRY, and J. BERNSTEIN: Chemotherapy of experimental tuberculosis. VIII. The synthesis of acid hydrazides, their derivatives and related compounds. J. Amer. Chem. Soc. **75**, 1933—1942 (1953).

YALE, H. L., KATHRYN A. LOSEE, F. M. PERRY, and J. BERNSTEIN: Chemotherapy of experimental tuberculosis. X. Heterocyclic acyl derivatives of substituted semicarbacides. J. Amer. Chem. Soc. **76**, 2208—2211 (1954).

YONEDA, M., and N. ASANO: Competitive action of isonicotinic acid hydrazide and pyridoxal in the amino acid decarboxylation of E. coli. Science **117**, 277—279 (1953).

YONEDA, M., N. KATO, and M. OKAJIMA: Competitive action of isonicotinic acid hydrazide and vitamin B_6 in the formation of indole by E. coli. Nature **170**, 803 (1952).

YOUMANS, G. P., L. DOUB, and ANNE S. YOUMANS: The bacteriostatic activity of 3500 organic compounds for Mycobacterium tuberculosis var. hominis. Chemical Biological Coordination Center. Nat. Res. Counc. Washington, D. C, 1953.

ZATMAN, L. J., N. O. KAPLAN, S. P. COLOWICK, and MARGARET M. CIOTTI: Effect of isonicotinic acid hydrazide on diphosphopyridine nucleotidases. J. Biol. Chem. **209**, 453—466 (1954).

ZATMAN, L. J., N. O. KAPLAN, S. P. COLOWICK, and MARGARET M. CIOTTI: The isolation and properties of the isonicotinic acid hydrazide analogue of diphosphopyridine nucleotide. J. Biol. Chem. **209**, 467—484 (1954).

ZEMPLÉN, G., L. MESTER und A. MESSMER: Darstellung der Thioaldonsäurephenylhydrazide durch Einwirkung von Schwefelwasserstoff auf Zucker-Formazane. Chem. Ber. **86**, 697—699 (1953).

Anonym: Aktiebolaget Bofors, Schweden: E.P. 709176 vom 30. 10. 1952, ausg. 19. 5. 1954. Isonicotinsäure.

Anonym: F. Hoffmann-La Roche und Co., Akt. Ges., Basel: Oe.P. 177777 vom 21. 10. 1952, ausg. 10. 3. 1954. Herstellung von Pyridinderivaten.

Anonym: Roche Products Ltd., Welwyn Garden City Hets. Engl. E.P. 696273 vom 11. 1. 1952, ausg. 26. 8. 1953. A. Prior. 18. 1. 1951. Isonicotinsäurederivate.

GERTRUD MEISSNER.

Isolierung von Tuberkelbakterien vom Typus bovinus aus Untersuchungsmaterial in den Jahren 1952—1954.

Seit Beginn des Jahres 1952 wurde das uns von extrapulmonalen Tuberkulosefällen zugesandte Untersuchungsmaterial kulturell und tierexperimentell untersucht, ebenso sämtliche von auswärts eingegangenen Magensäfte.

Die aus den Meerschweinchenorganen gezüchteten Kulturen oder — falls die Tiere negativ waren — die Originalkulturen wurden sodann in bezug auf eugones bzw. dysgones Wachstum (modifizierte Eiernährböden nach HOHN, gestreckt mit SAUTON-Lösung, mit paraffinierten Zellstoffstopfen verschlossen) und auf ihre Typenzugehörigkeit geprüft. Stämme aus Halslymphknoten und aus Hauttuberkulose, gleichgültig, ob sie dysgon oder eugon gewachsen waren, wurden dazu stets auf Kaninchen gebracht; Stämme anderer Herkunft jedoch nur dann, wenn sie nicht sicher als eugon — also als Typus humanus — identifiziert werden konnten. Infektion der Kaninchen mit 0,01 mg intravenös, gleichzeitige Infektion eines Meerschweinchens mit 0,01 mg subcutan zur Kontrolle der Virulenz des Stammes. Frische, gut gewachsene Stämme sind unbedingte Voraussetzung. Die Tiere wurden 3 bzw. $2^1/_2$ Monate nach der Infektion getötet, falls sie nicht vorher gestorben waren.

Unsere Ergebnisse sind in der anliegenden Tabelle zusammengefaßt:

Berechnet auf die Gesamtzahl von 644 positiven Fällen haben wir 130 = 21% bovine Stämme gefunden. Den höchsten Anteil besitzen Halslymphknoten mit 34%, dann folgen Hauttuberkulosen mit 27%, Knochen- und Gelenktuberkulosen mit 15%, Urine mit 13% und Magensäfte mit 11%, während Lumbalpunktate mit nur 5,7% und Menstrualblute mit nur 3,4% einen sehr geringen Anteil an bovinen Stämmen aufweisen.

Kinder und Jugendliche bis zu 20 Jahren weisen immer höhere Zahlen auf als Erwachsene. Bei Halslymphknoten haben sie mit 52% einen erschreckend hohen Anteil an bovinen Stämmen. Auch bei Knochen- und Gelenktuberkulose und Nierentuberkulose haben sie mit 25—29% eine mindestens doppelt so hohe Beteiligung wie die Erwachsenen, während bei Hauttuberkulose und Magensäften der Unterschied zwischen Kindern und Erwachsenen nicht so groß ist. Bei Liquor und bei Menstrualbluten sind die Zahlen zur Berechnung dieser Unterschiede zu gering.

Tabelle 1.

Material	Gesamtzahl der untersuchten Proben	Positiv	humanus	bovinus	bovinus (Prozentsatz der positiven)
Halslymphknoten	650	*214* = 33%	*145*	*69* =	34
Erwachsene		127	103	27 =	19
Kinder und Jugendliche .		87	42	45 =	52
Magensäfte	1419	*160* = 11%	*142*	*18* =	11
Erwachsene		50	45	5 =	10
Kinder und Jugendliche .		110	97	13 =	12
Eiter aus Knochen- und Gelenktuberkulose . . .	146	*86* = 59%	*73*	*13* =	15
Erwachsene		65	58	7 =	11
Kinder und Jugendliche .		21	15	6 =	29
Liquor	144	*35* = 24%	*33*	*2* =	5,7
Erwachsene		8	7	1 =	12,5
Kinder und Jugendliche .		27	26	1 =	4
Urine	228	*30* = 13%	*26*	*4* =	13
Erwachsene		26	23	3 =	12
Kinder und Jugendliche .		4	3	1 =	25
Haut	270	*119* = 44%	*87*	*32* =	27
Erwachsene		101	75	26 =	26
Kinder und Jugendliche .		18	12	6 =	33
Zusammen	3022	644 = 21%	506	138 =	21
Erwachsene		377	311	66 =	17
Kinder und Jugendliche .		267	195	72 =	27

An Menstrualbluten untersuchten wir 1614 Fälle, von denen 226 = 14% positiv waren. Sie verteilten sich auf 146 Patientinnen, von ihnen erhielten wir 5 = 3,4% bovine Stämme.

Zusammenfassung.

Unter 644 positiven Fällen (extrapulmonale Tuberkulosen und Magensäfte) wurden 138 = 21% Stämme vom Typus bovinus gefunden. Der Prozentsatz betrug bei Halslymphknoten 34%, bei Hauttuberkulosen 27%, bei Knochen- und Gelenktuberkulosen 15%, bei Urinen 13% und bei Magensäften 11%, bei Lumbalpunktaten dagegen nur 5,7%. Menstrualblute, deren Zahlen in der Gesamtberechnung nicht enthalten sind, weisen nur 3,4% Bovine auf bei im ganzen 146 positiven Patientinnen. — Bei Kindern und Jugendlichen ist der Anteil an Bovinen im allgemeinen fast doppelt so hoch wie bei Erwachsenen, nur bei Hauttuberkulosen und Magensäften sind die Unterschiede nicht so groß.

Summary.

Among 644 positive cases (extrapulmonary tuberculosis and gastric juices) 138 = 21% bovinus strains were found. The percentage was 34 for cervical lymph nodes, 27 for tuberculosis of the skin, 15 for tuberculosis in the bones and joints,

13 for urines, and 11 for gastric juices, whereas it was as little as 5.7 for lumbar punctates. The percentage of bovinus-type bacteria is only 3.4 in menstrual blood specimens (not included in the above calculations) taken from 146 positive patients. As a rule the percentage of bovinus in children and adolescents is double the amount found in adults; only for tuberculosis of the skin and for gastric juices are the differences smaller.

Résumé.

Sur 644 cas positifs (tuberculoses extra-pulmonaires et tubages gastriques) on a trouvé 138 souches de type bovin, soit 21%. Ce pourcentage a été de 34% dans les ganglions lymphatiques cervicaux, 27% dans les tuberculoses cutanées, 15% dans les tuberculoses ostéo-articulaires, 13% dans les urines et 11% dans les tubages gastriques: par contre il n'a été que de 5,7% dans les liquides obtenus par ponctions lombaires. Les flux menstruels examinés, non compris dans le calcul total, n'ont révélé que 3,4% de souches de type bovin sur un total de 146 malades reconnues positives. Chez les enfants et les adolescents la proportion de souches de type bovin atteint généralement le double de celle des adultes. Les différences ne sont plus faibles que dans les tuberculoses cutanées ou les tubages gastriques.

Resumen.

Entre 644 casos positivos (tuberculosis extrapulmonar y jugos gástricos) fueron halladas 138 = 21% de cepas de «tipus bovinus». El porcentaje fué de 34% en ganglios linfáticos del cuello, 27% en tuberculosis de la piel, 15% en tuberculosis de huesos y articular, 13% en orinas y 11% en jugos gástricos, siendo por el contrario tan sólo de 5,7% en líquidos de punciones lumbares. Sangres de menstruación, cuyas cifras no están comprendidas en la cuenta general, muestran sólo un 3,4% de bovinos en un total de 146 pacientes positivas. En el caso de niños y jóvenes la participación de bovinos es en general casi doble en comparación con adultos; no siendo tan grandes las diferencias sólo en las tuberculosis de la piel y en los jugos gástricos.

GERTRUD MEISSNER.

Zum Nachweis von Tuberkelbakterien im Menstrualblut*.

Der Nachweis der Tuberkelbakterien im Menstrualblut bietet gewisse Schwierigkeiten; diese haben zur Folge, daß der Wert der Methode zur Stellung der Diagnose und als Behandlungskriterium bei der Genitaltuberkulose umstritten ist.

Uns sind in den Jahren 1952/53 bis heute über 1000 Menstrualblutproben zur Untersuchung auf Tuberkelbakterien zugegangen, von denen zur Zeit etwa 835 abgeschlossen sind. Wir möchten an Hand unserer Ergebnisse nunmehr über unsere Erfahrungen mit dieser Untersuchungsmethode berichten.

I. Material und Methodik.

Die Menstrualblute stammten fast vollständig aus der Frauenklinik Lübeck, Chefarzt Prof. KIRCHHOFF. Es wurde Sorge getragen, daß die am Tage entnommenen Proben abends zur Post gebracht wurden, so daß sie am nächsten Tage mittags bei uns ankamen und dann sofort verarbeitet werden konnten. So wurde ein unnötig langer Kontakt zwischen Tuberkelbakterien und Menstrualblut vermieden, der möglicherweise zu einer Schädigung der Tuberkelbakterien durch antibakterielle Stoffe aus Blut oder Cervicalschleim führen könnte.

Die Untersuchungsmethode wurde in Anlehnung an die von SCHÜTZ ausgearbeitete Technik folgendermaßen gestaltet: Zur Ausschaltung der Hemmstoffe wurden die Blutkörperchen sofort, d. h. bei Ankunft in Borstel, hämolysiert, dazu wurde das Menstrualblut mit mindestens der 6fachen Menge an sterilem Aqua dest. in 20 cm lange, etwa 2 cm weite, dickwandige Schüttelröhrchen übergeführt, mit Gummistopfen verschlossen und sehr gründlich durchgeschüttelt, um auch die gelegentlich im Menstrualblut vorhandenen Blutcoagula und Schleimhautfetzen möglichst zu zerkleinern. Die Blutproben blieben bis zur vollständigen Hämolyse unter öfterem Umschütteln 2—3 Std stehen, nach nochmaligem Schütteln wurden sie in sterile Zentrifugenröhrchen umgegossen und 30 min möglichst hochtourig — mindestens bei 5000 Umdrehungen — zentrifugiert. Die überstehende Flüssigkeit wurde abgegossen und das Sediment 1mal mit 6 cm^3 sterilem Aqua dest. gewaschen und 10 min wiederum bei 5000 Touren zentrifugiert. Vom Bodensatz wurde ein Objektträgerpräparat angelegt, das nach ZIEHL-NEELSEN gefärbt und mikroskopiert wurde.

* Siehe auch Geburtsh. u. Frauenheilk. **14**, 911—916 (1954).

Sodann wurde das Sediment für Kultur und Tierversuch in 2 Zentrifugenröhrchen aufgeteilt.

Zum Tierversuch wurde der Bodensatz des einen Zentrifugenröhrchens mit 6 cm^3 2%iger Schwefelsäure (Volumenprozent) versetzt, nach Aufsetzen eines sterilen Gummistopfens gründlich geschüttelt und sofort 10 min bei 4000 Umdrehungen zentrifugiert. Der Bodensatz wurde einmal mit Aqua dest. gewaschen und nach 10 min langem Zentrifugieren, Abgießen der Waschflüssigkeit und Aufnehmen in 1 cm^3 sterilem Aqua dest. subcutan auf 1—2 Meerschweinchen verimpft, wobei eine nicht zu dünne Kanüle empfehlenswert ist, um kleine Coagula mit erfassen zu können. Die Meerschweinchen werden nach 8 Wochen getötet und seziert, falls Lymphknoten eher tastbar sind, auch früher.

Zum Anlegen der Kulturen wurde der Bodensatz des 2. Zentrifugenröhrchens mit 6 cm^3 6%iger Schwefelsäure versetzt, nach Verschluß mit sterilem Gummistopfen gut geschüttelt, 10 min unter öfterem Umschütteln stehen gelassen und dann 10 min bei 4000 Touren zentrifugiert. Der Bodensatz wird sofort verimpft, und zwar auf 2 feste Eiernährböden (modifizierter Hohn IV mit Sautonzusatz und Eigelbnährböden nach GOTTSACKER) und in 2 flüssige Kirchner-30-Medien nach HERRMANN. Verimpfung mit der Öse oder nach Neutralisation mit 2 Tropfen 4%iger NaOH-Lösung mit Capillaren, Verschluß mit Gummistopfen. — Ablesung der flüssigen Nährböden nach 6 Wochen, wobei verdächtige Körnchen auf E.ernährböden verimpft werden müssen. Ablesen der festen Kulturröhrchen endgültig nach 8 Wochen 37^0.

II. Ergebnisse.

Die mikroskopische Untersuchung der nach ZIEHL-NEELSEN gefärbten Sedimentpräparate hat sich als unbrauchbar zur Stellung der Diagnose erwiesen.

Auch die kulturelle Untersuchung der Menstrualblute führte nur in einem geringen Teil der Fälle zu einem positiven Ergebnis. 29mal fanden wir positive Kulturen mit in den meisten Fällen nur ganz wenigen Kolonien.

Die Methode der Wahl ist der Tierversuch, der uns bei 186 Untersuchungsproben, also in etwa der 6fachen Anzahl der Kulturen, positive Ergebnisse lieferte. Die Tabelle 1 zeigt, daß die Kultur allein positiv war bei negativem Tierversuch 9mal, der Tierversuch dagegen allein bei negativer Kultur aber in 157 Fällen, nur bei 20 Untersuchungen waren sowohl Kultur wie Tierversuch positiv.

Die Tiere zeigen im allgemeinen an der Seite der Injektion ausgeprägte, verkäste Lymphknotentuberkulose, häufig vergesellschaftet mit leichten Organtuberkulosen. Die makroskopische Diagnose ist in den meisten Fällen ohne Schwierigkeiten durch den mikroskopischen

Tabelle 1. *Anzahl der positiven Untersuchungen bei*

Kultur allein	Kultur und Tierversuch	Tierversuch allein
9	20	157
29		177
zusammen	186	

Nachweis der Tuberkelbakterien in den befallenen Organen zu erhärten. In nur ganz selten auftretenden, zweifelhaften Fällen muß die Weiterzüchtung der Lymphknoten der Injektionsseite die Entscheidung herbeiführen.

Tabelle 2 zeigt in Spalte 2, daß die 186 positiven Untersuchungsproben sich auf 116 verschiedene Patienten verteilen. Bei 71 Patientinnen war nur eine Untersuchungsprobe positiv, 20 von ihnen wurden nur 1mal untersucht. 27 Fälle wiesen 2mal positive Ergebnisse auf, 13 weitere Patientinnen hatten sogar 3 positive Menstrualblute; bei 4 Fällen waren 4 Proben und in 1 Fall sogar 6 Untersuchungsproben positiv. — Aber nicht jede eingesandte Blutprobe lieferte bei den positiven Fällen auch ein positives Resultat. Das gilt sowohl für die erste Untersuchung, die, wie Tabelle 3 zeigt, zwar in 93 = 80% unserer Fälle positiv ausfiel, aber in 14 Fällen erst bei der 2., bei 6 Fällen erst bei der 3. und bei je 1 Fall sogar erst bei der 4., 5. bzw. 7. Untersuchungsprobe, wie auch für weitere positive Proben (s. Tabelle 2).

Tabelle 2. *Einsendungszahl und positive Ergebnisse je Patientin.*

Anzahl der positiven Proben je Patientin	Gesamtzahl der Patientinnen mit positiven Proben	Anzahl der Patientinnen, deren Menstrualblute 1mal bzw. mehrere Male positiv waren bei nachfolgender Zahl der Untersuchungen							Gesamtzahl der positiven Proben
		1	2	3	4	5	6	7 und mehr Untersuchungen	
1	71	56	7	5	1	1	.	1	71
2	27		10	9	4	2	.	2	54
3	13			3	3	3	2	2	39
4	4				2	1	.	1	16
5	0					.	.	.	0
6	1							1	6
	116								186

Tabelle 3. *Anzahl der Patienten, deren Menstrualblutproben erstmalig positiv waren,*

bei der 1.	2.	3.	4.	5.	6.	7.	Untersuchung
93 = 80%	14	6	1	1	—	1	zusammen 116
	23 = 20%						

Aus Tabelle 2, Spalte 3, geht hervor, daß unter den 27 Patientinnen mit 2 positiven Ergebnissen 10 Fälle dies mit 2 Einsendungen erreichten, 9 weitere benötigten 3 Untersuchungen, 4 sogar 4 und je 2 weitere

Patientinnen 5 und 7 Untersuchungen für 2 positive Ergebnisse. — Ähnliches gilt für die Fälle mit 3 und mehr positiven Ergebnissen. Es steigt also mit zunehmender Anzahl der untersuchten Menstrualblutproben die Zahl der positiven Ergebnisse an.

Die in jedem Fall angeschlossene Typenbestimmung der aus dem Meerschweinchen herausgezüchteten Reinkulturen hat bis jetzt *nur in einem Fall einen Typus bovinus* ergeben, die übrigen Stämme, bis jetzt 133, waren typisch eugon wachsende Stämme, die daher als *Typus humanus* angesehen wurden. — Herabminderung der Sensibilität wurde dagegen des öfteren gefunden, und zwar sowohl im Anschluß an die Behandlung mit INH wie auch mit Sm und PAS.

III. Diskussion der Methode und der Ergebnisse.

Im Menstrualblut sind im allgemeinen anscheinend nur vereinzelte Tuberkelbakterien enthalten, so wenige, daß sie mikroskopisch so gut wie gar nicht, in der Kultur nur zu einem geringen Prozentsatz und nur im Tierversuch einigermaßen sicher nachweisbar sind. Die Ursache für das schlechte Angehen der Kultur scheint aber keine Virulenzabschwächung zu sein, denn trotz der geringen Anzahl von typischen Bakterien war unter 159 Tierversuchen in 103 Fällen = 65% eine Lymphknoten- und Organtuberkulose und nur in 52 Fällen = 33% eine isolierte Lymphknotentuberkulose vorhanden. Nur 4 Fälle boten makroskopisch keinen Anhalt für Tuberkulose, und erst die Züchtung der Lymphknoten der Injektionsseite deckte die Tuberkulose auf.

Da das Menstrualblut trotz steriler Entnahme im bakteriologischen Sinne nicht als steril anzusehen ist, ist seine Vorbehandlung zur Abtötung der Begleitbakterien unerläßlich. Diese birgt die Gefahr in sich, daß das häufige Zentrifugieren und Abgießen die Anzahl der Tuberkelbakterien mechanisch vermindert und daß durch die Schwefelsäure eine zusätzliche Schädigung herbeigeführt wird. Die Vorbehandlung muß daher so schonend wie möglich durchgeführt werden, um die wenigen Tuberkelbakterien auch wirklich in lebensfähigem Zustand erfassen zu können. — Die sorgfältige Hämolysierung des Blutes, das lange Zentrifugieren bei hoher Umdrehungszahl, insbesondere des etwas viscösen Blut-Wassergemisches, und die Verwendung nur 2%iger Schwefelsäure mit kurzer Einwirkungszeit sollen zusätzliche Schädigungen weitmöglichst vermeiden. Für die Kultur muß zur Vermeidung von Verunreinigungen eine höher prozentige Schwefelsäure gewählt werden. Es ist nicht ausgeschlossen, daß die geringe Zahl von positiven Kulturergebnissen zum Teil auf diesen Punkt zurückzuführen ist.

Für den Wert der Untersuchung des Menstrualblutes auf Tuberkelbakterien ist die Sicherheit der Ergebnisse von ausschlaggebender Bedeutung. Die Sicherheit wird deutlich durch die wiederholten gleichen

Ergebnisse bei der gleichen Patientin (s. Tabelle 2). Wir sahen 45 Patientinnen, deren Menstrualblutproben 2mal oder öfter positiv waren. Eine gewisse Inkonstanz liegt allerdings darin, daß bei positiven Patientinnen nicht jede Untersuchung positiv wird. Dieser Befund ist unseres Erachtens nicht allein der Methode zur Last zu legen, sondern hängt auch mit der wechselnden Zahl der ausgeschiedenen Tuberkelbakterien zusammen. (Wünschenswert ist eine Mindestmenge von 5 cm³ Menstrualblut. Der Entnahmeapparat kann notwendigenfalls bis zu 24 Std, aber von Beginn der Menstruation an, liegen bleiben.) Und schließlich spielt die Behandlung der Kranken, die über die Verringerung der Bakterienmenge ja zu ihrem endgültigen Verschwinden führen dürfte, auch ihre Rolle für die Ungleichmäßigkeit der Ergebnisse. Ein großer Teil unserer anfänglich positiven Patientinnen schied nach Abschluß der Behandlung keine Tuberkelbakterien mehr aus, bei anderen trat nach zwischenzeitlich negativen Menstrualblutproben später wieder ein positiver Befund auf, und es dauerte länger bis zum völligen Verschwinden der Tuberkelbakterien. Einige Beispiele sind in Tabelle 4 aufgeführt.

Tabelle 4. *Beispiele über den Verlauf der Behandlung, gemessen am Negativwerden des Menstrualblutes.*

	Patientin Nr.											
	1	2	3	4	5	6	7	8	9	10	11	12
1. Untersuchung	+	+	0	+	0	+	+	0	0	+	+	+
nach 1 Monat	+	.	+	.	+	0	0	.	0	+	0	0
nach 2 Monaten	+	+	+	.	.	+	+	+	+	.	0	0
nach 3 Monaten	+	0	.	+	.	0	0	+	.	.	+	0
nach 4 Monaten	0	.	0	.	+	+	.	.	.	.	0	0
nach 5 Monaten	0	+	0	+	.	0	.	.	.	.	0	0
nach 6 Monaten	0	.	+	+	.	0	0	.	0	0	.	.
nach 7 Monaten	.	.	0	0	0	0	.	0	.	.	.	.
nach 8 Monaten	.	.	.	0	0	.	.	0	.	.	.	.
nach 9 Monaten	.	.	.	0	0	.	0	0	.	.	.	.
nach 10 Monaten	.	+	.	.	0	.	.	+	.	.	.	.
nach 11 Monaten	.	.	0	.	.	.	.	0	.	+	.	.
nach 12 Monaten	.	.	0	.	.	.	.	0	.	.	.	0
nach 13 Monaten	.	.	.	.	.	.	.	0	.	.	.	.
nach 14 Monaten	.	+	0	.	.	.	.	0	.	.	.	+
nach 15 Monaten	.	.	.	.	.	.	.	.	+	0	.	.
nach 19 Monaten	.	.	.	.	.	.	.	.	0	.	.	.
nach 20 Monaten	.	.	.	.	.	.	.	.	0	.	.	.
nach 21 Monaten	.	.	.	.	.	.	.	.	0	.	.	.
nach 22 Monaten	.	.	.	.	.	.	.	.	0	.	.	.

+ Kultur positiv; 0 Kultur negativ; · Menstrualblut nicht eingesandt.

Zusammenfassung.

Die Untersuchung des Menstrualblutes auf Tuberkelbakterien mit Hilfe des Meerschweinchenversuches ist zur Stellung der Diagnose der Genitaltuberkulose der Frau geeignet. Eine 3malige Einsendung erscheint als Minimum zum Ausschluß einer Genitaltuberkulose erforderlich.

Die gleiche Untersuchungsmethode ist zur Kontrolle des Therapieerfolges geeignet. Eine größere Zahl negativer Menstrualblutuntersuchungen, am besten Serien von je 3 Untersuchungen in größeren Abständen, sind jedoch notwendig, um die Ausheilung einer Genitaltuberkulose bakteriologisch zu sichern.

Die Vorbehandlung des Menstrualblutes zum Tierversuch muß sorgfältig unter weitmöglichster Vermeidung von zusätzlichen Schädigungen der wenigen in der Blutprobe enthaltenen Tuberkelbakterien durchgeführt werden.

Summary.

The examination of the menstrual blood for tubercle bacteria by means of the guinea-pig test is considered suitable for the purpose of diagnosing genital tuberculosis in women. A minimum of 3 specimens appears necessary to exclude the possibility of genital tuberculosis.

The same method can be used to check therapeutic results. However, to obtain bacteriological proof of a complete cure of genital tuberculosis, a fairly large number of menstrual blood tests are indispensable, preferably series of 3 tests each at not too short intervals.

It is important that the menstrual blood should be very carefully prepared for the animal test in order to avoid as far as possible additional damage to the few tubercle bacteria contained in the specimen.

Résumé.

La recherche des bacilles tuberculeux dans le flux menstruel, au moyen d'expériences sur cobayes, convient pour le diagnostic de la tuberculose génitale de la femme. Il semble que l'examen d'au moins trois flux menstruels consécutifs soit nécessaire pour pouvoir écarter l'hypothèse d'une tuberculose génitale.

La même méthode convient au contrôle des résultats thérapeutiques. Il faut cependant un plus grand nombre d'examens négatifs du flux menstruel — de préférence des séries assez espacées entre elles de chacune trois examens consécutifs — pour pouvoir conclure avec une certitude bactériologique à la guérison d'une tuberculose génitale.

La préparation préalable du sang menstruel utilisé pour l'expérimentation sur animaux doit être exécutée avec soin et en évitant si possible la détérioration supplémentaire des rares bacilles tuberculeux contenus dans l'échantillon de sang.

Resumen.

La investigación de bacterias de la tuberculosis en la sangre menstrual con ayuda del ensayo con conejillos de Indias es apropiada para el establecimiento de la diagnosis de la tuberculosis genital de la mujer. Un envío triple al laboratorio parece el mínimo necesario para excluir una tuberculosis genital.

El mismo método de análisis es apropiado para el control del éxito terapéutico. Para asegurar bacteriológicamente la curación de una tuberculosis genital es necesario, sin embargo, un mayor número de análisis negativos de la sangre menstrual, lo mejor en series de tres análisis cada una y con grandes intervalos.

El tratamiento previo de la sangre menstrual para el ensayo de animales tiene que ser ejecutado cuidadosamente evitando en todo lo posible daños complementarios de las pocas bacterias de la tuberculosis contenidas en la prueba.

Literatur.

Gottsacker, E.: Zbl. Bakter. I Orig. **152**, 65 (1947). — Herrmann, W.: Z. Hyg. **129**, 146 (1949). — Schütz bei Kirchhoff, H., K. J. Siems u. J. Weigt: Geburtsh. u. Frauenheilk. **11**, 8, 690 (1951).

Gertrud Meissner.

Zur Frage der Virulenz chemo-resistenter Tuberkelbakterien.

III. Mitteilung*.

Mischungen von sensiblen und INH-resistenten Einzelkoloniekulturen.

Infiziert man Meerschweinchen mit Reinkulturen, die aus einer Mischung von sensiblen und INH-resistenten Tuberkelbakterien bestehen und tötet die Tiere nach verschiedenen Zeiten, so sieht man, daß der sensible Keimanteil den Schweregrad der Tuberkulose bestimmt. Resistenzbestimmungen der Reinkulturen der einzelnen, getrennt gezüchteten Organe zeigen, daß mit der Zeit die INH-resistenten Keime aus den Organen verschwinden und überwiegend oder ausschließlich sensible Keime übrigbleiben [Meissner (1), (2), (3)].

Im Rahmen von umfangreichen Virulenzprüfungen an Sputumreinkulturen konnten wir diesen Befund in der Zwischenzeit an einer größeren Zahl von Fällen immer wieder bestätigen.

Solchen Vorgängen könnten 3 verschiedene Ursachen zugrunde liegen. 1. Das einzelne Bacterium verliert seine Resistenz, es tritt eine sog. Rückmutation ein. 2. Die virulenzgeschwächten, INH-resistenten Keime vermehren sich langsamer als die virulenteren sensiblen. Sie werden daher mit der Zeit von den letzteren so stark überwuchert, daß sie mit unseren Testen nicht mehr nachweisbar sind. 3. Die virulenzgeschwächten, INH-resistenten Keime gehen infolge ihrer größeren Hinfälligkeit im Tierorganismus leichter zugrunde.

Diese Überlegungen gaben Veranlassung, die Frage nach der Stabilität der INH-Resistenz und der mit ihr verbundenen Virulenzabschwächung an künstlichen Mischungen von sensiblen und resistenten Einzelkoloniekulturen zu studieren.

Auswahl und Eigenschaften der verwendeten Einzelkoloniekulturen.

Zu ihrer Gewinnung wird eine gut gewachsene, frische Eiernährbodenkultur im Mörser sorgfältig mit NaCl-Lösung verrieben, die Aufschwemmung sodann bei niederer Tourenzahl kurz zentrifugiert, derart, daß in der überstehenden Flüssigkeit nur Stäbchen einzeln oder zu zweit liegen. Diese Aufschwemmung wird auf Kolleschalen mit Eiernährboden im Verdünnungsverfahren ausgestrichen; die ausgewachsenen Kolonien werden, jede für sich, auf Eiernährböden abgeimpft und die so

* Siehe auch Beitr. klin. Tbk. **113**, 62—74 (1955).

gewonnenen Einzelkoloniekulturen getestet und aus ihnen die geeigneten sensiblen bzw. INH-resistenten zur weiteren Verwendung ausgesucht.

Um den Verhältnissen in vivo möglichst nahezukommen, wurden Einzelkoloniekulturen der gleichen Population bzw. des gleichen Patienten zu den Mischungsversuchen herangezogen.

Die sensible Population (gezüchtet am 10. 3. 52) stammt von einer Patientin mit einer 15 Jahre bestehenden großkavernösen Lungentuberkulose 21 Monate nach Behandlung mit SM + PAS und 15 Monate nach einer daran angeschlossenen halbjährigen PAS-Behandlung, aber vor der INH-Therapie. Die INH-resistente Population wurde bei der gleichen Kranken 3 Monate nach Beginn der INH-Behandlung am 9. 6. 52 gezüchtet, aus ihr wurde nach Gewinnung der Einzelkoloniekulturen die Kolonie 43 als geeignet für die Mischungsversuche ausgewählt.

Die Virulenz der beiden Kulturen wurde an Meerschweinchen mit fallenden Infektionsdosen entsprechend den klassischen Forderungen von Bruno Lange ermittelt (Tabelle 1) unter Kontrolle der zur Infektion verwendeten lebenden Tuberkelbakterien durch Ausstreichen von je 1 Öse auf Eiernährböden, s. Tabelle 2. Da 1,0 cm³, wie Gewichtsbestimmungen ergaben, etwa 80—100 Ösen enthält, sind unter Zugrundelegung der in der Aufschwemmung mit 0,001 mg gewachsenen 50—75 Kolonien in 1,0 cm³ etwa 5000—7500 lebende Bakterienpartikel enthalten. Die höchsten Infektionsdosen enthalten etwa 1000mal mehr lebende Bakterien, die niedrigsten von 0,00001 mg/cm³ etwa 100mal weniger, also immer noch etwa 50—75 lebende Bakterienelemente. Die zur Infektion verwendeten Aufschwemmungen beider Bakterienkulturen enthalten etwa gleich viel lebende Bakterienelemente.

Die Tabelle 1 zeigt in Übereinstimmung mit den Angaben von Bruno Lange, Lange und Lydtin, Jensen u. a., daß der sensible Stamm 1002, unabhängig von der Infektionsdosis, auch bei kleinen Bakterienmengen mittelschwere — schwere Tuberkulosen bei den Versuchstieren hervorruft. Während bei Dosen von 1,0—0,01 mg alle Tiere im Laufe von etwa 6 Monaten an allgemeiner Lymphknoten- und Organtuberkulose sterben, kommen bei den kleineren Infektionsdosen individuelle Differenzen in der natürlichen Resistenz der Tiere zum Ausdruck, die dazu führen, daß innerhalb der Versuchszeit nur ein Teil der Tiere an Tuberkulose stirbt, der Rest aber getötet werden mußte mit unterschiedlich schweren Tuberkulosen. Aber da der Spontantod der Tiere, auch bei den höchsten Infektionsdosen, zum Teil erst nach 4 Monaten oder später eingetreten ist, darf man den Stamm nicht als hochvirulent bezeichnen, seine Virulenz ist wahrscheinlich eine Spur geringer als diejenige von Stämmen, die bei frischen Tuberkulosen vor

Tabelle 1. *Virulenzprüfung der zu den Mischungsversuchen verwendeten Einzelkoloniekulturen an Meerschweinchen.*
(Subcutane Injektion mit fallenden Infektionsdosen.)

Infektionsdosis mg/Tier	Meerschweinchen Nr.	Stamm 1002 sensibel		Stamm-Kolonie 43 INH-resistent	
		Tod nach Tagen	makroskopischer Tbc-Index	Tod nach Tagen	makroskopischer Tbc-Index
1,0	1	60^{+}	9,5	9^{+}•	—
	2	134^{+}	14,0	60^{+}•	4,25
	3	120^{+}	14,0	201•	1,0
	4	8^{+}•	—	201•	2,0
0,1	1	78^{+}	14,5	201•	6,0
	2	78^{+}	15,0	199•	0,25
	3	137^{+}	11,5	195•	1,25
	4	184^{+}	15,5	195•	0,5
0,01	1	94^{+}	13,5	125^{+}•	4,25
	2	59^{+}	14,0	194^{+}•	1,5
	3	195^{+}	9,5	202•	1,5
	4	94^{+}	12,5	202•	4,25
0,001	1	6^{+}•	—	196•	4,25
	2	196•	4,0	202•	2,0
	3	196•	7,5	195•	3,0
	4	164•	12,25	195•	2,25
0,0001	1	196•	9,5	134^{+}•	2,0
	2	196•	9,5	153^{+}•	1,75
	3	134^{+}	11,25	201•	0
	4	123^{+}	11,5	201•	1,0
0,00001	1	72^{+}	8,5	201•	2,0
	2	103^{+}	14,5	201•	0,25
	3	196•	7,75	195•	1,0
	4	196•	7,5	195•	2,25

$^{+}$ = gestorben an Tuberkulose, $^{+}$• = interkurrent gestorben, • = getötet.

jeglicher Chemotherapie isoliert werden. Von den mit der INH-resistenten Kultur infizierten Tieren starb dagegen kein Tier an Tuberkulose; die interkurrent gestorbenen, sowie die nach etwa 6 Monaten getöteten Tiere dieser Gruppe haben einige wenige kräftige, die Mehrzahl deutliche oder nur minimal verkäste Lymphknoten an der Seite der Infektion, einige wenige aber auch nur gerötete oder ganz unveränderte Lymphknoten an dieser Stelle. Organveränderungen in Form einzelner kleiner produktiver Herde in der Milz traten 5mal auf, in der Leber 1mal, in der Lunge 1—2 Herde ebenfalls 5mal, nur bei einem Tier war eine deutliche Leber-, bei einem zweiten eine deutliche Lungentuberkulose vorhanden. Das Auftreten der leichten Organveränderungen ist bei großen und mittleren Dosen, aber nicht regelmäßig zu beobachten, bei kleinen dagegen gar nicht. In einem Teil der Lebern wurden narbige Einziehungen beobachtet, deren tuberkulöse Genese jedoch

Tabelle 2. *Wachstumskontrolle der zur Tierinfektion verwendeten Tuberkelbakterienaufschwemmungen.*

Tuberkelbakteriengehalt je cm³ NaCl (Feuchtgewicht) mg	Wachstum auf Eiernährboden-Röhrchen			
	von Stamm 1002 (sensibel)		von Einzelkoloniekultur 43 (resistent für 50 γ INH)	
	1	2	1	2
1	++++	++++	++++	++++
0,1	++++	++++	++++	++++
0,01	++	++/+++	++/+++	++/+++
0,001	75 Kol.	53 Kol.	72 Kol.	75 Kol.
0,0001	9 Kol.	7 Kol.	6 Kol.	2 Kol.
0,00001	3 Kol.	1 Kol.	1 Kol.	0 Kol.

++++ = dichter Rasen, +++ bis ++ = aufgelockerter Rasen je nach Dichte.

Je eine Öse der Tuberkelbakterienaufschwemmung wird auf je 2 Eiernährboden ausgestrichen und die ausgewachsenen Kolonien werden nach 4 Wochen Aufenthalt bei 37° ausgezählt.

fraglich ist[1]. Die ausführliche Virulenzbestimmung hat also bei dem sensiblen Stamm eine annähernd normale Virulenz aufgezeigt, die INH-resistente Kultur der gleichen Patientin dagegen ist mindestens 100000fach weniger virulent. Frisch herausgezüchtete INH-resistente Kulturen sind im allgemeinen stärker virulenzgeschädigt als unsere, nunmehr $1^1/_2$ Jahre alte, resistente Einzelkoloniekultur 43, die infolge ihrer zahlreichen Nährbodenpassagen zweifellos schon etwas virulenter geworden ist, wenn sich auch in ihr keine sensiblen Anteile mit unseren Testen nachweisen lassen.

Versuchsanordnung.

Für die Tierinfektionen wurden die sensible und die INH-resistente Kultur in verschiedenen Verhältnissen gemischt und die Mischungen in Anlehnung an unsere früheren Untersuchungen in einer Menge von jeweils 0,01 mg Tuberkelbakterien, bzw. in einer 2. Parallelreihe in einer Menge von 1,0 mg, subcutan in die rechte Leistenbeuge der Tiere gespritzt. Die Aufschwemmungen enthielten jeweils etwa 50000 und 5 Millionen lebende Keime je Kubikzentimeter. Die mit verschiedenen Mischungen zur Kontrolle angesetzten Resistenzbestimmungen (s. Tabelle 3) zeigen die Abstufungen im Gehalt an resistenten Keimen in den injizierten Aufschwemmungen, aber sie zeigen auch deutlich, daß es — sogar bei kleinen Beimpfungen — nicht möglich ist, geringe Anteile an sensiblen Keimen in Mischpopulationen mit Sicherheit zu erkennen. Dieser Punkt ist bei der Beurteilung der Virulenz INH-resistenter

[1] Auch die histologischen Untersuchungen, für die wir Herrn Dozent Dr. KRACHT, Borstel, zu Dank verpflichtet sind, zeigten nur unspezifisches Narbengewebe.

Stämme von eminenter Bedeutung, da nur total INH-resistente Populationen regelmäßig virulenzgeschwächt sind [MEISSNER (2), (3), MITCHISON sowie STEWART]. Die Tiere wurden nach den verschiedenen, in den Tabellen angebenen Zeiten getötet, bei der Sektion wurde auf Grund des Schweregrades der Tuberkulose für jedes Tier der makroskopische Befallsindex als Summe der Befallsziffern der einzelnen Lymphknoten und Organe aufgestellt [FUST u. BÖHNI, MEISSNER (1), STEENKEN und WOLINSKY u. a.], die einzelnen Lymphknoten

Tabelle 3. *Resistenzbestimmung der zur Infektion der Meerschweinchen am 22. 9. 53 verwendeten Keimmischungen* (Tabelle 6).

Einzelkolonie-kulturen Laube		INH/cm³ Nährboden in γ				Kontrolle	
resistent %	sensibel %	50	10	1,0	0,1		
100	0	++	++	++	++	++	++
95	5	+	++	++	++	++	—
90	10	++	++	++	++	++	++
75	25	±10	+	+	+	++	++
50	50	+	+	+	+	++	++
0	100	0	0	0	0	++	++

++ = deutlich aufgelockerter Rasen, + = überwiegend einzeln stehende, wenig konfluierte Kolonien, ± = einzelne Kolonien bis zu 10, deren Zahl angegeben wird, 0 = kein Wachstum.

Resistenzbestimmung an Reinkulturen auf Eiernährboden entsprechend den Empfehlungen des Deutschen Zentralkomitees zur Bekämpfung der Tuberkulose. Die Dichte der zur Beimpfung verwendeten Keimaufschwemmung entsprach 0,1 mg Tuberkelbakterien je Kubikzentimeter NaCl-Lösung.

und Organe, gleichgültig, ob sie makroskopisch eine Tuberkulose aufwiesen oder nicht, getrennt gezüchtet und sämtliche Organreinkulturen auf ihre Sensibilität gegenüber 0,1, 1,0, 10,0 und 50,0 γ/cm³ INH entsprechend der Empfehlungen des Deutschen Zentralkomitees zur Bekämpfung der Tuberkulose getestet.

Versuchsergebnisse.

I. Tiere, gespritzt mit 100% der INH-resistenten Einzelkoloniekultur (Kontrolle des resistenten Stammes). Bei einer Infektionsdosis von 0,01 mg Tuberkelbakterien (Tabelle 4 und 6) haben die mit ausschließlich resistenten Keimen infizierten Tiere nach 11 Tagen nur in den Lymphknoten der Seite der Injektion herauszüchtbare Tuberkelbakterien. Nach 20, 30 und 40 Tagen sind diese nicht nur in die aufsteigenden Lymphknoten, sondern auch in alle Organe generalisiert, ohne allerdings in den letzteren makroskopisch sichtbare, tuberkulöse Veränderungen hervorzurufen. Auch später getötete Tiere, eins davon sogar erst nach

210 Tagen, hatten keinerlei Organtuberkulosen, nur eine leichte Verkäsung des Lymphknotens der Injektionsseite und nur in wenigen Organen oder Lymphknoten Tuberkelbakterien, dann aber ausschließlich INH-resistente Keime. Die 100fach größere Infektionsdosis (Tabelle 5) führt zu einer schnelleren, schon nach 11 Tagen nachweisbaren Generalisierung der INH-resistenten Keime in sämtliche Organe. Nach 41 Tagen haben diese Tiere eine ziemlich schwere, makroskopisch sichtbare Lymphknoten- und Organtuberkulose, aber ein nach 131 Tagen interkurrent gestorbenes und ein nach 210 Tagen getötetes Tier zeigen keine Organtuberkulosen mehr, sondern nur noch leichte Lymphknotenveränderungen. Die INH-resistenten, virulenzgeschwächten Tuberkelbakterien generalisieren also zwar, aber sie führen nur bei großen Infektionsdosen zur Erkrankung der Versuchstiere, ohne jedoch ihren Tod herbeizuführen. Bei längerer Versuchsdauer werden die virulenzgeschwächten Tuberkelbakterien anscheinend von den Abwehrkräften des Körpers, insbesondere in den inneren Organen, weitgehend vernichtet. Die nach etwa 1—2 Monaten nachweisbaren Organveränderungen sind später nicht mehr vorhanden. Ein Rest von INH-resistenten Keimen bleibt in der Infektionsstelle oder in den Lymphknoten der Injektionsseite am Leben, ohne daß es von dort — auch bei lang ausgedehnten Versuchen — zur erneuten Generalisierung bzw. Erkrankung gekommen wäre.

Sämtliche 115, aus dieser Tiergruppe isoliert herausgezüchteten Lymphknoten- und Organreinkulturen erwiesen sich bei den mit ihnen durchgeführten Resistenzbestimmungen als zu 100% resistent für INH, auch die 13 Stämme der 5 Meerschweinchen, die nach 131, 138, 193 bzw. 210 Tagen getötet wurden. Ebenso verhielten sich die Resistenzbestimmungen sämtlicher 63 Stämme, die aus den 24 mit verschiedenen Dosen der resistenten Einzelkolonie 43 infizierten Meerschweinchen aus den Virulenzvorversuchen (Tabelle 1) herausgezüchtet wurden.

II. Tiere, gespritzt mit 100% der sensiblen Kultur (Kontrolle des sensiblen Stammes, s. Tabelle 6). Die Kontrolle des sensiblen Stammes wurde nur im letzten Mischungsversuch wiederholt. Die makroskopischen Befallsindizes sind hier von Anfang an höher als bei den Infektionen mit der gleichen Dosis INH- resistenter Keime. Sie steigen mit zunehmender Versuchsdauer an und erreichen nach etwa $3^1/_2$ Monaten hohe Werte mit schweren Organtuberkulosen, wobei die Tiere an ihrer Tuberkulose gestorben sind. Die Zahl der herausgezüchteten Organreinkulturen ist nahezu 100%. Einzelne Organe fallen wegen Verunreinigung der Nährböden aus. Alle herausgezüchteten Stämme waren sensibel für INH.

III. Tiere, gespritzt mit verschiedenen Mischungen resistenter und sensibler Keime (Tabelle 4—6). Bei einer *Infektionsdosis von 0,01 mg* mit

Tabelle 4. *Mischung von INH-resistenten und sensiblen Einzelkoloniekulturen.* Patientin Laube. 0,01 mg je Tier. 16. 4. 53.

Lebensdauer	12 d	12 d	20 d	20 d	41 d	46 d +●	41 d	113 d +
Paratr. Ly.	s		s	s	s	s	s	
Lunge	s		s	s	s	50%	s	s
Leber	s		s	s	10%	s	s	s
Milz	<10%	s	s	10%		s	s	
Iliak. Ly.	s	s	s	s	s	s	s	s
Ing. Ly. re. / li.	25% / s	25% / –	25% / s	10% / –	s / s	<10% / s	s / s	s / s
Makrosk. Tb.-Ind.	1,25	2,0	4,5	4,5	13,0	—	10,75	21,0

Keimmischung: 10% resistent, 90% sensibel.

Lebensdauer	12 d	12 d	20 d	20 d	41 d	41 d	132 d +●	210 d
Paratr. Ly.		50%	s	s	25%	s		
Lunge				s		s	s	
Leber	s	s	s	s	25%	25%	s	
Milz	s	s	s	s	s	50%		s
Iliak. Ly.	25%	25%	s	10%	s	25%		s
Ing. Ly. re. / li.	25% / 10%	25% / 50%	10% / –	25% / –	25% / s	25% / s	s / –	s / s
Makrosk. Tb.-Ind.	0,75	0,75	1,25	1,5	10,25	10,0	5,5	3,5

Keimmischung: 25% resistent, 75% sensibel.

Lebensdauer	12 d	12 d	20 d	20 d	41 d	41 d	183 d +	204 d +
Paratr. Ly.		s	10%	s	s	s	s	s
Lunge			s	re	s	s	s	s
Leber		s	s	s	s	10%	s	s
Milz		s	s	25%	s	s	s	s
Iliak. Ly.	s	25%	25%	re	s	25%	s	s
Ing. Ly. re. / li.	25% / –	25% / –	50% / 50%	25% / s	25% / 25%	25% / 50%	s / s	re / 1%
Makrosk. Tb.-Ind.	0,75	0,5	6,0	3,5	9,5	10,0	12,5	8,0

Keimmischung: 50% resistent, 50% sensibel.

Lebensdauer	11 d	11 d	20 d	20 d	41 d	41 d	64 d +●	210 d
Paratr. Ly.			re	re	re	re		
Lunge			re	re	re	re		
Leber			re		re	re		
Milz			re	re	re	re	re	
Ileak. Ly.			re	re	re	re	re	
Ing. Ly. re. / li.	re / –	re / –	re / re	re / re	re / re	re / re	re / –	re / –
Makrosk. Tb.-Ind.	0,75	0	2,0	4,0	4,75	4,5	6,25	1,5

Keimmischung: 100% resistent, 0% sensibel.

+ = Gestorben an Tuberkulose, +● = interkurrent gestorben, ohne Zeichen = getötet; re = 100% resistente Keime, %-Zahl = geschätzter Anteil an resistenten Keimen, s = sensibel, leeres Feld = Kultur negativ; resistente Kultur = Wachstum bei 50 γ INH/cm³ ++++ positiv, sensible Kultur = Wachstum bei 0,1 γ INH/cm³ negativ, bei 0,01 γ INH/cm³ ++++ positiv.

Tabelle 5. *Mischung von INH-resistenten und sensiblen Einzelkoloniekulturen.* Patientin Laube. 1,0 mg je Tier. 16. 4. 53.

Lebensdauer	12 d	12 d	20 d	20 d	23 d+●	28 d+	40 d+	54 d+
Paratr. Ly. .	s	s	1%	1%	s	s	s	s
Lunge . . .	s		s	s	25%	10%	s	s
Leber . . .	s	s	s	10%	s	10%	s	10%
Milz	25%	10%	1%	s	s	1%	s	s
Iliak. Ly. .	25%	10%	25%	1%	s	1%	25%	s
Ing. Ly. re li.	25% 50%	10% 10%	25% s	25% 10%	25% s	1% 1%	25% 1%	10% s
Tbc-Index .	2,0	1,75	6,5	5,0	3,75	12,5	12,5	9,0

Keimmischung: 10% resistent, 90% sensibel.

Lebensdauer	12 d	12 d	20 d	20 d	41 d	41 d	64 d+	109 d+
Paratr. Ly. .	50%	50%	25%	s	s	s	s	s
Lunge . . .		s	s	s	s	s	s	s
Leber . . .	s	25%	50%	25%	s	s	1%	s
Milz	s	1%	s	10%	s	s	25%	s
Iliak. Ly. .	25%	50%	10%	10%	s	10%		s
Ing. Ly. re. li.	s 25%	25% s	25% 25%	10% 10%	s s	50% 1%	10% 10%	25% 50%
Tbc-Index .	1,5	2,0	5,5	4,5	12,5	9,25	12,5	10,0

Keimmischung: 25% resistent, 75% sensibel.

Lebensdauer	12 d	12 d	20 d	20 d	41 d	41 d	57 d+	47 d+
Paratr. Ly. .	25%	s	50%	25%	s	50%	s	<1%
Lunge . . .		s	s	1%	s	s	s	s
Leber . . .	50%	s	re	s	50%	50%	s	10%
Milz	50%	50%	50%	25%			10%	s
Iliak. Ly. .	25%	50%	25%	50%	25%		50%	50%
Ing. Ly. re. li.	50% 50%	25%	10% 50%	25% 25%	10% <1%	s s	25% 50%	10% s
Tbc-Index .	3,5	1,75	4,5	4,0	14,0	15,5	17,0	7,75

Keimmischung: 50% resistent, 50% sensibel.

Lebensdauer	11 d	11 d	20 d	20 d	41 d	41 d	131 d+●	210 d
Paratr. Ly.	re	re	re	re	re	re	re	
Lunge . . .	re	re	re	re	re	re	re	
Leber . . .	re		re	re	re	re	re	
Milz	re	re	re	re	re	re	re	
Iliak. Ly. .	re	re	re	re	re	re	re	
Ing. Ly. re. li.	re re	re re	re re	re re	re re	re re	re re	re
Tbc-Index .	1,0	2,0	4,25	5,5	16,5	13,5	4,5	1,0

Keimmischung: 100% resistent, 0% sensibel.
Zeichenerklärung s. Tabelle 4.

Tabelle 6. *Mischung von INH-resistenten und sensiblen Einzelkoloniekulturen.* Patientin Laube. 0,01 mg je Tier. 22. 9. 53.

Lebensdauer	29 d	29 d	63 d	63 d	90 d	90 d	101 d^{+}	159 d^{+}
Paratr. Ly. .	s	s	s	s	s	s	s	s
Lunge . . .		s	s	s	s		s	s
Leber . . .	s				s		s	s
Milz. . . .	s	s	s	s	s	s	s	s
Iliak. Ly. .	s	s	s	s	s	s	s	s
Ing. Ly. re. li.	s s	s s	s s	s s	s	s s	s s	s s
Tbc-Index .	6,0	7,0	8,0	4,0	8,5	5,5	13,5	15,5

Keimmischung: 0% resistent, 100% sensibel.

Lebensdauer	29 d	29 d	63 d	63 d	90 d	90 d	131 d^{+}	193 d
Paratr. Ly. .	re	s	25%	25%	s	s	s	s
Lunge . . .		re	s		s	s	s	
Leber . . .	s	50%	s		s	s	s	
Milz	10%	re	s		s	s	s	
Iliak. Ly. .	10%	s	10%	s	s	s	s	
Ing. Ly. re. li.	50% 25%	re s	25% re	s	25% s	50% s	25% s	
Tbc-Index .	5,0	2,5	8,5	6,0	10,75	15,5	16,0	14,0

Keimmischung: 75% resistent, 25% sensibel.

Lebensdauer	29 d	29 d	62 d	62 d	93 d	93 d	112 d^{+}	193 d
Paratr. Ly. .	s	25%	s	s	s	s	s	s
Lunge . . .	s	50%		s	s	s	s	
Leber . . .		re		s	s	s	re	s
Milz	re	re		s	s	s	re	s
Iliak. Ly. .	re	25%	s	s	s	25%	re	
Ing. Ly. re. li.	10% re	50% 1%	25%	50% s	50% s	25%	re s	s s
Tbc-Index .	3,0	2,0	3,25	6,0	9,5	3,75	13,0	10,5

Keimmischung: 90% resistent, 10% sensibel.

Lebensdauer	30 d	30 d	62 d	62 d	63 d^{+}●	93 d	186 d $^{+}$	193 d
Paratr. Ly. .	25%	s	<1%	re	s	s	s	
Lunge . . .	re		s	s	10%	s	s	
Leber . . .	re		s	25%	s	s	s	
Milz	re	re	s	25%	s	s	s	
Iliak. Ly. .	re		s	25%	s	50%	s	s
Ing. Ly. re. li.	re re	25% re	25% 25%	10% s	25% 25%	25%	<10%	s
Tbc-Index.	2,0	4,0	5,25	10,0	4,5	7,0	12,0	3,5

Keimmischung: 95% resistent, 5% sensibel.

Zeichenerklärung s. Tabelle 4.

Tabelle 6 (Fortsetzung).

Lebensdauer	30 d		30 d		62 d		63 d		93 d		93 d		138 d +●		193 d	
Paratr. Ly. .	re				re				re							
Lunge . . .	re				re											
Leber . . .	re		re								re				re	
Milz	re		re		re		re						re			
Iliak. Ly. .	re		re				re		re		re		re		re	
Ing. Ly. re. li.	re	re	re	re	re		re		re	re	re	re	re		re	re
Tbc-Index .	2,5		1,0		4,5		3,0		3,5		4,0		1,0		2,5	

Keimmischung: 100% resistent, 0% sensibel.
Zeichenerklärung s. Tabelle 4.

Mischungen, die 90—50% sensible Keime enthalten, kommen schon nach etwa 40 Tagen *hohe makroskopische Befallsindices* zur Beobachtung (Tabelle 4). Wird der Anteil der sensiblen Keime kleiner, so dauert dies länger (Tabelle 6). Bei 25% an sensiblen Keimen betragen die Indices nach 90 Tagen 10,75 bzw. 15,5, bei 10% sensibler Keime erst nach 112 Tagen und später. Und sogar bei nur 5% an sensiblen Keimen stirbt ein Tier nach 186 Tagen an allgemeiner Lymphknoten- und Organtuberkulose; die übrigen, zwischenzeitlich getöteten Tiere haben stets höhere Indices als die entsprechenden, mit ausschließlich resistenten Keimen infizierten Meerschweinchen. *Bei Resistenzbestimmungen der Organreinkulturen* findet man bei dieser Infektionsdosis schon nach 12 Tagen bei allen Tieren, die mit 90—50% sensiblen Tuberkelbakterien infiziert worden sind, in einem, meist aber in mehreren Organen oder Lymphknoten nur sensible Keime, während die resistenten Anteile im Inguinallymphknoten der Seite der Injektion, des öfteren auch noch im Iliacallymphknoten und auch einmal schon in der Milz bzw. im Paratracheallymphknoten nachweisbar sind. Bei den 20 und 40 Tage nach der Infektion getöteten Tieren enthalten etwas mehr Organe Anteile an resistenten Keimen, insbesondere bei mit 25 und 50% resistenten Keimen infizierten Tieren, aber bei den später gestorbenen bzw. getöteten Meerschweinchen dieser Gruppen sind nur noch sensible Keime nachweisbar bis auf ein nach 204 Tagen gestorbenes Tier, das im Lymphknoten der Injektionsseite noch ausschließlich resistente Keime aufweist. Auch wenn die sensiblen Keimanteile zugunsten der resistenten weiter vermindert werden (Tabelle 6), so treten hinsichtlich der Keimverteilung sogar noch bei nur 5% an sensiblen Keimen die gleichen Verhältnisse auf. Allerdings werden bei diesen geringen sensiblen Keimanteilen die Ergebnisse in bezug auf den Tuberkuloseindex etwas ungleichmäßiger, individuelle Differenzen zwischen 2 gleichzeitig getöteten Tieren treten häufiger auf, wie wir es auch im Virulenzvorversuch bei dem sensiblen Stamm gesehen hatten (Tabelle 1).

Tabelle 7. *Verteilung der sensiblen und resistenten Keime in den Organreinkulturen der verschiedenen Meerschweinchenorgane.*

Organreinkulturen		Resistente Keime im Verhältnis zu der Keimmischung der Infektion		
aus	Anzahl	keine (nur sensible)	weniger	ebensoviel oder mehr
Inguinallymphknoten rechts	74	*14 = 19%*	35	26 = 35%
Iliacallymphknoten	74	36 = 49%	20	18 = 24%
Inguinallymphknoten links	63	30 = 49%	15	18 = 29%
Milz	70	45 = 64%	10	15 = 21%
Leber	68	47 = 69%	5	14 = 21%
Lunge	60	*51 = 85%*	3	6 = 10%
Paratrachealer Lymphknoten	72	51 = 71%	11	10 = 14%

In die Tabelle wurden nur Organe von solchen Meerschweinchen aufgenommen, die mit Mischungen von IHN-resistenten und sensiblen Keimen infiziert wurden, nicht aber diejenigen der mit ausschließlich sensiblen bzw. INH-resistenten Keimen gespritzten Kontrolltiere.

Der gleichzeitig *mit der 100fach größeren Infektionsdosis* angesetzte Versuch mit 1,0 mg Bakteriengemisch je Tier weist einen ähnlichen, aber schnelleren Verlauf auf (Tabelle 5). Die makroskopischen Befallsindices der Tiere liegen höher, die Versuchstiere sterben früher und zahlreicher als die entsprechenden Tiere bei der kleineren Infektionsdosis. Auch hier werden die resistenten Keimanteile schnell zugunsten der sensiblen zurückgedrängt, und die Organe mit ausschließlich oder weitgehend sensiblen Keimen nehmen mit zunehmender Versuchszeit schnell zu. Die meisten Tiere sterben aber zu früh, sie erleben den Zeitpunkt des vollständigen Verschwindens der resistenten Keime nicht mehr.

Tabelle 7 zeigt die *Verteilung der sensiblen und resistenten Organreinkulturen auf die verschiedenen Organe.* Mit zunehmender Entfernung von der Stelle der Infektion wird der Anteil der Kulturen mit ausschließlich sensiblen Keimen immer größer. Er erreicht von 19% in den Inguinallymphknoten rechts, über 49% in den Iliacal- und Inguinallymphknoten der linken Seite, über mehr als 60% in Milz und Leber, über 70% in den paratrachealen Lymphknoten, mit 85% an sensiblen Keimen in der Lunge seinen höchsten Stand.

IV. Mischungen von INH-resistenten und nahezu sensiblen Einzelkoloniekulturen der gleichen Population. Auch wenn der sensiblere Keimanteil einer Population stark in der Virulenz abgeschwächt ist, wie wir dies häufig bei Stämmen sahen, die bei 0,1 γ ein der Kontrolle entsprechendes Wachstum zeigten — *wir bezeichnen solche Stämme als nahezu*

Tabelle 8. *Mischungen von INH-resistenten und nahezu sensiblen Einzelkoloniekulturen.*

Patient Liebtr. 0,01 mg je Tier. 12. 5. 53.

Lebensdauer	22 d	22 d	47 d	47 d	179 d+●	14 d	21 d	47 d	99 d
	50% resistent + 50% sensibel					95% resistent + 5% sensibel			
Paratr. Ly. . .	s^+	s^+	re				50%		
Lunge						s+			
Leber	1%		s^+			re	re		s^+
Milz	50%	50%	s^+		s^+				s^+
Iliak. Ly. . . .	10%	10%			s^+	50%	re		s^+
Ing. Ly. re. li. .	10% | s^+	50% | s^+	|	re |	s^+ | s^+	re | 50%	re | re	s^+ |	s^+ | s^+
Tbc.-Index . .	6,5	5,0	3,0	2,0	2,25	1,75	7,75	1,25	3,5

s^+ = nahezu sensibel = Wachstum bei 0,1 γ INH ++++, re = Wachstum bei 10 γ INH ++++, bei 50 γ +++, sonst Zeichenerklärung s. Tabelle 4.

sensibel — ergeben sich hinsichtlich der Keimverteilung grundsätzlich gleiche Verhältnisse. Hier überwuchert der etwas virulentere, nahezu sensible Keimanteil ebenfalls die total INH-resistenten Keime, und es finden sich bei jeder Mischung — sogar bei nur 1% nahezu sensiblen und 99% resistenten Keimanteilen — in irgendeinem Organ ausschließlich die sensibleren Keime. (Einen Ausschnitt aus diesem Versuch gibt Tabelle 8 wieder.) Aber bei dem makroskopischen Befallsindex und der Absterbeordnung ergeben sich, entsprechend der stark abgeschwächten Virulenz des sensibleren Keimanteiles, natürlich grundlegende Unterschiede zu den Mischungsversuchen mit virulenten sensiblen Keimen (Tabelle 4—6).

Diskussion der Ergebnisse und Schlußfolgerungen.

1. Die Versuche bringen an Einzelkoloniekulturen die Bestätigung der nunmehr von verschiedenen Autoren festgestellten Virulenzabschwächungen INH-resistenter Tuberkelbakterienstämme (GIERHAKE, HERRMANN, MEISSNER, MITCHISON und Mitarbeiter, STEWART, GARDNER MIDDLEBROOK, MORSE, PEIZER und Mitarbeiter u. a.). Die von uns verwendete INH-resistente Einzelkoloniekultur ist etwa um das 100000-fache weniger virulent als die sensible Population der gleichen Patientin. Hohe Dosen (1,0 mg) führen zu — *anscheinend vorübergehenden* — generalisierten Tuberkulosen, sie haben jedoch nicht den Tod der Tiere zur Folge, und Organveränderungen sind bei später getöteten Tieren nur selten und geringfügig nachweisbar. Mittlere Dosen von 0,01 mg rufen regelmäßig nur isolierte, leichte Lymphknotentuberkulosen hervor, kleinere Dosen dagegen solche nur bei einzelnen Tieren[1]. Der sensible

[1] Während der Drucklegung erschien eine Arbeit von KARLSON, A. G. [Amer. Rev. Tbc. 70, 351 (1954)], in der ebenfalls von regressiven Tuberkulosen bei Meerschweinchen nach Infektion mit INH-resistenten Stämmen berichtet wird.

Stamm aber verursacht bei hohen und mittleren Infektionsdosen (1,0 bis 0,01 mg) gleichmäßig allgemeine Lymphknoten- und Organtuberkulosen mit Tod der Tiere an Tuberkulose, bei kleinen Dosen (0,001—0,00001 mg) gibt es Streuungen derart, daß einzelne Tiere leichtere Organerkrankungen aufweisen bzw. innerhalb der Versuchszeit nicht sterben.

Für den Nachweis der — also mengeabhängigen, nicht absoluten, sondern graduellen — Virulenzschädigung sind daher zu hohe Infektionsdosen ebenso ungeeignet wie zu geringe. Es empfiehlt sich, zu Vergleichsversuchen mit mittleren Infektionsdosen zu arbeiten.

Bei frisch isolierten Stämmen sind die Virulenzschädigungen häufig stärker als die unserer Einzelkoloniekulturen mit ihren zahlreichen Nährbodenpassagen, und kleine Infektionsdosen rufen häufig überhaupt keine Veränderungen am Meerschweinchen hervor [Meissner (2)].

2. Sämtliche aus den mit INH-resistenten Kulturen gespritzten Tieren getrennt herausgezüchteten Organ- und Lymphknotenkulturen waren total resistent. *Eine Umwandlung von resistenten in sensible Keime hat also — zumindest bei der ersten Tierpassage — in keinem Fall stattgefunden.*

3. Während nach 1—2 Monaten aus einer großen Zahl von Lymphknoten und Organen INH-resistente Tuberkelbakterien herauszüchtbar waren, ohne daß sie allerdings tuberkulöse Veränderungen herbeigeführt hätten, gelingt es nach 130 Tagen und später nur noch seltener, Stämme zu gewinnen. Diese Tatsache spricht dafür, *daß die hinfälligeren, virulenzgeschädigten, INH-resistenten Keime im Laufe der Zeit — insbesondere in den Inneren Organen — abgetötet werden.* Sie können dagegen für lange Zeit in den Lymphknoten der Seite der Infektion überleben.

4. Bei *Mischungen von sensiblen und INH-resistenten Einzelkoloniekulturen* bestimmt, wie wir schon des öfteren, auch an aus Untersuchungsmaterial stammenden Populationen, feststellen konnten [Meissner (1), (2), (3)], der sensiblere Keimanteil die Virulenz des Bakteriengemisches und damit die Schwere der Tuberkulose der Versuchstiere. Solche Tiere haben immer höhere Befallsindices als die entsprechenden, nur mit INH-resistenten Keimen infizierten Tiere und etwa die gleich hohen Indices wie Tiere, die ausschließlich mit sensiblen Keimen gespritzt worden sind. Sogar ein Anteil von nur 5% an sensiblen Keimen kann bei einer Infektionsdosis von 0,01 mg zu schweren Organtuberkulosen der Versuchstiere führen.

5. Die Resistenzbestimmungen der aus Mischungsversuchen gewonnenen Organreinkulturen zeigen eindeutig, daß sich die virulenteren sensiblen Keime schneller im Meerschweinchen vermehren und dort schneller generalisieren als die INH-resistenten der gleichen Patientin. Denn schon nach kurzer Zeit (12 Tagen) sind die INH-resistenten

Keime soweit überwuchert, daß in einem Teil der Organe nur noch sensible Keime mit Hilfe der routinemäßigen Resistenzbestimmung nachweisbar sind. Bei längerer Lebensdauer nimmt die Zahl der Organe mit ausschließlich sensiblen Keimen zu und nach 4 Monaten und später werden höchstens noch in den Inguinallymphknoten der Seite der Infektion mehr oder weniger hohe Anteile an resistenten Keimen gefunden, während sich in den übrigen Organen ausschließlich sensible Kulturen finden. Möglicherweise wird dieser Vorgang durch das vorher diskutierte schnellere Absterben der INH-resistenten Keime begünstigt.

6. In der Resistenz gegen INH etwas abgeschwächte, *„nahezu sensible" Keime* mit Wachstum bei 0,1 γ/cm^3 INH verhalten sich in Mischungen mit INH-resistenten Keimen der gleichen Population wie sensible Keime. Sie überwuchern ebenfalls die INH-resistenten im Tier. Sie tun dies auch, wenn der „nahezu sensible" Keimanteil in seiner Virulenz soweit geschädigt ist, daß er nicht zu schweren Organtuberkulosen und nicht zum Tode der Versuchstiere führt. Es scheinen also die sensibleren Keime, wenn überhaupt, dann etwas weniger virulenzgeschädigt zu sein als die INH-resistenten der gleichen Population.

7. Die Mischungsversuche geben eine Erklärung für die unterschiedlichen Ergebnisse der verschiedenen Untersucher bei Prüfungen der Virulenz INH-resistenter Stämme. Sie zeigen mit aller Deutlichkeit, daß die Virulenzschädigungen INH-resistenter Stämme zuverlässig nur nachgewiesen werden können bei Stämmen, die ausschließlich aus INH-resistenten Keimen bestehen. Diese von uns schon früher betonte Ansicht [MEISSNER (2), (3)] wird neuerdings ebenfalls von MITCHISON (2) sowie STEWART vertreten. Enthalten die geprüften Populationen noch sensible oder sensiblere Keimanteile, so hängt die Schwere der Tuberkulose der Versuchstiere von dem Grade der Virulenz dieses Keimanteils ab: wir sahen Populationen, die neben weit überwiegenden INH-resistenten Keimen hochgradig virulente, sensible Tuberkelbakterien aufwiesen und in kurzer Zeit zu schweren generalisierten Tuberkulosen führten; wir sahen aber auch Populationen mit stark virulenzgeschädigten sensiblen Keimanteilen, die die INH-resistenten nur langsam überwucherten und nach etwa 3 Monaten — trotz fast ausschließlich sensibler Keime in den Tierorganen — nur geringfügige Tuberkulosen hervorgerufen hatten.

8. Für die Durchführung von Virulenzversuchen mit INH-resistenten Stämmen ist es daher unerläßlich, sich durch sorgfältige Untersuchungen von der Keimzusammensetzung, insbesondere von der totalen Resistenz des zu prüfenden Stammes zu überzeugen. Dazu gehört die Wiederholung der Resistenzbestimmung mit der zur Tierinfektion verwendeten Bakterienaufschwemmung auf festen Nährböden mit geringer Beimpfungsmenge, und dazu gehört die Rückisolierung der Tuberkelbakterien ge-

trennt aus den einzelnen Tierorganen und die Prüfung der Sensibilität dieser Organreinkulturen gegen INH. Darüber hinaus zeigen unsere Ergebnisse die Bedeutung der Infektionsmenge und die Wichtigkeit, mit bekannten, immer gleichen Bakterienmengen zu arbeiten, wobei sich Dosen von 0,01 mg Feuchtgewicht je Tier als geeignet für Reinkultur-Vergleichsprüfungen erwiesen haben.

9. Nimmt man Versuche mit INH-resistenten und sensiblen Einzelkoloniekulturen als Modell für das Verhalten von virulenzgeschädigten und virulenten Keimen in natürlichen Populationen schlechthin, so dürften sich die gleichen Verhältnisse ergeben, d. h. eine Virulenzschädigung sensibler Keime beträchtlichen Ausmaßes wird sich nur feststellen lassen, wenn alle Keime der Population einheitlich stark geschädigt sind. Ist dies nicht der Fall, so werden die virulentesten mit der Zeit im Tier, eventuell in Passagen, die stärker geschädigten überwuchern und das Ergebnis ist die „sog. Umwandlung der virulenzgeschädigten in eine virulente Population". Die Bearbeitung dieser Fragen haben wir bei Untersuchungen über die Konstanz der Virulenzschädigung von verschiedenen Seiten in Angriff genommen.

Zusammenfassung.

Bei Infektionsversuchen an Meerschweinchen mit verschiedenen Mischungen von INH-resistenten und sensiblen Einzelkoloniekulturen des gleichen Patienten konnte folgendes gezeigt werden:

1. Eine Umwandlung von INH-resistenten in sensible Keime findet nicht statt. Das einzelne, INH-resistente Tuberkelbacterium behält seine Resistenz bei, zumindest in der ersten Tierpassage.

2. Die Virulenzabschwächung der INH-resistenten Tuberkelbakterien stellt keine absolute Avirulenz dar, sondern nur eine graduelle. Sie ist Dosis-abhängig. Nur bei großen Infektionsdosen (1,0 mg) können die virulenzgeschwächten INH-resistenten Tuberkelbakterien vorübergehende Organtuberkulosen bei Meerschweinchen hervorrufen, ohne allerdings den Tod der Tiere herbeizuführen.

3. Für vergleichende Virulenzprüfungen sind daher mittlere Infektionsdosen (0,01 mg) am geeignetsten.

4. Die INH-resistenten Keime gehen infolge ihrer Hinfälligkeit im Meerschweinchenorganismus, insbesondere in den inneren Organen, im Laufe von Monaten weitgehend zugrunde.

5. Die virulenzgeschwächten, INH-resistenten Keime vermehren sich im Meerschweinchenorganismus langsamer als die virulenteren sensiblen. Sie werden daher — entsprechend ihrem anteilsmäßigen Vorkommen in der Population — schneller oder langsamer von den letzteren überwuchert.

6. Die Schwere der Tuberkulose der Versuchstiere ist abhängig von der Virulenz des sensiblen oder sensibleren Keimteiles.

7. Die Bedeutung der Befunde wird diskutiert.

Summary.

The following facts could be demonstrated by means of guinea-pig infection tests with different mixtures of INH-resistant and sensitive single-colony cultures of one and the same patient:

1) INH-resistant germs are not changed into sensitive germs. The individual INH-resistant tubercle bacterium retains its resistance, at any rate during the first animal passage.

2) The decrease in virulence of the INH-resistant tubercle bacteria is not an absolute but only a gradual avirulence, and depends on the dose administered. Only in the case of large infectious doses (1 mg) can INH-resistant tubercle bacteria with reduced virulence produce organ tuberculosis in guinea-pigs, without however causing their death.

3) For this reason medium infectious doses (0.01 mg) must be considered most suitable for comparative virulence tests.

4) In the course of a few months most of the INH-resistant germs are destroyed because of their low degree of viability within the guinea-pig organism, particularly in the interior organs.

5) The INH-resistant germs with reduced virulence reproduce themselves more slowly in the guinea-pig organism than the more virulent sensitive germs. For this reason the former are sooner or later outgrown by the latter, depending on the ratio existing between them.

6) The severity of the tuberculosis produced in the animals depends on the virulence of the sensitive or more sensitive percentage of germs.

7) The relative importance of these results is discussed.

Résumé.

En inoculant à des cobayes des mélanges divers de cultures de colonies distinctes, prélevées sur le même malade, les unes résistantes, les autres sensibles à l'INH on a pu faire les constatations suivantes:

1. Il n'y a pas de reversibilité des germes résistants en germes sensibles à l'INH. Un bacille tuberculeux, résistant à l'INH conserve sa résistance au moins pendant les premiers passages.

2. L'affaiblissement de virulence des bacilles tuberculeux résistants à l'INH n'indique pas une avirulence totale, mais seulement relative. Elle dépend des doses. Seule l'inoculation de fortes doses (1,0 mgr) de bacilles tuberculeux résistants à l'INH et à virulence affaiblie, peut provoquer chez le cobaye des tuberculoses d'organes, sans d'ailleurs entraîner la mort de l'animal.

3. C'est pourquoi ce sont les doses moyennes d'inoculation (0,01 mgr) qui sont les plus favorables aux examens comparatifs de virulence.

4. Dans l'organisme du cobaye, surtout dans les organes internes, les germes à virulence affaiblie, résistants à l'INH se détruisent en grande partie au cours des mois, par suite de leur fragilité.

5. Les germes à virulence affaiblie, résistants à l'INH se reproduisent plus lentement chez le cobaye que les germes plus virulents, sensibles. Par suite, plus ou moins rapidement suivant leur proportion initiale dans la population, ils sont submergés par ces derniers.

6. La gravité de la tuberculose des animaux d'expérience dépend de la virulence des germes différemment sensibles.

7. Discussion sur la signification de ces observations.

Resumen.

En ensayos de infección en conejillos de Indias con diversas mezclas de cultivos de colonias sensibles y resistentes al INH del mismo paciente se ha puesto de manıfiesto lo siguiente:

1) Una transformación de gérmenes resistentes al INH en sensibles no tiene lugar. Cada bacteria de tuberculosis resistente al INH conserva su resistencia, por lo menos en el primer pasaje por el animal.

2) La debilitación de la virulencia de las bacterias de la tuberculosis resistentes als INH no representa una avirulencia absoluta, sino gradual. Ella depende de la dosis. Sólo en grandes dosis de infección (1,0 mg) pueden las bacterias de tuberculosis resistentes al INH, de virulencia disminuída, causar tuberculosis de órganos en conejillos de Indias, sin llegar empero a producir la muerte del animal.

3) Para exámenes de virulencia comparativos, son por esta razón lo más apropiadas dosis medianas de infección (0,01 mg).

4) Los gérmenes resistentes al INH perecen en gran cantidad en conejillos de Indias en el transcurso de meses debido a su debilidad, especialmente en los órganos interiores.

5) Los gérmenes resistentes al INH de virulencia debilitada se propagan en el organismo del conejillo de Indias más despacio que los sensibles de mayor virulencia. Por esta causa son desbordados por estos últimos rápida o lentamente según la importancia de su participación en el número total.

6) La gravedad de la tuberculosis del animal ensayado depende de la virulencia de la proporción de gérmenes sensibles o más sensibles.

7) Es considerada la importancia de los resultados.

Literatur.

Barnett, M., S. R. M. Bubshy and A. D. Mitchison: Lancet **1953 I**, 314. — Fust, B., u. E. Böhni: Schweiz. med. Wschr. **1953**, 377. — Gierhake, Fr. W.: Beitr. Klin. Tbk. **112**, 283 (1954). — Herrmann, W.: Vortr. Jena, Mai 1954 (Verh. der med. wissenschaftl. Ges. für theoretische Medizin, Jena). — Jensen, K. H.: Bull. internat. Union against Tbc. **24**, 78 (1954). — Lange, Br.: Z. Tbk. **46**, 455 (1926). — Lange, Br., u. K. Lydtin: Zbl. Bakter. I Orig. **108**, 22 (1928). — Meissner, G.: (1) Beitr. Klin. Tbk. **110**, 219 (1953). — (2) Beitr. Klin. Tbk. **110**, 538 (1954). — (3) Dis. Chest **26**, 15 (1954). — Middlebrook, G., and M. L. Cohn: Science (Lancaster, Pa.) **118**, 297 (1953). — Mitchison, A. D.: (1) Brit. Med. J. **1954**, 1. — (2) Amer. Rev. Tbc. **69**, 640 (1954). — Morse, W. C.: Amer. Rev. Tbc. **69**, 464 (1954). — Peizer, L. R., D. Widelock and S. Klein: Amer. Rev. Tbc. **68**, 290 (1953). — Steenken, W., and E. Wolinsky: Amer. Rev. Tbc. **68**, 548 (1953). — Stewart, Sheila M.: Amer. Rev. Tbc. **69**, 641 (1954).

GERTRUD MEISSNER.

Zur Frage der Virulenz chemo-resistenter Tuberkelbakterien.

IV. Mitteilung*.

Die Virulenzschädigung von Sputumstämmen in Abhängigkeit von ihrer Sensibilitätsminderung gegenüber INH.

Die Anerkennung der Tatsache der Virulenzschädigung von INH-resistenten Tuberkelbakterien bei der Prüfung am Meerschweinchen hat sich im Laufe der Zeit immer mehr durchgesetzt. Für in vitro resistent gemachte Stämme liegen Untersuchungen von KARLSON, MIDDLEBROOK sowie MITCHISON mit eindeutigen Ergebnissen vor. Für Populationen von Patienten nach INH-Behandlung haben neben HERRMANN, MEISSNER (1, 2, 4), MIDDLEBROOK, MITCHISON und Mitarbeitern, HORSE, STEWART neuerdings auch GIERHAKE, PEIZER und Mitarbeiter sowie RIST und Mitarbeiter die Virulenzschädigungen INH-resistenter Populationen am Meerchweinchens bestätigt.

Aber es besteht noch keine Klarheit über die Häufigkeit des Auftretens der Virulenzschädigung bei Stämmen mit unterschiedlichen Resistenzgraden bzw. bei sensiblen Stämmen lange behandelter Patienten.

Wir haben daher eine größere Anzahl von Tuberkelbakterienstämmen der verschiedensten Resistenzgrade aus Sputen (420 Stämme) unter gleichen experimentellen Bedingungen auf ihre Virulenz am Meerschweinchen geprüft.

Vorbemerkungen zur Methodik.

Wenn man mit dem Laboratory Subcomitee der Trudeau Society (Sitzung vom 16. 5. 1953) unter Virulenz den Grad der Pathogenität eines bestimmten Mikroorganismenstammes für einen bestimmten Wirt unter bestimmten experimentellen Bedingungen versteht, wobei dieser Begriff insbesondere gebraucht wird, wenn Stämme von pathogenen Mikroorganismen verglichen werden sollen, die sehr ähnlich sind und als so nahe verwandt angesehen werden können, daß sie als Mutanten klassifiziert werden können, so ist es notwendig, zur vergleichenden Virulenzprüfung verschiedener Tuberkelbakterienstämme unter möglichst gleichen experimentellen Bedingungen zu arbeiten. Dazu gehört gleiches Alter der Kulturen, Herkunft vom gleichen Nährboden, gleiche Kulturpassage, gleiche Infektionsdosis und gleiche Infektionsart, ferner

* Siehe auch Beitr. klin. Tbk. 113, 280—291 (1955).

gleiche Tierart und gleiche Lebensdauer der Tiere, soweit sie getötet werden müssen.

Beim Arbeiten mit Reinkulturen hat man es in der Hand, die äußeren Bedingungen in bezug auf die Bakterien einigermaßen gleichmäßig zu gestalten. Wir sind daher der Meinung, daß man die grundlegenden Untersuchungen über die Virulenzabschwächung der Tuberkelbakterien mit Hilfe der Reinkultur-Virulenzprüfung (indirekte Methode) erarbeiten sollte. Im Gegensatz dazu steht die direkte Virulenzbestimmung, bei der das Untersuchungsmaterial direkt auf Tiere gebracht und der Virulenzgrad der darin enthaltenen Bakterien aus dem Original-Tierversuch berechnet wird (GIERHAKE). Nach Kenntnis der an Reinkulturen gewonnenen Ergebnisse sind dann die Resultate der Direktmethoden sicherer zu beurteilen. Diese weichen gelegentlich von denen der Reinkultur-Virulenzprüfung ab.

Die Beziehungen zwischen der Sensibilitätsminderung der Tuberkelbakterien und ihrer Virulenzabschwächung an Meerschweinchen untersuchten wir daher an Reinkulturen.

Material und Methodik.

Zur Verwendung kamen etwa 4 Wochen alte Reinkulturen aus Sputen von einem modifizierten Eiernährboden nach HOHN, gestreckt mit Sautonlösung. Sie stellten stets die erste Kulturpassage dar. 0,01 mg — berechnet auf Feuchtgewicht — wurden als Suspension in Kochsalzlösung auf je 2 Meerschweinchen subcutan in die rechte Leistenbeuge verimpft. Die Tiere wurden nach $2^1/_2$—3 Monaten getötet, der Tuberkulose- bzw. der Virulenzindex auf Grund des makroskopischen Befalls der Lymphknoten und Organe mit Tuberkulose berechnet [MEISSNER (1)] und die Einordnung in die verschiedenen Virulenzgruppen nach K. A. JENSEN vorgenommen. — Rekultivierungen der Tuberkelbakterien aus den verschiedenen Lymphknoten und Organen und deren erneute Testierung wurden, entsprechend unseren früher aufgestellten Forderungen [MEISSNER (2, 3)], in großem Maße durchgeführt.

Es ist unbedingt erforderlich, jede zur Infektion verwendete Bakterienaufschwemmung mit kleiner Beimpfung erneut auf ihre Resistenz zu testen, da diese Suspensionen nicht selten geringere Resistenzgrade oder geringere Anteile an INH-resistenten Keimen aufweisen als der Ausgangsstamm bei der ersten Resistenzbestimmung. — Die Kontrollen dieser Teste geben gleichzeitig einen weiteren Anhalt für die Menge der verimpften Bakterien. Bei INH-resistenten Stämmen, die noch zusätzlich Wachstumsschädigungen aufweisen [MEISSNER (2)], war des öfteren die Anzahl der angegangenen Bakterienkolonien sehr viel geringer als bei gut wachsenden resistenten oder sensiblen Stämmen. Man muß diese Reduktion der auswachsenden Bakterienkolonien als weiteren

Ausdruck der Hinfälligkeit der INH-resistenten Keime werten und darf natürlich Meerschweinchenversuche nicht bewerten, bei denen die Tuberkelbakterien in der zur Infektion verwendeten Aufschwemmung bei Verimpfung einer Öse nicht angegangen sind.

Ergebnisse.

I. Untersuchungen über Indexdifferenzen bei gleicher Infektionsdosis an einer größeren Meerschweinchenzahl.

Ein Bild über die Konstanz bzw. die Streuungen der angewandten Methode verschafften wir uns durch Infektion einer größeren Zahl von Meerschweinchen mit sensiblen und INH-resistenten Stämmen (s. Tabelle 1).

Stamm Fuhrmeister ist der virulenteste der beiden sensiblen Stämme. Abgesehen von einigen frühzeitigen, interkurrenten Todesfällen starben 8 Tiere innerhalb von 54—85 Tagen an Tuberkulose, 2 wurden am 41. Tag und 6 weitere am 86. Tag getötet. Alle diese Tiere hatten mittelschwere bis schwere Organtuberkulosen mit hohen Tuberkuloseindices zwischen 7,5 und 17,0, im Durchschnitt also 12,3. Individuelle Schwankungen aber traten deutlich in die Erscheinung. Am meisten besetzt war mit 10 Tieren eine mittlere Virulenzlage mit Indices von 11,5—14,5, ein Tier hatte einen höheren Index von 17,0, 4 frühzeitig gestorbene oder getötete Tiere, aber auch ein am 86. Tag getötetes Meerschweinchen hatten niedrigere Indices von 7,5—10,25.

Dasselbe Bild bietet ein zweiter sensibler Stamm (Tabelle 1), der mit einem Durchschnittsindex von 10,2 und keinem Todesfall an Tuberkulose nicht ganz so virulent ist. Alle 14 Tiere wurden am 75. Tag getötet. Auch hier ist eine mittlere, aber etwas niedrigere Virulenzlage mit 8 Tieren und Indices von 9,5—11,5 am meisten besetzt, 3 Tiere weisen höhere Indices auf, 3 weitere Tiere niedrigere.

Ebenso liegen die Verhältnisse bei einem INH-resistenten Stamm, dessen 20 Tiere einen Durchschnittsindex von 2,0 je Tier aufweisen. 19 Tiere hatten ausschließlich Lymphknotentuberkulosen in der Gegend der Infektion (Virulenzgruppe II), nur ein frühzeitig, am 31. Tag, interkurrent gestorbenes Tier hatte ganz wenige kleine Milzherde und mußte in die Virulenzgruppe III nach JENSEN eingeordnet werden.

Es treten also, insbesondere bei sensiblen Stämmen, nicht unerhebliche Streuungen in der Schwere der Tuberkulose auf, wenn man die Tiere an einem bestimmten Tage tötet.

Bei Verwendung nur eines Meerschweinchens kann daher die Virulenzbestimmung ungenau ausfallen, wenigstens, wenn ein niedriger Tuberkuloseindex vorliegt. Zwei Tiere sind das Minimum, aber sie

Tabelle 1. *Gleichmäßigkeit bzw. Streuungen im Befall mit Tuberkulose bei größeren Tierserien.*

I. Fuhrmeister sensibel vor Behandlung 0,01 mg subcutan			II. Boye sensibel vor Behandlung 0,01 mg subcutan			III. Braun Kolonie 25 total resistent für 50 γ INH 0,01 mg subcutan		
Lebensdauer	Tuberkuloseindex	Virulenzgruppe[1]	Lebensdauer	Tuberkuloseindex	Virulenzgruppe[1]	Lebensdauer	Tuberkuloseindex	Virulenzgruppe[1]
41•	7,5	IV	75•	4,5	II	80•	0,25	II
86•	8,5	IV	75•	7,5	IV	80•	0,75	II
60+	9,5	IV	75•	8,5	IV	72+•	1,0	II
55+	10,0	IV	75•	9,5	IV	80•	1,0	II
41•	10,25	V	75•	9,5	IV	80•	1,0	II
75+	11,5	V	75•	9,75	IV	80•	1,25	II
54+	12,5	V	75•	9,75	IV	80•	1,5	II
86•	13,0	V	75•	10,25	IV	80•	2,0	II
86•	13,0	V	75•	10,25	IV	80•	2,0	II
86•	13,5	V	75•	11,5	IV	80•	2,0	II
84+	14,0	V	75•	11,5	IV	80•	2,25	II
85+	14,0	V	75•	12,0	IV	80•	2,25	II
86•	14,0	V	75•	12,5	V	80•	2,25	II
86•	14,5	V	75•	14,0	V	80•	2,25	II
67+	14,5	V				80•	2,25	II
85+	17,0	V				31+	2,5	III
						80•	2,75	II
						80•	3,0	II
						80•	3,0	II
						80•	4,0	II
75 Tage	12,3		75 Tage	10,2		77 Tage	2,0	

• = getötet, + = gestorben an Tuberkulose, +• = interkurrent gestorben.
[1] Virulenzgruppe nach K. A. Jensen: I = lokale Prozesse, II = I + Vergrößerung der regionalen Lymphknoten, III = II + einzelne Knötchen in der Milz, IV = mäßige generalisierte Tuberkulose, V = ausgesprochene generalisierte Tuberkulose.

genügen vollkommen, vorausgesetzt allerdings, daß die Indexspanne für virulente Stämme weitgefaßt wird, etwa vom Index 5,0 an, und daß bei Indexdifferenzen beider Versuchstiere stets der höhere Index bewertet wird.

II. Untersuchungen an Sputumstämmen unter Berücksichtigung der chemotherapeutischen Behandlung der Patienten.

Stämme von *niemals chemotherapeutisch behandelten* Patienten, die *sensibel* für INH, Sm, PAS und Conteben waren, sind für Meerschweinchen virulent (s. Tabelle 2). 54 solcher Stämme führten bei den Tieren zu einer mittelschweren bis schweren Lymphknoten- und Organtuberkulose mit einem durchschnittlichen Tuberkuloseindex von 12,0 je Tier. 41 der 106 verwertbaren Versuchstiere (einige Tiere waren vorzeitig ausgefallen) starben innerhalb der Versuchszeit an Tuberkulose. Alle Meerschweinchen bis auf 3 konnten in die Virulenzgruppe V eingeordnet werden.

Ähnlich verhielten sich 52 *sensible, während der Behandlung* mit INH oder INH in Kombination mit Sm oder PAS isolierte Stämme mit einem durchschnittlichen Tuberkuloseindex von 10,2 je Tier. Es fanden sich in dieser Gruppe 3 Meerschweinchen mit ausschließlicher

Tabelle 2. *Sensibilität bzw. Resistenz gegenüber INH und Virulenz bei Reinkulturen von Tuberkelbakterien.*

Sensibilität	Zahl der geprüften		Tuber-kulose-index	Virulenzgruppe nach K. A. Jensen				Tod der Tiere an Tuber-kulose
	Stämme	Meer-schweinchen		II	III	IV	V	
Sensibel vor Behandlung	54	106	*12,0*	0	3	0	103	41
Sensibel während Behandlung	52	93	*10,8*	3	7	30	53	36
Sensibel 1—15 Monate nach Abschluß der Behandlung	10 39	20 77	*2,2* *11,2*	9 3	7 2	4 18	0 54	0 19
Nahezu sensibel, Wachstum bei 0,1 γ INH	30 18	57 36	*2,3* *10,6*	44 1	9 4	4 10	0 21	0 9
Mäßig sensibel, Wachstum bei 1,0 γ INH	4 7	7 14	*1,9* *8,9*	6 2	1 0	0 6	0 6	0 4
Total resistent für 10 γ INH und mehr während der Behandlung	36	66	*1,9*	53	12	1	0	0
Total resistent für 10 γ INH und mehr 1—18 Monate nach Abschluß der Behandlung	76 1	144 2	*2,2* *8,0*	121 0	18 0	5 2	0 0	0 0
Für 10 γ INH und mehr nicht total resistent	14 19	27 36	*2,9* *8,4*	15 3	11 2	1 17	0 14	0 0
Summe	358	685						

Lymphknotentuberkulose und 7 Tiere mit nur ganz leichten Organtuberkulosen, aber das jeweils 2. Tier eines Stammes hatte stets einen hohen Index.

Unter 49 1—15 Monate *nach Abschluß einer Behandlung* mit INH oder INH in Kombination mit Sm bzw. PAS gezüchteten *sensiblen* Kulturen aber fanden wir 10 Fälle mit erheblicher Virulenzschädigung, sie zeigten einen Tuberkuloseindex von 2,2 je Tier im Durchschnitt, während die übrigen 39 Stämme virulent waren.

Gleichlaufend mit der Minderung der Sensibilität für INH nimmt die Abschwächung der Virulenz zu. Stämme, die bei *0,1 γ INH wachsen* — sie weisen eine 3—5fache Sensibilitätsminderung gegenüber normal sensiblen Stämmen auf — fanden wir schon in einem hohen Anteil in der Virulenz geschwächt. 30 von 48 Stämmen hatten einen durchschnittlichen Tuberkuloseindex von 2,3 je Meerschweinchen, während die restlichen 18 virulent waren.

Das gleiche galt für Stämme, die ab 1,0 γ INH Wachstum zeigen, sie waren ebenfalls nur in einem Teil der Fälle (4) virulenzgeschädigt.

Bei den virulenten Stämmen der mit INH behandelten Patienten fiel auf, daß des öfteren erhebliche Differenzen in den Indices der beiden Meerschweinchen eines Stammes vorhanden waren im Gegensatz zu den Stämmen unbehandelter Patienten, und daß dementsprechend ein größerer Teil der Tiertuberkulosen in die Virulenzgruppen II, III oder IV einzuordnen war. Dieses Phänomen zeigt erneut die Notwendigkeit auf, stets 2 Tiere zur Virulenzprüfung zu verwenden und stets nur die jeweils höchsten Indices zu bewerten.

Während der Behandlung der Kranken gezüchtete Stämme, die für *10 γ INH und mehr total resistent* waren, aber fanden wir in allen Fällen stark in der Virulenz geschädigt. 36 Stämme hatten den niedrigen durchschnittlichen Tuberkuloseindex von 1,9 je Tier, darunter war nur ein Tier, das mit einem Index von 5,5 in die Gruppe IV einzuordnen war.

An 76 *nach Abschluß der Behandlung* (1—18 Monate) isolierten, *für 10 γ INH und mehr total resistenten* Stämmen fanden wir ebenfalls in allen Fällen Virulenzschädigungen erheblichen Grades mit einem durchschnittlichen Tuberkuloseindex von 2,2. — Aber es gibt unterschiedliche Grade von Virulenzschädigungen, diese sind in dieser Gruppe größer als bei den während der Behandlung isolierten resistenten Stämmen. Insbesondere sind gelegentlich Injektionsstellen und Lymphknoten der Injektionsgegend erheblich vergrößert und verkäst, ohne daß es zu einer generalisierten Tuberkulose gekommen wäre. — Außer den 76 Stämmen mit Virulenzschädigung aber fanden wir einen für 10 γ INH total, für 50 γ fast total resistenten Stamm mit höheren Tuberkuloseindices von 6,5 und 9,5, bei dem die erneute Testierung der Meerschweinchen-Organreinkulturen bis jetzt keine sensiblen Keimanteile aufgedeckt hat.

Unter 33, *nicht total INH-resistenten* Stämmen, die neben für 10 γ und mehr INH-resistenten Keimen sensiblere oder sensible Keime in geringer Menge aufwiesen, waren 14 erheblich in der Virulenz geschädigt mit einem durchschnittlichen Tuberkuloseindex von 2,9 je Tier, davon entfielen auf 8 Stämme Anteile, die bei 1,0 bzw. 0,1 γ INH wuchsen, und auf 6 Stämme sensible Keimanteile, die bei 0,1 γ INH nicht wuchsen. Bei diesen 14 Stämmen waren also die sensiblen bzw. sensibleren Keime ebenfalls virulenzgeschädigt, während bei den restlichen 19 Stämmen die sensiblen bzw. sensibleren Keimanteile virulent, wenn auch nicht immer hoch virulent waren.

Ganz andere Verhältnisse liegen nach Streptomycinbehandlung vor (s. Tabelle 3).

14 *sensible Stämme*, die längere Zeit nach Sm + PAS-Behandlung kultiviert wurden, waren virulent mit einem durchschnittlichen Tuberkuloseindex von 11,3 je Tier.

Tabelle 3. *Sensibilität bzw. Resistenz gegenüber Streptomycin oder Streptomycin und INH und Virulenz bei Tuberkelbakterien aus Sputen.*

Sensibilität	Zahl der geprüften Stämme	Zahl der geprüften Meerschweinchen	Tuberkulose-index
Sensibel nach Behandlung mit Sm + PAS	14	26	11,3
Resistent für 100 γ Sm	4	8	*12,0*
Resistent für 100 γ Sm und 50 γ INH .	6	11	*1,8*
Resistent für 10 γ Sm und 50 γ INH .	3	6	*2,0*
Resistent für 10 γ Sm und 1 γ INH . .	5 3	10 5	*2,6* 9,3
Resistent für 10 γ Sm und 0,1 γ INH .	9 1	17 2	*2,9* 10,5
Verminderte Sensibilität für INH, Sm und PAS	9 6	17 12	*2,5* 8,0
Teilweise resistent für 10 γ Sm, sensibel für INH nach INH-Behandlung . . .	2	3	*2,6*
zusammen	62	117	

In vivo *für 100 γ Sm resistent gewordene* Stämme sind ebenfalls virulent, wie wir an 4 Stämmen zeigen konnten. Sie hatten einen durchschnittlichen Tuberkuloseindex von 12,0.

Liegt aber eine Sensibilitätsminderung gegen Sm und INH vor, so bestimmt die INH-Resistenz die Virulenz der Kultur.

6 *für INH und Sm doppelt resistente* Stämme waren sehr stark virulenzgeschädigt: Tuberkuloseindex 1,8 je Tier. Ebenso verhielten sich 3 Stämme, die für 50 γ INH, aber nur für 10 γ Sm total resistent waren mit einem Index von 2,0 je Tier.

Bei geringerer Abschwächung der Sensibilität für INH mit Wachstum bei 1,0 oder 0,1 γ und Resistenz für 10 γ Sm sind nur ein Teil der Stämme in der Virulenz geschädigt, ähnlich wie bei Sensibilitätsminderungen für INH allein.

Dasselbe gilt für Populationen, die neben der Veringerung der Sensibilität gegenüber INH auch Sensibilitätseinbußen für Sm und PAS, wenn auch nicht total oder hochgradig, aufweisen; unter 15 solchen Stämmen waren 9 erheblich virulenzgeschwächt, 6 hingegen virulent.

Und schließlich sahen wir 2 Stämme, die mit 25 bzw. 50% Keimanteilen bei 10 γ Sm wuchsen, für INH aber trotz einer an die Sm-Behandlung angeschlossenen INH-Kur sensibel geblieben waren; auch sie waren mit Indices von 1,75 und 4,25 in der Virulenz geschwächt, wir nehmen an, als Folge der INH-Therapie.

Ebenso ergibt sich ein *Zusammenhang zwischen der Dauer der INH-Behandlung der Patienten und der Virulenzabschwächung ihrer Sputumstämme.* Soweit unsere Unterlagen ausreichten, sind die Werte in Tabelle 4 zusammengefaßt.

Tabelle 4. *Virulenzschädigung von Tuberkelbakterienstämmen und Dauer der INH-Behandlung der Patienten.*

Dauer der INH-Behandlung in Monaten	Zahl der virulenzgeschädigten Stämme mit Resistenz für INH-Konzentrationen von				Sensibel nach Behandlung	Summe
	10 γ und mehr total, nach Behandlung	10 γ und mehr nicht total	10 γ und mehr total, während Behandlung	1,0 und 0,1 γ		
5 Monate und mehr	24	4	4	25	4	50—56%
3—4 Monate	8	4	8	10	2	32—35%
Weniger als 3 Monate	1	1	1	4	1	8— 9%
zusammen						90

Bei fast allen Resistenzgraden finden sich die meisten Fälle mit in der Virulenz geschädigten Stämmen unter den lange, d. h. 5 Monate und mehr, behandelten Patienten. Am ausgesprochensten ist dies mit etwa $^3/_4$ der Kranken bei der Gruppe der für 10 γ und mehr INH total resistenten Stämme, die nach Abschluß der Behandlung gezüchtet wurden. Bei den übrigen liegt etwa die Hälfte der Patienten mit virulenzgeschädigten Stämmen in der Gruppe der lange behandelten Fälle. Die zweite Hälfte verteilt sich bei allen Resistenzgraden mit dem größeren Anteil auf eine Behandlungszeit von 3—4 Monaten und einem ganz kleinen Anteil auf weniger als 3 Monate Behandlung. — Die Gruppe der während der Behandlung gezüchteten, für 10 γ INH total resistenten Stämme verhält sich anders, sie zeigt, daß die Virulenzschädigung bei dem größeren Teil der Fälle schon nach einer Behandlungszeit von 3—4 Monaten nachweisbar ist. Unsere Zahlen erlauben aber keine Schlüsse über den Beginn der Virulenzschädigung während der Behandlung. Die über diese Frage laufenden Versuchsreihen sind noch lange nicht abgeschlossen.

Die Virulenzschädigung der Tuberkelbakterien steht also in engem Zusammenhang mit der Dauer der INH-Behandlung der Patienten und der Resistenzentwicklung gegen INH. Stämme von unbehandelten Patienten sind virulent. Je hochgradiger die Resistenz gegen INH ist und je länger die Patienten mit INH behandelt wurden, um so einheitlicher ist die Virulenzabschwächung zu beobachten. Sie tritt auch auf bei Sm-resistenten Stämmen, die neben der Resistenz gegen Sm eine solche gegen INH erworben haben.

III. Untersuchungen über die Konstanz der Virulenzschädigungen bei Patienten mit INH-resistenten Stämmen.

Um dieser Frage nachzugehen, wurden Patienten mit für 10—50 γ INH total resistenten Stämmen ausgesucht und ihre Sputumstämme nach Absetzen der INH-Therapie über längere Zeit immer wieder auf ihre Virulenz geprüft (s. Tabelle 5).

Zwei Asylfälle, *Lau.* und *Polz.*, haben etwa 2 Jahre nach Abschluß einer INH-Therapie von 6 Monaten Dauer immer noch stark in der Virulenz geschädigte, total INH-resistente Stämme. Bei beiden war im übrigen eine vor Beginn der INH-Behandlung geprüfte Kultur virulent trotz vorausgegangener PAS-, Sm- bzw. Conteben-Kurn. Bei beiden setzte die Virulenzschädigung während der Behandlung ein und konnte in 8—10 weiteren Prüfungen immer wieder bestätigt werden, ohne daß eine erneute INH-Behandlung erfolgt wäre[1].

Patient *Rue.* kam nach einer Kur von etwa 6 Monaten Dauer mit total für 10 γ, teilweise für 50 γ INH-resistenten Sputumpopulationen zu uns in Behandlung. Eine 3monatige Sm + PAS-Kur änderte am bakteriologischen Befund nichts, die INH-Resistenz blieb in voller Stärke bestehen, ebenso aber auch die Sensibilität für Sm und PAS. Neun innerhalb von 10 Monaten geprüfte Sputumstämme waren bis auf einen Stamm immer erheblich virulenzgeschwächt. In dem einen Fall (Index 6,25) ergaben die Testierungen der Organreinkulturen der Meerschweinchen und die Testierungen der ins Tier gebrachten Bakteriensuspension eine nicht total für INH resistente Population. Die später gezüchteten Kulturen waren wieder total resistent und ebenso in der Virulenz geschädigt.

Gabr. (ein Asylfall) hatte zu Beginn eine kombinierte INH + Sm-Kur, die nach 2 Monaten als reine INH-Kur bis zu $^1/_2$ Jahr fortgesetzt wurde. Die Sputumstämme waren nach 3 Monaten total resistent für 50 γ INH und sensibel für Sm, sie blieben es $1^1/_4$ Jahre lang. — Während der Behandlung waren die Stämme stark in der Virulenz geschädigt, ebenso 6 Monate nach Abschluß der Behandlung. Nach

---

[1] Bei Pat. Polz. haben allerdings die später als 25 Monate gezüchteten Stämme nicht mehr eine totale Resistenz für 10 γ INH ergeben. Es ist also mit der Möglichkeit einer Virulenzsteigerung zu rechnen, die sich schon bei der Prüfung nach 24 Monaten bei einem Meerschweinchen anbahnte.

Tabelle 5. *Konstanz der Virulenzschädigung bei Patienten mit INH-resistenten Sputumstämmen.*

INH-Behandlung	I. *Lau.*		II. *Pol.*		III. *Bru.*		IV. *Rue.*		V. *Gabr.*		VI. *Egg.*	
Vor	13,5	12,5	8,5	13,5	—	—	—	—	—	—	—	—
Während	2,5	1,5	2,0	—	0,5	3,5	—	—	1,0	0,5	—	—
Monate nach Abschluß												
1	—	—	—	—	—	—	2,25	2,0	—	—	—	—
2	—	—	—	—	—	—	—	—	—	—	—	—
3	—	—	—	—	—	—	1,25	2,0	—	—	—	—
4	—	—	—	—	—	—	1,0	1,25	—	—	—	—
5	—	—	—	—	—	—	1,0	3,25	—	—	—	—
6	—	—	—	—	—	—	2,0	6,25	—	2,0	—	—
7	—	—	—	—	—	—	2,0	3,0	—	—	—	—
8	—	—	—	—	—	—	1,25	1,0	—	—	2,0	5,0
9	—	—	—	—	—	—	1,25	0,25	—	—	—	—
10	1,25	1,0	—	—	—	—	0,75	—	—	—	—	—
11	2,0	—	3,5	3,75	2,25	1,25	—	—	—	—	—	—
12	—	—	—	—	1,75	4,75	—	—	6,5	5,5	—	—
13	—	—	—	—	1,25	1,75	—	—	—	—	2,5	2,5
14	1,25	1,0	4,25	1,5	—	—	—	—	—	—	—	—
15	—	—	1,25	4,5	2,75	2,25	—	—	2,5	3,0	1,5	2,0
16	0,25	1,0	1,75	3,5	—	—	—	—	—	—	2,5	2,5
17	—	—	3,25	2,0	4,0	*10,0*	—	—	—	—	2,25	2,25
18	—	—	3,0	1,5	—	—	—	—	—	—	—	—
19	—	—	—	—	*11,0*	*12,5*	—	—	—	—	—	—
20	1,25	—	2,0	1,25	—	—	—	—	—	—	—	—
21	1,0	2,5	1,0	1,5	—	—	—	—	*9,5*	5,0	2,5	4,5
24	2,25	1,0	2,5	*8,75*	—	—	—	—	—	—	—	—
25	2,0	2,0	1,5	1,75	—	—	—	—	—	—	—	—

12 Monaten war die Population trotz gleichbleibender Resistenz mit Indices von 5,5 und 6,5 und Virulenzgruppe III etwas virulenter geworden, 3 Monate später war sie wieder stärker virulenzgeschwächt, 21 Monate nach Abschluß der Behandlung wurde jedoch eine erhebliche Virulenzzunahme mit erstmaligem Auftreten von sensiblen Keimanteilen beobachtet.

Egg., ebenfalls ein Asylfall, hatte nach einer 9 Monate dauernden INH-Kur, die von einer 2 Monate dauernden Sm-Kur gefolgt war, Sputumstämme, die für 10 γ INH total, für 50 γ teilweise resistent waren, dazu kam eine hochgradige, aber nicht totale Resistenz für 100 γ Sm, während die Stämme für PAS und Conteben sensibel waren. 8—21 Monate nach Abschluß der INH-Therapie getestete Stämme waren immer stark virulenzgeschwächt.

Bru., auch ein Asylfall, hat als Folge von PAS, Sm und Conteben-Kuren eine leichte Sensibilitätsminderung für PAS behalten. Vier Monate nach Beginn der INH-Therapie hatte er für 10 γ INH total, für 50 γ teilweise resistente Populationen, die nach einer Therapiedauer von 6 Monaten weiterbestanden und durch eine nachfolgende Sm-Kur von $1^1/_2$ Monaten nicht verändert wurden. Die anfangs sehr zart dysgon wachsenden Stämme blieben resistent und virulenzgeschädigt bis zu 15 Monaten nach Abschluß der INH-Kur. Die 17 Monate nach Abschluß der INH-Kur isolierte Kultur dagegen ist für eines der beiden Meerschweinchen virulent (Index 10,0), ein weiterer, 4 Monate später gezüchteter Stamm sogar für beide Tiere. Die Resistenzbestimmungen der Organreinkulturen ergaben sensible Keime.

Über die Konstanz der Virulenzschädigung bei Patienten mit sensiblen Stämmen können wir zur Zeit noch nichts aussagen.

Die Virulenzschädigungen der Sputumpopulationen von Patienten mit INH-resistenten Stämmen können also lange Zeit bestehen, ohne daß eine erneute INH-Behandlung stattfindet. Wurden Virulenzzunahmen erheblichen Grades beobachtet, so wurden sensible Keime in der Population aufgedeckt.

Diskussion der Ergebnisse.

1. Unsere Ergebnisse zeigen eindrucksvoll die Bedeutung der INH-Behandlung der Patienten für die Virulenzabschwächung ihrer Sputumpopulationen. — Wir fanden schon bei voll sensiblen Stämmen, die nach Abschluß einer INH-Behandlung aus Sputum isoliert wurden, in etwa $^1/_5$ der Fälle (10 von 49) stark virulenzgeschwächte Stämme [s. auch MEISSNER (5) sowie STEENKEN und WOLINSKY (1)]. Diese Beobachtungen stehen außerdem in Einklang mit den Ergebnissen, die GIERHAKE mit der direkten Virulenzprüfung gewonnen hat. (Bestimmung der Virulenz auf Grund der Tuberkulose des mit dem Untersuchungsmaterial geimpften Originalmeerschweinchens.) Allerdings liegen seine Zahlen mit 11 von 18 Fällen wesentlich höher als unsere mit der indirekten (Reinkultur) Virulenzprüfung gefundenen Werte. Für beide Methoden durchgeführte vergleichende Untersuchungen an Eiter aus Halslymphknoten und aus Wirbeltuberkulosen sowie an Lungenresektionspräparaten ergaben, daß die Direktmethode mehr virulenzgeschwächte sensible Stämme aufdeckt, daß aber die Virulenzschädigung der entsprechenden Reinkulturen im Gegensatz zu den INH-resistenten Populationen in einem größeren Teil der Fälle (18 von 25) nicht konstant bleibt (s. Tabelle 6).

Unsere Feststellung, daß bei niedrigen Resistenzgraden (bei 0,1 und 1,0 γ INH Wachstum) nur ein Teil der Populationen in der Virulenz geschädigt sind, stimmt mit den Beobachtungen von RIST und Mit-

Tabelle 6. *Vergleich von direkter und indirekter (Reinkultur) Virulenzprüfung von sensiblen Stämmen an Meerschweinchen.*

Virulent mit beiden Methoden	92 Stämme
Virulenzgeschwächt mit beiden Methoden	7 Stämme
Virulenzgeschwächt mit direkter, aber virulent mit indirekter Methode	18 Stämme
Summe	117 Stämme

arbeitern, von MIDDLEBROOK und Mitarbeitern und von K. A. JENSEN überein. Bei hohen Resistenzgraden, Wachstum bei 10 γ INH und mehr, sahen wir unter 113 Stämmen nur einen einzigen mit erhöhter Virulenz, alle anderen total resistenten Populationen waren virulenzgeschwächt. Ein virulenter, INH-resistenterStamm ist also eine sehr große Seltenheit. GIERHAKE beschreibt bei Anwendung der Direktmethode unter 4 für 10 γ INH total resistenten Stämmen einen mit mäßig starker Virulenz. Ob hier wirklich eine Diskrepanz zu unseren Befunden vorliegt, läßt sich ohne Virulenzprüfung der Originalkulturen und ohne Testierung der Meerschweinchen Organreinkulturen nicht entscheiden. Die bei der Direktmethode unkontrollierbare Menge der eingebrachten Tuberkelbakterien schließt zudem die Gefahr in sich, daß Virulenz unter Umständen durch eine nicht erkennbare, zu große Infektionsdosis vorgetäuscht werden kann [MEISSNER (3)].

2. Im übrigen sind unsere Stämme in einem großen Teil der Fälle für 50 γ INH total resistent oder haben zumindest bei totaler Resistenz für 10 γ INH außerdem hohe, für 50 γ INH resistente Keimanteile. Sie sind also etwa 1000fach resistenter als ein normal sensibler Stamm oder als der Teststamm H 37 Rv, der bei 0,03 γ INH ungehemmt wächst. Es dürfte manche als *Diskrepanz* erscheinende Beobachtung auf die Wahl von nicht ganz so hochgradig resistenten Stämmen zurückzuführen sein.

Auch die Art der Aufzeichnung der Virulenzschädigung, d. h. die Bezeichnung des Befalls mit Tuberkulose bei den Versuchstieren, kann — abgesehen von individuellen Ablesungsdifferenzen — zu Beurteilungsunterschieden verschiedener Untersucher führen. Denn unser Tuberkuloseindex und die Virulenzgruppe nach K. A. JENSEN stimmen nicht immer überein. Trotz niedriger Gesamttuberkuloseindices können einzelne kleine Herde nicht nur in einem Organ (Virulenzgruppe III), sondern in 2 oder sogar in 3 Organen auftreten, so daß die Tiere dann in die Virulenzgruppe IV einzuordnen sind. — Aber auch die Zahl der Tiere mit Virulenzgruppe IV nimmt mit zunehmenden Resistenzgraden ab. Unter den virulenzgeschwächten sensiblen Stämmen kommen 4 von 20 Tieren, also etwa 20%, in die Virulenzgruppe IV, bei den nahezu sensiblen Stämmen 4 von 57 = 7% der Tiere. Die für 10 γ INH und mehr total resistenten, nach Abschluß der Behandlung gezüchteten Stämme haben mit 7 von 146 etwa 5% der Tiere in Virulenzgruppe IV, während die während der Behandlung gezüchteten für 10 γ INH und mehr total resistenten Stämme mit 1 auf 66 Tiere = 1,5% den geringsten Anteil an Tieren mit Virulenzgruppe IV aufweisen. — Nach KARLSON sowie RIST und Mitarbeitern haben diese leichten Organveränderungen, die durch virulenzgeschädigte, INH-resistente Stämme hervorgerufen werden, regressiven Charakter im Gegensatz zu den fortschreitenden Meerschweinchentuberkulosen mit virulenten Stämmen.

3. Als weiterer wichtiger Punkt wurde festgestellt, daß für 100 γ Sm total resistente Stämme virulent sind. Leider ist es heute so gut wie unmöglich, so hochgradig Sm-resistente Stämme ohne gleichzeitige Resistenz für INH zu finden. Die Zahl unserer Stämme ist daher nur gering, aber die Feststellung ihrer Virulenz deckt sich mit Angaben von STEENKEN und WOLINSKY, WILDE, TISON sowie KRÖGER und HASCHE-KLÜNDER. Auch auf Sm-resistente Keime wirkt eine INH-Behandlung im Sinne einer Virulenzschädigung wie bei sensiblen Keimen. Je nach dem Grade der gleichzeitig vorhandenen INH-Resistenz sind alle untersuchten Stämme mit Doppelresistenz oder nur ein Teil von ihnen in der Virulenz geschwächt.

4. Die Virulenzschädigung von Patienten mit INH-resistenten Stämmen kann über lange Zeit konstant bleiben, wenn die Resistenz erhalten bleibt. Aber es gibt, wie GIERHAKE, ZERBOWSKI u. a. und auch wir selbst beobachten konnten, eine große Zahl von Patienten, deren INH-Resistenz nicht stabil ist. Über die Virulenzentwicklung solcher Patienten können wir selbst noch nichts aussagen. Nach GIERHAKE finden sich auch unter den sensibel gewordenen Populationen von Patienten, die früher INH-resistente Stämme ausschieden, zahlreiche virulenzgeschwächte Stämme. Möglicherweise sind darunter Stämme, die bei 0,1 γ INH wachsen, da die niedrigste von GIERHAKE geprüfte INH-Konzentration 0,5 γ ist. Wir sahen diese nahezu sensiblen Stämme ja in einem hohen Prozentsatz virulenzgeschädigt.

5. Die *Bedeutung der Virulenzschädigung* der Stämme für den einzelnen Patienten und für die Epidemiologie der Tuberkulose ist noch nicht klar. Es bedarf einer langen und kritischen Beobachtung von seiten des Klinikers und häufiger Prüfung von Resistenz und Virulenz von seiten des Bakteriologen für jeden Einzelfall, um Klarheit über die klinische Seite dieser Frage zu gewinnen. — Zur Klärung der epidemiologischen Bedeutung ist es notwendig, umfassende Erhebungen über die Infektiosität INH-resistenter Populationen für den Menschen vorzunehmen. Da seit Ende 1952 eine große Zahl von Patienten mit INH-resistenten Stämmen aus den Heilstätten entlassen ist, müßte mit einer Zunahme der Fälle mit primär INH-resistenten Stämmen gerechnet

werden, auch wenn die Patienten ihre resistenten Stämme nur zum Teil behalten haben. Bis jetzt ist dies aber nicht der Fall. Unter 700 erwachsenen Patienten mit frischen Tuberkulosen, von denen wir 1200 Stämme isolieren konnten, haben wir ausschließlich sensible Stämme gezüchtet. Unter 90 frischen Kindertuberkulosen (Lungenprozesse und Hilustuberkulosen sowie Meningitiden) aber fanden wir bei einem $1^1/_2$jährigen Kind (Christa M.) mit frischer Primärtuberkulose im Magensaft einen für 50 γ INH total resistenten Stamm. Als Infektionsquelle kommt hier aller Wahrscheinlichkeit nach der an einer offenen Lungentuberkulose leidende Vater in Frage, der eine ausgiebige INH-Kur hinter sich hat, ohne daß damals allerdings eine Resistenzbestimmung durchgeführt wurde. (Der Fall wird ausführlich publiziert.) — Alle übrigen Stämme waren entweder sensibel (85) oder zeigten mit Wachstum bei 1,0 bzw. 0,1 γ INH (5 Patienten) nur leichtere Sensibilitätsminderungen. — Durch systematische Untersuchung jedes neuen Erkrankungsfalles und insbesondere jedes neu erkrankten Kindes müßte es möglich sein, die Frage nach der Infektiosität der für das Meerschweinchen virulenzgeschwächten Stämme auch für den Menschen zu beantworten.

Zusammenfassung.

1. An größeren Tierserien wurden Streuungen bzw. Konstanz im Befall mit Tuberkulose, gemessen an Virulenzindex und Virulenzgruppe, untersucht; es wird gefunden, daß 2 Meerschweinchen zur Ermittlung der Virulenz eines Tuberkelbakterienstammes ausreichen.

2. An 420 Reinkulturen von Tuberkelbakterien aus Sputen — geprüft unter gleichen experimentellen Bedingungen am Meerschweinchen — wurde die Abhängigkeit der Virulenzschädigung von der Resistenz und von der Dauer der INH-Behandlung der Patienten dargelegt. Diese Abhängigkeit gilt auch für Stämme, die für Sm resistent sind.

3. An 6 Patienten wurde die Virulenz ihrer INH-resistenten Sputumpopulationen in wiederholten Virulenzbestimmungen bis zu 2 Jahre nach Abschluß der INH-Behandlung geprüft. Die Virulenzabschwächung blieb in 3 Fällen konstant mit gleichzeitiger Stabilität der INH-Resistenz. In den anderen Fällen kam es zu einer Virulenzsteigerung der Sputumstämme, diese war mit dem Auftreten von sensiblen Keimen verbunden.

Summary.

1) On a large number of test animals serial investigations were made to determine scatter and constancy of tuberculosis incidence on the basis of virulence index and virulence category; it was established that 2 guinea-pigs are sufficient to determine the virulence of a strain of tubercle bacteria.

2) On the basis of 420 pure cultures of tubercle bacteria grown from sputum, which were examined in guinea-pigs under equivalent experimental conditions,

the author demonstrates the dependence of virulence damage on the resistance and on the duration of INH-treatment of the patients. This dependence is also true of streptomycin-resistant strains.

3) In 6 cases the virulence of the patients' INH-resistant sputum populations was determined at regular intervals over a period of up to 2 years after treatment with INH. In 4 cases the decrease in virulence remained constant, with no change in INH-resistance. In the two other cases the virulence of the sputum strains increased accompanied by the appearance of sensitive germs.

Résumé.

1. On a examiné sur d'importantes séries d'animaux les variations ou a constance du degré de tuberculisation mesurées à l'indice de virulence et au classement par groupes de virulence; on a constaté que deux cobayes suffisent pour déterminer la virulence d'une souche tuberculeuse.

2. Sur 420 cultures pures de bacilles tuberculeux prélevés sur des crachats et examinées sur cobayes dans les mêmes conditions expérimentales, on a établi la dépendance de l'affaiblissement de virulence par rapport à la résistance et à la durée du traitement du malade à l'INH. Cette dépendance vaut également pour les souches streptomycino-résistantes.

3. Au moyen de multiples déterminations de virulence, continuées jusqu'à 2 ans après la fin du traitement à l'INH de 6 malades on a contrôlé la virulence des populations résistantes à l'INH prélevées sur leurs crachats. Dans 4 cas l'affaiblissement de virulence resta constant avec stabilité simultanée de la résistance à l'INH. Dans les deux autres cas apparut une augmentation de la virulence des souches prélevées sur les crachats, en liaison avec l'apparition de germes sensibles.

Resumen.

1) En series bastante grandes de animales fueron investigadas las dispersiones respectivamente la constancia en el ataque de tuberculosis, medidas en el índice de virulencia y grupo de virulencia; se ha hallado que dos conejillos de Indias bastan para determinar la virulencia de una cepa de bacterias de tuberculosis.

2) En 420 cultivos puros de bacterias de tuberculosis de esputo — examinados en conejillos de Indias en las mismas condiciones experimentales — fué expuesta la dependencia de la debilitación en la virulencia de la resistencia y de la duración del tratamiento de los pacientes con INH. Esta dependencia es válida también para cepas resistentes a la estreptomicina.

3) En seis pacientes fué examinada la virulencia de sus cepas de esputo resistentes al INH, en repetidas determinaciones de virulencia hasta dos años después de finalizar el tratamiento con INH. La debilitación de la virulencia quedó constante en cuatro casos con simultánea estabilidad de la resistencia a INH. En los otros dos casos se produjo un aumento en la virulencia de las cepas de esputo, unido a la aparición de gérmenes sensibles.

Literatur.

GIERHAKE, FR. W.: Beitr. Klin. Tbk. **112**, 283 (1954). — HERRMANN, W.: Verh. der Tagg med. wiss. Ges. für theoretische Medizin, Jena, April 1954. — JENSEN, K. A.: Bull. Internat. Union against Tbc. **24**, 89 (1954); **25**, 89 (1955). — KARLSON, A. G.: Amer. Rev. Tbc. **70**, 351 (1954). — KARLSON, A. G., and Y. IKEMI: Proc. Staff Meet. Mayo Clin. **29**, 119 (1954). — KRÖGER, E., u. R. HASCHE-KLÜNDER: Beitr. Klin. Tbk. **109**, 403 (1953). — MEISSNER, G.: (1) Beitr. Klin.

Tbk. **110**, 219 (1953). — (2) Beitr. Klin. Tbk. **110**, 538 (1954). — (3) Beitr. Klin. Tbk. **113**, 62 (1955). — (4) Dis. Chest **26**, 1 (1954). — (5) XIII. Conference of the Internat. Union against Tbc., Madrid, 26. Sept. 1954. Korreferat. — MIDDLEBROOK, A. D.: Brit. Med. J. **128**, 1 (1954). — Amer. Rev. Tbc. **69**, 640 (1954). — Amer. Rev. Tbc. **70**, 852 (1954). — MORSE, W. C., O. L. WEISER, D. M. KUHNS, M. FUSILIO, M. C. DAIL and J. R. EVANS: Amer. Rev. Tbc. **69**, 464 (1954). — PEIZER, R. L., A. MINKIN and D. WIDELOCK: Amer. Rev. Tbc. **70**, 728 (1954). — RIST, NOEL: Societa Italiana di Chemioterapie, Bellagio, Sept. 1954. — RIST, NOEL, FR. GRUMBACH et C. LIBERMANN: G. M. France **2**, 191 (1954). — STEENKEN, W., and E. WOLINSKY: Amer. Rev. Tbc. **68**, 548 (1953). — STEWART, SHEILA N.: Amer. Rev. Tbc. **69**, 641 (1954). — TISON, F.: Ann. Inst. Pasteur **79**, 100 (1950). — *Trudeau Society, Labor. Subcomitte,* Sitzg vom 16. Mai 1953. Amer. Rev. Tbc. **68**, 952 (1953). — WILDE, W.: Ärztl. Prax. **5**, Nr 3 (1953). — WOLINSKY, E., and W. STEENKEN jr.: Amer. Rev. Tbc. **58**, 335 (1948). — ZERBOWSKY, T. u. Mitarb.: Beitr. Klin. Tbk. **110**, 227 (1953).

Gertrud Meissner.

Zur Frage der Virulenzschädigung von Tuberkelbakterien in vivo nach Behandlung der Patienten mit Isonicotinsäurehydrazid*.

Als Kriterium für die Virulenz von Tuberkelbakterien betrachten wir ihre Fähigkeit, nach subcutaner Infektion bei Meerschweinchen eine makroskopisch sichtbare Tuberkulose hervorzurufen, und ihre Schnelligkeit, bei Meerschweinchen nach der gleichen Infektionsart zu generalisieren.

Bezeichnet man den Grad der Tuberkulose der einzelnen Organe und Lymphknoten mit den Ziffern 0,5—4,0, so ergibt die Summe der Befallsziffern sämtlicher Organe eine Zahl, die wir den makroskopischen Tuberkuloseindex nennen.

Dieser beträgt bei Infektion mit virulenten Stämmen etwa 10 und mehr, bei virulenzgeschädigten Stämmen dagegen ist er sehr viel kleiner.

Wir haben eine größere Zahl von frisch herausgezüchteten Tuberkelbakterienstämmen — 289 — unter gleichen experimentellen Bedingungen auf ihre Virulenz geprüft. Dazu wurde stets die erste Kulturpassage verwendet, etwa 4 Wochen alt, von Eiernährboden nach Hohn in der Modifikation nach Gottsacker. Wir injizierten jeweils 0,01 mg der Kultur, auf Feuchtgewicht berechnet, bei je 2 Meerschweinchen subcutan in die rechte Inguinalgegend. Die Tiere wurden nach $2^1/_2$—3 Monaten getötet (Tabelle 1).

Tabelle 1. *Virulenz von Tuberkelbakterien und Isoniazidbehandlung.* INH allein und in Kombination.

	Zahl der Stämme	Meerschweinchen-Zahl	Makroskopischer Tuberkulose-index
Sensibel vor Behandlung	53	103	12,0
Sensibel während Behandlung	51	91	10,8
Sensibel 1—15 Monate nach Behandlung	50 (11)	89	9,8 (3,3)
Nahezu sensibel, bei 0,1 γ Wachstum	44 (27)	85	5,5 (2,2)
Resistent für 10 γ INH während Behandlung	36	66	1,9
Resistent für 10 γ INH 1—15 Monate nach Behandlung	55	104	2,2
Summe	289	538	—

Meerschweinchen 0,01 mg subcutan, Kultur etwa 4 Wochen alt. Lebenszeit durchschnittlich 80 Tage.

* Vortrag gehalten auf dem II. Kongreß der Societa Italiana di Chemiotherapia in Bellagio, 18./19. September 1954.

53 Stämme von *unbehandelten Patienten*, die *sensibel* für INH, Sm, PAS und Conteben waren, waren voll virulent. Der durchschnittliche Tuberkuloseindex betrug je Tier 12,0.

51 *während der Behandlung* mit INH oder INH in Kombination mit Sm oder PAS isolierte *sensible Stämme* waren ebenfalls virulent.

Unter den 50 *sensiblen, nach Abschluß der Behandlung* gezüchteten Stämmen aber fanden wir 11 mit starker Abschwächung der Virulenz. Sie hatten einen durchschnittlichen Tuberkuloseindex von 3,3. — Die übrigen waren virulent.

Stämme, die *bei 0,1 γ INH wachsen*, die also in der Sensibilität etwa um das 3—5fache herabgemindert sind, fanden wir in über der Hälfte der Fälle virulenzgeschwächt. 27 Stämme ergaben einen durchschnittlichen Tuberkuloseindex von 2,2, die übrigen 17 waren virulent.

Stämme, die *für 10 γ INH und mehr total resistent* sind, sind immer stark virulenzgeschädigt. Voraussetzung ist allerdings, daß nur solche Stämme ausgewählt werden, die keine sensiblen Keime enthalten. Während der Behandlung gezüchtete Stämme, die diesen Bedingungen entsprechen, haben die geringste Virulenz mit einem Index von 1,9 je Tier. Aber auch Kulturen, die bis zu 15 Monaten nach Abschluß der Behandlung gewonnen wurden, sind mit einem Index von 2,2 je Tier bei 55 geprüften Stämmen erheblich in ihrer Virulenz geschädigt.

Zum Wesen der Virulenzabschwächung INH-resistenter Tuberkelbakterien konnten wir folgende Befunde erheben:

1. Es handelt sich dabei nicht um eine absolute Avirulenz, sondern um eine graduelle Virulenzabschwächung. Die Virulenz solcher Stämme ist mindestens um das 100000fache geringer als diejenige virulenter Stämme. Ihr Nachweis ist am besten mit mittleren Infektionsdosen von 0,01 mg Feuchtgewicht zu führen. Große Infektionsdosen können auch hohe makroskopische Tuberkuloseindices hervorrufen, ohne daß wir allerdings die Tiere sterben sahen.

2. Die *Virulenzabschwächung ist konstant, wenn die Resistenz konstant bleibt.*

Wir konnten diese Tatsache an Stämmen feststellen, die über längere Zeit nach Abschluß der Behandlung aus Sputen gezüchtet und auf ihre Virulenz geprüft wurden. Wir fanden mehrere Patienten, deren Sputumstämme 1—$1^1/_2$ Jahre später immer noch Virulenzabschwächungen in erheblichem Ausmaße zeigten (Tabelle 2).

Auch bei 6 Meerschweinchenpassagen behielten die Patientenstämme ihre Virulenzabschwächung, sofern die Resistenz erhalten blieb (Tabelle 3).

3. Ganz anders verhalten sich *Mischungen von INH-resistenten und sensiblen Keimen.* Die sensiblen Keime generalisieren schneller als die resistenten der gleichen Population bzw. des gleichen Patienten.

Tabelle 2. *Konstanz der Virulenzschädigung bei Patienten mit INH-resistenten Stämmen.* (Mehrfache Untersuchung.)

	Laube	Polzin	Rueck	Brumm	Grimm	Sauer
Vor Behandlung	13,0[1]	10,75	.	.	.	.
Während bzw. Ende der Behandlung	2,0	2,0	.	2,0	1,25	2,75
					1,0	
					2,75	
					2,75	
					1,75	
Nach Abschluß der Behandlung	.	.	2,5	.	.	1,5
1—3 Monate			2,0			
4—6 Monate	.	.	1,25	.	.	1,25
			2,25			1,0
			2,5			
7—9 Monate	1,5	.	1,25	.	.	.
10—12 Monate	2,0	3,75	.	2,0	.	.
	2,0			3,25		
13—18 Monate	1,25	2,75	.	1,5	.	.
	1,0	1,25		2,5		
		2,25				
		2,75				
		2,25				

[1] Makroskopischer Tuberkuloseindex (Durchschnitt von 2 Tieren). Meerschweinchen etwa 3 Monate nach der Infektion getötet.

Tabelle 3. *Konstanz der Virulenzabschwächung von INH-resistenten Patienten-Stämmen.* (Meerschweinchenpassagen.)

	Gabriel	Paulsen	Brüning	Peglow	Liebtrau
Originaltier . . .	2,0[1]	3,0	1,75	0,5	1,0
Passage: 1 . . .	0,5	2,25	3,0	1,0	1,25
2 . . .	0	0	3,0	0,5	3,25
3 . . .	0	0,5	4,25	2,75	1,25
4 . . .	0	3,25	3,25	5,25	2,75
5 . . .	.	4,0	3,5	1,75	4,0
6 . . .	.	4,5	5,75	5,0	4,5

[1] Makroskopischer Tuberkuloseindex. Meerschweinchen 3 Monate nach der Infektion getötet.

Wir können das an Mischpopulationen aus Patientensputen zeigen. Während die nach etwa 4 Wochen getöteten Meerschweinchen INH-resistente Keime in größerer Zahl aufweisen, enthalten die nach 3 Monaten getöteten Tiere überwiegend oder ausschließlich sensible Keime und haben hohe Tuberkuloseindices. Bei einer total resistenten Population dagegen sind auch nach 3 Monaten sämtliche isolierten Stämme resistent und der Index ist niedrig geblieben. — Wir können das gleiche an künstlichen Mischungen von sensiblen und INH-resistenten Einzelkoloniekulturen des gleichen Patienten demonstrieren, wo sogar bei nur 5% an sensiblen Keimen (95% resistenten) nach 3 Monaten in sämtlichen inneren Organen ausschließlich sensible Keime in unseren Testen nachweisbar sind[1].

Die Virulenz von Mischpopulationen ist also abhängig von der Virulenz des sensiblen Keimanteiles.

4. Die *Ursache des Überwiegens* der sensiblen Keime ist aber nicht eine Umwandlung der resistenten in sensible Keime. Unsere Versuche mit INH-resistenten Einzelkoloniekulturen zeigen eindeutig, daß das einzelne Bacterium seine Resistenz behält, wenigstens bei den ersten Meerschweinchenpassagen. Denn sämtliche Organreinkulturen aus Meerschweinchen, die mit INH-resistenten Einzelkoloniekulturen infiziert waren, waren total resistent.

Die klinische Bedeutung der Virulenzabschwächung muß erst exakt herausgearbeitet werden.

Aber soviel läßt sich doch sagen:

Sie spielt wahrscheinlich eine Rolle bei den Züchtungsschwierigkeiten der Tuberkelbakterien, bei dem gehäuften Auftreten der sog. Kulturversager.

Sie ist sicher eine der Ursachen für die Instabilität der bakteriologischen INH-Resistenz, die wir sowohl in vivo wie in vitro beobachten können.

Sie dürfte auch eine ursächliche Rolle für das gute klinische Befinden vieler Patienten mit INH-resistenten Stämmen spielen, das häufig im Gegensatz zum Röntgenbefund steht.

Und schließlich muß an die seuchenhygienische Bedeutung virulenzgeschwächter Tuberkelbakterienstämme gedacht werden, die wegen ihrer, möglicherweise, geringen Infektiosität unter Umständen die weitere Entwicklung der Morbidität und Mortalität beeinflussen können.

Zusammenfassung.

Kurze Übersicht über die bisher vorliegenden Untersuchungen zur Frage der Virulenzschädigung von Sputumstämmen im Zusammenhang mit der INH-Behandlung und zur Frage der Konstanz solcher Virulenzschädigungen.

Summary.

A short survey is given of the results now available of investigations into the impaired virulence of sputum strains in connection with INH-treatment and into the constancy of such impairment.

---

[1] Siehe Abb. 1 und 2, S. 478 dieses Jahresberichtes.

Résumé.

Bref exposé des recherches effectuées jusqu'à ce jour sur la question de l'affaiblissement de virulence des souches prélevées sur les crachats par rapport au traitement à l'INH et sur la question de la constance de ces affaiblissements de virulence.

Resumen.

Breve ojeada a las investigaciones realizadas hasta ahora respecto a la debilitación en la virulencia de cepas de esputo en relación con el tratamiento por INH y respecto a la constancia de tales debilitaciones en la virulencia.

Gertrud Meissner.

Korreferat* zu dem Referat:

Die anatomischen und bakteriologischen Veränderungen an Tuberkuloseherden unter dem Einfluß der Antibiotica und der Chemotherapie.

(Dr. Canetti, Paris.)

Auch bei uns sind sich die Autoren darüber einig, daß die Chemotherapie keine prinzipiell neuen Herdstrukturen geschaffen hat. Unter der Chemotherapie ist lediglich eine Beschleunigung und Verstärkung der dem Makroorganismus zur Verfügung stehenden Heilungsreaktionen, im Sinne ihrer Raffung zu beobachten.

Die neuen Chemotherapeutica sind ausschließlich Tuberkulostatika. Sie üben ihre Wirkung nach Wagner *und* Vonderbank, Kimmig *sowie* Wagner *und* Saar *nur auf in Vermehrung begriffene bzw. vermehrungsbereite Tuberkelbakterien aus.*

Diese Tatsache ist von größter Bedeutung für das Verständnis der Wirkungen und der Wirkgrenzen dieser Stoffe. Da der Zustand der Tuberkelbakterien, insbesondere ihre Vermehrungsfähigkeit, weitgehend von der Qualität der tuberkulösen Herde abhängt, ergeben sich enge Beziehungen zwischen den chemotherapeutischen Wirkmöglichkeiten und dem tuberkulösen Herd, die entscheidend für unsere heutige Tuberkulosetherapie sind.

An Tieren gelingt es, mit INH das Angehen einer Tuberkulose zu verhindern, wenn die Behandlung gleichzeitig mit der Infektion begonnen wird. Aber in den Organen der behandelten Tiere sind, wie Hirsch an Mäusen und Freerksen an Meerschweinchen und Kaninchen zeigen konnten, noch lebende Bakterien vorhanden, ohne daß pathologisch-anatomische Zeichen einer Tuberkulose auffindbar sind. Die Tuberkelbakterien bleiben lebensfähig und virulent und führen nach Absetzen der Behandlung zu einer tuberkulösen Erkrankung der Versuchstiere. — Also schon unter diesen einfachsten tierexperimentellen Bedingungen zeigen sich die Grenzen unserer Chemotherapie.

Setzt die Behandlung ein, wenn im Makroorganismus schon eine Tuberkulose vorhanden ist, so konnten Zollinger, Uehlinger, Finkeldey u. a. sowohl mit INH wie mit Sm zeigen, daß es bei Meerschweinchen nach subcutaner Infektion nach einer gewissen Anlaufzeit

* Gehalten auf dem Kongreß der internationalen Union gegen die Tuberkulose in Madrid am 26. 9.—2. 10. 54.

zu einer weitgehenden Hemmung der lymphoglandulären Ausbreitung und einer Drosselung der hämatogenen Generalisierung kommt. Der Stop der Vermehrung der Bakterien äußert sich bei den behandelten Tieren im Gegensatz zu den Kontrollen in einer geringeren Zahl und Größe der Herde und in einer geringeren Neigung zur Verkäsung.

An den *schon vorhandenen Herden* spielen sich, nicht gestört durch die Einwirkung sich vermehrender Bakterien, in verstärktem und beschleunigtem Maße die *Heilungsvorgänge* des Körpers ab. Sie führen unter Schwund des spezifischen Granulationsgewebes zu einer schnell fortschreitenden, bindegewebigen Sklerosierung, die bei kleinen, sowohl verkästen wie nicht verkästen Herden eine vollständige Vernarbung herbeiführen kann, in der Tuberkelbakterien nicht mehr nachweisbar sind. — Anders bei größeren verkästen Herden, die, wie z. B. der Primärkomplex beim Meerschweinchen nach subcutaner Infektion, auch ohne Chemotherapie sehr bald von einer straffen Bindegewebskapsel umgeben sind. Innerhalb dieser Kapsel bleibt spezifisches Granulationsgewebe mit Tuberkelbakterien lange erhalten. Wir stimmen mit Herrn CANETTI überein, daß die in solchen Herden enthaltenen Bacillen in Abhängigkeit von Größe und Alter der Herde durch das Milieu des Käses schon weniger oder stärker in ihrer Vermehrungsfähigkeit geschädigt sein werden, sie sind also an sich für die Chemotherapie schon wenig zugänglich. Durch deren weitere Einwirkung, sofern sie durch die bindegewebige Kapsel überhaupt möglich ist, und durch die weitere Einwirkung des Käses wird einmal der Zeitpunkt kommen, an dem die Tuberkelbakterien ihre Vermehrung vollkommen einstellen und nun *als ruhende Formen* dem Zugriff der Chemotherapie endgültig entzogen sind. Ihre Lebensfähigkeit und ihre Virulenz können dann nur durch die antibakteriellen Wirkungen der im Käse enthaltenen unspezifischen Stoffe weiter geschädigt werden.

Beim Menschen sehen wir die gleichen Vorgänge. Die Domäne der chemotherapeutischen Beeinflußbarkeit sind *frische Läsionen*, also frische Infiltrate, frische Streuungen, frische Exacerbationen um alte Herde, frische Herde in den Meningen, frische Schleimhautulcera. Die Tuberkelbakterien in ihnen sind der Chemotherapie gut zugänglich. — Die erste Beobachtung der Klinik ist stets das rasche Aufhören der toxischen Erscheinungen, das eindrucksvoll unter Sm, aber noch schneller unter INH zur Temperatursenkung, zur Besserung des Allgemeinbefindens, zur Hebung des Appetites, zur Gewichtszunahme führt. Wir gehen sicher nicht fehl, diese sog. Entgiftung auf die Drosselung der Vermehrung der Bakterien zurückzuführen, ohne daß ein anatomisches Substrat für diesen Vorgang faßbar wäre. Daran schließt sich dann das Stadium des Abklingens der exsudativen Erscheinungen. Das Exsudat kann entweder völlig resorbiert werden, oder es geht in spezifisches Granulationsgewebe über. Die sich nun nicht mehr vermehrenden Bakterien können durch die dem Körper zur Verfügung stehenden und in verstärktem Maße einsetzenden bindegewebigen Durch- und Umwachsungsmechanismen unter Umständen vollständig zum Schwinden gebracht werden. — Daß bei der narbigen Ausheilung gelegentlich sehr unerwünschte Nebenwirkungen auftreten können, sei nur am Rande vermerkt.

Ganz kleine, frische Käseherde mögen auch beim Menschen infolge der Chemotherapie schneller narbig ausheilen können, auch wenn der exakte Nachweis schwer zu erbringen ist. Aber *größere, alte Käseherde* sahen wir auch beim Menschen unter der Chemotherapie nicht abheilen. Bei Sektionen, also an infaustem Material mit zusammengebrochener Abwehranlage, konnten wir häufig solche Herde beobachten, aus denen trotz voraufgegangener Chemotherapie der Nachweis der Tuberkelbakterien durch Kultur oder Tierversuch in 75% der Fälle gelang. Unsere Zahlen für die Sterilität solcher Herde bei Sektionsmaterial liegen also sehr viel niedriger als Herr CANETTI sie angibt. An resezierten Lungenteilen scheint die Schädigung der Tuberkelbakterien größer zu sein. Jedenfalls sind die Herde bei mikroskopischer Untersuchung keimärmer, und uns gingen die Bakterien nur zu 60% in der Kultur an aus Herden etwa der gleichen Qualität.

Ganz andere Verhältnisse liegen vor, wenn die Chemotherapie bei einer *kavernösen Phthise* einsetzt. — Die Wand der offenen Kaverne ist ein ausgezeichneter Nährboden für Tuberkelbakterien, die sich dort ungehemmt vermehren können. Solche Bakterien müßten gut auf die Chemotherapie ansprechen, zumal ausreichende Wirkkonzentrationen von Sm, INH und PAS im Innern der Kavernen erreicht werden können.

Wir sehen unter der Chemotherapie fast immer eine bald einsetzende, starke Keimverminderung, die nach BÖHLKE bei INH und nach EHRHARD bei PAS elektronenoptisch bzw. bei Färbung nach ZIEHL-NEELSEN mit Strukturveränderungen verbunden ist. Man sieht Auflockerung, Quellung, Schrumpfung des Cytoplasmas, schlechte Färbbarkeit, Auftreten von Splitterformen, geblähte Formen mit kolbigen Auftreibungen, stark granulierte Formen und endlich überlange Stäbchen als Effekt der Teilungshemmung. — Diese Strukturveränderungen der Tuberkelbakterien sind nach BASSERMANN nicht spezifisch für das einzelne Chemotherapeuticum.

Als Folge dieser Schädigung wird ein Teil der Fälle in der Kultur negativ, bei alten großkavernösen Phthisen allerdings nur unter INH und auch meist nur vorübergehend. Weiter treten kulturelle Schädigungen auf in Form der sog. Kulturversager, die von LEITNER und MASON schon während der PAS-Behandlung, von HERRMANN unter Conteben-Behandlung beschrieben worden sind und die nach eigenen

Erfahrungen in noch stärkerem Maße unter der INH-Behandlung zur Beobachtung kommen.

Ihren deutlichsten Ausdruck finden die Schädigungen der Bakterien in *Virulenzabschwächungen* ziemlich beträchtlichen Ausmaßes. HERRMANN beobachtete bei diagnostischen Tierversuchen folgendes: Während in den früheren 25 Jahren die mit Untersuchungsmaterial geimpften Meerschweinchen innerhalb der Versuchszeit fast ausnahmslos an ihrer

Tabelle 1. *Virulenz von Tuberkelbakterien und Isoniazid-Behandlung, INH allein oder in Kombination mit Sm bzw. PAS.*

	Zahl der Stämme	Meerschweinchen, Zahl	Makroskopischer Tuberkulose-index
Sensibel vor Behandlung	53	103	12,0
Sensibel während Behandlung	51	91	10,8
Sensibel 1—15 Monate nach Behandlung	50 (11)	89	9,8 (3,3)
Nahezu sensibel, bei 0,1 γ INH-Wachstum	44 (27)	85	5,5 (2,2)
Resistent für 10 γ INH während Behandlung	36	66	1,9
Resistent für 10 γ INH 1—15 Monate nach Behandlung	55	104	2,2
Summe	289	538	—

Meerschweinchen 0,01 mg subcutan, Kultur etwa 4 Wochen alt, Lebenszeit durchschnittlich 80 Tage.

Tuberkulose eingingen, stirbt heute fast kein Tier mehr, und das Ausmaß der Tuberkulosen ist sehr viel geringer geworden. Sodann haben wir selbst in größerem Umfang frisch herausgezüchtete Tuberkelbakterienstämme auf ihre Virulenz am Meerschweinchen unter gleichen experimentellen Bedingungen geprüft und fanden folgendes (Tabelle 1): 53 sensible Stämme, von Patienten vor jeglicher Chemotherapie aus Sputen gezüchtet, sind voll virulent. Die Tiere haben eine ausgesprochene Lymphknoten- und Organtuberkulose und als deren Ausdruck einen makroskopischen Tuberkuloseindex von 12,0. — Aber schon unter den während oder nach Abschluß der Behandlung mit INH oder INH in Kombination mit Sm bzw. PAS herausgezüchteten sensiblen Stämmen gibt es einige mit mittlerer oder sogar starker Virulenzabschwächung. Gleichlaufend mit der Minderung der Sensibilität für INH nimmt auch die Virulenzschädigung zu. Unter den nahezu sensiblen Stämmen mit Wachstum bei 0,1 γ INH fanden wir 27 mit weitgehend abgeschwächter und nur 17 mit normaler Virulenz, so daß ein durchschnittlicher Tuberkuloseindex von 5,5 für diese Gruppe resultiert. Während der Behandlung gezüchtete *INH-resistente Stämme* sind dagegen immer erheblich virulenzgeschwächt, sofern nur solche Stämme ausgewählt werden, die *total* resistent sind, also keine sensiblen Keimanteile enthalten. — Die

Virulenzabschwächung der INH-resistenten Stämme ist im übrigen konstant, wenn die Resistenz konstant bleibt, wie die letzte Rubrik zeigt.

In vivo Sm-resistent gewordene Stämme sind unserer Erfahrung nach kaum virulenzgeschädigt.

Die Drosselung des Bakterienwachstums zusammen mit der Virulenzminderung der noch vorhandenen Bakterien wird als erster Schritt die weitere Nekrotisierung der Kavernenwand aufhalten. Die spezifischen und entzündlichen Veränderungen sowohl an der Außen- wie an der Innenwand der Kaverne werden gestoppt, die Kaverne kann sich auf ihre wirkliche Größe zurückbilden, und es kann eine Reinigung im Innern einsetzen, die ihren Abschluß — auf Grund der Leistung des Makroorganismus — im Einwachsen von Epithelzellen findet, womit der zweite Schritt für die Heilung der Kaverne erfolgt ist und damit die Voraussetzungen für die weiteren, vom Herrn Referenten beschriebenen Stufen der eigentlichen makroorganismischen Kavernenausheilung geschaffen worden sind.

Die Regel sind solche Heilungen, über deren Häufigkeit eigentlich nur der Kliniker etwas aussagen kann, jedoch nicht. Reichen die Abwehrmöglichkeiten des Makroorganismus zur vollständigen Epithelisierung nicht aus, wie bei den großkavernösen, alten Tuberkulosen in der Mehrzahl der Fälle, so werden nekrotische Inseln mit Bakterien übrigbleiben. — Bleiben aber überhaupt Bakterien am Leben, so ist die Wahrscheinlichkeit groß, daß es bei diesen Tuberkuloseformen mit ihren riesigen Bakterienmengen gehäuft zum Auftreten von resistenten Stämmen kommt. Diese sind zwar weniger virulent — bis auf Sm-resistente Stämme — und gelegentlich können Patienten trotz Resistenz der Sputumstämme bei Weiterführung der Behandlung negativ werden, aber trotzdem bedeutet ihr Vorhandensein eine Fortdauer der Schädigung der Kavernenwand und macht deren Epithelisierung unmöglich. — Gleichgültig aber, ob die verbliebenen Bakterien resistent sind oder nicht, immer werden die avirulenteren mit der Zeit durch die virulenteren verdrängt, wie wir im Meerschweinchenversuch am Beispiel von Sputumstämmen zeigen können, die neben überwiegend resistenten Keimen auch sensible in geringer Menge enthielten (Abb. 1).

Während nach etwa 30 Tagen die resistenten Keime in fast allen Meerschweinchen in größerer Menge nachweisbar waren, sind nach etwa 3 Monaten fast ausschließlich sensible Keime in den sämtlichen Organen des gleichzeitig infizierten zweiten Tieres vorhanden. Ist die Ausgangspopulation dagegen total resistent, so werden auch nach 3 Monaten ausschließlich resistente Reinkulturen in den Tierorganen gefunden. — Bei Infektion mit künstlichen Mischungen von resistenten und sensiblen Einzelkoloniekulturen des gleichen Patienten genügten sogar 5% sensible Keimanteile, um nach 3 Monaten die resistenten in den inneren Organen vollständig verdrängt zu haben (Abb. 2).

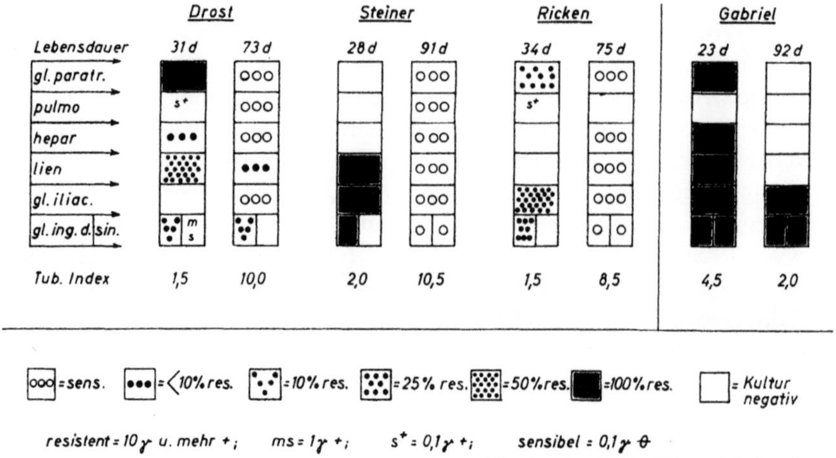

Abb. 1. Sensible Keime generalisieren und vermehren sich *schneller* als die INH-resistenten der gleichen Population.

Man fragt sich bei solchen Ergebnissen, ob das Wiederauftreten von sensiblen, also virulenten Stämmen, was wir ja häufig nach INH-Behandlung beobachten können, wirklich als günstiges Ereignis für den Patienten zu werten ist. Tierversuche zeigen jedenfalls mit aller Deutlichkeit, daß die während der Chemotherapie keim- und herdarmen

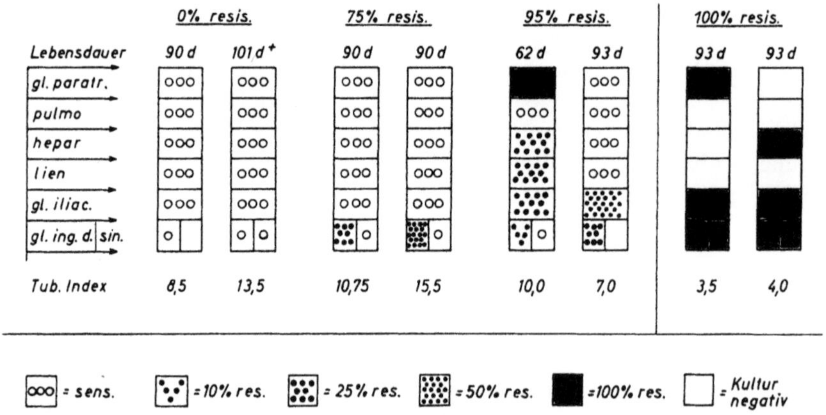

Abb. 2. Mischungen von INH-resistenten und sensiblen Einzelkoloniekulturen des gleichen Patienten.

Tuberkulosen nach Absetzen der Behandlung in solche mit schwersten Verkäsungen mit reichlichem Bakteriengehalt übergehen. Ähnliche Beobachtungen sahen wir auch beim Menschen, wo zwar die Populationen in den verschiedenen Herden infolge der Kombinationstherapie ihrer Resistenz besonders für INH gleichmäßiger geworden sind — auch wir haben diese Beobachtung gemacht —, aber die Anteile an sensiblen Keimen sind vor allem in den nicht kavernisierten Herden und besonders unter der Kombination INH + Sm verhältnismäßig groß. — Im übrigen ist auch an unserem Material durch die Kombinationsbehandlung die Anzahl der Fälle mit bakteriologischer Resistenz geringer geworden.

Die *klinische Bedeutung* der Virulenzabschwächung für den einzelnen Patienten ist noch nicht klar, da neben der Virulenz der Bakterien die Abwehranlage des Patienten eine ausschlaggebende Rolle spielt. — Die *seuchenhygienische Bedeutung* dieser virulenzgeschwächten Bakterien aber liegt zweifellos in ihrer geringen Infektiosität, sind uns doch bis jetzt keine Fälle, auch nicht bei Kindern, vorgekommen, bei denen INH-resistente Keime zur Erstinfektion geführt hätten.

Fassen wir zusammen: Gute Wirkungen der Chemotherapie werden immer dort eintreten, wo eine direkte Einwirkung des Chemotherapeuticums auf vermehrungsbereite Bakterien möglich ist. Wir stimmen mit Herrn CANETTI überein, daß dies überwiegend bei frischen Herden und zum Teil in Kavernen der Fall ist, bei Käseherden je nach Größe, Alter und Abkapselung aber sehr unterschiedlich ist. — Unsere Chemotherapeutica haben als Tuberkulostatika nur begrenzte Einwirkungsmöglichkeiten auf die Bakterien, sie rufen Strukturveränderungen, Wachstumsschädigungen und Virulenzabschwächungen hervor, aber die endgültige Beseitigung der geschädigten Bakterien ist die Aufgabe des Makroorganismus. Dieser kann seine Aufgabe vollständig nur bei besonders günstig gelagerten Fällen erfüllen, unter Chemotherapie häufiger und schneller als ohne sie; in einem Teil der Fälle aber bleibt der Ausheilungsvorgang trotz der Chemotherapie auf einer unvollendeten Stufe — abgekapselter Käseherd oder Kaverne — stehen. — Aufgabe der modernen operativen Behandlung ist es, hier weiter unterstützend einzugreifen.

Summary.

Chemotherapy will have satisfactory results wherever there is a direct line of attack of the chemotherapeutic agent on bacteria with an active propagation tendency. We agree with M. CANETTI that this is usually the case when fresh foci are concerned, partly also with caverns, that however in the case of caseous foci results vary considerably according to size, age and degree of encapsulation. — Our chemotherapeutics have only a limited tuberculostatic effect on the bacteria; they produce changes in structure, impair growth and decrease virulence, but the task of finally disposing of the affected bacteria devolves on the macroorganism, which can cope with this task only in certain particularly favourable cases, and chemotherapeutics can be considered a useful auxiliary. However, in a number of cases the healing process does not go beyond a certain incomplete stage, despite chemotherapy (encapsuled caseous focus or cavern). — Here modern surgery must lend a helping hand.

Résumé.

La chimiothérapie est efficace là où les médicaments chimiothérapeutiques peuvent agir directement sur les bacilles prêts à se multiplier. Comme le Prof. CANETTI nous pensons que c'est presque toujours le cas dans les foyers récents et parfois aussi dans les cavernes; mais dans les foyers caséeux cela varie beaucoup suivant les dimensions, l'âge et l'enkystement du foyer. Nos produits chimiothérapeutiques, employés comme bactériostatiques n'ont qu'une efficacité limitée sur les bacilles, ils provoquent des modifications de structure, des troubles de croissance et des affaiblissements de virulence, mais seul, l'organisme peut éliminer définitivement les bacilles altérés. Il ne peut accomplir sa fonction qu'en cas d'emplacement particulièrement favorable des foyers, l'action chimiothérapeutique accroissant la fréquence de ces réussites; mais dans un certain nombre de cas, malgré l'action chimiothérapeutique le processus de guérison reste incomplet (foyers caséeux ou cavernes enkystées). C'est la tâche de la chirurgie moderne d'intervenir alors pour apporter son aide.

Resumen.

Siempre se logran buenos resultados en la quimioterapia cuando es posible una acción directa del agente terapéutico en las bacterias dispuestas a la propagación. Coincidimos con el señor CANETTI en que esto ocurre principalmente en focos frescos y en parte en cavernas; en el caso de focos caseosos depende del tamaño, de la edad y de la capsulación siendo, empero, muy variable el resultado. Nuestros agentes quimioterapéuticos tienen como tuberculostáticos sólo limitadas posibilidades de acción sobre las bacterias: producen modificaciones en la estructura, daños en el crecimiento, y disminuciones de virulencia, pero la eliminación definitiva de las bacterias dañadas es tarea del macro-organismo. Este puede cumplir su tarea sólo en casos muy favorables; bajo la acción de la quimioterapia más a menudo que sin ella. En parte de los casos, a pesar de la quimioterapia, el proceso de curación no pasa de un grado incompleto (foco caseoso capsulado o caverna). Es misión del moderno tratamiento operativo continuar la asistencia.

GERTRUD MEISSNER.

Kulturversager und INH-Therapie*.

Das gehäufte Auftreten von Kulturversagern bei der Züchtung von Tuberkelbakterien aus Sputen ist seit der Einführung der Chemotherapie (HERRMANN sowie MASON und LEITNER) und ganz besonders seit Einführung der INH-Therapie des öfteren (COLLARD und Mitarbeiter, OGIVILIE) beschrieben worden.

Ungeklärt ist die Ursache dieser Erscheinung. Wir wissen nicht, ob das Nichtangehen der Kulturen bei mikroskopisch nachweisbaren säurefesten Stäbchen auf eine echte Schädigung der Tuberkelbakterien durch das Chemotherapeuticum zurückzuführen ist, oder ob es sich um ein Weiterwirken des Chemotherapeuticums im Sputum in der Zeit von der Ausscheidung bis zu seiner Verarbeitung handelt oder welche Gründe sonst dafür maßgebend sind.

INH wird in bakteriostatisch wirksamen Mengen ins Sputum ausgeschieden und kann — mit in der Mundhöhle vorhandenen, oral aufgenommenen Resten — zusätzlich ins Sputum gelangen. Die Möglichkeit der tuberkulostatischen Weiterwirkung ist also gegeben. Für PAS gilt nach Untersuchungen von FRÜHLINGER und BALA das gleiche. — Bei INH-resistenten Stämmen sind Wachstumsschädigungen in vitro (MEISSNER) und Virulenzabschwächungen zum Teil erheblichen Grades (CONALTY und Mitarbeiter, FUST und BÖHNI, GARDNER MIDDLEBROOK und COHN, MEISSNER, PEIZER und Mitarbeiter sowie STEENKEN und WOLINSKY) beschrieben worden. Nach STEENKEN und WOLINSKY können solche Virulenzschädigungen unter INH-Therapie auch Stämme betreffen, die ihre Sensibilität noch nicht eingebüßt haben. Auch wir sahen solche Stämme. — Anhaltspunkte für eine echte Schädigung der Tuberkelbakterien unter Einwirkung der Chemotherapie liegen ebenfalls vor.

Wir haben die uns eingesandten Sputen auf Grund ihrer Züchtungsergebnisse nach den verschiedenen, hier angeschnittenen Gesichtspunkten zusammengestellt, um zu sehen, inwieweit sich daraus die Fragen nach Ursache und Bedeutung der Kulturversager unter INH-Therapie beantworten lassen:

1. Auftreten und Umfang der Kulturversager bei Sputen in den Jahren vor der INH-Therapie und in der Zeit seit Beginn der Therapie mit INH.
2. Auftreten und Umfang der Kulturversager bei Sputen, die von Patienten vor Behandlung mit INH stammen und bei Sputen von Patienten während oder nach Beendigung der Therapie mit INH oder INH + Sm bzw. INH + PAS.
3. Umfang und Auftreten von Kulturversagern bei sehr schnell verarbeiteten Sputen aus Borstel in Gegenüberstellung mit Sputen, die einen längeren Transport hinter sich haben, ehe sie zur Verarbeitung kommen.
4. Auftreten und Umfang von positiven Kulturen bei mikroskopisch negativen Sputen unter den gleichen Bedingungen wie 1—3.

Die Kulturen wurden entsprechend den *Empfehlungen des Deutschen Zentralkomitees zur Bekämpfung der Tuberkulose* angelegt, wobei das Material mit 6%

* Siehe auch Z. Hyg. **139**, 489—497 (1954).

Schwefelsäure aufgearbeitet wurde und die Sedimente auf je 2 feste Eiernährböden (modifizierter Hohn IV und Sauton-Eigelb nach GOTTSACKER) sowie in 2 flüssige Medien (Kirchner 30 nach HERRMANN und Nährböden mit Tween 80 nach DUBOS, beide mit Zusatz von 10% Rinderserum) auf- bzw. eingebracht wurden. Auf sorgfältiges Emulgieren und auf kurzfristige Einwirkung der Schwefelsäure von nicht mehr als 20 min Dauer einschließlich Zentrifugieren wurde besonderer Wert gelegt.

Ergebnisse.

Zu Punkt 1. Das Ansteigen der Kulturversager mit zunehmender Chemotherapie zeigt Tabelle 1.

Tabelle 1. *Kulturversager bei Sputen in den Jahren 1950—1953.*

	Mikroskopisch positive Sputen	Davon Kultur positiv	Davon Kultur negativ
1950.	255	233	22 = 8,6%
1951 und 1952/I	1476	1222	254 = 17%
1952 II—IV	2576	1967	609 = 23,6%
1953 II—III	1941	1339	602 = 31%

Während im Jahre 1950 bei kleinen Untersuchungszahlen nur 8,9% der mikroskopisch positiven Sputen in der Kultur negativ blieben, waren es im Jahre 1951 schon 17%. Es ist dies die Zeit, in der bei uns eine intensive Sm-PAS-Therapie durchgeführt wurde. Vom 2. Quartal 1952 an (Beginn der INH-Therapie) nimmt die Zahl der Kulturversager zu über 23,6% im 2.—4. Quartal 1952 und erreicht mit dem Ende des 3. Quartals 1953 31%. — Den größten Anteil mit 763 = 69% lieferten in Übereinstimmung mit COLLARD und Mitarbeitern die Sputen mit nur ganz vereinzelten säurefesten Stäbchen im Präparat (1—4), während Sputen mit etwas mehr (bis zu 10 Stäbchen) 254mal = 22% negative Kulturen ergaben, aber auch Fälle mit reichlichen säurefesten Stäbchen blieben 149mal (von insgesamt 1112 Kulturversagern seit Beginn der INH-Therapie) = zu 9% in der Kultur negativ. — *Also ein kontinuierliches Ansteigen der Kulturversager seit Einführung der INH-Therapie können auch wir feststellen.*

Zu Punkt 2. Die während des 1.—3. Quartals 1953 eingegangenen Sputen wurden sodann in Fälle vor, während bzw. am Ende der Behandlung und in solche 1—12 Monate nach Abschluß der Behandlung aufgegliedert. Herangezogen wurde nur Untersuchungsmaterial von Heilstätten, von deren gesamten Patienten uns die Behandlungsdaten vollständig zur Verfügung standen, so daß sämtliche im Untersuchungszeitraum eingegangenen Sputumproben berücksichtigt werden konnten (s. Tabelle 2).

Wir finden bei diesen 1532 Sputen in 508 Fällen Kulturversager = 33%. Aber diese verteilen sich ganz unterschiedlich auf die 3 Gruppen: den geringsten Prozentsatz liefert die Gruppe I der unbehandelten Fälle mit nur 40 von 229 Sputen = 17%, während die Fälle unter bzw. am Ende der Behandlung (mit INH, INH + Sm oder INH + PAS) mit 390 = 42% einen sehr viel höheren Anteil aufwiesen. Bei Sputen von Patienten 1—12 Monate nach Abschluß der Behandlung liegt der Prozentsatz der Kulturversager mit 78 = 20% zwar niedriger als bei den Fällen während der Behandlung, aber doch deutlich höher als bei den unbehandelten Fällen.

Tabelle 2. *Kulturversager und INH-Therapie*

	Sputen insgesamt	Herkunft der Sputen	
		Borstel	auswärtige Heilstätten
Gruppe I			
vor Behandlung			
mikr. + Kultur +	189 } 229	78 } 84	111 } 145
mikr. + Kultur 0	40	6	34
Kulturversager	17%	7%	23%
Gruppe II			
während und Ende der Behandlung			
mikr. + Kultur +	527 } 917	278 } 341	249 } 576
mikr. + Kultur 0	390	63	327
Kulturversager	42%	18%	55%
Gruppe III			
1—12 Monate nach Abschluß der Behandlung			
mikr. + Kultur +	308 } 386	256 } 301	52 } 85
mikr. + Kultur 0	78	45	33
Kulturversager	20%	15%	39%
zusammen	1532	726	806
Kulturversager	508 = 33%	114 = 16%	394 = 49%

INH ruft *also während der Behandlung* der Patienten eine *recht erhebliche Beeinträchtigung der Anzüchtbarkeit der Tuberkelbakterien* hervor. Da diese Schädigung die eigentliche Chemotherapie weit überdauern kann, müssen wir mit Ogivilie annehmen, daß den *Kulturversagern eine echte Schädigung der Tuberkelbakterien* durch INH zugrunde liegt.

Zu Punkt 3. Die Aufgliederung der Sputen nach den verschiedenen Heilstätten (Tabelle 2) zeigt aber, daß noch andere Ursachen für das Zustandekommen der Kulturversager eine Rolle spielen: *je kürzer die Zeit zwischen Ausscheidung des Sputums und seiner Verarbeitung ist, um so geringer ist die Anzahl der Kulturversager.* Es gilt dies in ganz ausgesprochenem Maße schon für die unbehandelten Fälle, bei denen die auswärtigen Heilstätten mit im Durchschnitt 23% etwa die $3^1/_2$fache Zahl der Kulturversager aufweisen, wie wir sie mit 7% im Krankenhaus Borstel beobachten konnten. — Die Borsteler Sputen, die morgens angeliefert werden, sind bis Mittag des gleichen Tages zur Züchtung verarbeitet. — In dieser Gruppe kann ein Weiterwirken von Chemotherapeuticum keine ursächliche Rolle für die höhere Zahl von Kulturversagern spielen, sondern es müssen beim längeren Kontakt von Tuberkelbakterien und Sputum andere antibiotische Kräfte zur Wirkung kommen.

Diese antibiotischen Kräfte wirken sich zusätzlich in den beiden anderen Gruppen derart aus, daß bei den auswärtigen Heilstätten die Versagerziffern an sich viel höher liegen; aber ihr Verhältnis zu den Versagerzahlen in der Gruppe der unbehandelten Fälle bleibt im großen und ganzen das gleiche. Borstel hat bei den Fällen während der Behandlung mit 20% etwa das $2^1/_2$fache und nach Beendigung der Behandlung mit 15% etwa das Doppelte der Versager der unbehandelten Fälle. Ungefähr das gleiche Verhältnis bieten die auswärtigen Heilstätten mit 55% und 39% gegenüber 23% vor der Behandlung. — Unterschiede entsprechend der Zusammensetzung des Patientengutes sind bei den verschiedenen Heilstätten deutlich (s. auch Tabelle 3).

Die Versager sind in der Gruppe der Fälle während der Behandlung sowohl in Borstel wie bei den auswärtigen Heilstätten am höchsten. Die Kulturversager der Fälle nach Abschluß der Behandlung sind zwar etwas geringer als in der vorhergehenden Gruppe II, sie sind jedoch sehr viel zahlreicher als bei den unbehandelten Fällen. Beides spricht für eine *echte, spezifische Schädigung der Tuberkelbakterien durch INH.* Aber die Differenzen zwischen den beiden Gruppen III und II sind bei den auswärtigen Heilstätten mit einer Reduzierung der Versagerziffern um 29% (55% auf 39%) größer als in Borstel mit nur 25% (20% auf 15%). Der letzte Punkt macht es daher wahrscheinlich, daß das Weiterwirken von im Sputum noch vorhandenem Chemotherapeuticum eine weitere zusätzliche Ursache für die Kulturversager während der Behandlung darstellt, die nach Aufhören der Behandlung bei einem, allerdings nicht sehr großen Teil der Stämme als Ausdruck einer nur exogenen Schädigung wieder zurückgehen kann, wie die niedrigeren Versagerziffern der Gruppe III zeigen.

Also: ein *langer Kontakt zwischen Tuberkelbakterien und Sputum bewirkt eine zusätzliche Schädigung der Tuberkelbakterien,* die sich in allen 3 Gruppen auswirkt; sie wird während der Behandlung der Patienten *verstärkt durch Weiterwirken von im Sputum vorhandenem INH.*

Da wir jeweils 3 Sputen von 3 Tagen hintereinander zur Untersuchung erhielten, konnten wir den Anteil der Versager für jede solcher Untersuchungsserien bei 340 Serien errechnen, also ein Urteil über die Konstanz dieser Kulturversager bei häufigeren Untersuchungen gewinnen (s. Tabelle 3).

Die Tabelle zeigt, daß in 16% der Sputumserien alle 3 Sputen in der Kultur negativ blieben, in weiteren 19% nur 2 Sputen, während in 65%

nur 1 der 3 Sputen negativ blieb, die beiden übrigen aber positive Kulturen ergaben. Die einzelnen Heilstätten verhalten sich unterschiedlich, aber auch bei dieser Zusammenstellung gibt Borstel mit seinen sofort verarbeiteten Sputen die wenigsten vollständigen Versager. — Die

Tabelle 3. *Konstanz der Kulturversager bei Untersuchung von je 3 Sputen.*

Kultur 0 Kultur +	3 Sputen 0 Sputum	2 Sputen 1 Sputum	1 Sputum 2 Sputen	Gesamtzahl der Sputumserien
Borstel	6	14	71	91
Heilstätte I	13	13	35	61
Heilstätte II	26	30	51	107
Heilstätte III	8	8	65	81
	53 = 16%	65 = 19%	222 = 65%	340

Tabelle 3 läßt aber weiter erkennen, daß bei Untersuchung von nur jeweils 1 Sputum je Fall im ungünstigsten Falle überhaupt keine positive Kultur erzielt worden wäre, während bei Untersuchung von 3 Sputen

Tabelle 4. *Positive Kulturen bei mikroskopisch negativen Sputen unter INH-Therapie*

	Sputen insgesamt	Herkunft der Sputen	
		Borstel	auswärtige Heilstätten
Gruppe I			
vor Behandlung			
mikr. + Kultur + ...	189 } 240	78 } 102	111 } 138
mikr. 0 Kultur + ...	51	24	27
= % der positiven Kulturen . . .	21%	23,5%	20%
Gruppe II			
während und Ende der Behandlung			
mikr. + Kultur + ...	487 } 733	238 } 397	249 } 336
mikr. 0 Kultur + ...	246	159	87
= % der positiven Kulturen . . .	34%	40%	27%
Gruppe III			
1—12 Monate nach Abschluß der Behandlung			
mikr. + Kultur + ...	298 } 380	246 } 308	52 } 72
mikr. 0 Kultur + ...	82	62	20
= % der positiven Kulturen . . .	22%	20%	28%
zusammen positive Kulturen	1353	807	536
mikr. 0, Kultur + ...	379 = 28%	245 = 34%	134 = 25%

dagegen maximal in 287 Fällen, das sind 84%, mindestens eine Züchtung positiv geworden ist. Wir können damit die von COLLARD und Mitarbeitern bei der mikroskopischen Sputumuntersuchung herausgestellte Tatsache, daß die Anzahl der positiven Befunde mit ansteigender Zahl der untersuchten Proben auch unter den Bedingungen der INH-Therapie zunimmt, auch auf die Züchtung der Tuberkelbakterien aus Sputum ausdehnen. *Die Forderung, stets mehrere Sputen zu züchten, kann auf Grund unserer Befunde gar nicht stark genug unterstrichen werden* (s. auch MEISSNER und BERG).

Zu Punkt 4. Aber es gibt neben den Kulturversagern auch heute noch in einem erheblichen Prozentsatz positive Kulturen bei Sputen mit mikroskopisch nicht nachweisbaren Tuberkelbakterien = Mikroskopieversager. In unserem Material betragen sie in den letzten 4 Jahren 22—34% der kulturell positiv gewordenen Sputen. Sie finden sich am zahlreichsten in der Gruppe der behandelten Fälle und kommen zu einem geringeren Prozentsatz bei den unbehandelten Patienten vor. Ihr Prozentsatz, berechnet auf die Gesamtzahl der kulturell positiven Sputen, ist — wie zu erwarten — in Borstel höher als im Untersuchungsmaterial der entfernter liegenden Heilstätten (s. Tabelle 4).

(Die Tabelle gibt den gleichen Ausschnitt aus unserem Untersuchungsmaterial wieder und Zahlen der gleichen Heilstätten wie die Tabelle 2 und 3).

Diskussion der Ergebnisse und Schlußfolgerungen.

Auf Grund der Ergebnisse unserer Zusammenstellung können wir als die Ursache der Kulturversager zwei ganz verschiedene Schädigungen ansehen:

1. Die Chemotherapie, insbesondere die INH-Therapie, bewirkt eine spezifische Schädigung der Lebensfähigkeit der Tuberkelbakterien nicht nur solange das Chemotherapeuticum einwirkt, sondern noch lange Zeit danach. Die Schädigung scheint allerdings zu einem nicht sehr hohen Prozentsatz reversibel zu sein, wie die etwas geringere Anzahl der Kulturversager nach Abschluß der Behandlung zeigt. Die Differenzen zwischen den beiden Gruppen III und II sind bei den Sputen der auswärtigen Heilstätten mit 29% größer als in Borstel nur mit 25%. Diese Zahlen sprechen dafür, daß neben der echten, im Untersuchungszeitraum irreversiblen Schädigung eine reversible läuft, die wahrscheinlich durch den Kontakt der Tuberkelbakterien mit im Sputum vorhandenem INH ausgelöst wird. Zur Vermeidung dieser zusätzlichen Schädigung ist es zu empfehlen, mindestens 2 Tage vor der Sputumentnahme die INH-Medikation auszusetzen.

Wir haben aber auch die umgekehrte Erscheinung beobachten können, nämlich positive Kulturen bei mikroskopisch negativen Sputen. In unserem Material sind dies 32% aller kulturell positiven Sputen. HERRMANN sowie KRÖGER geben noch höhere Prozentsätze an, möglicherweise infolge andersartiger Zusammensetzung des Ausgangsmaterials. Auch hier fanden wir den höchsten Prozentsatz mit 34% in der Gruppe der Fälle unter INH-Behandlung, während die beiden übrigen Gruppen nur 21 bzw. 22% positive Kulturen bei mikroskopisch negativen

Sputen aufweisen. Ob es sich hier tatsächlich um Bakterien handelt, die infolge der chemotherapeutischen Behandlung ihre Säurefestigkeit eingebüßt haben, sei dahingestellt. Es hat diese Erscheinung ja auch schon vor der Ära der Chemotherapie gegeben, und aus ihr ist die Überlegenheit der Kultur über das mikroskopische Präparat für die Beurteilung des Therapieerfolges abgeleitet worden. — Immerhin sind die Mikroskopieversager als Gradmesser für die Güte der Züchtungstechnik zu werten. Und da sie bei uns in den letzten Jahren nicht abgenommen, sondern eher zugenommen haben, dürfte das gleichzeitige Ansteigen der Kulturversager nicht einer unzureichenden Züchtungstechnik zur Last zu legen sein. — Wir sind daher im Gegensatz zu COLLARD und Mitarbeitern der Meinung, daß der Kultur auf Tuberkelbakterien neben einer sorgfältigen mikroskopischen Diagnose auch bei der Kontrolle des klinischen Verlaufes unter INH-Therapie ihre Bedeutung nach wie vor zukommt.

Eine zweite Ursache für Kulturversager stellen unspezifische exogene Schädigungen dar. Unsere Ergebnisse zeigen eindeutig die Gefahren des langen Kontaktes von Tuberkelbakterien und Sputum auf, wobei wir nicht entscheiden können, ob es sich um antibiotische Stoffe bakterieller oder nicht bakterieller Herkunft aus Lunge oder Mundhöhle handelt. — Unspezifische exogene Schädigungen sind weitmöglichst zu vermeiden: vor der Sputumentnahme ist die INH-Therapie 2 Tage auszusetzen, für schnellste Anlieferung der Sputen an die untersuchende Stelle ist unter Vermeidung jedes unnötigen Aufenthaltes auch beim Einsammeln in der Heilstätte Sorge zu tragen. Die Übersendung und Untersuchung mehrerer Sputen erhöht die Sicherheit des Kulturergebnisses außerordentlich. Je schneller die Aufarbeitung des Sputums in der Untersuchungsstelle erfolgt und je schonender sie durchgeführt wird unter Vermeidung aller durch unsachgemäßes Vorgehen dabei auftretender zusätzlicher Schädigungen, um so besser wird die Ausbeute an positiven Kulturen sein.

Die Bedeutung der Zunahme der Kulturversager ebenso wie die Wachstums- und Virulenzschädigungen von INH-resistent gewordenen Tuberkelbakterien liegt unseres Erachtens darin, daß sie eine besondere Wirkung der INH-Therapie darstellen. INH hat bisher als einziges Chemotherapeuticum zu so schweren Wachstumsbeeinträchtigungen der Tuberkelbakterien in vivo geführt. Diese Schädigungen stellen zweifellos eine wünschenswerte Folge der INH-Therapie dar, sofern sie einen Übergang zum vollkommenen Verschwinden der Tuberkelbakterien und damit zur klinischen Heilung bedeuten. Diese Schädigungen sind aber wenig erwünscht in den Fällen, in denen sie reversibel und von bakteriologischen und klinischen Rezidiven gefolgt sind, da sie dann die Ursache für vorzeitige Entlassungen mit ihren nachteiligen Folgen für den

Patienten und seine Umgebung bilden können. Beide Möglichkeiten kommen vor (COLLARD und Mitarbeiter). Ob und wieweit sich aus ihrem Auftreten bei den verschiedenen Tuberkuloseformen Gesetzmäßigkeiten aufstellen lassen, muß weiteren Untersuchungen vorbehalten bleiben. — Wir sahen bis jetzt an kleinem Material folgendes: von 45 alten, großkavernösen Phthisen ergaben 39 später wieder positive Kulturen, von 25 frischen Tuberkulosen dagegen nur 5 Fälle, frische Schübe lagen mit 16 von 33 Fällen in der Mitte. — Es ist jedoch notwendig, die Kulturversager durch sorgfältige Ausschaltung aller exogenen Schädigungen und durch häufige Untersuchungen einer ausreichenden Zahl von Sputen weitmöglichst auf diejenigen durch spezifische INH-Schädigungen hervorgerufenen Fälle zu beschränken.

Dann aber *muß man — neben den röntgenologischen und klinischen Ergebnissen —, als Kriterium für die klinische Ausheilung einer Tuberkulose, heute wie früher, sowohl den mikroskopischen wie den kulturellen Nachweis der Bacillenfreiheit verlangen.*

Zusammenfassung.

1. Ein kontinuierliches Ansteigen der Kulturversager (negative Kulturen bei mikroskopisch positiven Sputen) wurde von 8,6% im Jahre 1950 über 23,6% im 2.—4. Quartal 1952 (Beginn der INH-Therapie) bis auf 31% im 2. und 3. Quartal 1953 beobachtet.

2. Im 1.—3. Quartal 1953 sind die Kulturversager während der Behandlung der Patienten mit INH, INH + Sm oder INH + PAS mit 42% der mikroskopisch positiven Sputen am höchsten, 1—12 Monate nach Abschluß der Behandlung betragen sie noch 20%, während sie bei Fällen vor der Behandlung nur in 17% auftreten.

3. Die Kulturversager sind bei sofortiger Verarbeitung der Sputen (aus dem Tuberkulose-Krankenhaus Borstel) mit 16% sehr viel geringer als mit 49% bei Sputen aus auswärtigen Heilstätten mit langen Transportzeiten.

4. Bei Untersuchung von jeweils 3 Sputen von 3 aufeinanderfolgenden Tagen blieben bei Kulturversagern in 16% alle 3 Sputen kulturell negativ, in 19% nur 2 Sputen, während bei 65% nur jeweils 1 Sputum in der Kultur negativ blieb, 2 weitere Sputen dagegen positive Kulturen gaben. Die verschiedenen Heilstätten verhielten sich unterschiedlich; das Tuberkulose-Krankenhaus Borstel mit seiner schnellen Verarbeitung hatte mit 6,6% die wenigsten totalen Kulturversager.

5. Das umgekehrte Verhalten, positive Kulturen bei mikroskopisch negativen Sputen = Mikroskopieversager, wurden in dem gleichen Material in 28% gefunden. Die größte Zahl der Mikroskopieversager wurde ebenfalls bei den behandelten Fällen gefunden mit besonderer Häufung wiederum bei den Fällen aus dem Tuberkulose-Krankenhaus Borstel.

6. Als Ursache der Kulturversager wird eine spezifische, echte Schädigung der Tuberkelbakterien durch die Chemotherapeutica, insbesondere INH, angenommen, die durch zusätzliche exogene Schädigungen verstärkt werden kann, z. B. langen Kontakt der Tuberkelbakterien mit dem Sputum, Nachwirken von INH im Sputum, Schädigungen bei der Züchtung u. a.

7. Die möglichst weitgehende Vermeidung von exogenen Schädigungen wird gefordert, und die Bedeutung der Kulturversager wird diskutiert.

Summary.

On the basis of the investigator's own material a report is given on the occurrence and percentage of no-growths in connection with INH-therapy:

1) The percentage of no-growths was 8.6 in 1950, 31 in 1953.

2) Before, during and after INH-treatment the figures were 17%, 42%, and 20% respectively.

3) When the sputums could be utilised quickly the percentage of no-growths was 16; after long transport delays it was 49.

4) When all 3 sputums were investigated on 3 successive days the percentage of no-growths was found to be 16 as compared with 65 for only one of the 3 sputums.

5) Positive cultures from microscopically negative sputums amounted to 28% during the same period of time.

It is assumed that the reason for this occurrence of no-growths is genuine specific damage to the tubercle bacteria produced by chemotherapy (mainly by INH) and increased in some cases by additional exogenous effects such as long contact of the tubercle bacteria with the sputum, prolonged effect of INH on the sputum, damage during culture growth, etc.

Résumé.

Apparition et proportions des cultures stériles étudiés par rapport au traitement à l'INH; compte-rendu des observation personnelles.

1. Proportion des cultures stériles: 8,6% en 1950; 31% en 1953.

2. Cultures stériles avant, pendant et après le traitement à l'INH: 17%, 42% et 20%.

3. Cultures stériles à partir de crachats rapidement travaillés: 16%, à partir de crachats travaillés après un transport prolongé: 49%.

4. Cultures stériles en cas d'examens effectués 3 jours consécutifs 16% pour les 3 crachats au lieu de 65% en cas d'examen sur l'un seulement des trois crachats.

5. Dans le même laps de temps on comptait 28% de cultures positives pour des crachats négatifs à l'examen au microscope.

La cause de ces cultures stériles semble être une altération réelle et spécifique des bacilles tuberculeux par la chimiothérapie, en particulier par l'INH, qui peut ètre renforcée par des altérations supplémentaires exogènes, par exemple contact prolongé avec le crachat, effet ultérieur de l'INH dans le crachat, altération en cours de culture, etc.......

Resumen.

La aparición y la amplitud del fracaso del cultivo en relación con la terapia INH es expuesto en material propio:

1) Los fracasos del cultivo ascendieron en 1950 a 8,6%, en 1953 a 31%.

2) Los fracasos de cultivo antes, durante y después de poner término al tratamiento con INH ascendieron respectivamente a 17%, 42% y 20%.

3) Los fracasos de cultivo en esputos preparados rápidamente ascendieron a 16%; por el contrario a 49% en aquellos con largo tiempo de transporte.

4) Los fracasos de cultivo en análisis en tres días sucesivos ascendieron a 16% en todos los tres esputos, frente a 65% por sólo cada vez uno de los tres esputos.

5) Los cultivos positivos en esputos negativos en el microscopio ascendieron en el mismo espacio de tiempo a 28%.

Como causa del fracaso del cultivo se supone un daño auténtico y específico de las bacterias de tuberculosis por la quimioterapia, especialmente por INH, que puede ser fortalecido por daños exógenos complementarios, p. ej. largo contacto de las bacterias de tuberculosis con el esputo, efecto posterior de INH en el esputo, daños en el cultivo, entre otros.

Literatur.

Barry, V. C., M. L. Conalty and E. Gaffney: Lancet **1953 I**, 978. — Collard, P., K. Patrick, M. B. King, D. G. Chalmers and R. Knox: Lancet **1953 II**, 155. — Frühlinger, B., and J. Bala: Amer. Rev. Tbc. **68**, 42 (1953). — Fust, B., u. E. Böhni: Schweiz. med. Wschr. **1953**, 377. — Gottsacker, E.: Zbl. Bakter. I Orig. **152**, 65 (1947). — Herrmann, W.: Dtsch. Tuberkulose-Ges. Münster 1949. — Dtsch. Ges. f. Hygiene und Mikrobiologie, Düsseldorf 1953. — Z. Hyg. **129**, 146 (1949). — Zit. nach E. Kröger: Dtsch. Ges. f. Hygiene und Mikrobiologie, Düsseldorf 1953. — Leitner, St. J., u. P. Mason: Schweiz. med. Wschr. **1950**, 375. — Meissner, G.: Beitr. Klin. Tbk. **110**, 588 (1954). — Meissner, G., u. G. Berg: Beitr. Klin. Tbk. **111**, 340 (1954). — Middlebrook, Gardner, and Maurice L. Cohn: Science (Lancaster, Pa.) **138**, 297 (1953). — Ogivilie, C. M.: Lancet **1953 II**, 451. — Peizer, R., L. D. Widelock and S. Klein: Amer. Rev. Tbc. **68**, 290 (1953). — Steenken, W., and E. Wolinsky: Amer. Rev. Tbc. **68**, 548 (1953).

GERTRUD MEISSNER.

Zur Frage der Konstanz der Virulenzschädigung INH-resistenter Tuberkelbakterien*.

Virulenz stellt keinen absoluten, sondern nur einen relativen Wert dar.

Wir verstehen unter Virulenz mit der Trudeau Society den Grad der Pathogenität eines bestimmten Mikroorganismenstammes für einen bestimmten Wirtsorganismus unter bestimmten experimentellen Bedingungen.

Virulenz ist also abhängig sowohl von den Eigenschaften des zu prüfenden Mikroorganismus wie auch von denen des Wirtsorganismus, in dem die Prüfung vorgenommen wird. Es können daher die an verschiedenen Tierarten mit dem gleichen Mikroorganismenstamm gewonnenen Ergebnisse durchaus differieren.

INH-resistente Tuberkelbakterien weisen bei der Prüfung am *Meerschweinchen* nach subcutaner Infektion *erhebliche Virulenzabschwächungen* auf — im Gegensatz zu den Ergebnissen an Mäusen.

Diese Tatsache ist an zahlreichen, meist Einzelbeispielen, von verschiedenen Untersuchern anerkannt worden. Aber über die Konstanz solcher Befunde liegen noch keine Untersuchungen vor.

Darüber möchte ich heute berichten.

Virulenzuntersuchungen, bei denen man mit 2 variablen Größen zu rechnen hat, erfordern sehr gleichmäßige Versuchsbedingungen. Wir verwenden daher im allgemeinen Reinkulturen, und zwar die Kontrollen unserer Resistenzbestimmungen — Reinkulturmethode. Die Kultur stellt meist die erste Kulturpassage dar, ist etwa 4 Wochen alt, kommt von einem modifizierten Eiernährboden nach HOHN-GOTTSACKER. Sie wird in einer Menge von 0,01 mg Feuchtgewicht in die rechte Leistenbeuge von Meerschweinchen subcutan gespritzt. Höhere Infektionsdosen sind nicht so geeignet, da es sich ja nur um virulenzgeschwächte, nicht aber um avirulente Stämme handelt.

Die Tiere werden nach $2^1/_2$—3 Monaten getötet. Aus dem Befall der einzelnen Lymphknoten und Organe mit Tuberkulose wird — entsprechend der Schwere der Veränderungen — der sog. makroskopische Befallsindex ausgerechnet, durch den wir die Virulenz ausdrücken (Tabelle 1). Dieser ist bei virulenten Stämmen als Ausdruck der schweren Organveränderungen hoch, 10 und mehr, bei virulenzgeschwächten,

* Vortrag gehalten auf der 25. Tagung der Deutschen Gesellschaft für Hygiene und Mikrobiologie am 26.—30. 4. 55 in Bad Kissingen.

Tabelle 1. *Berechnung des makroskopischen Tuberkulose-Befallsindex.*

Stamm	Lymphknoten				Leber	Lunge	Lymphknoten paratracheal	Index
	Inguinal rechts	Inguinal links	Iliacal					
Artic. sensibel.	3	2	1	3	3	1	1	15,0
	2	1	2	4	4	1	2	16,0
Laube resistent 50γ INH.	0,5	0,5	0,5	0	0	0	0	1,5
	1	0	1	0	0	0	0	2,0
Nikol. resistent 50γ INH.	1	0,25	1	0	0	0	0	2,25
	2	0	1	0	0	0	0	3,0

INH-resistenten Stämmen dagegen niedrig, etwa 2—4. Die Tiere haben meist nur isolierte Lymphknotentuberkulosen in der Gegend der Infektion, nur selten leichte Organveränderungen.

Rekultivierungen und Retestierungen der Bakterien aus den Tierorganen sind in hohem Umfange notwendig zur Überprüfung und Sicherung der Resistenz.

Im übrigen verstehen wir unter Resistenz in diesem Zusammenhang Stämme, die mindestens für 10 γ INH total resistent sind, meist wachsen sie darüber hinaus mit einem erheblichen Keimanteil bei 50 γ INH. — Sie sind alle in vivo resistent geworden und in vitro nicht mehr mit INH in Berührung gekommen.

Die *Konstanz der Virulenzschädigungen* INH-resistenter Tuberkelbakterien möchte ich Ihnen an *2 Versuchstypen zeigen:* einmal an *einmaligen Untersuchungen an Meerschweinchen,* also sozusagen an der ersten Meerschweinchenpassage, und zweitens *an mehrmaligen Meerschweinchenpassagen.*

Zum 1. Versuchstyp.

1. Prüft man *einen* INH-resistenten Tuberkelbakterienstamm an einer *größeren Tierzahl,* so sind die mittleren Virulenzlagen von 1—3 am meisten besetzt, nur einige wenige Tiere haben einen niedrigeren Index und einige wenige Tiere einen höheren. Aber trotz dieser leichten Streuungen haben alle Tiere niedrige Indices und es besteht kein Zweifel bei irgendeinem Tier über die Einordnung der Stämme als virulenzgeschwächt (Tabelle 2).

2. Das gleiche Ergebnis liefern *zahlreiche Einzelkoloniekulturen des gleichen Stammes,* von denen jede an *je 2 Meerschweinchen* geprüft wurde. Braun mit 10 Kolonien, Grimm mit 14 und Bratek ebenfalls mit 14. Die meisten Tiere ergeben mittlere Indices, einige wenige niedrigere bzw. höhere (Tabelle 2).

Tabelle 2. *Virulenzschädigung von INH-resistenten Bakterien.* Konstanz bei subcutaner Prüfung am Meerschweinchen.

	Stämme-Zahl	Anzahl der Meerschweinchen mit Tuberkuloseindex					Meer-schweinchen-Zahl
		0—1	1—2	2—3	3—4	4—5	
		Ein Stamm an zahlreichen Tieren					
Braun Kolonie 25	1	2	5	10	2	1	20
Ketzner Kolonie 4	1	2	8	8	2	0	20
		Zahlreiche Einzelkolonie-Kulturen an je 2 Tieren					
Braun . . .	10	1	11	5	2	1	20
Bratek. . .	14	2	12	10	1	3	28
Grimm . .	14	0	5	13	8	0	26

3. Werden *zahlreiche Stämme von verschiedenen Patienten* an *je 2 Meerschweinchen* geprüft, so ergeben sich *eindeutige Zusammenhänge zwischen Virulenzabschwächung und Sensibilitätsminderung.*

Sensible Stämme aus Sputen, die *vor jeglicher Chemotherapie* gezüchtet wurden, sind virulent. 54 solcher Stämme hatten einen durchschnittlichen Tuberkuloseindex von 12,0. — Aber schon unter den *nach Abschluß der Behandlung* mit INH oder INH in Kombination mit Sm oder PAS gewonnenen *sensiblen Stämmen* fanden wir 10 von 49 mit erheblicher Virulenzabschwächung mit einem Index von 2,2, die übrigen 39 waren virulent (Tabelle 3).

Parallel mit der Minderung der Sensibilität für INH nimmt die Zahl der virulenzgeschwächten Stämme zu. Stämme, die bei *0,1 γ INH* wachsen, waren in

Tabelle 3. *Sensibilität bzw. Resistenz gegen INH und Virulenz bei Reinkulturen von Tuberkelbakterien aus Sputen.*

Sensibilität	Zahl der geprüften		Tuber-kulose-index
	Stämme	Meer-schwein-chen	
Sensibel vor Behandlung .	54	106	**12,0**
Sensibel während der Behandlung	52	93	**10,8**
Sensibel nach der Behandlung	10	20	**2,2**
	39	77	**11,2**
Total resistent für 0,1 γ INH	30	57	**2,3**
	18	36	**10,6**
Total resistent für 1,0 γ INH	4	7	**1,9**
	7	14	**8,9**
Total resistent für 10 γ INH und mehr während der Behandlung	36	66	**1,9**
Total resistent für 10 γ INH und mehr nach der Behandlung .	76	144	**2,2**
	1	2	**8,0**
Summe	325	622	

über der Hälfte der Fälle in der Virulenz geschwächt mit einem Durchschnittsindex von 2,3. Ähnlich verhielten sich Stämme, die für 1,0 γ *INH* total resistent waren. — 36 Stämme aber, die für *10 γ INH und mehr* resistent waren und *während der Behandlung* der Patienten isoliert wurden, waren alle erheblich virulenzgeschädigt mit einem niedrigen Index von 1,9. Und unter 77 Stämmen, die ein bis viele Monate nach Abschluß der Behandlung gezüchtet wurden, waren ebenfalls 76 erheblich virulenzgeschwächt. Aber wir fanden außerdem einen Stamm, der für 10 γ INH total und für 50 γ teilweise resistent war und der mit Tuberkuloseindices von 6,5 und 9,5 virulenter war.

Tabelle 4. *Sensibilität bzw. Resistenz gegen Streptomycin oder Streptomycin und INH und Virulenz bei Reinkulturen von Tuberkelbakterien aus Sputum.*

Sensibilität	Zahl der geprüften Stämme	Zahl der geprüften Meerschweinchen	Tuberkulose-Index
Sensibel nach Behandlung mit Sm + PAS	14	26	**11,3**
Resistent für 100 γ Sm .	4	8	**12,0**
Resistent für 100 γ Sm und 50 γ INH	6	11	**1,8**
Resistent für 10 γ Sm und 50 γ INH	3	6	**2,0**
Resistent für 10 γ Sm und 1,0 γ INH	5	10	**2,6**
	3	5	9,3
Resistent für 10 γ Sm und 0,1 γ INH	9	17	**2,9**
	1	2	10,5
Summe	45	85	

Streptomycinresistente Stämme verhalten sich ganz anders, nämlich wie sensible Stämme. Sie sind virulent, und sie weisen Virulenzabschwächungen auf entsprechend dem Grade der zusätzlich vorhandenen oder erworbenen Resistenz für INH. — Alle doppelt resistenten Stämme mit INH-Resistenz bis zu 50 γ waren virulenzgeschädigt, bei geringerer INH-Resistenz, Wachstum bis 1,0 oder 0,1 γ, war nur ein Teil der Stämme virulenzgeschädigt (Tabelle 4).

Also: *Die Virulenzabschwächung der Tuberkelbakterien steht in engem Zusammenhang mit der INH-Behandlung der Patienten und der Resistenzentwicklung ihrer Stämme gegen INH. Je hochgradiger die Resistenz gegenüber INH, um so einheitlicher ist auch die Virulenzabschwächung zu beobachten.*

4. Und schließlich können wir zeigen, daß Stämme des gleichen Patienten auch nach Aufhören der Behandlung bei *wiederholter Isolierung und Virulenzbestimmung über lange Zeit konstante Virulenzabschwächungen aufweisen* können, sofern die Resistenz erhalten bleibt: 2 Patienten konnten vor Beginn der INH-Behandlung getestet werden. Sie hatten beide sensible und virulente Stämme. Beide wurden während der Behandlung resistent und stark virulenzgeschwächt, ebenso wie die beiden nächsten

Fälle. Ein Jahr nach Absetzen der Chemotherapie haben alle 5 Fälle noch stark virulenzgeschwächte Stämme. Fall Laube sogar noch ein weiteres Jahr später. Bei Fall Eggers sind 21 Monate nach Abschluß der Behandlung die Populationen ebenfalls noch stark geschädigt, während Brumm 17 Monate später und Gabriel 20 Monate nach Abschluß der Behandlung virulentere Stämme ergaben (Tabelle 5).

Bei beiden handelte es sich nicht etwa um eine Virulenzsteigerung der INH-resistenten Keime, sondern in beiden Fällen waren in den Meerschweinchen erstmalig sensible Keimanteile neben den resistenten oder sensible Keime allein nachzuweisen.

Diese Ergebnisse deuten schon an, daß sich Mischungen von INH-resistenten und sensiblen Keimen anders verhalten.

Tabelle 5. *Konstanz der Virulenzschädigung.* Patienten mit INH-resistenten Stämmen (wiederholte Untersuchung nach Abschluß der Behandlung).

INH-Behandlung	Laub.	Polz.	Brumm	Gabr.	Egg.
vor	13,0	11,0	.	.	.
während	2,0	2,0	2,0	0,75	.
Monate nach Abschluß					
13—15	.	.	1,5	.	2,5
	1,25	2,8	.	.	.
	.	2,8	2,5	2,75	1,75
16—18	1,0	2,75	.	.	2,5
	.	2,75	**7,0**	.	2,25
	.	2,75	.	.	.
19—21	.	.	**12,0**	.	.
	1,25	1,75	.	**7,5**	.
	1,75	1,25			3,75
24	1,75	3,75			.
		8,75			.
25	2,0	1,75			.

Tuberkulose-Indices = Durchschnittswerte von je 2 Meerschweinchen.

5. Bei *Mischpopulationen*, wie sie aus *Patientensputen* gezüchtet wurden, sahen wir 4 Wochen nach der Infektion in den Meerschweinchen-Reinkulturen entweder weitgehend oder ausschließlich INH-resistente Keime. Aber die nach 2—3 Monaten getöteten, gleichzeitig infizierten 2. Tiere hatten entweder ausschließlich oder fast ausschließlich sensible Keime in den aus ihren Organen gezüchteten Reinkulturen, verbunden mit dem Auftreten hoher Tuberkuloseindices. Ist jedoch der sensible Keimanteil wenig virulent, wie bei Fall Oldag, so bleibt der Index niedrig, trotzdem fast ausschließlich sensible Keime in allen Organen vorhanden sind (Abb. 1).

Ganz anders verhalten sich *total für INH resistente Populationen*, bei ihnen bleiben die Indices auch nach 2—3 Monaten niedrig, und die Rekultivierungen und Retestierungen der Meerschweinchenorgane decken nur INH-resistente Stämme auf (Abb. 2).

Diese Befunde konnten wir an *künstlichen Mischungen von sensiblen und INH-resistenten Einzelkoloniekulturen* des gleichen Patienten bestätigen und erweitern (s. Seite 478, Abb. 2). Schon ein Anteil von 5% an sensiblen Keimen in einer solchen künstlichen Mischung

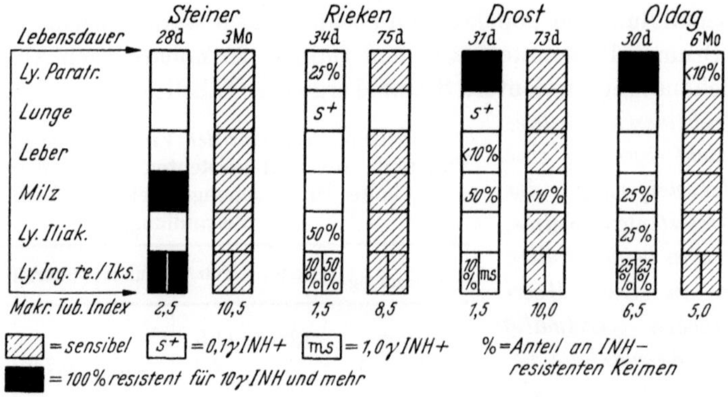

Abb. 1. Natürliche Mischungen von sensiblen und INH-resistenten Keimen in der gleichen Population. 1. Kulturpassage.

genügt, um im Laufe von mehreren Monaten die INH-resistenten Keime fast vollständig zum Verschwinden zu bringen. — Das gleiche Ergebnis erhielten wir im übrigen, wenn wir *für INH* und *Sm doppelt resistente*

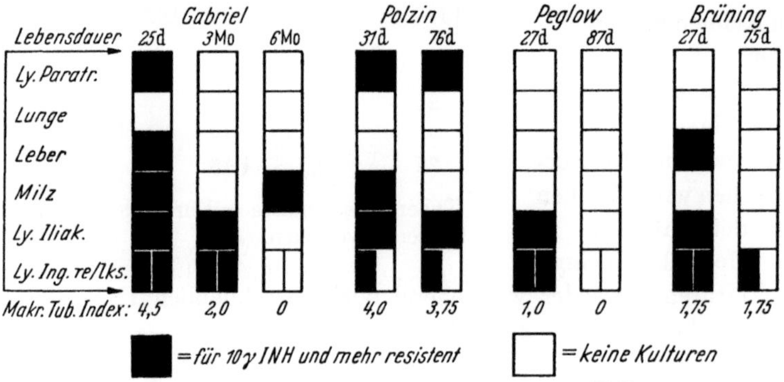

Abb. 2. Total INH-resistente Reinkulturen aus Sputen. 1. Kulturpassage.

Keime, die ja virulenzgeschwächt sind, mit *nur für Sm resistenten,* also virulenten Keimen des gleichen Patienten mischten: Hier überwucherten die Sm-resistenten Keime ebenfalls die virulenzgeschwächten, doppelt resistenten. Sie führten unter Entstehung schwerer Organtuberkulosen mit hohen Tuberkuloseindices zum Tode aller Tiere, die mit Keimmischungen infiziert waren, während die mit doppelt resistenten Keimen allein gespritzten Tiere am Leben blieben bzw. getötet werden mußten. Die Sektionen zeigten nur leichte Lymphknotentuberkulosen mit niedrigen Tuberkuloseindices. Die aus ihnen gezüchteten Reinkulturen ergaben wiederum nur doppelresistente Stämme (Abb. 3).

Also: *Sensible, virulente Keime vermehren sich im Meerschweinchen nach subcutaner Infektion schneller als die INH-resistenten der gleichen Population*

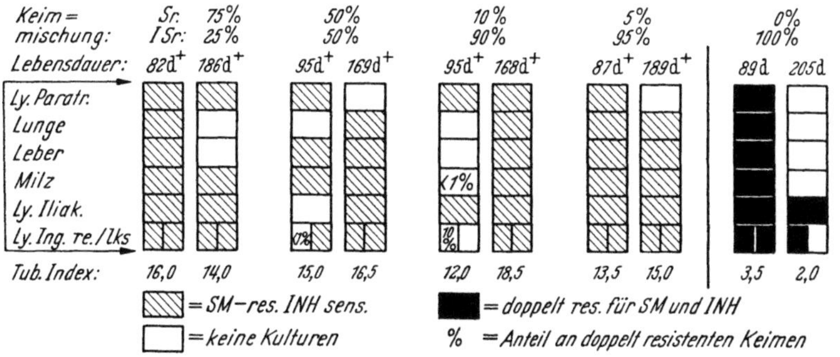

Abb. 3. Mischungen von SM-resistenten und INH + SM-doppeltresistenten Einzelkoloniekulturen aus Sputum Neuber.

oder des gleichen Patienten, so daß die Virulenz einer Mischpopulation im allgemeinen durch die Virulenz des sensiblen Keimanteiles bestimmt wird.

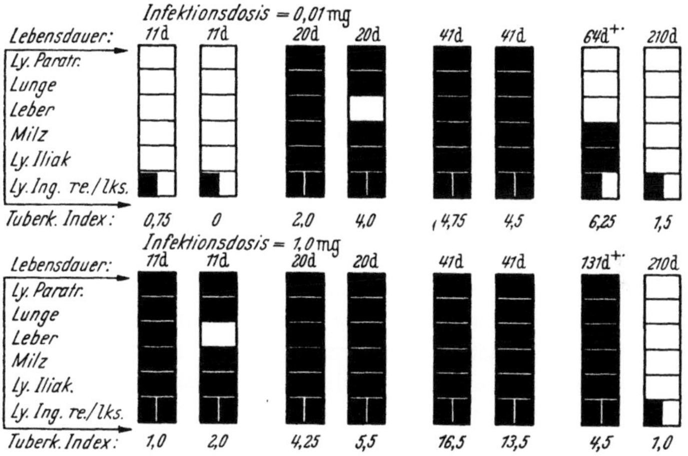

Abb. 4. Laube-Kolonie 43 total resistent für 50 γ INH. (Zeichenerklärung s. Abb. 2.)

Aus den Kontrollen solcher Mischungsversuche können wir ersehen, wie Abb. 4 zeigt, daß INH-resistente Keime nach längerer Verweildauer, insbesondere in den inneren Organen der Tiere, *zugrunde gehen können*.

Während wir nach 1—2 Monaten die Keime in allen inneren Organen wiederfinden, bei hohen Infektionsdosen bei diesem Stamm sogar unter Entstehung von deutlichen Organtuberkulosen, haben die nach 7 Monaten getöteten Tiere nur noch Lymphknotentuberkulosen, aber keine

Organtuberkulosen mehr, und es lassen sich INH-resistente Bakterien nur noch aus den Lymphknoten der Seite der Infektion züchten.

Wir können also die von KARLSON mitgeteilten Befunde über *regressive Tuberkulosen* nach Infektion mit INH-resistenten Stämmen an unserem Material bestätigen.

Die Ursache des Verschwindens der INH-resistenten Keime ist unseres Erachtens nicht eine Umwandlung von INH-resistenten Keimen in sensible. Wir nehmen vielmehr an, daß das einzelne Bacterium seine Resistenz behält, daß aber wegen der schnelleren Vermehrung der sensiblen, also virulenteren Keime die resistenten soweit überwuchert werden, daß sie in unseren Testen nicht mehr nachweisbar sind. Dieser Vorgang kann unterstützt werden durch das Zugrundegehen von resistenten Keimen in den inneren Organen.

Zum 2. Versuchstyp.

Der 2. Versuchstyp, die Prüfung der *Konstanz der Virulenzabschwächung* der INH-resistenten Keime in *Meerschweinchenpassagen* zeigt ebenfalls, daß die Virulenzabschwächungen durch zahlreiche Passagen erhalten bleiben, wenn die Resistenz erhalten bleibt.

Es wurden jeweils dazu die inguinalen Lymphknoten der Injektionsseite 4 Wochen nach der Infektion auf 2 neue Tiere verimpft. Das 2. Tier wurde nach 3 Monaten getötet, seine Indices sehen Sie in den Tabellen 6 und 7.

Wir untersuchten in *Meerschweinchenpassagen eine Reihe von Einzelkoloniekulturen,* von denen ich Ihnen einige Beispiele in Tabelle 6 gebe. Vier der Kulturen sind zur Zeit bis zur 7. Passage gleichbleibend virulenzgeschädigt. Die 5. aber, Rüeck Nr. 8, wurde bei der 4. Passage plötzlich virulent und blieb es bei weiteren 5 Passagen. Der Anstieg der Virulenz war mit dem Auftreten sensibler Keime in den Organen des betreffenden Meerschweinchens verbunden. Die Kolonie Laube 43 zeigt von der 8. Passage an eine leichte, aber zunehmende Virulenzsteigerung. Die Resistenzbestimmungen stehen in diesem Falle noch aus (Tabelle 6).

Stämme von Patienten, die für 10—50 γ INH total resistent waren, verhielten sich ebenso. Die Passage von Gabriel ist sehr schnell abgerissen. Die übrigen 4 konnten ohne signifikante Erhöhung der Indices bis zur 6. Passage fortgeführt werden, Brüning sogar bis zur 9. Passage. Bei Peglow dagegen erschien die 8. Passage virulenter und die 9. war voll virulent (Tabelle 7). In beiden Fällen wurden auch wieder weitgehend oder ausschließlich sensible Keime in den Meerschweinchenorganen nachgewiesen.

Wir neigen auch hier zu der Ansicht, daß es sich bei dem Auftreten von sensiblen Keimen in diesen resistenten Populationen nach zahlreichen Meerschweinchenpassagen *nicht um eine Umwandlung von INH-resisten-*

ten in sensible Keime handelt, sondern daß auch in total INH-resistent erscheinenden Populationen geringste Anteile von sensiblen Keimen vorhanden sind, die sich wegen ihrer höheren Virulenz schneller vermehren.

Tabelle 6. *Konstanz der Virulenzschädigung.*
INH-resistente Einzelkoloniekulturen (Meerschweinchenpassagen).

	Laube Kolonie 43	Rueck Kolonie 3	Rueck Kolonie 8	Bischoff Kolonie 14/1	Bischoff Kolonie 11/3
Originaltier	1,5	0,25	0,5	0,25	0,5
	1,5	1,5	1,25	0,5	0,75
Passage 1	2,0	4,25	3,0	1,5	0,5
2	2,75	2,25	2,5	1,25	0,5
3	3,25	1,5	1,75	1,75	1,75
4	4,75	2,25	**11,5**	1,0	—
5	5,5	1,75	—	3,25	2,5
6	3,5	2,75	**12,5**	2,25	0,25
7	3,5	0,25	**12,0**	2,25	0,25
8	5,25	—	**12,0**	2,0	0,5
9	5,75		**11,0**		
10	6,0				

Passagen von den Lymphknoten inguinal rechts stets nach 4 Wochen auf 2 Meerschweinchen. Das 2. Tier wurde nach 3 Monaten getötet. Index s. oben.

Tabelle 7. *Konstanz der Virulenzschädigung.*
INH-resistente Patienten-Stämme (Meerschweinchenpassagen).

	Gabriel	Pauls.	Brün.	Peglow	Liebtr.
Originaltier	2,0	3,0	1,75	0,5	1,0
Passage 1	0,5	2,25	3,0	1,0	1,25
2	0	0	3,0	0,5	3,25
3	0	0,5	4,25	2,75	1,25
4	0	3,25	3,25	5,25	2,75
5	—	4,0	3,75	1,75	4,0
6	—	4,5	3,75	5,0	4,5
7	—	—	1,25	4,5	.
8	—	—	2,5	**7,5**	.
9	—	—	3,0	**15,5**	.

Versuchsanordnung wie in Tabelle 6.

Zurückkommend auf das Ausgangsproblem kann man zusammenfassend sagen: Gleichgültig, welchen Versuchstyp man wählt, bei jeder der geprüften Versuchsanordnungen weisen die für 10 γ INH und mehr total resistenten Stämme bei Prüfung am Meerschweinchen eine hochgradige Konstanz ihrer Virulenzabschwächung auf.

Die Virulenzabschwächung bleibt konstant, solange die Resistenz erhalten ist. Ein Virulentwerden INH-resistenter Keime wurde nicht beobachtet. Erhebliche Virulenzsteigerungen dagegen sind stets mit dem Auftreten sensibler Keime in den Reinkulturen der Meerschweinchenorgane verbunden.

Auf die Frage *der Bedeutung der virulenzgeschwächten Stämme* für den Menschen näher einzugehen, muß ich mir leider versagen.

Nur soviel: Es geht nicht an, die an Mäusen oder an Meerschweinchen gewonnenen Erfahrungen einfach — so oder so — auf den Menschen zu übertragen, sondern diese Frage muß für den Menschen erarbeitet werden.

Es spricht sehr vieles dafür, daß den virulenzgeschwächten INH-resistenten Stämmen eine klinische Bedeutung für den einzelnen Patienten zukommt. Aber die größere Bedeutung könnte unter Umständen auf epidemiologischem Gebiet liegen. Sie gipfelt in der Frage, ob so stark virulenzgeschwächte Stämme überhaupt noch für den Menschen infektiös sind, d. h., ob sie neue Infektionen beim Menschen hervorrufen können. Und diese Frage sollte man mit allen Mitteln zu entscheiden versuchen, damit man sich nicht einer Möglichkeit beraubt, die Infektiosität unseres zunehmenden Bestandes an offen Tuberkulösen wirksam herabzusetzen.

Gertrud Meissner und Ernst Heinrich Orlowski.

Klinische Erfahrungen mit der Hämagglutinationsreaktion und der Hämolysereaktion nach Middlebrook-Dubos*.

Middlebrook und Dubos berichteten 1948 bzw. 1950 über eine Hämagglutinationsreaktion (HGR) bzw. Hämolysereaktion (HLR) beim Tuberkulösen. Seither erschienen zahlreiche Arbeiten, die sich mit klinischen und tierexperimentellen Untersuchungen unter Anwendung dieser Reaktionen befaßten. Gernez-Rieux und Tacquet brachten eine ausführliche Zusammenstellung der bis 1952 hierzu erschienenen Arbeiten und gaben ihre eigenen klinischen und experimentellen Erfahrungen mit dieser Methode bekannt. Von den späteren Mitteilungen sei auf diejenigen von Cuthbert, Gaby und Mitarbeitern, Hein und Skroka, Hinson und Mitarbeitern, Maher-Loughman und Hilson, Nagorny, Popp, Schwartz, Takazawa und Mitarbeitern und Weidemann hingewiesen. In diesen Arbeiten wird vorwiegend die Frage nach dem diagnostischen und prognostischen Wert der Hämagglutination-Hämolysereaktion (HHR) erörtert. Wir haben neben gleichzeitig laufenden tierexperimentellen Untersuchungsreihen versucht, den Ausfall und die Bedeutung der Reaktionen bei den verschiedenen Tuberkuloseformen und im Rahmen des klinischen Verlaufs der Lungentuberkulose herauszuarbeiten, wozu wir Untersuchungsergebnisse an 114 praktisch Lungengesunden und 192 Lungentuberkulösen auswerteten, deren Reaktionsbild wir bei 106 Kranken bis über 1 Jahr verfolgen konnten.

Zur Technik der Untersuchungen sei ergänzt, daß wir zur Sensibilisierung der Hammelblutkörperchen GT-Hoechst in der vom Werk angegebenen Weise verwandten. Die Röhrchen wurden nach Ablesung der Hämagglutination zur Hämolyse mit abgesättigtem Komplement versetzt, verblieben 60 min bei 37^0 im Wasserbad und darauf 6 Std bei Zimmertemperatur; sodann wurde die Hämolysereaktion abgelesen. Wohl sind uns die kritischen Urteile (Gernez-Rieux und Mitarbeiter, Hein und Mitarbeiter, Popp) bekannt, wonach das GT-Hoechst bei diesen Reaktionen wenig empfindlich sein soll. Als auch wir diese Beobachtung bestätigen konnten, nahmen wir jedoch zur Vermeidung von Schwankungen in unseren Untersuchungsergebnissen keinen Wechsel des Antigens vor[1]. Entsprechend den Angaben anderer Untersucher (Gernez-Rieux und Mitarbeiter, Popp, Lancet) beurteilten wir sowohl für die HGR als auch für die HLR Werte von 0 bis 1:8 als negativ und Reaktionen mit Titern von 1:16 aufwärts als positiv, wobei wir schwache Reaktionen, die üblicherweise mit ± oder (+) bezeichnet wurden,

---

* Siehe auch Beitr. Klin. Tbk. **111**, 607—615 (1954).

[1] 25 Vergleichsuntersuchungen mit einem Spezial-Antigen Hoechst ergaben keine wesentlich anderen Ergebnisse beim Nichttuberkulösen, lediglich bei 7 Tuberkulosekranken war die Reaktion um eine Verdünnung empfindlicher.

nicht berücksichtigten. Bei Benutzung anderer sensibilisierender Stoffe (Gernez-Rieux und Mitarbeiter, Schwartz, Takazawa und Mitarbeiter) wird der Grenztiter anders zu wählen sein. Aus diesem Grunde ist auch ein Vergleich der Ergebnisse einzelner Untersucher schwierig. Da beide Reaktionen anscheinend verschiedene Antikörper erfassen (Gernez-Rieux und Mitarbeiter, Middlebrook, Nagorny, Popp), stellten wir ähnlich wie Popp Reaktionsgruppen zusammen,

Tabelle 1. *Einteilung der Reaktionstypen.*

Reaktions-typ	Hämagglutination	Hämolyse
I	bis 1:64	bis 1:8
II	bis 1:64	1:16 bis 1:64
III	bis 1:64	1:128 und höher
IV	1:128 und höher	1:16 und höher

in denen wir der allgemein vertretenen Auffassung und unseren eigenen Erfahrungen folgend die HLR stärker als die HGR berücksichtigten (Gernez-Rieux und Mitarbeiter, Popp, Schwartz).

Die erste Tabelle zeigt eine Zusammenstellung unserer Reaktionsgruppen.

Tabelle 2. *Ausfall der Reaktionen bei 114 Mitarbeitern.*

	Reaktionsgruppe				Summe
	I	II	III	IV	
Insgesamt wurden untersucht . . .	103	11	—	—	114
Davon waren:					
Exponiert	79	10	—	—	89
Nicht exponiert	24	1	—	—	25
Unter diesen waren:					
Träger einer ruhenden Tuberkulose	8	4	—	—	12
Kurz zuvor mit BCG geimpft. .	—	1	—	—	1
Es bleiben zur Beurteilung	95	6	—	—	101

I negative HLR (1:8) bei negativer bis mäßig erhöhter HGR (Grenzwert 1:64).

II mäßig erhöhte HLR (1:16 bis 1:64) bei negativer bis mäßig erhöhter HGR (bis 1:64).

III hohe HLR (1:128 und höher) bei negativer bis mäßig erhöhter HGR (bis 1:64).

IV mäßig und stark erhöhte HLR (1:16 und höher) bei hoher HGR (1:128 und höher).

Die Untersuchungsergebnisse an 114 Mitarbeitern unseres Instituts haben wir in Tabelle 2 zusammengestellt.

Unsere Untersuchungen erfaßten 30 Pflegepersonen des Tuberkulosekrankenhauses und 59 Angestellte verschiedener Laboratorien (z. B.

Bakteriologie, Pathologie, Versuchstierstall und andere), d. h. insgesamt 89 Personen, die häufig mit Mycobacterium tuberculosis in Berührung kamen. Sechs der 79 negativ Reagierenden hatten einen ruhenden tuberkulösen Prozeß; von 10 exponierten Personen der Reaktionsgruppe II waren 4 Träger spezifischer Veränderungen, und ein Mann war 3 Monate zuvor BCG-geimpft worden. Es stehen in der so gesichteten Gruppe der Exponierten 73 Fälle mit negativer, 5 Fällen mit positiver Reaktion gegenüber. Von 25 Angestellten, die an ihrem Arbeitsplatz nicht mit infektiösem Material in Berührung kamen, reagierten 24 negativ — darunter 2 Träger ruhender spezifischer Prozesse —, 1 positiv. Wir können die von anderen Untersuchern (Gaby und Mitarbeitern, Gernez-Rieux und Mitarbeitern, Lucentini und Mitarbeitern) festgestellte Titererhöhung bei diesem exponierten Personenkreis nicht generell bestätigen. Im Vergleich mit der positiven Rate beim Gesunden anderer Untersucher (Gernez-Rieux und Mitarbeiter, Hinson und Mitarbeiter) liegen unsere Werte mit 6 positiven HHR von 101 Untersuchten etwas niedriger. Alle Versuchspersonen wiesen eine positive Tuberkulin-Intracutanprobe auf. Bei einer Reihe von Doppeluntersuchungen, die am selben Tage morgens bzw. nachmittags vorgenommen wurden, erzielten wir gleiche Ergebnisse.

Tabelle 3. *Beziehung zwischen Titerhöhe und der Bacillenausscheidung im Sputum.*

	Reaktionsgruppe				Summe
	I	II	III	IV	
Zahl der Kranken. . . .	85	77	27	3	192
BK positiv	32	43	16	3	94
BK negativ	53	34	11	—	98

Von 38 Patienten mit anderen nichttuberkulösen Lungenerkrankungen, bei denen wir zum Teil die Reaktionen aus differentialdiagnostischen Erwägungen ausführten, gaben 36 negative Werte. Es handelte sich hierbei im einzelnen um 13 Lungentumoren, 19 Fälle von asthmatoider Bronchitis und Bronchopneumonie, 1 chronische Pneumonie, 3 pneumonische Infiltrate, 1 Lungenabsceß und 1 Stauungslunge. Die beiden positiv reagierenden Kranken litten an einer Emphysembronchitis, die möglicherweise mit einem spezifischen Prozeß vergesellschaftet war. Bereits an dieser Stelle sei darauf hingewiesen, daß der negative Ausfall der HHR nicht das Vorliegen einer Tuberkulose ausschließt. Andererseits ist ein schwach positiver Titer verdächtig, ein hoher Titer beweisend für das Vorliegen eines aktiven tuberkulösen Prozesses, der unter Umständen mit einem unspezifischen Geschehen einhergeht.

Tabelle 3 gibt einen Überblick über die Verteilung *192 Lungentuberkulöser* unserer Klinik auf die einzelnen Reaktionsgruppen.

Tabelle 4. *Beziehung zur Ausdehnung des Prozesses.*

	Befallene Geschosse	Reaktionsgruppe				Summe
		I	II	III	IV	
Einseitig . . .		40	28	8	1	77
Doppelseitig . .		45	49	19	2	115
Einseitig . . .	1	23	14	3	—	40
	2	13	9	3	—	25
	3	4	5	2	1	12
Doppelseitig . .	1	25	17	4	—	46
	2	12	11	4	—	27
	3	8	21	11	2	42

85 Kranke, d. h. 44% wiesen negative Reaktionen auf. Unter Berücksichtigung der *Bacillenausscheidung* im Sputum fanden auch wir mit 66% von 94 Patienten ein Überwiegen der positiven Reaktionen bei den offenen Tuberkulösen. Dies entspricht den Feststellungen anderer Untersucher (Gernez-Rieux und Mitarbeiter, Takazawa und Mitarbeiter); wenn auch Gernez-Rieux unter Verwendung von IP 48 über 83% positive HHR bei ansteckenden Kranken berichten konnte.

In den Tabellen 4—8 stellten wir die Untersuchungsergebnisse nach verschiedenen klinischen Gesichtspunkten zusammen.

Die *Ausdehnung* der Erkrankung ließ zwar im Einzelfall kein regelmäßiges Reaktionsbild erkennen (s. auch Kimura und Mitarbeiter, Takazawa und Mitarbeiter), jedoch fanden wir bei 115 doppelseitigen Prozessen 70 (61%) positive Reaktionen gegenüber 37 (45%) von 77 einseitigen Tuberkulosen. Die Unterschiede werden noch deutlicher, wenn die Einteilung nach dem Befall der einzelnen Lungengeschosse vor-

Tabelle 5a. *Einteilung nach der Aktivität des Prozesses.*

	Hämagglutination			Summe
	Titer: bis 1:8	Titer: 1:16 bis 1:64	Titer: 1:128 und höher	
Wenig aktiv	64	27	—	91
Aktiv	49	49	3	101

Tabelle 5b. *Einteilung nach der Verlaufsrichtung des Prozesses.*

	Reaktionsgruppe				Summe
	I	II	III	IV	
Stillstehend	35	32	12	—	79
Alterstuberkulose	10	2	—	—	12
Zur Rückbildung neigend . .	38	32	9	—	79
Zum Fortschreiten neigend .	2	11	6	3	22

Tabelle 6. *Beziehung zur Blutkörperchensenkungsreaktion (BSG) und zur Serumtrübungsreaktion nach* Knüchel *(SR).*

		Reaktionsgruppe				Summe
		I	II	III	IV	
Normal	BSG	41	28	13	—	82
	SR	29	23	6	1	59
Mittel	BSG	31	30	5	1	67
	SR	35	22	8	1	66
Hoch	BSG	13	19	9	2	43
	SR	21	32	13	1	67

genommen wird: Einseitiger Prozeß in nur einem Geschoß ergab bei 40 Kranken 23 negative Reaktionen; bei doppelseitigem Befall aller Geschosse — also sehr ausgedehnten Tuberkulosen — gaben nur 8 von 42 Kranken negative Werte. Ähnliche Beobachtungen werden von Gernez-Rieux und Kimura mitgeteilt.

In Tabelle 5 wurde die *Aktivität* des Prozesses berücksichtigt. Dem Kliniker ist es geläufig, wie schwierig eine Aktivitätsdiagnose bei der Tuberkulose zu stellen ist. Außer dem klinischen Bild zogen wir zur Beurteilung Temperatur, Blutsenkungsreaktion, Serumtrübungsreaktion nach Knüchel, Röntgenbefund und die während der weiteren Behandlung sich abzeichnende Verlaufsrichtung mit heran. Bei den wenig aktiven Formen ist der Anteil der normalen Titer deutlich größer. Dieses wird im Ausfall der HGR besonders augenfällig. Im unteren Teil der Tabelle wird die Verlaufsrichtung der Krankheit zur Einteilung mit herangezogen. Hierbei ist festzustellen, daß besonders bei den fortschreitenden Prozessen höhere Titergruppen vertreten sind (s. auch Hinson und Mitarbeiter). Hohe Titer sprechen für einen aktiven Prozeß (s. auch Brodhage, Gernez-Rieux und Mitarbeiter, Nagorny, Popp, Schwartz, Takazawa und Mitarbeiter); niedrigere Reaktionen schließen jedoch ein aktives Geschehen nicht aus (s. auch Nagorny), denn es

Tabelle 7. *Beziehung zur Form des tuberkulösen Prozesses.*

	Reaktionsgruppe				Summe
	I	II	III	IV	
Kavernös:					
Vorwiegend exsudativ	12	18	11	3	44
Vorwiegend produktiv cirrhotisch	22	28	7	—	57
Nichtkavernös:					
Vorwiegend exsudativ	1	2	—	—	3
Vorwiegend produktiv	41	23	7	—	71
Sonstige Formen	9	6	2	—	17

Tabelle 8. *Ausfall der Reaktionen in Beziehung zum Alter der Patienten.*

	Reaktionsgruppe				Summe
	I	II	III	IV	
Alter bis 30 Jahre . .	26	33	10	—	69
31—50 Jahre	31	29	9	2	71
51 Jahre und älter . .	28	15	8	1	52
Summe	85	77	27	3	192

Aufgliederung nach der Form des tuberkulösen Prozesses und dem Alter der Patienten.

	Tuberkuloseform															Summe
	kavernös						nichtkavernös						sonstige			
	vorwiegend exsudativ			produktiv cirrhotisch			vorwiegend exsudativ			produktiv indurativ						
	Alter des Patienten															
	bis 30 Jahre	31 bis 50 Jahre	51 Jahre und älter	bis 30 Jahre	31 bis 50 Jahre	51 Jahre und älter	bis 30 Jahre	31 bis 50 Jahre	51 Jahre und älter	bis 30 Jahre	31 bis 50 Jahre	51 Jahre und älter	bis 30 Jahre	31 bis 50 Jahre	51 Jahre und älter	
R I	4	6	2	3	6	13	—	1	—	13	15	13	6	3	—	85
R II	9	5	4	8	12	8	1	—	1	13	8	2	2	4	—	77
R III	4	4	3	1	4	2	—	—	—	3	1	3	2	—	—	27
R IV	—	2	1	—	—	—	—	—	—	—	—	—	—	—	—	3
Summe	17	17	10	12	22	23	1	1	1	29	24	18	10	7	—	192

finden sich auch in der negativen Reaktionsgruppe Tuberkulosen, an deren Aktivität auch bei aller Schwierigkeit der klinischen Abgrenzung nicht gezweifelt werden kann (vgl. POPP).

Wir versuchten die klinische Beurteilung der Aktivität durch Heranziehung des Ausfalls von *Blutsenkungsreaktion* (BSG) und *Serumtrübungsreaktion nach* KNÜCHEL (SR) zu objektivieren.

Wir finden auch unter diesem Gesichtspunkt ein Überwiegen der positiven Titergruppen bei den Fällen mit stark beschleunigter BSG und hoher SR und können bezüglich der BSG die Angaben von GERNEZ-RIEUX, LAPPONI und SHOJI bestätigen; andere Untersucher (NAGORNY, POPP, TAKAZAWA und Mitarbeiter) kamen zu gegensätzlichen Ergebnissen.

In der Beurteilung des Einflusses der *Tuberkuloseform* wird ein Überwiegen der positiven Titergruppen bei vorwiegend exsudativen Lungentuberkulosen nahezu übereinstimmend festgestellt (GERNEZ-RIEUX und Mitarbeiter, NAGORNY, POPP), jedoch fehlt es auch hier nicht an gegenteiligen Beobachtungen (TAKAZAWA und Mitarbeiter). Bei uns gaben von 44 Patienten mit einer exsudativ kavernösen Tuberkulose 32 positive Reaktionen, von 71 überwiegend produktiven nichtkavernösen Prozessen gehörten nur 30 zur Gruppe der Positiven.

Einer Anregung WESTERGRENS folgend, setzten wir den Ausfall der HHR in *Beziehung zum Alter* des Kranken.

Bei Betrachtung des oberen Tabellenabschnitts scheint sich die Ansicht zu bestätigen, daß der ältere Mensch weniger Antikörper bildet und daher sein Anteil an der Gruppe der negativen Reaktionen im Verhältnis größer ist. Berücksichtigt man darüber hinaus aber die Art des tuberkulösen Prozesses, so zeigt sich, daß beim alten Menschen die produktiv cirrhotischen Tuberkulosen mit und ohne Kaverne vorherrschen, Krankheitsformen also, die an und für sich niedrige Titer aufzuweisen pflegen.

Wir verfolgten bei 106 Kranken das Verhalten ihres Reaktionsbildes während eines längeren *Krankheitsablaufs*. 21 Kranke wurden über 3 Monate, 28 über 4—6 Monate und 57 über 7—12 Monate beobachtet (Tabelle 9).

Bei der Zusammenstellung der Tabelle 9 berücksichtigten wir die klinische Verlaufsrichtung der Krankheit sowie das Verhalten des Titers zu Beginn und am Ende der Beobachtungszeit, wobei dazwischenliegende Titerschwankungen bei gleichbleibendem Anfangs- und Endwert besonders vermerkt wurden. Von 53 Patienten, die eine Rückbildung erkennen ließen, blieb bei 27 der Titer unverändert, bei 16 sank er ab, bei 10 stieg er an. Von 37 Patienten mit gleichbleibendem Prozeß hatten 20 gleichbleibende Werte, 6 zeigten abfallende und 11 ansteigende Titer. Von 11 fortschreitenden Prozessen blieb bei 6 der Titer gleich,

Tabelle 9. *Verhalten des Titers im Krankheitsverlauf.*
Beobachtete Verläufe: 106; davon 21 über 3 Monate; 28 über 4—6 Monate; 57 über 7—12 Monate.

Verhalten des Titers	Klinische Verlaufsrichtung: Rück-bildung	gleich-bleibend	fort-schreitend	moribund	Summe
Anfangs- und Endwert gleich					
a) Titer konstant	12	16	4	—	32
b) Titer schwankt	15	4	2	2	23
a) + b)	27	20	6	2	55
Titer abgesunken	16	6	1	3	26
Titer angestiegen	10	11	4	—	25
Summe	53	37	11	5	106

bei 1 fiel er ab und bei 4 stieg er an. Wir entnehmen aus der Aufstellung das Vorherrschen eines konstanten Titers bei dem einzelnen Kranken (Gernez-Rieux und Mitarbeiter, Nagorny, Popp). Andererseits beobachteten wir mit zunehmender Rückbildung und Konsolidierung des Prozesses eine fallende Tendenz in der Titerkurve (vgl. Nagorny), während bei fortschreitenden Tuberkulosen ein Ansteigen der Titerwerte häufiger beobachtet werden konnte (s. auch Hinson und Mitarbeiter). In Übereinstimmung mit den Beobachtungen anderer Untersucher (Gernez-Rieux und Mitarbeiter, Takazawa und Mitarbeiter) fanden wir keine Parallelen zwischen der HHR-Kurve und den Kurven der BSG bzw. SR.

Acht Patienten (3 davon sind in Tabelle 9 nicht aufgeführt) mit völligem *Darniederliegen ihrer Abwehrkraft* — 5 von ihnen sind während der Beobachtung verstorben — lassen kein einheitliches Verhalten des

Tabelle 10. *Einfluß von Chemotherapie und Kollapstherapie auf das Verhalten des Titers.*

Chemo-therapie	Nach Therapiebeginn: Titer un-verändert	Titer an-gestiegen	Titer ab-gefallen	Summe	Nach Therapieende: Titer un-verändert	Titer an-gestiegen	Titer ab-gefallen	Summe
INH . . .	27	5	1	33	35	4	1	40
Sm . . .	22	6	1	29	36	5	3	44
PAS . . .	8	—	1	9	8	3	—	11
Tb I . . .	13	—	2	15	11	3	1	15
Paratebin	2	2	—	4	2	1	1	4
Summe .	72	13	5	90	92	16	6	114

Kollapstherapie	Titer unverändert	Titer angestiegen	Titer abgefallen
Bei 19 Eingriffen	11	4	4

Reaktionsbildes erkennen. Bei 5 von ihnen fand sich bereits mehrere Monate vor dem Tode ein Negativwerden der HGR bei erst späterem Absinken der HLR, die jedoch nicht in allen Fällen negativ wurde. Drei Verstorbene wiesen noch kurz vor dem Ende hohe Titerwerte auf, davon wurde ein Fall noch 12 Tage ante finem untersucht. Wir können daher die Regelmäßigkeit eines finalen Titerabfalls für den Einzelfall nicht bestätigen (BRODHAGE, GERNEZ-RIEUX und Mitarbeiter).

Bei Nachprüfung des Einflusses der *Chemotherapie* auf die HHR finden sich weder zu Beginn der Medikation noch nach Absetzen des Mittels deutliche Beziehungen.

Auch eine *Kollapsbehandlung* zeigt keine einheitliche Beeinflussung des Reaktionsbildes.

Tabelle 11. *Auswirkung frischer Schübe.*

	Titer			Summe
	unverändert	angestiegen	abgesunken	
Kombinierter Titer	5	8	3	16
Hämagglutination	11	3	2	16
Hämolyse	7	6	3	16

Wir verfolgten bei 16 Kranken das Verhalten des Titers während des Ablaufs klinisch erfaßter *frischer Schübe.* Auch in diesen Fällen ist die HGR viel träger bzw. unempfindlicher als die HLR. Anscheinend tritt nach Beginn des Schubes häufiger ein Titeranstieg ein.

Nach Mitteilung von GERNEZ-RIEUX und NAGORNY rufen interkurrente unspezifische fieberhafte Erkrankungen keine Änderung der HHR hervor. Wir stimmen jedoch mit NAGORNY darin überein, daß eine Erfassung und Abgrenzung frischer, akuter Schübe mit dieser Untersuchungsmethode bei dem inkonstanten Verhalten der Reaktionen während einer Exacerbation nicht möglich ist.

Schlußfolgerungen und Zusammenfassung.

Unsere Untersuchungen zeigen, daß bei der von uns gewählten Versuchsanordnung ein praktischer *diagnostischer Wert* der HHR für die Klinik kaum besteht. Wir bestätigen die Erfahrungen anderer Untersucher (CUTHBERT, GERNEZ-RIEUX und Mitarbeiter, HINSON und Mitarbeiter, MAHER-LOUGHMAN und Mitarbeiter, LANCET), daß der Ausfall der Reaktionen eine zu große Fehlerbreite besitzt, da Gesunde gelegentlich positive, wenn auch niedrige Titer aufweisen, andererseits viele auch zum Teil aktive Tuberkulosen negative Reaktionen geben. Diese negativen Werte beim Tuberkulösen lassen sich nicht erklären (vgl. GERNEZ-RIEUX), während für die positiven Werte der Gesunden eine latente Infektion oder ein abgeheilter Primärherd zur Erklärung herangezogen werden können. Höhere Titer beim exponierten Lungengesunden infolge häufigen Kontakts mit Mycobacterium tuberculosis haben wir nicht als Regel bestätigen können. Bei einem klinisch Nichttuberkulösen finden wir niemals hohe Werte; andererseits dürften die Tuberkulosen, die mit positiven oder gar hohen Titern einhergehen, bereits auf anderem Wege klinisch erkannt sein. Die Abgrenzung *frischer spezifischer Schübe* von unspezifisch interkurrenten Infekten ist mit der Methode nicht möglich.

Eine gewisse *differentialdiagnostische Bedeutung* mag der Methode zukommen für die Unterscheidung einer Tuberkulose von anderen klinisch und röntgenologisch ähnlichen Krankheitsprozessen: so z. B. zur Abgrenzung ausgedehnter, zum Teil zerfallender Lungenverdichtungen von röntgenologisch entsprechenden Tuberkuloseformen (Lungen, Pleura-, Mediastinaltumoren, chronische Pneumonien, Lungenabscesse, Aktinomykosen, Echinococcuscysten u. a.). Eventuell mögen sie auch zur Klärung der Frage, ob eine Pneumokoniose mit einer zur Zeit geschlossenen Tuberkulose vergesellschaftet ist, beitragen. In diesen Fällen besitzt ein negativer Titer keinen diagnostischen Wert, ein gering erhöhter Titer ist verdächtig, ein hoher Wert beweisend für das Vorliegen einer Tuberkulose, wobei allerdings ein unspezifischer Prozeß mit einem spezifischen vergesellschaftet sein kann.

In Übereinstimmung mit anderen Untersuchern (GERNEZ-RIEUX und Mitarbeiter, HINSON und Mitarbeiter, MAHER-LOUGHMAN und Mitarbeiter) gibt uns das Verhalten des Reaktionsbildes keinen Hinweis für *prognostische Schlüsse.* Zwar deuten sich in der Gesamtzahl der erfaßten Kranken gewisse Beziehungen an, sie sind jedoch für den Einzelfall nicht verwertbar. Wir fanden vermehrt ansteigende und hohe Titer bei ausgedehnten fortschreitenden Prozessen, andererseits niedrige Werte und ein Absinken der Reaktionen bei zur Ruhe kommenden oder ruhenden Krankheitsbildern; daneben steht die große Zahl gleichbleibender Reaktionsbilder bei beiden Verlaufsrichtungen.

Beide Reaktionen erfassen Antikörper, deren Bedeutung für *Immunität und Allergie* nicht bekannt ist. Gesetzmäßigkeiten zwischen Titerhöhe und Immunitätslage des Kranken sind nicht erkennbar (vgl. GERNEZ-RIEUX und Mitarbeiter, HINSON und Mitarbeiter); denn auch in jenen Fällen, in denen die Abwehrkraft des Organismus völlig zusammengebrochen ist, ist der Ausfall der Reaktionen uneinheitlich. Den Zusammenhang zwischen dem Grad der Allergie, soweit sie durch die intradermale Tuberkulinreaktion erfaßt wird, und dem Reaktionsbild haben wir beim Kranken nicht geprüft. TAKAZAWA fand bei der HLR auch in dieser Frage keine Übereinstimmung. Beim Gesunden schließt eine positive Tuberkulin-Intracutanprobe den negativen Ausfall der HHR nicht aus.

Die HHR nach MIDDLEBROOK-DUBOS ist zwar eine für die Tuberkulose spezifische Reaktion, die sich aber für die Diagnose und Prognose der tuberkulösen Erkrankung in der bisherigen Form als unbrauchbar erweist.

Summary.

The clinical value of the haemagglutination-haemolysis reaction according to MIDDLEBROOK-DUBOS was investigated in the sera of 114 practically tuberculosis-negative and 192 tuberculosis-positive patients. In the case of 106 patients reactions could be studied for periods of 3 months and more. GT Hoechst was used as an antigen. Relatively more emphasis was laid on the haemolysis reaction because it proved to be more sensitive.

On account of the relatively large range of error (positive results on healthy patients, negative reactions even in active tb.-cases) the practical diagnostic value of the haemagglutination-haemolysis reaction is very small. In 38 cases of non-tubercular lung diseases the reactions were negative in 36 cases, so that the test is of a certain limited value for differential diagnosis. Investigations with regard to type, extent, activity and course of pulmonary tuberculosis as well as to the age of the patient did not yield any definite relations for the individual case; however, for the overall picture the fact can be taken into account that there was a larger percentage of the higher titers in cases of open, active, extended tuberculosis. For the individual case the reaction permits of no prognostic conclusions. This method proved unsuitable for distinguishing between fresh specific batches and non-specific intercurrent infections.

No indications were found for the importance which the antibodies disclosed by these reactions may have with regard to allergy and immunity in cases of pulmonary tuberculosis.

Résumé.

La valeur clinique de la réaction hémoagglutination-hémolyse d'après la méthode MIDDLEBROOK-DUBOS a été étudiée sur le serum sanguin de 114 sujets pratiquement sains au point de vue pulmonaire et de 192 tuberculeux pulmonaires. Pour 106 de ces malades on a pu suivre la courbe de réaction pendant plus de 3 mois. Comme antigène on a utilisé le GT Hoechst. Dans la conclusion on s'est davantage attaché à la réaction hémolyse car elle s'est révélée plus sensible.

A cause du pourcentage relativement élevé des erreurs (résultats positifs chez les bien-portants — réactions négatives en cas de tuberculose active) la valeur pratique de la réaction hémoagglutination-hémolyse est très limitée pour le diagnostic. Sur 38 malades pulmonaires non tuberculeux les réactions ont été négatives dans 36 cas ce qui donne une certaine valeur au diagnostic différentiel. Les recherches concernant le type, l'extension, l'activité et les perspectives d'évolution de la tuberculose pulmonaire, de même que l'âge du malade n'ont révélé aucun rapport net pour chaque cas particulier, bien que dans l'ensemble des observations les titres plus élevés se sont généralement trouvés en cas de tuberculoses ouvertes, actives et étendues. Cependant le comportement de la courbe de réaction ne permet aucun prognostic dans les cas particuliers. Cette méthode n'a pas permis de distinguer des poussées spécifiques récentes d'avec des cas intercurrents non spécifiques. Nous n'avons trouvé aucune indication qui permette de déterminer un rapport entre les anticorps saisis par les réactions, et l'allergie et l'immunité dans la tuberculose pulmonaire.

Resumen.

El valor clínico de la reacción de hemaglutinación-hemólisis según MIDDLEBROOK-DUBOS fué estudiado en sueros de 114 personas prácticamente sanas del pulmón, y 192 tuberculosos de pulmón. En esta ocasión se pudo seguir el cuadro de reacción en 106 enfermos hasta más allá de tres meses. Como antígeno fué utilizado GT Hoechst. En la valoración se tuvo más en cuenta la reacción hemolítica por mostrarse más sensible.

Debido al margen relativamente alto de errores (resultado positivo en sanos; reacción negativa también en tuberculosos activos) es muy pequeño el valor diagnóstico práctico de la reacción de hemaglutinación-hemólisis. En 38 enfermedades del pulmón no tuberculosas eran negativas las reacciones en 36 casos, de manera que queda sólo un limitado valor para la diagnosis diferencial. No permitieron obtener claros valores de reacción para el caso aislado las investigaciones respecto a la clase, extensión, actividad y curso de la tuberculosis de pulmón, así como a la edad de los pacientes, aun cuando en la valoración total los altos valores de cuantía se encontraron en más cantidad en tuberculosis abiertas, activas y extensas. De todas maneras no permite ninguna conclusión prognóstica la forma de manifestarse el cuadro de reacción en el caso aislado. Nuevas masas específicas no se podían delimitar con este método de los agentes intercurrentes de infección no específicos.

No encontramos nada que nos indicara la importancia de los anticuerpos, sobre los que se han operado las reacciones, en el marco de la alergia y de la inmunidad en la tuberculosis de pulmón.

Literatur.

BRODHAGE, H.: Acta davosiana **10**, 1—14 (1951). — CUTHBERT, R. J.: Glasgow Med. J. **33**, 107 (1952). — GABY, W. L., J. BLACK and A. BONDI: Amer. Rev. Tbc. **65**, 272—277 (1952). — GERNEZ-RIEUX, C. H., u. A. TACQUET: Fortschr. Tbk.forsch. **5**, 66—151 (1952). — HEIN, H., u. W. SROKA: Beitr. Klin. Tbk. **108**, 319 (1953). — HINSON, K. R. W., A. RICHARDSON JONES and J. A. CHAMBERLIN: Brit. J. Tbc. **46**, 50—59 (1951). — KIMURA, K.: Juzenkai Zassi (Jap.) **1942**, **47**, 2155. Zit. bei TAKAZAWA. — KUSONOKI, N.: Tohoku Ikagu Zassi (Jap.) **1938**, **24**, 136. Zit. bei TAKAZAWA. — LAPPONI, G., u. A. M. LALLE: Intern. Congr. of Clinical Pathology. Zit. nach GERNEZ-RIEUX. — LUCENTINI, L., et M. BOISVERT: Ann. Inst. Pasteur **82**, 55—65 (1952). — MAHER-LOUGHMAN, G. P., and G. R. F. HILSON: Tubercle **33**, 297 (1952). Ref. Zbl. Tbk.forsch. **1953**, 6/7, 320. — MIDDLEBROOK, G.: J. Clin. Invest. **29**, 1480—1485 (1950). Zit. nach GERNEZ-RIEUX. — Amer. Rev. Tbc. **62**, 223—226 (1950). — NAGORNY, H.: Beitr. Klin. Tbk. **109**, 283 (1953). — POPP, L.: Klin. Wschr. **1952**, 773. — SCHWARTZ, B.: Amer. Rev. Tbc. **66**, 594 (1952). — SHOJI, H.: Zit. nach GERNEZ-RIEUX. — TAKAZAWA, A., K. KIMURA and K. OMACHI: Tohoku J. of Exper. Med. **57**, 299—309 (1953). — WEIDEMANN, S.: Klin. Wschr. **1952**, Nr 27/28, 651. — WESTERGREN, A.: Allergie-Kolloquium Borstel 1953 (mündliche Mitteilung). — Lancet **1950**, No 6632, 465.

Johannes Meissner.

Über die Kondensation radioaktiv-markierter Phosphate bei variierter Trägerdosis*.

Bei Resorptionsstudien mit radioaktiv-markierten Phosphaten an Mycobakterien bestand die Absicht, den synthetischen Nährlösungen neben dem normalerweise darin vorhandenen Orthophosphat markierte kondensierte Phosphate zuzusetzen, um gegebenenfalls deren unmittelbare Aufnahme nachzuweisen. Dieser Zusatz sollte von möglichst hoher spezifischer Aktivität sein, bei geringer Menge also über hohe ^{32}P-Konzentrationen verfügen. Es lag deshalb nahe, bei der Kondensation vom trägerfreien ^{32}P-Präparat auszugehen, das als H_3PO_4 angeliefert wird. Zur Umwandlung selbst wurden 0,1—1 mC Ausgangsaktivität verwendet. Nach Angabe des A.E.R.E. Harwell beträgt der vom Abtrennungsprozeß herstammende, unvermeidliche ^{31}P-Träger nur etwa 0,3 γ/mC, und damit war die Ausgangsmenge für die durchzuführende Kondensation festgelegt.

Bei so geringen Substanzmengen lassen sich die zu definierten Kondensationsprodukten führenden Vorschriften nur mehr oder weniger angenähert einhalten. Schon die Reinheit des Ausgangsproduktes läßt sich weder nach den üblichen Verfahren erreichen noch überprüfen, wobei besonders an die Anwesenheit von Kationen und anderen Anionen neben den PO_4-Ionen zu denken ist. Außerdem muß die Durchführung der Prozedur möglichst in einem einzigen Reagensgefäß erfolgen, um Adsorptionsverluste so klein wie möglich zu halten. Schließlich aber bereitet die analytische Überprüfung der Kondensationsprodukte weitere Schwierigkeiten.

Bei den folgenden Ausführungen bedienen wir uns der von Thilo[12] eingeführten Nomenklatur, nach der der Ausdruck Metaphosphate auf ringförmige Verbindungen vom Typ $(NaPO_3)_n$ zu beschränken ist, während die kettenförmigen Verbindungen $(NaPO_3)_n \cdot Na_2O$ als Polyphosphate bezeichnet werden, zu denen auch mit $n = 1$ die Orthophosphate als Monophosphate und mit $n = 2$ die Pyrophosphate als Diphosphate zu rechnen sind.

Versuchsmethodik.

Nach Karbe und Jander[6] schien uns der Versuch am aussichtsreichsten, zunächst Trimetaphosphat aus dem trägerfreien ^{32}P-Phosphat herzustellen in Anlehnung an die von ihnen und von Thilo und

* Über die papierchromatographische Trennung und quantitative Bestimmung radioaktiv markierter kondensierter Phosphate siehe auch Z. anorg. u. allg. Chem. **281**, 293—302 (1955).

RÄTZ[14] gegebenen Vorschriften. Die angelieferte Lösung des $^{32}PO_4$-Präparates wurde im Porzellantiegel mit NaOH auf p_H 4—5 eingestellt, also der Azidität des primären Natriummonophosphates entsprechend. (Es wurden meist glasierte, vergleichsweise aber auch unglasierte und Platintiegel benutzt, wobei nur graduelle Unterschiede festgestellt wurden.) Die Lösung wurde dann im elektrischen Tiegelofen bei Temperaturen um 100° C bis zur Trockne eingeengt. Danach wurde die Temperatur langsam bis auf 600—700° C gesteigert, kurze Zeit dort und anschließend etwa 8 Std bei etwa 500° C gehalten. Danach wurde der Tiegel abgeschreckt. In anderen Fällen erfolgte das Abschrecken bereits vor dem Tempern, ohne daß dadurch andere Kondensationsprodukte aus dem trägerfreien Präparat entstanden.

Da das radioaktive Präparat angeblich als H_3PO_4 in salzsaurer Lösung angeliefert wird, enthält die titrierte Lösung eine größere Menge von NaCl als von NaH_2PO_4. Um diesen Einfluß zu erfassen, wurde bei anderen Versuchen die Salzsäure zunächst durch Einengen im Tiegel abgedampft. Danach läßt sich aber nicht mehr eine sichere p_H-Einstellung vornehmen. Trotzdem ergab sich bei allen Kondensationen, die vom trägerfreien Präparat ausgingen, immer eine typische noch zu besprechende Zusammensetzung.

Um zunächst einen unspezifizierten Nachweis von entstandenen kondensierten Phosphaten zu erbringen, haben wir unter gleichen Bedingungen neben dem trägerfreien ^{32}P-Phosphat auch inaktives Phosphat kondensiert und in Wasser aufgenommen. Danach wurden beide Kondensationsprodukte vereinigt, mit Eiweißlösung gefällt und der ^{32}P-Gehalt vom auszentrifugierten Niederschlag und der darüber stehenden klaren Lösung durch Messung der Gesamtaktivität bestimmt. Dabei zeigte sich, daß die eingebrachte ^{32}P-Aktivität in wechselnden, aber größenordnungsmäßig vergleichbaren Anteilen zwischen Lösung und Niederschlag verteilt war. Das Vorhandensein von Polyphosphaten schien damit gesichert, wenn auch sowohl spezifizierte als auch quantitative Angaben auf Grund dieses Befundes unmöglich sind.

Um diese Unsicherheit zu beseitigen, kontrollierten wir daher die Kondensationsprodukte papierchromatographisch nach dem von EBEL und VOLMAR[2] angegebenen Verfahren, das seitdem vor allem von GRUNZE und THILO[5] so wesentlich erweitert wurde, daß es im allgemeinen sogar möglich ist, die R_f-Werte der erhaltenen Chromatogramme in das von diesen Autoren tabellarisch bis zu oktameren Polyphosphaten angegebenen System einzuordnen, wenn nur gleichartige methodische Bedingungen eingehalten werden.

Bei der Kondensation wurde immer von 1 cm^3 einer Lösung ausgegangen, die neben 100—200 μC ^{32}P als Monophosphat ein Trägerphosphat enthält, das zwischen 0 und 200 mg/cm^3 variiert wurde. Als

Trägerphosphat wurde $NaH_2PO_4 \cdot 2H_2O$ (Merck) gewählt. Das radioaktive Phosphat wurde, wie bereits erwähnt, trägerfrei aus der Uranpile Harwell erhalten. Nach der Kondensation wurde der Tiegelinhalt in 1 cm^3 Wasser aufgenommen und unter Rühren soweit möglich in Lösung gebracht. Bei so geringen Ausgangsmengen springt im Gegensatz zu größeren Schmelzen der Tiegel selbst beim Abschrecken meist nicht, und es war deshalb zweckmäßig, für je eine Versuchsserie einen einzigen Tiegel zu benutzen, in dem mit dem trägerfreien Präparat begonnen wurde und dann nach Entnahme der Testproben für die Chromatographie der nächsthöhere Trägerzusatz zugegeben und das Gemisch einem weiteren Kondensationsprozeß unterworfen wurde. Auf diese Weise konnten Verluste durch Adsorption, über die noch zu berichten sein wird, so klein wie möglich gehalten werden. Jedoch mußte jede Synthese mit trägerfreiem Präparat in einem neuen Tiegel durchgeführt werden, der noch nicht mit $^{31}PO_4$-Ionen in Berührung gekommen war. Denn die an den Tiegelwänden auftretenden Adsorptionen, die nach Rudy und Müller[10] bei Phosphaten ein beträchtliches Ausmaß annehmen, können leicht die Größenordnung des Trägers im sog. trägerfreien Präparat überschreiten, bei 200 μC also etwa $5 \cdot 10^{-8}$ g P. Aus den gleichen Gründen war auch Vorsorge zu treffen, daß durch Adsorptions- und Austauscheffekte an den benutzten Pipetten usw. kein wesentlicher Einfluß auf Konzentration und Zusammensetzung der Testproben ausgeübt werden konnte. Für gleiche Konzentration mußten also immer die gleichen Geräte benutzt werden. Trotzdem fiel die ^{32}P-Aktivität von einem Kondensationsvorgang zum nächsten innerhalb der beschriebenen Versuchsserie ab, einerseits durch die entnommenen Testmengen, andererseits durch den radioaktiven Zerfall selbst. Dieser Abfall läßt sich zwar leicht rechnerisch korrigieren, jedoch war dies bei unseren, die Zusammensetzung der verschiedenen Kondensationsprodukte vergleichenden Untersuchungen nicht erforderlich.

Bei der Durchführung der Papierchromatographie lehnten wir uns eng an die von Grunze und Thilo[5] gegebenen Vorschriften an. Insbesondere benutzten wir auch Schleicher & Schüll-Papier 2040a, mit verdünnter HCl und destilliertem Wasser gewaschen. Wir wählten einerseits ein saures, andererseits ein ammoniakalisches Lösungsmittel (Grunze und Thilo: Lösungsmittel I und IV). Als Testsubstanzen dienten Monophosphat ($NaH_2PO_4 \cdot 2H_2O$), Diphosphat ($Na_4P_2O_7 \cdot 10H_2O$) und Trimetaphosphat ($Na_3P_3O_9 \cdot 6H_2O$). Außerdem erwies sich eine Metaphosphorsäure des Handels (Merck) als Kontrollsubstanz zweckmäßig, die aus einem Gemisch von Di-, Tri- und Trimeta-Phosphat bestand, in der aber auch Monophosphat und einige höher polymerisierte Phosphate erkennbar waren.

Zur Entwicklung des Chromatogramms benutzten auch wir die Methode von HANES und ISHERWOOD[4], soweit die Mengen inaktiven Phosphates zur Anfärbung ausreichten. Die Reduktion der Molybdokomplexe erfolgte zunächst mit H_2S. Die dabei häufig beobachteten störenden, ungleichmäßigen Untergrundanfärbungen der Streifen lassen sich aber nach SANSONI[11] weitgehend vermeiden bei Reduktion mit UV oder Sonnenlicht. In vielen Fällen konnte dagegen auf eine Anfärbung

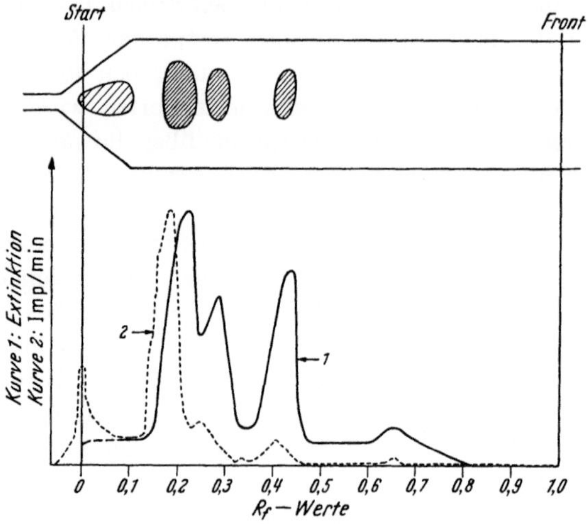

Abb. 1. Vergleich des Anfärbungsbildes mit der colorimetrisch ermittelten Extinktionskurve des Papierstreifens (Kurve 1 ———) und dem ^{32}P-Chromatogramm (Kurve 2 ······) (Farbintensitäten durch unterschiedliche Schraffierung angedeutet). R_f-Werte: 0,18—0,21 Trimetaphosphat; 0,25—0,29 Triphosphat; 0,41—0,43 Diphosphat; 0,65 Monophosphat.

verzichtet werden, oder sie war auch wie bei den trägerfreien ^{32}P-Präparaten unmöglich. Statt dessen erfolgte dann eine Auszählung der ^{32}P-Aktivitäten längs des Chromatogrammstreifens. Dazu wurde der Streifen in einer Schlittenvorrichtung am Zählrohr vorbeigeführt, das mit einem Spalt von 2×20 mm ausgeblendet war. In Abständen von 0,5—1,0 cm werden dabei die Impulse pro Minute bestimmt. Auf diese Weise lassen sich den verschiedenen Polymerisationsstufen Maxima der ^{32}P-Aktivität längs des Chromatogrammstreifens zuordnen.

Die Übereinstimmung von ^{31}P-Anfärbung und ^{32}P-Verteilung auf den Chromatogrammstreifen geht aus Abb. 1 hervor. In diesem Falle wurde eine Synthese mit 10 mg P-Ausgangsmenge durchgeführt, der etwa 100 μC ^{32}P zugesetzt waren. Die Aktivität wurde, wie beschrieben, mit dem Zählrohr ausgezählt, die Anfärbung mit einem Auswertegerät (Bender & Hobein) auscolorimetriert. In diesem Gerät wird der Streifen zwischen beleuchtetem Spalt und Photoelement durchgezogen und der Photostrom bei den verschiedenen Streifenlängskoordinaten an einem Instrument abgelesen, dessen Skala für die Extinktion geeicht ist. An sich soll der Streifen dabei vorher transparent gemacht werden. Es zeigte sich aber, daß schwache Blaufärbungen bei dem mitgelieferten dafür nicht optimalen Filter vor dem Photoelement nicht registrierbar waren. Wir verzichteten deshalb auf die Transparenz und erhöhten statt dessen die Beleuchtungsstärke. Auf diese Weise war es meist möglich, auch schwache Anfärbungen durch die Änderung der Durchlässigkeit gegenüber der des ungefärbten Streifenpapiers hinreichend sicher zu registrieren. Untergrundfärbungen aber erschweren solche Messungen beträchtlich und machen sie in manchen Fällen sogar unmöglich. Abb. 1 zeigt ein solches colorimetrisch aufgenommenes Chromatogramm (Kurve 1) im Vergleich mit dem augenfälligen Anfärbungsbild und der ^{32}P-Verteilungskurve (Kurve 2). Es zeigt sich eine weitgehende Übereinstimmung, obwohl ^{32}P-Chromatogramm und Anfärbungsbild mit verschiedenen aufgebrachten Mengen hergestellt wurden, um jeweils im optimalen Meßbereich zu bleiben. Wir erkennen, daß neben der Hauptmenge des Trimetaphosphates ($R_f = 0{,}18\ldots0{,}21$) noch Triphosphat ($R_f = 0{,}25\ldots0{,}29$) und Diphosphat ($R_f = 0{,}41\ldots0{,}43$) entstanden und außerdem ein kleiner Rest unveränderten Monophosphates ($R_f = 0{,}65$) vorhanden ist. Schließlich wird eine am Start liegengebliebene Komponente im ^{32}P-Chromatogramm sichtbar. Nach EBEL[1] wäre diese als GRAHAMsches Salz anzusprechen, nach GRUNZE und THILO[5] ist sie einschränkender als Polyphosphat vom Mindestpolymerisationsgrad 10 zu kennzeichnen. Das Startmaximum ist allerdings in der colorimetrischen Aufnahme nicht auffindbar, weil die Zuspitzung des Streifens die Messung im Startgebiet ausschließt.

Es erscheint besonders zweckmäßig, bei papierchromatographischen Kontrollen über Art, Bildungsweise und Eigenschaften der kondensierten Phosphate mit radioaktiv-markierten Phosphatzusätzen zu arbeiten. Dabei ist es noch möglich, bei geeigneter ^{32}P-Dosis das Auflösungsvermögen durch Spaltverengung am Zählrohr beträchtlich zu erhöhen. Vor allem aber sei auf den Vorteil hingewiesen, durch Ausplanimetrieren der verschiedenen ^{32}P-Maxima unmittelbar die relative P-Verteilung zwischen den Kondensationsprodukten zu ermitteln und bei geeigneter Eichung der Meßanordnung (vgl. DILLER und MEISSNER[3]) auch quantitative Angaben machen zu können. Diese colorimetrisch aus dem Anfärbungsbild zu erhalten, ist schwieriger, weil abgesehen von der kleineren Nachweisempfindlichkeit auch die verschiedenen kondensierten Phosphate recht unterschiedliche Farbtiefen ergeben. GRUNZE und THILO[5] haben z. B. auf die grünliche Anfärbung des Monophosphates hingewiesen.

Für den quantitativen Vergleich der einzelnen ^{32}P-markierten Stufen im Chromatogramm ist aber selbstverständliche Voraussetzung, daß die aufgebrachten Testproben nach Konzentration und Menge hinreichend genau reproduzierbar sind. Wir haben bei unseren Untersuchungen, soweit es uns nur auf das relative Verhältnis der einzelnen Phosphate in zu vergleichenden Kondensationsprodukten ankam, darauf nur geringen Wert gelegt, so daß die durch Integration erhältliche Gesamtaktivität bei den einzelnen Kurven nur größenordnungsmäßig übereinzustimmen braucht. Wir werden dagegen auf diejenigen Fälle besonders hinweisen, bei denen die Abweichungen die methodisch vorgegebenen Grenzen überschreiten.

Schließlich sei auf die unvermeidlichen Schwankungen der R_f-Werte hingewiesen. Trotz konstanter Temperatur und nur einmaligem Gebrauch des Lösungsmittels ergeben sich Streuungen, die die Identifizierung auch bei mitlaufenden Testsubstanzen erschweren können. In dieser Hinsicht haben GRUNZE und THILO [5] schon auf Beeinflussungen benachbarter Kondensationsprodukte hingewiesen. (Wir verweisen dabei auf die Abb. 7 mit zu kleinem R_f-Wert für Trimetaphosphat.) Für die Aussage, ob Meta- oder Polyphosphate vorliegen, erweist sich aber die Kontrolle mit dem ammoniakalischen Lösungsmittel günstig, bei dem das Tri- und Tetrametaphosphat die weitaus höchsten R_f-Werte aufweisen (vgl. GRUNZE und THILO [5] und als Beispiel Abb. 3).

Ergebnisse.

1. Zusammensetzung der Kondensationsprodukte in Abhängigkeit von der Trägerdosis (Ausgangsmenge).

In Abb. 2 sind die ^{32}P-Chromatogramme aufgetragen, die von den Kondensationsprodukten des NaH_2PO_4 bei verschiedenen Ausgangsmengen sauren Phosphates erhalten werden. Es sei in der Reihenfolge des experimentellen Vorgehens mit der Besprechung des Ergebnisses begonnen, das bei der thermischen Kondensation des trägerfreien ^{32}P-Präparates erhalten wurde, bei dem die Ausgangsmenge also etwa $5 \cdot 10^{-8}$ g betrug. Überraschenderweise zeigt sich in diesem ^{32}P-Chromatogramm nur das Maximum des Monophosphates neben einer am Start verbleibenden Komponente, die, wie gesagt, nach GRUNZE und THILO [5] Polyphosphaten zugeordnet werden müßte, mit einem Polymerisationsgrad von mindestens 10, wenn es sich wirklich um echte Kondensationsprodukte handelt. Von den dazwischenliegenden Verbindungen niederer Polymerisation fehlt jeder Hinweis, sowohl von ringförmigen Metaphosphaten als auch von kettenförmigen Polyphosphaten.

Die Höhe des Maximums an der Startlinie des Chromatogramms zeigt sich bei verschiedenen Synthesen trotz bestmöglicher Einhaltung gleichartiger Kondensationsbedingungen als recht variierend. Während es in Abb. 1 etwa 20% der gesamten in Lösung gegangenen Aktivität ausmacht, haben wir es in anderen Fällen kleiner, gelegentlich sogar nur zu etwa 5% erhalten. Im Prinzip aber ergaben sich immer ^{32}P-Chromatogramme des gleichen Typs, auch wenn Temperzeiten und Temperaturen,

Ausgangs-p_H und NaCl-Zusatz in der beschriebenen Weise variiert wurden. Bei gleichartigen Wiederholungen des Kondensationsvorganges derselben Substanz im gleichen Tiegel ergaben sich unreproduzierbare Schwankungen im Verhältnis der Höhe beider Maxima, in keinem Falle aber weitere Kondensationsprodukte. Auch der Zusatz von etwa *1* γ

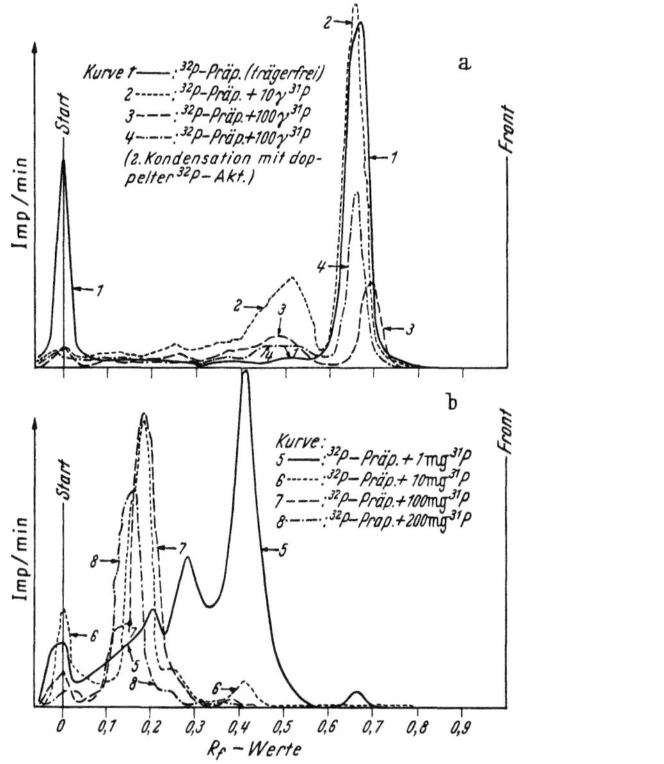

Abb. 2. ^{32}P-Chromatogramme nach der Kondensation bei variierten Ausgangsmengen.
Kurve 1→3: ^{32}P-Akt. = 130 → 90 μC, Kurve 4→8: ^{32}P-Akt. = 180 → 110 μC (Abfall nach dem Zerfallsgesetz.)
R_f-Werte: 0,65—0,7 Monophosphat; 0,4—0,5 Diphosphat; 0,25—0,3 Triphosphat; 0,15—0,2 Trimetaphosphat.

Ca-, Fe- oder Al-Ionen brachte keine eindeutige Erhöhung des Startmaximums, so daß auch die naheliegende Annahme eines Fremdioneneinflusses an Wahrscheinlichkeit verliert. Die relativ starke Herabsetzung des Startmaximums bei Zugabe von 10 γ ^{31}P dagegen könnte nur dann für einen Fremdioneneinfluß sprechen, wenn dieser bei noch größeren ^{31}P-Zusätzen weiter abfallen würde. Dies ist aber nach Abb. 2 durchaus nicht der Fall. Trotz allem aber erscheint eine sichere und genaue Identifizierung der an der Startlinie verbleibenden Verbindung auf diese Art und Weise noch nicht möglich. Es sind nicht einmal an sich unlösliche Phosphate, wie z. B. das MADRELLsche Salz, auszuschließen, denn für diese ist bei den hier herrschenden Konzentrationen ein In-Lösung-Gehen von vorneherein keineswegs ausgeschlossen. Jedoch ist es im Hinblick auf die anschließend besprochene, bei steigender Ausgangsmenge zunächst einsetzende Diphosphatbildung wahrscheinlicher, daß es sich hier um nicht wandernde Diphosphate mit mehrwertigen Kationen handelt.

Betrachten wir nun die Kondensationsprodukte bei wachsenden Trägermengen. Abb. 2a enthält neben der Kurve vom trägerfreien Präparat noch die nach Trägerphosphatzusatz erhaltenen mit dem P-Gehalt von 10 γ (Kurve 2) und 100 γ (Kurve 3 und 4) je Kondensation. Schon bei 10 γ tritt deutlich ein zweites Maximum auf, das wir dem Diphosphat zuordnen können. Bei 100 γ (Kurve 3) ist dieses Maximum auch vorhanden, es fallen aber hier 2 Eigenarten des Chromatogramms auf. Zunächst besteht eine kontinuierliche, leicht ansteigende ^{32}P-Belegung des Streifens, die hinter dem Maximum an der Startlinie beginnt und beim Monophosphat endet. Sie konnte in einer Reihe von Chromatogrammen reproduziert werden. Wir möchten annehmen, daß diese Untergrundbelegung durch eine langsame, stetige Umwandlung von an sich nicht wandernden Phosphaten während der Laufzeit der Chromatographie bedingt wird. Die dabei entstehenden, wandernden Mono- oder Diphosphate können dann erst nach ihrer Bildung hinter den bei Beginn der Laufzeit gebildeten herlaufen.

Die zweite Auffälligkeit besteht in der niedrigen Gesamtaktivität bei den Kurven für 100 γ ^{31}P-Zusatz. Es muß betont werden, daß die aufgebrachten Mengen auch hier keinesfalls von den üblicherweise aufgetragenen abwich und daß sich die niedrigen Kurven bei diesem Kondensationsprodukt an 8 verschiedenen Chromatogrammen bestätigten. Wir zeigen in Abb. 2a zwei Chromatogramme für 100 γ ^{31}P, wobei das zweite (Kurve 4) ein Beispiel von 8 weiteren ist, die nach Wiederholung des Temperns bei verdoppelter ^{32}P-Aktivität gewonnen wurde. Auch dies führte offensichtlich nicht zu der Erhöhung der aufgebrachten Gesamtaktivität im erwarteten Ausmaß. Wir neigten zunächst der Annahme von Verlusten durch Verdampfung zu. Vergleicht man aber damit das Ergebnis von der nächstfolgenden Kondensation mit 1 mg ^{31}P-Träger, bei der der ^{32}P-Gehalt nicht geändert (Abb. 2b, Kurve 1) und auch sonst unter quantitativ gleichen Bedingungen gearbeitet wurde, so können die 100 γ-Kurven nur durch besonders starke Adsorptionseinflüsse an der Tiegelwand bestimmt worden sein, für die die gegebene Konzentration offenbar optimale Bedingungen aufweist. Die Prüfung mit dem Zählrohr zeigt in der Tat hohe ^{32}P-Adsorption im Tiegel, die nur schwer und nicht vollständig durch Kochen in Säuren usw. beseitigt werden kann. Wir werden darauf noch einmal zurückkommen.

Bei der Ausgangsmenge von 1 mg P überwiegen zum ersten Male die kondensierten Phosphate dem Monophosphat. Neben Diphosphat tritt auch Tri- und Trimetaphosphat auf. Auch am Start findet sich wieder ein Maximum, von dem sich natürlich nicht sagen läßt, ob es noch das gleiche Kondensat repräsentiert wie beim trägerfreien Fall. Die aufgebrachte ^{32}P-Gesamtaktivität ist hier wieder stark angestiegen, die offenbar abgesättigte Adsorption an der Tiegelwand tritt ^{32}P-bilanzmäßig nicht mehr in Erscheinung. Jedoch scheinen bei dieser Ausgangsmenge die Verhältnisse noch recht labil zu sein. Man erhält ungewöhnlich verschieden zusammengesetzte Produkte bei verschiedenen Synthesegängen. In Kurve 1 der Abb. 7, die ebenfalls mit 1 mg Substanzmenge bei der Kondensation erhalten wurde, ist z. B. der Polyphosphatanteil viel höher, das zweite recht hohe Maximum ist Trimetaphosphat zuzuschreiben (R_f-Wert infolge Verdrängung verschoben), und das Diphosphat hat keinesfalls mehr die beherrschende Rolle wie in Kurve 5 der Abb. 2. Es mußte uns daran liegen, die offenbar erst jetzt beginnende Kondensation zu Trimetaphosphat einwandfrei nachzuweisen. Abb. 3 stellt deshalb die Kurve aus Abb. 2 der von der gleichen Lösung mit ammoniakalischem Lösungsmittel aufgenommenen gegenüber. Das Maximum bei $R_f = 0{,}56$ ist in diesem mit Sicherheit dem Trimetaphosphat zuzuschreiben, und wenn auch die bei $R_f = 0{,}29$ zusammenfallenden Maxima von Di- und Triphosphat zu einer störenden Linienverbreiterung führen, ist die prinzipielle Übereinstimmung beider Darstellungen doch unverkennbar. Der Unterschied des Maximums an der Startlinie könnte so gedeutet werden, daß verschiedene Mengen eines aufgewirbelten, unlöslichen Niederschlages in die Pipette und damit auf die Streifen gerieten. Filtrationen zeigten aber keinen eindeutigen Erfolg, auch nicht bei ähnlichen Diskrepanzen bei noch größeren Ausgangsdosen. Bei 10 mg ^{31}P Ausgangsmenge (Kurve 6, Abb. 2) beherrscht das Trimetaphosphatmaximum schon das Chromatogramm, Tri- und Diphosphat

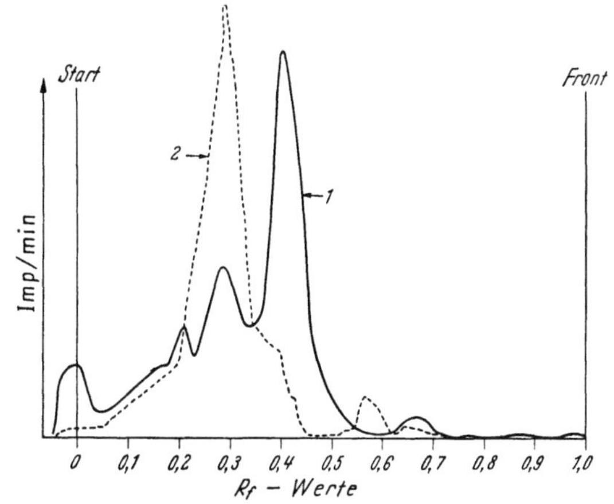

Abb. 3. ^{32}P-Chromatogramm nach Kondensation von etwa 150 μC ^{32}P mit 1 mg ^{31}P-Zusatz. Kurve 1 ——— saures Lösungsmittel. R_f-Werte: ~0,2 Trimetaphosphat; 0,28 Triphosphat; 0,40 Diphosphat; 0,66 Monophosphat. Kurve 2 · · · · ammoniakalisches Lösungsmittel. R_f-Werte: ~0,29 Di- und Triphosphat; 0,39 Monophosphat; 0,56 Trimetaphosphat.

fallen immer mehr ab, und Monophosphat ist kaum noch nachzuweisen. Diese Entwicklung setzt sich bei 100 mg (Kurve 7) fort, bis schließlich bei 200 mg Trägerdosis (Kurve 8) endlich, wie ursprünglich erwartet, das Trimetaphosphat als praktisch einziges Kondensationsprodukt übrigbleibt.

2. *Kontrollen über Austauschvorgänge und Adsorptionseffekte.*

Zur Sicherung der gefundenen Abhängigkeit der Endproduktzusammensetzung von Trägergehalt bzw. Ausgangsmenge erschien es uns notwendig, Austauschprozesse und Adsorptionseffekte bei der Aufnahme der Kondensationsprodukte in Wasser auszuschließen oder in ihrer Wirksamkeit herabzusetzen. Dabei war besonders wieder das trägerfrei hergestellte Produkt zu untersuchen, bei dem die Abweichungen von der normalen Zusammensetzung am größten sind. Es wurden daher parallel zu einer Umwandlung von trägerfreiem Präparat in einen zweiten Tiegel etwa 10 mg inaktives ^{31}P als $NaH_2PO_4 \cdot 2H_2O$ eingebracht und kondensiert. Nach der Aufnahme beider Endprodukte in destilliertem Wasser wurden die Lösungen zusammengegeben und chromatographiert. Abb. 4 zeigt den Vergleich zwischen Anfärbung und ^{32}P-Verteilung. Die ^{32}P-Kurve deckt sich prinzipiell völlig mit Kurve 1 aus Abb. 2a für die trägerfreie Umwandlung, wird also durch das in der Lösung befindliche Trimetaphosphat und die inaktiven Polyphosphate nicht beeinflußt (Abb. 4, Kurve 1). Auch Wiederholungen zu verschiedenen Zeiten nach der Vereinigung beider Kondensate zeigten, daß Austauschprozesse mit den Poly- und Metaphosphaten in schwach saurem Milieu (p_H 5) vernachlässigbar sind. Daß auch das Monophosphat selbst nachträglich keinen Einfluß auf die Zusammensetzung des trägerfrei hergestellten Kondensationsproduktes ausübt, konnte bewiesen werden, indem dieses in inaktiver Monophosphatlösung aufgenommen wurde. Im ^{32}P-Chromatogramm ergibt sich danach auch am Startmaximum keine Abweichung gegenüber der Lösung in H_2O, und andererseits wird auch keine Anfärbung außer der für Monophosphat gefunden (Abb. 4, Kurve 2).

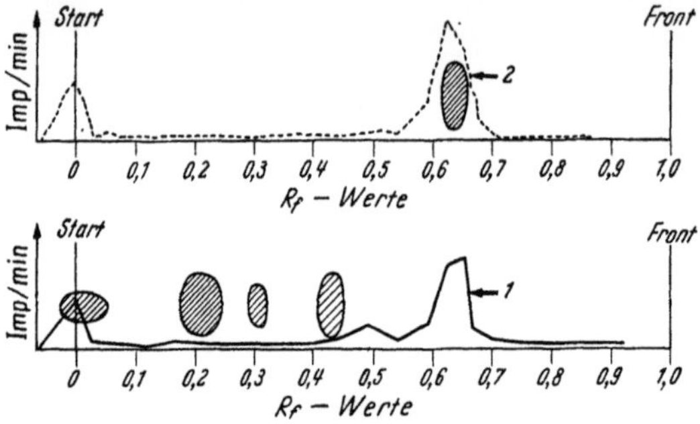

Abb. 4. ^{32}P-Chromatogramm und Anfärbungsbild nach Kondensation von trägerfreien ^{32}P-Präparaten. Kurve 1 ——: Kondensat in der Lösung eines Gemisches inaktiver Polyphosphate aufgenommen. Kurve 2 • • • • •: Kondensat in inaktiver Monophosphatlösung aufgenommen. R_f-Werte: ~0,2 Trimetaphosphat; 0,3 Triphosphat; 0,44 Diphosphat; 0,65 Monophosphat.

Ein Versuch mit dem Ziele der Desorption etwa adsorbierter Phosphate gibt keinen Hinweis dafür, daß etwa im Chromatogramm des trägerfreien Kondensationsproduktes nicht aufgefundene Polyphosphate möglicherweise schon vorher an der Tiegelwand quantitativ adsorbiert werden. Der Tiegel wurde nach der Kondensation eines trägerfreien Präparates geleert, mit H_2O kräftig gespült und dann mit einer inaktiven Polyphosphatlösung — wieder bei 10 mg P Ausgangsmenge hergestellt — gefüllt, etwa 24 Std stehen gelassen und danach die Lösung chromatographiert. Aus rein technischen Gründen wurde ammoniakalisches Lösungsmittel verwandt. Das Ergebnis zeigt Abb. 5. Es findet sich im ^{32}P-Chromatogramm ausschließlich der von der trägerfreien Umwandlung her bekannte Verlauf. Das angefärbte Bild zeigt dagegen die Maxima für Trimetaphosphat ($R_f = 0{,}6$), für Monophosphat ($R_f = 0{,}39$), für Di- und Triphosphat ($R_f = 0{,}39$) und für Polymere in Startnähe. Wenn also trotz der in diesem Versuch gegebenen Möglichkeit von Austauschprozessen keine anderen ^{32}P-markierten Poly- oder Metaphosphate auftreten, so ist mit großer Wahrscheinlichkeit zu schließen, daß solche auch nicht an der Tiegelwand adsorbiert gewesen sind.

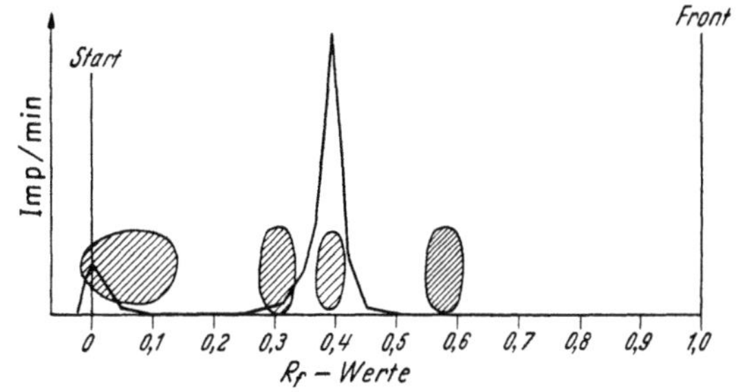

Abb. 5. Adsorption an der Tiegelwand nach Kondensation eines trägerfreien ^{32}P-Präparates. Restaktivität nach Tiegelspülung in einem Polyphosphatgemisch aufgenommen: ^{32}P-Chromatogramm und Anfärbungsbild. (Ammoniakalisches Lösungsmittel.) R_f-Werte: $\sim 0{,}3$ Di- und Triphosphat; 0,4 Monophosphat; 0,6 Trimetaphosphat.

3. *Chromatogramme nichtkondensierter ^{32}P-Präparate.*

In Abb. 6 ist als Kurve 1 das ^{32}P-Chromatogramm eines von Harwell als H_3PO_4 gelieferten trägerfreien ^{32}P-Präparates eingetragen, wie es nach der Einstellung auf p_H 5 gewonnen wurde. Man erkennt, daß wirklich ausschließlich Monophosphat darin enthalten ist und insbesondere an der Startlinie keine Andeutung eines Maximums besteht. Dies ist aber nicht bei allen Lieferungen so. Die Kurve 2 zeigt das Chromatogramm einer anderen Sendung, in dem ein deutliches Maximum am Start erkennbar ist. Beim Ausplanimetrieren der beiden Maxima ergibt sich, daß nur weniger als 5% des aufgebrachten ^{32}P zu der am Start verbliebenen Komponente gehören. Dabei ist schon das bisher auffälligste Beispiel gewählt. Wir haben nach Einstellung auf p_H 2 eine hydrolytische Spaltung bei Siedetemperatur versucht. Kurve 3 zeigt das Ergebnis nach 1 Std, Kurve 4 nach 4 Std. Das Startmaximum nimmt zwar stark dabei ab, es bleibt aber noch immer deutlich erkennbar. Auch hier ist ohne weiteres nicht mit Sicherheit zu entscheiden, ob hochpolymere Phosphate oder nicht wandernde Phosphate mehrwertiger Kationen vorliegen.

Auf die Schwierigkeit, sehr reines, von Metaphosphaten freies radioaktives Phosphat für bakteriologische Zwecke zu erhalten, haben schon MÉRINIS und SÜE[7] hingewiesen. Wir haben auf eine solche Beimengung schon geschlossen aus einer gelegentlich gegenüber dem inaktivem Monophosphat bevorzugten Aufnahme auch des nichtkondensierten radioaktiven Phosphates durch Mycobakterien. Solche Ergebnisse sind zwanglos zu deuten, wenn eine polymere Beimengung von den Bakterien quantitativ aufgenommen wird, während vom Monophosphat aus der Nährlösung nur größenordnungsmäßig 0,1—1% verbraucht werden. Weitere Einzelheiten sind dem Bericht über diese Resorptionsuntersuchungen zu entnehmen[9].

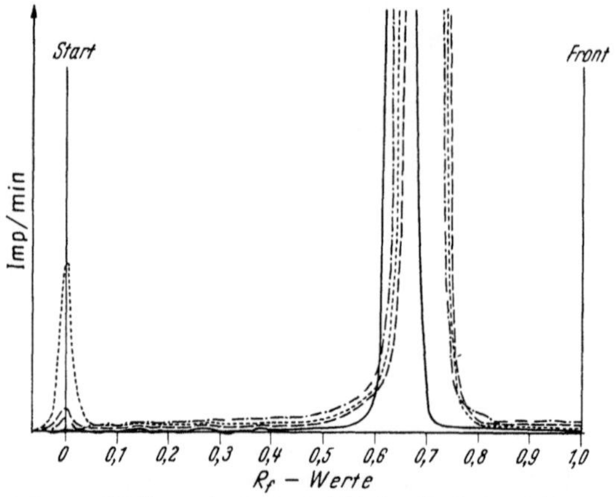

Abb. 6. ^{32}P-Chromatogramme nicht kondensierter trägerfreier ^{32}P-Präparate, nach Angabe bestehend aus H_3PO_4. Kurve 1 ———: 1. Beispiel eines reinen PO_4-Präparates. Kurve 2 ••••••: 2. Beispiel für einen nicht wandernden ^{32}P-Anteil. Kurve 3 — — — —: 2. Beispiel nach Hydrolyse: 1 Std zur Siede bei p_H 2. Kurve 4 —·—·—: 2. Beispiel nach Hydrolyse: 4 Std zur Siede bei p_H 2. R_f-Wert: 0,63—0,65 Monophosphat.

4. *Hydrolyse der Polyphosphate.*

Die aus Abb. 6 hervorgehende beachtliche Stabilität des Startmaximums gegenüber Hydrolyse, die sich auch beim kondensierten trägerfreien Präparat in ähnlicher Weise bestätigte, veranlaßte uns zu Untersuchungen über Gang und Geschwindigkeit der hydrolytischen Spaltung der Polyphosphate in Gemischen, wie wir sie bei variierter Ausgangsmenge erhalten haben. Wir gingen dabei einerseits von dem aus 1 mg P und dem aus 10 mg P kondensierten markierten Phosphat aus, dessen Mischungsverhältnis durch die Kurven 1 der Abb. 7 und 8 charakterisiert sind. Proben der Lösung beider Endprodukte wurden sowohl bei p_H 2 als auch nach Neutralisierung jeweils 1 Std und 4 Std lang zur Siede erhitzt und danach chromatographiert. Der Vergleich der Abb. 7 und 8 zeigt einige bemerkenswerte Unterschiede des Hydrolyseverlaufes. Das Trimetaphosphatmaximum fällt in Abb. 7a viel schneller ab als in Abb. 8a. Im neutralen Milieu ist es aber auch in Abb. 7 relativ stabil. Man darf dies in Übereinstimmung mit THILO[13]

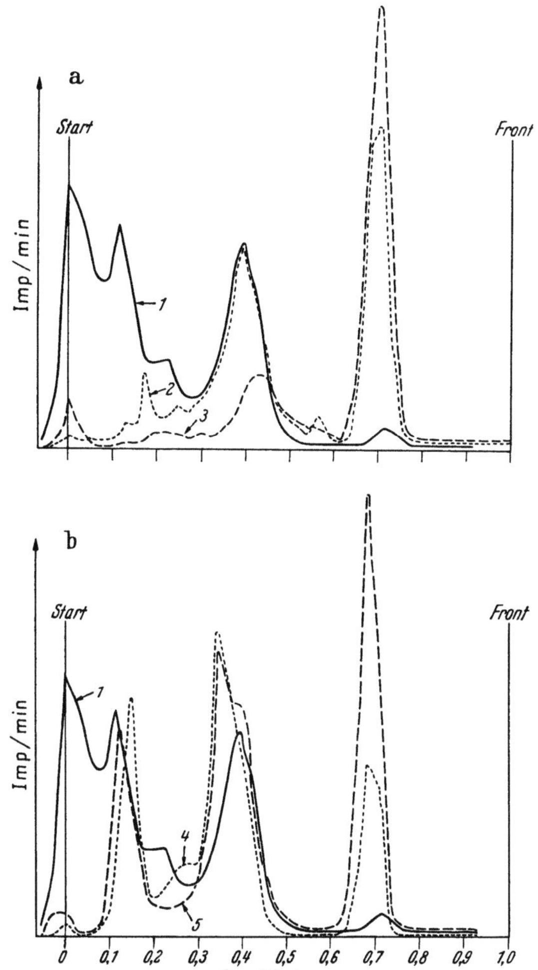

Abb. 7a u. b. ^{32}P-Chromatogramm nach Kondensation von etwa 100 μC ^{32}P mit 1 mg ^{31}P-Träger und nach anschließender Hydrolyse. R_f-Werte: ~0,1—0,2 Trimetaphosphat; 0,35—0,4 Diphosphat; 0,65—0,7 Monophosphat. 7a: Kurve 1 ———: nach Kondensation; Kurve 2 ······: nach 1 Std Sieden bei p_H 2; Kurve 3 — — — —: nach 4 Std Sieden bei p_H 2. 7b: Kurve 1 ———: nach Kondensation; Kurve 4 ······: nach 1 Std Sieden bei p_H 7; Kurve 5 — — — —: nach 4 Std Sieden bei p_H 7.

vielleicht so interpretieren, daß im Beispiel der Abb. 7 in saurem Milieu der Abbau des Startmaximums auch über niedere Polyphosphate erfolgt, während in neutralem Milieu dieser Abbau nur über die Trimetaphosphatstufe erfolgt. Auffallend aber ist, daß offenbar auch die Stabilität des Trimetaphosphates in der größeren Konzentration (Abb. 8) größer zu sein scheint als in der kleineren (Abb. 7). Dies erinnert an den Verlauf der thermischen Kondensation bei kleinen Ausgangsmengen.

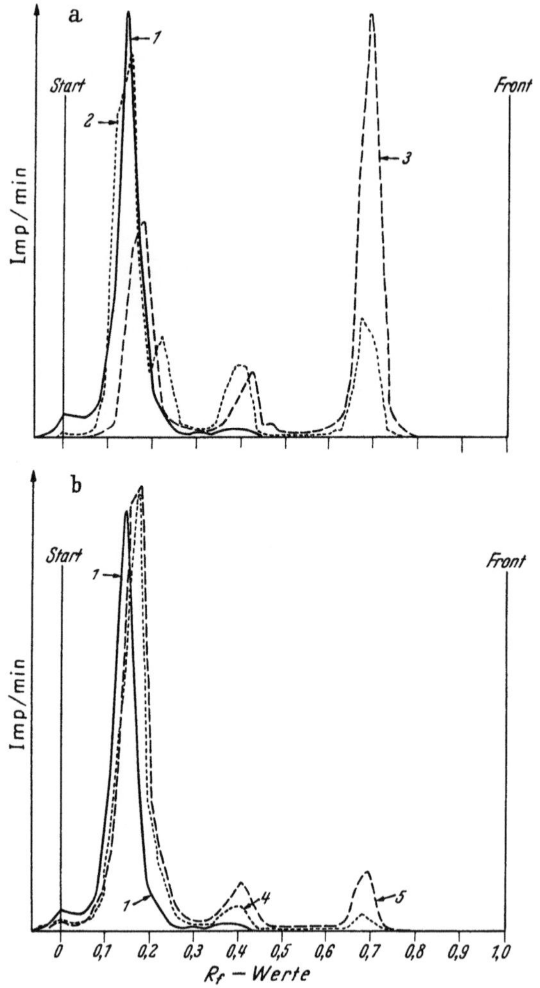

Abb. 8a u. b. ^{32}P-Chromatogramm nach Kondensation von etwa 100 μC ^{32}P mit 10 mg ^{31}P-Träger und nach anschließender Hydrolyse. R_f-Werte: ~0,15 Trimetaphosphat; 0,25 Triphosphat; 0,4 Diphosphat; 0,7 Monophosphat. 8a: Kurve 1 ———: nach Kondensation; Kurve 2 ••••••: nach 1 Std Sieden bei p_H 2; Kurve 3 — — — —: nach 4 Std Sieden bei p_H 2. 8b: Kurve 1 ———: nach Kondensation; Kurve 4 ••••••: nach 1 Std Sieden bei p_H 7; Kurve 5 — — — —: nach 4 Std Sieden bei p_H 7.

Wir können auf weitere möglich erscheinende Folgerungen aus den bisherigen Befunden noch nicht eingehen, jedoch scheint es auch in dieser Hinsicht nützlich, auf die methodischen Möglichkeiten hinzuweisen, die hier durch die Kombination der Verwendung radioaktiv-markierten Phosphates mit der papierchromatographischen Analyse gegeben sind.

Zusammenfassung.

Die Kondensation radioaktiv-markierter Phosphate wurde papierchromatographisch kontrolliert. Bei gleicher vorgegebener Aktivität für jede Kondensation wird der Trägerzusatz und damit die Ausgangsmenge bis zu 200 mg P variiert. Infolge der geringen Substanzmengen muß ein einfacher Kondensationsvorgang angewendet werden, der bei üblichen Mengen der Schmelzen dominierend zu Trimetaphosphat führen würde. Bei trägerfreien Präparaten mit etwa 5×10^{-8} g P je Kondensationsgang lassen sich dagegen außer nicht umgewandeltem oder rückgebildetem Monophosphat nur eine nicht wandernde Komponente nachweisen. Es ist zunächst nicht sicher zu entscheiden, ob es sich dabei um nicht wandernde Phosphate mit mehrwertigen Kationen oder um hochpolymere Phosphate handelt. Auch sonst zeigen sich sehr augenfällige Unterschiede bei der thermischen Kondensation von kleinen Ausgangsmengen gegenüber den üblichen Kondensationsprodukten, deren Deutung aber noch völlig offen bleibt. Bei steigender Ausgangsmenge tritt zunächst Di-, dann auch Triphosphat auf. Erst von 1 mg Ausgangsmenge ab wird auch Trimetaphosphat in steigendem Maße gebildet, bis schließlich bei 100—200 mg P die wäßrige Lösung des Endproduktes praktisch nur Trimetaphosphat enthält.

Nach der gleichen Methode wurden Austausch- und Adsorptionseffekte untersucht, wie auch der Verlauf der hydrolytischen Spaltung bei den verschiedenen erhaltenen Polyphosphatgemischen. Die Rückbildung zu Monophosphat wird sowohl im sauren als auch im neutralen Milieu bei Siedetemperatur bis zu 4 Std verfolgt. Bei einzelnen Sendungen der radioaktiven Präparate lassen sich in den angeblichen H_3PO_4-Lösungen auch kleine Zusätze von nicht wandernden Phosphaten.

Fräulein Ilse Langrehr danke ich für ihre ständige Hilfsbereitschaft und die selbstständige, umsichtige Mitarbeit bei der Durchführung dieser Untersuchungen.

Summary.

The condensation of radioactive tracer phosphates was checked by means of paper chromatography. With a constant ^{32}P-dose for each condensation process, the addition of carrier substance (the initial quantity) is varied up to 200 mg P. Since the quantities are very small, a simple condensation process has to be used which would predominantly produce trimetaphosphate if the usual initial quantities were employed. However, when carrier-free preparations are used with about 5×10^{-8} g P per condensation, only polyphosphates with a minimum degree of polymerisation of 6 are found besides unchanged or re-formed monophosphate. If the initial quantity is increased, we find at first diphosphate and later triphosphate. Only when the initial quantity is 1 mg and more is there any appreciable amount of trimetaphosphate; the amount increases until at 100 to 200 mg P the aqueous solution of condensate contains practically nothing but trimetaphosphate.

The same method was used to determine exchange and adsorption effects as well as the course of hydrolysis in the various polyphosphate mixtures obtained. A check of up to 4 hours is kept on the monophosphate back-formation in both acid and neutral environment, with temperatures of up to boiling point. In some cases the original radioactive materials also contain small additions of polyphosphates and these too are fairly resistant to hydrolysis.

Résumé.

Contrôle au papier chromatographique de la condensation de phosphates marqués radio-actifs. Pour une même activité donnée et pour chaque chauffage prolongé, on varie l'addition de phosphates non radio-actifs et par suite la quantité de produit final jusqu'à 200 mg de P. A cause des quantités réduites de substance on est obligé d'utiliser un procédé simple de condensation qui pour les quantités usuelles de matériel de fusion conduirait de façon dominante à du trimétaphosphate. Dans les préparations exemptes de phosphates non radio-actifs, avec environ 5×10^{-8} g de P par condensation on ne trouve par contre, outre des monophosphates non transformés ou retransformés, que des polyphosphates à degré de polymerisation d'au moins 6. Si la quantité de produit terminal augmente, apparaît tout d'abord du diphosphate, puis du triphosphate. Ce n'est qu'à partir d'l mgr de produit terminal que se forme aussi, en quantité croissante, du trimétaphosphate, jusqu'à ce que finalement, vers 100 à 200 mgr de P, la solution aqueuse du produit de condensation ne contienne pratiquement plus que du trimétaphosphate.

Suivant la même méthode on a étudié les effets d'échange et d'adsorption ainsi que le processus d'hydrolyse dans les différents mélanges de polyphosphates obtenus. Si l'on chauffe à ébullition la retransformation en monophosphate peut s'observer jusqu'à 4 heures, aussi bien en milieu acide qu'en milieu neutre. Dans certaines préparations radio-actives on peut aussi déceler dans les solutions de prétendu $PO_4 H_3$ de petites quantités de polyphosphates également très stables à 'hydrolyse.

Resumen.

La condensación de fosfatos marcados radioactivamente fué controlada por la cromatografía de papel. Con la misma dosis de ^{32}P para cada proceso de condensación es variada la adición de vehículo y con ello la cantidad inicial hasta 200 mg P. A causa de las pequeñas cantidades de substancia debe emplearse un método sencillo de condensación, que en las usuales cantidades iniciales conduciría preponderantemente a la formación de trimetafosfato. En preparados libres de vehículo con aproximadamente 5×10^{-8} g de P por curso de condensación se encuentran por el contrario, aparte de monofosfato no transformado o vuelto a formarse, sólo polifosfatos con un grado mínimo de polimerización de 6. Al subir la cantidad inicial surge en primer lugar difosfato y más tarde también trifosfato. Solamente a partir de 1 mg de cantidad inicial se forma también en medida creciente trimetafosfato, hasta que finalmente en cantidades de 100—200 mg de P la solución acuosa del condensado contiene prácticamente sólo trimetafosfato.

Conforme al mismo método fueron investigados los efectos de intercambio y absorción, así como el transcurso de la hidrólisis en las diversas mezclas de polifosfato obtenidas. La retroformación de monofosfato ha sido seguida tanto en medio ácido como neutral en el calentamiento de ebullición hasta 4 horas. En algunos casos las materias originales radioactivas contienen también pequeñas adiciones de polifosfatos, que igualmente son muy estables contra la hidrólisis.

Literatur.

[1] EBEL, J. P.: Bull. Soc. Chim. France **1953**, Nr 10, 991. — [2] EBEL, J. P., et Y. VOLMAR: C. r. Soc. Biol. Paris **233**, 415 (1951). — [3] DILLER, W., u. J. MEISSNER: Jahresbericht Borstel 1950/51, S. 27ff. — [4] HANES, C. S., and F. H. ISHERWOOD: Nature (Lond.) **164**, 1107 (1949). — [5] GRUNZE, H., u. E. THILO: Sitzgsber. dtsch. Akad. Wiss. Berlin, Kl. Math. u. allg. Naturwiss. **1953**, Nr 5 (1954). — [6] KARBE, K., u. G. JANDER: Kolloidchem. Beih. **54**, 2 (1943). — [7] MÉRINIS, J., et P. SÜE: Bull. Soc. chim. France Mèm. (5) **1950**, Nr 17, 485. — [8] MEISSNER, J., u. W. DILLER: Z. Hyg. **137**, 518 (1953). — [9] MEISSNER, J., u. J. LEMKE: Z. Hyg. **141**, 249 (1955). — [10] RUDY, H., u. K. E. MÜLLER: Angew. Chem. A **60**, 280 (1948). — [11] SANSONI, B.: Angew. Chem. **65**, 423 (1953). — [12] THILO, E.: Angew. Chem. **63**, 508 (1951). — [13] THILO, E.: Angew. Chem. **67**, 141 (1955). — [14] THILO, E., u. R. RÄTZ: Z. anorg. u. allg. Chem. **258**, 33 (1949).

JOHANNES MEISSNER und WERNER DILLER.

Über Zählrohrmessungen zur Bestimmung der ^{32}P-Konzentration von Flüssigkeiten.

In einem früheren Bericht[7] haben wir über die in unserem Laboratoriumsbetrieb erprobte, quantitative Bestimmung der radioaktiven Isotope ^{32}P, ^{131}J und ^{35}S in getrockneten Organsubstanzen berichtet, wie sie sich besonders bei Verteilungs- und Aufnahmestudien mit diesen Isotopen im Tierversuch oder auch in der Bakterienkultur bewährt hat. Auf die Fehlerbreite der Bestimmung wurde ausführlich eingegangen, deren Gültigkeit sich auf alle unsere Untersuchungen mit der Indicatormethode erstreckt. Wir wiesen dabei darauf hin, daß Fehlerbetrachtungen nach analogem Muster auch bei anderen Meßanordnungen unerläßlich sind und erhoben dazu die Forderung, die Manipulationsweise jeweils der zu untersuchenden Fragestellung anzupassen.

Der Übergang von reinen Verteilungsstudien zur chemisch-physiologischen Differenzierung der dabei gewonnenen charakteristischen Befunde zwang uns zu einer solchen Modifizierung des Meßvorganges, indem wir statt der getrockneten und gemörserten Meßproben in vielen Fällen Flüssigkeitsproben zur Vermessung wählten. In der Regel wird dies immer zweckmäßig sein, wenn in einem Analysengang, z. B. nach Veraschung, die Probe in gelöster Form vorliegt und diese Lösung bei der Bestimmung der spezifischen Aktivität nach HEVESY[9] gleichzeitig zur Bestimmung ihres Gehaltes am inaktiven Isotop benutzt wird. Aber auch dies darf man nicht verallgemeinern, denn Konzentration, Härte der Strahlung und die chemischen Eigenschaften werden immer zu berücksichtigen sein und häufig eine weitere Anreicherung, z. B. durch Ausfällung, erforderlich machen, wenn nicht sogar eine Bestimmung von aktivem und inaktivem Isotop in getrennten Proben angezeigt ist. Wie immer aber auch die Anordnung modifiziert werden mag, es sollte doch in einem Laboratoriumsbetrieb unbedingt der Anschluß der verschiedenen Meßanordnungen aneinander quantitativ verfolgt werden.

Die folgenden Betrachtungen über die Vermessung von Flüssigkeiten stellen demnach nur eine Erweiterung der früheren Ausführungen dar. Wir glauben uns damit auch berechtigt, bei dieser Gelegenheit auf unsere Erfahrungen und auf die anderer Autoren einzugehen, die die prinzipiell unveränderlichen Glieder der Meßanordnung und von diesen besonders das Zählrohr betreffen. Derartige Hinweise erscheinen in der

Regel in der nicht allgemein zugänglichen Fachliteratur. Sie sind oft nicht leicht bei der Anwendung der Methode in ihrer Bedeutung zu übersehen und können zum Teil auch in der zusammenfassenden Spezialliteratur zur Meßtechnik (z. B.[8, 17]) nur wenig Raum finden.

Das Zählrohr und seine Geometrie.

1. Charakteristik und Nachentladungen.

Bei der Indicatormethode wird das Zählrohr praktisch immer im Auslösebereich betrieben. Für den Betrieb ist also ein gutes Plateau Voraussetzung. Über Aufnahme und Kontrolle der Charakteristik wurde ausführlich berichtet. Die Abb. 1 zeigt die Charakteristiken eines Zählrohres mit Argon-Alkoholfüllung etwa $^3/_4$ Jahr und etwa $2^1/_2$ Jahre nach Neufüllung, in denen es regelmäßig in Betrieb gewesen ist. Aus dem waagerechten Plateau ist unterdessen ein Anstiegsgebiet geworden mit 10% Anstieg je 100 V Spannungserhöhung. (Die Differenz der Einsatzspannung in Abb. 1 ist auf die Änderung der Anpassung im Eingangskreis des Zählstoßverstärkers zurückzuführen.) In diesem Zustand betrachten wir das Zählrohr als an der Grenze seiner Betriebssicherheit angekommen und sehen eine Neufüllung vor. Denn die Plateauverschlechterung ist durch Nachentladungen bedingt, deren auslösenden Prozessen (MÜLLER[13]) eine auf die Primärlawine folgende Elektronenauslösung im Gasraum oder an der Kathode gemeinsam ist, wodurch wieder eine neue Lawine eingeleitet wird. Dabei ist sowohl die Wahrscheinlichkeit, mit der die einer Primärlawine folgenden Einzelentladungen eintreten, als auch ihre Zahl statistisch. Allgemein aber läßt sich sagen, daß die Wahrscheinlichkeit ihres Auftretens mit der am Zählrohr angelegten Spannung steigt. Auf diese Weise führen die Nachentladungen zur Plateauverschlechterung. Mit steigender Spannung wird die Zahl der Fehlanzeigen größer. Vom Zählrohrmechanismus aus gesehen sind die Nachentladungen ein Zeichen für die fortschreitende

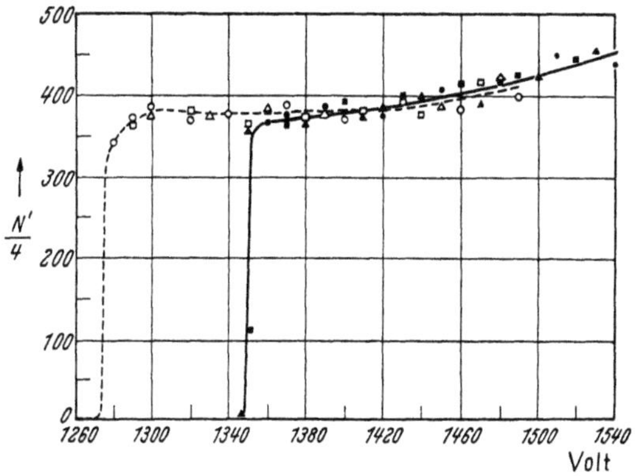

Abb. 1. Zählrohrcharakteristiken nach verschiedenen Betriebszeiten. Zählrohrfüllung: 21. 7. 51. Charakteristik: 18. 4. 52, Plateausteigung ~ 1%/100 V · · · · · · · ·. Charakteristik: 18. 1. 54, Plateausteigung ~ 10%/100 V———. (Meßreihe 1 ○ ● mit ansteigender Spannung, Meßreihe 2 △ ▲ mit abfallender Spannung, Meßreihe 3 □ ■ mit wiederansteigender Spannung).

Dissoziation des unseren Zählrohren als Löschgas zugesetzten Alkohols, die damit am Verlauf der Charakteristik kontrollierbar ist.

2. *Totzeit und Stotterkorrektur.*

Für das Auflösungsvermögen eines Zählrohres ist die Totzeit und die daran sich anschließende Erholungszeit bestimmend. Eine neue sehr einfache und auf 5% genau arbeitende Methode zur Totzeitbestimmung hat NENNING[14] angegeben. Bei Benutzung eines Integrators, dessen Zeitkonstante größer ist als die des Zählrohres, läßt sich die Totzeit aus der Differenz von Mittelwertanzeige und Einzelimpulszählung bestimmen. Nach DEN HARTOG[6] ist jedoch bei den normalen Zählrohrbetriebsspannungen die Totzeit nur abhängig von den Zählrohrdimensionen und der Ionenbeweglichkeit von Alkoholionen in Argon, für ein vorgegebenes Zählrohr also annähernd konstant. Zu beachten ist aber eine Abnahme der mittleren Totzeit mit zunehmender Impulshäufigkeit (BALDINGER und HUBER[2]) wie auch eine Totzeitabnahme bei ungeänderter Erholungszeit mit der Stärke der primären Ionisation (MÜLLER[13]). Im übrigen läßt sich die Auswirkung der Tot- und Erholungszeit auf das Auflösungsvermögen auch durch äußere Schaltmittel beeinflussen. PORTER[15] erreichte mit einer derartigen Schaltung ein Auflösungsvermögen von weniger als $^1/_2\,\mu$sec.

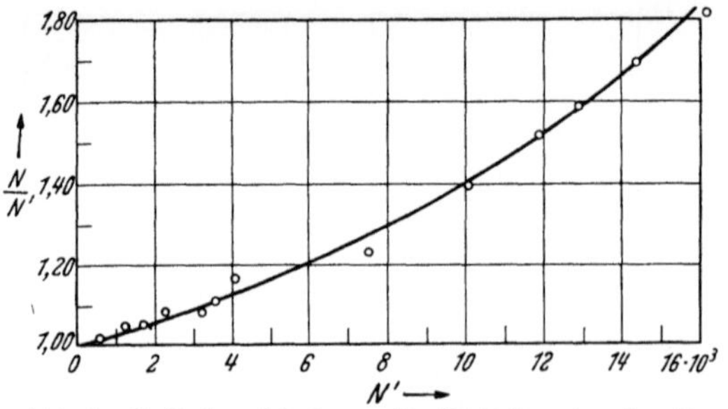

Abb. 2. Stotterkorrekturkurve für ^{32}P-Präparate. An die Meßpunkte angeglichene Kurve, berechnet nach: $\frac{N}{N'} = \frac{1}{1 - N'\tau}$ mit $\tau = 1{,}7$ msec.

Der Zusammenhang zwischen der vom Zählrohr je Zeiteinheit registrierten Teilchenzahl N' und der wahren, d. h. in das Zählrohr eintretenden Teilchenzahl N, wird aber nicht allein von einer konstanten Tot- und Erholungszeit bestimmt. Wir haben deshalb den anschaulichen Begriff der Stotterkorrektur eingeführt, um die, wie beschrieben, aufgenommenen Korrekturkurven nicht von vornherein definierten physikalischen Effekten zuordnen zu müssen. Bei diesen Kurven tragen wir zur Vereinfachung des Rechenverfahrens zweckmäßiger als oft in der Literatur üblich N/N' als Funktion von N' auf und legen damit statt einer additiven Korrektur einen Korrekturfaktor fest. Abb. 2 zeigt die Stotterkorrekturkurve des gleichen Zählrohres, dessen Charakteristik in Abb. 1 dargestellt wurde. Die Meßpunkte gleichen sich gut der ausgezogenen, gerechneten Funktion an für eine allerdings recht hohe Totzeit von $\tau = 1{,}7$ msec. In Wirklichkeit ist hier aber nicht die Totzeit des Zählrohres maßgebend, sondern τ ergibt sich aus der Zeitkonstante des Zählstoßverstärkers. Dies hat zwar den Vorteil, daß die Stotterkorrekturkurve der Abb. 2 praktisch für alle Zählrohre gültig ist, die an dieses Gerät angeschlossen werden. Wird aber ein größeres Auflösungsvermögen gefordert, so ist es günstiger, die Zeitkonstante des Verstärkers kleiner als die Zählrohrtotzeit zu wählen. Für das gleiche Zählrohr ergibt sich unter diesen Bedingungen eine Totzeit von $\tau = 0{,}11$ msec.

Man kann die Stotterkorrekturkurve von Zeit zu Zeit leicht mit der 2-Präparatemethode (vgl. SCHMEISER[17]) kontrollieren. Günstiger erschien es uns, dazu eine Gruppe von 6 Uranpräparaten mit etwa in geometrischer Reihe ansteigenden, zeitlich konstanten Aktivitätsstärken herzustellen. (Uranoxyd in Meßschälchen mit Paraffinüberzug.) Diese wurden an eine zur Stotterkorrekturaufnahme benutzte ^{32}P-Präparatreihe angeschlossen und werden jetzt von Zeit zu Zeit mit dem Zählrohr vermessen. Das stärkste Präparat übersteigt dabei alle im praktischen Meßbetrieb vorkommenden Aktivitäten der einzelnen Meßproben.

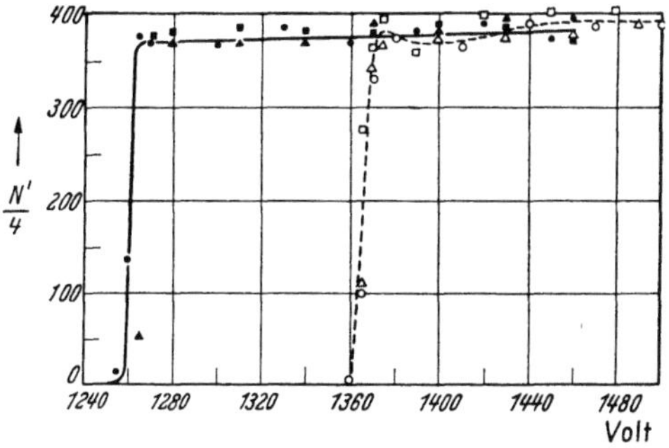

Abb. 3. Zählrohrcharakteristik bei verschiedenen Temperaturen. ——— 20° C; – – – – 30° C. (Zur Punktmarkierung vgl. Abb. 1.)

3. *Berücksichtigung von Eigenschaften verschiedener Füllgase.*

Zählrohre mit Argon-Alkoholfüllung zeigen eine beträchtliche Temperaturabhängigkeit der Einsatzspannung, die eine laufende Temperaturkontrolle unerläßlich macht. Die Abb. 3 zeigt dies an je einer bei 20° und bei 30° C aufgenommenen Charakteristik. Es ist danach durchaus bei Temperaturerhöhung während der Betriebszeit möglich, daß die einmal vorbestimmte Betriebsspannung in den Bereich der Charakteristikkrümmung oder sogar darunter rückt, was zu erheblichen Fehlmessungen führen kann. MADER[11] zeigte, daß auch die Plateaulänge verändert wird und macht Adsorptionseffekte des Alkohols an den Zählrohrwandungen für den Temperatureinfluß verantwortlich. Dafür scheint zu sprechen, daß er bei Halogenzählrohren nicht beobachtet wird (WARMOLTZ[18]). Die Halogene neigen nicht zur chemischen, gehemmten Adsorption und kondensieren auch bei tieferen Betriebstemperaturen nicht.

Dagegen fanden AMITH und Mitarbeiter[1] an Halogenzählrohren einen anderen, leicht zu Fehlern Anlaß gebenden Effekt. Bei der Untersuchung der Radialempfindlichkeit von Glockenzählrohren zeigte sich eine sehr starke Abhängigkeit vom Ort des mit einem Kollimatorsystem versehenen Präparates, während sich bei der gleichen Anordnung die Meßpunkte eines mit Argon-Alkohol gefüllten Zählrohres in recht befriedigender Weise der errechneten glockenförmigen Kurve angleichen. Die Autoren haben auch gemessen, daß beim Halogenzählrohr der Plateauanstieg variiert zwischen 2,5%/100 V, wenn sich das Präparat im Zentrum befindet, und 7,1%/100 V, wenn es in Randnähe einstrahlt. Man sollte einer solchen Radialempfindlichkeit erhöhte Aufmerksamkeit schenken, denn sie bedingt eine erhebliche Beeinflussung der Zählwerte, nicht nur durch die relative Lage der Präparate zum Zählrohr, sondern auch durch deren Ausdehnung.

Auf die sonstigen Eigenschaften von Zählrohrfüllungen, wie sie in unterschiedlicher Zusammensetzung auch bei den Industriezählrohren verwendet werden, sei hier nicht eingegangen. Nur ein von BRODA und Mitarbeitern[3, 4] angegebenes Zählrohr mit CO_2-Füllung für die ^{14}C-Messung sei noch erwähnt, das in bezug auf die Meßausbeute sowohl den Folien- als auch den fensterlosen Zählrohren weit überlegen sein soll. Das Zählrohr läßt sich laboratoriumsmäßig leicht füllen und zeigt ein überraschend gutes Plateau.

4. Zur absoluten Eichung im CURIE-*System.*

Wir haben uns zur Erleichterung des Vergleiches von vornherein bemüht, unsere Aktivitätsangaben im CURIE-System zu machen und uns, wie beschrieben[7], an die Dosisangaben des Isotopenlaboratoriums Göttingen angeschlossen, die nach Angabe auf etwa 10% genau sind. Auf die Untersuchungen mit Eichzählrohren aus diesem Laboratorium von HOUTERMANS, MEYER-SCHÜTZMEISTER und VINCENT[10, 12] sei dabei verwiesen. Es hat sich bei der Reihe der von uns untersuchten ^{32}P-Präparate aus verschiedenen Lieferungen gezeigt, daß unser Anschluß an die Göttinger Angaben trotz der zahlreichen Fehlermöglichkeiten nur mit einem mittleren Fehler von etwa $\pm 5\%$ behaftet ist. Die von uns abgeschätzte Fehlergrenze von 10—20% für unsere Angaben im CURIE-System könnte daher jetzt eher als zu hoch bezeichnet werden. Jedoch sollte nicht übersehen werden, daß Eichungen im CURIE-System noch immer erhebliche Unsicherheiten aufweisen, die Berechtigung zu größter Skepsis geben. Auf das von industrieller Seite (Tracerlab) verbreitete Ergebnis der vergleichenden Vermessung von Teilmengen einer markierten Lösung durch eine Reihe von Eichstellen sei verwiesen, die durch das U.S.-Bureau of Standards veranlaßt worden ist. Danach streuen die einzelnen Ergebnisse für ^{32}P bis um den Faktor 3. Wenn man an den Erfahrungsaustausch über die therapeutische Anwendung von ^{32}P oder ^{131}J denkt, mögen solche Streubereiche einigermaßen erschüttern. Bei der Indicatormethode dagegen stört die Unsicherheit weniger, da die Absolutangaben hier in der Regel nur größenordnungsmäßig von Bedeutung sind. Es sei zudem nochmals betont, daß beim Vergleich unserer Messungen untereinander, bei Anwendung des eigenen durch Standardpräparate kontrollierten Maßsystems also, nur die früher bereits diskutierten[7], viel kleineren Fehler eingehen.

Vermessung von ^{32}P-markierten Flüssigkeiten.

Gelöste radioaktive Isotope sind, wie bereits erwähnt, in vielen Fällen einfacher auch in Lösung zu vermessen. Es sei zunächst auf die bekannten Flüssigkeitszählrohre hingewiesen, die sich besonders durch ihre günstige Geometrie auszeichnen und deshalb bei schwachen Aktivitätskonzentrationen sehr nützlich sind. Sie werden jedoch in der Regel aus mechanischen Stabilitätsgründen nur für härtere Strahlungen geeignet hergestellt. Außerdem führt die Notwendigkeit der sorgfältigen Reinigung immer zur Unterbrechung des Meßbetriebes, so daß mindestens zwei dieser Zählrohre zur Verfügung stehen sollten.

Diese Einschränkungen lassen sich vermeiden durch Vermessung der Flüssigkeit in Meßbechern mit normalen Glocken- oder Zylinderzählrohren. Die ungünstigere Geometrie setzt dabei zwar die minimal erfaßbare Aktivitätskonzentration herauf, aber das wird in vielen Fällen in Kauf genommen werden können. Wir haben in dieser Versuchsanordnung mit dem hauptsächlich von uns benutzten ^{32}P gearbeitet. Wie bei allen Flüssigkeitsmessungen, gleichgültig in welcher Anordnung, bietet sich auch hier der Vorteil der leichten Reproduzierbarkeit der Geometrie. Mehr Sorgfalt, aber in der Regel keine besondere Schwierigkeit erfordert die Einstellung einer gleichen Dichte bei allen Lösungen, die miteinander verglichen werden sollen. Arbeitet man dann mit gleichgeformten Meßbechern aus gleichem Material und mit gleichen Flüssigkeitsmengen, so fallen bei den Vergleichsmessungen die Korrekturen für Selbstabsorption und Rückstreuung sowie für alle geometrischen Besonderheiten heraus.

Als neue Komponente gegenüber der Ausmessung von festen Proben treten aber möglicherweise Adsorptionseffekte auf. Diese können besonders bei trägerfreien oder trägerarmen Lösungen von beträchtlicher Bedeutung sein. Gegebenenfalls ist die Möglichkeit ihrer Beseitigung oder ihrer Berücksichtigung zu untersuchen.

Wird eine radioaktiv markierte Flüssigkeit mit niedriger Trägerkonzentration in einen Meßbecher gefüllt, so wird ein Teil des Trägers mit dem aliquoten Teil des zu messenden aktiven Isotops an der Gefäßwand adsorbiert. Dadurch wird die Konzentration der Lösung erniedrigt, und es ergibt sich eine geringere Abstrahlung des radioaktiven

Isotops aus dem Flüssigkeitsvolumen. Diese kann nicht durch die zusätzliche Abstrahlung von der Grenzfläche zwischen Flüssigkeit und Gefäß ausgeglichen werden, wo sich der adsorbierte Anteil befindet. Denn die Absorption der von der Grenzfläche ausgehenden Strahlung durch die darüberliegende Flüssigkeitsschicht ist größer, als die Selbstabsorption in der Flüssigkeit für den adsorbierten Anteil wäre, wenn dieser in Lösung geblieben wäre.

In ein Meßgefäß werde eine Lösung mit dem Volumen V eingefüllt, die eine Konzentration C_V des die Adsorption zahlenmäßig bestimmenden Trägerisotopes aufweise. In unserem Beispiel sei Trägerisotop und aktives Isotop, ^{32}P und ^{31}P also, als Phosphat und damit als P-isotope Molekeln vorhanden (Nomenklatur nach CLUSIUS[5]). Beim Einfüllen der Lösung wird eine Fläche F benetzt. Die einsetzende Adsorption führt zu einem Gleichgewicht, bei dem sich die ursprüngliche Oberflächenkonzentration C_F um ΔC_F geändert hat, wobei unter C_F die je Quadratzentimeter adsorbierte Substanzmenge zu verstehen ist. (War C_F vorher gleich 0, die Oberfläche also völlig frei von adsorbierten Molekeln der betrachteten Art, so wird ΔC_F gleich C_F.)

Für die Vermessung interessiert nun, um welchen technisch möglichst klein zu haltenden Anteil $\Delta C_V/C_V$ sich die Konzentration C_V der Lösung infolge der Adsorption geändert hat. Es ist

$$\Delta C_F \cdot F = -\Delta C_V \cdot V$$

und damit

$$\Delta C_F \cdot \frac{F}{V} = -\Delta C_V .$$

C_F strebt aber einem Grenzwert zu. Es wird also eine von C_V unabhängige Substanzmenge adsorbiert. Dies wirkt sich auf die relative Konzentrationsänderung $\Delta C_V/C_V$ um so stärker aus, je geringer die Trägerkonzentration ist. Da Phosphat an sich stark zur Adsorption neigt, sind bei trägerfreien Lösungen Vorkehrungen zu treffen, durch die ΔC_F klein gehalten wird. Zum Beispiel kann man vor dem Einfüllen der aktiven Lösung mit einer entsprechend konzentrierten ^{31}P-Lösung spülen. Auf diese Weise besteht das Adsorptionsgleichgewicht annähernd schon beim Einfüllen der aktiven Lösung. C_F ist damit angenähert konstant und ΔC_F etwa $= 0$.

Schon RUDY und MÜLLER[16] haben aber auf ein einfaches Verfahren hingewiesen, die Phosphatadsorption durch Schwefelsäurezusatz praktisch zu verhindern. Dies läßt sich mit gutem Erfolg auch bei den von uns verwendeten Meßbechern durchführen. In Abb. 4 werden Meßergebnisse gegenübergestellt, die mit den hartverchromten Messingbehältern gewonnen wurden. In 4 neue Meßbecher, die vorher nicht mit Phosphatlösung in Berührung gekommen waren, wurden gleiche

Volumina von Natriumdiphosphatlösungen verschiedener Konzentration mit einem in allen Meßbechern gleich hohen $^{32}PO_4$-Zusatz eingefüllt und einige Zeit stehengelassen. Die Konzentration variierte zwischen 0,15 und 10 γ/cm^3. Nachdem die Lösung wieder herauspipettiert und die Becher gespült waren, wurde die ^{31}P-Adsorption in γ/cm^2 an der Innenfläche der Meßbehälter durch die ^{32}P-Aktivitätsbestimmung an den leeren Bechern ermittelt. Es zeigte sich in Kurve 1, daß über einen größeren Konzentrationsbereich die Adsorption in keiner Weise proportional der Lösungskonzentration ist. Statt dessen wird, wie erwartet, eine gewisse Absättigung der Oberfläche erreicht. Von einem bestimmten Trägerzusatz an fällt damit die Adsorption für die relative Konzentrationsänderung $\Delta C_V/C_V$ nicht mehr ins Gewicht. Besonders auffällig ist aber die Adsorptionsverminderung in schwefelsaurem Milieu. Die Parallelversuche an den beiden weiteren Meßbechern mit 3 n H_2SO_4 als Lösungsmittel zeigen von vornherein eine bilanzmäßig belanglose Adsorption an den Wänden. Diese beruht auf einer Verkleinerung des Absolutwertes der Flächenadsorption C_F, und damit wird auch ΔC_F vernachlässigbar klein. Diese Adsorptionsverhinderung wirkt sich deshalb besonders günstig aus, weil dabei auch Austauschprozesse ohne Bedeutung bleiben, die andererseits bei verschieden konzentrierten Lösungen auch dann zu befürchten sind, wenn die Herabsetzung des Adsorptionseinflusses an sich durch Oberflächenabsättigung z. B. in trägerhaltigen Lösungen erreicht wurde.

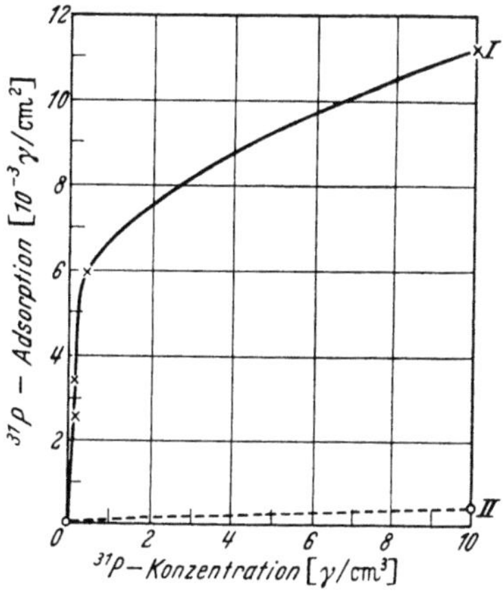

Abb. 4. Wandadsorption von Phosphat an den Wänden des Meßbechers bei verschiedenen Phosphatkonzentrationen und in 3 n H_2SO_4. × ——— × NaH_2PO_4 in H_2O; ○— — —○ NaH_2PO_4 in 3 n H_2SO_4.

Aus der obigen Gleichung folgt, daß das Verhältnis F/V möglichst klein sein soll, um auch die Adsorptionsrate ΔC_V klein zu halten. Die von uns benutzten zylindrischen Messinggefäße sind hartverchromt aus Gründen der einwandfreien Reinigungsmöglichkeit und um sie H_2SO_4-beständig zu machen. Sie haben eine Innengrundfläche von 9,6 cm^2. (Neuerdings verwenden wir auch gleichgroße V2A-Gefäße.) Sie werden in der Regel mit 5 cm^3 Flüssigkeit gefüllt, die dann etwa 5 mm hoch steht. Bei einem Abstand Bodenfläche—Zählrohrwand von 16 mm und 5 cm^3 ^{32}P-aktiver Flüssigkeit vom spezifischen Gewicht 1 werden beispielsweise von einem unserer Zylinderzählrohre 370 wahre Impulse je Minute für eine Aktivitätskonzentration von 1 nC/cm^3 gemessen. Wir bezeichnen diese Zahl als ^{32}P-Konzentrationsempfindlichkeit der

Anordnung. In Abb. 5 wird diese die Meßausbeute charakterisierende Größe dargestellt in Abhängigkeit vom eingefüllten Volumen bei sonst unveränderten geometrischen Verhältnissen. In 3 Meßreihen wurden Flüssigkeiten mit unterschiedlichen ^{32}P-Konzentrationen gewählt, wobei die Meßpunkte praktisch übereinstimmen. Die Lösungen hatten ein spezifisches Gewicht von 1 und enthielten $NaH_2{}^{31}PO_4$ als Trägerzusatz.

Die eingezeichnete mittlere Kurve läßt den Einfluß der Selbstabsorption erkennen. Während die Meßausbeute mit steigender Flüssigkeitsmenge, mit steigender Schichthöhe also, zunächst stark ansteigt, geht sie bei etwa 5 cm^3 in einen langsameren Anstieg über, der nur noch der fortschreitenden Annäherung an das Zählrohr zuzuschreiben ist. Bei dieser Schichthöhe also, die einer Flächenbelegung von etwa500 mg/cm^2 entspricht, wird die maximale Abstrahlung erreicht. Bei weiterer Erhöhung der Schichthöhe gelangt aus den tieferen Schichten emittierte Strahlung nicht mehr ins Zählrohr. Es ist daher ausreichend, 5 cm^3 ^{32}P-markierter Flüssigkeit in den Meßbecher bei den vorgegebenen geometrischen Verhältnissen zu füllen. Eine solche Menge steht z. B. nach der Veraschung von Organproben oder von daraus isolierten Fraktionen meist zur Verfügung, wobei sich adsorptionsmäßig sowohl die Anwesenheit von Trägerphosphaten als auch das schwefelsaure Milieu als günstig ausweist. Aus der Abb. 5 ist daher auch die bereits für die benutzte Anordnung angegebene ^{32}P-Konzentrationsempfindlichkeit von 370 wahren Impulsen/min je nC/cm^3 für die Lösungsmenge von 5 cm^3 zu entnehmen.

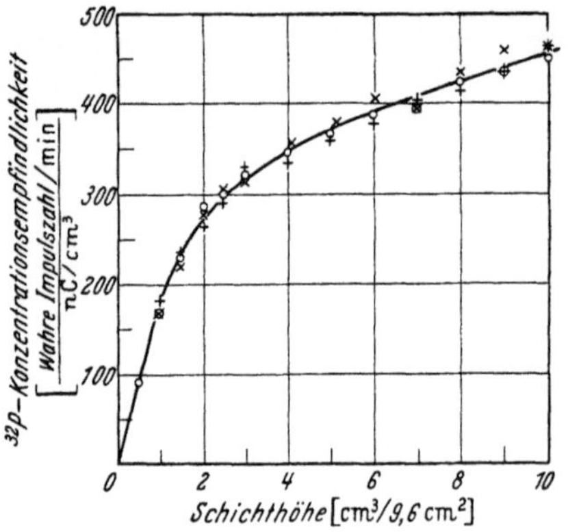

Abb. 5. ^{32}P-Konzentrationsempfindlichkeit der benutzten Meßanordnung in Abhängigkeit von der Schichthöhe der eingefüllten Lösung (Selbstabsorptionskurve). + + + (4,2 nC ^{32}P + 10 γ ^{31}P)/cm^3; × × × (5,1 nC ^{32}P + 10 γ ^{31}P)/cm^3; ○ ○ ○ (5,6 nC ^{32}P + 10 γ ^{31}P)/cm^3.

Die Konzentrationserhöhung in der Lösung infolge Verdunstung während der Manipulationen konnte im allgemeinen vernachlässigt werden. Für Wasser wurde die Verdunstung zu etwa 70—100 mg je 9,6 cm^2 je Std bei einer Temperatur von etwa 20^0 C bestimmt. Bei 5 cm^3 Auffüllvolumen wäre die Konzentrationserhöhung etwa 0,5% je 15 min. In 15 min läßt sich aber die Auffüllung des Gefäßes und die Aktivitätsmessung durchführen. Ein Teil der erhöhten Abstrahlung infolge verminderten Volumens und damit verringerter Selbstabsorption wird außerdem durch die Vergrößerung der Entfernung Flüssigkeitsoberfläche—Zählrohr ausgeglichen.

Die serienmäßige Bestimmung von ^{32}P-Konzentrationen verschiedener Lösungen erfordert im allgemeinsten Fall aus den diskutierten Gründen die regelmäßige Kontrolle störender Adsorptionseffekte sowie Restaktivitäten, die auch nach Reinigung in den Meßgefäßen verbleiben. Die Messung der aktiven Flüssigkeit ist daher streng genommen einzurahmen von Restaktivitätsmessungen des Meßgefäßes, leer und mit inaktiver Ersatzflüssigkeit vom Volumen der zu messenden Lösungen gefüllt. Dazu kommen noch Nulleffektmessung und Standardpräparatkontrollen. Im praktischen Betrieb dagegen mit den schwefelsauren Flüssigkeiten spielen die Adsorptionsverluste eine so geringe Rolle, daß man mit der Feststellung des Säurewertes zwischen den Doppelbestimmungen von zwei verschiedenen Lösungen auskommt. Dabei ist unter dem Säurewert das Ergebnis von einem mit 2n H_2SO_4 ohne ^{32}P-Zusatz gefülltem Meßgefäß zu verstehen. Durch erneute Reinigung lassen sich die in Einzelfällen gefundenen Restaktivitäten immer beseitigen. An dieser regelmäßigen Säurewertbestimmung, die nicht nennenswert vom Nulleffekt abweichen soll, muß aber grundsätzlich festgehalten werden. Davon abgesehen zeigt sich auch hier wieder, wie richtig es ist, die Meßtechnik bei der Indicatormethode nicht zur starren Norm werden zu lassen, sondern sie jeder zur Untersuchung anstehenden Fragestellung optimal anzupassen, woraus sich auch für jeden speziellen Fall die Korrekturmöglichkeit und ihre Notwendigkeit ergibt.

Zusammenfassung.

Es wird über eine Meßanordnung zur Bestimmung der ^{32}P-Aktivitätskonzentration von Lösungen sowie über allgemeine meßtechnische Erfahrungen bei Zählrohrmessungen berichtet. Im einzelnen werden Beeinflussungen der Charakteristik, des Auflösungsvermögens, der Einsatzspannung und der Geometrie der Anordnung besprochen. Bei der vergleichenden Vermessung von Flüssigkeiten in Meßbechern mit Glocken- oder Zylinderzählrohren fallen durch die Reproduzierbarkeit der Geometrie Selbstabsorptions- und Rückstreuungseffekte heraus. Dafür bedarf die Adsorption einer ständigen Kontrolle. Trägerzusatz und bei Phosphaten schwefelsaures Milieu verhindern eine Änderung der Aktivitätskonzentration durch Adsorptionseinfluß. Die Meßbecher werden zweckmäßig mit Flüssigkeitsvolumina gefüllt, bei denen die maximale Abstrahlung und die damit optimale Meßausbeute erreicht wird. Der Gang der Vermessung einer Lösungsprobe mit den zugehörigen Kontrollmessungen wird erläutert.

Summary.

A report is given on a measuring arrangement for the determination of the ^{32}P-activity concentration in solution and on general experience with counting-tube measurements. A discussion is offered on influences on characteristics, resolving time, threshold voltage and the geometry of the arrangement. In the case of comparative measurements of liquids in measuring beakers by means of bell or cylinder counters, geometric reproducibility eliminates effects of self-absorption and back-scatter. On the other hand, it is necessary to keep a constant check on adsorption. The addition of carrier substances and a sulphuric acid environment in the case of phosphates prevent any change in activity concentration produced by the influence of adsorption. It is advisable to fill the measuring beakers with such volumes of liquids as produce a maximum of emission and consequently guarantee optimal results. A detailed explanation is given of the measuring of a specimen solution, together with the necessary controls.

Résumé.

Rapport sur une méthode de détermination de la concentration d'activité en P^{32} de solutions diverses ainsi que sur l'ensemble des expériences techniques de mesures faites avec le compteur. On discute en détail les influences de la caractéristique, de la sélectivité, du seuil de tension et de l'éta lonnage. Au cours des mesures comparatives de liquides dans des verres gradués avec compteur à cloche ou à cylindre la possibilité de retrouver les memes valeurs fait disparaître certains effets d'auto-absorption ou de réflexion. C'est pourquoi l'adsorption doit être contrôlée sans arrêt. Une addition de phosphates non radio-actifs et pour les phosphates un milieu à l'acide sulfurique évitent un changement de la concentration de l'activité sous l'influence de l'adsorption. On remplit correctement les verres gradués avec des volumens de liquides pour lesquels on peut obtenir l'irradiation maxima et par conséquent les meilleurs ré-sultats de mesures. Exposé des opération de titrage d'une solution d'essai avec les mesures de contrôle dorrespondantes.

Resumen.

Se informa de una ordenación de la medida para la determinación de la concentración de actividad ^{32}P de soluciones, así como experiencias generales de la técnica de medir en las mediciones con tubos graduados. Son tratadas en detalle las influencias sobre la característica, del tiempo de resolucion, de la tensión de umbral y de la geometría del orden. En las mediciones comparadas de líquidos en recipientes medidores con tubos graduados de cilindro o de campana se evitan por la reproducibilidad de la geometría efectos de autoabsorción y retrodispersión. Para ello la absorción precisa un control permanente. La adición de un vehículo, y en los fosfatos un medio de ácido sulfúrico impiden un cambio de la concentración de actividad por la influencia de la absorción. Los recipientes medidores deben ser llenados con volúmenes de líquido en los cuales se logra la emisión máxima y con ello resultados óptimos de medición. Es explicado el curso de la medición de una prueba de solución con los correspondientes controles.

Literatur.

[1] AMITH, A., and W. W. MEINKE: Nucleonics **11**, 60 (1953). — [2] BALDINGER, E., u. F. HUBER: Helvet. phys. Acta **20**, 470 (1947). — [3] BRODA, E., u. G. ROHRINGER: Z. Elektrochem. **58**, 634 (1954). — [4] BRODA, E., and L. SVERAK: Nature (Lond.) **173**, 676 (1954). — [5] CLUSIUS, K.: Z. Elektrochem. **58**, 586 (1954). — [6] DEN HARTOG, H.: Nucleonics **5**, 33 (1949). — [7] DILLER, W., u. J. MEISSNER: Jahresbericht

Borstel 1950/51, S. 27ff. — [8] FÜNFER, E., u. H. NEUERT: Zählrohre und Scintillationszähler, Karlsruhe 1954. — [9] HEVESY, G. v.: Radioactive Indicators. New York-London 1948. — [10] HOUTERMANS, F. G., L. MEYER-SCHÜTZMEISTER u. D. H. VINCENT: Z. Physik **134**, 1 (1952). — [11] MADER, H. J.: Z. Physik **137**, 216 (1954). — [12] MEYER-SCHÜTZMEISTER, L., u. D. H. VINCENT: Z. Physik **134**, 9 (1952). — [13] MÜLLER, P.: Ann. Physik **13**, 110 (1953). — [14] NENNING, P.: Z. angew. Phys. **6**, 145 (1954). — [15] PORTER, W. C.: Nucleonics **11**, 32 (1953). — [15] RUDY, H., u. K. E. MÜLLER: Angew. Chem. A **60**, 280 (1948). — [17] SCHMEISER, K.: In H. SCHWIEGK, Künstlich-radioaktive Isotope in Physiologie, Diagnostik und Therapie. Berlin-Göttingen-Heidelberg: 1953. — [18] WARMOLTZ, N.: Philips techn. Rdsch. **13**, 221 (1952).

Johannes Meissner und Jürgen Lemke.

Über die Aufnahme ^{32}P-markierter kondensierter Phosphate bei BCG- und H37-Stämmen von Mycobacterium tuberculosis*.

In früheren Untersuchungen[17] konnten wir nachweisen, daß ^{32}P-markierte Metaphosphate aus synthetischen Nährlösungen unmittelbar und gegenüber dem Orthophosphat gelegentlich bevorzugt vom Mycobacterium tuberculosis aufgenommen werden können. Als Maß für die Bevorzugung der Aufnahme des markierten Zusatzes wurde ein Aufnahmequotient definiert, der aus dem Anteil des von den Bakterien aus der Nährlösung aufgenommenen ^{32}P und dem entsprechenden Anteil des inaktiven ^{31}P gebildet wird. Dieser Aufnahmequotient erwies sich in relativ weiten Grenzen variierend im Sinne einer mehr oder weniger starken Bevorzugung der Aufnahme der ^{32}P-Phosphatkonfiguration. Durch Variation der Trägerdosis des markierten Phosphatkondensates konnten wir auch in solchen Kulturen dessen unmittelbare Aufnahme bestätigen, in denen keine Bevorzugung festzustellen war. Die Kultur deckt also nur einen definierten Metaphosphatbedarf, der unabhängig von ihrer Orthophosphataufnahme ist.

Die analytischen Befunde zeigten für den Gesamtphosphorgehalt mit 0,6 bis etwa 3% der Bakterientrockensubstanz ähnliche Streuungen. Diese erstrecken sich mit 0,04 bis etwa 2%, über 2 Größenordnungen hinweg also, hauptsächlich auf die säurelösliche Fraktion, die für den anorganischen P-Gehalt maßgeblich ist. Dagegen schwankt der organisch gebundene Phosphor mit etwa 0,6—1,0% nur um weniger als den Faktor 2.

Die nachfolgenden Untersuchungen dienen der Aufgabe, den vermuteten Zusammenhang der bevorzugten Aufnahme markierter Metaphosphate mit der morphologisch beobachtbaren Häufigkeit der Metaphosphatgranula einerseits, dem analytisch bestimmbaren P-Gehalt der gewachsenen Bakterien andererseits nachzuweisen. Um die als wesentlich erwartete Rolle der Granulation der Mycobakterien erkennen zu können, war in Vorversuchen zu klären, durch welche Modifikation der bisher hauptsächlich benutzten Sauton-Nährlösung eine stärkere Granulabildung provoziert werden kann. Denn in der Sauton-Nährlösung tritt bei Bebrütungszeiten bis zu 4 Wochen die granulierte Erscheinungsform nur sehr selten auf.

---

* Siehe auch Z. Hyg. **141**, 249 (1955).

Nach KÖLBEL[10] ist die Granulation als Reaktion des Mycobacteriums auf veränderte im allgemeinen verschlechterte Lebensbedingungen aufzufassen. Wir variierten deshalb den Asparagingehalt, den Glyceringehalt und schließlich den Phosphatgehalt bei verschiedenen Bebrütungszeiten und Wachstumsbedingungen.

Ein Herabsetzen des P-Gehaltes auf $^1/_{10}$ und $^1/_{100}$ der DUBOS-Vergleichslösung bedingt aber nach FABRICANT und Mitarbeitern[5] eine Verminderung der Virulenz. Dies könnte für eine Virulenzvariation mit dem chemisch-analytischen Aufbau der Mycobakterien sprechen, und es läßt sich dann auch ein Zusammenhang mit der von uns beobachteten, ähnlich variierenden ^{32}P-Metaphosphataufnahme vermuten. Neben dieser maßgeblich vom Milieu her beeinflußbaren besteht aber die für die verschiedenen Stämme charakteristische Virulenz. Wir haben deshalb versucht, einen ersten Hinweis für einen Virulenzeinfluß auf die Phosphataufnahmerelationen zu erhalten durch deren Vergleich beim virulenten H37 einerseits und beim BCG andererseits.

Als Voraussetzung für die Deutung der unmittelbaren Aufnahme kondensierter Phosphate war zu klären, welchen Polymerisationsgrad die den Kulturen zugesetzten Präparate aufweisen. Bisher mußten wir uns darauf beschränken, die Umwandlung der trägerfreien Präparate in Analogie mit der Trimetaphosphatsynthese nach KARBE und JANDER[9] durchzuführen, ohne das Endprodukt unmittelbar kontrollieren zu können, das wir aus dem scheinbar leeren Tiegel in Wasser aufnahmen. Die papierchromatographische Trennung der kondensierten Phosphate nach EBEL und Mitarbeitern[3, 4] und nach GRUNZE und THILO[6] erlaubte es uns, von diesem unbefriedigenden Analogieschluß loszukommen.

Zur Versuchsmethodik.

Die Technik der Resorptionsuntersuchungen lehnte sich an die schon früher von uns beschriebene an[17, 18]. Wir werden daher auf die Meßmethode nur insoweit eingehen, wie sie von der früher geübten Praxis abweicht. Dies gilt insbesondere für den Ansatz der Nährlösung, die Einsaat, Bebrütung und Abtötung der Mycobakterien*, für deren chemisch-analytische Aufarbeitung wie auch für die ^{32}P-Dosierung und ^{32}P-Aktivitätsbestimmung. Auch die Herleitung des Aufnahmequotienten aus der spezifischen Aktivität von Nährlösung und Bakterien wurde schon früher gegeben.

1. Übersicht über die Versuchsplanung.

Für die Vergleichsuntersuchungen über Erscheinungsform, Phosphorgehalt und Aufnahmequotient wurden 4 Versuchsserien mit insgesamt

* Wir danken wieder Fräulein Dr. G. MEISSNER und Fräulein I. MEISSNER für die bakteriologische Beratung, für die Vorbereitung der Stämme und für die Beimpfung.

54 Kulturen angesetzt. Sie sind in Tabelle 1 aufgeschlüsselt zusammengestellt.

Die Serie A diente hinsichtlich der ^{32}P-Aufnahme der methodischen Kontrolle. Da hier den Nährlösungen das markierte Phosphat und das inaktive als P-isotope Molekeln zugesetzt wurde (Nomenklatur nach

Tabelle 1. *Übersicht über die angesetzten Kulturen.*

Serie	Zahl der Kulturen	Bebrütungszeit (Tage)	Konfiguration des ^{32}P-Präparates	Stamm	Nährlösung
A	8	10, 21	Orthophosphat	H 37	Original-Sauton
	10	15, 21, 30	Orthophosphat	BCG	
B	4	13	Orthophosphat	H 37	Original-Sauton
	4	13	kondensiertes Phosphat	H 37	
C	4	12, 21, 22, 27	Orthophosphat	H 37	modifizierte Sauton (mit erhöhtem P-Gehalt und herabgesetztem Glyceringehalt)
	4	12, 21, 27, 27	Orthophosphat	BCG	
	4	12, 13, 21, 22	kondensiertes Phosphat	H 37	
	4	12, 21, 27, 27	kondensiertes Phosphat	BCG	
D	1×5	4	Orthophosphat	H 37	Original-Sauton mit großer Oberfläche
	1×5	4	kondensiertes Phosphat	H 37	

Clusius[1]), mußte der Aufnahmequotient gleich 1 sein. Und zwar unabhängig von Stamm, Erscheinungsform und Bebrütungszeit, wenn nur die Einsaatmenge dem Gewicht der gewachsenen Bakterien gegenüber vernachlässigbar klein ist.

Die Serie B wurde in Original-Sauton angesetzt, einem Milieu, in dem bei den gewählten Bebrütungszeiten von 13 Tagen praktisch keine Granulabildung auftritt. Nach unseren früheren Untersuchungen ist hier keine bevorzugte Aufnahme des Metaphosphates zu erwarten. Der Aufnahmequotient darf also den Wert 1 nicht überschreiten.

Bei der Serie C wurde auf Grund von Vorversuchen eine Nährlösung gewählt, die eine mit dem Alter der Kultur anwachsende Granulahäufigkeit gewährleistet. Der P-Gehalt der Sauton-Nährlösung wurde um den Faktor 16 erhöht bei gleichzeitiger Herabsetzung des Glyceringehaltes auf $^1/_3$ der Originallösung. Der erhöhte P-Gehalt allein führt zwar auch zu stärkerer Granulationsbildung, wie auch die Herabsetzung des Asparagingehaltes um eine Größenordnung diesen Erfolg hat. Die Kulturen bleiben aber dabei immer noch relativ schwach granuliert und nicht säurefest. Auch tägliches Umschütteln der Kulturen und die damit erreichte Verhinderung des Oberflächenwachstums regt die Granulabildung nicht an, obwohl dadurch die Kulturentwicklung deutlich gehemmt wird. Erst die gleichzeitige Erhöhung des P-Gehaltes und Herabsetzung des Glycerin- oder Asparagingehaltes führen zu der stärkeren Granulation, die bei dieser Versuchsserie angestrebt wurde. Dabei wird ein so langsames Ansteigen beobachtet, daß nach 12—13 Tagen praktisch noch ungranulierte Bakterien, nach 3—4 Wochen dagegen relativ hohe Granulahäufigkeiten auftreten.

Da wenige Tage nach der Beimpfung einer Nährlösung, noch vor Eintritt in die exponentielle Vermehrungsphase also, die an der Oberfläche sitzenden Bakterien regelmäßig eine deutliche Granulation zeigen, wurde schließlich die Serie D angesetzt*. Statt der bei den übrigen Serien benutzten 500 cm^3-Stehkolben wählten wir hier 1 Liter-ERLENMEYER-Kolben, in die je 100 cm^3 Nährlösung gefüllt wurden, so daß der Boden nur mit einer etwa 1 cm hohen Schicht bedeckt war. Auf diese Weise war die Oberfläche besonders groß. Die Wachstumsrate ist aber nach 4 Tagen noch so klein, daß wir zur Sicherstellung der analytischen Prozedur hohe Einsaatmengen einbringen und außerdem 5 Parallelkulturen gemeinsam aufarbeiten mußten. Vor der exponentiellen Wachstumsphase ist die bei den übrigen Kulturen statthafte Vernachlässigung der Einsaat aber nicht mehr möglich. Daraus folgt, daß sich für den Aufnahmequotienten ein wesentlich kleinerer Wert als 1 ergeben muß, auch wenn markiertes und inaktives Phosphat als P-isotope Molekeln vorliegen.

2. *Zur bakteriologischen Arbeitstechnik.*

In den Versuchsserien A, B und D verwendeten wir die Sauton-Nährlösung nach dem Rezept von GOTTSACKER[7]. Abweichend von diesem wurden bei der Serie C 8 g/l Phosphat und 25 g/l Glycerin eingebracht. Das Phosphat bestand bei allen Serien aus K_2HPO_4 puriss. sicc. (Merck). Das für die Nährlösung vorgesehene Phosphat wurde in der Regel erst gemeinsam mit dem radioaktiven Präparat zugesetzt. Durch das der Beimpfung vorausgehende Sterilisieren der fertig präparierten Nährlösungen im Autoklaven ist aber eine Hydrolyse des kondensierten Phosphates zu befürchten. Um diese zu umgehen, wurde bei den mit ^{32}P-kondensiertem Phosphat zu beschickenden Kolben dieses erst unmittelbar vor der Beimpfung den bereits sterilisierten Nährlösungskolben unter sterilen Bedingungen zugesetzt.

Zur Beimpfung wurden Mycobacterium tuberculosis, Typ Humanus vom Stamm H37Rv und ein Stamm BCG verwendet. Die Impfstämme waren durchschnittlich 4 Wochen alt und auf Hohn- oder Petragnani-Nährböden gewachsen. Die Beimpfung erfolgte bei den 300 cm^3-

* Wir danken Herrn Dr. KÖLBEL, Borstel, für diese Anregung. Herr Dr. KÖLBEL führte auch die fluorescenzmikroskopische Beurteilung der Granulahäufigkeit bei diesen Untersuchungen wieder durch.

Kulturen mit je 6 cm^3 einer Aufschwemmung, die 10 mg Bakterien je Kubikzentimeter einer 0,85%igen NaCl-Lösung enthielt. Bei der Serie D wurden die einzelnen 100 cm^3-Kulturen mit je 4 cm^3 dieser Bakterienaufschwemmung beimpft. Dies entspricht 13,7 mg Bakterientrockensubstanz je Kultur. Die Kulturen wurden bei 37° C bebrütet, die Abtötung erfolgte durch eine 12 Std dauernde Erhitzung auf 60° C.

Da der BCG-Stamm durch Zentrifugieren bei Tourenzahlen bis zu 6500 nicht völlig von der Nährlösung zu trennen war, wurde dazu ein einfaches Filtrationsverfahren angewandt, das sich auch zur Abtrennung des an sich zentrifugierbaren H37-Stammes bewährte. Es gelang im allgemeinen ohne besondere Schwierigkeiten, die bei der Abtötung im Trockenschrank zusammenklumpenden Bakterienmassen auf einem Blaubandpapierfilter abzufangen und ein makroskopisch klares Filtrat zu erhalten. Das Filtrat hinterließ bei einer zweiten Filtration auf einem bakteriendichten Filter keinen Rückstand mehr und zeigte keine Veränderung seiner Aktivität. Das damit geübte Verfahren ist dem Zentrifugieren einmal dadurch überlegen, daß sich durch das Arbeiten in einer geringeren Zahl von kleineren Gefäßen die Verluste an abgetrennten Bakterien kleiner halten lassen. Zum anderen läßt sich nach dem üblichen Auswaschen der Bakterien mit einem Veronalpuffer die Waschflüssigkeit praktisch vollständig wieder von den Bakterien trennen, so daß sich das Anbringen einer entsprechenden Korrektur beim Bakterientrockengewicht erübrigt. Bei ausreichend gewachsenen Kulturen konnte darauf verzichtet werden, das Filter gemeinsam mit den Bakterien aufzuschließen. Statt dessen ließ sich der Bakterienrückstand mit einem Nickelspatel vom Filter abheben, wonach er in Wägegläser überführt und bei 60° C bis zur Gewichtskonstanz getrocknet wurde.

3. Zur analytischen Arbeitstechnik.

Die Bestimmung des Gesamtphosphorgehaltes erfolgte wieder in Anlehnung an das von Hahn[8] angegebene Verfahren. Nach Veraschung einer bestimmten Gewichtsmenge der Bakterientrockensubstanz in enghalsigen Kjeldahl-Kolben mit H_2SO_4 und H_2O_2 wurde der P-Gehalt der Veraschungsflüssigkeit colorimetrisch bestimmt.

Auf eine Fraktionierung des Phosphorgehaltes konnte hier verzichtet werden. Wir haben bereits erwähnt, daß die organischen P-Fraktionen nur im Bereich von 0,6—1% der Bakterientrockensubstanz schwanken, während der säurelösliche P-Gehalt, den wir in Vorversuchen mit dem anorganischen identifizieren konnten, um fast 2 Größenordnungen von 0,04—2% variierend gefunden wurde. Diese Schwankungen wirken sich auf den Gesamt-P-Gehalt aus, und es genügt für unsere Fragestellung deshalb, nachzuweisen, daß der Gesamt-P-Gehalt von etwa 1% der

Bakterientrockensubstanz erst bei auftretender Granulation überschritten wird. Zur Beurteilung der Granulationshäufigkeit wurden von jeder Kultur auramingefärbte Ausstriche angefertigt und mit dem Leitz-Fluorescenzmikroskop BX untersucht. Wir mußten aus technischen Gründen die fluorescenzmikroskopische Darstellung wählen, obwohl die interessierenden Metaphosphatgranula von RUSKA und Mitarbeitern[19] elektronenoptisch nachgewiesen wurden. Daher konnten wir auch die Differenzierung der Granulation auf Grund ihrer Darstellbarkeit nicht berücksichtigen, wie sie unter anderen von KÖLBEL[11, 12] und von KRÜGER-THIEMER und LEMBKE[13, 14] hervorgehoben wurde. Wir setzten vielmehr voraus, daß im allgemeinen die Granulationshäufigkeiten in der elektronen- und in der fluorescenzmikroskopischen Darstellung gleichsinnig laufen. Neben dieser prinzipiellen Einschränkung der Beurteilungssicherheit ergibt sich noch eine weitere durch die relativ kleinen Probemengen, die aus den Kulturen zur morphologischen Untersuchung entnommen werden. Dies setzt voraus, daß die Kultur hinreichend homogen ist. Da man dies aber im Hinblick auf Verklumpungen nicht ohne weiteres annehmen darf, können nur augenfällige Unterschiede zwischen 2 Kulturen gewertet werden, die sich zudem bei allen Probeentnahmen bestätigen müssen.

Als ^{32}P-Dosis wurden etwa 100 μC je Kultur vorgesehen. Die eingebrachten Aktivitäten waren aber durch Verluste bei der Umsetzung des Präparates oft wesentlich geringer. Deshalb wurde nach dem Einbringen des ^{32}P-Präparates und nach dem Abfiltrieren der Bakterien die Aktivitätskonzentration der Nährlösung aus Probeentnahmen bestimmt und kontrolliert.

Da zur parallelen Bestimmung von ^{32}P- und ^{31}P-Gehalt der Bakterien jeweils Veraschungsflüssigkeit zur Verfügung stand, war es zweckmäßig, die Vermessung der Flüssigkeiten unmittelbar durchzuführen. Dazu wurden jeweils 5 cm^3 in hartverchromte Messinggefäße mit etwa 10 cm^2 Grundfläche überpipettiert. Durch vorherige geeignete Verdünnung wurde die Aktivität der zu untersuchenden Lösung so gewählt, daß sie in die Größenordnung des Standardpräparates fiel. Auf diese Weise vereinfachten sich die anzubringenden meßtechnischen Korrekturen. Über Einzelheiten dieser Meßanordnung wird gesondert berichtet[16].

Aus der ^{32}P-Konzentration (in nC/g) und der ^{31}P-Konzentration (in γ/g) ergibt sich durch Division die spezifische Aktivität (in nC/γ) einerseits der Bakteriensubstanz, andererseits der Nährlösung. Die Division dieser beiden spezifischen Aktivitäten ergibt dann den dimensionslosen Aufnahmequotienten, dessen Abweichung vom Wert 1 als Maß für die Bevorzugung (bei $Q > 1$) oder Benachteiligung (bei $Q < 1$) der ^{32}P-Aufnahme dient. Dabei wird vorausgesetzt, daß der gesamte in den Bakterien vorgefundene Phosphor aus der Nährlösung stammt.

Der P-Gehalt der Einsaat wird also vernachlässigt. Diese hat bei den normalen Kulturen ein Trockengewicht von etwa 15 mg, während das der gewachsenen Bakterien in der Regel um mehr als eine Größenordnung höher liegt. Wie bereits erwähnt, ist jedoch bei den kurzen Bebrütungszeiten der Serie D diese Voraussetzung nicht erfüllt.

4. Art und Umwandlung der benutzten ^{32}P-Präparate.

Es wurde ausschließlich das trägerfreie als Orthophosphorsäure angelieferte ^{32}P-Präparat aus der Uranpile Harwell verwendet. Der vom Abtrennungsprozeß stammende unvermeidliche ^{31}P-Träger beträgt nach Angaben des A.E.R.E. Harwell neuerdings nur noch etwa 0,3 γ/mC. Wenn das ^{32}P-Präparat als Orthophosphat verwendet werden sollte, wurde es auf Grund unserer früheren Erfahrungen[18] sicherheitshalber zuvor 1 Std lang unter Zusatz einiger Tropfen n/10 Schwefelsäure auf dem Wasserbad gekocht, um etwaige Phosphatanteile anderer Konfiguration in Orthophosphat zu überführen. Bei den vorliegenden Konzentrationen von größenordnungsmäßig 0,1 γ/cm^3 besteht jedoch selbst nach dieser Prozedur keine Sicherheit einer vollständigen Rückbildung zu Orthophosphationen.

Die Kondensation des angelieferten ^{32}P-Präparates wurde im Platintiegel vorgenommen. Nach dem Verfahren von KARBE und JANDER[9] ist das primäre Natriumphosphat kurze Zeit auf eine Temperatur von über 600° C zu bringen und sodann mindestens 8 Std bei 500° C zu halten. Dabei soll die oberhalb 600° beständige Schmelze von GRAHAMschen Salz quantitativ in Trimetaphosphat überführt werden, ohne daß sich dabei ein unbestimmter Anteil zum unlöslichen MADRELLschen Salz umsetzt. Danach wurde der Tiegel abgeschreckt, um den kritischen Temperaturbereich möglichst schnell zu durchlaufen, bei dem dieses entstehen könnte.

Nach dieser Vorschrift haben wir auch die Synthese, vom trägerfreien ^{32}P-Orthophosphat ausgehend, angesetzt. Die Lösung wurde durch NaOH-Zusatz auf p_H 5 eingestellt und nach dem Eindampfen unter Temperaturkontrolle im elektrischen Tiegelofen kondensiert. Das Kondensat wurde mit Wasser aufgenommen. Der Analogieschluß, daß es sich dabei um Trimetaphosphat handelt, schien aber so wenig verläßlich, daß wir nach einer unmittelbaren Kontrollmöglichkeit suchten. Dabei wurden 2 Wege beschritten. Zunächst wurde das trägerfrei kondensierte Phosphat mit einer Probe auf gleichem Wege synthetisierten inaktiven Phosphates zusammengegeben und soviel Eiweißlösung hinzugefügt, daß kein Niederschlag mehr entstand. Dann wurde die ^{32}P-Gesamtaktivität des Niederschlages mit der der überstehenden Flüssigkeit verglichen. Es ergab sich, daß mehr als 50% der Aktivität im Niederschlag zu finden war.

Man darf darin einen, wenn auch zunächst unspezifizierten Beweis für die Bildung von kondensierten Phosphaten bei der Hitzebehandlung des trägerfreien Orthophosphates sehen. Denn daß bei der Eiweißfällung soviel Orthophosphationen mitgerissen werden, ist unwahrscheinlich. Auch Austauschprozesse zwischen Niederschlag und Lösung können für dieses Ergebnis kaum verantwortlich gemacht werden, da das Zusammenfügen von inaktiver und aktiver Lösung, die Ausfällung und das Zentrifugieren zeitlich dicht aufeinander folgten. Ob die Befunde aber quantitativ zuverlässig sind, ist nicht ohne weiteres zu entscheiden, ganz abgesehen davon, daß die Eiweißfällungsreaktion nicht zwischen den verschiedenen Polyphosphaten hinreichend unterscheidet.

Wir haben deshalb, wie bereits erwähnt, die Methode der papierchromatographischen Trennung der kondensierten Phosphate[3, 4, 6] unserer Fragestellung angepaßt und bedienten uns dabei insbesondere der von GRUNZE und THILO angegebenen Methodik. Es wurde sowohl saures als auch alkalisches Lösungsmittel verwendet. Statt der chromatographischen Auswertung wurden die Papierstreifen in einer Schlittenvorrichtung an einem Zählrohr vorbeigeführt, das mit einem Spalt von 2×20 mm ausgeblendet war. Dabei wurden die Impulse je Minute in 0,5—1 cm-Abständen ausgezählt. Auf diese Weise lassen sich auch bei den ^{32}P-markierten Präparaten die verschiedenen Kondensationsstufen durch Maxima der ^{32}P-Aktivitäten längs der Chromatogrammstreifen erkennen. Dieses Verfahren erlaubt daher auch die Untersuchung des Syntheseerfolges bei den trägerfreien Präparaten, während man an Präparaten mit Trägerzusatz das Anfärbungsbild mit dem ^{32}P-Verlauf vergleichen kann.

Wir werden an anderer Stelle über die Beeinflussung der Kondensation durch die Trägerdosis, durch Adsorptions-, Hydrolyse- und Austauscheffekte berichten[15]. Hier sei nur das mitgeteilt, was sich über die Zusammensetzung des den Kulturen zugesetzten trägerfrei umgewandelten Phosphates ergab.

In Abb. 1 werden Chromatogramme von Phosphaten vor und nach der Kondensation gegenübergestellt. Bei diesen Kondensationen wurde einerseits von einer Ausgangsmenge von etwa 500 mg Orthophosphat, also etwa 100 mg ^{31}P, im Tiegel ausgegangen. In diesem Falle erfolgte die Auswertung der Chromatogramme colorimetrisch. Dagegen wurden die andererseits vom trägerfreien ^{32}P-Präparat gewonnenen durch Aktivitätsauszählung ausgewertet.

Im ersten Falle (Abb. 1a) ist das Orthophosphat bei der Synthese überwiegend zu Trimetaphosphat umgewandelt worden, von einem schwachen Triphosphatmaximum abgesehen. (Ein unlöslicher Rückstand, der wahrscheinlich aus MADRELLschem Salz besteht, kann nicht mitchromatographiert werden.) Im Gegensatz dazu erkennt man bei der Umwandlung des trägerfreien Präparates, das vor der Synthese als reines Orthophosphat nachweisbar war, kein entstandenes Trimetaphosphat. Statt dessen tritt als stärkstes Maximum nach wie vor das des Orthophosphates auf. Am Start dagegen bleiben anscheinend höherkondensierte Phosphate zurück. Dabei müßte es sich nach GRUNZE und THILO[6] um kettenförmige Polyphosphate der Summationsformel $(NaPO_3)_n \cdot Na_2O$ handeln, wobei der Polymerisationsgrad n mindestens 10 betragen würde. Es ist zwar auch daran zu denken, daß diese nicht wandernde Komponente kein hochpolymeres Phosphat, sondern ein Phosphat mit anderen Ionen wie Ca, Al oder Fe darstellt. Dagegen aber sprechen die Ergebnisse einer Reihe von Vorversuchen, so z. B., daß die relative Höhe des Startmaximums bei wiederholtem Tempern der gleichen Substanz im gleichen Tiegel unreproduzierbar schwankt. Wir haben uns bemüht, Aufschluß über Entstehen oder Verbleib des eigentlich zu erwartenden Metaphosphates zu erhalten. Wandadsorptionseffekte konnten mit großer Wahrscheinlichkeit ausgeschlossen werden. Wir möchten annehmen, daß bei so geringen Ausgangsmengen der Synthese einerseits das Alkali-Phosphatverhältnis nicht mit der erforderlichen Genauigkeit eingestellt werden. kann. Andererseits aber ist die thermische Kondensation bei so geringen Ausgangsmengen sicher gestört. Wir nehmen deshalb zwar an, daß das aufgefundene Startmaximum Polyphosphaten zuzuordnen ist, können aber zunächst weder sicher über den Polymerisationsgrad noch über das zugehörige Kation spezifizierte Angaben machen.

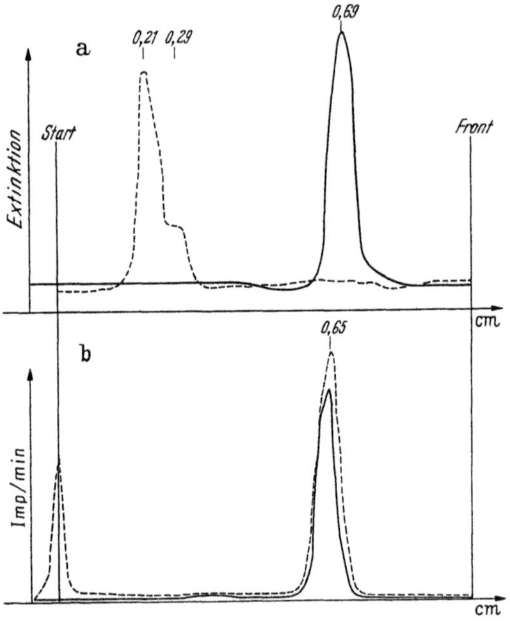

Abb. 1a u. b. Papierchromatogramme von Phosphaten (R_f-Werte: Orthophosphat 0,65...0,69, Triphosphat 0,29, Trimetaphosphat 0,21). a ^{31}P-Verteilung: ——— Orthophosphat, – – – – Trimetaphosphatsynthese mit 100 mg ^{31}P. b ^{32}P-Verteilung: ——— trägerfreies Orthophosphat, – – – – trägerfreies Präparat nach Metaphosphatsynthese.

Ergänzend konnten wir bei der Bebrütungstemperatur von 37° keinen Abbau nachweisen, wohl aber bei Siedetemperatur. Auch Austauschprozesse mit inaktivem Orthophosphat zeigten sich als vernachlässigbar. Wir können deshalb folgern, daß in den Kulturen während der Bebrütungszeit ein hinreichend stabiles Gemisch von ^{32}P-markierten kondensierten Phosphaten und ^{32}P-markiertem Orthophosphat für die Aufnahme zur Verfügung stand, soweit sich nicht durch diese selbst die Anteile zahlenmäßig verschoben haben. Wenn auch das quantitative Verhältnis der beiden Anteile bei verschiedenen Kondensationen schwankt, bestätigen sich doch die bereits besprochenen Fällungsreaktionen zur Identifizierung.

Im Beispiel der Abb. 1b ist mehr als $^3/_4$ des eingebrachten ^{32}P-Phosphates P-isotop zum inaktiven Phosphat der Nährlösung. Jede Bevorzugung oder auch Benachteiligung der ^{32}P-Aufnahme muß sich daher auf die kondensierten Phosphate erstrecken. Wir werden auf diese merkwürdige Folgerung noch bei der Diskussion der Versuchsergebnisse einzugehen haben.

Nach diesen Befunden ist es weder zulässig noch zweckmäßig, in diesem Zusammenhang noch von „Metaphosphaten" zu sprechen. Wir bezeichnen statt dessen grundsätzlich den interessierenden Anteil des umgewandelten ^{32}P-Präparates als kondensiertes Phosphat und bedienen uns im übrigen der Nomenklatur, wie sie von Thilo[6, 21] angegeben ist, mit der Einschränkung, daß wir an dem gebräuchlichen Ausdruck „Orthophosphat" statt „Monophosphat" im Interesse eines leichteren Verständnisses zunächst noch festhalten wollen.

Ergebnisse.

1. P-Gehalt und Granulation der Bakterien.

In Tabelle 2 ist der P-Gehalt von Kulturen zusammengestellt, die in Original-Sauton-Nährlösung gewachsen und daher bei den gewählten Bebrütungszeiten praktisch granulafrei sind.

Der P-Gehalt variiert entsprechend unseren Erwartungen nur relativ wenig zwischen 0,56 und 0,83% des Gewichtes der Bakterientrockensubstanz. Dies gilt sowohl für den H37- als auch für den BCG-Stamm. Über die Ursachen der auch hier verbleibenden Streuung des P-Gehaltes läßt sich definitiv noch nichts aussagen. Gleichaltrige Kulturen innerhalb einer Serie zeigen einen überraschend kleinen Streubereich für den P-Gehalt, wie sich aus dem in Tabelle 2 angegebenen mittleren Fehler des Mittelwertes ergibt, der immer berechnet wurde, wenn mindestens 5 Kulturen gleicher Behandlung zur Verfügung standen. Dagegen zeigen sich signifikante Abweichungen zwischen Kulturen verschiedenen Alters ein und derselben Serie. Andererseits zeigen auch gleichstämmige und praktisch gleichaltrige Kulturen verschiedener Versuchsserien deutliche Unterschiede (vgl. auch [17, 18]). Es besteht also weder eine eindeutige Abhängigkeit des P-Gehaltes von der Bebrütungszeit noch von Einsaat oder Stamm, zumindestens nicht in unserem Beobachtungszeitraum. In keinem Einzelfall aber wird bei diesen nicht granulierten Kulturen der

Wert von 1% für den P-Gehalt erreicht. Dies bestätigt sich auch bei den Ergebnissen in Tabelle 3 an Kulturen, die in Sauton-Nährlösung mit variiertem Phosphatgehalt gewachsen sind. Auch bei diesen ist die Granulationshäufigkeit noch relativ klein und der P-Gehalt bleibt daher trotz des 16fachen Phosphatangebotes bei 0,8 bis 0,9% der Bakterientrokkensubstanz.

Tabelle 2. *P-Gehalt (in % des Bakterientrockengewichtes) nicht granulierter Kulturen. (Nährlösung Sauton.)*

Stamm	Serie	Bebrütungszeit Tage	Zahl der Kulturen	Gesamt-P-Gehalt %
H 37	D	4	2	0,81
	A	10	5	$0{,}56 \pm 0{,}023$
	B	13	8	$0{,}83 \pm 0{,}013$
	A	21	3	0,83
BCG	A	15	5	$0{,}69 \pm 0{,}012$
	A	21	2	0,79
	A	30	3	0,54

Das Bild ändert sich jedoch beim Auftreten granulierter Formen. In Tabelle 4 sind P-Gehalt und Granulationshäufigkeit von den Kulturen der Serie C zusammengestellt. Man erkennt, besonders überzeugend beim Stamm H37, daß die mit der Zeit ansteigende Granulationshäufigkeit von einem entsprechenden Ansteigen des P-Gehaltes begleitet ist. Bei den als granuliert bezeichneten Kulturen wird der Wert von 1% für den P-Gehalt überschritten, der von uns als oberste Grenze für nicht granulierte Formen etwas willkürlich aber absichtlich eher zu hoch vorgegeben wurde. Wir beobachteten jedoch bei den granulierten Kulturen sogar Werte von über 3% der Bakterientrockensubstanz.

Tabelle 3. *P-Gehalt von granulaarmen Kulturen in Sauton-Nährlösung mit variiertem Phosphatgehalt.*

Stamm	Bebrütungszeit Tage	Phosphatgehalt der Nährlösung ($g\ K_2HPO_4/l$)	P-Gehalt der Bakterientrockensubstanz %
H 37	14	0,5	0,85
		1,0	0,85
		2,0	0,84
		4,0	0,90
		8,0	0,80

Wenn andererseits, besonders beim BCG-Stamm, eine strenge Proportionalität zwischen Ausprägung der Granulation und P-Gehalt nicht nachzuweisen ist, so mag dies, zumindest teilweise, durch die bereits erwähnte Unsicherheit der morphologischen Beurteilung bedingt sein, die sich auf die Untersuchung von Proben nicht gründlich homogenisierter Kulturen gründet. Daher brauchen die in den Ausstrich gelangten Bakterien nicht notwendig den durchschnittlichen morphologischen Zustand der Kultur wiederzugeben. Ob sich in diesen Unregelmäßigkeiten auch noch Unterschiede zwischen der elektronenoptisch darstellbaren Metaphosphatgranulation und der fluorescenzmikroskopisch beobachteten auswirken, ist nicht sehr wahrscheinlich, aber auch nicht ohne weiteres zu entscheiden. Im allgemeinen jedoch bestätigen sich an beiden Stämmen unsere früheren Befunde und Hypothesen, wonach die Schwankungen des Gesamt-P-Gehaltes im wesentlichen zu Lasten des säurelöslichen Phosphorgehaltes gehen und als Kriterium für das Auftreten granulierter Formen dienen können.

Tabelle 4. *P-Gehalt von Kulturen mit verschiedener Granulationshäufigkeit. Nährlösung: Mod. Sauton (Serie C).*

Stamm H 37			Stamm BCG		
Bebrütungszeit Tage	Granulation	Gesamt-P-Gehalt %	Bebrütungszeit Tage	Granulation	Gesamt-P-Gehalt %
12	∅	0,74	12	+	0,63
12	∅	0,66	12	(+)	0,62
13	∅	0,79	21	(+)	2,13
21	+	2,43	21	(+)	1,96
21	+	1,55	27	+	1,09
22	(+)	3,39	27	+	1,25
22	+	3,12	27	+	0,99
27	++	1,14	27	+	1,13

2. Granulation, P-Gehalt und Aufnahme von kondensiertem Phosphat.

Zur Prüfung des Zusammenhanges von Granulationshäufigkeit und bevorzugter Aufnahme von ^{32}P-markiertem kondensiertem Phosphat betrachten wir zunächst wieder die Verhältnisse an den nicht granulierten Kulturen in Sauton-Nährlösung der Serie A und B. Die Ergebnisse für den Aufnahmequotienten sind in Tabelle 5 aufgeführt. Sie zeigt zunächst auch das Ergebnis der methodischen Kontrolle. Bei

Tabelle 5. *Aufnahmequotient Q bei nicht granulierten Kulturen mit ^{32}P-Phosphat verschiedener Konfigurationen.*

Serie	Zahl der Kulturen	Stamm	Q	
			^{32}P-Orthophosphat	^{32}P-kondensiertes Phosphat
A	8	H 37	$0{,}99 \pm 0{,}040$	
A	10	BCG	$1{,}20 \pm 0{,}052$	
B	2×4	H 37	$1{,}07 \pm 0{,}013$	$0{,}94 \pm 0{,}046$

Zusatz von ^{32}P-markiertem Orthophosphat, das also der inaktiven Hauptphosphatmenge der Nährlösung P-isotop ist, liegt der Aufnahmequotient etwa bei 1,0. Inaktive und aktive Modifikation werden also im gleichen Verhältnis aufgenommen. Aus dem in der Tabelle angegebenen mittleren Fehler des Mittelwertes von Q zeigt sich einerseits die relativ kleine Streubreite der Q-Werte, die für die Zuverlässigkeit der Meßmethodik spricht. Andererseits zeigen sich die Mittelwerte aus verschiedenen Serien und von beiden benutzten Stämmen als nicht signifikant unterschieden.

Aber auch bei den Kulturen, denen ^{32}P als kondensiertes Phosphat zugesetzt wurde, zeigt sich ein Aufnahmequotient, der etwa gleich 1 ist. Auch hier also wurde ^{31}P und ^{32}P im gleichen Prozentsatz des Angebotes aufgenommen. Dies erscheint zunächst überraschend, denn man ist geneigt, dies so zu interpretieren, daß die Mycobakterien hier hinsichtlich der Aufnahme ^{32}P-kondensiertes Phosphat vom ^{31}P-Orthophosphat nicht unterscheiden. Damit aber würde unsere Annahme einer vom Bedarf gesteuerten Aufnahme des kondensierten Phosphates an Wahrscheinlichkeit verlieren. Dem Wert 1 für Q könnte dann nur eine rein zufällige Bedeutung beigemessen werden, wogegen spricht, daß er sich in dieser Höhe auch schon bei den früheren Untersuchungen in granulationsfreien Kulturen fand, solange jedenfalls mit trägerfreiem Präparat gearbeitet wurde. Die Erklärung ergibt sich aus der Zusammensetzung des benutzten ^{32}P-Präparates nach Abb. 1b und dem quantitativen Anteil des aufgenommenen ^{32}P. Nach Abb. 1b besteht der größere Teil des der Kultur zugesetzten ^{32}P-Präparates aus Orthophosphat. Andererseits wird z. B. bei den Kulturen der Serie B nur rund 0,3‰ des angebotenen ^{32}P von den Bakterien aufgenommen. Aus diesen beiden Gründen wird sich eine etwa bestehende Benachteiligung der ^{32}P-Aufnahme zahlenmäßig bei der Bestimmung von Q nicht sehr bemerkbar machen können. Selbst unter der Voraussetzung, daß überhaupt kein kondensiertes Phosphat aufgenommen würde, könnte der Aufnahmequotient nur im Verhältnis der beiden im ^{32}P-Präparat vorhandenen Phosphatkonfigurationen herabgesetzt werden. Er würde, wenn z. B. die Größenverhältnisse der Abb. 1b angenommen werden, noch immer etwa 0,8 betragen. Da wir andererseits schon früher[17] die unmittelbare Aufnahme von kondensierten Phosphaten auch in granulationsarmen Kulturen nachwiesen, muß er sich noch mehr dem Grenzwert 1 nähern, was in guter Übereinstimmung mit dem gefundenen Wert der Tabelle 5 steht. Ein eindeutiger Nachweis einer vom Bedarf begrenzten Aufnahme des kondensierten Phosphates ist demnach mit trägerfreien Präparaten an nicht granulierten Kulturen erschwert. Besser führt hier die bereits berichtete Methode[17] mit variierter Trägerdosis zum Ziel. Jedoch tritt auch bei dieser die erst jetzt als variierend erkannte Zusammensetzung des Kondensationsproduktes bei verschiedenen Ausgangsmengen der Synthese komplizierend hinzu, so daß sich die Verhältnisse zahlenmäßig nicht so leicht vergleichen lassen.

Im Gegensatz dazu läßt sich eine Bevorzugung der Polyphosphataufnahme leicht am Überschreiten des Wertes 1 für Q erkennen. Wir können in solchen Fällen sogar eine quantitative Aufnahme des Anteils an kondensiertem Phosphat aus dem ^{32}P-Präparat annehmen. Da sich

Tabelle 6. *Granulationshäufigkeit, P-Gehalt und Aufnahmequotient Q (Serie C).*

Bebrütungszeit	Stamm H 37			Stamm BCG		
	Granulation	Gesamt-P-Gehalt %	Q	Granulation	Gesamt-P-Gehalt %	Q
a) Kulturen mit ^{32}P-markiertem kondensiertem Phosphatzusatz.						
12	∅	0,66	7,48	(+)	0,62	114,5
13	∅	0,79	2,35			
21	+	1,55	1,48	(+)	1,96	1,18
22	+	3,12	1,37			
27				+	1,25	1,20
27				+	1,13	1,06
b) Kulturen mit ^{32}P-markiertem Orthophosphatzusatz.						
12	∅	0,74	1,74	+	0,63	2,06
21	+	2,43	1,17	(+)	2,13	1,10
22	(+)	3,39	1,12			
27	++	1,14	1,12	+	1,09	1,06
27				+	0,99	1,10

dann also die bevorzugte Komponente ausschließlich auf das zugesetzte Präparat erstreckt, gegenüber der großen Menge des Orthophosphates, muß der Aufnahmequotient stark ansteigen.

Die entsprechenden Ergebnisse an granulierten Kulturen zeigt Tabelle 6. Der erste Teil (a) gibt die Daten für die Kulturen, denen der ^{32}P als kondensiertes Phosphat zugesetzt wurde. Der zweite Teil dagegen (b) sollte ursprünglich wieder nur der methodischen Kontrolle dienen. Die Tabellen stellen Granulationshäufigkeit und Gesamt-P-Gehalt dem Aufnahmequotienten gegenüber.

Praktisch alle Aufnahmequotienten in Tabelle 6a überschreiten den Wert von 1. Ein Zusammenhang zwischen Granulation und bevorzugter Aufnahme des kondensierten Phosphates ist damit nachgewiesen. Auffällig ist aber der Verlauf der gegenseitigen Abhängigkeit. Die höchsten Q-Werte treten bei beiden Stämmen zu einem Zeitpunkt auf, in dem erst wenig oder noch gar keine Granula beobachtet werden. Während im weiteren Verlaufe Granulierung und P-Gehalt etwa konform ansteigen, fällt der Aufnahmequotient schon wieder ab, und zwar offenbar recht steil, wie man aus dem Vergleich der Werte für Q nach 12 und 13 Tagen beim H37 ersehen kann.

Bei den Kulturen, die inaktives und aktives Phosphat P-isotop enthalten, zeigen sich in Tabelle 6b nach 12 Tagen überraschend ebenfalls eindeutige Abweichungen im Sinne einer bevorzugten Aufnahme des aktiven Isotopes bei beiden Stämmen. Wir haben solche Abweichungen schon früher beobachtet und daraus geschlossen, daß das angelieferte ^{32}P-Präparat gelegentlich einen Metaphosphatzusatz enthält. In der Tat konnten wir diesen bei einer weiteren Lieferung aus Harwell papierchromatographisch analog zur Abb. 1b nachweisen, wenn er auch relativ zum Orthophosphatmaximum viel kleiner war. Bei einem solchen Präparat könnte der Aufnahmequotient trotz der scheinbaren P-Isotopie mit dem inaktiven Phosphat erhöht werden. Auch die vorherige Hitzebehandlung mit Mineralsäurezusatz gibt anscheinend nicht immer die Sicherheit eines quantitativen Abbaues zum Orthophosphat[15]. Es ist demnach anzunehmen, daß auch die Erhöhung der 12-Tagewerte für Q in Tabelle 6b durch einen polymeren Anteil im ^{32}P-Präparat ausgelöst ist. Dieser wirkt sich aber bei den länger bebrüteten Kulturen nicht mehr aus.

Übereinstimmend zeigen daher beide Teile der Tabelle 6, daß die Erhöhung des Aufnahmequotienten nur über relativ kurze Zeiträume nachweisbar ist. Es läßt sich leicht abschätzen, daß dann der Anteil

Tabelle 7. *P-Gehalt, Aufnahmequotient und Granulation nach kurzer Bebrütungszeit (4 Tage), Stamm H 37 (Serie D).*

	Granulation	Gesamt-P-Gehalt	Q
Einsaat	+	1,16	—
Kondensiertes ^{32}P-Phosphat . . .	(+)	0,80	1,20
Ortho-^{32}P-Phosphat	(+)	0,82	0,68

des kondensierten Phosphates in der Nährlösung bereits erschöpft sein muß. Die mit dem trägerfreien Präparat je Kultur eingebrachte Menge liegt günstigstenfalls bei etwa 10^{-8} g P. Rechnen wir andererseits unter ungünstigen Bedingungen mit einem Bakterientrockengewicht von 10—100 mg, von dem nur 0,1% Phosphor der Granulation sei, dann enthalten alle Granula zusammen bereits 10^{-5}—10^{-4} g P, also 3 bis 4 Größenordnungen mehr als kondensiertes Phosphat in den Nährlösungen angeboten wurde. Auf die Frage, warum das einmal bevorzugt aufgenommene kondensierte ^{32}P-Phosphat schon relativ kurze Zeit nach seiner Aufnahme nicht mehr maßgebend für den Aufnahmequotienten ist, werden wir noch zurückkommen.

Von besonderer Bedeutung erscheinen in diesem Zusammenhang aber die Ergebnisse von den Kulturen, die schon nach 4 Tagen Bebrütung untersucht wurden (Serie D, Tabelle 7).

Wir erwarteten hier besonders reichlich granuliertes Bakterienwachstum. Die mikroskopische Untersuchung ergab jedoch, daß der optimale Zeitpunkt offenbar nicht getroffen wurde, die Bakterien vielmehr eine schwächere Granulierung aufwiesen, als sie bei der Einsaat bestand. Entsprechend ist auch der P-Gehalt von 1,2 auf 0,8% der Bakterientrockensubstanz abgesunken. Um so auffälliger sind die Werte für den gefundenen Aufnahmequotienten, der hier durch den Einfluß der Einsaat auch bei gleichanteiliger Aufnahme von ^{31}P- und ^{32}P-Phosphat unter 1 liegen muß. Dies bestätigt sich auch bei den Kulturen, die einen ^{32}P-Orthophosphatzusatz erhielten ($Q = 0{,}7$). Dagegen wird bei Kulturen mit dem markierten kondensierten Phosphat $Q = 1{,}2$, was unter diesen Umständen bereits für eine wesentliche Bevorzugung seiner Aufnahme gegenüber dem Orthophosphat spricht. Es scheint unseren sonstigen Befunden zu widersprechen, daß diese bei abnehmender Granulationshäufigkeit auftritt. Wir werden aber dazu im nächsten Abschnitt noch Stellung nehmen.

Diskussion der Ergebnisse.

Der Nachweis des konformen Verhaltens von Granulationshäufigkeit und Gesamt-P-Gehalt bestätigt indirekt den hohen Anteil von Phosphaten in den Granula. Dies weist auf entsprechende analytische Befunde an Mycobakterien hin, wie sie erstmalig von Ruska und Mitarbeitern[19] gegeben wurden. Die Autoren haben an Extrakten von Granula abgeschätzt, daß bei dem betreffenden Stadium der Granulabildung etwa $^1/_3$ des Gesamt-P aus Metaphosphaten der Granulierung besteht. Es ist demnach durchaus wahrscheinlich, daß auch der Gesamt-P-Gehalt der Bakterien maßgeblich von der Granulahäufigkeit mitbestimmt wird. Jedoch ist trotz ihres analytischen Verhaltens noch nicht mit Bestimmtheit zu sagen, in welcher Weise die Polyphosphate in der Zelle gehalten werden. Winder und Denneny[23], die darauf kürzlich wieder hinwiesen, halten eine ähnliche Bindung wie die der Ribonucleinsäure für möglich, da diese nur schwer von den Polyphosphaten getrennt extrahiert werden kann. Sie haben papierchromatographisch im Anschluß an die Arbeiten von Crowther[2] nachgewiesen, daß das extrahierbare anorganische „Metaphosphat“ einen hohen Grad von Polymerisation aufweist.

Es kann nach diesem als bewiesen gelten, daß eine Bevorzugung der Aufnahme kondensierten Phosphates nur auftritt, wenn in der Kultur während der exponentiellen Wachstumsphase die Neigung zur Granulopoese relativ groß ist. Da wir im verwendeten ^{32}P-Präparat außer unverändertem Orthophosphat nur die am Start liegenbleibenden Phosphate auffinden konnten, müssen wir annehmen, daß die Mycobakterien ihren Bedarf direkt und bevorzugt aus der Nährlösung zu decken imstande sind, solange energiereichere polymere Phosphate ihnen darin angeboten werden. Erst nach der Erschöpfung des Vorrates an kondensiertem Phosphat wird es für die weiter sich ausbildenden Granula aus dem Orthophosphat der Nährlösung aufgebaut. Allgemein beginnt also mit Einsetzen des granulopoetischen Prozesses eine zusätzliche Phosphataufnahme, wobei normalerweise Orthophosphat resorbiert und unter Energieaufwand zu dem hochpolymeren Phosphat des Granulums umgewandelt wird.

Die unmittelbare Aufnahme von kondensierten Phosphaten führt zur Frage nach dem Mechanismus der Resorption so großer Moleküle. Man neigt zunächst der Annahme zu, daß die Bevorzugung durch Adsorptionseffekte an den Mikroorganismen und etwa fermentativer Abbau der Polyphosphate zu Orthophosphat vorgetäuscht sein könnte, das dann lokal günstigere Bedingungen für die Aufnahme aufwiese als das übrige Orthophosphat der Nährlösung. Dieser Effekt aber müßte unabhängig sein von der Granulahäufigkeit. Andererseits hat sich das kondensierte ^{32}P-Präparat auch als stabil gegenüber Hydrolyse erwiesen. Aus diesem Grunde kann man die unmittelbare Verwendbarkeit größerer Moleküle beim Aufbau des Granulums nicht ausschließen. Die Frage der physikochemischen Regulation dieser Aufnahme bleibt dabei noch offen. Wir neigen dazu, die Fähigkeit dazu nur einer von den verschiedenen Erscheinungsformen der Mycobakterien zuzubilligen, wobei darauf hinzuweisen ist, daß das Granulum selbst nach KÖLBEL[10] zur Reihe der ineinander überführbaren Entwicklungsstadien gehört. Aber sichere Angaben lassen unsere bisherigen Untersuchungen noch nicht zu. Vorläufig bleibt auch das auslösende Moment der Granulabildung noch immer ungeklärt. Man wird im granulierten Wachstum die isomorphe Reaktion auf sehr verschiedenartige exogene Einwirkungen vermuten müssen, deren Auftreten und Umfang aber wahrscheinlich von endogenen Stoffwechselfaktoren mitbestimmt wird. Vielleicht kann sich die von WINDER und DENNENY[23] mitgeteilte starke Provozierung der Granulabildung bei Zusatz von Tetrahydrofurfurylalkohol als methodisches Hilfsmittel bei der Untersuchung dieser Fragen erweisen.

Unabhängig von der Granulopoese jedoch erscheint der zeitliche Verlauf des Aufnahmequotienten von Bedeutung. Dieser erreicht sein Maximum bereits bei Bebrütungszeiten, bei denen noch keine nennenswerte Granulation besteht, er fällt andererseits bei steigendem P-Gehalt und zunehmender Granulation schon wieder steil ab. Eine solche Abhängigkeit vom Alter der Kultur ist nur durch eine der beiden folgenden Möglichkeiten zu deuten. Nach der ersten müßte das angebotene ^{32}P-Präparat nur zu einem so kleinen Teil aus der vom Erreger direkt aufgenommenen Phosphatkonfiguration bestehen, daß dessen bevorzugte Aufnahme nur kurzfristig erkennbar wäre, später aber von dem aus Orthophosphat gebildeten ^{32}P-Polyphosphat überdeckt würde. Gegen diese Deutung spricht wieder die chromatographisch nachgewiesene Zusammensetzung des Präparates. Fast $^1/_4$ des ^{32}P-Präparates liegt im Beispiel der Abb. 1b als kondensiertes Phosphat in der Nährlösung vor. Andererseits wird selbst bei den ältesten Kulturen nicht mehr als 0,1—1% des angebotenen Orthophosphates von den Bakterien aufgenommen, und dies gilt auch für die ^{32}P-Orthophosphatkomponente des Präparates. Es ist also ausgeschlossen, daß die Orthophosphataufnahme eine quantitative Aufnahme des Polyphosphatanteils so zu überdecken vermag, daß der Aufnahmequotient steil abfällt.

Zur Deutung unserer Befunde muß deshalb angenommen werden, daß ein relativ schneller Wiederabbau des ^{32}P-Polyphosphates im Mikroorganismus zu Orthophosphat und im Rahmen des Bakterienstoffwechsels dessen Rückgabe an die Nährlösung erfolgt. Damit müssen aber die Granula selbst auch über eine überraschend hohe Phosphorstoffwechselintensität verfügen. Dies ist mit der üblichen Annahme nicht ohne weiteres vereinbar, daß es sich bei diesen um Phosphat- und Energiedepots handelt[20, 22]. Auf die Schwierigkeiten dieser Vorstellungen haben auch WINDER und DENNENY[23] hingewiesen. Auch ein Eigenstoffwechsel der Granula würde damit nicht vereinbar sein, wohl aber mit der Feststellung dieser Autoren, daß die Polyphosphate der Granulation bei wachsenden Zellen keinesfalls schnell aufgebraucht werden. Für die Stoffwechselaktivität des Granulums sprechen auch die Ergebnisse der Tabelle 7. Da hiernach die Bevorzugung des kondensierten Phosphates unter den Bedingungen der Serie D sogar bei abfallender Granulationshäufigkeit auftritt, kann diese hier nicht als Kriterium für die Granulabildung angesehen werden, sondern läßt eher auf die Stoffwechselaktivität der noch existierenden Granula schließen. Wir hoffen, über diese Fragen weitere Aufschlüsse zu erhalten, wenn wir einerseits in Granulaextrakten nachweisen, daß das bevorzugt aufgenommene Polyphosphat sich zunächst darin wiederfindet, wofür wir schon durch frühere Untersuchungen Anhaltspunkte haben[18]. Außerdem aber müßte sich das Abwandern der ^{32}P-Polyphosphate aus den Granula in die verschiedenen P-Fraktionen hinein verfolgen lassen. Dabei wird es zweckmäßig sein, das markierte Präparat zu verschiedenen Zeitpunkten während des Wachstums granulierten Kulturen zuzusetzen, um sowohl seine quantitative Aufnahme unmittelbar als auch sein Schicksal im Stoffwechselgeschehen des Mikroorganismus erfassen zu können.

Abschließend sei auf die Unterschiede zwischen den beiden untersuchten Stämmen eingegangen. Ein einfacher Zusammenhang zwischen Virulenz und ^{32}P-Polyphosphataufnahme kann nicht erwartet werden. Dazu ist diese viel zu maßgeblich mit der Granulation gekoppelt, die bei beiden Stämmen auftritt. Wir sind bei der Wahl der beiden Stämme auch mehr von der Vorstellung ausgegangen, mit zwei sehr unterschiedlich virulenten Stämmen möglicherweise zwei im Stoffwechsel differierende zu prüfen. Ein prinzipieller Unterschied ergab sich dabei nicht, wie aus den Tabellen 2, 4, 5 und 6 hervorgeht. Ob allerdings die quantitativen Unterschiede in der Aufnahme des markierten kondensierten Phosphates bei den 12 und 13 Tage alten Kulturen realen Verschiedenheiten des Stoffwechsels entsprechen, läßt sich auf Grund dieser einzelnen Messungen nicht entscheiden. Der Grad der Bevorzugung wird sicher durch viele Nebeneinflüsse mitbestimmt, deren Einfluß auf Maximum und Gradient der Zeitfunktion der Q-Werte nicht ohne weiteres zu übersehen ist. Der Vergleich muß daher unter der Unsicherheit leiden, ob man sich auf identischen Kurvenpunkten befindet. Die Frage, ob die beiden Stämme sich im Ausmaß der Polyphosphataufnahme wirklich unterscheiden, muß vorerst offen bleiben.

Zusammenfassung.

In synthetischen Nährlösungen, die ein granuliertes Wachstum von Mycobakterien auslösen, läßt sich eine gegenüber dem Orthophosphat bevorzugte unmittelbare Aufnahme ^{32}P-markierter kondensierter Phosphate beobachten. Es wird ein Zusammenhang bestätigt zwischen dieser bevorzugten Aufnahme, der Häufigkeit der fluorescenzmikroskopisch beobachteten Granula und dem analytisch bestimmten P-Gehalt der Bakterientrockensubstanz.

Papierchromatographisch ließ sich nachweisen, daß das nach dem Kondensationsverfahren für Trimetaphosphat hergestellte trägerfreie ^{32}P-Präparat zumeist nicht umgewandeltes oder rückgebildetes Orthophosphat, daneben aber kondensierte Phosphate mit noch ungewissem Polymerisationsgrad enthält. Die beobachtete bevorzugte und unmittelbare Resorption müßte sich damit auf relativ große Moleküle erstrecken.

Die Bevorzugung der Aufnahme des einmalig vor Beimpfung zugesetzten ^{32}P-Polyphosphates läßt sich aber nur bei Bebrütungszeiten nachweisen, bei denen Granulationshäufigkeit und Gesamt-P-Gehalt noch gering sind. Dies spricht mit großer Wahrscheinlichkeit für eine Phosphorstoffwechselaktivität der Granula und gegen deren übliche Beschreibung als Phosphat- und Energiedepot.

Zwischen dem virulenten H37- und dem BCG-Stamm zeigten sich keine prinzipiellen Unterschiede, wohl aber im Ausmaß der bevorzugten Polyphosphataufnahme, was jedoch nicht unbedingt auf die unterschiedliche Virulenz zurückgeführt werden muß.

Summary.

In synthetic nutrient solutions promoting a granulated growth of mycobacteria, it can be observed that condensed ^{32}P tracer phosphates are taken up more readily than orthophosphates. This confirms the assumption that there is a connection between this preference, the frequency of granula observed in the fluorescence microscope, and the P-content of the dry bacterial substance determined by analysis. Proof was furnished by paper chromatography that the carrier-free ^{32}P preparation obtained by the condensation used for trimetaphosphate contains condensed phosphates with an uncertain degree of polymerisation of at least 6—7, in addition to the unchanged or reformed orthophosphate. It follows that the preference observed and the direct resorption must involve these large molecules.

This preference for the absorption of ^{32}P polyphosphate, which was added only once before inoculation, can only be proved during periods of incubation in which frequency of granulation and total P-content are still low. This would argue with a high degree of probability in favour of a phosphorus metabolic activity of the granula and against their usual description as a phosphate and energy depot.

No fundamental differences were observed between virulent BCG and H 37 strains, but there was a difference in their preference for polyphosphate uptake, which need not necessarily be due to a varying degree of virulence.

Résumé.

Dans les solutions nourricières synthétiques qui favorisent une croissance granulée de mycobactéries on peut observer une absorption directe des phosphates condensés radioactifs P^{32} de préférence à l'orthophosphate. On confirme qu'il existe une relation entre cette absorption préférentielle, la proportion des granulations observées par fluorescence microscopique et la teneur en P déterminée par analyse de la substance bactérienne sèche.

Au moyen du papier chromatographique on a pu démontrer que la préparation de phosphates radio-actifs P^{32} purs, exécutée selon le procédé de transformation utilisé pour le trimétaphosphate, ne contenait, à côté d'orthophosphate non transformé ou resynthétisé, que des phosphates condensés à degré de polymérisation d'au moins 6 ou 7. La préférence observée et la résorption directe doit donc s'étendre à ces grandes molécules.

Mais on n'observe cette absorption préférentielle du polyphosphate P^{32} ajouté en une fois avant l'inoculation que durant les temps d'incubation pendant lesquels le pourcentage des graunlations et la teneur totale en P sont encore réduits. Cela semble indiquer très probablement une activité métabolique du phosphore de la part des granulations et contredire l'opinion habituelle que les considère comme dépôt de phosphate et d'énergie.

Entre les souches virulentes H 37 et BCG n'est apparue aucune différence de principe mais une différence dans la quantité des absorptions préférentielles de polyphosphates, ce qu'on ne peut pas attribuer formément à la différence de virulence.

Resumen.

En soluciones alimenticias sintéticas que provocan un crecimiento granulado de micobacterias, puede observarse una asimilación inmediata de fosfatos condensados marcados ^{32}P preferentemente al ortofasfato. Es confirmada una relación entre esta asimilación preferida, la frecuencia de los gránulos observados por microscopio de fluorescencia y el contenido de P, determinado analíticamente, de la substancia seca de las bacterias. Se ha podido demostrar por la cromatografía de papel que el preparado ^{32}P, libre de vehículo, obtenido por la condensacion usada para el trimetafosfato, sólo contiene, al lado de ortofosfato no transformado y el que volvió a formarse después del proceso, fosfatos condensados con un grado de polimerización de por lo menos 6 a 7. La preferencia observada y la absorción inmediata debe extenderse por ello a estas grandes moléculas.

La preferencia de la asimilación del polifosfato ^{32}P añadido una sola vez antes de la inoculación, empero, puede demostrarse sólo en los períodos de incubación, en los cuales la frecuencia de la granulación y el contenido total de P son todavía pequeños. Esto indica con toda probabilidad una actividad metabólica del fósforo de los gránulos en contra de la usual descripción como depósito de fosfato y de energía.

Entre las cepas H37 virulentas y la cepa BCG no se mostró en principio ninguna diferencia, pero sí en la importancia de la asimilación preferida de polifosfato, lo que sin embargo no hay que atribuir forzosamente a la [illegible]ersidad de virulencia.

Literatur.

[1] Clusius, K.: Z. Elektrochem. **58**, 586 (1954). — [2] Crowther, J. P.: Nature (Lond.) **173**, 486 (1954). — [3] Ebel, J. P.: C. r. Acad. Sci. Paris **234**, 621 (1952). — [4] Ebel, J. P., et Y. Vollmar: C. r. Acad. Sci. Paris **233**, 415 (1951). — [5] Fabricant, C. G., J. Fabricant and G. Knaysi: Amer. Rev. Tbc. **66**, 567 (1952). — [6] Grunze, H., u. E. Thilo: Sitzgsber. dtsch. Akad. Wiss., Berlin, Kl. Math. u. allg. Naturwiss. **1953**, Nr 5 (1954). — [7] Gottsacker, E.: Zbl. Bakter. I Orig. **152**, 65 (1947/48). — [8] Hahn, F.: Angew. Chem. A **60**, 207 (1948). — [9] Karbe, K., u. G. Jander: Kolloidchem. Beih. **54**, 2 (1943). — [10] Kölbel, H.: Z. Hyg. **133**, 45 (1951). — [11] Kölbel, H.: Z. Naturforsch. 8b, 631 (1953). — [12] Kölbel, H.: Naturwiss. **40**, 626 (1953). — [13] Krüger-Thiemer, E.: Diss. Kiel 1953. — [14] Krüger-Thiemer, E., u. A. Lembke: Naturwiss. **41**, 146 (1954). — [15] Meissner, J.: In Vorbereitung: Jahresbericht Borstel 1954. — [16] Meissner, J., u. W. Diller: In Vorbereitung: Jahresbericht Borstel 1954. — [17] Meissner, J., u. W. Diller: Z. Hyg. **137**, 518 (1953). — [18] Meissner, J., u. F. Kropp: Z. Hyg. **137**, 429 (1953). — [19] Ruska, H., G. Brinkmann, J. Neckel u. G. Schuster: Z. wiss. Mikrosk. **60**, 425 (1952). — [20] Stich, H.: Z. Naturforsch. 8b, 36 (1953). — [21] Thilo, E.: Angew. Chem. A **63**, 508 (1951); **64**, 510 (1952); **67**, 141 (1955). — [22] Wiame, J. M.: J. of Biol. Chem. **178**, 919 (1949). — [23] Winder, F., and J. Denneny: Nature (Lond.) **174**, 353 (1954).

MARIANNE ROGGENHAUSEN und WERNER SEIDE.

Messung des CALLIER-Quotienten an Röntgenemulsionen*.

Im Zusammenhang mit vergleichenden Untersuchungen der Eigenschaften der heute im Handel befindlichen Röntgenemulsionen (SCHOBER und Mitarbeiter) interessierte unter anderem auch deren CALLIER-Quotient. Seine Größe hat einerseits Einfluß auf das Ergebnis der Schwärzungsmessung, andererseits läßt sie Schlüsse auf die mittlere Korngröße des entwickelten Filmes ziehen.

Die Messung des CALLIER-Quotienten erfolgt nach seiner Definition

$$Q = S_{\parallel} \, / \, S_{\#} \, ,$$

wobei $S_{\parallel}$ die Schwärzung im parallel und $S_{\#}$ die Schwärzung im diffus auftreffenden Licht bedeuten. Zur Messung gelangt dabei nur das den Film praktisch senkrecht verlassende Licht. Zur diffusen Beleuchtung dient eine ULBRICHTsche Kugel, zur parallelen ein Linsensystem. Der Strahlungsempfänger, eine Cs-„Kunstschicht"-Photozelle mit einem Empfindlichkeitsmaximum bei 670 mμ, steht in einem Abstand von 30 cm mit einer Eintrittsblende von 5 mm Durchmesser.

Wegen der geringen Abhängigkeit des CALLIER-Quotienten von der absoluten Schwärzung, die wir durch Messung verschiedener Gradationskurven im parallelen und diffusen Licht bestätigten ($Q \cong 1{,}9 - 0{,}2 \cdot S_{\#}$), genügt es, die CALLIER-Quotienten für die vorliegende Meßreihe in einem relativ großen Schwärzungsbereich $S_{\#} = 1 \pm 0{,}2$ zu bestimmen.

Es wurden insgesamt 31 Emulsionen aller uns zugänglichen Fabrikate, 5 „folienlose" und 9 Folienfilmtypen geprüft. Das Alter der verschiedenen Emulsionen variierte bis zu einem Jahr.

Es ergab sich für sämtliche untersuchten Emulsionen der gleiche CALLIER-Quotient

$$Q = 1{,}70$$

innerhalb einer geringen statistischen Schwankung von $\pm 0{,}05$. Zur Veranschaulichung der Größe dieser Abweichung möge erwähnt werden, daß sie schon durch einen Fehler von $\triangle S = \pm 0{,}02$ in der Messung der einzelnen Schwärzungen hervorgerufen werden könnte.

Da die „folienlosen" Filme den gleichen CALLIER-Quotienten wie die Folienfilme ergeben, folgt, daß auch die Tiefenverteilung der geschwärzten Körner, die bei reiner Röntgenstrahlung annähernd gleichmäßig ist und bei Folienbelichtung in beiden Schichten einen starken Abfall nach der Tiefe zeigt, keinen Einfluß hat. Zur Sicherheit wurden

---

* Siehe auch Röntgen-Blätter 8, 53—55 (1955).

noch Callier-Quotienten an Schwärzungstreppen gemessen, die durch Belichtung von folienlosen und Folienfilmen jeweils mit reiner Röntgenstrahlung und mit Röntgenstrahlung einschließlich Folienlicht hergestellt waren. Auch hier ergeben sich keine wesentlichen Abweichungen.

Mit Hilfe einer von Eggert und Küster[1] angegebenen Bezeichnung läßt sich aus dem Callier-Quotienten eine Aussage über den mittleren Korndurchmesser des entwickelten Filmes machen:

$$d = A \cdot \lg Q$$

(A ist eine Apparatekonstante). Aus der Schwankung des Callier-Quotienten von $\pm 0{,}05$ läßt sich folgern, daß der mittlere Korndurchmesser von einer Emulsion zur anderen im Mittel nur um $\pm 5\%$ schwankt. Wenn man bedenkt, daß in der bildmäßigen Photographie für feinkörnigen und hochempfindlichen Film ein Korngrößenverhältnis von 1:5 angegeben wird, überrascht diese geringe Schwankung sehr.

Will man eine Aussage über die absolute Größe des Kornes gewinnen, kann man unter der Annahme, daß sich Apparateaufbau und Verteilung der Wellenlänge unserer Anordnung von der von Eggert und Küster nicht wesentlich unterscheiden, die dort verwandte Apparatekonstante $A = 6{,}8\,\mu$ einsetzen. Dann ergibt sich als absoluter Wert der mittleren Korngröße $d = 1{,}6\,\mu$. Er stimmt mit den Werten überein, die wir bei mikroskopischen Untersuchungen abschätzten.

Weitere Messungen an 6 handelsüblichen 70 und 35 mm-Einschichtfilmen für Schirmbildkameras, die ebenfalls mit Röntgenentwickler entwickelt wurden, ergaben im Mittel einen Callier-Quotienten $Q = 1{,}6$, also nahezu die gleiche Korngröße. Allerdings ist die Streuung der Meßwerte hier etwa doppelt so groß.

Unsere Messungen zeigen, daß unabhängig von der verwendeten photographischen Emulsion bei Entwicklung in handelsüblichen Röntgenentwicklern, soweit diese noch nicht übermäßig verbraucht sind, der gleiche Callier-Quotient entsteht.

Dieses Ergebnis ist meßtechnisch bedeutungsvoll. Es besagt, daß die mit beliebigen geometrischen Anordnungen erhaltenen Schwärzungsmessungen sich jeweils mit einer einzigen Konstanten für sämtliche im Röntgenentwickler behandelten Filme ineinander umrechnen lassen.

Zusammenfassung.

Der Callier-Quotient hat bei allen zur Zeit im Handel befindlichen, für Aufnahmen mit und ohne Verstärkungsfolien vorgesehenen Röntgenfilmen den gleichen Wert $Q = 1{,}70$.

Summary.

The Callier quotient has the same value $Q = 1.70$ for all commercial X-ray films whether made for use with or without intensifying screens.

Résumé.

Pour tous les films de radiographie se trouvant actuellement dans le commerce et prévus pour prises de clichés avec et sans renforçateurs, le quotient de CALLIER a la même valeur: $Q = 1{,}70$.

Resumen.

El cociente CALLIER tiene el mismo valor Q (cociente) $= 1{,}70$ en todas las películas para rayos X que se encuentran en la actualidad en el comercio, previstas para fotografías con o sin hojas reforzadoras.

Literatur.

[1] EGGERT, J., u. A. KÜSTER: CALLIER-Quotient und mittlerer Korndurchmesser entwickelter photographischer Schichten. Veröff. Agfa **4**, 49—57 (1935).

HERBERT SCHOBER.

Die Bedeutung der Adaptationsvorgänge für die Röntgendiagnostik*.

Die Rolle des Adaptationszustandes bei der Detailerkennbarkeit im Durchleuchtungsbild ist jedem in der Röntgenologie tätigen Beobachter bekannt, wenn auch seine Bedeutung vielfach unterschätzt wird. Die meisten Sehfunktionen des menschlichen Auges, vor allem die Unterschiedsempfindlichkeit (Kontrastwahrnehmung), die Sehschärfe, die Empfindungszeit, das Bewegungssehen und das räumliche Sehen hängen außerordentlich stark von der Gesichtsfeldleuchtdichte und von der Anpassung der Netzhaut an die herrschende Gesichtsfeldleuchtdichte ab. Je größer der Unterschied zwischen zwei aufeinanderfolgenden Gesichtsfeldleuchtdichten ist, um so länger braucht das Auge, um sich von einem auf den anderen Zustand umzustellen. Bei Tageslicht im Freien hat man es mit durchschnittlichen Gesichtsfeldleuchtdichten von mehr als 10000 asb (1 asb = 1 Apostilb = 1 Lux auf weißer Fläche), bei künstlicher Beleuchtung mit durchschnittlich 10—500 asb, am Röntgenschirm bei der Durchleuchtung oder in der photographischen Dunkelkammer meistens mit weniger als 0,01 asb zu tun. Das Auge muß also beim Übergang vom Tageslicht auf die Leuchtdichte des Röntgenschirms oder beim Betreten der Dunkelkammer seine Empfindlichkeit im Verhältnis 10000 : 0,01 also um rund 1:1000000 umstellen.

Für die Anpassung des Sehorgans an die herrschende Leuchtdichte stehen drei Mittel zur Verfügung.

1. *Die Änderung der Pupillenweite.* Diese reguliert den ins Auge eindringenden Lichtstrom zwischen der größten und der kleinsten möglichen Pupillenöffnung im Verhältnis 1:16. Das Öffnen der Pupille in der Dunkelheit und das Schließen im Hellen geht aber nicht schlagartig vor sich; es benötigt bis zu den äußersten Werten Zeiten von einigen Minuten. Es ist wichtig zu wissen, daß die volle Öffnung der Pupille nur bei jugendlichen Augen möglich ist. Mit zunehmendem Alter wird die maximale Pupillenweite kleiner. Aus diesem Grunde können alte Leute im Dunkeln nicht so gut sehen wie junge.

2. *Die Anpassung der Netzhautzapfen.* Diese Organe sind für das Sehen in heller und mittlerer Beleuchtung bestimmt. Sie sind bei der Leuchtdichte des Röntgenschirmes gerade noch in Tätigkeit. In der Dunkelkammer stellen sie bei Rotbeleuchtung die einzigen funktions-

---

* Siehe auch Röntgen- u. Laborat.-Prax. 7, H. 2 (1954).

tüchtigen Netzhautorgane dar, weil nach dem weiter unten Gesagten die Netzhautstäbchen auf Rotlicht nicht ansprechen. Mit abnehmender Leuchtdichte können die Zapfen in wenigen Minuten ihre Empfindlichkeit um den Faktor 50 steigern. Zusammen mit der Pupillenerweiterung ergibt das eine Empfindlichkeitssteigerung von $50 \times 16 = 800$. Diese Empfindlichkeitssteigerung bewirkt die Adaptationsverbesserung in den ersten 5—10 min des Aufenthalts im Dunkeln.

3. *Die Anpassung der Netzhautstäbchen.* Den wesentlichen Anteil für die Empfindlichkeitssteigerung des Sehorgans im Dunkeln tragen die Netzhautstäbchen, die eigentlichen Organe für das nächtliche Sehen. Sie können ihre Empfindlichkeit um etwa den Faktor 1000 steigern. Sie benötigen aber nach einem allgemeinen, von den Physikern POHL und STÖCKMANN festgestellten Naturgesetz wesentlich längere Zeiten zur Erreichung der maximalen Empfindlichkeit als die unempfindlicheren Zapfen. Ihre beste Empfindlichkeit tritt erst nach etwa $^1/_2$—$^3/_4$ Std ein. Ein wichtiger Unterschied zwischen den Zapfen und Stäbchen besteht darin, daß die ersteren für das ganze sichtbare Gebiet, die letzteren aber nur für gelbe, grüne und blaue Wellenlängen empfindlich sind. Im reinen Rotlicht ist das Stäbchensehen unmöglich.

Aus dem eben Gesagten ergibt sich, daß eine wirkliche und ausgiebige Dunkeladaptation erst dann vorhanden sein kann, wenn sich die Netzhautstäbchen voll angepaßt haben, d. h. also, wenn der Aufenthalt im Dunkeln länger als $^1/_2$ Std gedauert hat. Über den Sonderfall der Rotbeleuchtung in der Dunkelkammer soll weiter unten gesprochen werden. Die Adaptationsverbesserung, welche in den ersten 10 min von der Pupille und den Netzhautzapfen getragen wird, ist allein keinesfalls ausreichend, um gutes Sehen bei der Leuchtdichte am Röntgenschirm zu garantieren. Wer der Meinung ist, daß diese ersten 10 min genügen, macht einen gefährlichen Fehler. Sicher merkt jeder die Änderung des Adaptationszustandes in den ersten 10 min besonders deutlich, weil zunächst die großen Kontraste sichtbar werden. Im Thoraxbild zeigen sich beispielsweise schon nach wenigen Minuten die Rippenschatten, grobe Veränderungen im Lungenbild, wie Kavernen, Gefäßzeichnungen und Schatten, die durch grobe Pleuraschwarten hervorgerufen werden. Die feineren durch Infiltrate, geringere Pleuraverdickungen, beginnende Tumoren usw. bewirkten Kontraste bleiben aber so lange unsichtbar, bis ausreichende Stäbchenadaptation eingesetzt hat. Sie werden also in der ersten halben Adaptationsstunde nicht gefunden. Gerade auf diese feineren Schatten kommt es aber bei der Diagnostik zumeist an. Entsprechendes gilt von der Beurteilung einer Aufnahme in der Dunkelkammer, nur ist hier zu bedenken, daß wegen der fehlenden Stäbchenadaptation im Rotlicht die feineren Kontraste überhaupt verlorengehen.

Schon vor längerer Zeit hat der Physiologe KOVACZ auf ein weiteres Gefahrenmoment aufmerksam gemacht, das in den ersten 10 min der Dunkeladaptation auftritt. Da in dieser Zeit (vor allem zwischen der 3. und 10. Anpassungsminute) der Übergang vom Zapfensehen auf das Stäbchensehen erfolgt, wird die Kontrastwahrnehmung bei den meisten Menschen unsicher, sie kann sogar bei bewegten Objekten schlechter werden als in den allerersten Anpassungsminuten. Auch aus diesem Grunde ist eine ausreichende, 10 min übersteigende Adaptationszeit unerläßlich.

Man hat sich schon sehr lange mit dem Problem beschäftigt, wie man die Adaptationszeit verkürzen könnte. Der übliche Weg ist die Verwendung einer Adaptationsbrille. Da es sich aber nach dem eingangs Gesagten um Leuchtdichteverhältnisse von 1:1000000 handelt, müßte eine solche Adaptationsbrille so dunkel sein, daß man mit ihr im Hellen nichts anfangen könnte. (Die üblichen grauen und grünen Adaptationsbrillen verschlucken maximal 90% des auf das Auge auffallenden Lichtes, sie entsprechen also lediglich einer Leuchtdichteänderung im Verhältnis 1:10.)

Das einzig brauchbare Prinzip für die Entwicklung einer Adaptationsbrille hat vor etwa 40 Jahren TRENDELENBURG angegeben. Wie bereits angedeutet, sind die hochempfindlichen Netzhautstäbchen für rotes Licht oberhalb 630 mμ unempfindlich. Versieht man die Adaptationsbrille mit Rotgläsern, die für längere Wellen als 630 mμ durchsichtig sind (z. B. Schottglas RG 2), so können die Stäbchen unter einer solchen Brille ungehindert selbst dann adaptieren, wenn die Rotfilter hell gehalten sind. Selbstverständlich muß man durch geeigneten Seitenschutz verhindern, daß anderes Licht ins Auge eindringen kann. Mit der TRENDELENBURGschen Rotbrille benötigt man im Dunkelraum nurmehr die für die Adaptation der Zapfen und die Änderung der Pupillenweite erforderliche Zeit, d. h. bei Benutzung dieser Brille kann man in etwa 10 min (statt sonst in $^1/_2$ Std) adaptiert sein. Die TRENDELENBURGsche Brille stellt also tatsächlich eine wesentliche Hilfe zur Verkürzung der Adaptationszeit dar. Da sie aber auf der Rotunempfindlichkeit der Stäbchen beruht, kann sie durch keine andere Methode, vor allem nicht durch die grüne oder braune Röntgenbrille ersetzt werden.

Häufig wird folgende Frage gestellt: Wird der Adaptationszustand geändert, wenn durch kurzdauerndes Einschalten heller Beleuchtung, z. B. durch Öffnen einer Tür, Licht in den Untersuchungsraum gelangt? Diese Frage ist experimentell an zahlreichen Personen geprüft worden. Man kann sie etwa folgendermaßen beantworten: Solange die Hellunterbrechung nicht allzulange (Größenordnung einige Sekunden) andauert, wird der Adaptationszustand nur unwesentlich verschlechtert, die Netzhaut erholt sich von dieser „Blendung“ in wenigen Sekunden.

Anders ist es bei längerer Hellunterbrechung oder bei mehreren unmittelbar aufeinanderfolgenden kurzen Unterbrechungen des Adaptationszustandes. Diese führen fast immer zu wesentlichen Adaptationsstörungen und verlangen neuerliche Adaptationszeiten.

Der Adaptationsvorgang spielt nicht nur bei der Durchleuchtung, sondern auch bei anderen Tätigkeiten in der Röntgenologie eine wichtige Rolle. Er ist beispielsweise auch zu beachten, wenn Röntgenbilder vor dem Lichtkasten beurteilt werden sollen. Nur sind dann die Adaptationszeiten nicht so lang wie bei der Durchleuchtung; sie liegen aber doch noch in der Größenordnung von einigen Minuten. Man darf also auch ein Röntgenbild vor dem Lichtkasten erst beurteilen, wenn man sich an die durchschnittliche Leuchtdichte im Betrachtungsraum angepaßt hat.

Für die Röntgenassistentin ist der Adaptationsvorgang in der Dunkelkammer von besonderem Interesse. Solange es sich bei der Dunkelkammerbeleuchtung um gelbes oder grünliches Licht handelt, gelten dieselben Verhältnisse wie bei der Durchleuchtung, d. h. es wird ohne Verwendung der TRENDELENBURGschen Rotbrille volle Dunkelanpassung erst nach etwa halbstündigem Aufenthalt in der Dunkelkammer erreicht. Im reinen Rotlicht, wie es für die Entwicklung orthochromatischer Filme, z. B. Schirmbildfilme erforderlich ist, gibt es nach dem oben Gesagten kein Stäbchensehen. Infolgedessen ist das Sehvermögen wesentlich schlechter als in gelber oder grünlicher Dunkelkammerbeleuchtung; dafür reicht aber auch eine Adaptationszeit von 10 min aus. Selbstverständlich können im roten Dunkelkammerlicht feine Kontraste nicht beurteilt werden.

Zusammenfassung.

Die Erreichung des richtigen Adaptationszustandes ist entscheidend für die Detailerkennbarkeit im Röntgenbild. Das gilt in gleicher Weise für die Durchleuchtung als auch für die Betrachtung der Aufnahmen am Lichtkasten. Bei der Durchleuchtung darf die Adaptationszeit nicht kürzer als $^1/_2$ Std sein, weil sonst weder die Pupille noch die Netzhautstäbchen angepaßt sind. Als Adaptationsbrille ist lediglich die TRENDELENBURGsche Rotbrille verwendbar. Kurzdauernde Unterbrechung der Adaptation durch versehentliches Einschalten von Licht ist bedeutungslos, solange sie die Zeitdauer von einigen Sekunden nicht überschreitet.

Summary.

The right state of adaptation is of decisive importance for detail detectability in radiographs. This applies to both fluoroscopy and viewing of radiographs in the viewing box. For fluoroscopy the adaptation period should not be less than half an hour, since otherwise neither the pupil nor the retinal rods are adapted.

Only TRENDELENBURG's red glasses are suitable as adaptation glasses. A short interruption of the adaptation period (switching on the light by mistake) is of no consequence provided it does not last longer than a few seconds.

Résumé.

Le véritable état d'adaptation est déterminant pour la finesse des détails dans l'image radiologique. Cela vaut aussi bien pour la radioscopie que pnur l'observation des clichés au mégatoscope. A la radioscopie le temps d'adaptation ne doit pas être inférieur à $^1/_2$ heure car sans cela ni la pupille, ni les bâtonnets rétiniens ne sont adaptés. Comme lunettes d'adaptation on utilisera simplement les lunettes rouges de TRENDELENBURG. De brèves interruptions de l'adaptation provoquées par une manoeuvre involontaire des commutateurs donnat la lumière n'ont aucune importance tant que leur durée ne dépasse pas quelques secondes.

Resumen.

El logro del estado justo de adaptación es decisivo para la reconocibilidad de detalles en la imagen de rayos X, tanto en el examen directo como en la contemplación de la fotografía en la caja de luz. En la visión directa radioscópica el tiempo de adaptación no debe ser inferior a media hora, porque sino ni la pupila ni los bastoncillos de la retina están adaptados. Como gafas de adaptación deben emplearse solamente las gafas rojas de TRENDELENBURG. No tienen ninguna importancia las cortas interrupciones de la adaptación al dar por equivocación la luz, en tanto no sobrepasen la duración de unos segundos.

Herbert Schober.

Akkommodation, Konvergenz, Pupillenverengung*.

Die enge Koppelung zwischen Akkommodation, Konvergenz und Pupillenweite ist seit beinahe einem Jahrhundert bekannt und von den Anatomen, Physiologen und Optikern nach allen Richtungen untersucht worden. Sie beruht anatomisch darauf, daß die Nervenkerne für diese 3 Funktionen im Gehirn, die sog. Oculomotoriuskerne, eng miteinander verflochten sind und daß auch die von dort ausgehenden Nervenleitungen gemeinsam im Nervus oculomotorius vereinigt sind. Jede Anregung oder Hemmung der einen dieser Funktionen führt auch zu entsprechender Anregung oder Hemmung der beiden anderen Funktionen, gleichgültig, ob die Anregung, d. h. der Impuls zu einer wirklichen Ausführung der Funktion führt oder ob die Ausführung der Funktion durch irgendwelche äußeren Umstände gehemmt ist. Beispielsweise gibt jede Konvergenzbewegung der beiden Augen Anlaß zur Akkommodation auf die Nähe und zu einer Verengung der Pupille, jede Anregung zur Pupillenverengung Anlaß zur Akkommodation auf die Nähe und Konvergenzbewegung und umgekehrt. Jede Pupillenerweiterung gibt Anlaß zu Entlastung der Akkommodation in Richtung auf die Ferne und zu Divergenzbewegungen, genau so wie die Akkommodationseinstellung auf die Ferne den Impuls zur Divergenzstellung und Pupillenerweiterung bildet. Wird beispielsweise eine dieser Funktionen wie etwa die Akkommodationseinstellung äußerlich dadurch verhindert, daß die alternde Linse der Anregung zur Akkommodation nicht mehr folgen kann, so bleibt doch der Impuls für diese und für die anderen Funktionen bestehen.

Die enge Impulskoppelung zwischen den 3 Funktionen ist physiologisch sehr bedeutsam. Sie dient beispielsweise dem Arzt dazu, den Ort von Störungsstellen im Gehirn aufzufinden, wenn etwa bei Gehirnsyphilis (Tabes) beim Blick in die Nähe keine Pupillenverengung entsteht oder wenn beim sog. Lähmungsschielen die Konvergenz der Augenachsen bei Akkommodation auf die Nähe oder bei Pupillenverengung nicht eintritt.

Die enge Koppelung der 3 genannten Funktionen bildet auch die Ursache für einen Erscheinungskomplex, der in der physiologischen Optik den Namen Mikropsie bei Erhöhung des Impulses und Makropsie

* Vortrag auf der WVA-Jahrestagung 1954. Erschienen im Augenoptiker **1954**, Nr 7, 5—6.

bei Verringerung des Impulses führt. Ruft man sich z. B. durch längeres Betrachten einer Kugelleuchte ein kräftiges Nachbild hervor, also ein Bild, das auf der Netzhaut mit konstanter Größe besteht, und betrachtet dieses Nachbild auf Projektionsflächen, die in verschiedenem Abstand vom Beobachter liegen, so bemerkt man, daß das Nachbild um so größer zu sein scheint, je weiter die Projektionsfläche vom Beobachter entfernt ist. Man kann den Größeneindruck von Objekten bei ungefähr konstant bleibender Größe des Netzhautbildes und konstantem Objektabstand vor allem auf die folgende Weise beeinflussen: Man betrachtet einäugig mit weit vorgestrecktem Arm die eigene Hand und gleichzeitig einen durch sie teilweise verdeckten fernen Gegenstand (ein an der Zimmerwand hängendes Gemälde). Nähert man jetzt die ständig fixierte Hand dem beobachtenden Auge, so scheint sie ihre Größe kaum zu verändern. Jedenfalls entspricht ihre scheinbare Größenänderung niemals der tatsächlichen Vergrößerung des Netzhautbildes. Gleichzeitig scheint auch das nicht fixierte Gemälde an der Zimmerwand kleiner zu werden, obwohl dessen Netzhautbild (abgesehen von der gesteigerten Unschärfe) unverändert geblieben ist. Die Wand selbst scheint sich außerdem vom Beobachter wegzubewegen. Wird jedoch nicht die Hand, sondern das an der Wand hängende Gemälde fixiert, so gewinnt man einen anderen Eindruck. Jetzt bleibt die scheinbare Größe des Gemäldes unverändert. Aber die Hand scheint sich mit der Annäherung an den Beobachter unverhältnismäßig stark zu vergrößern.

Daß es bei dieser scheinbaren Größenänderung gesehener Objekte nur auf den Impuls und nicht auf die tatsächliche Änderung von Akkommodation, Konvergenz oder Pupillenweite ankommt, erkennt man aus folgenden Umständen: Der Effekt tritt nicht nur beim jugendlichen und beim voll konvergenzfähigen Auge ein, er wird in gleicher Weise vom Greisenauge, das überhaupt nicht mehr akkommodieren kann, und von Menschen mit Lähmungsschielen beobachtet. Wird die Pupille durch Pilocarpin oder Eserin verengt und versucht man, während der Wirkung dieser Substanzen in die Ferne zu sehen, so erscheint alles stark vergrößert, es entsteht Makropsie. Umgekehrt entsteht Mikropsie, d. h. es erscheint alles verkleinert, wenn man mit dem atropinisierten Auge versucht, in die Nähe zu sehen.

Das Schwanken der eindrucksmäßigen Größe von Objekten ist besonders dann deutlich zu beobachten, wenn der Akkommodations-, Konvergenz- oder Pupillenimpuls rasch geändert wird, so beim Zielen und Peilen, weil dort der Schütze abwechselnd auf das Ziel und die Visiervorrichtung zu akkommodieren versucht. Die Koppelung der 3 Impulse trägt auch schuld daran, daß in einem Fernrohr mit der Vergrößerung 1 die Objekte nicht in natürlicher Größe, sondern etwas verkleinert erscheinen.

Die praktische Bedeutung dieses Koppelungsvorganges ist ungeheuer und wird auch heute noch viel zu wenig beobachtet. Sie spielt sowohl bei den Refraktionsverfahren, besonders den binocularen Refraktionsverfahren, als auch bei den sog. asthenopischen Beschwerden, d. h. bei manchen Ermüdungserscheinungen in ungewohnter Beleuchtung oder beim Tragen ungewohnter Brillen eine entscheidende Rolle. Die Schwierigkeit einer genauen Erfassung der einzelnen Einflüsse ist allerdings deshalb sehr groß, weil der Impuls als solcher meßtechnisch kaum erfaßbar ist und weil das Ausmaß der durch ihn bewirkten Änderungen in der Akkommodations- oder Konvergenzeinstellung und in der Pupillenweite ein sicheres Test für die Größe des Impulses gibt.

Die Koppelung der 3 Impulse klärt zunächst zwanglos eine Schwierigkeit, die bei der Theorie der Akkommodation seit jeher bestanden hat und vielfach mit unzulässigen, ja geradezu falschen Hypothesen überbrückt wurde. Der für die Akkommodation verantwortliche Ciliarmuskel besteht aus glatten Muskelfasern. Den Anatomen und Physiologen ist allgemein bekannt, daß glatte Muskelfasern durch das sog. vegetative Nervensystem, d. h. durch das Gegenspiel von Orthosympathicus (entspannend) und Parasympathicus (kontrahierend) wirksam gesteuert werden. Bei glatten Muskelfasern gibt es weder eine genau definierte Ruhelage — der Kontraktionszustand entspricht also nicht wie bei der quergestreiften Muskelfaser dem Belastungszustand — noch können die glatten Muskelfasern ermüden oder willentlich gesteuert werden. Ermüdung und willentliche Steuerung ist nur bei den quergestreiften Muskelfasern möglich, welche in ihrer Gesamtheit die Skeletmuskulatur (Arm-, Bein- usw. -muskulatur) bilden. Zu den glatten Muskeln gehören außer dem Ciliarmuskel noch die Darmmuskulatur, die Muskulatur in der Wand der Blutgefäße und der größte Teil der Herzmuskulatur.

Aus der Tatsache, daß die Ciliarmuskulatur aus glatten Fasern besteht, müßte der Anatom folgern, daß es weder eine Akkommodationsruhelage noch eine willentliche Beeinflussung des Akkommodationszustandes oder eine Ermüdung der Akkommodationsmuskulatur geben dürfe. Die Einstellung des Auges auf die Ferne dürfte vor der Einstellung auf die Nähe nicht bevorzugt sein. Dieses rein anatomische Bild entspricht bekanntlich nicht dem wirklichen Verhalten des Auges. Jeder geübte Beobachter kann seine Akkommodation willkürlich einstellen und häufiger Wechsel der Akkommodation kann zu Ermüdungsbeschwerden am Auge führen. Die Lösung dieses Widerspruches zwischen Anatomie und Physiologie ergibt sich erst, wenn man die Koppelung der Akkommodation mit Konvergenz und Pupillenweite heranzieht. Die für die Konvergenzeinstellung verantwortlichen äußeren Augenmuskeln haben quergestreifte Fasern, zeigen also sowohl einen Ruhezustand bei Entspannung als auch Ermüdung bei häufigem

Konvergenzwechsel. Sie können ohne Schwierigkeit wie alle anderen quergestreiften Muskeln willentlich beeinflußt werden. Die Tatsache einer Akkommodationsruhelage und der willentlichen Beeinflußbarkeit des Akkommodationszustandes ist wegen des hier behandelten Koppelungsvorganges also gar nicht eine Eigenschaft des Akkommodationsapparates, sondern des Konvergenzapparates.

Durch die eben gemachten und kaum zu widerlegenden Feststellungen erhält das Konvergenzproblem eine zentrale Stellung in der Refraktionsfrage. Wenn es diese Stellung nicht schon immer gehabt hat und bisher sogar neben dem Akkommodationsproblem außer acht gelassen wurde, so liegt dies lediglich an der schon erwähnten gleitenden Koppelung zwischen der Wirkung des einen Impulses auf den anderen und der Unmöglichkeit, den Impuls direkt zu messen. Gerade die neue Entwicklung der Refraktionsmethode und die Umstellung in den Arbeits- und Beleuchtungsverhältnissen betonen aber ausschlaggebend die Bedeutung dieses Zusammenhanges. Das soll an den folgenden charakteristischen Beispielen erörtert werden.

Mit steigender Einführung der Leuchtstofflampen an Stelle von Glühlampen in den Betrieben haben sich die Klagen über Sehstörungen, die angeblich durch Leuchtstofflampen bewirkt sind, vermehrt. Menschen, die in solchen Betrieben arbeiten, leiden nicht so selten an Kopfschmerzen, Schweregefühl in den Augenlidern, ja sie bekommen sogar Bindehautentzündungen. Man hat lange nach den Ursachen dieser Beschwerden geforscht und ist viele falsche Wege gegangen, bevor man den eigentlichen Grund entdeckt hat. Durch ihre längliche Form unterscheiden sich die Leuchtstofflampen grundsätzlich von allen anderen bisher bekannten natürlichen und künstlichen Lichtquellen. Werden sie lichttechnisch falsch angebracht, beispielsweise quer statt längs zum Arbeitsplatz, so entstehen ungewohnte und schwer zu deutende Schattenbildungen. Außerdem sind die Schatten wegen der vorwiegend indirekten Beleuchtung nur wenig ausgeprägt. Die Schatten sind aber einer der wichtigsten Anhaltspunkte für das räumliche Sehen und damit den Konvergenzimpuls. Bei voller Schattenlosigkeit gibt es keinen Konvergenzimpuls, und damit gerät auch die Akkommodationseinstellung ins Schwanken. Dieses Fehlen eines Anhaltspunktes wird besonders stark von Menschen mit geringen Refraktions- oder gar Konvergenzfehlern empfunden. Es ist in diesem Zusammenhang interessant, daß der Berliner Ophthalmologe Prof. HOFFMANN bei der Betriebsuntersuchung eines Großbetriebes feststellen konnte, daß von 181 Personen, die sich über Sehstörungen bei der Leuchtstoffbeleuchtung beklagten, fast alle geringe unkorrigierte Refraktionsfehler oder Heterophorien hatten. Nachdem er diese Fehler durch geeignete Brillen korrigiert hatte, verschwanden die Beschwerden ausnahmslos.

Es ist begreiflich, daß Refraktionsfehler und Heterophorien sich beim Nahsehen viel stärker auswirken wie beim Sehen in die Ferne, denn das Nahsehen erfordert eine wesentlich genauere Korrektur gerade der Konvergenzfehler.

Im beidäugigen Sehen stellt die Fusion das wichtigste Moment für den Konvergenzimpuls dar, wenn in Refraktionsprüfgeräten, wie z. B. beim Turville-Verfahren, den beiden Augen voneinander getrennte Bilder dargeboten werden. In diesem Falle ist unbedingt darauf zu achten, daß die Fusion nicht zu einer falschen Konvergenzeinstellung und damit zu einer falschen Akkommodationseinstellung führt. Sowohl Herr Dr. Pistor als ich hatten bereits im vergangenen Jahre Gelegenheit, auf die Bedeutung solcher Fehler hinzuweisen. Hierher gehört beispielsweise die durch Fusion der Trennerberandung bewirkte falsche Konvergenzeinstellung auf die Spiegelfläche anstatt auf die Sehzeichen. Es sei hier nochmals ausdrücklich betont, daß für die Fusion nicht nur die Fixierpunkte beider Augen, sondern jeder beliebige Teil des Gesichtsfeldes maßgebend ist. Bei zwei getrennten Bildern für beide Augen sucht das Auge geradezu nach Fusionsmöglichkeiten irgendwo im Gesichtsfeld, um mit ihrer Hilfe die Konvergenz und Akkommodation einstellen zu können.

Was eben bezüglich der Konvergenz gesagt wurde, gilt auch von der Akkommodation als Impulsgröße und von der Pupillenweite. Wird beispielsweise durch häufigen Wechsel der Lichtfarbe, also durch sog. Zwielicht, infolge der chromatischen Aberration des Auges ein Impuls zum fortwährenden Wechsel der Akkommodationseinstellung gegeben, so gerät mit der Akkommodation auch die Konvergenz ins Schwanken. Die Sehbeschwerden im Zwielicht, die schon unseren Großeltern bekannt waren, finden auf diesem Wege eine zwanglose Erklärung.

Bezüglich der Pupillenweite als Impuls wäre zu bemerken, daß die Pupillenweite hauptsächlich von der Peripherie der Netzhaut gesteuert wird. In der Peripherie des Gesichtsfeldes gelegene Blendquellen oder ungleichmäßige Beleuchtung zwischen der Peripherie und dem Zentrum des Gesichtsfeldes, also etwa ein heller Sehprobenkasten im sonst dunklen Prüfraum, bewirken, daß die Pupillenweite nicht mit dem Akkommodations- und Konvergenzzustand übereinstimmt. Auch dadurch können sowohl Fehlmessungen als Sehbeschwerden entstehen.

Was nun im einzelnen das Problem der Nahbrille angeht, so ist aus dem oben Gesagten zu folgern, daß zwar die Koppelung zwischen Konvergenz, Akkommodation und Pupillenweite auch bei der Nahbrille in richtiger Weise erfolgen muß, daß es aber unmöglich ist, dafür genaue Richtlinien zu geben. Man muß sich im Einzelfall überlegen, welche Fehlermöglichkeiten bestehen und welchen Umständen das größte Gewicht beizulegen ist. Man kann weder die Regel aufstellen, daß die entsprechende Koppelung zwischen Akkommodation und Konvergenz bei der Nahbrille durch Dezentration der Gläser aus der Koppelung von Akkommodation und Konvergenz bei der Fernbrille entstehen soll, noch, daß die Koppelung beim Brillenträger jener beim freien Sehen entsprechen müsse oder daß man für Nahbrille und Fernbrille die gleiche Koppelung annehmen dürfe. Das wesentliche ist zweifellos die Feststellung irgendwelcher tatsächlicher Koppelungsfehler, also z. B. die Feststellung von Refraktions- und Heterophoriefehlern. Hat man diese mit einem verläßlichen Verfahren ermittelt, so wird man trachten, die Nahbrille und die Fernbrille so zu wählen, daß weder bei der einen noch bei der anderen die bereits bestehenden Fehler unnötig vergrößert werden. Man wird also bei Konvergenzschwäche durch die Dezentration der Nahbrille versuchen, die Konvergenz beim Nahesehen zu unterstützen und umgekehrt bei überstarker Konvergenzneigung genau das umgekehrte tun. Ist keine offensichtliche Konvergenzabweichung, d. h. keine Heterophorie, vorhanden, so wird man ohne Schwierigkeiten auf eine größere Dezentration der Nahbrille verzichten können.

Zusammenfassung.

Die enge Koppelung zwischen den Impulsen für Akkommodation, Konvergenz und Pupilleneinstellung wird in ihrer praktischen Bedeutung noch immer nicht genügend gewürdigt. Sie vermag verschiedene Erscheinungen, wie Makropsie und Mikropsie, das Schwanken der eindrucksmäßigen Größe des Zieles beim Zielen und Peilen und einen Teil der Blendungswirkungen sowie der Sehstörungen bei Leuchtstofflampenbeleuchtung, zwanglos zu erklären. Die angeblich „willkürliche Akkommodation" geschieht auf dem Umweg über den Konvergenzimpuls, da nur dieser quergestreifte und damit willentlich beeinflußbare Muskeln zu steuern vermag.

Summary.

The practical importance of the close interrelation between the impulses producing accommodation, convergence and pupil reaction is still not being sufficiently recognised. This interrelation easily explains such diverse phenomena as macropsia, micropsia, the variation of the apparent size of the target in aiming and gauging practice, and part of the dazzle effect, as well as visual disturbances produced by fluorescent-tube lighting. The so-called "voluntary accommodation" is in fact brought about through the convergence impulse since this alone is able to control striated, i.e. voluntary muscles.

Résumé.

On n'attache pas encore assez d'importance à la signification pratique des relations étroites qui existentent entre l'effet d'accomodation, la convergence et la mise au point de la pupille. Elles peuvent expliquer très simplement différents phénomènes de macropie et de micropie, les divergences d'appréciation du but en visant ou en évaluant et une partie des effets d'éblouissement ainsi que des troubles de la vue en cas d'éclairage par tubes au néon. La prétendue „accomodation volontaire" n'est qu'une conséquence indirecte de l'impulsion de convergence car seul ce muscle strié, et par suite influençable par la volonté, peut agir.

Resumen.

No es suficientemente estimada tadavía en su importancia práctica la estrecha dependencia entre los impulsos para la acomodación, convergencia y el ajuste (ensanchamiento — estrechamiento) de la pupila. Ella podría explicar fácilmente ciertos fenómenos como macropsia y micropsia, la variabilidad del tamaño del objetivo, (tamaño que se tiene la impresión de ver), al visar y al tantear, y una parte de los deslumbramientos y de las perturbaciones a la luz de lámparas fluorescentes. La aparentemente acomodación „arbitraria" tiene lugar pasando por el impulso de convergencia, ya que sólo este último puede regir a músculos de fibras transversales y por ello sujetos a la voluntad.

HERBERT SCHOBER.

Die Abhängigkeit des Schwärzungskontrastes einer Röntgenaufnahme von Röhrenspannung und mAs-Produkt*.

In einer kürzlich erschienenen Arbeit konnte ich zusammen mit KLETT zeigen, daß zu jeder Röhrenscheitelspannung (kVs) ein bestimmter mAs-Betrag gehört, der für ein vorgegebenes Objekt und das gewählte Filmmaterial imstande ist, einen optimalen Schwärzungskontrast zu erzeugen[1]. Die für den optimalen Schwärzungskontrast notwendige Grundschwärzung ist dabei von der Röhrenspannung (kVs) unabhängig, d.h. es muß bei jeder gewählten Spannung die gleiche Grundschwärzung des Filmes durch entsprechende Einstellung des mAs-Wertes erzeugt werden. Die günstigste Grundschwärzung ist lediglich eine Funktion der Filmgradation und der Leuchtdichte der Lichtkastenmattscheibe. Sie soll womöglich so liegen, daß alle in der Aufnahme zu erwartenden Kontraste in den geradlinigen Teil der Gradationskurve fallen. Für das Ringphantom[2] und für die Thoraxaufnahme des Normalpatienten sollen die tiefsten Schwärzungen den Wert von 1,8 nicht wesentlich überschreiten. Die Verwendung von folienlosem Filmmaterial (Doneofilm, Sinofilm usw.) verlangt eine etwas genauere Erfüllung der eben genannten Forderungen, als es bei der Kombination mit einer Verstärkerfolie nötig ist.

Für den Zusammenhang zwischen der gewählten Röhrenspannung (kVs) und den einzustellenden mAs-Werten zur Erreichung einer konstanten Grundschwärzung haben A. BIERMAN und W. HONDIUS-BOLDINGH die folgende Gesetzmäßigkeit aufstellen können:

Die Schwärzung ändert sich proportional dem mAs-Produkt und nahezu mit der 5. Potenz der Röhrenspannung. Es muß also zur Erreichung einer konstanten Grundschwärzung das Produkt $\text{mAs} \cdot (\text{kVs})^5$ konstant gehalten werden. Die Wirksamkeit der Spannung steigt dabei mit wachsender Dicke des Objektes noch etwas weiter an. Während nämlich auf Grund der experimentellen Ergebnisse dieser beiden Autoren der Exponent für die Spannung bei Objekten von 5 cm Dicke (Bakelitphantomen) nur 4,3 beträgt, wächst er bei Objekten von 15 cm Dicke auf rund 5,9. In der Praxis ist dieses Ansteigen des Exponenten für die Spannung verhältnismäßig bedeutungslos, da im üblichen diagnostischen Spannungsbereich (50—100 kVs) nur kleine Fehler entstehen, wenn man

* Siehe auch Fortschr. Röntgenstr. 78, 472—478 (1953).

an Stelle der tatsächlichen Exponentgrößen den Mittelwert 5 benutzt. Die beiden Autoren haben ihre Werte allerdings nur für die Grundschwärzung 1 und für Aufnahmen ermittelt, die in Verbindung mit Verstärkerfolien gemacht worden sind.

In zahlreichen Untersuchungen mit dem Ringphantom, bei denen mich meine Mitarbeiter Dr. KLETT, Dr. ROGGENHAUSEN, Fräulein JESSEN und cand. rer. nat. SEIDE unterstützt haben, konnten wir die Ergebnisse von BIERMAN und HONDIUS-BOLDINGH in jeder Weise bestätigen. Wir konnten darüber hinaus noch einige weitere Gesetzmäßigkeiten feststellen, über die im folgenden kurz berichtet sei.

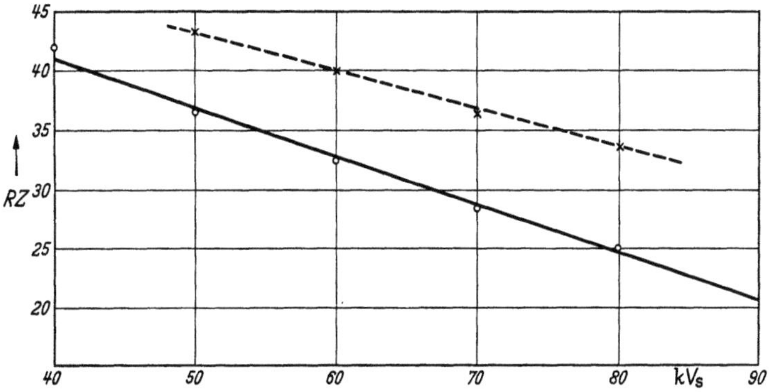

Abb. 1. Abhängigkeit der Größe des Schwärzungskontrastes (Zahl der erkennbaren Ringschlitze *RZ* am Ringphantom) von der Röhrenspannung bei optimaler Einstellung des zur betreffenden Röhrenspannung gehörenden mAs-Produktes. Die ausgezogene Kurve bedeutet Röntgenfilm in Verbindung mit einer Universal-Verstärkerfolie, die gestrichelte Kurve folienlosen Röntgenfilm.

Bekanntlich sinkt mit steigender Röhrenspannung die Absorption im durchstrahlten Objekt, insofern nicht irgendwelche Kontrastmittel mit charakteristischen Eigenstrahlungskanten verwendet werden. Gleichzeitig mit dem Sinken der Absorption wächst aber die im Objekt erzeugte Streustrahlung. Diese beiden Momente bewirken, daß mit steigender Röhrenspannung auch bei optimaler Grundschwärzung die Kontraststufen immer kleiner werden. Nimmt man, wie es in Abb. 1 geschehen ist, die Zahl der erkennbaren Ringschlitze des Thoraxphantoms (Ordinate) als Maß für den Kontrast und trägt das für jede Röhrenspannung erreichbare Höchstausmaß an Kontrast (für die gewählte Spannung maximal erreichbare Ringzahl RZ) als Funktion der Röhrenspannung (Abszisse in kVs) auf, so erhält man für den in der medizinischen Diagnostik üblichen Spannungsbereich eine gerade Linie. Das heißt aber auch, daß in diesem Bereich der Kontrast linear mit wachsender Röhrenspannung absinkt. Die Neigung und Lage der Geraden ändert sich lediglich mit dem Objektabstand und der Dickenänderung der durchstrahlten Objektschicht, mit den Gradationseigenschaften der gewählten Filmsorte, den Eigenschaften der Verstärkerfolie und der Belichtungszeit

(Schwarzschild-Effekt!). Die Neigung der Geraden ist bei der Kombination von Film und Verstärkerfolie im allgemeinen etwas stärker als beim folienlosen Film.

Einen ähnlichen Zusammenhang, nämlich wieder eine Gerade, findet man im gleichen Spannungsgebiet aber auch dann, wenn man wie in Abb. 2 die maximal erreichbare Ringzahl RZ (Ordinate) bei linearem Ordinaten- und logarithmischem Abszissenmaßstab als Funktion der aufgewandten elektrischen Energie (Produkt aus der gewählten Spannung in kVs und dem zugehörigen optimalen mAs-Wert) darstellt.

Es bestehen also im diagnostisch interessanten Spannungsbereich zwischen rund 40 und 100 kVs neben dem schon erwähnten Gesetz von

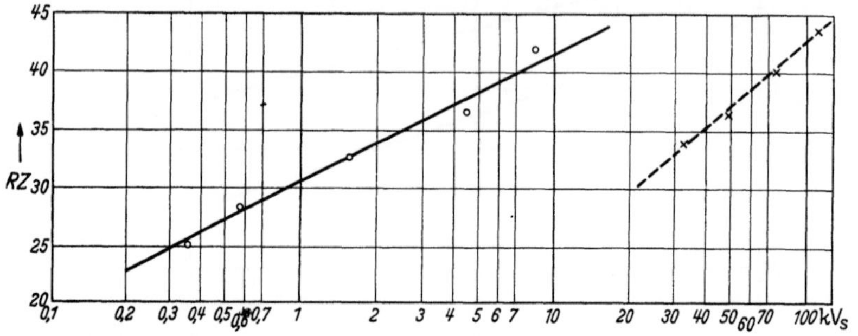

Abb. 2. Abhängigkeit der Größe des Schwärzungskontrastes (Zahl der erkennbaren Ringschlitze *RZ* am Ringphantom) von der Röhrenleistung (Produkt aus Röhrenscheitelspannung in kVs und zugehörigen optimalen mAs-Wert) bei logarithmischer Darstellung. Die ausgezogene Kurve bedeutet Röntgenfilm im Verbindung mit einer Universal-Verstärkerfolie, die gestrichelte Kurve folienlosen Röntgenfilm.

BIERMAN und HONDIUS-BOLDINGH, das die Abhängigkeit der Schwärzung von der Änderung der Röhrenspannung und des mAs-Wertes festlegt, noch die folgenden weiteren empirisch gefundenen Gesetzmäßigkeiten:

1. Der Kontrast sinkt linear mit wachsender Röhrenspannung.

2. Der Kontrast steigt linear mit dem Logarithmus des Produktes aus Röhrenspannung und zugehörigem optimalem mAs-Wert.

Formelmäßig lassen sich diese Gesetzmäßigkeiten folgendermaßen darstellen:

$$U^p \cdot Q = k \tag{1}$$

(Gesetz von BIERMAN und BOLDINGH);

$$RZ = a \cdot U + b \tag{2}$$

(Gesetz von der linearen Spannungsabhängigkeit des Kontrastes;

$$RZ = c \cdot \log (U \cdot Q) + d \tag{3}$$

(Gesetz von der logarithmischen Leistungsabhängigkeit des Kontrastes).

In diesen Gleichungen bedeutet *RZ* die bei der gewählten Röhrenscheitelspannung *U* (in kVs) maximal erkennbare Anzahl der Ringschlitze unseres Phantoms, *Q* die zugehörige optimale Elektrizitätsmenge in mAs. a, b, c, d, k und p sind Konstanten, die von den elektrischen Daten des Röntgenapparates unabhängig sind. Die numerischen Werte von a, b, c und d können aus den beiden Abbildungen 1 und 2 für den dort betrachteten Fall (Ringphantom, bestimmter Focus-Objekt-Filmabstand, bestimmter Film oder bestimmte Film-Folienkombination) berechnet werden. Ihre Größe ist in der weiter unten gebrachten Tabelle angegeben. Der Exponent p soll nach BIERMAN und HONDIUS-BOLDINGH ungefähr 5 sein, während die Größe k wieder vom Filmmaterial bzw. der Film-Folienkombination und der Schwärzung abhängt.

Das gleichzeitige Bestehen der 3 Gleichungen (1), (2) und (3) legt den Gedanken nahe, Beziehungen zwischen den Koeffizienten aufzustellen und dadurch Rechenformeln zu gewinnen, mit deren Hilfe man angeben kann, wie bei einer Änderung der Spannung oder anderer Aufnahmebedingungen, z. B. Filmmaterial, Folien usw., der mAs-Wert zur Erreichung eines optimalen Kontrastes verändert werden müßte. Darüber hinaus könnte auf dem Wege von Kontrastuntersuchungen (und nicht nur von Schwärzungsuntersuchungen) das BIERMAN-BOLDINGHsche Gesetz geprüft werden.

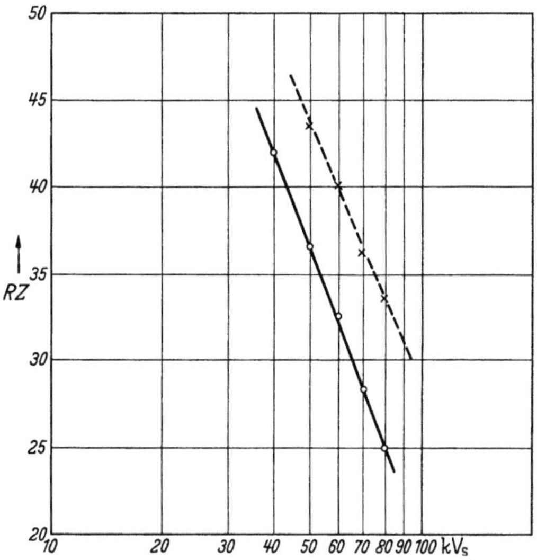

Abb. 3. Abhängigkeit der Größe des Schwärzungskontrastes (Zahl der erkennbaren Ringschlitze RZ am Ringphantom) von der Röhrenspannung bei optimaler Einstellung des zur betreffenden Röhrenspannung gehörenden mAs-Produktes bei logarithmischer Darstellung. Die ausgezogene Kurve bedeutet Röntgenfilm in Verbindung mit einer Universal-Verstärkerfolie, die gestrichelte Kurve folienlosen Röntgenfilm.

Um zu derartigen Formeln zu gelangen, ist es vorteilhaft, zunächst nach einer logarithmischen Beziehung zwischen dem Kontrast (maximal erreichbarer Ringzahl RZ) und der Röhrenscheitelspannung zu suchen. Stellt man im Spannungsgebiet zwischen 40 und 100 kVs die Größe RZ in Abhängigkeit von $\log U$ dar, so erhält man das graphische Bild der Abb. 3, also wieder eine Gerade. Auch dieses Ergebnis kann in einer Gleichung

$$RZ = m \log U + n \tag{4}$$

niedergelegt werden.

Es ist selbstverständlich, daß die beiden Gleichungen (2) und (4) nicht über beliebige Spannungsbereiche gleichzeitig nebeneinander bestehen können. Zumindest eine von ihnen wird daher kein exaktes Naturgesetz, sondern lediglich eine für den in Betracht gezogenen Spannungsbereich ausreichende Näherung darstellen. Welche von ihnen oder ob überhaupt eine von ihnen exakt gilt, kann nicht entschieden werden, ist aber für die folgenden Betrachtungen belanglos, da unsere Rechnungen und experimentellen Erfahrungen gezeigt haben, daß im Spannungsbereich zwischen 40 und 100 kVs bei beiden Darstellungen keine größeren Fehler als 10% gemacht werden. Zunächst folgt aus (2) und (3)

$$a \cdot U + b = c \cdot \log (U \cdot Q) + d \tag{5}$$

und aus (2) und (4)

$$a \cdot U + b = m \log U + n \tag{6}$$

Rechnet man die Größe Q (mAs-Wert) aus Gleichung (1) aus und setzt ihren Wert in Gleichung (5) ein, so erhält man

$$a \cdot U + b = c \cdot \log (U^{1-p} \cdot k) + d = c \cdot (1-p) \cdot \log U + c \cdot \log k + d \tag{7}$$

Wählt man für U die beiden bestimmten Werte U_1 und U_2, so ergibt sich sofort aus (7)

$$a \cdot (U_1 - U_2) = c \cdot (1-p) \cdot (\log U_1 - \log U_2) \tag{8}$$

und daraus

$$p = 1 - \frac{a}{c} \cdot \frac{U_1 - U_2}{\log U_1 - \log U_2} \tag{9}$$

Ebenso erhält man aus Gleichung (6)

$$a \cdot (U_1 - U_2) = m \cdot (\log U_1 - \log U_2) \tag{10}$$

und aus Gleichung (9) und (10) die Beziehung

$$p = 1 - \frac{m}{c} \tag{11}$$

In ähnlicher Weise kann man auch aus den Gleichungen (6), (7) und (11) die folgende Beziehung ableiten:

$$\log k = \frac{n - d}{e} \tag{12}$$

Aus den experimentellen Daten der Abbildungen 1—3 ergeben sich bei Verwendung des Ringphantoms für die Konstanten a, b, c, d, m und n die folgenden Werte:

	a	b	c	d	m	n
Folienloser Film.	−0,33	60,2	18,8	−51,2	−49,5	127,8
Film in Verbindung mit Universal-Verstärkerfolie	−0,41	57,2	11,0	−2,35	−56,4	132,3

Aus diesen Daten erhält man vermittels der Gleichungen (11) und (12) oder (9) und (12)

	p	log k
folienloser Film	3,6	9,52
Film in Verbindung mit Universal-Verstärkerfolie	6,1	12,21

Der Exponent p liegt also tatsächlich im Bereich des BIERMAN-BOLDINGHschen Gesetzes. Diese beiden Autoren haben, wie bereits erwähnt, mit einem Mittelwert von 5 gerechnet. Beachtet man, daß sie nur mit Film-Folienkombinationen gearbeitet haben und für eine Objektdicke von 15 cm ihres Bakelitphantoms den Wert von 5,9 gefunden haben, so ist die Übereinstimmung zwischen ihrem Wert und unserem entsprechenden Wert (6, 1) sogar ausgezeichnet. Denn unser Phantom war etwas dicker als das BIERMAN-BOLDINGHsche und muß nach den Tabellen dieser beiden Autoren einen etwas größeren Exponenten ergeben. Man kommt also auch auf dem Wege von Kontrastmessungen zum gleichen Zusammenhang zwischen der Röhrenscheitelspannung und dem zugehörigen optimalen mAs-Wert, wie er von BIERMAN und BOLDINGH mit Hilfe von Schwärzungsmessungen gefunden wurde. Das ist um so interessanter, als unsere Messungen bei einem ganz anderen Schwärzungsniveau gemacht worden sind als jene der beiden holländischen Autoren. (BIERMAN und BOLDINGH haben bei der Grundschwärzung 1 gearbeitet, während unsere Versuche sich auf eine wesentlich höhere Schwärzung, nämlich die Maximalschwärzung 1,8 als höchste jeweils auf dem Film vorhandene Schwärzung beziehen.)

Der Exponent p ist für ein und dasselbe Objekt bei folienlosem Film kleiner (rund 3,6) als bei der Kombination von Film und Folie (rund 6,1).

Die praktische Bedeutung des Exponenten p geht aus der auf S. 584 enthaltenen Tabelle 1 hervor.

Weiß man also beispielsweise, daß man für den Normalpatienten und eine bestimmte Filmkombination bei 50 kVs und 45 mAs eine optimale Thoraxaufnahme erhalten kann und ist man aus irgendwelchen Gründen gezwungen, die Spannung auf 55 kVs, d.h. um 10% zu erhöhen, so muß man gleichzeitig den mAs-Wert um 45%, d.h. um $45 \cdot 0{,}45 = 20{,}3$ mAs auf $45 - 20{,}3 = 24{,}7$ mAs verringern, um wieder eine optimale Aufnahme zu erhalten. Hätte man folienlos gearbeitet, so würde für die von uns gewählten Verhältnisse zur Spannung von 50 kVs ein mAs-Wert von 2200 gehören. Dieser müßte bei der Spannungserhöhung um 10%, also auf 55 kVs, um 30%, d.h. um $2200 \cdot 0{,}3 = 660$ mAs verringert werden. Der optimale mAs-Wert würde daher bei 55 kVs nur $2200 - 660 =$ 1540 mAs betragen.

Nach Gleichung (1) gilt für ein bestimmtes Objekt, bestimmte Filmschwärzung, eine bestimmte Röntgenanlage und gleichbleibender Abstand zwischen Röhrenfocus, Objekt und Film, daß

$$\log k = \log Q + p \log U \tag{1a}$$

Tabelle 1. *Zusammenhang zwischen der Änderung der Röhrenscheitelspannung und der Änderung des optimalen mAs-Produktes, wenn das zur Ausgangsspannung U_0 zugehörige optimale mAs-Produkt mAs_0 bekannt ist.* (Das ist auf Grund der experimentellen Erfahrungen zumindest für eine bestimmte Röhrenscheitelspannung, z. B. 50 kVs, in jedem Röntgeninstitut der Fall.)

Erhöhung der Röhrenspannung (kVs) um rund %	verlangt Erniedrigung des mAs-Wertes um rund	
	folienloser Film %	Film + Verstärkerfolie %
5	16	27
10	30	45
20	50	68
50	77	91
Erniedrigung der Röhrenspannung (kVj) um rund	**verlangt Erhöhung des mAs-Wertes um rund**	
	folienloser Film %	Film + Verstärkerfolie %
5	21	38
10	47	91
20	127	290

ist. Die Konstanten k und p hängen in diesem Falle einzig und allein vom verwendeten Film und der benutzten Verstärkerfolie ab. Die Konstanten für die folienlose Aufnahme seien p_o und k_o, für die Universalverstärkerfolie in Verbindung mit einer bestimmten Filmsorte p_u und k_u. Es gilt dann weiter:

$$\log k_o - \log k_u = \log Q_o - \log Q_u + (p_o - p_u) \log U \tag{13}$$

und als Ergebnis einer leichten Rechnung und Wegschaffen der Logarithmen:

$$Q_o = Q_u \cdot \frac{k_o}{k_u} \cdot U^{p_u - p_o} \tag{14}$$

wenn Q_u der optimale mAs-Wert für die Verwendung einer Universalverstärkerfolie und Q_o der optimale mAs-Wert für den folienlosen Film bei der Röhrenscheitelspannung U ist. Das Verhältnis Q_o/Q_u bedeutet den Verstärkungsfaktor der Folie gegenüber der folienlosen Aufnahme. Die Differenz $p_u - p_o$ ist im Geltungsbereich der Gleichungen (1) bis (4) konstant und größer als 1. Sie beträgt bei dem in den Abbildungen 1—3 dargestellten Fall ungefähr 2,5, während das Verhältnis $k_o/k_u = 1:500$ wird. Für die hier betrachtete Universalverstärkerfolie ergibt sich somit als für die Praxis ausreichende Näherungsformel:

$$\frac{Q_o}{Q_u} = \frac{U^{2,5}}{500} \tag{15}$$

Mit Änderung der Folie werden sich im allgemeinen die Zahlenwerte für p und k ebenfalls ändern. Solange aber der Exponent p für die betreffende Folie konstant bleibt, d.h. solange das BIERMAN-BOLDINGHsche Gesetz gilt (das ist für fast alle Folien nach unseren Erfahrungen

Tabelle 2. *Vergleich zwischen der Berechnung des Verstärkungsfaktors Q_0/Q_u für den Übergang von folienlosem Film auf eine Universal-Verstärkerfolie und den experimentellen Ergebnissen.*

Röhrenspannung in kVs	Q_o in mAs	Q_u in mAs (berechnet)	Q_o/Q_u (berechnet)	Q_u in mAs (experimentell)	Q_o/Q_u (experimentell)
50	2200	63,1	35	90	24,2
60	1250	23	55	26	48,1
70	700	8,6	81,5	8,2	85,2
80	400	3,6	113	4,5	88,9

zwischen 40 und 100 kVf der Fall), wächst die Verstärkungswirkung der Folie gegenüber der folienlosen Aufnahme mit der Röhrenscheitelspannung an. Für das in dieser Arbeit betrachtete Beispiel einer Universalverstärkerfolie gegenüber folienlosem Film erhält man die in Tabelle 2 angegebenen Vergleichswerte, wenn man die mAs-Beträge aus Gleichung (15) berechnet. Rechnungen an weiteren Folien sollen einer späteren Arbeit vorbehalten bleiben.

Die Übereinstimmung zwischen der rechnerischen Ermittlung und der experimentellen Bestimmung des Verstärkerfaktors ist also in Anbetracht dessen, daß nicht die exakte Formel (14), sondern die durch Einsetzen von groben Näherungswerten vereinfachte Formel (15) benutzt wurde, noch gut und vor allem für die Praxis ausreichend.

Zusammenfassung.

Es werden einige einfache Näherungsgesetze für den Zusammenhang zwischen dem optimalen Schwärzungskontrast und den elektrischen Daten der Röntgenröhre abgeleitet. Im Gebiet zwischen 40 und 100 kVs sinkt der Kontrast linear mit der Röhrenspannung und (bei logarithmischer Darstellung) linear mit dem Logarithmus der Röhrenspannung. Er steigt außerdem linear mit dem Logarithmus des Produktes aus Röhrenspannung und zugehörigem optimalem mAs-Wert. Das von Bierman und Boldingh mit Hilfe von Schwärzungsmessungen gefundene Gesetz über den Zusammenhang zwischen Röhrenspannung und mAs-Wert konnte durch Kontrastmessungen bestätigt werden. Der für die Spannung notwendige Exponent stimmt bei Verwendung von Folien mit dem nur für diesen Fall von Bierman und Boldingh gefundenen Wert gut überein. Bei Benutzung von folienlosem Film ist er kleiner als bei der Kombination von Film und Folie. Der Verstärkungsfaktor einer Folie wird gegenüber der folienlosen Aufnahme mit steigender Spannung im allgemeinen größer.

Summary.

A few simple approximation rules for the relation between the optimal blackening contrast and the electric data of the roentgen tube are derived. The contrast declines linearly with the tube voltage and (in logarithmical delineation) linearly with the logarithm of the tube voltage in the zone between 40 and 100 kVs. It rises moreover linearly with the logarithm of the product of tube voltage and pertinent optimal mAs-value. The rule found by BIERMANN and BOLDINGH with aid of blackening measurements on the relation of tube voltage and mAs-value could be confirmed by contrast measurements. The index which is necessary for the voltage corresponds well — if foils are used — with the value found by BIERMAN and BOLDINGH for this case only. If films without foils are used, it is smaller than in using a combination of film and foil. The intensifying factor of a foil increases generally with the rising voltage compared with the roentgenogram taken without foil.

Résumé.

Démonstration de quelques règles approximatives indiquant un rapport entre le contraste optimum des clichés et la charge électrique des tubes. Entre 40 et 100 kVs le contraste décroît de manière linéaire avec la tension ou si l'on considère son logarithme, avec celui-ci. Il augmente aussi de manière linéaire avec le logarithme du produit de la tension et de la valeur optimale des mAs. La loi découverte par BIERMAN et BOLDINGH à l'aide des mesures d'opacités se confirme ici. Le facteur par lequel il convient de multiplier la valeur de la tension si l'on utilise des écrans renforcateurs correspond à celui indiqué par BIERMAN et BOLDINGH. Il est plus petit pours les films employés sans écrans. L'effet renforcateur d'un écran par rapport à un film sans écran augmente en général avec la tension employée.

Resumen.

Se derivan algunas leyes de aproximación entre el contraste por ennegrecimiento óptimo y los factores eléctricos de la ampolla radiógena. Entre 40 y 100kVs el contraste disminuye en forma lineal con la tensión a nivel de la ampolla radiógena y (en representación logarítmica) en forma lineal también con el logaritmo de la tensión de la ampolla. Aumenta, además, en forma lineal con el logaritmo del producto de tensión de la ampolla y valor óptimo en mAs correspondiente. La ley de BIERMAN y BOLDINGH hallada por medio de medidas de ennegrecimiento y que señala la relación existente entre tensión de la ampolla radiógena y valor en mAs, lo que pudo confirmarse por valores de ennegrecimiento. El exponente necesario para la tensión coincide utilizando pantallas reforzadoras con el valor hallado únicamente para este caso por BIERMAN y BOLDINGH. Cuando se utilizan films sin pantallas reforzadoras este valor es menor que cuando se combinan film y pantalla reforzadora. El factor de intensificación de una pantalla reforzadora es en general más grande quel e correspondiente a una exposición practicada sin pantallas y con tensión ascendente.

Literatur.

BIERMAN, A., u. W. HONDIUS-BOLDINGH: The Relation between Tension and exposure Times in Radiography. Acta radiol. (Stockh.) **35**, 22—26 (1950). — SCHOBER, H., u. C. KLETT: Phantomuntersuchungen über den Einfluß der Bildbetrachtungsmethodik und Erkennbarkeit von Details in der Röntgenaufnahme. Röntgen-Blätter **5**, 51—62 (1952). — Phantomuntersuchungen über die Abhängigkeit der Bildgüte einer Thoraxaufnahme von Röhrenspannung und mAs-Wert. Röntgen-Blätter **5**, 270—277 (1952).

HERBERT SCHOBER.

Die klinische Bedeutung der Feinfocusröhre*.

Über die Verwendbarkeit der Feinfocusröhren mit Focusgrößen von rund 0,3 mm sind bereits mehrere Arbeiten erschienen, unter denen besonders die ausführlichen Betrachtungen von ZIMMER[1] und VAN DER PLAATS[2] genannt seien. Dabei wurde vor allem die Frage angeschnitten, ob es auf diesem Wege möglich ist, eine größere Detail- und Kontrasterkennbarkeit als mit den bisherigen Focusgrößen (1 oder 2 mm) zu erreichen.

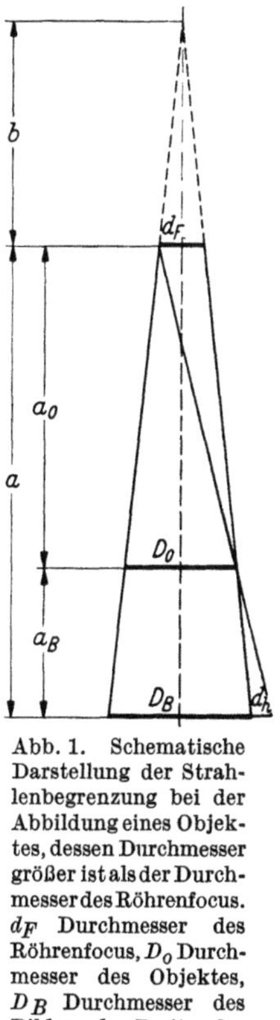

Abb. 1. Schematische Darstellung der Strahlenbegrenzung bei der Abbildung eines Objektes, dessen Durchmesser größer ist als der Durchmesser des Röhrenfocus. d_F Durchmesser des Röhrenfocus, D_0 Durchmesser des Objektes, D_B Durchmesser des Bildes, d_h Breite des Halbschattens am Bildrand. a Focus-Filmabstand, a_0 Focus-Objektabstand, a_B Objekt-Filmabstand, b Abstand des gedachten Projektionszentrums vom Focus.

Wie aus Abb. 1 hervorgeht, entwirft der Röhrenfocus von jedem Objekt auf dem Bildschirm (der Filmebene) einen *Kernschatten* und einen *Halbschatten*. Nur der erstere ist (mit einer noch zu erwähnenden Ausnahme) für das eigentliche Bild verantwortlich; der Halbschatten erzeugt eine das Bild umgebende unscharfe Begrenzung. Sowohl die Ausdehnung des Kernschattens als auch die des Halbschattens wird durch den Durchmesser des Röhrenfocus und die Abstände zwischen Röhrenfocus, dargestelltem Objekt und Bildebene wesentlich beeinflußt. Der kleinere Röhrenfocus erzeugt bei gleichem Abstandsverhältnis ein wesentlich schärferes und gleichzeitig größeres Bild als der größere Röhrenfocus. Ebenso ist bei gleicher Focusgröße der von einem schirmfernen Objekt erzeugte Halbschatten größer als der von einem schirmnahen Objekt erzeugte. Das schirmferne Objekt wird also größer und unschärfer abgebildet als das schirmnahe.

Die eben gemachten und allgemein bekannten Beobachtungen gelten aber nur so lange, als das Objekt (genauer gesagt das darzustellende Objektdetail) größer ist als der Durchmesser des Röhrenfocus. Für Objektdetails, deren Durchmesser geringer ist als der Focusdurchmesser, gelten die Verhältnisse von Abb. 2. Solche Details werden mit steigendem Abstand vom Schirm nicht vergrößert, sondern verkleinert abgebildet. Sie erscheinen auf dem Schirm (der Filmebene) um so kleiner,

* Siehe auch Röntgen-Blätter **6**, 101—112 (1953).

je weiter das Objekt vom Schirm abliegt. Außerdem treten in diesem Falle sehr komplizierte Abbildungsverhältnisse ein, sobald der Objekt-Schirmabstand eine bestimmte, von der Objektgröße abhängige Grenze überschreitet. Dieser Zustand ist zuerst von BRONKHORST[3] ausführlich beschrieben worden. Es entsteht kein echter Kernschatten mehr, und damit geht die Ähnlichkeit zwischen Objekt und Bild weitgehend verloren. Allerdings entsteht durch Halbschattensummation noch weit über den genannten Abstandswert hinaus ein sogenannter *Pseudo-Kernschatten*, der aber lediglich auf das Vorhandensein, nicht aber auf die Form und Größe eines Objektdetails hinweisen kann.

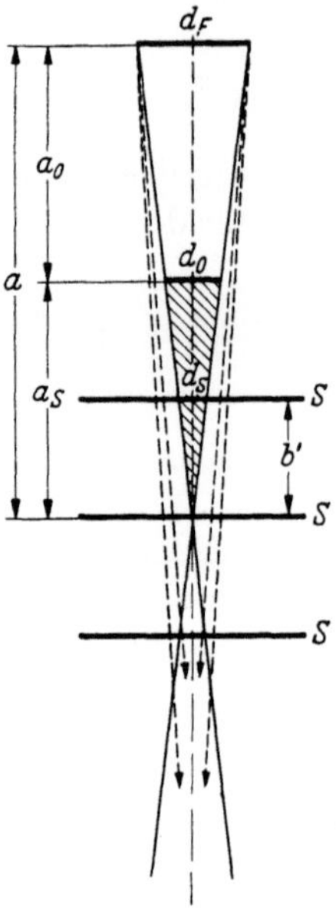

Abb. 2. Schematische Darstellung der Strahlenbegrenzung bei der Abbildung eines Objektes, dessen Durchmesser kleiner ist als der Durchmesser des Röhrenfocus für 3 verschiedene Stellungen der Bildebene S. d_0 Durchmesser des Objektes, d_S Durchmesser des Kernschattenbildes, b' Abstand der Bildebene vom Ende des Kernschattens. Bedeutung der übrigen Buchstaben wie in Abb. 1.

Jede Vergrößerung des Abstandes zwischen Objekt und Schirm führt also einerseits zu einer Vergrößerung des Bildes aller Objekte und Objektdetails, die größer sind als der Focusdurchmesser, bei gleichzeitiger Verringerung der Randschärfe (*äußere Unschärfe*). Andererseits gehen dabei immer mehr focuskleinere Details verloren (*innere Unschärfe*).

Das vergrößerte Röntgenbild der schirmfernen Objekte ist wegen seiner Vergrößerung zwar leichter zu erkennen als das unvergrößerte Bild, solange die Randunschärfe die Vergrößerungswirkung nicht übertrifft. Es ist aber gleichzeitig an focuskleineren Details ärmer als das unvergrößerte Bild.

Die Bedeutung der eben aufgestellten, aus rein geometrischen Betrachtungen hervorgehenden Gesetzmäßigkeiten ist in der Praxis nicht immer gewürdigt worden. Sie führt dazu, daß der Direktvergrößerung und der Darstellbarkeit kleiner Objektdetails ganz bestimmte Grenzen gesetzt sind, deren rechnerische und experimentelle Erfassung einer weiteren Arbeit vorbehalten bleiben soll.

Wenn man von Direktvergrößerungen spricht, so muß man zwei Fälle auseinander halten. Einmal ist eine *zwangsläufige Direktvergrößerung* beim medizinischen Objekt für gewisse Details dadurch gegeben, daß unter gar keinen Umständen alle interessanten Objektteile auf dem Schirm aufliegen können. Diese Direktvergrößerung kann lediglich durch Änderung des Focus-Filmabstandes gesteuert werden und beeinflußt die *Tiefenschärfe*. Die letztere wird bei ein und demselben Objekt um so günstiger, je weiter der Focus-Filmabstand gewählt wird. Die Verkleinerung des Focus bewirkt bei ein und demselben Focus-Filmabstand eine Erhöhung der

Tiefenschärfe. Von der eben besprochenen zwangsläufigen Direktvergrößerung ist die *absichtliche Direktvergrößerung* zu unterscheiden. Sie entsteht dadurch, daß man bei konstant gehaltenem Focus-Filmabstand den Objekt-Filmabstand durch Abrücken des Objektes von der Filmebene (Schirmebene) vergrößert. Diese Art von Vergrößerung kann beim kleineren Focus weitergetrieben werden als beim größeren Focus, weil in diesem Falle die äußere als auch die innere Unschärfe (Zahl der focuskleineren Objektdetails) geringer bleibt.

Für die Erkennbarkeit eines schwachen Kontrastes oder eines kleinen Details ist nicht nur der Schwärzungsunterschied gegen die Umgebung (der Leuchtdichteunterschied am Durchleuchtungsschirm), sondern auch das Verhalten der Unterschiedsschwelle des Auges maßgebend. Diese hängt aber weitgehend von der Adaptationsleuchtdichte und von der Größe des betreffenden Bilddetails, also von der Vergrößerung des Objektdetails ab. Je größer ein Bilddetail bei vorgegebenem photometrischem Kontrast ist und je höher die Adaptationsleuchtdichte gewählt werden kann, desto leichter ist das Bilddetail zu erkennen. Aus diesem Grunde wird man kontrastarme oder kleinere Objektdetails bei Direktvergrößerung leichter erkennen als im unvergrößerten Zustand, solange nicht die gesteigerte Randunschärfe dieser Entwicklung eine Grenze setzt und solange nicht der Durchmesser des Objektdetails unter den Focusdurchmesser sinkt. Nach den Untersuchungen von KRUITHOF[4] wird bei guten Kontrastverhältnissen die Erkennbarkeit eines Bilddetails, dessen Ausdehnung größer ist als das Auflösungsvermögen von Folie und Film oder Schirm und Auge, solange nicht beeinträchtigt, als die Randunschärfe den Gesichtswinkel von 7 min nicht überschreitet. Das bedeutet bei der Betrachtung einer Röntgenaufnahme vor dem Lichtkasten aus 30 cm Abstand eine Halbschattenbreite von rund 0,6 mm. Selbstverständlich ist eine solche Randunschärfe bereits zu sehen. Sie wird sichtbar, sobald sie das Auflösungsvermögen des Auges, d.h. den Gesichtswinkel von rund 2 min (Halbschattenbreite im Bilde bei Betrachtung vor dem Lichtkasten aus 30 cm Abstand rund 0,17 mm) übersteigt. Das Sichtbarwerden der Unschärfe allein bedeutet also im Gegensatz zu einer sehr verbreiteten Anschauung noch keine Beeinträchtigung der Erkennbarkeit. Diese tritt bei großem Kontrast erst dann auf, wenn die oben angegebene Grenze von 0,6 mm überschritten wird. Bei geringerem Kontrast kann bereits eine kleinere Randunschärfe zwischen 0,2 und 0,6 mm stören.

Der kleinere Focus verlangt längere Belichtungszeiten und führt damit beim bewegten Objekt zu gesteigerter Bewegungsunschärfe. Da die Folienunschärfe bereits in der Größenordnung von 0,2 bis 0,4 mm liegt und nach dem oben Gesagten die Gesamtunschärfe den Wert von 0,6 mm nach Möglichkeit nicht überschreiten soll, ist bei

Vergrößerungsaufnahmen der Frage, ob die Verwendung einer Folie einen Vorteil darstellt, besondere Beachtung zu schenken. Die Vergrößerung der Bewegungsunschärfe durch die Verlängerung der Belichtungszeit beim kleineren Focus kann teilweise dadurch wettgemacht werden, daß man in diesem Falle ohne Streustrahlenblende auskommt. Denn man kann ohne Beeinträchtigung der Randunschärfe (geometrische Unschärfe) das Objekt wesentlich weiter vom Schirm abrücken als beim größeren Focus. Dadurch gelangt auch ohne Benutzung einer Streustrahlenblende wesentlich weniger Streustrahlung auf den Schirm oder Film. Die Verlängerung der Belichtungszeit entspricht aus diesem Grunde nicht dem Verhältnis der beiden Focusflächen, man kommt beim kleineren Focus mit einer Verlängerung der Belichtungszeit um das rund 7fache (statt des zu erwartenden 10fachen) aus.

Die bisherigen Ausführungen zeigen, daß die Zusammenhänge zwischen der Detailerkennbarkeit und der Focusgröße sowie den gegenseitigen Abständen von Focus, Objekt und Bildebene wesentlich komplizierter sind, als man im ersten Augenblick annehmen möchte. Vor allem sind sie nicht allein durch geometrische Betrachtungen zu erfassen. Es ist aber auch unmöglich, sie in ihrer vollen Auswirkung aus Messungen an medizinischen Objekten zu erkennen. Schon Zimmer[1] und van der Plaats[2] haben darauf hingewiesen, daß es bei medizinischen Objekten sehr schwer ist, vollkommen identische Aufnahmen mit dem Normalfocus und dem Feinfocus herzustellen. Selbst wenn es gelingt, die Filmschwärzung und die Schwärzungsunterschiede auf zwei miteinander zu vergleichenden Aufnahmen genau gleich zu machen, und selbst wenn es gelingt, dieselbe Bewegungsschärfe zu erreichen, findet man unterschiedliche topographische Verhältnisse der darzustellenden Details, weil sich die Lage der einzelnen Objektdetails zwischen beiden Aufnahmen verändert hat. Außerdem ist es sehr schwer, bei der medizinischen Röntgenaufnahme gerade ein Detail zu finden, das hinsichtlich seiner Größe oder seines Kontrastes den Schwellenbedingungen genau entspricht. Die inneren Organe (Lunge, Herz, Gefäßsystem usw.) fallen schon wegen der raschen topographischen Veränderlichkeit von vornherein weg. Bei den Knochen findet man zwar kleine Details, aber zumeist nicht die entsprechend kleinen Kontraste. Dieselbe Erfahrung wie Zimmer und van der Plaats haben auch wir gemacht. Wollte man also am medizinischen Objekt die für das vorliegende Problem nötige Zahl von guten Vergleichsaufnahmen herstellen, so könnte das nur mit außerordentlich großem Aufwand und einer gewissen Unsicherheit der Ergebnisse gelingen. Dieser Weg muß aber gar nicht beschritten werden, denn man kann solche Aufnahmen mit Hilfe des Ringphantoms herstellen. Man hat in diesem Falle praktisch alle Einflüsse mit Ausnahme der Bewegungsunschärfe erfaßt[2].

Unsere Vergleichsuntersuchungen mit dem Ringphantom sind in den folgenden Abb. 3—7 kurvenmäßig dargestellt. Als Abszissenmaßstab wurde dabei die jeweilige Vergrößerung des Gesamtobjektes, d.h. das Verhältnis zwischen Focus-Filmabstand und Focus-Objektabstand, als Ordinatenmaßstab in gwohnter Weise die Zahl der erkennbaren Ringschlitze gewählt. Der Focus-Filmabstand wurde jeweils am Kopf der betreffenden Abbildung angegeben. Die Meßkurven für den Feinfocus sind durch ausgezogene, diejenigen für den Normalfocus durch gestrichelte Linien gekennzeichnet. Außerdem ist in fast allen Abbildungen eine durch kurze Strichelung hervorgehobene Linie enthalten. Diese ergibt sich, wenn man an Stelle der Direktvergrößerung (Änderung des Focus-Objektabstandes) die unvergrößerte Direktaufnahme vor den Lichtkasten bringt und mit Hilfe einer Stirnlupe in entsprechender Weise vergrößert. Sämtliche Aufnahmen wurden mit einer Doppelfocusröhre Rö 2/30 und dem Apparat DA 400 der Firma C. H. F. Müller hergestellt. Der Sollwert des Feinfocus betrug 0,3 mm, der des Normalfocus 1,0 mm in der geringsten Kantenlänge. Soweit nicht anders angegeben, wurde bei allen Aufnahmen die Verstärkerfolie Cawo-Universal benutzt. Die Fortführung der Untersuchungen mit anderen Röhren ist geplant. Es kann dabei allerdings lediglich eine gewisse Verschiebung der Meßpunkte, nicht aber eine grundsätzliche Änderung der in den Abbildungen dargestellten Verhältnisse erwartet werden. Abb. 3 zeigt zunächst den Kurvenverlauf beim Focus-Filmabstand von 100 cm. Man findet, wie zu erwarten, bei der Normalaufnahme, d.h. bei unmittelbarer Auflage der Phantomplatte auf der Filmkassette (Direktvergrößerung = 1), keinen die Fehlergrenze der Messung übersteigenden Unterschied zwischen Normalfocus und Feinfocus.

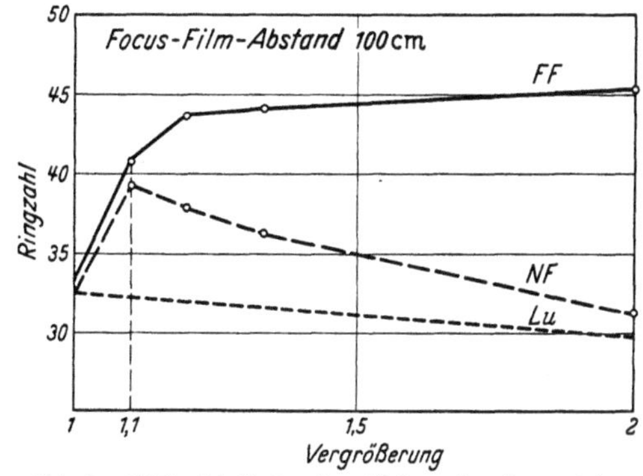

Abb. 3. Abhängigkeit der Anzahl der erkennbaren Ringschlitze beim Thoraxphantom für den Focus-Filmabstand von 100 cm von der Direktvergrößerung. — Ausgezogene Linie: Feinfocus (*FF*), gestrichelte Linie: Normalfocus (*NF*), kurzgestrichelte Linie: Lupenvergrößerung der Aufnahme bei direkter Anlage des Objektes an der Filmkassette.

Mit wachsender Direktvergrößerung, also beim Abrücken des Objektes von der Filmkassette, ändern sich jedoch die Verhältnisse, und es treten die aus den Kurvenbildern ersichtlichen Unterschiede zwischen Normalfocus und Feinfocus in Erscheinung.

Die Vergrößerung wurde aus praktischen Gründen über den Wert 2 nicht gesteigert. Da das Phantom den Durchmesser von 12×17 cm hat, bedeutet dies: Das Objekt kann auf dem Filmformat 24 × 34 cm bei Vergrößerung 2 und auf dem Filmformat 13 × 18 cm in unvergrößertem Zustand gerade noch abgebildet werden. Auch in der klinischen Diagnostik wird man aus Gründen des Filmformates über die Vergrößerung 2 nur ausnahmsweise hinausgehen.

Steigert man die Vergrößerung bis auf den Wert 1,1, d.h. rückt man die Phantomplatte 10 cm von der Filmkassette ab, so steigt sowohl beim Feinfocus als auch beim Normalfocus die Zahl der erkennbaren Ringschlitze auf ungefähr 40 gegenüber 33 Ringen bei der unvergrößerten Aufnahme. Diese verblüffende Erscheinung beruht auf zwei Ursachen. Einmal wird durch das Abrücken der Phantomplatte vom Film die Streustrahlung verringert und damit der Kontrast gesteigert. Weiterhin ist die Unschärfe in keinem Fall so groß, daß sie den oben genannten Grenzwert überschreitet und damit die Unterschiedsempfindlichkeit des Auges beeinträchtigt. Im Gegenteil, diese wird durch die Vergrößerung des Bildes eher erhöht. Der genannte Grenzwert für die äußere Unschärfe (bei den gegebenen Kontrastverhältnissen rund 7 Sehwinkelminuten) wird aber vom 1 mm-Focus überschritten, sobald die Direktvergrößerung über den Wert von 1,1 gesteigert wird. Wie aus der Abbildung ersichtlich ist, fällt die Zahl der erkennbaren Ringschlitze für den Normalfocus von dieser Grenze an nach einer stetigen Kurve ab und erreicht bei der Vergrößerung 2 ungefähr den Wert der Kontaktaufnahme. Da der Feinfocus dreimal so klein ist wie der Normalfocus, könnte bei ihm entsprechend der eingangs angestellten Betrachtungen derselbe Abfall erst bei Vergrößerungen zu erwarten sein, die das Ausmaß von 3,3 übersteigen.

Beim Feinfocus (0,3 mm-Focus) steigt auch oberhalb der Vergrößerung 1,1 die Zahl der erkennbaren Ringschlitze weiter an und erreicht etwa bei der Vergrößerung 1,5 die Gesamtzahl der im Phantom enthaltenen Ringe (47 Stück). Man könnte zunächst versucht sein, anzunehmen, daß die Kurvenform etwas anders aussehen würde, wenn das Phantom noch mehr Ringe enthalten würde. Das ist aber nach folgender Überlegung nicht zu erwarten: Die Dicke der Phantomringe wurde von Anfang an so gewählt, daß die dünnsten Ringe gegen ihre Umgebung einen Schwärzungskontrast erzeugen, der sich am Lichtkasten als relativer Leuchtdichteunterschied von 1% auswirkt. Das ist aber die durch das WEBER-FECHNERsche Gesetz angegebene Grenze der Unterschiedsempfindlichkeit des Auges. Würde man noch dünnere Ringe verwenden, so könnte das Auge diese auf keinen Fall mehr wahrnehmen.

Man erkennt aus Abb. 3 aber auch, daß eine *nachträgliche Lupenvergrößerung* keinerlei Vorteile bringt. Im Gegenteil, mit wachsender Lupenvergrößerung sinkt die Zahl der erkennbaren Ringschlitze eher etwas ab, da durch Reflexion an den Glasflächen der Lupe der photometrische Kontrast verkleinert wird und da außerdem mit steigender Vergrößerung die Unbequemlichkeit der Lupenbetrachtung immer stärker zum Ausdruck kommt. Dieser Satz gilt allerdings nur deshalb, weil die Schlitzgröße der Phantomringe und damit der Durchmesser der kleinsten Objektdetails nicht wesentlich unter der Fokusgröße liegen. Diese Verhältnisse sind aber auch in der Praxis fast immer gegeben.

Nur bei Objektdetails, die wesentlich kleiner sind als der Focusdurchmesser, könnte die Lupenvergrößerung bessere Ergebnisse liefern als die unmittelbare Direktvergrößerung. In allen anderen Fällen ist sie der Direktvergrößerung stark unterlegen.

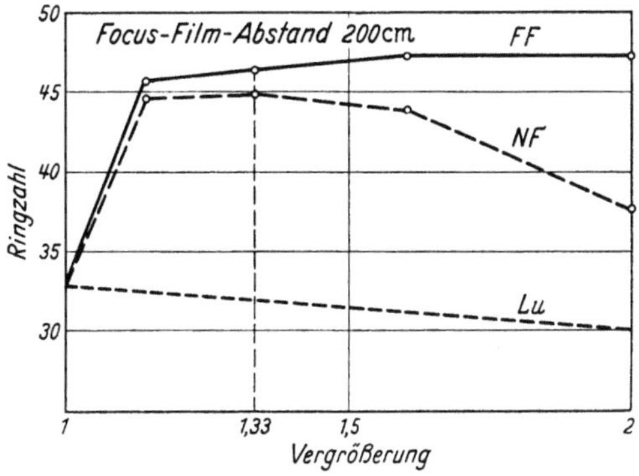

Abb. 4. Abhängigkeit der Anzahl der erkennbaren Ringschlitze beim Thoraxphantom von der Direktvergrößerung für den Focus-Filmabstand von 200 cm. — Bedeutung der Linien und Zeichen wie in Abb. 3.

Etwas Ähnliches wie bei der Lupenvergrößerung tritt auch bei der *Projektionsvergrößerung* ein. Durch das Entgegenkommen von Prof. Oeser war es mir möglich, Untersuchungen über das Verhalten der Projektionsvergrößerung an einem im Strahlen-Institut der Freien Universität Berlin vorhandenen Leitz-Projektionsgerät zu machen. Die Verhältnisse bei der Projektionsvergrößerung liegen sogar noch wesentlich ungünstiger als bei der Lupenvergrößerung. Durch die Projektion geht nämlich von Anfang an soviel an photometrischem Kontrast verloren, daß auch im günstigsten Falle nicht mehr als 18 Ringschlitze erkannt werden können.

Abb. 4 zeigt dieselben Verhältnisse wie Abb. 3, jedoch für den Focus-Filmabstand von 200 cm. Der Verlauf der Kurven ist in beiden Abbildungen ähnlich. Jedoch fällt auf, daß der Unterschied zwischen Normalfocus und Feinfocus in Abb. 4 lange nicht so groß ist wie in Abb. 3. Da nach den geometrischen Abbildungsverhältnissen die Breite des Halbschattens und damit die äußere Unschärfe bei konstanter Vergrößerung vom Focus-Filmabstand unabhängig ist, kann die Ursache für diesen Unterschied nur darin liegen, daß bei ein und derselben Vergrößerung mit wachsendem Focus-Filmabstand der Streustrahlenanteil für die vom Objekt auf den Film gelangenden Streustrahlen kleiner wird. Liegt das Objekt wie in Abb. 4 zur Erzielung gleicher Vergrößerung wegen des größeren Focus-Filmabstandes weiter vom Schirm ab als in Abb. 3 (kleinerer Focus-Schirmabstand), so muß sich der Unterschied zwischen Normalfocus und Feinfocus weniger deutlich auswirken. Denn das mit geringerem Streustrahlenanteil abgebildete Objektdetail erzeugt von allem Anfang an größeren Schwärzungskontrast zu seiner Umgebung und sinkt daher bei zunehmender äußerer Unschärfe (Vergrößerung des Focusdurchmessers) erst bedeutend später unter die Wahrnehmungsschwelle als das mit stärkerem Streustrahlenanteil abgebildete gleich große Detail. Aus demselben Grunde wird auch der kritische Unschärfewinkel später erreicht. Denn der oben angegebene Wert von 7^0 ist ebenfalls vom Kontrast abhängig und wird bei geringem Kontrast kleiner.

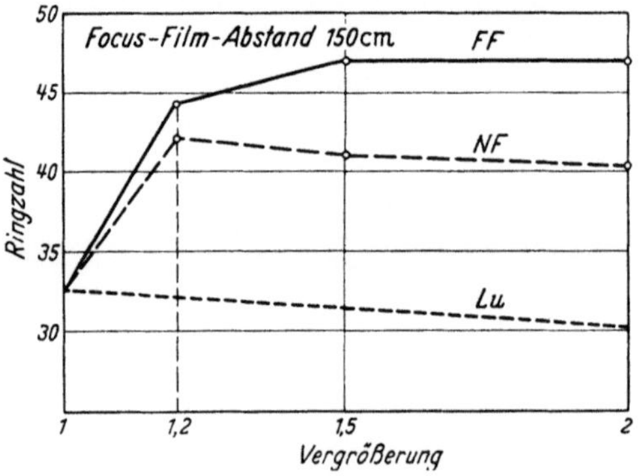

Abb. 5. Abhängigkeit der Anzahl der erkennbaren Ringschlitze beim Thoraxphantom von der Direktvergrößerung für den Focus-Filmabstand von 150 cm. — Bedeutung der Linien und Zeichen wie in Abb. 3.

Abb. 5 ist für den zwischenliegenden Focus-Filmabstand von 150 cm gewonnen. Sie bringt gegenüber den beiden vorangehenden Abbildungen nichts grundsätzlich Neues und bestätigt lediglich die bisher aufgestellten Regeln. Während beim Focus-Filmabstand von 100 cm das Auseinanderfallen zwischen Feinfocus und Normalfocus mit der Vergrößerung 1,33 beginnt, tritt es bei dem in dieser Abbildung dargestellten Focus-Filmabstand von 150 cm bei der Vergrößerung 1,2 ein. Zusammenfassend kann man also aus den 3 Abbildungen 3—5 die folgenden Regeln ableiten:

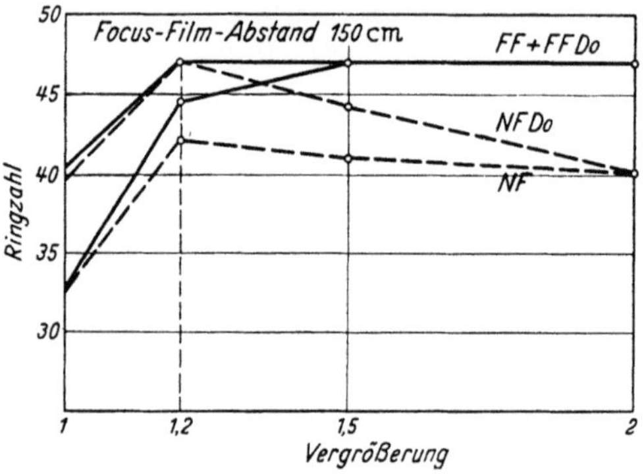

Abb. 6. Abhängigkeit der Anzahl der erkennbaren Ringschlitze beim Thoraxphantom von der Direktvergrößerung für den Focus-Filmabstand von 150 cm bei Verwendung von Universal-Verstärkerfolie und folienlosem Film. — Kräftig ausgezogene Linie: Feinfocus in Verbindung mit Universal-Verstärkerfolie (*FF*), dünn ausgezogene Linie: Feinfocus in Verbindung mit folienlosem Film (*FFDo*), kräftige gestrichelte Linie: Normalfocus in Verbindung mit folienlosem Film (*NFDo*), dünne gestrichelte Linie: Normalfocus in Verbindung mit Universal-Verstärkerfolie (*NF*).

Eine durch Erhöhung des Objekt-Filmabstandes erzielte Vergrößerung bildet trotz des Beginnes der äußeren Randunschärfe des Bildes für alle Bilddetails, die größer sind als der Röhrenfocus, so lange einen Vorteil, als die äußere Randunschärfe nicht einen durch den Schwärzungskontrast bestimmten Grenzwert überschreitet.

Bei Verkleinerung des Röhrenfocus kann die Direktvergrößerung wesentlich weiter getrieben werden.

Der Einfluß des Focus auf die zulässige Direktvergrößerung ist um so stärker, je geringer der Focus-Filmabstand gewählt wird und je höher also der Streustrahlenanteil im Bilde ist.

Beim 1 mm-Focus liegt die Grenze der zulässigen Direktvergrößerung je nach Focus-Filmabstand zwischen 1,1 und 1,3, beim 0,3 mm-Focus wird sie auch bei Vergrößerung 2 noch nicht erreicht.

Eine weitere wichtige Gesetzmäßigkeit kann gewonnen werden, wenn man Abb. 6 betrachtet. In dieser Abbildung sind zunächst die beiden Kurven, die schon in Abb. 5 dargestellt wurden, enthalten. (Stark ausgezogene Linie für den Feinfocus und dünne gestrichelte Linie für den Normalfocus.) Außerdem sind aber noch zwei weitere Linienzüge aufgenommen, die sich zum Unterschied von den bisher besprochenen Linienzügen auf die Aufnahmetechnik mit folienlosem Film (Doneofilm, Sinofilm) beziehen. Es sind dies die dünn ausgezogene Linie für den Feinfocus und die kräftige gestrichelte Linie für den Normalfocus. Man sieht zunächst schon bei der Vergrößerung 1, also bei unmittelbarer Auflage des Objektes auf der Kassette, einen wesentlichen Unterschied zwischen der folienlosen Aufnahme und der Aufnahme mit Verstärkerfolie. Während bei der Aufnahme mit Universalverstärkerfolie bei den gewählten Spannungs- und Kontrastverhältnissen nur 33 Ringschlitze sichtbar sind, werden es bei der folienlosen Aufnahme 40 Ringschlitze. Der Grund liegt im Einfluß der Folienunschärfe.

Was zunächst den Normalfocus betrifft, so steigt sowohl bei der Aufnahme mit Verstärkerfolie als auch bei der folienlosen Aufnahme die Zahl der erkennbaren Ringschlitze bis zur Vergrößerung 1,2 an, um nach Überschreiten dieses Wertes wieder abzufallen. Beim Feinfocus ist genau so wie bei den früher besprochenen Fällen ein Absinken bis zur Vergrößerung 2 noch nicht zu bemerken. Das Ansteigen setzt sich auch über die Vergrößerung 1,2 bis zur Erreichung der Gesamtzahl der vorhandenen Ringe fort. Infolgedessen muß es eine Vergrößerung geben, oberhalb derer die Kombination von Feinfocus und Universalfolie besser wird als die folienlose Aufnahme mit Normalfocus. Im Falle der Abb. 6 ist das die Vergrößerung 1,3.

Man könnte versucht sein, aus den hier dargestellten experimentellen Ergebnissen Schlüsse auf den gegenseitigen Einfluß von Folienunschärfe und geometrischer Unschärfe zu ziehen. Bei derartigen Hypothesen ist aber größte Voricht geboten, weil beim Übergang von der folienlosen zur Folienaufnahme auch die Gradation der photographischen Schicht und damit eine wichtige Grundlage des Schwärzungskontrastes verändert wird.

Für die Praxis ist besonders die kräftige ausgezogene Linie (Feinfocus mit Folie) und die kräftig gestrichelte Linie (Normalfocus ohne Folie) bedeutsam, da es sich hier um die beiden Fälle mit geringster Belichtungszeit und daher kleinster Bewegungsunschärfe handelt. Die Kombination von Feinfocus mit folienlosem Film würde zu überlangen und daher unerwünschten Belichtungszeiten führen. Aus Abb. 6 folgt die Regel:

Die Kombination einer Feinfocusröhre mit Universalverstärkerfolie ist der Kombination von normalem Focus und folienlosem Film dann überlegen, wenn die Direktvergrößerung möglichst groß (über 1,3) gewählt werden kann.

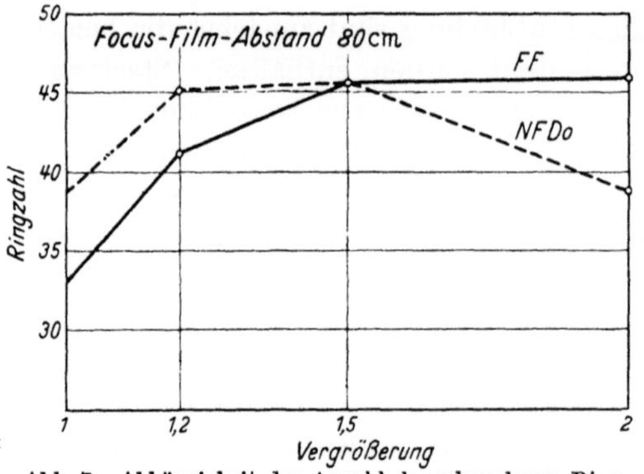

Abb. 7. Abhängigkeit der Anzahl der erkennbaren Ringschlitze beim Thoraxphantom von der Direktvergrößerung für den Focus-Filmabstand von 80 cm für Feinfocus und Universal-Verstärkerfolie und für Normalfocus und folienlosen Film. — Bedeutung der Linien und Zeichen wie in Abb. 6.

Die eben beschriebenen Verhältnisse sind noch einmal in Abb. 7 für den Focus-Filmabstand von 80 cm wiederholt. Dieser geringe Focus-Filmabstand wird zur Verringerung der Bewegungsschärfe manchmal bevorzugt. Auch hier findet man, daß die Kombination von Feinfocus und Verstärkerfolie bei höherer Direktvergrößerung bessere, bei geringerer Direktvergrößerung schlechtere Ergebnisse zeitigt als die folienlose Technik mit dem Normalfocus. Die Grenzwerte liegen entsprechend dem oben über den Streustrahleneinfluß Gesagten wieder an etwas anderen Stellen als in Abb. 6.

Überblickt man die Gemeinsamkeiten der Abbildungen 3—7, so kann man daraus die folgenden Schlüsse ziehen:

Die Verwendung einer Feinfocusröhre bringt gegenüber dem Normalfocus dann und nur dann Vorteile, wenn gleichzeitig die Direktvergrößerung ausgenutzt wird. Das ist entweder bei unmittelbar an der Kassette anliegendem Patienten dann der Fall, wenn der Focus-Filmabstand klein (weniger als 1 m) gewählt wird (Erhöhung der Tiefenschärfe) oder wenn bei beliebigem Focus-Filmabstand durch Abrücken des Patienten von der Filmkassette oder vom Bildschirm bei Durchleuchtung eine absichtliche Direktvergrößerung erzeugt wird.

Die Direktvergrößerung bietet noch einen weiteren Vorteil, der aus den dargestellten Kurven nicht unmittelbar hervorgeht. Betrachtet man nämlich eine Röntgenaufnahme normalerweise am Lichtkasten, so ist man versucht, möglichst nahe mit dem Auge an den Film heranzugehen, um auch noch feine Details erkennen zu können. Man gelangt dann aber sehr leicht zu einem Abstand innerhalb der Nahpunktweite des Auges, d.h. man erhält aus Refraktionsgründen ein unscharfes Netzhautbild. Außerdem entsteht eine sehr störende und die Plastik beeinträchtigende Konvergenzstellung der Augenachsen. Diese beiden Umstände werden bei der Vergrößerungsaufnahme vermieden. Man kann eine solche Aufnahme ohne Schwierigkeit aus größerem Abstand betrachten als die unvergrößerte Aufnahme und soll es sogar tun. Man bleibt dadurch innerhalb des Akkommodationsbereiches und damit im Gebiet bester Sehschärfe und günstigster Konvergenz der Augenachsen. Es ist geradezu verblüffend, wie sehr Detailerkennbarkeit und Plastik der Vergrößerungsaufnahme steigen, wenn sie nicht in üblicher Weise aus großer Nähe, sondern aus entsprechendem Abstand beobachtet wird.

Zusammenfassung.

Es wurden Vergleichsaufnahmen zwischen Normalfocus- und Feinfocusröhre bei denselben Aufnahmebedingungen hergestellt. Als Objekt diente das in Borstel entwickelte Ringphantom. Es zeigt sich, daß die Verwendung einer Feinfocusröhre gegenüber dem Normalfocus nur dann Vorteile bringt, wenn sie mit einer Direktvergrößerung verbunden ist. Die beste Detailerkennbarkeit wird aus physikalischen und physiologischen Gründen beim Feinfocus von 0,3 mm bei Vergrößerungen über 1,5 erhalten. Eine Steigerung der Vergrößerung über 2 ist aus wirtschaftlichen Gründen zumeist nicht tragbar. Der Unterschied zwischen Normalfocus und Feinfocus wird um so deutlicher, je stärker die Vergrößerung ist und je kleiner (bei konstant gehaltener Vergrößerung) der Focus-Filmabstand gehalten wird. Bei kleinem Focus-Filmabstand erzeugt die Verwendung des Feinfocus größere Tiefenschärfe. Hinsichtlich des Einflusses der Bewegungsunschärfe ist darauf zu achten, daß die Verkleinerung des Focus eine Verlängerung der Belichtungszeit zur Folge hat. Bei geringer Direktvergrößerung kann die Verbindung von Normalfocus und folienlosem Film bessere Ergebnisse liefern als die Verbindung von Feinfocusröhre und Verstärkerfolie. Die Verbindung von Feinfocus und folienlosem Film ist nur bei unbewegten Objekten möglich. Nachträgliche Lupenvergrößerung oder Projektionsvergrößerung bringt bei Objektteilen, die größer sind als der Röhrenfocus, zum Unterschied von der Direktvergrößerung keinen Vorteil.

Summary.

Comparative radiographs were taken by means of standard focus tube and fine focus tube under the same conditions. The object radiographed was the ring phantom developed at Borstel. It was found that the use of a fine focus tube is advantageous as compared with the standard focus tube only for the purpose of direct enlargement. For physical and physiological reasons the highest degree of detail detectability is achieved with a fine focus of 0.3 and enlargements above 1.5. For economic reasons it is hardly ever possible to carry enlargement beyond 2. The difference between standard focus and fine focus becomes the more pronounced, the greater the enlargement and the smaller the focus-film distance (the degree of enlargement remaining constant). When the focus-film distance is small, the fine focus produces better depth of field. With regard to the influence of motional unsharpness it should be borne in mind that a smaller focus requires a larger time of exposure. When direct enlargement is small, a combination of standard focus and screenless film can produce better results than a combination of fine focus tube and intensifying screen. The combination of fine focus and screenless film yields results only when the object is immobile. Contrary to direct enlargement, subsequent magnifying-glass enlargement or projection enlargement do not yield any better results when the objects are larger than the tube focus.

Résumé.

Nous avons procédé à des prises de clichés permettant de confronter les résultats obtenus avec des lampes à foyer normal et des lampes à foyer fin, toutes autres conditions de prise du cliché étant les mêmes. Le sujet utilisé était le thorax mannequin mis au point à Borstel. Nous avons pu constater que l'utilisation d'une lampe à foyer fin ne présente d'intérêt par rapport à la lampe à foyer normal qu'associée à un agrandissement direct. Pour des raisons physiques et physiologiques c'est avec des lampes à foyer fin de 0,3 mm et des agrandissements dépassant 1,5 qu'on obtient les meilleurs résultats. Pour des raisons économiques il est souvent impossible d'agrandir de plus de deux fois. La différence entre le foyer normal et le foyer fin devient d'autant plus nette que l'agrandissement est plus important et que, pour un même agrandissement la distance du foyer à la pellicule est plus petite. C'est pour de petites distances entre le foyer et la pellicule que l'utilisation des lampes à foyer fin permet d'obtenir les plus grandes nettetés. En ce qui concerne l'influence du flou provoquê par les mouvements on tiendra compte de ce que la diminution des dimensions du foyer a pour conséquence un prolongement du temps de pose. En cas d'agrandissements directs et minimes, la combinaison de lampes à foyer normal et de pellicules sans écran peut donner de meilleurs résultats que la combinaison de lampes à foyer fin et d'écrans renforçateurs. On ne peut utiliser les lampes à foyer fin avec pellicules sans écran que pour des sujets immobiles. Pour les portions du sujet de dimensions supérieures à celles du foyer, les agrandissements ultérieurs à la loupe ou à la projection ne présentent aucun avantage par rapport à l'agrandissement direct.

Resumen.

Se tomaron fotografías con tubos de foco normal y de foco fino bajo las mismas condiciones para fines de comparación. Como objeto se tomó el maniquí anular desarrollado en Borstel. Se demostró que el empleo de un tubo de foco fino, con relación al de foco normal, sólo presenta ventaja cuando está acoplado con una ampliación directa. Por razones de orden físico y fisiológico, la mejor reconocibilidad de detalles con el foco fino de 0,3 mm se obtiene con ampliaciones de más de 1,5. El aumento de la ampliación a más de 2 no se hará casi nunca por razones económicas. La diferencia entre el foco normal y el foco fino contrasta tanto más, cuanto más fuerte es la ampliación y más pequeña la distancia de película del foco (la ampliación quedando constante). Con una pequeña distancia de película del foco, el empleo del foco fino da lugar a una mayor profundidad de foco. En lo que concierne la influencia de la borrosidad causada por el movimiento hay que tener en cuenta que la reducción del foco tiene como consecuencia la prolongación del tiempo de exposición. En el caso de ampliación directa reducida, la combinación de foco normal y película sin hoja puede dar mejores resultados que la combinación de tubo de foco fino y hoja reforzadora. Sólo es posible combinar el foco fino y la película sin hoja al tratarse de objetos inmóviles. La ampliación posterior por lupa o proyección no presenta ventajas, contrariamente a la ampliación directa, en partes de objetos mayores que el foco de tubo.

Literatur.

[1] ZIMMER, E. A.: Methodische Bemerkungen und Leitsätze zur direkten Röntgen-Vergrößerung. Fortschr. Röntgenstr. **75**, 292 (1951). — [2] VAN DER PLAATS, G. J.: Prinzipien, Technik und medizinische Anwendung der radiologischen Vergrößerungstechnik. Fortschr. Röntgenstr. **77**, 605 (1952). — [3] BRONKHORST, W.: Kontrast und Schärfe im Röntgenbild. Leipzig: Georg Thieme 1927. — [4] KRUITHOF, A. M.: Die Wahrnehmung von Kontrasten bei unscharfer Detailbegrenzung. Philips techn. Rdsch. **11**, 340 (1950). — [5] SCHOBER, H., u. C. KLETT: Phantomuntersuchungen über den Einfluß der Bildbetrachtungsmethodik auf die Erkennbarkeit von Details in der Röntgenaufnahme. Röntgen-Blätter **5**, 51 (1952).

Herbert Schober

Untersuchungen über die Genauigkeit der Refraktionsbestimmung bei subjektiven und objektiven Verfahren *.

I. (Visutest, Rodenstock-Refraktometer, Ophthalmometer.)

Schon vor rund 25 Jahren wurden an mehreren Stellen Vergleichsuntersuchungen über die Brauchbarkeit der verschiedenen Methoden zur Refraktionsbestimmung durchgeführt. Sie bezogen sich in der Hauptsache auf die übliche subjektive Messung mit Ziffern- und Buchstabentesten, die Skiaskopie, die Kineskopie und die Refraktometer. Alle Autoren waren sich zwar darüber einig, daß die letzte Entscheidung über die erreichte Sehschärfe dem subjektiven Urteil des Patienten zufallen müsse und daß daher das subjektive Verfahren grundsätzlich nie auszuschließen sei. Sie finden aber auch, daß eine brauchbare objektive Prüfmethode nicht nur dem Untersucher größere Sicherheit gibt, sondern daß sie darüber hinaus den Gang des Verfahrens wesentlich abkürzt. Besonders bei gemischtem Astigmatismus, Kindern, alten und debilen Patienten kann das in einer größeren augenärztlichen Praxis zum entscheidenden Moment werden.

Über die Frage, welcher objektiven Prüfmethode das Urteil „brauchbar" zuerkennt werden soll, konnte in der älteren Literatur noch keine Einheitlichkeit der Meinungen erzielt werden. Das lag in erster Linie daran, daß die objektiven Prüfmethoden und Geräte, mit Ausnahme der Skiaskopie, erst am Beginn ihrer Entwicklung standen und manche Nachteile zeigten, die heute vermieden sind. Darin dürfte auch der Grund zu suchen sein, daß damals Lindner[1] und mit gewissen Einschränkungen auch Krämer[2] neben den subjektiven Verfahren nur noch die Skiaskopie zulassen wollten, während sowohl Zenker[3] als auch Gjessing[4] auf Grund ihrer sehr ausführlichen Meßreihen zu der Ansicht kamen, daß zumindest bei Myopie und myopischem Astigmatismus die Refraktometer von Kühl (-Rodenstock)[5] und von Thorner[6] an Genauigkeit hinter den anderen Methoden nicht zurückstehen. Diese beiden Autoren glauben, daß allein die Beschleunigung des Meßverfahrens die Anschaffung eines solchen Gerätes in jeder größeren augenärztlichen Praxis empfehlenswert mache.

Da seit den damaligen Untersuchungen sehr lange Zeit vergangen ist und da inzwischen sowohl die subjektiven als auch die objektiven Prüfmethoden grundlegend verbessert worden sind, erschien es an-

* Siehe auch Klin. Mbl. Augenheilk. **125**, 194—201 (1954).

gebracht, derartige Vergleichsmessungen auf moderner Basis zu wiederholen[7]. Im folgenden soll über den ersten Teil dieser Arbeiten, und zwar den Vergleich zwischen der subjektiven Messung mit dem Visutest und der objektiven Messung mit dem verbesserten Refraktometer der Firma Rodenstock-München, berichtet werden. Eine spätere Arbeit soll Vergleichsmessungen zwischen der subjektiven Methode und anderen objektiven Methoden und Geräten wiedergeben.

1. Die subjektive Messung. Die Fehler und Nachteile der verschiedenen subjektiven Prüfmethoden sind allgemein bekannt[8]. Sie entstehen durch die ungleichmäßige Wertigkeit der benutzten Sehzeichen (Einfluß des Formenerkennens auf die Sehschärfe), die zeitliche Veränderung der Prüftafeln durch Verschmutzen und Vergilben, zu geringe oder ungleichmäßige Beleuchtung der Teste und des Prüfraumes, ungenaue Einhaltung der Meßabstände, Streuung in der Dioptrienangabe der Probiergläser, Restakkommodation des Patienten. Sie führen dazu, daß die Genauigkeit der subjektiven Refraktionsmessung im Mittel $\pm 0{,}25$ dptr nicht unterschreitet, in ungünstigen Fällen sogar um mehr als $\pm 0{,}5$ dptr schwankt.

Um den größten Teil der vermeidbaren Fehler bei der subjektiven Messung von vornherein auszuschalten, wurde der Sehzeichenprojektor von SCHOBER[8] in Verbindung mit einem Brillenanpaßgerät „Visutest" der Firma Möller[10] benutzt, dessen Brillengläser auf Einhaltung des Sollwertes besonders sorgfältig überprüft werden. Außerdem wurde bei jedem Patienten die subjektive Refraktionsbestimmung so genau als möglich vorgenommen. Beim Vorhandensein von Astigmatismus wurde die richtige Achsenlage mit Hilfe von Astigmatismustesten festgestellt, bei herabgesetzter Sehschärfe wurde die Prüfung an mehreren Tagen wiederholt. Als Prüfzeichen dienten grundsätzlich die Ziffernzeichen der Normschrift. Die Leuchtdichte der Projektionsfläche und ihrer Umgebung sowie der Abstand zwischen Patient, Sehzeichenprojektor und Bildfläche wurden konstant gehalten.

2. Die Messung mit dem Rodenstock-Augenrefraktometer. Für jeden der zur Vergleichsmessung herangezogenen Patienten wurde vor der subjektiven Prüfung eine objektive Refraktionsbestimmung mit dem Rodenstock-Augenrefraktometer, Modell 1952, durchgeführt. Das neue Modell unterscheidet sich von dem bisherigen in verschiedener Weise, unter anderen sind bei ihm der Beleuchtungs- und Beobachtungsstrahlengang vollkommen voneinander getrennt, so daß eine reflexfreie Beobachtung möglich ist.

Bei der Messung wurde besonders auf die folgenden, in der Gebrauchsanweisung des Instrumentes hervorgehobenen Gesichtspunkte geachtet:

a) Vor Beginn der Messung wurde das Okular des Refraktometers auf den Refraktionszustand des Beobachters eingestellt.

b) Nach Zentrierung des Lichtringes auf die Iris des Patientenauges wurde die Beleuchtung der Testzeichen soweit als möglich herabgesetzt.

c) Die Scharfstellung der Testzeichen wurde grundsätzlich immer in der gleichen Weise durchgeführt, um irgendwelche Akkommodationseffekte des Patientenauges auszuschließen. Der Einstelltrieb wurde vor Beginn der Messung sehr weit nach rückwärts (hohe Pluswerte) gedreht, so daß ein unscharfes Bild der Testzeichen entstand. Durch Vorwärtsdrehen wurde hierauf das Testbild scharf gestellt. Dann wurde kurze Zeit gewartet und der Einstelltrieb wieder so lange nach rückwärts gedreht, bis das Bild begann, gerade unscharf zu werden. Diese Methodik wurde sowohl bei der sphärischen als auch bei der astigmatischen Prüfung angewendet.

d) Der Untersuchungsraum war nur mäßig abgedunkelt, um beim Patienten und Beobachter Erscheinungen der Nachtmyopie und den nächtlichen Akkommodationskrampf auszuschalten.

3. Die Patienten. Für die Vergleichsmessungen wurden 100 Patienten im Alter zwischen 7 und 75 Jahren bei gleichmäßiger Verteilung auf alle Altersstufen herangezogen. Die Verteilung der Refraktionsfehler und Visuswerte entsprach den in der laufenden Praxis des Augenarztes auftretenden Verhältnissen. Es wurden also sowohl Patienten mit guter als auch mit stark herabgesetzter Sehschärfe (bis zu Fingerzählen) geprüft. Die Patienten wurden für die Untersuchung nicht weiter vorbereitet, eine künstliche Erweiterung der Pupille wurde nicht vorgenommen.

4. Die Untersucher. Die Vergleichsmessung zwischen den subjektiven und objektiven Verfahren wurde stets vom gleichen Untersucher, einem erfahrenen Beobachter mittlerer Altersklasse, also mit noch vorhandener Akkommodationsbreite von rund 3 dptr durchgeführt. Der Untersucher selbst war nicht rechtsichtig, er hatte auf beiden Augen geringfügige Myopie und geringfügigen Astigmatismus mixtus gegen die Regel (rund 1,25 dptr). Seine freie Sehschärfe lag daher unter 0,5. Er konnte aber dennoch ohne Brille die unten angegebene Genauigkeit erreichen, weil der optische Strahlengang im Refraktometer nur die astigmatischen Fehler des Patientenauges, nicht aber die des Beobachterauges wiedergibt. Diese Tatsache erscheint nicht unerheblich, weil die Messung am Refraktometer ohne Brille durchgeführt wird und weil infolgedessen der Astigmatismus des Untersucherauges unkorrigiert bleibt.

In einer weiteren Meßreihe, die im wesentlichen mit Hilfe des zum Rodenstock-Refraktometer gehörigen Übungsauges gemacht wurde, konnte dann noch die Fehlerstreuung zwischen verschiedenen Untersuchern festgelegt werden.

5. Durchführung der Untersuchung. Die eigentlichen Meßreihen wurden erst begonnen, nachdem sich der Untersucher an einer genügend großen Zahl von Patienten die entsprechende Übung mit den einzelnen Refraktionsmethoden erworben hatte. Jeder für die Vergleichsmessungen herangezogene Patient wurde zuerst am Augenrefraktometer von Rodenstock geprüft, dann folgten die Bestimmung der Achsenlage und des Hornhautastigmatismus mit Hilfe des Ophthalmometers nach KRAHN und endlich die subjektive Prüfung am Visutest. Stimmten die objektiven und subjektiven Ergebnisse schlecht überein, so wurde noch eine weitere Prüfung mittels Skiaskopie in der üblichen Weise angeschlossen. Tabelle 1 zeigt die Ergebnisse der einzelnen Verfahren.

Tabelle 1. *Mittlerer Fehler bei der Refraktionsbestimmung nach verschiedenen Prüfverfahren.*
(Wiederholte Messung des gleichen Patienten durch ein und denselben Beobachter oder mehrere geübte Beobachter.)

Genauigkeit	Subjektives Verfahren (Visutest + Projektor)	Refraktometer nach Rodenstock	Ophthalmometer nach KRAHN
Sphärischer Refraktionswert	± 0,25 dptr	± 0,33 (0,2)* dptr	—
Astigmatische Differenzen	± 0,25	± 0,25	± 0,25
Achsenlage	± 5°	± 2°	± 2°

* Bestimmung der Fehlerschwankung, wenn lediglich ältere, akkommodationsfreie Patienten herangezogen werden.

Die Genauigkeit der wiederholten Messung ein und desselben Patienten ist also bei allen Verfahren ungefähr die gleiche. Sie ist lediglich für den sphärischen Refraktionswert beim Refraktometer unwesentlich herabgesetzt. Das dürfte seinen Grund in unvermeidlichen Akkommodationsschwankungen der jüngeren Patienten haben. Bestimmt man nämlich die Fehlerschwankung nur an alten, akkommodationsfreien Patienten, so beträgt sie rund 0,2 dptr. Auch die Messung des gleichen Patienten durch verschiedene Beobachter führt zu keinem größeren Fehler, sobald die Beobachter eine gewisse Übung besitzen.

Für die Vergleichsmessungen sind die an den genannten 100 Patienten gewonnenen, in Tabelle 2, 3 und 4 niedergelegten Ergebnisse wichtig.

Vergleicht man Tabelle 1 und 4 miteinander, so sieht man, daß die mittlere Abweichung zwischen der subjektiven und der objektiven Prüfung zwar etwas größer ist als die Streuung der Prüfergebnisse für den einzelnen Patienten bei Anwendung ein und derselben Methode in wiederholten Einzelmessungen (Tabelle 1). Sie wird aber auch nicht unzulässig groß. Wenn die Unterschiede in der astigmatischen Differenz und in der Angabe der Achsenlage zwischen der subjektiven Fernrefraktion bzw. der Refraktometermessung und der Angabe am Ophthalmometer größer sind als die Unterschiede zwischen der subjektiven Fernrefraktion und der Refraktometermessung, so ist das nicht weiter

Tabelle 2. *Ergebnisse der vergleichenden Refraktionsuntersuchung an 100 Patienten.* (Die jeweils erste Reihe betrifft das rechte, die jeweils zweite Reihe das linke Patientenauge.)

Lfd. Nr. des Pat.	Alter	Optimaler Visus	Subjektive Fernrefraktion			Fernrefraktion am Refraktometer			Astigmatische Werte am Ophthalmometer	
			sph	zyl	Achse in Grad nach TABO	sph	zyl	Achse in Grad nach TABO	dptr	Achse in Grad nach TABO
1	75	0,5	+3,5	+0,5	180	+4,0	0	—	—	—
		0,5 z.T.	+3,0	+1,0	180	+3,5	+0,5	180	—	—
2	73	0,3	+0,5	0	—	+0,5	0	—	—	—
		0,5	−1,5	0	—	0	0	—	—	—
3	66	1,0	+2,0	0	—	+2,0	0	—	+0,5	90
		1,0	+2,0	0	—	+2,0	0	—	+0,5	90
4	64	1,0	+1,5	0	—	+1,5	0	—	—	—
		1,0	+1,0	+0,5	90	+1,0	+0,5	90	+1,0	90
5	60	1,0 z.T.	+1,0	+0,5	180	+1,0	+0,5	180	+0,5	180
		1,0 z.T.	+0,5	+1,0	180	+0,5	+1,0	180	—	—
6	59	1,0	+1,0	0	—	+1,0	0	—	—	—
		1,0	+1,0	0	—	+1,0	0	—	+1,0	90
7	59	1,0	+1,0	0	—	+1,25	0	—	—	—
		1,0	+1,5	0	—	+2,0	0	—	—	—
8	58	1,0	−0,5	0	—	−0,25	0	—	—	—
		1,0	−0,5	0	—	−0,25	0	—	—	—
9	58	1,0 z.T.	0	+0,5	90	+1,0	+0,5	90	—	—
		1,0	+0,75	+0,75	90	+0,5	+1,0	90	—	—
10	58	1,0	+0,75	+0,75	90	+1,0	+0,5	92	+0,5	90
		1,0	+0,5	+0,5	90	+0,75	+0,5	95	+0,5	90
11	57	1,0	+1,0	+0,5	90	+1,25	0	—	+0,5	90
		1,0	+1,5	0	—	+0,75	0	—	+1,0	90
12	57	1,0 z.T.	+1,0	+1,0	90	+1,25	+0,75	85	+1,0	90
		0,7	+0,75	−3,0	90	+0,5	−3,25	95	−4,0	100
13	56	1,0	+1,5	+0,75	90	+1,0	+0,5	92	+0,5	90
		1,0	+1,0	+0,5	90	+0,75	+0,5	95	+0,5	90
14	55	1,0	−0,5	−0,5	90	−0,5	0	—	—	—
		1,0	−1,0	0	—	0	−0,75	180	−0,5	180
15	55	0,3	+1,0	+4,0	90	+0,5	+4,5	90	+5,0	90
		1,0 z.T.	0	+1,0	90	0	+0,5	90	+1,0	90
16	55	1,0	+1,0	−0,5	90	+0,5	0	—	+0,5	90
		1,0	+1,0	−0,5	90	+0,25	0	—	+0,5	90
17	54	0,7	0	+1,0	180	+0,5	+1,0	10	+1,5	30
		0,7	+0,5	−0,75	90	+0,5	−1,25	90	—	—
18	54	1,0 z.T.	0	0	—	−0,25	+1,0	90	—	—
		1,0	0	0	—	+0,25	+0,75	180	+0,5	180
19	52	1,3 z.T.	−1,5	0	—	−1,0	0	—	—	—
		1,3 z.T.	−2,0	0	—	−2,0	0	—	+0,25	90
20	52	1,0	−0,5	0	—	−0,25	0	—	—	—
		1,0	−0,5	0	—	−0,5	0	—	−0,5	170
21	52	1,0	+0,5	0	—	+0,25	0	—	+1,0	90
		1,0	+0,5	0	—	+0,25	0	—	—	—
22	52	1,0	+1,0	+1,5	180	+1,0	+0,5	180	—	—
		1,0	+0,75	+1,25	180	+1,0	+1,0	180	—	—
23	52	0,7 z.T.	−2,0	−0,75	90	−1,5	−0,5	90	—	—
		0,7 z.T.	−0,75	−0,75	90	−1,25	0	—	—	—
24	51	1,0	0	0	—	+0,5	0	—	—	—
		1,0	+0,5	0	—	+0,75	0	—	—	—

Tabelle 2. (Fortsetzung.)

Lfd. Nr. des Pat.	Alter	Optimaler Visus	Subjektive Fernrefraktion			Fernrefraktion am Refraktometer			Astigmatische Werte am Ophthalmometer	
			sph	zyl	Achse in Grad nach TABO	sph	zyl	Achse in Grad nach TABO	dptr	Achse in Grad nach TABO
25	50	1,3 z.T.	+0,5	+0,5	90	+0,75	0	—	+2,0	90
		0,7 z.T.	+4,0	+1,0	90	+3,5	+1,0	90	+2,0	90
26	50	1,0 z.T.	+0,5	+1,0	90	+0,75	+0,5	90	—	—
			nur Lichtschein			+3,5				
27	50	1,0	0	−0,75	165	0	−0,5	165	−1,5	165
		1,0	0	−0,75	180	0	−0,5	180	−2,0	177
28	49	1,0	0	0	—	−0,5	0	—	+1,0	90
		1,3	0	0	—	0	0	—	+0,5	90
29	49	1,0	−0,5	0	—	−0,5	0	—	+1,0	90
		1,0	−1,0	−0,75	180	−1,25	−0,25	180	−1,5	180
30	49	1,3	−1,5	0	—	−1,0	0	—	—	—
		1,3	−2,0	0	—	−2,0	0	—	+0,25	90
31	48	1,0 z.T.	+0,5	+1,0	180	0	+1,0	5	+1,0	15
		1,0 z.T.	+0,5	+1,0	180	0	+1,0	5	+1,0	180
32	47	1,0	0	0	—	−0,5	0	—	+1,0	90
		1,3 z.T.	0	0	—	0	0	—	+0,5	90
33	47	1,0	0	+3,0	90	−0,5	+3,0	90	+3,5	90
		1,0	0	+3,0	80	0	+3,0	75	+3,5	80
34	47	1,0	0	0	—	+0,5	0	—	+1,0	90
		1,0	+0,25	0	—	+0,25	0	—	—	—
35	46	1,0	0	+1,0	90	0	+1,0	90	+1,5	90
		1,0	0	+1,0	90	−0,5	+1,0	90	+1,5	90
36	46	0,7	−2,0	−3,5	65	−6,0	−4,0	65	−3,5	35
		Amaurose								
37	45	1,0	−0,5	−2,5	180	0	−2,5	180	−2,5	180
		1,0	−0,5	−2,5	180	−0,5	−3,0	180	−2,5	180
38	45	1,0	−1,5	0	—	−1,0	0	—	+0,5	90
		0,3	−5,5	−4,0	125	−5,0	−3,5	125	−4,0	125
39	44	1,0	+1,0	0	—	+1,0	0	—	—	—
		1,0	+1,0	0	—	+1,0	0	—	—	—
40	44	1,0	0	+0,75	180	−0,25	+1,0	180	+1,0	180
		0,5	+1,0	−1,5	90	+0,75	−1,5	90	−2,0	90
41	43	0,5	0	+1,5	180	0	+2,0	180	+4,0	160
		0,7	+0,5	0	—	0	0	—	+2,0	90
42	42	1,0	−1,0	−0,5	180	−1,0	−0,5	180	−2,0	180
		1,0	−1,0	−0,5	180	−1,5	0	—	−1,0	180
43	42	1,0	0	0	—	−0,5	0	—	—	—
		1,0	0	0	—	−0,75	0	—	—	—
44	41	1,0 z.T.	−6,5	−1,0	85	−6,5	−1,0	90	—	—
		1,0	−5,0	0	—	−5,5	0	—	—	—
45	40	1,0	+0,5	+0,5	180	+0,5	0	—	+1,0	170
		1,0	0	+1,0	180	+0,5	0	—	+0,5	170
46	40	1,0	−0,5	−0,75	90	−0,75	−1,0	85	−1,0	90
		0,7	−2,5	−2,0	65	−2,5	−1,5	75	−2,5	70
47	39	1,0	0	0	—	+0,5	+0,5	90	+0,5	90
		1,0	0	0	—	+0,5	0	—	+0,5	90
48	39	0,7 z.T.	+0,5	−0,5	90	0	−1,0	90	−1,5	90
		1,0	0	0	—	−1,0	0	—	—	—
49	38	1,3	0	0	—	−0,5	0	—	+1,0	90
		1,3	0	0	—	−0,5	0	—	+1,0	90

Tabelle 2. (Fortsetzung.)

Lfd. Nr. des Pat.	Alter	Optimaler Visus	Subjektive Fernrefraktion			Fernrefraktion am Refraktometer			Astigmatische Werte am Ophthalmometer	
			sph	zyl	Achse in Grad nach TABO	sph	zyl	Achse in Grad nach TABO	dptr	Achse in Grad nach TABO
50	38	1,3	−0,5	0	—	−1,25	0	—	—	—
		1,3	−0,5	0	—	−1,0	0	—	—	—
51	35	1,0 z.T.	−0,5	0	—	−1,0	0	—	−0,5	180
		1,0	−0,5	0	—	−1,0	0	—	−0,5	180
52	34	0,7	+2,0	−3,5	5	+1,5	−3,5	5	−3,0	5
		1,0	+1,0	−2,5	175	+0,5	−3,0	175	−5,0	5
53	33	1,3	0	0	—	0	0	—	—	—
		1,3	0	+0,25	90	−0,25	−0,25	180	+0,75	180
54	33	1,3 z.T.	−1,0	−0,5	180	−1,25	−0,5	180	−0,5	180
		1,3 z.T.	−1,0	−0,5	180	−1,25	−0,5	180	−1,5	180
55	32	1,0	+0,25	0	—	−0,25	0	—	+0,5	90
		1,0	+0,5	0	—	0	0	—	+0,5	90
56	32	1,0	−5,0	−0,75	180	−5,5	−1,0	180	−0,25	180
		1,0 z.T.	−5,5	−1,0	170	−5,5	−1,0	170	−0,25	180
57	31	1,3	+0,5	0	—	0	0	—	+0,5	90
		1,0	0	−0,5	160	0	−0,25	70	−1,0	45
58	30	1,0	−0,5	0	—	−0,5	0	—	−0,5	180
		1,0	0	0	—	−0,5	0	—	−0,25	135
59	30	1,3	+0,5	0	—	+0,5	0	—	+1,0	90
		1,3	+0,5	0	—	+1,0	0	—	+1,0	90
60	30	1,3 z.T.	−2,0	−1,0	180	−2,0	−1,0	180	−1,0	180
		1,0	−2,0	0	—	−2,5	0	—	—	—
61	29	1,3 z.T.	−0,25	−0,5	180	−0,5	−0,5	180	−0,5	175
		1,3 z.T.	−0,5	0	—	−0,5	0	—	+0,25	90
62	29	1,0	−1,5	−1,0	180	−2,0	−1,0	180	−1,5	180
		1,0	−2,0	−0,75	175	−1,5	−0,5	180	−1,0	30
63	29	1,0	−2,0	−1,0	180	−1,5	−1,0	180	−2,0	180
		1,0	−2,0	−0,5	180	−2,0	−0,5	180	−1,5	180
64	29	1,0	−0,5	0	—	−1,5	0	—	−1,0	180
		1,3 z.T.	0	0	—	−1,0	0	—	−0,25	180
65	28	1,0	−6,5	−1,0	80	−6,5	−1,0	85	−1,0	90
		1,0	−6,5	−1,0	90	−7,0	−1,0	80	−1,0	65
66	27	1,0	0	0	—	−0,25	0	—	—	—
		1,0	0	0	—	−0,5	0	—	+0,5	90
67	26	0,7	−5,0	0	—	−5,0	0	—	−0,5	180
		1,0	−5,0	0	—	−5,0	0	—	−0,25	180
68	26	1,0	−1,0	−0,5	155	−1,0	−1,0	157	−1,0	155
		1,0	−1,0	−0,75	45	−1,0	−0,5	50	—	—
69	25	1,0	−3,0	−0,5	90	−3,0	0	—	—	—
		1,0	−2,0	0	—	−1,75	0	—	—	—
70	25	0,01	+1,0	−4,0	30	+1,0	−4,5	30	−2,5	45
		1,0	+0,5	0	—	+0,75	0	—	+0,75	90
71	25	1,0	−2,0	−0,75	185	−3,0	−0,5	180	−1,0	180
		1,0	−2,0	0	—	−3,0	−0,5	180	−1,0	180
72	24	1,3 z.T.	0	0	—	0	−0,5	180	−1,0	180
		1,0	0	0	—	0	0	—	−0,75	180
73	24	1,0	+0,5	0	—	+0,5	0	—	+1,0	90
		0,7	+1,5	0	—	+2,0	0	—	+1,0	90
74	24	1,0	−3,5	0	—	−4,0	0	—	−1,0	180
		1,0	−3,5	0	—	−3,5	−0,5	180	—	—

Tabelle 2. (Fortsetzung.)

Lfd. Nr. des Pat.	Alter	Optimaler Visus	Subjektive Fernrefraktion			Fernrefraktion am Refraktometer			Astigmatische Werte am Ophthalmometer	
			sph	zyl	Achse in Grad nach TABO	sph	zyl	Achse in Grad nach TABO	dptr	Achse in Grad nach TABO
75	24	1,0	−0,5	0	—	−1,0	0	—	−0,25	180
		1,0	−0,5	0	—	−1,0	0	—	−0,75	180
76	24	1,0	+0,75	0	—	+0,25	0	—	+1,0	90
		1,0	+0,5	0	—	+0,5	0	—	—	—
77	24	1,0	0	0	—	−0,25	−0,25	95	−1,5	90
		1,0	0	0	—	−0,25	−0,25	90	−0,5	90
78	23	1.0	0	0	—	−1,0	−0,25	180	−0,5	180
		1,0	0	0	—	−1,0	0	—	−0,5	180
79	23	1,0	−1,0	0	—	−1,0	0	—	−1,0	180
		1,0	−0,5	0	—	−1,25	0	—	−1,0	180
80	23	1,3	−0,5	−0,25	90	−1,0	0	—	−0,25	90
		1,3	0	0	—	−0,25	0	—	−0,5	90
81	22	nur Lichtschein								
		1,0	+0,5	+0,5	180	0	+0,5	180	−1,0	180
82	20	1,3 z.T.	0	−0,5	180	−1,0	−0,5	180	−0,5	180
		1,3 z.T.	0	−0,5	180	−0,5	−0,5	180	—	—
83	20	1,0 z.T.	0	−0,5	180	0	−0,5	180	−1,0	180
		1,0	+0,5	0	—	+0,75	0	—	+1,5	90
84	20	0,5	+1,0	0	—	+1,5	0	—	+1,5	90
		1,0	+1,0	0	—	+1,0	0	—	+0,5	90
85	19	1,0	−0,5	−0,5	180	0	−0,5	180	−2,0	180
		1,0	−0,5	0	—	−0,5	−0,75	180	−1,5	180
86	19	1,0	0	0	—	−1,0	0	—	—	—
		1,0	0	0	—	−1,0	0	—	−0,5	180
87	19	1,3 z.T.	0	0	—	0	0	—	+1,5	90
		0,3 z.T.	−1,0	−1,75	7	−1,0	−1,5	165	−2,0	3
88	19	1,0	−4,5	−3,0	165	−5,0	−3,0	170	−3,0	165
		1,0	−1,5	−0,5	5	−1,5	−0,5	5	−1,5	5
89	18	1,0	+0,25	0	—	0	−0,5	180	—	—
		1,0	+0,25	−0,5	180	0	−0,5	180	−1,0	180
90	18	1,0	0	0	—	0	0	—	—	—
		1,0	0	−0,5	170	0	−0,5	170	−1,5	170
91	18	1,3	−0,5	−0,5	180	−1,0	0	—	−1,5	180
		1,3	0	−0,75	180	−0,75	−0,5	180	−1,0	180
92	17	1,3	0	0	—	0	0	—	−0,25	170
		1,3 z.T.	0	0	—	−0,25	0	—	—	—
93	16	1,3 z.T.	+0,5	0	—	+0,5	0	—	+0,5	90
		1,3 z.T.	+0,5	0	—	+1,0	0	—	+0,5	90
94	15	1,3	0	0	—	−0,5	0	—	−0,5	180
		1,3	−0,5	0	—	−1,5	−0,5	180	−1,0	180
95	15	1,0	0	−1,0	180	0	−0,5	180	−3,0	180
		1,0	0	−0,75	180	0	0	—	−1,0	100
96	14	1,0	+1,0	0	—	+1,0	0	—	+1,0	90
		1,0	0	+0,5	90	0	+0,5	90	+1,0	90
97	12	1,0	+0,5	0	—	−0,75	0	—	+1,0	90
		1,0	0	+0,5	90	−0,75	0	—	+0,5	90
98	11	1,3 z.T.	0	0	—	−1,0	0	—	+1,0	90
		1,7 z.T.	0	0	—	−0,5	0	—	+0,5	90
99	8	1,0 z.T.	+1,0	+1,0	80	+0,5	+1,0	93	+2,0	90
		0,7 z.T.	+1,5	+2,0	85	+1,25	+2,75	95	+3,0	90
100	7	1,0	+0,5	−1,0	180	+1,0	−1,25	5	−1,0	180
		1,0	0	−0,5	180	0	−0,5	5	−1,0	180

Tabelle 3. *Unterschiede zwischen den Ergebnissen der verschiedenen Refraktionsmethoden bei den in Tabelle 1 genannten Patienten.*

Lfd. Nr. des Pat.	Alter	Subjektive Fernrefraktion — Refraktometer			Subj. Fernrefraktion — Ophthalm.		Refraktometer — Ophthalmometer	
		sph	zyl	Achse in Grad nach TABO	dptr	Achse in Grad nach TABO	zyl	Achse in Grad nach TABO
1	75	−0,5	+0,5	—	+0,5	—	0	—
		−0,5	+0,5	0	+1,0	0	+0,5	—
2	73	0	0	—	0	—	0	—
		−1,5	0	—	0	—	0	—
3	66	0	0	—	−0,5	—	−0,5	—
		0	0	—	−0,5	—	−0,5	—
4	64	0	0	—	0	—	0	—
		0	0	0	−0,5	0	−0,5	0
5	60	0	0	0	0	0	0	0
		0	0	0	+1,0	—	+1,0	—
6	59	0	0	—	0	—	0	—
		0	0	—	−1,0	—	−1,0	—
7	59	−0,25	0	—	0	—	0	—
		−0,5	0	—	0	—	0	—
8	58	−0,25	0	—	0	—	0	—
		−0,25	0	—	0	—	0	—
9	58	−1,0	0	0	+0,5	—	+0,5	—
		+0,25	−0,25	0	+0,75	—	+1,0	—
10	58	−0,25	+0,25	2	+0,25	0	0	2
		−0,25	0	5	0	0	0	5
11	57	−0,25	+0,5	—	0	0	−0,5	—
		+0,75	0	—	−1,0	—	−1,0	—
12	57	−0,25	+0,25	5	0	0	−0,25	5
		+0,25	+0,25	5	+1,0	10	+0,75	5
13	56	+0,5	+0,25	2	+0,25	0	0	2
		+0,25	0	5	0	0	0	5
14	55	0	−0,5	—	−0,5	—	0	—
		−1,0	+0,75	—	+0,5	—	−0,25	0
15	55	+0,5	−0,5	0	−1,0	0	−0,5	0
		0	+0,5	0	0	0	−0,5	0
16	55	+0,5	−0,5	—	−1,0	0	−0,5	—
		+0,75	+0,5	—	−1,0	0	−0,5	—
17	54	−0,5	0	10	−0,5	30	−0,5	20
		0	+0,5	0	−0,75	—	−1,25	—
18	54	+0,25	−1,0	—	0	—	+1,0	—
		−0,25	−0,75	—	−0,5	—	+0,25	0
19	52	−0,5	0	—	0	—	0	—
		0	0	—	−0,25	—	−0,25	—
20	52	−0,25	0	—	0	—	0	—
		0	0	—	+0,5	—	+0,5	—
21	52	+0,25	0	—	−1,0	—	−1,0	—
		+0,25	0	—	0	—	0	—
22	52	0	+1,0	0	+1,5	—	+0,5	—
		−0,25	+0,25	0	+1,25	—	+1,0	—
23	52	−0,5	−0,25	0	−0,75	—	−0,5	—
		+0,5	−0,75	—	−0,75	—	0	—
24	51	−0,5	0	—	0	—	0	—
		−0,25	0	—	0	—	0	—
25	50	−0,25	+0,5	—	−1,5	0	−2,0	—
		+0,5	0	0	−1,0	0	−1,0	0

Tabelle 3. (Fortsetzung.)

Lfd. Nr. des Pat.	Alter	Subjektive Fernrefraktion — Refraktometer			Subj. Fernrefraktion — Ophthalm.		Refraktometer — Ophthalmometer	
		sph	zyl	Achse in Grad nach TABO	dptr	Achse in Grad nach TABO	zyl	Achse in Grad nach TABO
26	50	−0,25	+0,5	0	+1,0	—	+0,5	—
		—	—	—	—	—	—	—
27	50	0	−0,25	0	+0,75	0	+1,0	0
		0	−0,25	0	+1,25	3	+1,5	3
28	49	+0,5	0	—	−1,0	—	−1,0	—
		0	0	—	−0,5	—	−0,5	—
29	49	0	0	—	−1,0	—	−1,0	—
		−0,25	−0,5	0	−0,5	0	−0,75	0
30	49	−0,5	0	—	0	—	0	—
		0	0	—	−0,25	—	−0,25	—
31	48	+0,5	0	5	0	15	0	10
		+0,5	0	5	0	0	0	5
32	47	+0,5	0	—	−1,0	—	−1,0	—
		0	0	—	−0,5	—	−0,5	—
33	47	+0,5	0	0	−0,5	0	−0,5	0
		0	0	5	−0,5	0	−0,5	5
34	47	−0,5	0	—	−1,0	—	−1,0	—
		+0,25	0	—	0	—	0	—
35	46	0	0	0	−0,5	0	−0,5	0
		−0,5	0	0	−0,5	0	−0,5	0
36	46	+4,0	+0,5	0	0	30	−0,5	30
		—	—	—	—	—	—	—
37	45	−0,5	0	0	0	0	0	0
		0	+0,5	0	0	0	−0,5	0
38	45	−0,5	0	—	−0,5	—	−0,5	—
		−0,5	−0,5	0	0	0	+0,5	—
39	44	0	0	—	0	—	0	—
		0	0	—	0	—	0	—
40	44	+0,25	−0,25	0	−0,25	0	0	0
		+0,25	0	0	+0,5	0	+0,5	0
41	43	0	−0,5	0	−2,5	20	−2,0	20
		+0,5	0	—	−2,0	—	−2,0	—
42	42	0	0	0	+1,5	0	+1,5	0
		+0,5	−0,5	—	+0,5	0	+1,0	—
43	42	+0,5	0	—	0	—	0	—
		+0,75	0	—	0	—	0	—
44	41	0	0	5	−1,0	—	−1,0	—
		+0,5	0	—	0	—	0	—
45	40	0	+0,5	—	−0,5	10	−1,0	—
		−0,5	+1,0	—	+0,5	10	−0,5	—
46	40	+0,25	+0,25	5	+0,25	0	0	5
		0	−0,5	10	+0,5	5	+1,0	5
47	39	−0,5	−0,5	—	−0,5	—	0	0
		−0,5	0	—	−0,5	—	−0,5	—
48	39	+0,5	+0,5	0	+1,0	0	+0,5	0
		+1,0	0	—	0	—	0	—
49	38	+0,5	0	—	−1,0	—	−1,0	—
		+0,5	0	—	−1,0	—	−1,0	—
50	38	+0,75	0	—	0	—	0	—
		+0,5	0	—	0	—	0	—

Tabelle 3. (Fortsetzung.)

Lfd. Nr. des Pat.	Alter	Subjektive Fernrefraktion — Refraktometer			Subj. Fernrefraktion — Ophthalm.		Refraktometer — Ophthalmometer	
		sph	zyl	Achse in Grad nach TABO	dptr	Achse in Grad nach TABO	zyl	Achse in Grad nach TABO
51	35	+0,5	0	—	+0,5	—	+0,5	—
		+0,5	0	—	+0,5	—	+0,5	—
52	34	+0,5	0	0	−0,5	0	−0,5	0
		+0,5	+0,5	0	+2,5	10	+2,0	10
53	33	0	0	—	0	—	0	—
		+0,25	0	0	−1,0	0	−1,0	0
54	33	+0,25	0	0	0	0	0	0
		+0,25	0	0	+1,0	0	+1,0	0
55	32	+0,5	0	—	−0,5	—	−0,5	—
		+0,5	0	—	−0,5	—	−0,5	—
56	32	+0,5	+0,25	0	−0,5	0	−0,75	0
		0	0	0	−0,75	10	−0,75	10
57	31	+0,5	0	—	−0,5	—	−0,5	—
		0	−0,25	10	+1,5	25	+1,25	35
58	30	0	0	—	+0,5	—	+0,5	—
		+0,5	0	—	+0,25	—	+0,25	—
59	30	0	0	—	−1,0	—	−1,0	—
		−0,5	0	—	−1,0	—	−1,0	—
60	30	0	0	0	0	0	0	0
		+0,5	0	—	0	—	0	0
61	29	+0,25	0	0	0	5	0	45
		0	0	—	−0,25	—	−0,25	—
62	29	+0,5	0	0	+0,5	0	+0,5	0
		−0,5	−0,25	5	+0,25	35	+0,5	30
63	29	−0,5	0	0	+1,0	0	+1,0	0
		0	0	0	+1,0	0	+1,0	0
64	29	+1,0	0	—	+1,0	—	+1,0	—
		+1,0	0	—	+0,25	—	+0,25	—
65	28	0	0	5	0	10	0	5
		+0,5	0	10	0	25	0	15
66	24	+0,25	0	—	0	—	0	—
		+0,5	0	—	0	—	0	—
67	26	0	0	—	+0,5	—	+0,5	—
		0	0	—	+0,25	—	+0,25	—
68	26	0	+0,5	2	+0,5	0	0	2
		0	−0,25	5	−0,75	—	−0,5	—
69	25	0	−0,5	—	−0,5	—	0	—
		−0,25	0	—	0	—	0	—
70	25	0	+0,5	0	−1,5	15	−2,0	15
		−0,25	0	—	−0,75	—	−0,75	—
71	25	+1,0	−0,25	5	+0,25	5	+0,5	0
		+1,0	+0,5	—	+1,0	—	+0,5	0
72	24	0	+0,5	—	+1,0	—	+0,5	0
		0	0	—	+0,75	—	+0,75	—
73	24	0	0	—	−1,0	—	−1,0	—
		−0,5	0	—	−1,0	—	−1,0	—
74	24	+0,5	0	—	+1,0	—	+1,0	—
		0	+0,5	—	0	—	−0,5	—
75	24	+0,5	0	—	+0,25	—	+0,25	—
		+0,5	0	—	+0,75	—	+0,75	—

Tabelle 3. (Fortsetzung.)

Lfd. Nr. des Pat.	Alter	Subjektive Fernrefraktion — Refraktometer			Subj. Fernrefraktion — Ophthalm.		Refraktometer — Ophthalmometer	
		sph	zyl	Achse in Grad nach TABO	dptr	Achse in Grad nach TABO	zyl	Achse in Grad nach TABO
76	24	+0,5	0	—	−1,0	—	−1,0	—
		0	0	—	0	—	0	—
77	24	+0,25	+0,25	—	+1,5	—	+1,25	5
		+0,25	+0,25	—	+0,5	—	+0,25	0
78	23	+1,0	+0,25	—	+0,5	—	+0,25	0
		+1,0	0	—	+0,5	—	+0,5	—
79	23	0	0	—	+1,0	—	+1,0	—
		+0,75	0	—	+1,0	—	+1,0	—
80	23	+0,5	−0,25	—	0	0	+0,25	—
		+0,25	0	—	+0,5	—	+0,5	—
81	22	—	—	—	—	—	—	—
		+0,5	0	0	+1,5	0	+1,5	0
82	20	+1,0	0	0	0	0	0	0
		+0,5	0	0	−0,5	—	−0,5	—
83	20	0	0	0	+0,5	0	+0,5	0
		−0,25	0	—	−1,5	—	−1,5	—
84	20	−0,5	0	—	−1,5	—	−1,5	—
		0	0	—	−0,5	—	−0,5	—
85	19	−0,5	0	0	+1,5	0	+1,5	0
		0	+0,75	—	+1,5	—	+0,75	0
86	19	+1,0	0	—	0	—	0	—
		+1,0	0	—	+0,5	—	+0,5	—
87	19	0	0	—	−1,5	—	−1,5	—
		0	−0,25	22	+0,25	4	+0,5	18
88	19	+0,5	0	5	0	0	0	5
		0	0	0	+1,0	0	+1,0	0
89	18	+0,25	+0,5	—	0	—	−0,5	—
		+0,25	0	0	+0,5	0	+0,5	0
90	18	0	0	—	0	—	0	—
		0	0	0	+1,0	0	+1,0	0
91	18	+0,5	−0,5	—	+1,0	0	+1,5	—
		+0,75	+0,25	0	+0,25	0	+0,5	0
92	17	0	0	—	+0,25	—	+0,25	—
		+0,25	0	—	0	—	0	—
93	16	0	0	—	−0,5	—	−0,5	—
		−0,5	0	—	−0,5	—	−0,5	—
94	15	+0,5	0	—	+0,5	—	+0,5	—
		+1,0	+0,5	—	+1,0	—	+0,5	0
95	15	0	−0,5	0	+2,0	0	+2,5	0
		0	−0,75	—	+0,25	80	+1,0	—
96	14	0	0	—	−1,0	—	−1,0	—
		0	0	0	−0,5	—	−0,5	0
97	12	+1,25	0	—	−1,0	—	−1,0	—
		+0,75	+0,5	—	0	0	−0,5	—
98	11	+1,0	0	—	−1,0	—	−1,0	—
		+0,5	0	—	−0,5	—	−0,5	—
99	8	+0,5	0	13	−1,0	10	−1,0	3
		+0,25	−0,75	10	−1,0	5	−0,25	5
100	7	−0,5	+0,25	5	0	0	−0,25	5
		0	0	5	+0,5	0	+0,5	5

Tabelle 4. *Mittlere Abweichung nach der Ausgleichsrechnung bei der Vergleichsmessung von 100 Patienten in den Altersstufen zwischen 7 und 75 Jahren zwischen subjektiver und objektiver Visusbestimmung.*

	Mittlere Abweichung		
	Subjektive Fernrefraktion — Refraktometer	Subjektive Fernrefraktion — Ophthalmometer	Refraktometer — Ophthalmometer
Sphärischer Refraktionswert	± 0,46 dptr	—	—
Astigmatische Differenzen	± 0,29 dptr	± 0,77 dptr	± 0,75 dptr
Achsenlage	± 0,6°	± 1,6°	± 1,5°

verwunderlich. Denn sowohl bei der subjektiven Messung als auch beim Refraktometer werden die astigmatischen Werte auf die Gesamtabbildung (Hornhaut und Linse) bezogen, während das Ophthalmometer nur die Bestimmung des Hornhautastigmatismus gestattet. Dieser wird aber im allgemeinen durch den hinzutretenden Linsenastigmatismus sowohl in seinem Ausmaß als auch hinsichtlich der Achsenlage geändert. In der Tat entstehen entsprechend Tabelle 3 die Unterschiede in den astigmatischen Werten zwischen der subjektiven Fernrefraktion und dem Refraktometer durch viele kleine, zwischen diesen beiden Methoden und dem Ophthalmometer aber auch durch einzelne große Abweichungen (z. B. Achsenverlagerung um 30° und mehr).

Nach den Gesetzen der Ausgleichsrechnung müssen sich die Einzelfehler von zwei Meßverfahren bei deren Vergleich annähernd addieren. Es ist daher selbstverständlich, daß im Vergleich zweier Verfahren ein etwas größerer Fehler entstehen muß, als ihn die wiederholte Anwendung des gleichen Verfahrens erzeugt. Wenn beispielsweise bei der Differenz zwischen subjektiver Fernrefraktion und Refraktometermessung nach Tabelle 2 eine mittlere Abweichung von ± 0,46 dptr festgestellt wird, während das Einzelverfahren jedesmal eine Fehlerstreuung von ± 0,25 dptr ergibt, so entspricht das durchaus noch den Erwartungen der Ausgleichsrechnung. Allerdings fällt in Tabelle 4 auf, daß die mittlere Abweichung zwischen der subjektiven Messung und dem refraktometrischen Ergebnis bei den sphärischen Werten höher ist als bei den zylindrischen. Das läßt den Verdacht entstehen, daß bei der sphärischen Messung noch eine systematische Abweichung vorhanden ist, die bei den astigmatischen Werten nicht in Erscheinung tritt. Als solche ist mit gewissem Recht der Akkommodationseinfluß zu vermuten. Aus den Messungen geht deutlich hervor, daß bei den jüngeren (unter 40 Jahre alten) Patienten positive Abweichungen, also gegenüber der subjektiven Messung zu myope Refraktometerwerte häufiger festgestellt werden als bei den älteren Patienten. Ich habe daher versucht, diesen systematischen Fehler dadurch zu verringern, daß ich bei allen unter 40 Jahre alten Beobachtern (insgesamt 110 der 200 untersuchten Augen) der Refraktometermessung den Wert $+0,25$ dazugezählt, also eine Akkommodation von 0,25 dptr angenommen habe. Macht man mit dieser Voraussetzung den Fehlerausgleich, so erhält man die Werte der nachfolgenden Tabelle 5.

Tabelle 5. *Vergleich der mittleren Abweichungen im sphärischen Refraktionswert zwischen subjektiver Visusbestimmung und Refraktometer, wenn bei allen unter 40 Jahre alten Patienten eine Akkommodation von 0,25 dptr während der refraktometrischen Messung vorausgesetzt wird.*

Mittlere Abweichung des sphärischen Refraktionswertes gemäß Tabelle 4	Mittlere Abweichung des sphärischen Refraktionswertes bei Korrektur des Refraktionswertes um + 0,25 dptr
± 0,46 dptr	± 0,41 dptr

Die mittlere Abweichung zwischen der subjektiven und der refraktometrischen Visusbestimmung wird also durch diese Korrektur tatsächlich verringert. *Es empfiehlt sich daher zur Verbesserung der Meßgenauigkeit bei allen refraktometrischen Messungen an Personen unter 40 Jahren die Ablesewerte am Refraktometer um + 0,25 dptr zu erhöhen.*

Tabelle 6. *Häufigkeit des Auftretens einer bestimmten Abweichung zwischen subjektiver Refraktionsmessung und Refraktometermessung bei 200 untersuchten Augen.*
(Die eingeklammerten Werte bedeuten die Häufigkeit der Abweichungen, wenn die Ablesung am Refraktometer bei allen unter 40 Jahre alten Patienten um + 0,25 dptr vergrößert wurde.)

	Sphärische Refraktion	Astigmatische Differenz (Zylinderwert)
−1,5 dptr . . .	1 (1)	0
−1,0 dptr . . .	2 (2)	1
−0,75 dptr . . .	0 (11)	4
−0,5 dptr . . .	24 (16)	12
−0,25 dptr . . .	16 (53)	11
0	69 (43)	133
+0,25 dptr . . .	22 (37)	12
+0,5 dptr . . .	42 (17)	20
+0,75 dptr . . .	7 (15)	2
+1,0 dptr . . .	12 (1)	2
+1,25 dptr . . .	1 (0)	0
+4,0 dptr . . .	1 (1)	0
Summe.	197 (197)	197

Die mittlere Fehlerstreuung ist noch kein exaktes Maß für die tatsächliche Größe der im Einzelfall vorkommenden Fehler. Den Augenarzt interessiert vor allem, ob gelegentlich einmal auch Abweichungen auftreten, welche die in den Tabellen 1—5 angegebenen Werte wesentlich überschreiten. Aus den in Tabelle 2 und 3 veröffentlichten Einzelwerten geht folgendes hervor:

Die astigmatische Achsenlage stimmt in 171 Fällen genau und in weiteren 19 Fällen bis auf $\pm 5^0$ überein. Die wenigen verbleibenden stärkeren Abweichungen betreffen Augen, deren astigmatische Differenz unter 0,5 dptr liegt, bei denen also die Messung des Astigmatismus überhaupt Schwierigkeiten macht.

Die Abweichungen verlaufen mit recht guter Annäherung entsprechend der GAUSSschen Verteilungskurve, besonders dann, wenn man bei der sphärischen Refraktion die eingeklammerten, d. h. auf die Akkommodation korrigierten Werte benutzt. Abweichungen um mehr als $\pm 0{,}5$ dptr sind sehr selten. Wenn vereinzelt Differenzen beobachtet werden, die 1 dptr überschreiten, so liegen dem immer reelle Ursachen zugrunde. Meist ist es hartnäckige Restakkommodation entweder bei der subjektiven oder bei der objektiven Beobachtung, welche der Patient freiwillig nicht so leicht aufgibt. Es können aber auch andere Umstände mitwirken. So war die ein einziges Mal gemachte Beobachtung (Patient 36 in Tabelle 2), daß am Refraktometer ein um 4 dptr negativerer Wert ermittelt wurde als bei der subjektiven Bestimmung, durch besonders große sphärische Aberration in den peripheren Hornhautteilen verursacht worden. Es handelte sich um einen 46jährigen, unfallverletzten Patienten mit der korrigierten Sehschärfe von 0,7 am einzigen Auge. Seine subjektiven Visuswerte waren —2,0 sph mit —3,5 zyl, Achse 65°, während am Refraktometer —6,0 sph mit —4,0 zyl und gleicher Achse und am Ophthalmometer —3,5 mit 35° Achse gemessen wurden. Der Patient fiel schon dadurch auf, daß es nicht gelang, bei ihm das übliche scharfe Bild der RAUBITSCHEK-Kurve im Refraktometergesichtsfeld zu erzeugen. Eine mehrfache Kontrolle der subjektiven und objektiven Werte brachte keine Änderung. Bei der skiaskopischen Messung wurde annähernd der Refraktometerwert bestätigt. Derartige Fälle sind aber so selten, daß sie bei einer Beurteilung der Verwendbarkeit der einzelnen Meßverfahren nicht ins Gewicht fallen.

Zusammenfassend kann man also sagen, daß die objektive Refraktionsbestimmung mit Hilfe des Refraktometers von Rodenstock (über andere Geräte soll, wie erwähnt, in einer späteren Arbeit berichtet werden) imstande ist, mit genügender Genauigkeit einen Anhaltspunkt für die wirklichen Refraktionswerte des Patienten zu geben. Die nachfolgende subjektive Prüfung dient dann lediglich dem Feinabgleich. Mit Hilfe des Refraktometers kann die für die Refraktionsbestimmung benötigte Zeit außerordentlich verkürzt werden. Gegenüber der Skiaskopie bietet das Refraktometer den Vorteil, daß auch der Ungeübte (und ungeübt ist jeder, der nicht ständig skiaskopiert) sehr rasch und mit großer Sicherheit zu einem verläßlichen Urteil kommt.

Zusammenfassung.

Die Meßgenauigkeit des Refraktometers von Rodenstock wird an 100 Patienten (197 Augen) aller Altersstufen und Visuswerte mit den Ergebnissen des subjektiven Verfahrens verglichen. Die refraktometrische Messung weicht im Mittel bei den sphärischen Angaben um nicht mehr als $\pm 0{,}46$, bei der astigmatischen Differenz um nicht mehr als $\pm 0{,}29$ dptr und hinsichtlich der Achsenlage nur unwesentlich von den subjektiven Angaben ab. Wird bei jüngeren Patienten noch beim Refraktometer eine Akkommodation von rund 0,25 dptr als unvermeidlich in Rechnung gezogen (der abgelesene Wert um $+0{,}25$ dptr vermehrt), so sinkt der Unterschied in den sphärischen Werten im Mittel auf $\pm 0{,}4$ dptr. Durch die Refraktometermessung wird die für den einzelnen Patienten benötigte Prüfzeit wesentlich abgekürzt und die Sicherheit des Ergebnisses verbessert.

Summary.

On the basis of examinations of 100 patients (200 eyes) of all age groups and degrees of visual acuity the accuracy of the Rodenstock refractometer is compared with the results obtained by the subjective method. On an average, the refractometrical values do not differ from those supplied by the patients by more than — 0.46 for the spherical value, by no more than —0.29 diopters for the anastigmatic difference, and very little for the position of the axis. If in the case of young patients an inevitable accommodation factor in refractometry of about 0.25 diopters is taken into account (reading increased by 0.25 diopters), the average difference is reduced to —0.4 for the spherical values. Refractometry considerably reduces the time needed for examining a patient, and the reliability of the result is increased.

Résumé.

Confrontation entre la précision des mesures obtenues par le réfractomètre de Rodenstock et les résultats du procédé subjectif sur 100 sujets (200 yeux) de tous âges et de toutes acuités visuelles. En moyenne, la mesure réfractométrique ne diffère pas de plus de $\pm$ 0,46 dioptr. pour les données sphériques et de $\pm$ 0,29 dioptr. en différence astigmatique, en ce qui concerne le parallélisme axial, elle ne présente que des différences insignifiantes avec les données subjectives. Si pour les sujets jeunes on tient compte de l'inévitable accomodation de 0,25 dioptr. (la valeur lue augmentée de + 0,25 dioptr.) la différence tombe en moyenne à $\pm$ 0,4 dioptr. pour les valeurs sphériques. La mesure au réfractomètre permet de diminuer sensiblement le temps nécessaire à l'examen de chaque sujet et d'améliorer considérablement la certitude des résultats.

Resumen.

La exactitud de medida del refractómetro de Rodenstock es comparada en 100 pacientes (200 ojos) de todas las edades y valores de vista con los resultados del procedimiento subjetivo. La medición refractométrica difiere por término medio en las cifras esféricas nada más que de $\pm 0{,}46$; en la diferencia astigmática nada más que de $\pm 0{,}29$ dioptrias y respecto a la posición de los ejes no esencialmente de los resultados subjetivos. Mientras que en el refractómetro se considera como inevitable una acomodación de aprox. 0,25 dioptrias con respecto a pacientes jóvenes (adición de + 0,25 dioptrias al valor resultante), la diferencia en los valores esféricos desciende por término medio a $\pm 0{,}4$ dioptrias. Gracias a la medición por refractómetro se acorta considerablemente el tiempo de examen necesario para cada paciente, mejorándose la seguridad en el resultado.

Literatur.

[1] LINDNER, K.: Beiträge zur subjektiven Bestimmung des Astigmatismus. Z. Augenheilk. **60**, 346 (1926). — [2] KRÄMER, H.: Die Theorie der Zylinderskiaskopie und ihre praktische Verwertung. In ABDERHALDENS Handbuch der biologischen Arbeitsmethoden, Abt. 3, Teil 6. Berlin u. Wien: Urban & Schwarzenberg 1927. — [3] ZENKER, C.: Vergleichsuntersuchungen über die praktische Bewährung der modernen Refraktometer. Arch. Augenheilk. **100/101**, 733—753 (1929). — [4] GJESSING, G. H. A.: Vergleichende Refraktionsbestimmungen (SNELLENS Tafel, THORNER(-Busch)-Refraktometer, Skiaskopie, HOLTHS Kineskopie). Norsk. Mag. Laegevidensk. **89**, 1087—1098 (1928). — Acta ophthalm. (København.) **6**, 222—237 (1928). — [5] KÜHL, A.: Ein neues Instrument zur subjektiven Refraktionsbestimmung. Z. Augenheilk. **62**, 78 (1927). — [6] THORNER, W.: Demonstration eines reflexfreien Refraktometers. Z. Augenheilk. **64**, 115 (1928). — [7] SCHOBER, H.: Ein Sehzeichenprojektor zur genauen und reproduzierbaren Fernvisusbestimmung. Klin. Mbl. Augenheilk. **117**, 561—570 (1950). — [8] SCHOBER, H.: Das Sehen, Bd. II. Leipzig: Fachbuchverlag 1954. — [9] SCHOBER, H.: Neue und alte Verfahren zur Refraktionsbestimmung des Auges. Fortschr. Med. **72**, Nr 5 (1953). — [10] JENSEN, H.: Die Möller-Instrumentensäule für subjektive Refraktionsbestimmung mit dem Brillenbestimmungsgerät Visutest nach WALTER und dem Sehzeichenprojektor Idemvisus nach SCHOBER. Klin. Mbl. Augenheilk. **121**, 72—76 (1952).

HERBERT SCHOBER.

Untersuchungen über die Genauigkeit der Refraktionsbestimmung bei subjektiven und objektiven Verfahren.

II. (Visutest, Rodenstock-Refraktometer, Koinzidenz-Refraktometer nach HARTINGER, neues THORNER-Refraktometer.)*

In einer vor kurzem erschienenen Arbeit wurde von mir über Vergleichsuntersuchungen zur Brauchbarkeit der verschiedenen Methoden zur Refraktionsbestimmung berichtet[1]. Die damaligen Untersuchungen bezogen sich auf das Visutest der Firma Möller als subjektives Prüfgerät, das verbesserte Rodenstock-Refraktometer und das Ophthalmometer. Sie zeigten, daß die Meßgenauigkeit des Refraktometers von Rodenstock in der neuen Form zur objektiven Refraktionsbestimmung ausreicht und daß die Abweichungen zwischen den mit diesem Gerät und den subjektiv ermittelten Werten im allgemeinen unter 0,5 dptr liegen. Das Rodenstock-Refraktometer ist daher, wie bereits früher von ZENKER[2] und GJESSING[3] festgestellt worden war, für die objektive Refraktionsbestimmung in jeder Weise brauchbar. Gegenüber der Skiaskopie besitzt es den Vorteil, daß es auch dem weniger geübten Untersucher auf raschem und einfachem Wege die Gewinnung objektiver Refraktionswerte ermöglicht.

In der Zwischenzeit es ist mir gelungen, derartige Vergleichsuntersuchungen auch noch an anderen Refraktometern durchzuführen. Es handelt sich dabei um das in Jena gebaute Koinzidenz-Refraktometer nach HARTINGER[4] und das von den Rathenower Optischen Werken ROW unter der Bezeichnung „Reflexfreies Augen-Refraktometer nach THORNER" gebaute Instrument[5]. Das Koinzidenz-Refraktometer unterscheidet sich in seinem Meßprinzip grundsätzlich von den beiden anderen Geräten (Rodenstock und THORNER). Während nämlich bei diesen ein Testbild auf der Netzhaut entworfen und mittels eines Beobachtungsfernrohrs (Dioptrienfernrohrs) für den Untersucher scharf eingestellt wird, arbeitet das Koinzidenz-Refraktometer genau so wie das ältere Parallaxen-Refraktometer nach dem sog. Scheiner-Verfahren. Bei diesem wird das abbildende System des Auges (Hornhaut und Linse) bis auf zwei kleine voneinander getrennte Öffnungen abgeblendet. Es entstehen damit auf der Netzhaut zwei annähernd scharfe Bilder des Testobjektes. Nur in jenem Falle, wo die Brechkraft des abbildenden Systems genau dem Refraktionswert des untersuchten Auges entspricht,

* Siehe auch Klin. Mbl. Augenheilk. **127**, 182—189 (1955).

wo also definitionsgemäß die Abbildung des Testobjektes durch alle das abbildende System durchdringende Strahlen an derselben Netzhautstelle erfolgt, fallen auch die beiden Bilder der Einzelstrahlen in eins zusammen. Dieses Zusammenfallen, also die Koinzidenz von 2 Teilbildern, bildet demnach das Kriterium für die richtige Refraktionseinstellung. Für den Beobachter ist die Koinzidenz der Teilbilder leichter zu beurteilen als die optimale Bildschärfe. Das Koinzidenzverfahren ergibt also zumindest den Eindruck größerer Einstellgenauigkeit. Der Vorteil einer subjektiv größeren Einstellgenauigkeit muß aber mit anderen Nachteilen erkauft werden. Da beim Koinzidenz-Refraktometer zwei getrennte Abbildungsstrahlengänge erforderlich sind, müssen bei ihm für die Abbildung die peripheren Teile der Hornhaut und Linse herangezogen werden. Diese zeigen aber gegenüber dem üblicherweise zum Sehen benutzten Zentralgebiet von Hornhaut und Linse eine nicht unerhebliche sphärische Aberration, auf die noch später eingegangen werden wird. Sie führt in der Regel dazu, daß die mit dem Koinzidenz-Refraktometer gewonnenen Ergebnisse gegenüber den subjektiven Ergebnissen um rund 0,5 dptr nach der myopen Seite verschoben sind. Außerdem entsteht eine gewisse Schwierigkeit bei der Messung von Patienten mit sehr engen Pupillen. Es gelingt bei ihnen manchmal nicht oder nur schwer, beide Abbildungsstrahlengänge ins Auge zu leiten. Dieser an und für sich seltene Fall könnte in der Praxis vernachlässigt werden, wenn nicht durch die Konstruktion des Gerätes die Notwendigkeit entstehen würde, bei der Feststellung von Astigmatismus das Gerät um 90 Grad zu drehen. Wenn der Patient dabei sein Auge nicht ruhig hält und nicht ständig die Mitte der Meßmarke fixiert, kommt man bei dieser Drehung sehr leicht aus der Einstellung auf Sichtbarkeit beider Strahlengänge heraus und muß sie nach erfolgter Drehung erneut vornehmen. Das bedeutet eine Verlängerung der Untersuchungszeit bei Patienten mit engen Pupillen oder unruhigem Blick und macht den oben genannten Vorteil subjektiv größerer Einstellgenauigkeit zu einem großen Teil wieder wett. Die vielfach aufgestellte Behauptung, daß Akkommodationsschwankungen des Patientenauges beim Koinzidenzverfahren weniger häufig auftreten als beim Rodenstock- oder THORNER-Refraktometer, ist mit Vorsicht zu betrachten. Akkommodationsfehler sind bei jüngeren Patienten sowohl beim subjektiven als auch bei sämtlichen objektiven Verfahren grundsätzlich nicht unter allen Umständen vermeidbar. Der Patient wird immer trachten, eine maximale Schärfe seines Netzhautbildes zu erreichen, und wird, wenn er dazu Gelegenheit hat, auch die Akkommodation dafür heranziehen. Beim Koinzidenz-Refraktometer spielt zwar die Akkommodation für die Bildschärfe keine entscheidende Rolle. Bei falscher Einstellung kann aber der Patient unter Umständen durch

Akkommodationsbewegungen ein Übereinanderfallen der Meßmarken und damit für sich ein einfacheres Aussehen des Netzhautbildes erreichen.

Im einzelnen ist zu den hier beschriebenen Messungen und Geräten folgendes zu sagen:

1. Die subjektive Messung. Die hier verwendete Methodik wurde in der früheren Mitteilung[1] bereits ausführlich beschrieben. Da schon die damaligen und besonders auch die neueren Untersuchungen gezeigt hatten, daß durch Akkommodation hervorgerufene Fehler sowohl bei der subjektiven als auch bei der objektiven Messung entstehen können, wenn sie auch bei der objektiven Messung häufiger sind als bei der subjektiven, wurde in allen Verdachtfällen auf Restakkommodation während der subjektiven Untersuchung das HELMHOLTZsche Rot-Grün-Verfahren[6] benutzt. Dadurch konnten noch genauere Ergebnisse erreicht werden als in der ersten Arbeit.

2. Die Messung mit dem Rodenstock-Augenrefraktometer ist ebenfalls in der ersten Arbeit ausführlich beschrieben worden. Die neuerliche Meßserie hat die damals erhaltenen Ergebnisse in jeder Weise bestätigt. Die Meßgenauigkeit konnte auch jetzt wieder gesteigert werden, wenn bei allen unter 40 Jahre alten Patienten der Wert von 0,25 dptr abgezogen wurde.

3. Das Koinzidenz-Refraktometer nach HARTINGER. Dieses Gerät darf nicht mit dem älteren Parallaxen-Refraktometer verwechselt werden. Es arbeitet zwar nach dem gleichen Grundprinzip wie dieses (Scheiner-Prinzip), besitzt aber ein zusätzliches optisches System, welches die früher besonders beanstandeten Nachteile des Parallaxen-Refraktometers zum großen Teil aufhebt. In diesem neuen Instrument wird die ganze oder teilweise Überdeckung der beiden Teilbilder, die beim Parallaxen-Refraktometer manchmal sehr störend waren, vermieden und eine seitliche oder Höhenverschiebung der getrennt bleibenden Teilbilder erreicht. Diese Testbilder bestehen aus Strichfiguren, die sich während der Einstellung in ihren Einzelbildern gegeneinander bewegen. Die Koinzidenz ist also leicht festzustellen, und ebenso ist bei noch fehlender Koinzidenz sofort zu ersehen, in welcher Richtung die Geräteeinstellung geändert werden muß. Außerdem ist es beim Koinzidenz-Refraktometer gelungen, das Abbildungssystem und Beobachtungssystem vollkommen voneinander zu trennen (THORNER-Prinzip), so daß irgendwelche Reflexe an Hornhaut und Augenlinse die Beobachtung nicht stören können.

Wie schon erwähnt, liegen die mit dem Koinzidenz-Refraktometer ermittelten Werte gegenüber jenen nach dem subjektiven oder Rodenstock-Verfahren wegen der Abbildung durch periphere Hornhaut- oder Linsenteile im allgemeinen zu myop. Dadurch entsteht ein systematischer Fehler, der gemäß Tabelle 1 entscheidend verringert werden kann, wenn man von vornherein bei allen Patienten den Wert von 0,5 dptr abzieht. Diese Korrektur ist wichtiger als die Korrektur der Akkommodation bei den jüngeren Patienten, wie sie für das Rodenstock-Refraktometer in der früheren Mitteilung empfohlen wurde.

Das Koinzidenz-Refraktometer zeigt in wesentlich stärkerem Ausmaß den Nachteil der Blendung als das Rodenstock-Refraktometer. Eine absolute Verhinderung von Blendung des Patienten ist bei den objektiven Refraktionsmethoden unmöglich, weil das geringe Reflexionsvermögen der Netzhaut die Anwendung von Lichtquellen hoher Leuchtdichte verlangt. Beim Rodenstock-Refraktometer kann durch Änderung der Leuchtdichte des auf der Netzhaut abgebildeten Testes mittels Regulierwiderstand an der Beleuchtungslichtquelle die Blendung auf den unvermeidbaren Mindestwert herabgesetzt werden. Diese Möglichkeit ist beim Koinzidenz-Refraktometer leider nicht vorgesehen. REINER[7] hat zur Verringerung der Blendung beim Rodenstock-Refraktometer in den Strahlengang eine 2 mm dicke Platte aus dem Filterglas OG 3 oder dem etwas strengeren Rotglas RG 1 von Schott eingefügt. Er hat damit nicht nur für die Herabsetzung der Blendung, sondern auch bei der Verringerung störenden Streulichtes in den Augenmedien gute Erfolge gehabt. Nach einer mir liebenswürdigerweise von Herrn Dr. PISTOR (Eutin) gemachten mündlichen Mitteilung tritt der Erfolg eines derartigen Filters auch beim Koinzidenz-Refraktometer ein. Da durch das Filter eine geringfügige chromatische Hyperopie erzeugt wird, kann die Filterwirkung die akkommodative oder sphärische Myopie, also den systematischen Fehler der Refraktometer, ebenfalls herabsetzen.

4. Das reflexfreie Augenrefraktometer nach THORNER *der Optischen Werke Rathenow.* Dieses Gerät wurde ursprünglich ebenfalls in die Untersuchung einbezogen. Es hat sich aber sehr bald, wie auch von REINER gefunden wurde[5], gezeigt, daß seine Meßgenauigkeit hinter der Meßgenauigkeit der anderen hier betrachteten Geräte und auch jener des alten THORNER-Refraktometers stark zurückbleibt. Das Gerät soll bei richtigem Gebrauch den Scheitelbrechwert des vollkorrigierenden Brillenglases für einen Scheitelabstand von 12 mm liefern. Die Eigenart der Abbildung und die sehr ungünstig gewählte Testfigur führen aber dazu, daß nicht nur die Einstellgenauigkeit gering und die Einstellung schwierig wird; es treten auch systematische Fehler auf, die sich in erster Linie auf die Feststellung der astigmatischen Differenz und Achsenlage auswirken. Die Meßreihen mit diesem Gerät wurden aus diesem Grunde sehr bald abgebrochen.

5. Die Patienten. Für die Vergleichsmessungen wurden wieder 100 Patienten im Alter zwischen 8 und 78 Jahren herangezogen. Wieder entsprach die Verteilung der Altersstufen, der Refraktionsfehler und Visuswerte den in der laufenden Praxis des Augenarztes auftretenden

Verhältnissen. Die subjektiven Visuswerte bewegten sich zwischen 5/100 und 5/4. Bei 4 Patienten konnte die Messung wegen ausgebreiteter Hornhauttrübungen, Linsentrübungen oder Netzhautschäden nur monokular durchgeführt werden, so daß insgesamt 196 Augen für den Vergleich herangezogen wurden. Die Patienten waren für die Untersuchung nicht weiter vorbereitet, eine künstliche Erweiterung der Pupille wurde nicht vorgenommen. Der Untersucher war der gleiche wie in der 1. Mitteilung.

6. Durchführung der Untersuchung. Auch dieses Mal wurden die eigentlichen Meßreihen erst gewonnen, nachdem der Untersucher an einer genügend großen Zahl von Patienten die entsprechende Übung mit den einzelnen Refraktionsmethoden erworben hatte. Jeder für die Vergleichsmessung herangezogene Patient wurde zuerst am Augenrefraktometer von Rodenstock geprüft, dann folgte die Prüfung mit dem Koinzidenz-Refraktometer, die Bestimmung der Achsenlage und des Hornhautastigmatismus mit Hilfe des Ophthalmometers von Krahn und endlich die subjektive Prüfung am Visutest. Grundsätzlich wurden bei jedem Patienten für jedes Gerät die Untersuchungen zuerst am rechten und dann am linken Auge durchgeführt.

Zur Verhinderung von Akkommodation wurde bei den Refraktometern die Einstellung von der Plusseite her nach der Minusseite vorgenommen und der in Plusrichtung gerade noch brauchbare Wert als Einstellwert angenommen. Beim subjektiven Verfahren wurde, wie bereits erwähnt, aus dem gleichen Grunde in Zweifelsfällen das Rot-Grünverfahren benutzt.

Die Ergebnisse dieser Vergleichsuntersuchungen sind in den folgenden Tabellen 1—4 niedergelegt.

Nach Tabelle 1 beträgt die mittlere Abweichung in den sphärischen Werten zwischen der subjektiven Fernrefraktion und dem Rodenstock-Refraktometer einerseits und zwischen dem Rodenstock-Refraktometer und dem Koinzidenz-Refraktometer andererseits rund $^1/_2$ dptr. Die jetzt beim Rodenstock-Refraktometer festgestellte Abweichung von 0,49 dptr entspricht recht genau der in der früheren Arbeit gefundenen Abweichung von 0,46 dptr. Wie schon in der ersten Arbeit erwähnt, ist eine kleinere Abweichung gar nicht zu erwarten. Denn bei jedem Meßverfahren kann die Refraktion höchstens auf $\pm 0{,}25$ dptr genau eingestellt werden, im Vergleich von 2 Verfahren müssen sich also die Fehler des Einzelverfahrens teilweise addieren. Theoretisch würde eine Abweichung von etwa 0,4 dptr zu erwarten sein. Die unter b) in Tabelle 3 beschriebene Vergleichsmessung der astigmatischen Differenz entspricht recht genau den theoretischen Erwartungen. Sie zeigt auch die prinzipielle Gleichwertigkeit der beiden Refraktometer hinsichtlich der Fehlerstreuung. Wenn in Tabelle 3 unter a), d. h. bei Anwendung der refraktometrischen

Tabelle 1. *Ergebnisse der vergleichenden Refraktionsuntersuchungen an 100 Patienten aller Altersstufen bei subjektiver Messung mit dem Visutest und objektiver Messung mit dem Rodenstock-Refraktometer, dem Koinzidenz-Refraktometer und dem Ophthalmometer von* KRAHN.

(Die jeweils 1. Zeile bezieht sich auf das rechte, die jeweils 2. Zeile auf das linke Auge des Patienten.)

Lfd. Nr.	Alter	Subjektiver Visus	Rodenstock-Refraktometer			Koinzidenz-Refraktometer			Ophthalmometer		Subjektiver Refraktometer zu Spalte 1		
			sph	zyl	Achse	sph	zyl	Achse	dptr	Achse	sph	zyl	Achse
1	8	1,0 z.T.	+0,5	+1,0	85	+1,0	+1,5	90	2,0	90	+0,5	+2,0	80
		0,7	+0,5	+1,5	95	+1,0	+1,5	95	3,0	90	+1,5	+2,0	85
2	12	1,0	−0,75	−0,5	180	−1,0	−1,0	180	1,0	90	+0,5	—	—
		1,0	0	−0,5	180	−0,25	−1,0	180	0,5	90	0	+0,5	90
3	15	1,3	−0,25	0	—	−0,5	0	—	0,5	90	0	0	—
		1,3	0	0	—	0	0	—	0,5	90	0	0	—
4	18	1,3 z.T.	−0,5	0	—	−1,25	0	—	1,0	90	−0,5	0	—
		1,3 z.T.	−2,0	0	—	−2,25	0	—	1,0	90	−1,5	0	—
5	18	0,7	−0,5	0	—	−0,5	0	—	0	—	−0,5	0	—
		1,0	0	0	—	−1,0	0	—	1,0	90	0	0	—
6	18	1,3 z.T.	−0,75	0	—	−1,25	0	—	1,0	90	−0,5	0	—
		1,3 z.T.	−2,0	0	—	−2,25	0	—	1,0	90	−1,5	0	—
7	18	1,3 z.T.	+1,0	0	—	0	0	—	0,5	90	+0,5	0	—
		1,3 z.T.	+1,0	0	—	+0,5	0	—	0,5	90	+0,75	0	—
8	19	1,3	−1,5	0	—	−1,5	0	—	1,5	90	−1,5	0	—
		1,3	−2,0	0	—	−2,0	0	—	1,5	90	−2,0	0	—
9	19	1,3	0	0	—	−1,0	0	—	0	—	0	0	—
		1,3	0	0	—	−1,0	0	—	0	—	0	0	—
10	19	1,0	0	−0,5	180	−1,5	−0,5	180	2,0	180	−0,5	−0,5	180
		1,0	−0,5	−0,75	180	−1,5	0	—	1,5	180	−0,5	0	—
11	19	1,0	−1,0	0	—	−1,0	0	—	0,5	90	−1,0	0	—
		1,0	−0,5	0	—	−1,0	0	—	1,0	90	0	0	—
12	19	1,0	−1,5	0	—	−2,5	0	—	0	—	−0,5	0	—
		1,0	−1,0	0	—	−2,5	0	—	0,5	90	−0,25	0	—
13	20	1,3 z.T.	0	0	—	−1,0	0	—	1,0	90	0	0	—
		1,3 z.T.	−0,5	0	—	−0,75	0	—	1,0	90	0	0	—
14	20	1,3 z.T.	−0,25	0	—	−1,75	0	—	1,5	90	0	0	—
		0,3 z.T.	−1,0	−1,5	165	−0,75	−3,0	169	3,0	165	−1,5	−1,75	165
15	20	1,0	−5,25	−3,0	170	−4,5	−2,5	166	2,0	165	−4,5	−3,0	165
		1,0	−2,0	0	—	−2,0	0	—	1,5	5	−1,5	−0,75	10
16	21	1,3	0	0	—	−0,5	0	—	0,5	90	0	0	—
		1,3	0	0	—	−0,5	0	—	0,5	90	0	0	—
17	23	1,0	0	0	—	−1,0	0	—	1,0	90	0	0	—
		1,3	−0,5	0	—	−1,25	0	—	1,0	90	0	0	—
18	24	1,0	−1,0	0	—	−1,0	−0,5	90	1,0	100	−1,0	−0,5	90
		1,0 z.T.	−1,25	0	—	−1,5	−0,5	90	1,0	90	−1,5	−0,5	90
19	25	0,7	−5,0	0	—	−5,0	0	—	1,0	90	−5,0	0	—
		1,0 z.T.	−5,0	0	—	−5,0	0	—	0,5	90	−4,5	0	—
20	26	0,7	−6.0	0	—	−5,0	0	—	0,5	90	−5,0	0	—
		1,0	−5,0	0	—	−5,0	0	—	0,25	90	−5,0	0	—
21	27	1,0	−2,0	0	—	−2,0	0	—	1,0	90	−1,0	0	0
		1,0	−1,75	0	—	−2,0	0	—	1,5	90	−0,5	0	0
22	27	0,5	−0,5	−2,5	20	−1,0	−4,0	15	3,0	20	−0,5	−3,0	30
		0,7	+0,25	−3,0	5	+0,25	−3,0	7	3,0	7	+1,0	−3,0	7
23	28	1,0	−0,25	0	—	−1,0	0	—	0,25	90	+0,25	0	0
		1,0	+0,25	0	—	−0,5	0	—	0,25	90	+0,5	0	0

Tabelle 1. (Fortsetzung.)

Lfd. Nr.	Alter	Subjektiver Visus	Rodenstock-Refraktometer			Koinzidenz-Refraktometer			Ophthalmometer		Subjektiver Refraktometer zu Skalte 1		
			sph	zyl	Achse	sph	zyl	Achse	dptr	Achse	sph	zyl	Achse
24	28	1,0	−2,0	0	—	−2,0	0	—	0,25	90	−0,5	0	—
		1,0	−2,0	0	—	−2,0	0	—	0,75	90	−0,5	0	—
25	29	1,0	−0,75	0	—	−1,0	0	—	0	—	0	0	—
		1,0	−0,5	0	—	−1,25	0	—	0	—	0	0	—
26	29	1,0	−0,5	0	—	−1,0	0	—	0	—	0	0	—
		1,0	−0,5	0	—	−1,0	0	—	0,5	90	0	0	—
27	29	1,0	−0,25	0	—	−1,25	0	—	0	—	0	0	—
		1,0	−0,5	0	—	−2,0	0	—	1,5	90	0	0	—
28	29	1,0	+2,0	0	—	+3,0	0	—	1,0	90	+1,5	0	—
		0,7	+3,5	0	—	+4,0	0	—	1,0	90	+2,75	0	—
29	30	1,3	−0,5	0	—	−1,0	0	—	0,5	20	−0,25	0	—
		1,3	−0,25	0	—	−1,0	0	—	0	—	−0,25	0	—
30	30	0,7	−6,5	0	—	−6,0	0	—	0	—	−6,0	0	—
		1,0	−6,5	0	—	−6,0	0	—	0	—	−6,0	0	—
31	30	1,3 z.T.	−0,5	−0,5	180	−1,0	0	0	0	0	−0,5	0	—
		1,3 z.T.	−0,25	0	—	−1,0	0	0	0	0	−0,5	0	—
32	31	1,3	−1,5	0	0	−2,0	0	—	1,0	90	−1,25	0	—
		1,0	−2,75	−0,5	48	−3,5	−0,5	50	1,0	90	−2,75	−0,5	50
33	31	0,5	−6,0	−3,0	86	−5,5	−2,0	78	1,75	85	−5,0	−1,5	85
		0,7 z.T.	−5,0	−1,75	78	−5,0	−2,5	72	2,0	84	−4,5	−1,25	84
34	32	1,3	0	0	—	+0,25	0	—	1,5	90	0	0	—
		1,3	+0,25	0	—	−0,25	0	—	1,5	90	0	0	—
35	32	1,0 z.T.	−1,5	+3,0	98	−2,25	+4,0	98	3,5	95	−1,5	+3,5	95
		1,0 z.T.	−2,0	+3,5	86	−2,25	+2,0	86	2,5	86	−2,0	+3,0	85
36	32	1,0 z.T.	−0,5	−2,5	175	−1,0	−3,0	175	3,5	175	−,5	−2,5	175
		1,0	−1,0	−2,0	5	−1,0	−2,75	5	3,0	5	−1,0	−2,0	5
37	32	1,0	−1,0	0	—	−1,5	0	—	0,5	90	−1,25	0	—
		1,0	−1,0	0	—	−1,0	−1,75	180	1,0	180	−0,5	−0,75	180
38	32	1,3	−0,5	0	0	−0,75	0	0	0	—	0	0	—
		1,3	−0,25	0	0	−0,75	0	0	0,25	90	0	+0,25	90
39	33	1,0	0	0	—	−1,0	0	—	2,0	180	0	0	—
		0,05	−1,5	−2,0	180	−1,0	−2,0	180	2,0	175	−1,0	−2,0	180
40	33	—*	−2,0	0	—	−1,5	−0,5	80	4,0	60	—	—	—
		1,0	−1,5	0	—	−1,5	0	—	0	—	−1,0	0	—
41	33	1,0	−0,25	0	—	−0,5	0	—	0,5	90	+0,25	0	—
		1,0	0	0	—	−0,5	0	—	0,5	90	+0,5	0	—
42	34	1,0	0	0	—	−0,75	0	—	0	—	0	0	—
		1,0	0	0	—	−0,75	0	—	0,25	90	0	0	—
43	35	1,3	0	0	—	0	0	—	1,0	90	0	0	—
		1,3	+0,25	0	—	0	0	—	0,5	90	+0,5	0	—
44	35	1,3	−1,0	0	—	−0,5	0	—	1,0	90	0	0	—
		1,3	−1,0	0	—	−1,0	0	—	0,5	90	0	0	—
45	36	1,0	+3,5	+0,5	32	+3,25	+0,5	33	0,5	35	+3,5	+0,5	30
		1,0	+3,0	+0,5	136	+2,75	+0,5	136	0,5	150	+3,0	+0,5	140
46	36	1,0	−1,5	−2,0	170	−2,0	−1,0	176	2,0	160	−0,5	−1,5	170
		0,5	−1,5	−2,0	180	−2,0	−2,0	180	4,0	180	−0,5	−2,0	10
47	37	0,7	−3,5	0	0	−2,75	0	0	0,5	90	−2,5	0	—
		1,0	−3,0	−0,5	135	−2,25	+0,5	135	1,0	135	−2,0	−0,5	135
48	38	1,3 z.T.	−1,0	0	—	−1,0	−0,5	5	1,0	90	−0,25	0	—
		1,3 z.T.	−0,75	0	—	−1,0	−0,5	175	0,5	90	−0,25	0	—

* Ausgebreitete Netzhautnarben, vor allem in der Umgebung der Fovea, Visus nur objektiv zu ermitteln. Patient erkennt subjektiv nur Lichtschein.

Tabelle 1. (Fortsetzung.)

Lfd. Nr.	Alter	Subjektiver Visus	Rodenstock-Refraktometer			Koinzidenz-Refraktometer			Ophthalmometer		Subjektiver Refraktometer zu Spalte 1		
			sph	zyl	Achse	sph	zyl	Achse	dptr	Achse	sph	zyl	Achse
49	38	1,3	−2,5	0	—	−2,5	0	—	0	—	−2,5	0	—
		1,3	−3,5	0	—	−4,5	0	—	0	—	−3,5	0	—
50	39	1,0	+0,5	−0,5	180	0	0	—	0,5	90	0	0	—
		1,0	+0,5	0	—	0	0	—	0,5	90	0	0	—
51	39	1,0	0	0	—	−1,0	0	—	0	—	0	0	—
		1,0	0	0	—	−1,0	0	—	0	—	0	0	—
52	40	1,0	0	−0,5	180	−0,5	0	—	1,0	180	0	−0,5	180
		1,0	−0,5	−0,5	180	−0,5	−0,5	180	1,0	180	0	−0,5	180
53	40	1,0	+0,5	+1,0	180	0	+1,5	180	1,0	170	+0,5	+0,5	180
		1,0	+0,5	+1,0	180	+0,5	+1,0	180	0,5	170	0	+1,0	180
54	40	1,0	+1,0	0	—	+0,75	0	—	1,5	90	+1,0	0	—
		1,0	+1,0	0,5	90	+1,25	+0,5	90	0,5	90	+0,5	+0,75	90
55	40	1,0	+1,0	0	—	+1,5	0	0	0,5	90	+1,0	0	—
		1,0	+1,0	0	—	+1,0	0	0	0,25	90	+1,0	0	—
56	41	1,0	+0,5	−1,25	155	+0,75	−1,0	164	2,0	160	+0,75	−1,0	165
		1,0	+0,5	0	—	+0,5	0	—	1,5	103	+0,5	−0,75	100
57	42	1,0	−9,5	0	—	−8,0	0	—	1,0	90	−8,5	0	—
		1,0	−9,5	0	—	−8,5	0	—	1,0	90	−9,0	0	—
58	44	1,3 z.T.	−0,25	0	—	−1,0	0	—	0	—	0	0	—
		1,3	−0,25	0	—	−1,0	0	—	0	—	0	0	—
59	44	1,0	+1,0	0	—	+0,5	0	—	0	—	+1,0	—	—
		1,0	+1,0	0	—	+1,0	0	—	0	—	+1,0	—	—
60	45	1,0	−1,0	0	—	−1,25	0	—	2,0	90	−0,25	0	—
		1,0	−1,0	0	—	−1,0	0	—	1,0	90	0	0	—
61	45	1,0	−2,0	−0,5	170	−2,0	−0,5	180	1,0	180	−2,0	−0,5	170
		0,7	−5,0	−0,5	70	−5,0	−0,5	90	1,0	75	−5,0	—	—
62	45	1,0	−1,0	0	—	−1,25	0	—	2,0	90	−0,25	0	—
		1,0	−1,0	0	—	−1,0	0	—	2,0	90	0	0	—
63	45	1,0	0	−2,5	180	−0,5	−2,5	180	2,5	180	0	−2,5	180
		1,0	0	−2,5	180	−0,5	−2,5	180	2,5	180	−0,25	−2,5	180
64	46	1,3 z.T.	−0,25	−0,5	180	−1,0	−0,5	180	0	—	0	0	—
		1,3 z.T.	−0,25	0	—	−0,75	−0,25	180	0	—	0	0	—
65	47	0,7	−6,0	−4,0	65	−3,5	−3,5	65	3,5	35	−2,0	−3,5	65
	unter 0,01*		nicht meßbar										
66	47	1,3	+0,5	0	—	−0,25	0	—	0,5	180	+0,5	0	—
		1,3	+1,0	0	—	+0,25	0	—	0	—	+1,0	0	—
67	47	Lichtschein	kein Bild		?	−12,0	?	?	3,0	90	Netzhaut abgelöst		
		1,0	−1,0	0	—	−1,0	0	—	1,0	90	0	0	—
68	48	1,0	+0,5	+1,0	90	+0,5	+0,75	90	0,5	90	+0,5	0	—
		1,0	+1,0	0	—	+1,0	0	—	0,5	90	+2,0	0	—
69	48	1,0	−3,5	0	—	−4,0	0	—	1,5	180	−3,0	−1,0	180
		1,3	0	0	—	−1,25	0	—	1,0	60	0	0	—
70	48	1,0	+7,0	0	—	+8,0	8	—	3,0	45	+6,5	+2,0	40
		0,1	+7,0	0	—	+8,0	0	—	1,0	90	+7,0	+1,0	90
71	48	1,0	+1,25	0	—	+1,5	0	—	1,0	90	+1,0	0	—
		1,0	+1,25	0	—	+1,25	0	—	1,0	90	+1,0	0	—
72	48	1,0	+6,0	+1,0	5	+6,5	+1,0	2	1,0	175	+6,5	+2,0	4
		0,7	+6,0	+2,0	10	+7,5	+2,0	2	2,0	5	+6,5	+2,0	5

* Patient trägt Haftschalen wegen ausgebreiteter Hornhautnarben. Objektive Refraktionsbestimmung am linken Auge nicht möglich.

Tabelle 1. (Fortsetzung.)

Lfd. Nr.	Alter	Subjektiver Visus	Rodenstock-Refraktometer			Koinzidenz-Refraktometer			Ophthalmometer		Subjektiver Refraktometer zu Spalte 1		
			sph	zyl	Achse	sph	zyl	Achse	dptr	Achse	sph	zyl	Achse
73	48	1,0	0	0	—	0	0	—	0	—	0	+0,5	90
		1,0	+0,5	0	—	0	0	—	1,0	90	0	+0,5	90
74	48	1,0	+1,0	+1,0	90	+0,5	+1,0	90	2,0	90	+0,75	+1,75	90
		1,0	+1,0	+1,0	90	+0,5	+1,0	90	2,0	90	+1,0	+1,0	90
75	48	0,7	+1,0	0	—	0	0	—	0	0	+0,5	0	—
		0,7	+0,5	0	—	0	0	—	1,0	90	+0,5	0	—
76	49	1,3	−0,75	0	—	−1,0	0	—	1,0	90	−0,5	0	—
		1,3	−0,5	0	—	−1,25	−0,5	180	1,0	90	−0,5	0	—
77	49	0,5	−0,5	0	—	−0,25	0	—	1,0	90	0	0	—
		0,5	−0,5	0	—	0	0	—	0	—	0	0	—
78	49	1,3 z.T.	+0,25	−0,75	100	−0,5	−1,0	100	0,75	100	+0,5	−0,75	100
		1,3 z.T.	+0,5	−1,0	70	+0,25	−1,5	65	1,0	78	+0,75	−1,25	78
79	50	1,3 z.T.	0	0	—	−0,5	0	—	0,25	90	0	0	—
		1,0	+0,25	+0,5	90	0	0	—	0,5	90	+0,5	0	—
80	50	0,5	−7,0	−1,5	110	−7,0	−2,5	90	2,0	95	−6,0	−2,0	100
		0,5	−2,5	−2,5	135	−2,0	−2,0	135	3,0	120	−2,0	−2,5	135
81	50	1,0	−1,0	0	—	−0,5	0	—	1,5	90	−0,75	0	—
		1,0	−0,5	0	—	−0,5	0	—	1,0	90	−0,5	0	—
82	50	1,0	+4,0	0	—	+5,0	0	—	0	—	+4,0	0	—
		0,7	+4,0	0	—	+4,0	+1,5	70	1,0	40	+3,5	+1,5	150
83	51	1,0	+2,0	0	—	+2,0	0	—	0	—	+2,0	0	—
		1,0	+1,5	0	—	+2,0	0	—	0,5	90	+1,5	0	—
84	51	1,0	−0,5	0	—	−1,0	0	—	0,5	90	−0,5	0	—
		1,0	−0,5	0	—	−1,0	0	—	0,5	90	0	0	—
85	52	1,0	−4,0	0	—	−4,0	0	—	0	—	−3,5	0	—
		1,0	−4,0	0	—	−4,0	0	—	0	—	−3,5	0	—
86	52	1,0	−1,5	0	—	−1,0	0	—	1,0	60	−1,0	0	—
		1,0	−1,5	0	—	−1,0	0	—	1,0	180	−0,5	0	—
87	52	1,0	−0,5	0	—	−0,25	0	—	0,5	90	−0,5	0	—
		1,0	−0,75	0	—	0	−0,75	90	0,5	90	−0,5	0	—
88	54	1,0	0	0	—	0	+0,5	160	1,0	50	+0,5	0	—
		0,7	+2,0	+1,0	90	+2,0	0	—	1,0	130	+1,0	0	—
89	55	—	+0,5	0	—	+0,5	—	—	1,0	90	0	0	—
		—*	+0,5	0	—	—	—	—	0	—	—	—	—
90	55	1,3	+0,5	+1,0	178	+0,25	+0,5	180	1,0	180	+0,25	+0,75	180
		1,0	+0,5	0	—	+0,5	0	—	0	—	+0,75	0	—
91	55	Glasauge	—	—	—	—	—	—	0	—	—	—	—
		0,5	−3,5	−3,5	70	−4,0	−3,5	65	3,0	65	−3,0	−4,0	75
92	57	1,0	+0,75	+0,5	90	+1,25	0	—	0	—	+1,0	+0,5	90
		1,0	+1,75	0	—	+1,5	0	—	0,5	90	+1,25	0	—
93	58	1,0	+1,25	0	—	+1,5	0	—	0,5	90	+1,5	0	—
		1,0	+1,25	0	—	+1,0	0	—	0,5	90	+1,5	0	—
94	58	1,0	+0,5	+0,75	85	+1,0	+1,0	90	1,0	90	+0,75	+1,0	85
		0,7	+0,5	+3,0	95	+0,5	+3,5	90	4,0	100	+0,75	+3,0	90
95	59	0,7	+0,75	0	—	+0,75	0	—	1,0	90	+0,5	0	—
		1,0	+1,0	0	—	+1,0	0	—	1,0	90	+0,5	0	—
96	59	1,0	+1,0	—	—	+1,75	—	—	0	0	+1,0	—	—
		1,0	+1,0	—	—	+1,5	—	—	1,0	90	+1,0	—	—

* Ausgebreitete Hornhauttrübungen infolge alter Kalkverätzung. Objektive Refraktionsprüfung unmöglich. Patient kann mit dem linken Auge lediglich Finger zählen.

Tabelle 1. (Fortsetzung.)

Lfd. Nr.	Alter	Subjektiver Visus	Rodenstock-Refraktometer			Koinzidenz-Refraktometer			Ophthalmometer		Subjektiver Refraktometer zu Spalte 1		
			sph	zyl	Achse	sph	zyl	Achse	dptr	Achse	sph	zyl	Achse
97	61	1,0 z.T.	−0,25	0	—	−0,25	0	—	—	—	0	0	—
		1,0 z.T.	+0,5	0	—	0	0	—	—	—	+0,5	0	—
98	64	1,0	+1,5	—	—	+1,5	—	—	0	—	+1,5	—	—
		1,0	+1,0	—	—	+1,5	—	—	1,0	90	+1,0	+0,5	90
99	70	0,5	+1,0	−1,5	180	0	−1,5	180	2,0	180	+1,0	−1,5	180
		0,5	0	−1,5	180	0	−1,5	180	1,5	180	0	−1,5	180
100	78	unter 0,05	0	−0,5	180	+1,0	−0,5	180	3,0	180	+0,5	+1,5	180
		unter 0,05	0	−0,5	180	+0,5	−0,5	180	1,5	10	+0,5	+1,5	180

Meßverfahren in der üblichen Art, für die sphärischen Werte etwas größere Abweichungen gefunden werden, so liegt dies zweifellos an systematischen Fehlern, die durch Nichtberücksichtigung der Restakkommodation bei jüngeren Beobachtern und der sphärischen Aberration am Hornhautrand für die Messung mit dem Koinzidenz-Refraktometer gemacht werden. Da beim Koinzidenz-Refraktometer sowohl die erste wie auch die zweite systematische Fehlerursache auftritt, ist die gefundene Abweichung mit 0,78 dptr größer als beim Rodenstock-Refraktometer. Verringert man den systematischen Fehler dadurch, daß man beim Rodenstock-Refraktometer für alle unter 40 Jahre alten Patienten 0,25 dptr vom gefundenen Refraktionswert abzieht (Akkommodationskorrektur) und beim Koinzidenz-Refraktometer alle Werte um 0,5 dptr verkleinert, so werden die mittleren Abweichungen nicht nur für jedes Instrument geringer und nähern sich damit dem theoretisch zu erwartenden Mindestwert, die Geräte werden hinsichtlich der Fehlerstreuung auch untereinander wieder annähernd gleichwertig. Die entsprechenden Daten sind unter c) in Tabelle 3 wiedergegeben.

Die astigmatische Achsenlage stimmt bei der subjektiven und objektiven Messung so gut überein, daß sich hier weitere Betrachtungen erübrigen. Vielleicht gelingt die Angabe der Achsenlage beim Koinzidenz-Refraktometer etwas besser als bei den anderen Methoden.

Wie schon in der früheren Mitteilung erwähnt, interessiert neben dem mittleren Fehler auch noch die Fehlerverteilung. Diese ist aus Tabelle 4 zu entnehmen. Die Art der Fehlerverteilung entspricht besonders bei den in Klammern gesetzten korrigierten Verfahren recht gut der GAUSSschen Forderung. Das relativ zu seltene Vorkommen der Fehler von $\pm 0{,}25$ und $\pm 0{,}75$ dürfte darin begründet sein, daß die bei den Viertelwerten gemachten Ablesungen vom Untersucher allzu leicht in die entsprechenden halben und ganzen Nachbarwerte gedrängt werden.

Tabelle 2. *Unterschiede zwischen den Ergebnissen der verschiedenen Refraktionsmethoden bei den in Tabelle 1 genannten Patienten.*

Lfd. Nr.	Alter	Subjektiv — Rodenstock-Refraktometer			Subjektiv — Koinzidenz-Refraktometer			Subjektiv — Ophthalm.		Rodenstock—Koinzidenz-Refraktometer		
		sph	zyl	Achse	sph	zyl	Achse	dptr	Achse	sph	zyl	Achse
1	8	0	+1,0	5	−0,5	+0,5	10	0	10	−0,5	−0,5	5
		+1,0	+0,5	10	+0,5	+0,5	10	1,0	5	−0,5	0	0
2	12	+1,25	+0,5	—	+1,5	+1,0	—	0,5	—	+0,25	+0,5	0
		0	+1,0	0	+0,25	+1,5	0	0	0	+0,25	+0,5	0
3	15	+0,25	0	0	+0,5	0	0	0,5	—	+0,25	0	0
		0	0	0	0	0	0	0,5	—	0	0	0
4	18	0	0	—	+0,75	0	0	0,5	—	+0,75	0	0
		+0,5	0	0	+0,75	0	0	1,5	—	+0,25	0	0
5	18	0	0	0	0	0	0	0	0	0	0	0
		0	0	0	+1,0	0	0	1,0	—	+1,0	0	0
6	18	+0,25	0	0	+0,75	0	0	1,0	—	+0,5	0	0
		+0,5	0	0	+0,75	0	0	1,0	—	+0,25	0	0
7	18	−0,5	0	0	+0,5	0	0	0,5	—	+1,0	0	—
		−0,25	0	0	+0,25	0	0	0,5	—	+0,5	0	0
8	19	0	0	0	0	0	0	1,5	—	0	0	0
		0	0	0	0	0	0	1,5	—	0	0	0
9	19	0	0	0	+1,0	0	0	0	—	+1,0	0	0
		0	0	0	+1,0	0	0	0	—	+1,0	0	0
10	19	−0,5	0	0	+1,0	0	0	1,5	0	+1,5	0	0
		0	+0,75	—	+1,0	0	0	0,75	0	+1,0	−0,75	—
11	19	0	0	0	0	0	0	0,5	—	0	0	0
		+0,5	0	0	+1,0	0	0	1,0	—	+0,5	0	0
12	19	+1,0	0	0	+2,0	0	0	0	0	+1,0	0	0
		+0,75	0	0	+2,25	0	0	0,5	—	+1,5	0	0
13	20	0	0	0	+1,0	0	0	1,0	—	+1,0	0	0
		+0,5	0	0	+0,75	0	0	1,0	—	+0,25	0	0
14	20	+0,25	0	0	+1,75	0	0	1,5	—	+1,5	0	0
		−0,5	−0,25	0	−0,75	+1,25	4	1,25	0	−0,25	+1,5	4
15	20	+0,75	0	5	0	−0,5	1	1,0	0	−0,75	−0,5	4
		+0,5	−0,75	—	+0,5	−0,75	—	0,75	5	0	0	0
16	21	0	0	0	+0,5	0	0	0,5	—	+0,5	0	0
		0	0	0	+0,5	0	0	0,5	—	+0,5	0	0
17	23	0	0	0	+1,0	0	0	1,0	—	+1,0	0	0
		+0,5	0	0	+1,25	0	0	1,0	—	+0,75	0	0
18	24	0	−0,5	—	0	0	0	1,0	10	0	+0,5	—
		−0,25	−0,5	—	0	0	0	0,5	0	+0,25	+0,5	—
19	25	0	0	0	0	0	0	1,0	—	0	0	0
		+0,5	0	0	+0,5	0	0	0,5	—	0	0	0
20	26	−1,0	0	0	0	0	0	0,5	—	−1,0	0	0
		0	0	0	0	0	0	0,25	—	0	0	0
21	27	+1,0	0	0	+1,0	0	0	1,0	—	0	0	0
		+1,25	0	0	+1,5	0	0	1,5	—	+0,25	0	0
22	27	−0,5	−0,5	10	+0,5	+1,0	15	0	10	+1,0	+1,5	5
		+0,75	0	2	+0,75	0	0	0	0	0	0	2
23	28	+0,5	0	0	+1,25	0	0	0,25	—	+0,75	0	0
		+0,25	0	0	+1,0	0	0	0,25	—	+0,75	0	0
24	28	+1,5	0	0	+1,5	0	0	0,25	—	0	0	0
		+1,5	0	0	+1,5	0	0	0,75	—	0	0	0
25	29	+0,75	0	0	+1,0	0	0	0	—	+0,25	0	0
		+0,5	0	0	+1,25	0	0	0	—	+0,75	0	0
26	29	+0,5	0	0	+1,0	0	0	0	—	+0,5	0	0
		+0,5	0	0	+1,0	0	0	0,5	—	+0,5	0	0

Tabelle 2. (Fortsetzung.)

Lfd. Nr.	Alter	Subjektiv — Rodenstock-Refraktometer			Subjektiv — Koinzidenz-Refraktometer			Subjektiv — Ophthalm.		Rodenstock — Koinzidenz-Refraktometer		
		sph	zyl	Achse	sph	zyl	Achse	dptr	Achse	sph	zyl	Achse
27	29	+0,25	0	0	+1,25	0	0	0	—	+1,0	0	0
		+0,5	0	0	+2,0	0	0	1,5	—	+1,5	0	0
28	29	−0,5	0	0	−1,5	0	0	1,0	—	−1,0	0	0
		−0,75	0	0	−1,25	0	0	1,0	—	−0,5	0	0
29	30	+0,25	0	0	+0,75	0	0	0,5	—	+0,5	0	0
		0	0	0	+0,75	0	0	0	—	+0,75	0	0
30	30	+0,5	0	0	0	0	0	0	—	−0,5	0	0
		+0,5	0	0	0	0	0	0	—	−0,5	0	0
31	30	0	+0,5	—	+0,5	0	0	0	0	+0,5	−0,5	—
		−0,25	0	0	+0,5	0	0	0	0	+0,75	0	0
32	31	+0,25	0	—	+0,75	0	0	1,0	—	+0,5	0	—
		0	0	2	+0,75	0	0	0	0	+0,75	0	2
33	31	+1,0	+1,5	1	+0,5	+0,5	7	0,25	0	−0,5	−1,0	8
		+0,5	+0,5	6	+0,5	+1,25	12	0,75	0	0	+0,75	6
34	32	0	0	0	−0,25	0	0	1,5	—	−0,25	0	0
		−0,25	0	0	+0,25	0	0	1,5	—	+0,5	0	0
35	32	0	+0,5	3	+0,75	−0,5	3	0	0	+0,75	−1,0	0
		0	−0,5	1	+0,25	+1,0	1	0,5	1	+0,25	+1,5	0
36	32	0	0	0	+0,5	+0,5	0	1,5	0	+0,5	+0,5	0
		0	0	0	0	+0,75	0	1,0	0	0	+0,75	0
37	32	−0,25	0	0	+0,25	0	0	0,5	—	+0,5	0	0
		+0,5	−0,75	—	+0,5	+1,0	0	0,25	0	0	+1,75	—
38	32	+0,5	0	0	+0,75	0	0	0	—	+0,25	0	0
		+0,25	+0,25	—	+0,75	+0,25	—	0	—	+0,5	0	0
39	33	0	0	0	+1,0	0	0	2,0	—	+1,0	0	0
		+0,5	0	0	0	0	0	0	5	−0,5	0	0
40	33	—	—	—	—	—	—	—	—	−0,5	+0,5	—
		+0,5	0	0	+0,5	0	0	0	0	0	0	0
41	33	+0,5	0	0	+0,75	0	0	0,5	—	+0,25	0	0
		+0,5	0	0	+1,0	0	0	0,5	—	+0,5	0	0
42	34	0	0	—	+0,75	0	—	0	0	+0,75	0	0
		0	0	0	+0,75	0	—	0,25	—	+0,75	0	0
43	35	0	0	0	0	0	0	1,0	—	0	0	0
		+0,25	0	0	+0,5	0	0	0,5	—	+0,25	0	0
44	35	+1,0	0	0	+0,5	0	0	1,0	—	−0,5	0	0
		+1,0	0	0	+1,0	0	0	0,5	—	0	0	0
45	36	0	0	2	+0,25	0	3	0	3	+0,25	0	1
		0	0	4	+0,25	0	4	0	10	+0,25	0	0
46	36	+1,0	+0,5	0	+1,5	−0,5	6	0,5	10	+0,5	−1,0	6
		+1,0	0	10	+1,5	0	10	2,0	10	+0,5	0	0
47	37	+1,0	0	0	+0,25	0	0	0,5	—	−0,75	0	0
		+1,0	0	0	+0,25	0	0	0,5	0	−0,75	0	0
48	38	+0,75	0	0	+0,75	+0,5	5	1,0	—	0	+0,5	—
		+0,5	0	0	+0,75	+0,5	—	0,5	—	+0,25	+0,5	—
49	38	0	0	0	0	0	0	0	0	0	0	0
		0	0	0	+1,0	0	0	0	0	+1,0	0	0
50	39	−0,5	+0,5	—	0	0	0	0,5	—	+0,5	−0,5	—
		−0,5	0	0	0	0	0	0,5	—	+0,5	0	0
51	39	0	0	0	+1,0	0	0	0	0	+1,0	0	0
		0	0	0	+1,0	0	0	0	0	+1,0	0	0
52	40	0	0	0	+0,5	−0,5	—	0,5	0	+0,5	−0,5	—
		+0,5	0	0	+0,5	0	0	0,5	0	0	0	0

Tabelle 2. (Fortsetzung.)

Lfd. Nr.	Alter	Subjektiv — Rodenstock-Refraktometer			Subjektiv — Koinzidenz-Refraktometer			Subjektiv — Ophthalm.		Rodenstock—Koinzidenz-Refraktometer		
		sph	zyl	Achse	sph	zyl	Achse	dptr	Achse	sph	zyl	Achse
53	40	0	−0,5	0	+0,5	−1,0	0	0,5	10	+0,5	−0,5	0
		−0,5	0	0	−0,5	0	0	0,5	10	0	0	0
54	40	0	0	0	+0,25	0	0	1,5	—	+0,25	0	0
		−0,5	+0,25	0	−0,75	+0,25	0	0,25	0	−0,25	0	0
55	40	0	0	0	−0,5	0	0	0,5	—	−0,5	0	0
		0	0	0	0	0	0	0,25	—	0	0	0
56	41	+0,25	+0,25	10	0	0	1	1,0	5	−0,25	−0,25	0
		0	−0,75	—	0	−0,75	—	0,75	3	0	0	0
57	42	+1,0	0	0	−0,5	0	0	1,0	—	−1,5	0	0
		+0,5	0	0	−0,5	0	0	1,0	—	−1,0	0	0
58	44	+0,25	0	0	+1,0	0	0	0	0	+0,75	0	0
		+0,25	0	0	+1,0	0	0	0	0	+0,75	0	0
59	44	0	0	0	+0,5	0	0	0	0	+0,5	0	0
		0	0	0	0	0	0	0	0	0	0	0
60	45	+0,75	0	0	+1,0	0	0	2,0	—	+0,25	0	0
		+1,0	0	0	+1,0	0	0	1,0	—	0	0	0
61	45	0	0	0	0	0	10	0,5	10	0	0	10
		0	+0,5	—	0	+0,5	—	1,0	—	0	0	20
62	45	+0,75	0	0	+1,0	0	0	2,0	—	+0,25	0	0
		+1,0	0	0	+1,0	0	0	1,0	—	0	0	0
63	45	0	0	0	+0,5	0	0	0	0	+0,5	0	0
		−0,25	0	0	+0,25	0	0	0	0	+0,5	0	0
64	46	+0,25	+0,5	—	+1,0	+0,5	—	0	—	+0,75	0	0
		+0,25	0	0	+0,75	+0,25	—	0	0	+0,5	+0,25	0
65	47	+4,0	+0,5	0	+1,5	0	0	0,5	30	−2,5	−0,5	0
		nicht meßbar, Hornhautnarben										
66	47	0	0	0	+0,75	0	0	0,5	—	+0,75	0	0
		0	0	0	+0,75	0	0	0	0	+0,75	0	0
67	47	nicht meßbar, Netzhautablösung										
		+1,0	0	0	+1,0	0	0	1,0	—	0	0	0
68	48	0	−1,0	—	0	−0,75	—	0,5	—	0	+0,25	0
		+1,0	0	0	+1,0	0	0	0,5	—	0	0	0
69	48	+0,5	−1,0	—	+1,0	−1,0	—	0,5	0	+0,5	0	0
		0	0	0	+1,25	0	0	1,0	—	+1,25	0	0
70	48	−0,5	+2,0	—	−1,5	+2,0	—	1,0	5	−1,0	0	0
		0	+1,0	—	−1,0	+1,0	—	0	0	−1,0	0	—
71	48	−0,25	0	0	−0,5	0	0	1,0	—	−0,25	0	0
		−0,25	0	0	−0,25	0	0	1,0	—	0	0	0
72	48	+0,5	+1,0	1	0	+1,0	2	1,0	9	−0,5	0	3
		+0,5	0	5	−1,0	0	3	0	0	−1,5	0	8
73	48	0	+0,5	—	0	+0,5	—	0	—	0	0	0
		−0,5	+0,5	—	0	+0,5	—	0,5	0	+0,5	0	0
74	48	−0,25	+0,75	0	+0,25	+0,75	0	0,25	0	+0,5	0	0
		0	0	0	+0,5	0	0	1,0	0	+0,5	0	0
75	48	−0,5	0	0	+0,5	0	0	0	0	+1,0	0	0
		0	0	0	+0,5	0	0	1,0	—	+0,5	0	0
76	49	+0,25	0	0	+0,5	0	0	1,0	—	+0,25	0	0
		0	0	0	+0,75	+0,5	—	1,0	—	+0,75	+0,5	—
77	49	+0,5	0	0	+0,25	0	0	1,0	—	−0,25	0	0
		+0,5	0	0	0	0	0	0	0	−0,5	0	0
78	49	+0,25	0	0	+1,0	+0,25	0	0	0	+0,75	+0,25	0
		+0,25	+0,25	8	+0,5	+0,50	13	0,25	0	+0,25	+0,25	5

Tabelle 2. (Fortsetzung.)

Lfd. Nr.	Alter	Subjektiv — Rodenstock-Refraktometer			Subjektiv — Koinzidenz-Refraktometer			Subjektiv — Ophthalm.		Rodenstock—Koinzidenz-Refraktometer		
		sph	zyl	Achse	sph	zyl	Achse	dptr	Achse	sph	zyl	Achse
79	50	0	0	0	+0,5	0	0	0,25	0	+0,5	0	0
		+0,25	+0,5	—	+0,5	0	0	0,5	—	+0,25	+0,5	0
80	50	+1,0	−0,5	10	+1,0	+0,5	5	0	5	0	+1,0	20
		+0,5	0	0	0	−0,5	0	0,5	0	−0,5	−0,5	0
81	50	+0,25	0	0	−0,25	0	0	1,5	0	−0,5	0	0
		0	0	0	0	0	0	1,0	0	0	0	0
82	50	0	0	0	−1,0	0	0	0	0	−1,0	0	0
		−0,5	+1,5	—	−0,5	0	0	0,5	0	0	−1,5	—
83	51	0	0	0	0	0	0	0	0	0	0	0
		0	0	0	−0,5	0	0	0,5	—	−0,5	0	0
84	51	0	0	0	+0,5	0	0	0,5	—	+0,5	0	0
		+0,5	0	0	+1,0	0	0	0,5	—	+0,5	0	0
85	52	+0,5	0	0	+0,5	0	0	0	0	0	0	0
		+0,5	0	0	+0,5	0	0	0	0	0	0	0
86	52	+0,5	0	0	0	0	0	1,0	—	−0,5	0	0
		+1,0	0	0	+0,5	0	0	1,0	—	−0,5	0	0
87	52	0	0	0	−0,25	0	0	0,5	—	−0,25	0	0
		+0,25	0	0	−0,5	+0,75	—	0,5	—	−0,75	+0,75	—
88	54	−0,5	0	0	−0,5	−0,5	—	1,0	—	0	−0,5	—
		−1,0	−1,0	—	−1,0	0	0	1,0	—	0	+1,0	—
89	55	−0,5	0	0	−0,5	0	0	1,0	—	0	0	0
		nicht meßbar, Hornhautnarben										
90	55	−0,25	−0,25	2	0	+0,25	0	0,25	0	+0,25	+0,5	—
		+0,25	0	0	+0,25	0	0	0	0	0	0	0
91	55	Glasauge										
		+0,5	−0,5	5	+1,0	−0,5	10	1,0	10	+0,5	0	5
92	57	+0,25	0	0	−0,25	+0,5	—	0,5	—	−0,5	+0,5	—
		−0,5	0	0	−0,25	0	0	0,5	—	+0,25	0	0
93	58	+0,25	0	0	0	0	0	0,5	—	−0,25	0	0
		+0,25	0	0	+0,5	0	0	0,5	—	−0,25	0	0
94	58	+0,25	+0,25	0	−0,25	0	5	0	5	−0,5	−0,25	5
		+0,25	0	5	+0,25	−0,5	0	1,0	10	0	−0,5	5
95	59	−0,25	0	0	−0,25	0	0	1,0	—	0	0	0
		−0,5	0	0	−0,5	0	0	1,0	—	0	0	0
96	59	0	0	0	−0,75	0	0	0	0	−0,75	0	0
		0	0	0	−0,5	0	0	1,0	—	−0,5	0	0
97	61	+0,25	0	0	+0,25	0	0	0	0	0	0	0
		0	0	0	+0,5	0	0	0	0	+0,5	0	0
98	64	0	0	0	0	0	0	0	0	0	0	0
		0	+0,5	—	−0,5	+0,5	—	0,5	0	−0,5	0	0
99	70	0	0	0	+1,0	0	0	0,5	0	+1,0	0	0
		0	0	0	0	0	0	0	0	0	0	0
100	78	+0,5	+1,0	0	+0,5	+1,0	0	1,5	0	0	0	0
		+0,5	+1,0	0	+0,5	+1,0	0	0	0	0	0	0

Einige bemerkenswerte Sonderfälle seien am Schluß noch erwähnt. Während bei enger Pupille oder unruhigem Blick die Einstellung am Rodenstock-Refraktometer leichter ist als am Koinzidenz-Refraktometer, kann bei Patienten mit zentralen Hornhauttrübungen oder beginnender Katarakt auch das Umgekehrte der Fall sein. Sie lassen sich am

Tabelle 3. *Mittlere Abweichung nach der Ausgleichsrechnung zwischen den einzelnen Prüfverfahren für 196 Augen im Alter von 8—78 Jahren.*

Subjektive Fernrefraktion — Rodenstock-Refraktometer	Subjektive Fernrefraktion — Koinzidenz-Refraktometer	Rodenstock-Refraktometer — Koinzidenz-Refraktometer
a) Bei Verwendung der Meßverfahren in der üblichen Art und Bestimmung der sphärischen Werte.		
0,49	0,78	0,58
b) Bei Verwendung der Meßverfahren in der üblichen Art und Bestimmung der astigmatischen Differenz.		
0,36	0,36	0,39
c) Bei Subtraktion von 0,25 dptr zur Berücksichtigung der Restakkommodation im Rodenstock-Refraktometer für alle unter 40 Jahre alten Patienten und Subtraktion von 0,5 dptr zur Berücksichtigung der sphärischen Abweichung beim Koinzidenz-Refraktometer für sämtliche Patienten (sphärische Werte).		
0,45	0,58	0,51

Tabelle 4. *Häufigkeit des Auftretens einer bestimmten Abweichung zwischen den einzelnen Refraktionsverfahren für 196 untersuchte Augen.* (Eingeklammerte Werte nach Vornahme der im Text und in Tabelle 3 erwähnten Korrekturen.)

Abweichung	Subjektive Fernrefraktion — Rodenstock-Refraktometer		Subjektive Fernrefraktion — Koinzidenz-Refraktometer		Rodenstock-Refraktometer — Koinzidenz-Refraktometer	
dptr	sph	zyl	sph	zyl	sph	zyl
+4	1 (1)	0	0 (0)	0	0 (0)	0
+2,25	0 (0)	0	1 (0)	0	0 (0)	0
+2	0 (0)	1	2 (0)	1	0 (0)	0
+1,75	0 (0)	0	1 (1)	0	0 (0)	1
+1,5	2 (0)	2	7 (2)	1	4 (1)	3
+1,25	2 (2)	0	6 (1)	2	1 (5)	0
+1	17 (9)	6	34 (7)	8	16 (6)	2
+0,75	7 (12)	2	22 (6)	3	17 (30)	5
+0,5 dptr . .	38 (19)	14	37 (34)	15	34 (20)	14
+0,25	27 (42)	5	17 (22)	5	24 (51)	4
0	71 (38)	151	36 (37)	148	57 (19)	146
−0,25	11 (48)	2	8 (17)	0	9 (39)	2
−0,5	17 (13)	7	14 (36)	8	21 (5)	11
−0,75	1 (10)	3	4 (8)	3	5 (14)	1
−1	2 (2)	3	4 (14)	2	5 (3)	6
−1,25	0 (0)	0	1 (4)	0	0 (3)	0
−1,5	0 (0)	0	2 (4)	0	2 (0)	1
−1,75	0 (0)	0	0 (1)	0	0 (0)	0
−2	0 (0)	0	0 (2)	0	1 (0)	0
	196 (196)	196	196 (196)	196	196 (196)	196

Koinzidenz-Refraktometer manchmal leichter einstellen als am Rodenstock-Refraktometer. Der schon in der ersten Arbeit beschriebene Patient mit der besonders großen Differenz von 4 dptr zwischen subjektiver und objektiver Messung am Rodenstock-Refraktometer zeigte am Koinzidenz-Refraktometer einen wesentlich kleineren Fehlbetrag. Es handelt sich bei ihm offensichtlich nicht, wie zuerst vermutet, um übergroße sphärische Aberration, sondern um Unregelmäßigkeiten der Hornhautkrümmung infolge Verletzung.

Zusammenfassung.

Es werden Vergleichsmessungen zwischen dem subjektiven Verfahren, dem Refraktometer von Rodenstock, dem Koinzidenz-Refraktometer von HARTINGER und dem „Neuen Augen-Refraktometer nach THORNER“ beschrieben. Die Messungen wurden an 100 Patienten (196 Augen) aller Altersstufen und Visuswerte durchgeführt. Das Rodenstock-Refraktometer und das Koinzidenz-Refraktometer nach HARTINGER sind hinsichtlich der Fehlerstreuung untereinander annähernd gleichwertig, während das „Neue Augenrefraktometer“ nach THORNER wesentlich größere Fehlerstreuungen zeigt. Durch das Koinzidenzverfahren wird für den Untersucher subjektiv die Einstellung der Refraktionswerte wesentlich erleichtert. Die Ablesegenauigkeit wird dadurch aber nur scheinbar verbessert, der subjektive Vorteil gegenüber dem Schärfeverfahren wird mit dem zusätzlichen Fehler der sphärischen Aberration erkauft. Die Gleichwertigkeit der Fehlerstreuung von rund 0,5 dptr, gemessen als Differenz zwischen dem subjektiv und dem mit dem Refraktometer bestimmten Refraktionswert gilt nur dann, wenn zumindest beim Koinzidenz-Refraktometer die sphärische Aberration durch Subtraktion von 0,5 dptr vom gemessenen Wert ausgeglichen wird. Beim Rodenstock-Refraktometer empfiehlt es sich außerdem bei allen unter 40 Jahre alten Patienten den Betrag von 0,25 dptr als Akkommodationsfehler abzuziehen. Allgemein wird durch die Refraktometermessung die für den einzelnen Patienten benötigte Prüfzeit wesentlich abgekürzt und die Sicherheit des Ergebnisses verbessert. Bei allen Refraktometern, besonders aber beim Koinzidenz-Refraktometer wirkt die Blendung des Patienten störend. Sie kann durch Zwischenschaltung eines Rotfilters entscheidend verringert werden. Beim Koinzidenz-Refraktometer besteht die Schwierigkeit, daß bei engen Pupillen oder bei der zur Bestimmung des Astigmatismus notwendigen Verschwenkung des Gerätes um seine Achse die Einstellung der beiden Koinzidenzfelder nicht sofort gelingt.

Summary.

A report is given on comparative measurements carried out on 196 eyes of patients of all age groups and degrees of visual acuity by means of the subjective method, the Rodenstock refractometer (new design), the coincidence refractometer according to HARTINGER, and the new refractometer according to THORNER. As far as the scatter of error is concerned, the Rodenstock refractometer and the coincidence refractometer are about equal, the new THORNER refractometer being obviously inferior to these two instruments. The coincidence method subjectively facilitates the observer's work without however actually increasing measuring accuracy. A disadvantage of this method is the influence exerted by spherical aberration on cornea and eye lens since their peripheral parts have to be taken into account. When the spherical values are determined, the mean differences between the subjective method and the Rodenstock or coincidence refractometer are hardly ever greater than 0.5 diopters, and they are even considerably smaller when the astigmatic difference is determined.

Résumé.

Description de 196 examens comparatifs des yeux, pratiqués sur des sujets de tous âges et de tous indices visuels, pour confronter les résultats obtenus par le procédé subjectif, le réfractomètre de RODENSTOCK (nouveau modèle), le réfractomètre à coïncidences de HARTINGER, et le nouveau réfractomètre de THORNER. La valeur du réfractomètre de RODENSTOCK et celle du réfractomètre à coïncidences sont à peu près semblables au point de vue des pourcentages d'erreurs; le nouveau réfractomètre de THORNER est nettement supérieur aux deux autres. La réfractomètre à coïncidences facilite beaucoup la lecture pour l'opérateur mais la précision n'augmente qu'apparemment. Un inconvénient de cet appareil est l'influence de l'aberration sphérique de la cornée et du cristallin car leur périphérie doit participer à la formation de l'image. Pour les mesures sphériques les différences moyennes entre le procédé subjectif et les réfractomètres de RODENSTOCK ou à coïncidences dépassent à peine 0,5 dioptr. et elles sont encore nettement inférieures pour la détermination de la différence astigmatique.

Resumen.

Son descritas mediciones comparativas en 196 ojos de todas las edades y valores de vista entre el método subjetivo, el refractómetro de Rodenstock (nueva ejecución), el refractómetro de coincidencia según HARTINGER y el nuevo refractómetro de ojos de THORNER. El refractómetro de Rodenstock y el refractómetro de coincidencia tienen aproximadamente el mismo valor en cuanto a la dispersión de errores; el nuevo refractómetro de THORNER es manifiestamente inferior a los otros dos instrumentos. Mediante el sistema de coincidencia se facilita subjetivamente la lectura al observador, aumentándose sólo aparentemente la exactitud en la medición. Una desventaja de este procedimiento es la influencia de la aberración esférica de la córnea y la cristalina, porque las partes periféricas intervienen en la formación de la imagen. En la medición esférica el término medio de las divergencias entre el procedimiento subjetivo y el refractómetro de Rodenstock o el de coincidencia apenas sobrepasan el valor de 0,5 dioptrias, siendo incluso mucho más pequeñas en la determinación de la diferencia astigmática.

Literatur.

[1] SCHOBER, H.: Klin. Mbl. Augenheilk. **125**, 194—201 (1954). — [2] ZENKER, C.: Arch. Augenheilk. **100/101**, 733—753 (1929). — [3] GJESSING, G. H. A.: Norsk. Mag. Laegevidensk. **89**, 1087—1098 (1928). — [4] NOTEBOOM, E.: Feinmech. u. Optik **1952**, Nr 12. — [5] REINER, J.: Augenoptiker **1954**, Nr 10, 12—13. — [6] SCHOBER, H.: Zeitfragen Augenheilk. **1954**, 364—368. — [7] REINER, J.: Augenoptiker **1952**, Nr 8.

Herbert Schober und Constantin Klett.

Untersuchungen über die Zeichenschärfe von Verstärkerfolien*.

Bei Aufnahmen mit reiner Röntgenstrahlung ist die Absorption im Film, selbst für den heute vorzugsweise verwendeten doppelt begossenen Röntgenfilm, verhältnismäßig gering. Um eine bessere Ausbeute zu erhalten, schaltet man Schichten fluorescierender Kristalle aus Elementen mit hoher Ordnungszahl zwischen, welche die Röntgenstrahlung in sichtbare, teilweise auch in ultraviolette Strahlung umwandeln. Die Verstärkerfolien bestehen aus kleinsten derartigen Kristallen, die unter Verwendung eines geeigneten Bindemittels auf einer Pappunterlage aufgetragen oder neuerdings in einer durchsichtigen Kunststoffmasse, die als Trägersubstanz die Pappunterlage ersetzt, eingebettet sind. Damit kann die Belichtungszeit und die Strahlenbelastung des Patienten auf etwa den zehnten Teil verkürzt werden, und es wird erst auf diesem Wege die Möglichkeit gegeben, bei der Untersuchung strahlendichter Objekte zu erträglichen Belichtungszeiten zu kommen. Die Umwandlung der Röntgenstrahlen in langwellige Strahlung bei Verstärkerfolien bewirkt aber nicht nur eine Verkürzung der Belichtungszeit, sie erzeugt auch eine Erhöhung des Schwärzungskontrastes.

Diesem unzweifelhaft großen Vorteil der Verstärkerfolie steht die Verringerung der Zeichenschärfe als unvermeidlicher Nachteil gegenüber. In der Praxis muß daher zwischen der Verstärkung (Verhältnis der Belichtungszeit ohne Verstärkerfolie zu der mit Verstärkerfolie bei gleicher Schwärzung) und der Zeichenschärfe ein dem jeweiligen Verwendungszweck angepaßter Kompromiß geschlossen werden. Dementsprechend haben sich je nach den gestellten Aufgaben drei verschiedene Typen von Verstärkerfolien herausgebildet, nämlich

1. die feinzeichnenden Folien mit geringer Verstärkung und relativ guter Zeichenschärfe,
2. die Universal- oder Standardfolien mit etwas größerem Verstärkungsfaktor, aber kleinerer Zeichenschärfe,
3. die Rapidfolien, auch Hochleistungsfolien genannt, mit sehr großem Verstärkungsfaktor, aber oft stark verminderter Zeichenschärfe.

Dazu kommen noch als eine Abart der unter 3. angeführten Typen die Spezialrapidfolien für die Hartstrahltechnik. Diese Folien sind nur für höhere Röhrenspannungen (über 70 kV) mit Vorteil verwendbar. Sie sind im allgemeinen wesentlich dicker als die unter 1.—3. genannten

* Siehe auch Röntgen-Blätter 6, H. 4 (1953).

Folien, weil sie sonst bei höheren Spannungen eine zu geringe Strahlenabsorption besitzen würden. Bei den unter 1.—3. genannten Folien ist die Vorderfolie meist dünner als die Rückfolie, um eine annähernd gleiche Leuchtdichte des Fluorescenzlichtes in der Vorderfolie und Rückfolie zu erreichen. Denn für weiche Strahlung macht sich der exponentielle Anstieg der Absorption mit der Dicke des durchstrahlten Objektes stärker bemerkbar als für harte Strahlung. Für letztere nimmt die Absorption für nicht zu dicke Schichten annähernd linear zu.

Ein leuchtendes Korn, irgendwie angeregt, strahlt nach allen Richtungen des Raumes sein Fluorescenzlicht aus, es wird daher auf der photographischen Schicht einen um so größeren Schwärzungsfleck hervorrufen, je weiter es von ihr entfernt ist. Andererseits wird ein dem Film direkt anliegendes Leuchtkorn, das größer ist als die Silberbromidkörner der photographischen Schicht, mehrere von ihnen überdecken und deshalb keine so scharfe Wiedergabe der einzelnen Objektdetails geben können wie ein Film, auf dem nur die von der Röntgenstrahlung direkt getroffenen AgBr-Körner geschwärzt werden. Weil die Fluorescenzstrahlung des angeregten Kornes nach allen Richtungen des Raumes geht, besteht außerdem die Möglichkeit, daß ein Teil dieser Strahlen an anderen Körnern oder an der Folienunterlage so reflektiert wird, daß auch dieses Licht die photographische Schicht trifft. Hieraus ergeben sich für die Ursache der Folienunschärfe die folgenden Möglichkeiten:

1. die Dicke der Leuchtschicht,
2. die Größe und Art der einzelnen Fluorescenzkristalle,
3. die Häufung und Anordnung der Kristalle in der Einbettungssubstanz,
4. die Art und die Reflexionseigenschaften der Folienunterlage.

Verschiedene Autoren sehen die Korngröße der Leuchtsubstanz als Ursache für die verringerte Zeichenschärfe an. Diese Ansicht ist auch in Lehrbüchern der Röntgenologie sehr verbreitet. Beispielsweise steht in dem bekannten ABC der Röntgentechnik darüber der folgende Satz: „Von der Größe der fluorescierenden Kristalle, der *Körnigkeit* der Leuchtmasse, hängt die Schärfe der Wiedergabe der Objektdetails ab.“ Ebenso schreibt EGGERT in seiner Einführung in die Röntgenphotographie zu diesem Thema: „Die Erfahrung lehrt nämlich, daß Aufnahmen, die unter Verwendung von Folien hergestellt sind, stets etwas unschärfer sind also solche, bei denen reine Röntgenstrahlung benutzt wurde. Der Grund für diese Erscheinung ist ein doppelter. Einmal ist die Korngröße der in der wirksamen Folienschicht enthaltenen Calcium-Wolframatkristalle beträchtlich größer als diejenige der Silberbromidteilchen in der photographischen Schicht ... Hinzu kommt noch, daß die Körner der Wolframatschicht zum Teil in einer gewissen Schichttiefe liegen und daß dann durch diesen unvermeidlichen Abstand zwischen Folienkorn und Silberbromidschicht eine zusätzliche Unschärfe hervorgerufen wird.“ MEIDINGER gibt beispielsweise die Größe des entwickelten AgBr-Kornes mit 2 μ und die durchschnittliche Größe des $CaWO_4$-Kornes der Verstärkerfolie mit 20 μ an. Mit dieser Auffassung stehen allerdings die Äußerungen anderer Autoren in gewissem Widerspruch. So schreibt z. B. VAUPEL in seinem Buch „Zerstörungsfreie Werkstoffprüfung mit Röntgen- und γ-Strahlen“ lediglich von einem Einfluß der Schichtdicke auf die Zeichenschärfe. FRANTZELL ist in seinen ausführlichen Untersuchungen zum Ergebnis gekommen, daß die Korngröße für die Zeichenschärfe keine Rolle spielen kann. Er schreibt einen besonderen Einfluß der verwendeten Filmemulsion zu. Auch VOGLER hat in einem vor einiger Zeit in München gehaltenen Vortrag gegen die Auffassung, daß die Korngröße für die Zeichenschärfe ausschlaggebend sei, Bedenken geäußert.

Um diese Fragen zu klären, haben wir in *Borstel* an einer größeren Zahl der im Handel befindlichen Verstärkerfolien der verschiedensten Typen und Fabrikate Untersuchungen und Mikroaufnahmen gemacht. Als erstes interessierte die Größe, Lage und Verteilung der fluorescierenden Körner. Um eine möglichst bequeme Untersuchungstechnik zu entwickeln, haben wir zunächst geprüft, ob es möglich ist, Mikroaufnahmen an den Folien statt mit Röntgenstrahlung mit sichtbarem oder ultraviolettem Licht durchzuführen und ob sich Differenzen zwischen den Ergebnissen mit Röntgenstrahlung und langwelliger Strahlung ergeben.

Zu diesem Zweck wurde ein Foliensplitter unbekannter Herkunft von seiner Unterlage abgelöst und bei verschiedenen Anregungsarten unter dem Mikroskop betrachtet. In Abb. 1a, b und c sind derartige Mikroaufnahmen wiedergegeben. Die Exposition mit sichtbarem Licht und mit Röntgenstrahlen wurde im Durchlicht ausgeführt. Für erstere wurde die Folie von der Rückseite aus mit einer gasgefüllten Glühlampe (60 Watt, 220 V) unter Verwendung eines Kondensors beleuchtet (Belichtungszeit etwa $^1/_2$ sec), für die letztere wurde ein Nahbestrahlungsgerät (RT 50 der Firma C. H. F. Müller mit 50 kVs, 2 mA, Abstand Anode-Folie etwa 2 cm bei einer Expositionsdauer von etwa 10 min) verwendet. Für die Mikroaufnahmen der mit UV-Licht angeregten Verstärkerfolie wurde diese mit schräg einfallendem Auflicht einer Hg-Dampflampe beleuchtet, der ein Schott-UV-Filter UG 2 (Filterschwerpunkt bei 355 mμ) vorgeschaltet war. Trotz der unterschiedlichen Einfallsrichtung der anregenden Strahlen besteht zwischen der mit Röntgenstrahlen und der mit UV-Licht erzeugten Mikroaufnahme keinerlei Unterschied, was man aus der Lage der kreisförmigen dunklen Stellen (möglicherweise Verunreinigungen in der Schicht) erkennen kann. Auch die Aufnahme mit sichtbarem Licht zeigt keine wesentlich andere Struktur.

Auf Grund dieser Feststellung wurden nun von den vorhandenen Verstärkerfolien mit sichtbarem Licht eine größere Anzahl von Mikroaufnahmen hergestellt. Ein Teil der Aufnahmen ist in Abb. 2 wiedergegeben. Zur Sicherheit wurden auch von ein und derselben Folie verschiedene Stellen aufgenommen. Es zeigte sich dabei, daß bezüglich Korngröße und Kornverteilung innerhalb einer Folie keine prinzipiellen Unterschiede bestehen.

Zur Kontrolle wurden noch einige Mikroaufnahmen von Verstärkerfolien hergestellt, die mit Röntgenstrahlen angeregt wurden, und zwar

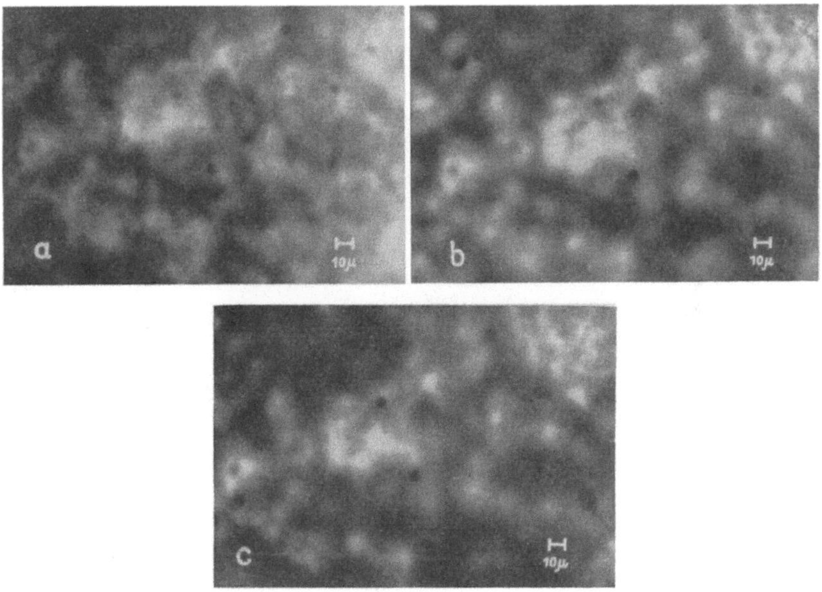

Abb. 1a—c. Mikroaufnahmen derselben Folienstelle (Vergrößerung 250fach); a im Sichtbaren mit Durchlicht aufgenommen; b mit Röntgenstrahlung bei 50 kVs Röhrenspannung angeregte Verstärkerfolie; c mit ultravioletter Strahlung angeregte Verstärkerfolie.

zum Unterschied von der Aufnahme in Abb. 1b diesmal mit hoher Spannung. Verwendet wurde dazu ein Materialuntersuchungsgerät MG 150 der Firma C. H. F. Müller. Die Röhrenspannung war 150 kVs, der Röhrenstrom 20 mA, der Abstand Focus-Folie einige Zentimeter, die Expositionszeit etwa 15 min. Die Versuchsanordnung war ähnlich wie bei der Mikroaufnahme der Abb. 1b, die mit Hilfe von Röntgenstrahlen hergestellt worden war. Einige dieser Mikroaufnahmen sind in Abb. 3 wiedergegeben. Sie stammen sowohl von Vorder- als auch von Rückfolien. Verteilung und Größe der Körner bei diesen Aufnahmen stimmen gut mit denen der Abb. 2 überein. Die auf den Mikroaufnahmen der Abb. 3 sichtbaren großen Kreise sind Direktabbildungen der Fassung und des Tubus des Mikroskops durch die Röntgenstrahlung. Sie sind für den vorliegenden Fall ohne Interesse.

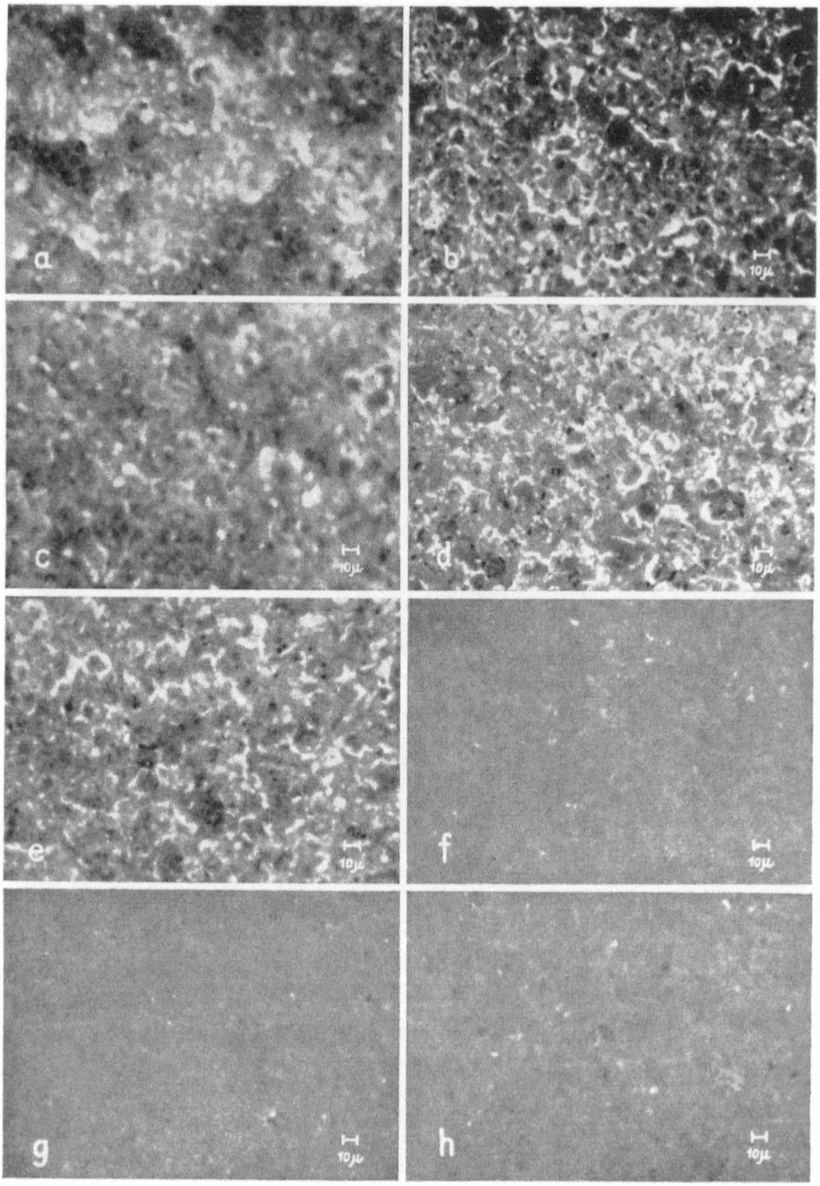

Abb. 2a—h.

Aus den Abb. 2 und 3 kann man folgendes entnehmen:

1. Die Verteilung der Körner ist ungleichmäßig. Im allgemeinen sind sie aber zu Haufen geballt. Die Haufen enthalten je nach Fabrikat 30—100 Körner.

2. Die Korngröße und die Kornverteilung sind offenbar für das Herstellungsverfahren der Folie charakteristisch; die verschiedenen Folientypen (Feinkorn, Standard,

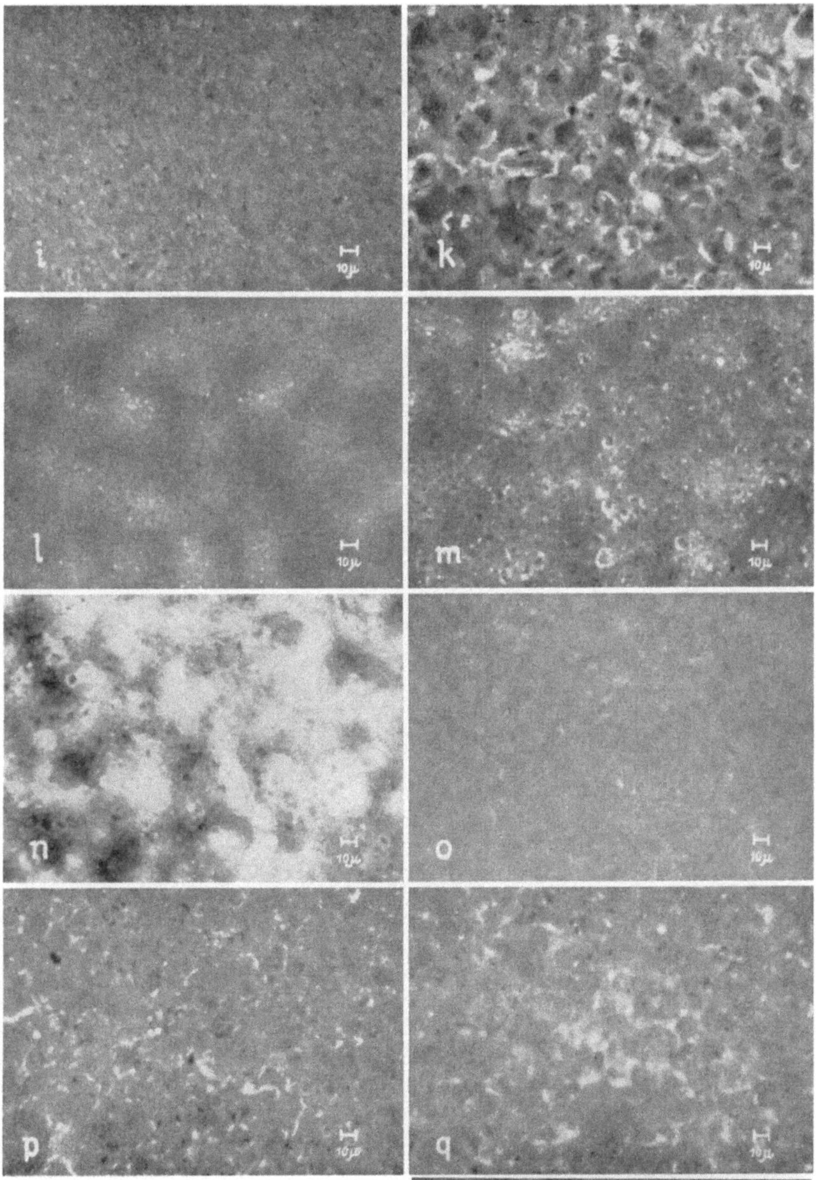

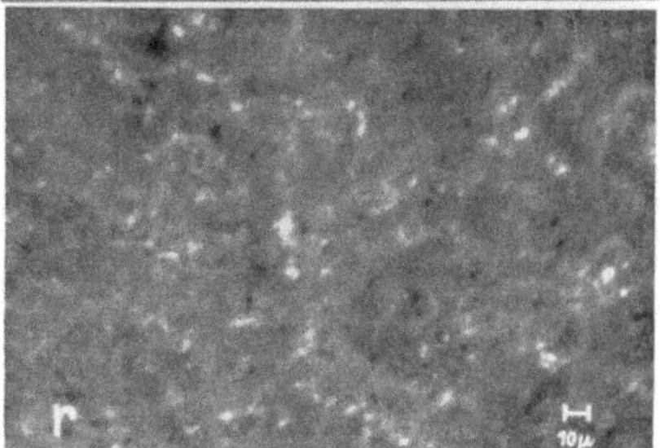

Abb. 2a—r. Im sichtbaren Auflicht hergestellte Mikroaufnahmen (Ringkondensor) a Cawo-Feinkorn (alte Type); b Cawo-Feinkorn (neue Type); c Cawo-Universal; d Cawo-Ultrarapid; e Cawo-Spezialrapid; f Sinegran-Rubin; g Sinegran-Saphir; h Sinegran-Diamant; i Patterson-High-Speed; k γ-Ultrakurz; l Kruppa feinzeichnend; m Kruppa Universal; n Kruppa Expreß; o Kruppa Spezial-Expreß; p Suprema-Feinkorn; q Suprema-Ultrarapid; r Suprema-Ultra-Spezialrapid. Sämtliche Aufnahmen sind Rückfolien (Vergrößerung 260fach).

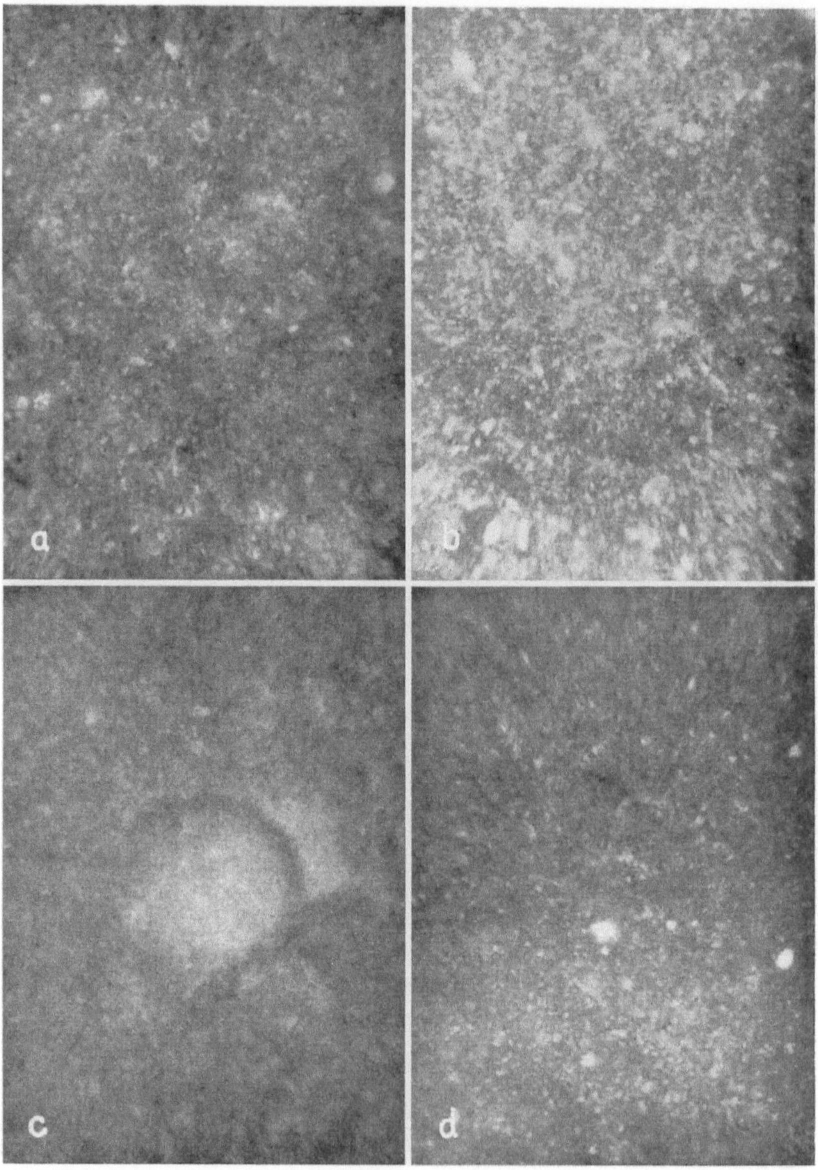

Abb. 3a—d.

Rapid) eines Fabrikates sind untereinander ähnlich. Deutliche Unterschiede entstehen erst dann, wenn das Herstellungsverfahren ein anderes ist, also z. B. zwischen verschiedenen Fabrikaten (Siemens gegenüber Cawo, Kruppa, Suprema usw.) oder wenn bei ein und demselben Fabrikat die Unterlage oder Trägermasse gewechselt wurde (Kruppa Standard-Type gegenüber Kruppa Plastix-Type).

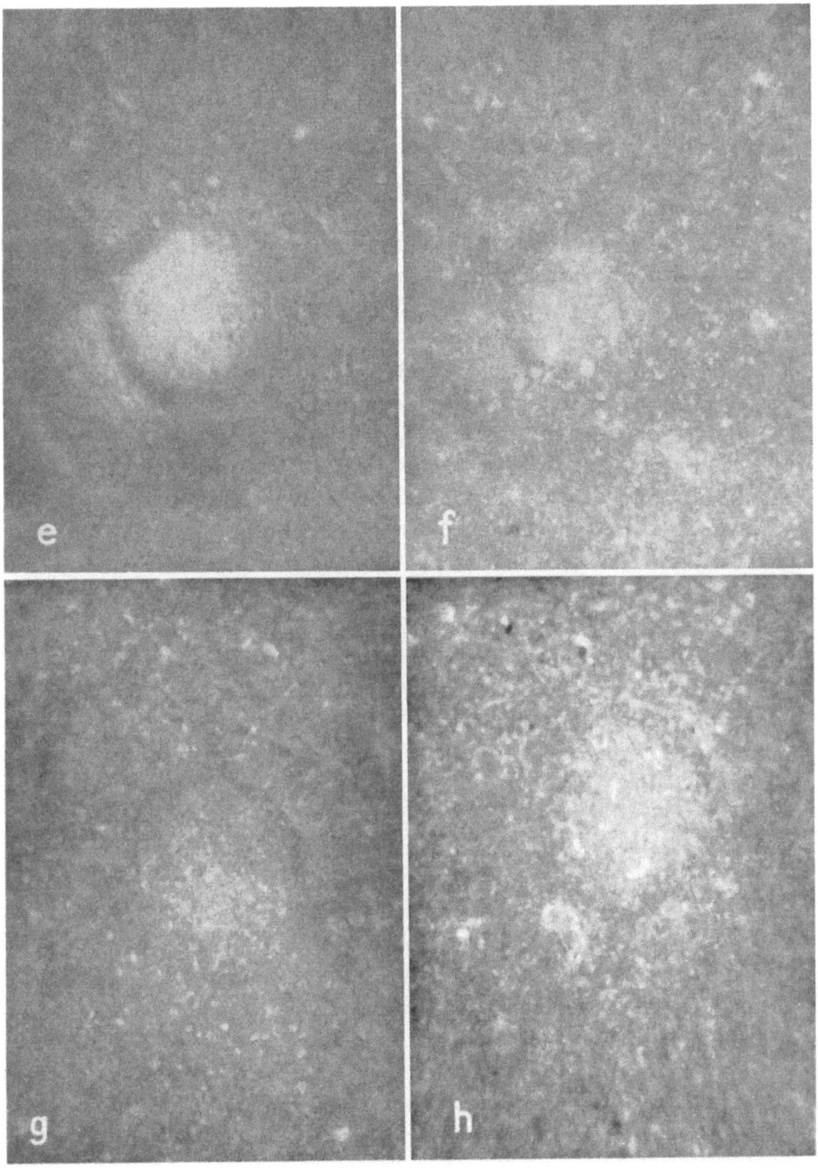

Abb. 3a—h. Mikroaufnahmen der mit Röntgenstrahlen angeregten Verstärkerfolien. a Cawo-Spezial-Rapid (Vorderfolie); b Cawo-Spezial-Rapid (Rückfolie); c Cawo-Ultrarapid (Vorderfolie); d Cawo-Ultrarapid (Rückfolie); e Cawo-Universal (Vorderfolie); f Cawo-Universal (Rückfolie); g Cawo-Feinkorn (Vorderfolie); h Cawo-Feinkorn (Rückfolie). Die Ringstruktur, die teilweise auf den Mikroaufnahmen sichtbar wird, rührt von Reflexionen an der Objektivfassung her (Vergrößerung 110fach.)

3. Die Korngröße bewegt sich für Calcium-Wolframatfolien im allgemeinen zwischen 2 und 12 μ. Bei der γ-Ultrakurzrückfolie, für die nicht Calcium-Wolframat,

sondern Zinksulfid als Leuchtsubstanz verwendet wird, überschreiten die Körner teilweise 20 μ.

4. Bei den Auflichtbildern sind die leuchtenden Stellen offenbar Begrenzungsflächen, die im Reflexionswinkel liegen.

5. Die Zahl der leuchtenden Stellen ist bei den Vorderfolien kleiner als bei den Hinterfolien, wenn die Vorderfolie dünner ist.

Zu den Punkten 1.—5. ist weiter zu sagen:

Wegen der beschränkten Tiefenschärfe bei der mikroskopischen Abbildung kommt in der Mikroaufnahme immer nur eine bestimmte Schicht der Folie zur Darstellung. Solange die Korngröße des zur Folienherstellung verwendeten Fluorescenzstoffes keinen allzu großen Schwankungen unterliegt, was heute zumeist der Fall ist, stimmt die in den Mikroaufnahmen gefundene Korngröße mit der durchschnittlichen wahren Korngröße überein. Lediglich in jenen Fällen, wo bei der Folienherstellung sehr unterschiedliche Korngrößen verwendet werden, kann sich beim Trocknungsprozeß der Folienemulsion durch Sedimentation eine Trennung der Korngrößen nach Schichten vollziehen. Hier müssen Mikroaufnahmen aus verschiedenen Folienschichten gemacht und verglichen werden. Die Verwendung der gleichen Leuchtsubstanz durch verschiedene Folienhersteller erklärt die gleiche gefundene Korngröße in mehreren der in Abb. 3 dargestellten Mikroaufnahmen trotz unterschiedlichen Aussehens der Kornhaufen.

Auf Grund unserer Mikroaufnahmen von zur Zeit im Handel befindlichen Verstärkerfolien kann man mit Sicherheit sagen, daß heute die Größe der einzelnen Folienkörner keinen Einfluß mehr auf die Zeichenschärfe ausübt. Die von Meidinger angegebene Korngröße von 20 μ wurde von uns bei keiner $CaWO_4$-Folie mehr gefunden. Unsere Ergebnisse stehen in guter Übereinstimmung mit mündlichen Mitteilungen, die wir liebenswürdigerweise von den Folienherstellern erhielten. So erwähnte ein Fabrikant, daß er für seine Verstärkerfolien immer Calcium-Wolframatkristalle mit der Durchschnittsgröße von 3 μ verwendet. Seine verschiedenen Folientypen unterscheiden sich nur durch die Dicke, also durch die auf der Unterlage aufgetragene Menge an leuchtender Substanz.

Die Folienunschärfe wird von den verschiedenen Autoren in der Größenordnung von wenigen zehntel Millimetern angegeben. Vergleicht man unsere eigenen mikrophotometrischen Messungen mit diesen Angaben, so sieht man, daß die Korngröße des einzelnen Folienkorns für die Zeichenschärfe der Folie überhaupt keine Rolle spielen kann. Die in der Literatur behauptete gegenteilige Ansicht besteht also bestimmt nicht zu Recht. Lediglich die Größe der Kornhaufen kann bei bestimmten Folientypen, z. B. den Cawofolien, den Plastixfolien von Kruppa usw. an die Grenze der Folienunschärfe herankommen. Ob sie aber wirklich eine Rolle spielt, läßt sich aus den Abb. 1—3 nicht entnehmen. Abb. 4 zeigt deutlich, daß sie für die Zeichenschärfe bedeutungslos ist.

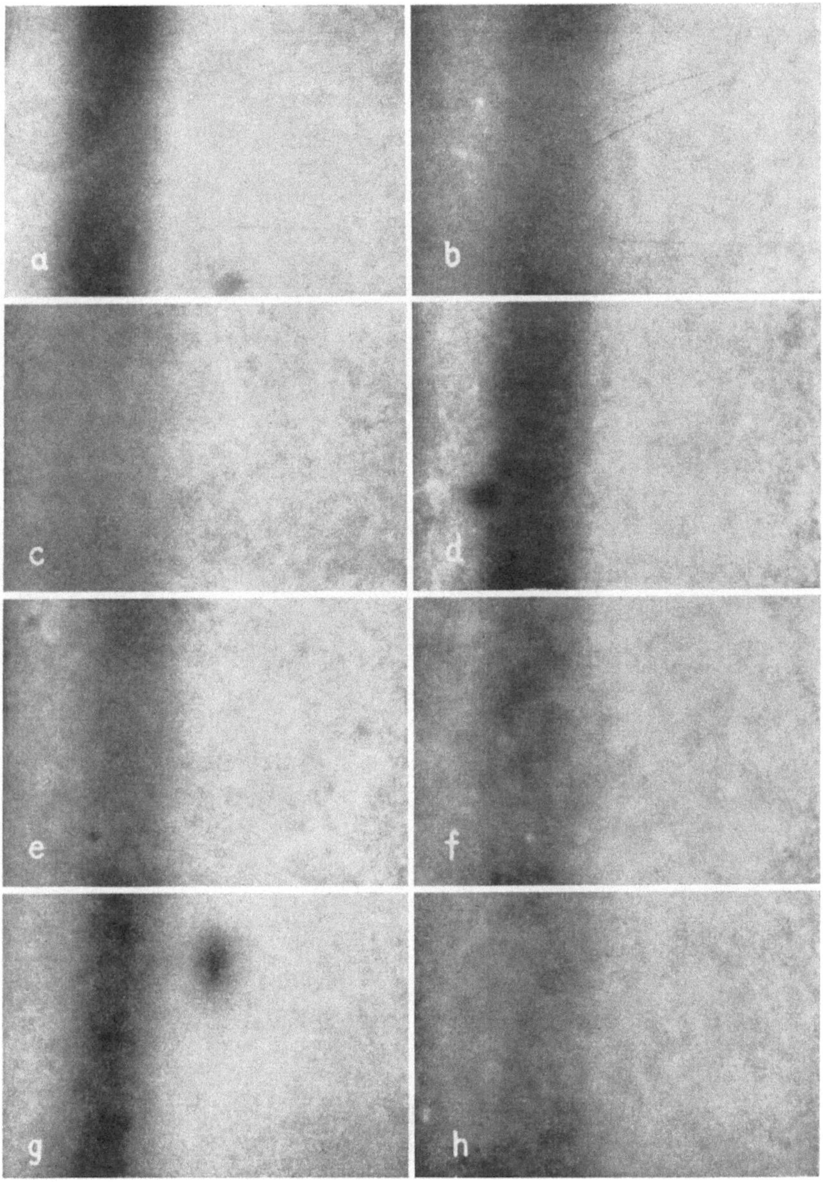

Abb. 4a—h.

Es wurden außerdem noch Mikroaufnahmen über die Schärfenabbildung kleiner Objekte gemacht. Dabei wurde zum Unterschied von den bisher besprochenen Aufnahmen mit wesentlich kleineren Vergrößerungen gearbeitet, um den Schärfeneindruck nicht durch die Abbildung der

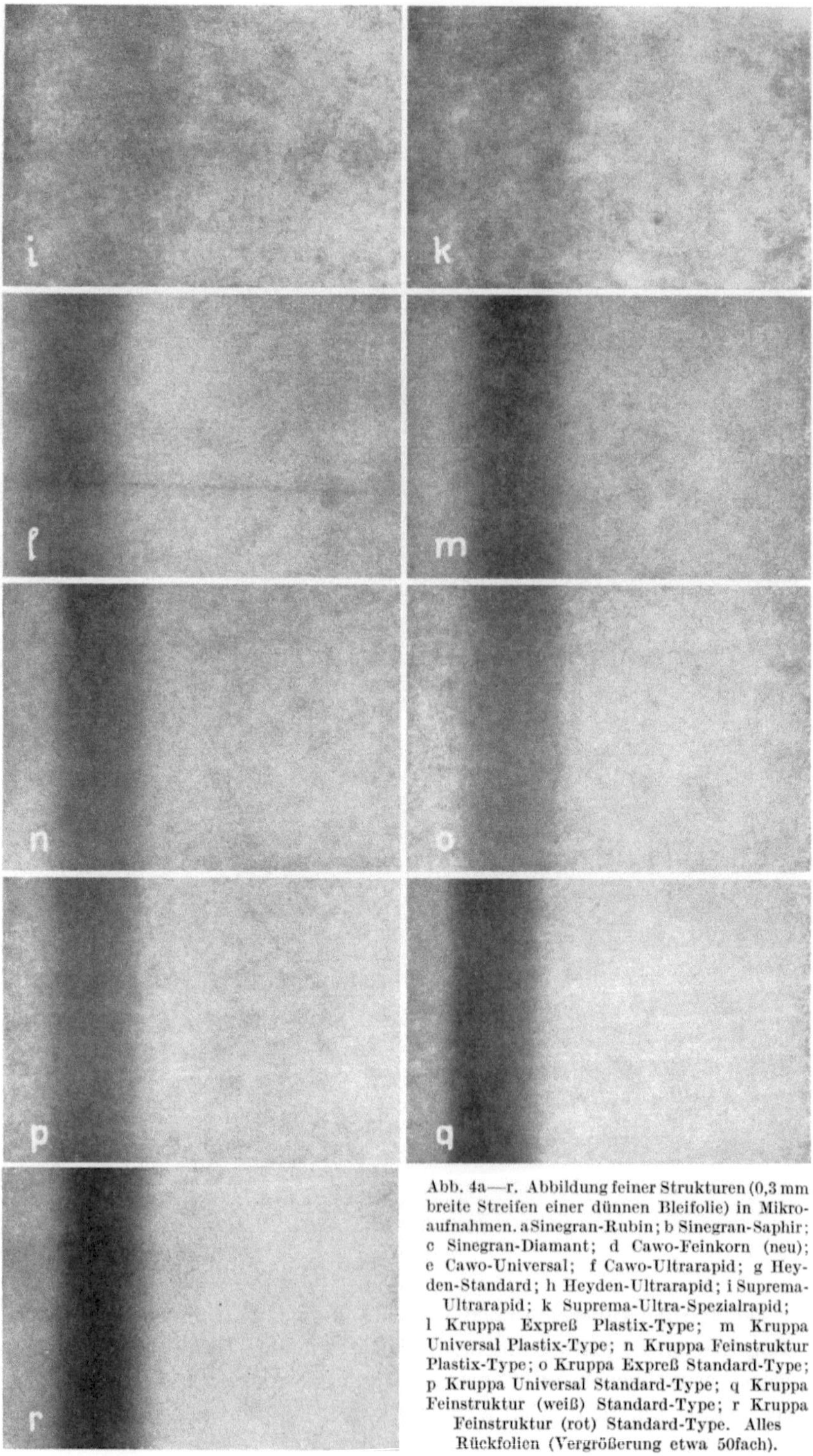

Abb. 4a—r. Abbildung feiner Strukturen (0,3 mm breite Streifen einer dünnen Bleifolie) in Mikroaufnahmen. a Sinegran-Rubin; b Sinegran-Saphir; c Sinegran-Diamant; d Cawo-Feinkorn (neu); e Cawo-Universal; f Cawo-Ultrarapid; g Heyden-Standard; h Heyden-Ultrarapid; i Suprema-Ultrarapid; k Suprema-Ultra-Spezialrapid; l Kruppa Expreß Plastix-Type; m Kruppa Universal Plastix-Type; n Kruppa Feinstruktur Plastix-Type; o Kruppa Expreß Standard-Type; p Kruppa Universal Standard-Type; q Kruppa Feinstruktur (weiß) Standard-Type; r Kruppa Feinstruktur (rot) Standard-Type. Alles Rückfolien (Vergrößerung etwa 50fach).

einzelnen für diesen Fall bedeutungslosen Folienkörner zu verwischen. Wir haben für diese Versuche eine 50fache Vergrößerung als besonders zweckmäßig gefunden. Da die Zeichenschärfe und der Kontrast in engem Zusammenhang stehen und sich gegenseitig beeinflussen, ist es, wie auch unsere Erfahrungen gezeigt haben, nicht günstig, als Objekte die üblichen Drahtgitterteste zu benutzen. Denn diese erzeugen zu große Schwärzungskontraste und die mit ihnen erhaltenen Bilder entsprechen nicht den Verhältnissen in der Praxis. Wesentlich zweckmäßiger sind Objekte, welche kleine Schwärzungskontraste hervorrufen. Man hat es in diesem Falle nicht mit einem völlig dunklen Feld zu tun, das sich aus der ungeschwärzten Umgebung hervorhebt, sondern man findet helle Flächen neben mäßig aufgehellten, wobei auf dem Film in beiden Fällen die Bilder leuchtender Folienkörner vorhanden sind.

Zur Durchführung dieser Versuche hat Klett 0,35 mm breite Streifen aus einer 0,06 mm dicken Bleifolie ausgeschnitten und auf ein 0,5 mm starkes Stückchen Plexiglas aufgeklebt. Letzteres wurde mit den Bleistreifen objektivseitig auf dem Objektträger des Mikroskopes befestigt und die Verstärkerfolie mit der Rückseite in engen Kontakt mit diesen Pb-Streifen gebracht. Die Bestrahlung erfolgte von der Rückseite her mit einem 1 mm-Focus und einer Röhrenspannung von 80 kVs, für sämtliche Folien (Apparat: DA 400, Röhre: 2/30 der Fa. C. H. F. Müller). Je nach Verstärkungsgrad der betreffenden Folie wurde das mAs-Produkt so eingestellt, daß die Aufnahmen gleiche Grundschwärzung zeigen. Das mAs-Produkt schwankte daher zwischen 3000 und 6000 mAs. Der Abstand zwischen Focus und Folie betrug jeweils 20 cm, so daß die durch die endliche Focusausdehnung bedingte Randunschärfe nicht größer als $^1/_{100}$ mm werden konnte. Die so gewonnenen Aufnahmen sind in Abb. 4 wiedergegeben. Zum Unterschied von den bisherigen Abbildungen fällt hier auf, daß sich die einzelnen Folientypen auf diesem Wege tatsächlich nach ihrer Zeichenschärfe klassifizieren lassen. Unabhängig vom Fabrikat liefert die feinzeichnende Folie jeweils ein schärferes Bild als die Universalfolie oder gar die Rapidfolie. Die Ursache für diese Erscheinung ist schwer zu klären. Da nach dem oben Gesagten und nach den Abb. 1 bis 3 die Korngröße für die Erklärung in Wegfall kommt und alle Aufnahmen so hergestellt wurden, daß die Schwärzungsunterschiede innerhalb des geradlinigen Teils der Gradationskurve liegen, muß der Kontrast als wesentliches Moment für die Entstehung der Schärfe eine ausschlaggebende Rolle spielen. Es wurde schon darauf hingewiesen, daß die einzelnen Folientypen sich wesentlich in der Art und Dicke der Leuchtschicht, in der Art der Einbettungssubstanz und der verwendeten Unterlage unterscheiden. Alle diese Umstände beeinflussen aber auch ausschlaggebend die Schwärzungskontraste. Man kann daher annehmen, daß sie für die Zeichenschärfe wesentlich wichtiger sind als die Korngröße.

Gemeinsam für alle Aufnahmen der Abb. 4 ist, daß sich die Struktur der Verstärkerfolie (helleuchtende Kornhaufen) auch in die abgeschatteten Teile fortsetzt. Man könnte fast von einer hellen Struktur vor mehr oder minder hellem Hintergrund sprechen. Worauf diese Erscheinung beruht, ist bisher nicht mit Sicherheit zu klären gewesen. Es besteht die Möglichkeit, daß es sich bei den hellen Stellen um Folienkörner handelt, die sich durch besonders große Fluorescenzlichtausbeute auszeichnen. Eine weitere Klärung dieses Umstandes soll demnächst versucht werden.

Für die Unterstützung dieser Arbeiten durch Zurverfügungstellung von Folien und Filmen haben wir den Firmen *Agfa, Cawo, Kruppa, C. H. F. Müller, Siemens-Reiniger AG., Dr. Streck* und *Dr. Goos* (Suprema) und dem Strahleninstitut der Freien Universität Berlin (Herrn Professor Dr. OESER und Dr. FROMMHOLD) besonders zu danken. Herr Dr. FROMMHOLD war uns außerdem bei der Herstellung der Aufnahmen behilflich.

Die hier geschilderten Untersuchungen beziehen sich jeweils auf einzelne Folienexemplare einer bestimmten Type, die nicht besonders ausgewählt wurde. Durch Streuung zwischen den Einzelindividuen desselben Fabrikates können selbstverständlich Abweichungen von den hier dargestellten Bildern entstehen.

Zusammenfassung.

Zur Klärung der Ursache für die Folienunschärfe wurden mit einer großen Zahl von handelsüblichen Verstärkerfolien Mikroaufnahmen hergestellt. Es zeigt sich, daß die Folienunschärfe nicht durch die Korngröße, sondern aller Wahrscheinlichkeit nach durch die Dicke der Leuchtschicht und durch die Art der Unterlage und die Einbettungssubstanz bedingt ist.

Summary.

Microradiographs were taken with a large number of commercial intensifying screens in order to determine the cause of poor screen definition. It was found that poor screen definition is due not to grain size but most probably to the thickness of the luminous layer and to the type of base and the embedding substance.

Résumé.

Afin de déterminer la cause du manque de netteté des écrans renforçateurs, on a effectué de nombreux clichés microphotographiques à l'aide des écrans renforçateurs usuels dans le commerce. Il se révèle que l'imprécision des pellicules n'est pas conditionnée par le grain, mais selon toute vraisemblance par l'épaisseur de la couche fluorescente, par la nature du support et la substance d'enrobage.

Resumen.

Para aclarar la causa de la falta de nitidez de las hojas fueron hechas microfotografías con un gran número de hojas de refuerzo usuales en el comercio. Se muestra que la falta de nitidez de las hojas está condicionada no por el tamaño del grano sino muy probablemente por el grosor de la capa luminosa y por la clase de la base y la substancia envolvente.

HERBERT SCHOBER und CONSTANTIN KLETT.

Untersuchungen über die Zeichenschärfe von Verstärkerfolien.

II. Mitteilung*.

In unserer ersten Mitteilung, die wir vor kurzem zu diesem Thema veröffentlicht haben[1], wurde eine einfache Methode zur Feststellung der Zeichenschärfe von Verstärkerfolien angegeben. Es konnte dort an Hand von Mikroaufnahmen gezeigt werden, daß bei den heute in der Röntgenologie verwendeten Folien die Größe der Leuchtkristalle keinen Einfluß auf die Zeichenschärfe haben kann. Mit Hilfe der von uns angegebenen Bleistreifenmethode konnten wir die Schärfenunterschiede zwischen feinzeichnenden, Universal- und hochverstärkenden Folien deutlich sichtbar machen. Wir beschränkten uns bei den damals durchgeführten Messungen auf die Wiedergabe einer begrenzten Anzahl charakteristischer Typen, da es uns lediglich darum zu tun war, die Brauchbarkeit der Methode zu zeigen. Die Folien wurden dabei gemäß Abb. 1 im Durchlicht geprüft, da nur bei dieser Anordnung eine unmittelbare Mikrophotographie ohne besonderen Aufwand möglich ist. Die als Testobjekt dienenden Bleistreifen konnten unmittelbar auf die Folienrückseite aufgelegt werden, die mikrophotographische Einrichtung befand sich focusfern vor der Vorderseite der Folie und störte in keiner Weise den Strahlengang der Röntgenstrahlen.

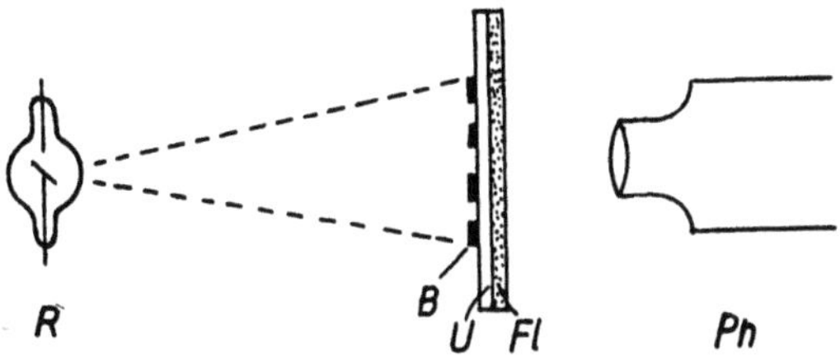

Abb. 1. Unmittelbare mikrophotographische Methode. *R* Röntgenröhre; *B* Bleistreifen, etwa 0,35 mm breit und 0,06 mm dick; *U* Unterlage (Rückseite) der Folie; *Fl* Fluorescenzschicht (Vorderseite) der Folie; *Ph* mikrophotographische Einrichtung.

Wir haben in der Zwischenzeit diese Untersuchungen auf weitere Folienfabrikate ausdehnen und größere Erfahrungen über ihre Brauchbarkeit sammeln können.

Wenn die unmittelbare Mikrophotographie der Bleistreifen ein für die Praxis ausreichendes Urteil über Folienkombinationen ergeben soll, so setzt das voraus, daß dafür die getrennte Messung der Vorder- und Rückfolie im Durchlicht genügt. Im praktischen Gebrauch wird nur die Vorderfolie von ihrer Rückseite aus durchstrahlt, bei der Rückfolie läuft die Strahlung in umgekehrter Richtung.

---

* Siehe auch Röntgen-Blätter 7, 224—229 (1954).

Es ist von vornherein nicht zu erwarten, daß die Untersuchung einer Folie im Durchlicht und im Auflicht das gleiche Ergebnis liefert. Denn bei der von hinten durchstrahlten Folie werden die tiefergelegenen Körnerschichten viel stärker angeregt als bei der von vorn durchstrahlten. Für die Prüfung der Folienkombination würde dadurch bei der Einzelmessung der Vorder- und Rückfolie im Durchlicht die Gefahr entstehen, daß Kombinationen aus relativ sehr dicken Rückfolien und dünnen Vorderfolien, wie sie von manchen Erzeugern als Hochleistungsfolienkombination hergestellt werden (z. B. Suprema, Sinegran, Cawo usw.) schlechter abschneiden als Folienkombinationen aus gleich starker Vorder- und Rückfolie (Kruppa, Cawo-Spezial usw.).

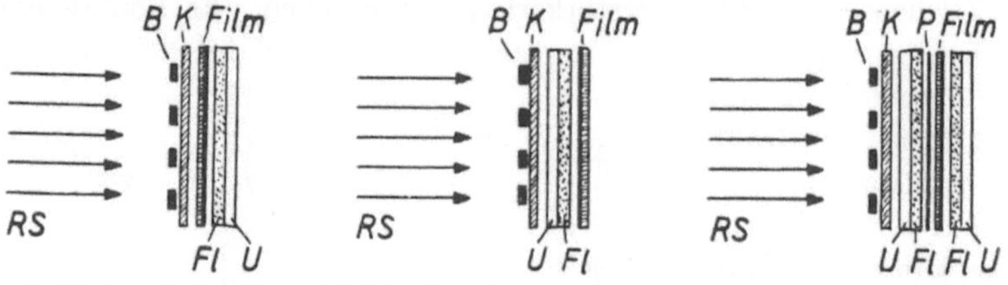

Abb. 2. Direktmethode mit nachträglicher Vergrößerung. *RS* Einfallsrichtung der Röntgenstrahlen; *B* Bleistreifen, etwa 0,35 mm breit und 0,06 mm dick; *K* Kassettendeckel; *Film* einseitig begossener, feinkörniger Film (die stark ausgezogene Linie soll die Emulsion andeuten); *P* schwarzes Papier zum Abdecken des Fluorescenzlichtes der röhrenseitigen Folie; *U* Unterlage (Rückseite) der Folie; *Fl* Fluorescenzschicht (Vorderseite) der Folie.

Um das Ausmaß und die Bedeutung dieses Umstandes zu prüfen, hat KLETT[2] das Testobjekt, wie es bereits früher in ähnlicher Weise FRANTZELL versucht hat[3], direkt auf die Kassette gelegt und die Aufnahme mit dem in Abb. 2 beschriebenen Strahlengang auf einem feinkörnigen Film (Dokumentenfilm der Firma Perutz) gemacht. Diese Aufnahmen wurden nachträglich rund 7fach vergrößert (Direktmethode mit nachträglicher Vergrößerung). Eine noch stärkere Vergrößerung (bei der in Abb. 1 dargestellten unmittelbaren mikrophotographischen Methode wurde eine 50fache Vergrößerung erhalten) erwies sich wegen der Größe des Filmkornes als unzweckmäßig.

Macht man mit dem in Abb. 2 beschriebenen Strahlengang (Direktmethode) Aufnahmen mit Folienkombinationen und mit Rückfolien allein, so erhält man immer dann ein schärferes Bild, wenn die Vorderfolie weggelassen wird. Die Aufnahmen unterscheiden sich im wesentlichen durch ihre Schwärzungsdifferenzen, also letzten Endes durch den physiologischen Kontrast. Durch das Zwischenschalten der Vorderfolie (entsprechend Abb. 2c) wird das Bild so verschlechtert, daß es sich nicht mehr merklich von jenem unterscheidet, das man bei durchstrahlter Einzelfolie erhält (Abb. 3). Die Verschlechterung der Zeichenschärfe tritt nach unserer Erfahrung weitgehend unabhängig von der Dicke der verwendeten Vorder- und Rückfolie ein. Die Aufgabe der

Vorderfolie in der Kombination ist also lediglich in der Erhöhung des Verstärkungsfaktors zu suchen. In Abb. 3 sind die Verhältnisse bei einer dicken Rückfolie und einer dünnen Vorderfolie wiedergegeben. Die Vertauschung von Vorder- und Rückfolie in der Kombination bringt wesentlich geringere Unterschiede als der Wechsel des Strahlenganges zwischen Auflicht und Durchlicht bei der Einzelfolie. Das heißt

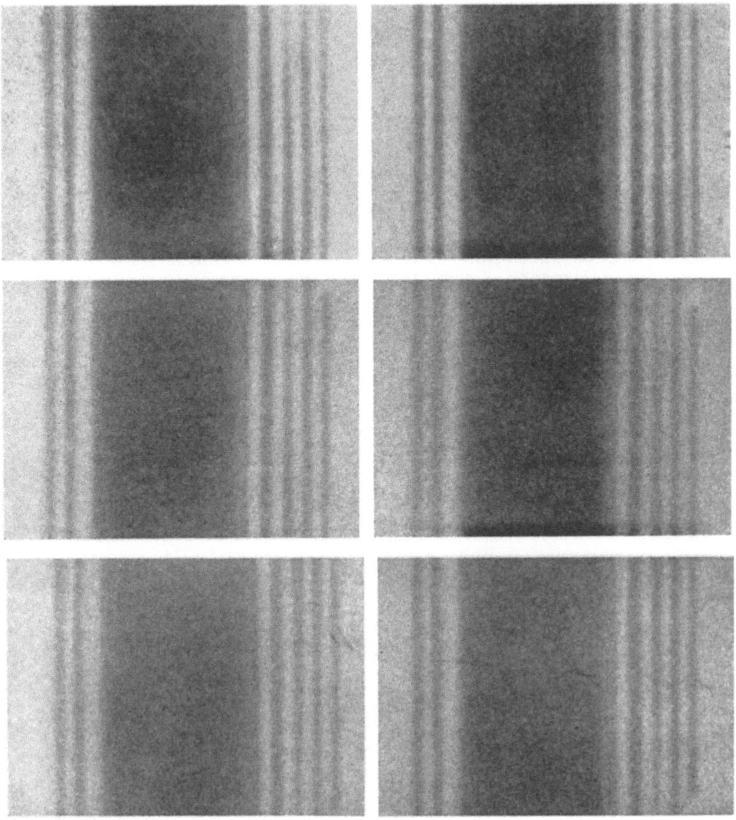

Abb. 3. Zeichenschärfe nach der Direktmethode bei nachträglicher Vergrößerung. Suprema-Ultrarapid-Spezial-Verstärkerfolie. Vergrößerung etwa 7fach. Perutz-Dokumentenfilm.

aber auch, daß im allgemeinen von zwei nach der in Abb. 1 beschriebenen unmittelbaren mikrophotographischen Methode (Durchstrahlung der Folie von rückwärts) untersuchten Einzelfolien die schärfer zeichnende sich auch in der Kombination als besser erweist.

Nach den eben beschriebenen Erfahrungen bringt die Prüfung der Folienkombination nach der Direktmethode gegenüber der unmittelbaren mikrophotographischen Technik keinen entscheidenden Vorteil, wenn man von seltenen Ausnahmefällen absieht. Bei sehr dicken

Verstärkerfolien kann bei der Durchstrahlung die Kontrastverminderung durch die Überlagerung der Randunschärfe stärker hervortreten, als

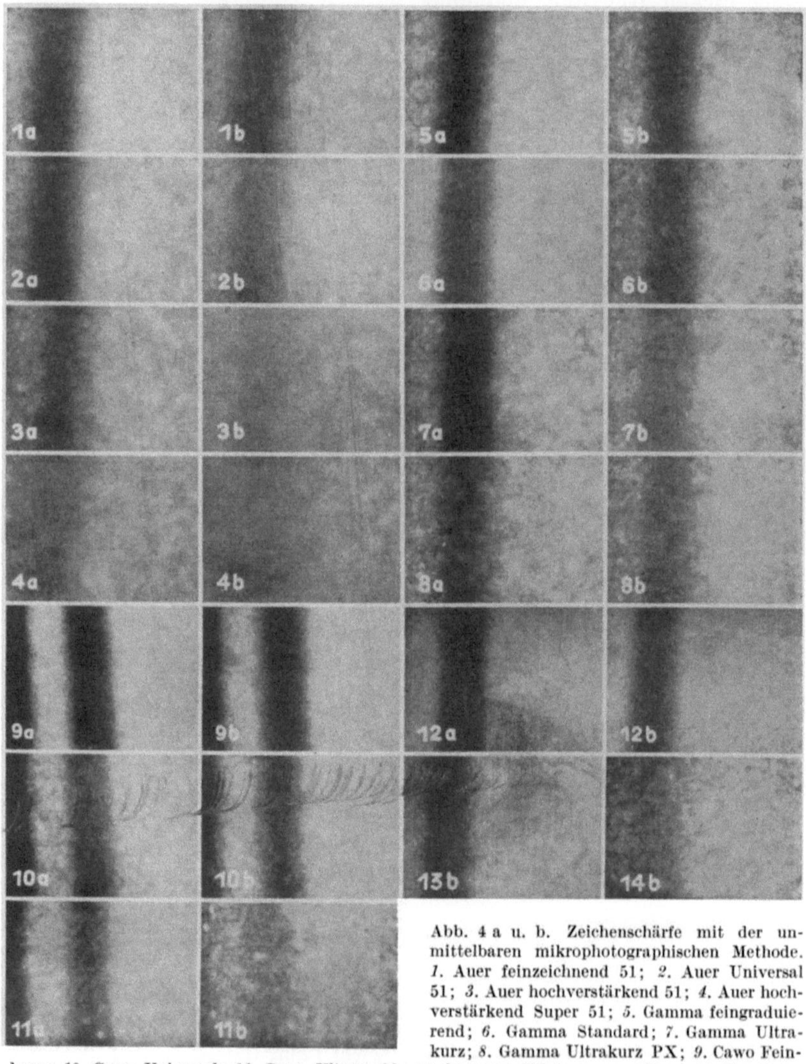

Abb. 4 a u. b. Zeichenschärfe mit der unmittelbaren mikrophotographischen Methode. *1.* Auer feinzeichnend 51; *2.* Auer Universal 51; *3.* Auer hochverstärkend 51; *4.* Auer hochverstärkend Super 51; *5.* Gamma feingraduierend; *6.* Gamma Standard; *7.* Gamma Ultrakurz; *8.* Gamma Ultrakurz PX; *9.* Cawo Feinkorn; *10.* Cawo Universal; *11.* Cawo Ultrarapid; *12.* Suprema Feinkorn, neue Type; *13.* Era Feinkorn (Rückfolie); *14.* Era Magenfolie (Rückfolie). In der Abbildung bedeutet a eine Vorderfolie und b eine Rückfolie. Vergrößerung etwa 50fach. Agfa-Fluorrapid-Film.

es ihrem praktischen Gebrauch als Rückfolie, also im Auflicht, entspricht. Im Auflicht ist die Randunschärfe im allgemeinen kleiner als im Durchlicht. Über diese Zusammenhänge wird an anderer Stelle[2] ausführlich berichtet.

Man kann sich aus der in unserer ersten Mitteilung beschriebenen Prüfung der Einzelfälle bereits ein sehr gutes Bild über deren Wirksamkeit in der Kombination verschaffen und gewinnt dabei den Vorteil einer stärkeren Vergrößerung und damit höherer Meßgenauigkeit und Unabhängigkeit von der Größe des Filmkorns. Wir haben daher auch bei der Darstellung weiterer Folientypen wieder von ihr Gebrauch gemacht (Abb. 4).

Für ein allgemein gültiges Qualitätsurteil über eine Folientype reicht allerdings, wie ausdrücklich bemerkt sei, die Beurteilung der Zeichenschärfe allein noch nicht aus. Sie muß durch die Messung des Verstärkungsfaktors, der zeitlichen Unveränderlichkeit von Zeichenschärfe und Verstärkungsfaktor und endlich der Gleichmäßigkeit in der Herstellung ergänzt werden. Über die Bestimmung des Verstärkungsfaktors hat vor kurzem FROMMHOLD[4] in dieser Zeitschrift berichtet. Die zeitliche Unveränderlichkeit von Zeichenschärfe und Verstärkungsfaktor und die Streuung in der Fabrikation läßt sich nur an Hand eines größeren Versuchsmaterials und in einem längeren Erfahrungszeitraum beurteilen. Das bisher noch nicht erfaßbare Ausmaß der Streuung zwischen den Einzelindividuen einer bestimmten Folientype kann dazu führen, daß bei unseren Mikroaufnahmen ein bestimmtes Fabrikat gegenüber anderen Fabrikaten der gleichen Folienart relativ zu gut oder zu schlecht weggekommen ist. Vor allem werden durch die unmittelbare Mikrophotographie mit Durchstrahlung der Folie bestehende Unterschiede gegenüber der Wirklichkeit etwas übertrieben. Hierüber wird man erst dann ein Urteil gewinnen können, wenn größere Meßserien vorliegen.

Den Folienherstellern haben wir für die Zurverfügungstellung der geprüften Folien und Herrn Dr. KÖLBEL vom Tuberkulose-Forschungsinstitut Borstel für Ratschläge bei der Herstellung der Mikrophotographien zu danken.

Zusammenfassung.

Die in einer früheren Arbeit begonnenen Messungen der Zeichenschärfe von Verstärkerfolien werden fortgesetzt. Es wird gezeigt, daß die damals beschriebene mikrophotographische Methode auch für die Beurteilung von Folienkombinationen brauchbar ist. Zur wirklichen Gütebeurteilung eines Fabrikates gehören außerdem die Messung des Verstärkungsfaktors, der Gleichmäßigkeit in der Fabrikation und der zeitlichen Haltbarkeit.

Summary.

The measurements of the definition of intensifying screens reported on in another article are continued. The authors demonstrate that the microphotographic method then described can also be used to determine the value of screen combinations. In addition, the following data are necessary to determine the quality of intensifying screens: intensifying factor, uniformity in production, and storing capacity.

Résumé.

Suite du travail précédent: mesures de la netteté de l'image en fonction des écrans renforçateurs. On démontre que la méthode microphotographique, décrite alors, est également utilisable pour l'appréciation des combinaisons de pellicules. Pour évaluer exactement la qualité d'un produit il faut mesurer en outre le facteur de renforçement, et tenir compte de la régularité de fabrication et de la durée de conservation.

Resumen.

Son continuadas las mediciones de la nitidez de la imagen de las hojas de refuerzo comenzadas en un anterior trabajo. Se muestra que el método microfotográfico descrito entonces es también utilizable para el enjuiciamiento de combinaciones de hojas. Para poder juzgar efectivamente de la calidad de una fabricación hay que tener en cuenta además la medición del factor de refuerzo, la uniformidad en la fabricación y la inalterabilidad temporal.

Literatur.

[1] Schober, H., u. C. Klett: Untersuchungen über die Zeichenschärfe von Verstärkerfolien. Röntgen-Blätter **6**, 214 (1953). — [2] Klett, C.: Über die Zeichenschärfe von Verstärkerfolien. Z. angew. Phys. **6**, 556 (1954). Verstärkung und Randunschärfe bei Röntgenverstärkerfolien. Naturw. **42**, 121 (1955). — [3] Frantzell, A.: Soft tissue radiographic. Acta radiol. (Stockh.) Suppl. **85**, 31 (1951). — [4] Frommhold, W.: Messungen über die Helligkeit von Verstärkerfolien. Röntgen-Blätter **7**, 33 (1954).

Herbert Schober und Marianne Roggenhausen.

Die Detailerkennbarkeit bei der Schirmbildaufnahme im Vergleich zur Großaufnahme und Durchleuchtung*.

Die Schirmbildaufnahme hat sich seit ihrer Begründung durch Janker[1], de Abreu[2], Holfelder[3] u. a. immer weitere Gebiete der Röntgendiagnostik erobert. Seit der Einführung des Mittelformates ist ihr Bereich nicht mehr ausschließlich auf die Reihenuntersuchung beschränkt; es werden mit ihr auch weitgehend Untersuchungen durchgeführt, die früher ausschließlich der Großaufnahme und der Durchleuchtung vorbehalten waren. Bei dieser Lage wurde mit Recht von verantwortungsbewußten Röntgenologen immer wieder die Frage gestellt, ob die Schirmbildtechnik hinsichtlich der Detailerkennbarkeit auch tatsächlich imstande ist, die Großaufnahme oder die Durchleuchtung zu ersetzen. Die bisherigen Untersuchungen zu diesem Problem bezogen sich allerdings entweder nur auf statistische Beobachtungen oder auf einzelne Geräte und Methoden[4]. Sie geben uns daher noch keinen verläßlichen Überblick über die tatsächlichen Verhältnisse. Aus diesem Grunde erschien es uns besonders wichtig, die in Borstel entwickelte Phantommethode auch auf die hier vorliegende Fragestellung anzuwenden und durch Untersuchung möglichst vieler Apparatetypen und Auswertemethoden ein einheitliches Bild zu gewinnen.

Seitens der Industrie wurden für die Herstellung von Schirmbildaufnahmen im Laufe der Zeit sehr viele Geräte entwickelt. Ihre Hauptunterschiede liegen einerseits im verwendeten Filmformat, andererseits in der Art der Abbildungsoptik. Nach der Bildgröße unterscheidet man zwischen

1. Kleinformaten (35 mm-Format),

a) perforierter Kleinbildfilm (heute nicht mehr gebräuchlich),

b) Technikformat, d. h. unperforierter Kleinbildfilm mit einer Bildgröße von 31 × 31 mm und

2. Zwischenformat (45 mm-Format),

unperforierter Film von 45 mm Breite mit einer Bildgröße von 40 × 40 mm;

3. Mittelformat (70 mm-Format).

Weitere Filmformate, wie der perforierte Film von 70 mm Breite und das vor allem im letzten Kriege benutzte Format von 80 × 80 mm

---

* Siehe auch Röntgen-Blätter **7**, 368—376 (1954).

Breite sind verhältnismäßig selten und können im folgenden außer acht gelassen werden.

Das *Filmformat* spielt aus verschiedenen Gründen eine bedeutsame Rolle. Einerseits wachsen mit der Größe des Filmformates nicht nur die Filmkosten, sondern auch die Kosten für die Abbildungsoptik und damit das Gerät. Andererseits wirken sich beim größeren Filmformat Emulsionsfehler und Entwicklerflecken, ja sogar die Größe des Filmkornes lange nicht so stark aus wie beim Kleinformat. Dieser Umstand bildet die entscheidende Ursache dafür, daß man heute vom ursprünglich verwendeten perforierten Kleinbildfilm mit einer Bildbreite von 24 × 24 mm zugunsten größerer Bildbreite ganz abgegangen ist. Zwischen dem heute noch gebräuchlichen unperforierten Kleinbildfilm (Technikformat), dem 45 mm-Zwischenformat und dem Mittelformat besteht aber noch ein weiterer wichtiger Unterschied. Die Auswertung der Bilder auf den beiden erstgenannten Formaten verlangt die Projektion auf einen Bildschirm, während die Bilder des Mittelformates noch mit der Ableselupe ausgewertet werden können. Durch Verwendung eines Projektionsgerätes können aber leicht zusätzliche Fehlerquellen entstehen, die bei der Lupenbetrachtung nicht vorhanden sind. Das ist mangelnde Zeichenschärfe oder ungenaue Scharfstellung des Projektionsobjektives, ungleichmäßige oder schlechte Filmauflage der zu projizierenden Bilder in der Bildbühne des Projektors, Fehler am Projektionsschirm, ungenügende Abdunklung des Projektionsraumes. Sie alle bewirken, daß die Detailerkennbarkeit bei der Projektionsmethode trotz mancher anderer Bequemlichkeiten kleiner ist als bei der Lupenbetrachtung[5].

Von der Abbildungsoptik wird in erster Linie hohe Lichtstärke und gute Zeichenschärfe verlangt. Beide Forderungen können grundsätzlich sowohl von Spiegeloptik als auch von Linsenoptik erfüllt werden; jedoch ist zu bedenken, daß eine besonders hohe Lichtstärke (Öffnungsverhältnis der Optik 1:1,0 und besser) bei gleichzeitig guter Zeichenschärfe mit der Spiegeloptik unter Verwendung der SCHMIDT-Platte[6] oder der BOUWERSschen Meniskuslinse[7] leichter und mit geringerem Aufwand zu erzielen ist als bei der Linsenoptik. Die Spiegeloptik hat demnach im Regelfalle ein Öffnungsverhältnis von 1:1,0, die Linsenoptik ein solches von 1:1,5.

Die Gerätehersteller geben als Maß für die Lichtstärke gewöhnlich die aus dem Durchmesser der Optik und ihrer Brennweite berechnete *geometrische Öffnung* oder bei der Spiegeloptik die unter Berücksichtigung der Abschattung des Strahlenganges durch die Kamera berechnete *effektive Öffnung* an. Die letztere ist entsprechend kleiner als die geometrische Öffnung. Die Öffnungsgrößen allein sind jedoch für die tatsächliche Lichtstärke eines Schirmbildgerätes noch nicht maßgebend.

Für diese spielen bei der Spiegeloptik die Reflexionseigenschaften des Spiegels, bei der Linsenoptik die Art und Zahl der verwendeten Einzellinsen und endlich bei allen Geräten noch die Verstärkungseigenschaften des Fluorescenzschirmes eine zusätzlich wichtige Rolle. Dicke Linsen oder viele an Luft grenzende und nicht mit Reflexionsschutz versehene Linsenflächen bedeuten genau so einen Lichtstärkeverlust wie schlechtreflektierende Spiegel. Ein hochverstärkender Fluorescenzschirm setzt die Zeichenschärfe des betreffenden Gerätes herab, erhöht aber gleichzeitig die Lichtstärke. Bezüglich der Schirmeigenschaften muß also in der Praxis ein Kompromiß eingegangen werden, von dem noch weiter unten kurz gesprochen werden soll.

Schon in einer früheren Arbeit[8] konnten wir in Übereinstimmung mit den Messungen von Franke mitteilen, daß das *tatsächliche Lichtstärkeverhältnis* zwischen der Spiegelkamera mit der effektiven Öffnung 1:1 und der Linsenkamera mit der Öffnung 1:1,5 nicht, wie aus rein geometrischen Gründen zu erwarten, 1:2,25, sondern rund 1:3 beträgt. Da das tatsächliche Lichtstärkeverhältnis für die Patientendosis oder zumindest bei gleicher Röhrenspannung für die Belichtungszeit maßgebend ist, bedeutet das eine deutliche Überlegenheit der Spiegelkameras 1:1 gegenüber der Linsenkamara 1:1,5 um den Faktor 3 hinsichtlich Dosis oder Belichtungszeit. Linsenkameras mit dem Öffnungsverhältnis 1:1 konnten von uns leider nicht geprüft werden. Sie kommen auch ihres hohen Preises wegen für das heute bevorzugte Mittelformat nicht ernstlich in Betracht.

Die *Zeichenschärfe* ist nach dem eben Gesagten von der Lichtstärke nicht ganz zu trennen. In der Praxis spielt allerdings für die Begrenzung der Zeichenschärfe viel weniger die Abbildungsgüte der Optik, soweit besonders ausgewählte Optik verwendet wird, als die Genauigkeit der Filmauflage und die Auflösung des Fluorescenzschirmes eine Rolle. Hinsichtlich der Zeichenschärfe ist daher zwischen den heute gebauten Spiegel- und Linsenkameras kaum ein entscheidender Unterschied zu finden. Normalerweise müssen Objektive von kleinerem Durchmesser als 1 mm nicht dargestellt werden. Es genügt daher die Benutzung eines hochverstärkenden und damit verhältnismäßig grobzeichnenden Schirmes. In Sonderfällen, wie bei der Darstellung von Silikoseherdchen, von feinen Frakturlinien, Knochenbälkchen usw., ist allerdings ein weniger verstärkender, aber besonders feinzeichnender Schirm vorzuziehen. Bei einem solchen feinzeichnenden Schirm kann es geschehen, daß auch die Unterschiede in der geometrischen Zeichenschärfe der Optik zum Ausdruck kommen und eine besonders gut zeichnende Linsenoptik trotz geringerer Lichtstärke (z. B. das Zeiss-Sonnar oder R-Biotar) anderen Optiken überlegen ist.

Wenn eben vom Zusammenhang zwischen Lichtstärke und Zeichenschärfe gesprochen wurde, so sei aus diesem Anlaß noch auf einen häufig in der Praxis gemachten Fehler hingewiesen, der unter Umständen die Zeichenschärfe eines guten Schirmbildgerätes weitgehend herabsetzen kann. Das ist die Benutzung eines ungeeigneten Röntgengerätes, z. B. eines Halbwellengerätes oder einer Festanodenröhre mit großem Focus. Bei der Schirmbildaufnahme wird im allgemeinen mit einem geringen Focusschirmabstand (80—90 cm) gearbeitet. Dadurch erhält die Focusgröße ein stärkeres Gewicht als bei der üblichen aus 1,5 oder gar 2 m Abstand gemachten Großaufnahme[5].

Wird ein Röhrenfocus großer Ausdehnung (Festanodenröhre!) benutzt, so sinkt die Detailerkennbarkeit bei der Schirmbildaufnahme außerordentlich. So konnten wir an einer mit einem Halbwellengerät betriebenen beweglichen Schirmbildanlage des Mittelformats, wie sie für Reihenuntersuchungen benutzt wird, nur mehr eine maximale Detailerkennbarkeit von 15 Ringschlitzen am Thoraxphantom finden, die sofort auf über 20 gesteigert wurde, wenn die gleiche Schirmbildkamera mit einem Vierventilgerät in Verbindung gebracht wurde.

Hinsichtlich der *Größe des Bildausschnitts* besteht zwischen der Spiegel- und der Linsenoptik ebenfalls keine entscheidende Differenz. Die äußere Begrenzung des Bildausschnittes wird entweder durch eine Gesichtsfeldblende oder durch den Licht- bzw. Schärfenabfall am Bildrand gegeben, der bei Überschreitung der für die betreffende Kamera vorgesehenen Formatgrenze sehr störend in Erscheinung treten würde. Es ist daher zwischen der Schärfenverteilung auf der nutzbaren Bildfläche und der Größe der nutzbaren Bildfläche zu unterscheiden.

Die *Schärfenverteilung auf der Bildfläche* wurde von uns experimentell an einer Spiegelkamera des Mittelformates (Odelca II) und einer Linsenkamera des gleichen Formates (Voigtländer) geprüft. Als Testobjekte wurden ein von der Firma Siemens-Reiniger zur Verfügung gestellter Siemensstern, unter flachem Winkel aneinandergrenzenden Silberkanten, Pflügerhaken (Buchstabe E) aus Zinnfolie, in Plexiglas geritzte Strichgitter, die von der Firma J. D. Möller in Wedel, Holstein, nach unseren Angaben hergestellt worden waren und das Ringphantom benutzt. Die Ergebnisse waren am besten an den Plexiglasstrichgittern abzulesen. Diese waren auf Plexiglasstreifen folgendermaßen eingeritzt worden: Jeder Plexiglasstreifen trug 5 Strichgruppen mit je 5 Einzelstrichen in verschiedenen, aber in jeder Strichgruppe gleichbleibenden Abständen. Der einzelne Strich war 0,3 mm breit und 0,3 mm tief eingeritzt. Der Abstand benachbarter Striche betrug bei Gruppe 1 0,3 mm, bei Gruppe 2 0,5 mm, bei Gruppe 3 0,8 mm, bei Gruppe 4 1,2 mm und bei Gruppe 5 1,8 mm. Die Striche waren entweder mit einer Paste aus Bleiglätteglycerin oder Kupferoxyd-Uhuklebstoff vollkommen ausgefüllt, so daß

2 Testsysteme gleicher Auflösung, aber verschiedener Kontraste, vorhanden waren. Die Strichteste wurden sowohl in der Bildmitte als auch am Bildrand bewertet. Die Zahl der auflösbaren Strichgruppen bildete das Maß für die Zeichenschärfe des Gerätes. War nur das gröbste Gitter auflösbar, so erhielt die Zeichenschärfe die Wertung 1, bei 2 Gittern 2 usw., bei allen Gittern 5. Diese Testaufnahmen wurden bei folgenden Focusschirmabständen gemacht: 80 cm, 90 cm, 100 cm, 120 cm und 150 cm. Die Testobjekte befanden sich immer unmittelbar vor dem Schirm. Sowohl bei der Odelca als auch bei der Voigtländerkamera wurde in der Bildmitte die Wertungszahl 4, am Bildrande die Wertungszahl 3 gefunden.

Die *Größe der nutzbaren Bildfläche* wurde durch Auszählung der in der Aufnahme sichtbaren Einzelquadrate eines auf dem Schirm mit Röntgenstrahlung abgebildeten schirmnahen Drahtgitters bestimmt. Das Drahtgitter bestand aus Einzelquadraten von 30,8 mm Seitenlänge. Bei der Odelca konnten in lotrechter Richtung etwas mehr als 10, in waagerechter Richtung (wegen der Verzeichnung) etwas mehr als 11 Quadrate der angegebenen Größe abgebildet werden. Bei der Voigtländerkamera sind zwar in beiden Richtungen etwas mehr als 11 Quadrate sichtbar, jedoch sind die Randquadrate wegen der Vignettierung nicht mehr verwendbar, so daß sich hier keine Überlegenheit des einen Gerätes über das andere offenbart.

Ein manchmal recht störender Nachteil der Spiegeloptik kann die besonders bei der Odelca hervortretende *kissenförmige Verzeichnung* der seitlichen, nicht aber der oberen und unteren Bildränder sein. Die unter Verwendung der Schmidt-Platte hergestellten Spiegelkameras zeigen diesen Fehler praktisch nicht.

Die Bildverzeichnung hat zwar keinen Einfluß auf die Detailerkennbarkeit, es entsteht aber durch sie ein ungewohntes Aussehen der dargestellten Objekte, das manchmal z. B. bei Beurteilung der Herz- und Thoraxform, bei Skeletaufnahmen usw. zu Schwierigkeiten führen kann. Zahlenmäßig wird die Bildverzeichnung am besten durch die Änderung des Vergrößerungsmaßstabes zwischen Bildmitte und Bildrand ausgedrückt. Das oben erwähnte Gitterquadrat von 30,8 mm Seitenlänge wird in der Bildmitte bei der Odelca um den Faktor 5,5, bei der Voigtländerkamera um den Faktor 5,8 verkleinert. Die Verkleinerung ist also in der Bildmitte bei beiden Kameras die gleiche. Sie ändert sich bei der Linsenkamera auch am Bildrand nicht. Bei der Odelca II und III U gilt das nur von der lotrechten Richtung. In waagerechter Richtung ist die horizontale Quadratseite eines am Rande abgebildeten Quadrates um 20—26% kürzer als die vertikale Quadratseite oder die horizontale Quadratseite in der Bildmitte.

Die folgende Tabelle 1 zeigt zunächst die Auswerteergebnisse hinsichtlich der Detailerkennbarkeit an unserem Ringphantom für 7 verschiedene Schirmbildgeräte. Maßgebend ist dabei die Zahl der maximal, d. h. bei der für die gewählte Spannung optimalen Belichtungszeit erkennbaren Ringschlitze.

Tabelle 1. *Maximale Detailerkennbarkeit (Zahl der richtig erkannten Ringschlitze beim Thoraxphantom) für verschiedene Schirmbildgeräte in Abhängigkeit von der Röhrenspannung in kV_s.*

Kameratype* und benutzter Röntgenapparat	Art der Optik	Öffnungsverhältnis** a) geometrisch b) effektiv	Maximale Ringzahl bei kV_s				
			50	60	70	80	90
a) Geräte des Mittelformates (70 × 70 mm Bildbreite) bei Auswertung mittels Betrachtungslupe.							
Odelca III U mit Müller DA 400	Spiegel mit Korrekturlinse nach Bouwers	a) 1:0,76 b) 1:0,93	26	25	23	23	2[illegible]
R-Nocton Zeiss-Jena mit Müller DA 1000	Linsensystem	1:1,5	27	25	23	19	—
Spiegel-Photalix 70 mit Müller DA 400	Spiegel mit Schmidt-Platte	a) 1:0,71 b) 1:1,0	24	22	21	21	20
Schönander 70 mm mit Vierventilgerät	Spiegel mit Schmidt-Platte	a) 1:0,7	23	21	20	20	19
Voigtländer R-Noctar mit Müller DA 400, Knicktubus	Linsensystem	1:1,5	22	20	19	19	17
b) Geräte des Kleinformats (35 × 35 mm und 45 × 45 mm Bildbreite) bei Auswertung mittels Projektionsgerät.							
Spiegelphotalix 45 mit Müller DA 250	Spiegel mit Schmidt-Platte	a) 1:0,79 b) 1:1,17	14	10	8	—	—
Spiegelphotalix 35 mit Müller DA 250	Spiegel mit Schmidt-Platte	a) 1:0,77 b) 1:1,05	18	18	18	—	—

* Mit Ausnahme der Schönanderkamera und Spiegelphotalix wurde ständig der Agfa-Fluorapid-Film verwendet. Bei der Schönanderkamera und Spiegelphotalix wurde Gevaert-Scopix-Film benutzt.

** Nach Angaben des Herstellers[9].

Wie aus Tabelle 1 entnommen werden kann, unterscheiden sich die einzelnen Geräte des Mittelformates hinsichtlich der Detailerkennbarkeit untereinander nur unwesentlich. Denn es ist zu bedenken, daß eine gewisse Schwankung des Mittelwertes der erkannten Ringschlitze um ± 2 in Rechnung gezogen werden muß. Das Schönandergerät und das Voigtländergerät wurden außerdem in der Form des Knicktubus, d. h. mit zwischengeschaltetem Umkehrspiegel gemessen. Dadurch kann eine Verringerung der Detailerkennbarkeit um mindestens einen Ringschlitz ohne weiteres bedingt sein.

Deutlich niedriger liegen hingegen die beiden Geräte des Kleinformates. Hier sind offensichtlich die durch die geringe Formatgröße und die zusätzlichen Fehler des Projektionsverfahrens bedingten Nachteile in Erscheinung getreten. Die bedeutende Erschwerung der Beurteilung dieser Aufnahmen gegenüber der Lupenablesung des Mittelformates war jedem der zur Messung herangezogenen Beobachter auffallend. Sie äußerte sich auch in einer entsprechend höheren Streubreite der Ergebnisse.

Vergleicht man die in Tabelle 1 niedergelegten Zahlen mit den von uns in früheren Arbeiten bei anderen Methoden gewonnenen Werten[10], so erhält man das in Tabelle 2 ersichtliche Vergleichsergebnis.

Tabelle 2. *Maximale Detailerkennbarkeit (Zahl der richtig erkannten Ringschlitze am Thoraxphantom) bei verschiedenen röntgendiagnostischen Methoden für eine Röhrenspannung von 50 kV_s.*

Methode	Zahl der erkannten Ringschlitze
Großaufnahme auf Zweischichtfilm	etwa 35—40
Großaufnahme auf Röntgenpapier	etwa 20—25
Schirmbildverfahren (Mittelformat, Lupenbetrachtung)	etwa 20—27
Schirmbildverfahren (Kleinformat, Projektion)	etwa 10—18
Durchleuchtung mittels Bildverstärkerröhre	etwa 5—10
Durchleuchtung bei guter Adaptation	etwa 1—5

Die Detailerkennbarkeit bei der Schirmbildaufnahme liegt also beim Mittelformat, unabhängig von der Art der verwendeten Kamera in der gleichen Größenordnung, wie die Detailerkennbarkeit beim Röntgenpapier. Sie ist wesentlich besser als bei der Durchleuchtung und etwas kleiner als beim Zweischichtfilm. Infolge der Eigenart des Phantoms bedeutet nämlich der Übergang von 5 auf 20 Ringe eine etwa 2—3mal so große Stufe wie der Übergang von 20 auf 35 Ringe, weil die kleineren und kontrastärmeren Ringe nicht so wie die großen auf der Phantomplatte nur einfach, sondern vielmehr mehrfach vertreten sind. Dieses Ergebnis deckt sich mit den von Beckmann und Lohmann[11] vor kurzem in der Praxis gesammelten Erfahrungen, die bei Silikoseuntersuchungen zwischen der Großaufnahme und der Schirmbildaufnahme auf Mittelformat eine Übereinstimmung von 81,2% finden. Die Detailerkennbarkeit beim Kleinformat ist jedoch deutlich geringer als beim Mittelformat und beim Röntgenpapier, allerdings noch immer wesentlich größer als bei der Durchleuchtung.

Will man also ein zusammenfassendes Urteil über die Detailerkennbarkeit bei Schirmbildgeräten gewinnen, so ist in erster Linie die Unterscheidung zwischen dem Mittelformat und den Kleinformaten oder, noch besser ausgedrückt, zwischen der Lupenbetrachtung und dem

Projektionsverfahren zu machen. Alle anderen Probleme, die zwar für die Eignung eines Gerätes zur Schirmbildphotographie eine sehr bedeutsame Rolle spielen, wie z. B. die Lichtstärke, die Größe des Bildausschnittes und die Verzeichnung, treten gegenüber der Formatfrage in den Hintergrund. Selbstverständlich wird bei sonst guten optischen Abbildungseigenschaften eine höhere Lichtstärke auch zu entsprechend kürzerer Belichtungszeit und damit zu einer Erhöhung der Detailerkennbarkeit wegen der geringeren Bewegungsunschärfe führen. Diese Frage ist aber nur dann von primärer Bedeutung, wenn rasch bewegte Objektteile, z. B. Thorax oder Unterleibsorgane, aufgenommen werden sollen.

Das für die vorliegenden Untersuchungen benötigte Dosimeter wurde vom Deutschen Zentralkomitee zur Bekämpfung der Tuberkulose liebenswürdigerweise zur Verfügung gestellt. Außerdem habe ich Herrn Professor Holthusen sowie den Firmen C. H. F. Müller A.G., G. Schönander und Siemens-Reiniger für die leihweise Überlassung von Apparaten bzw. die Ermöglichung der Messungen an im praktischen Betrieb befindlichen Geräten zu danken.

Zusammenfassung.

Die Detailerkennbarkeit an verschiedenen Schirmbildkameras wurde mit Hilfe des Thoraxphantoms untersucht. Sie liegt vor allem beim Mittelformat in der gleichen Größenordnung wie diejenige bei der Großaufnahme auf Zweischichtfilm und wesentlich besser als bei der Durchleuchtung. Das Kleinformat führt wegen der zu seiner Auswertung nötigen Projektionsmethode und wegen des größeren Einflusses der Filmfehler zu wesentlich größerer Fehlerstreuung und geringerer Detailerkennbarkeit als das Mittelformat bei Lupenbetrachtung.

Summary.

The detail detectability produced by various fluorographic cameras was investigated by means of the thorax phantom. Particularly with medium-sized film it is of the same order as that of full-size radiographs on double-coated film and it is considerably better than in radioscopy. Because of the projection required and the greater influence of film defects small-size radiographs show a considerably larger scatter of error and less detail detectability than the medium-sized radiograph viewed through a magnifying glass.

Résumé.

Au moyen d'un thorax mannequin on a examiné la précision des détails de divers appareils de radiographie à écrans. Cette précision est — surtout pour les formats moyens — du même ordre de grandeur que celle des gros plans sur films à double couche et nettement supérieure à celle obtenue en radioscopie. Par suite de la méthode de projection nécessaire à son utilisation et de la grande influence des défauts du film, le petit format augmente nettement les possibilités d'erreurs et diminue la finesse des détails par rapport au format moyen examiné à la loupe.

Resumen.

La reconocibilidad de detalles en diversas cámaras de fluorografía fué investigada con ayuda del maniquí radiológico. Está, sobre todo en el formato mediano, en el mismo orden de tamaño que aquellas de la gran fotografía en películas de dos capas y muchísimo mejor que en la radioscopia. El formato pequeño, a causa del método de proyección necesario para su valoración, y a causa de la mayor influencia del defecto de la película, conduce a una dispersión mucho mayor de errores y a una más pequeña reconocibilidad de detalles que el formato mediano en la observación con la lupa.

Literatur.

[1] JANKER, R.: Die indirekte Röntgenaufnahme und ihre Anwendungsmöglichkeiten. Fortschr. Röntgenstr. Beih. zu Bd. **52** (1935). — [2] ABREU, M. DE: Verfahren und Apparatur zur kollektiven Röntgenphotographie (indirekte Röntgenaufnahme). Z. Tbk. **80**, 70 (1938). — [3] HOLFELDER, H., u. F. BERNER: Stand und Aussichten der Kleinbildphotographie vorm Röntgenschirm. Münch. med. Wschr. **1938**, 1818—1827. — [4] AXÈN, O.: Vergleich zwischen der Detailerkennbarkeit auf Schirmbildphotographie, bei der Durchleuchtung und auf Großfilmaufnahmen. Acta radiol. (Stockh.) **22**, 547—555 (1941). — [5] SCHOBER, H.: Die klinische Bedeutung der Feinfokusröhre. Röntgen-Blätter **6**, 102—112 (1953). — [6] SCHMIDT, B.: Ein lichtstarkes komafreies Spiegelsystem. Mitt. Hamb. Sternw. Bergedorf **7**, 15—17 (1932). — [7] BOUWERS, A.: Achievements in optics. Amsterdam u. New York: Elsevier 1950. — [8] SCHOBER, H.: Neue Entwicklungen auf dem Gebiet der Schirmbildphotographie. Beitr. Klin. Tbk. **108**, 120—121 (1953). — [9] SCHOBER, H., u. M. ROGGENHAUSEN: Phantomuntersuchungen über die Verwendbarkeit des Röntgenpapiers in der Lungendiagnostik. Fortschr. Röntgenstr. **78**, 75—79 (1953). — [10] HONDIUS-BOLDINGH, W.: Röntgen-Kameraphotographie mit Hilfe eines Spiegelsystems. Philips techn. Rdsch. **11**, 325—338 (1952). — SEIFERT, W.: Moderne Aufnahmeeinrichtungen für Röntgenschirmbildphotographie. Röntgen-Blätter **6**, 262—272 (1953). — [11] BECKMANN, H., u. TH. LOHMANN: Vergleichsuntersuchungen zwischen Großaufnahmen und Mittelformataufnahmen bei der Erkennung beginnender Silikose. Röntgen-Blätter **6**, 123—126 (1954).

K.-J. SIEMS und J. KRACHT.

Zur Wirkung des Follikelhormons auf die weibliche Genitaltuberkulose.

Tierexperimentelle und klinische Beobachtungen *.

Experimentelle Grundlagen über die Beziehungen zwischen Follikelhormon und weiblicher Genitaltuberkulose liegen unseres Wissens bisher nicht vor. Dagegen finden sich zahlreiche widerspruchsvolle und zudem wenig vergleichbare Angaben über den Ablauf der extragenitalen Tuberkulose (Lit. bei SCHÄFER) nach Kastration und Follikelhormonbehandlung. Die teils divergierenden Ergebnisse dürften im wesentlichen durch unterschiedliches Tiermaterial, Infektionsmodus und Infektionsdosis sowie durch die Art des jeweils benutzten Hormonpräparates und seiner Dosierung bedingt sein. IZZO und CICARDO z. B. berichten über einen verzögerten Ablauf der Tuberkulose bei kastrierten Meerschweinchen, während mit Oestradiol behandelte Normaltiere schneller ihrer Tuberkulose erlagen. Sie fanden histologisch bei den Kastraten überwiegend proliferative Gewebsreaktionen, während in der mit Oestradiol behandelten Gruppe Verkäsungen — ähnlich wie bei Kontrolltieren — im Vordergrund standen.

SWEDBERG konnte am Kaninchen unter Follikelhormon ebenfalls einen beschleunigten Verlauf der Tuberkulose feststellen. Seine Befunde bestätigen den klinischen Eindruck, daß das Aufflackern latenter Tuberkulosen beim Partus und im Puerperium möglicherweise durch die veränderte hormonale Situation entstehen kann. Dagegen fanden LURIE und Mitarbeiter bei der gleichen Species unter Follikelhormon eine verzögerte Absterbeordnung und nehmen an, daß diese mit einer Verminderung der Bindegewebspermeabilität gegenüber der Tuberkulose in Zusammenhang stehen könnte. Über das Auftreten von Genitaltuberkulose wird in diesen Arbeiten nicht berichtet.

Die eigenen Untersuchungen hatten vor allem die Fragestellung, ob und inwieweit Manifestationen der experimentellen Tuberkulose am Erfolgsorgan der Oestrogene auftreten können. Außerdem sollte der zeitliche Ablauf der Infektion beurteilt werden. Hierzu erwiesen sich im Hinblick auf Schlußfolgerungen für die Klinik gezielte experimentelle Versuchsanordnungen als notwendig.

* Zbl. Gynäk. **76**, 1975 (1954).

Material und Methodik.

Gleichrassige weibliche Meerschweinchen, mit einem Ausgangsgewicht von 210—240 g, wurden in 6 Versuchsserien zu je 4 Gruppen eingeteilt.

I. 30 Tiere wurden zwecks Ausschaltung der endogenen Follikelhormonproduktion einzeitig in Äthernarkose kastriert, die Tuben wurden entfernt. Dem Uterus fehlen damit die Ovarialhormone, so daß die Uterusmucosa regressiv transformiert wird. Nach 4 Wochen erfolgte die intraperitoneale Infektion mit Mycobacterium tuberculosis. Diese Infektionsart bot den Vorteil, eine etwaige tuberkulöse Manifestation im Genitalorgan entweder auf lymphogenem oder hämatogenem Wege zu ermöglichen. Eine canaliculäre Infektion schied im Hinblick auf die Operationstechnik aus. Die Behandlung mit täglich 0,0025 mg Cyren, in öliger Lösung intramuskulär appliziert, setzte mit dem 14. Tag nach der Infektion ein.

II. 30 Meerschweinchen wurden in gleicher Weise kastriert und infiziert, aber nicht mit Follikelhormon behandelt.

III. 20 Tiere wurden probelaparotomiert, aber nicht kastriert. Die Infektion erfolgte im gleichen Zeitabstand. Keine Hormonbehandlung.

IV. 20 Meerschweinchen wurden lediglich infiziert und dienten als Kontrolltiere.

Die Versuchsdauer vom Zeitpunkt der Infektion betrug längstens 7 Monate. Die Infektion erfolgte mit einer Reinkultur von Mycobacterium tuberculosis, Typus humanus, von der 2 Ösen (2 mm Durchmesser) auf 20 cm^3 sterilem Aqua dest. homogen verteilt wurden. 3 cm^3 dieser Grundsubstanz wurden auf 50 cm^3 mit sterilem Aqua dest. aufgefüllt und je 1 cm^3 dieser Lösung zur Infektion benutzt.

Ergebnisse.

Die Absterbeordnung (Tabelle 1) veranschaulicht den zeitlichen Einfluß von Kastration und Follikelhormonbehandlung auf den Ablauf der extragenitalen Tuberkulose. Sie gestattet keine Rückschlüsse auf eine Miterkrankung der Genitalorgane. Die Tiere der Gruppe I starben sämtlich bis zum Ablauf des 4. Monats nach der Infektion, die der Gruppe II bis zum Ablauf des 6. Monats mit Schwerpunkt im 5. Monat. Daraus läßt sich ableiten, daß das Follikelhormon die extragenitale Tuberkulose gegenüber allen anderen Versuchsgruppen aggravierend beeinflußt hat (s. auch SWEDBERG). Entgegen den Befunden von IZZO und CICARDO konnte kein verzögernder Einfluß der Kastration festgestellt werden, im Gegenteil, diese Tiere starben bereits in der überwiegenden Mehrzahl vor den ersten Tieren der Gruppen III und IV. Die restlichen Kontrolltiere wurden im 7. Monat getötet, da die zeitliche

Tabelle 1. *Absterbeordnung.*

	Monate						
	1	2	3	4	5	6	7
I. Kastration + Follikelhormon		2	17	11			
II. Kastration				9	18	3	
III. Probelaparotomie						2	18
IV. Kontrollen						4	16

Tabelle 2. *Uterusgewichte.*

	Gewicht bis														
	0,5	1	1,5	2	2,5	3	3,5	4	4,5	5	5,5	6	6,5	7	8 g
I. Kastration + Follikelhormon											9	7	9	3	2
II. Kastration	6	15	9												
III. Probelaparotomie		3	12	5											
IV. Kontrollen		1	16	3											

Unterschiedlichkeit zu den Gruppen I und II ausreichend gesichert war. In Analogie zur Absterbeordnung fanden sich nicht nur quantitative, sondern auch qualitative Unterschiede der tuberkulösen Gewebsläsionen in den großen parenchymatösen Organen der Brust- und Bauchhöhle. In Gruppe I handelte es sich vorwiegend um schwerste verkäste Tuberkulosen mit kavernösen Einschmelzungen in den Lungen. In Gruppe II lagen wesentlich weniger ausgedehnte und vorwiegend gemischtförmige, verkäst-granulierende Herde vor. Auffallend war die Häufigkeit von Exsudaten im Bauchraum (bis zu 30 cm^3), in den Pleurahöhlen sowie im Perikard. Quantitativ geringere Veränderungen wiesen die Gruppen III und IV auf, bei denen rein granulierende Tuberkulosen im Vordergrund standen.

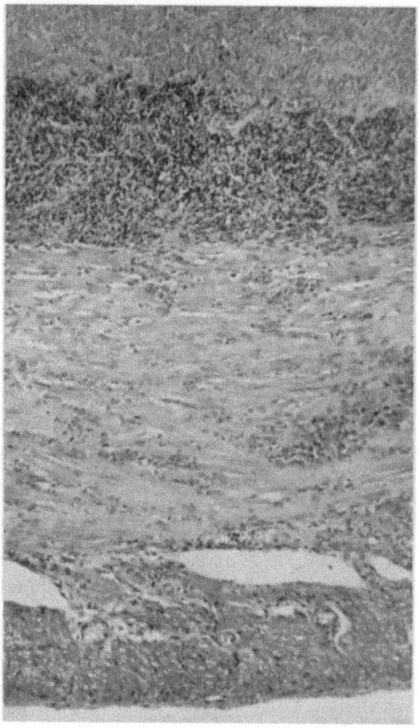

Abb. 1. Meerschweinchenuterus. Verkäste Tuberkulose des Endometriums unter Follikelhormonbehandlung. Fehlen sämtlicher Drüsenschläuche. Interstitielle Myometritis tuberculosa. (Übersicht.)

Die stimulierende Wirkung des Follikelhormons zeigte sich in der starken Vergrößerung, Verdickung und Rötung beider Hörner und der Cervix. Neben der allgemeinen Peritonealtuberkulose fanden sich auch einzelne grau-glasig, teils hämorrhagisch imbibierte Serosaknötchen. Auf Querschnitten durch den Uterus war die Lichtung in einzelnen Fällen in ganzer Ausdehnung teils mit bröckligen, teils mit weichen Käsemassen ausgefüllt. Ovarialreste wurden in keinem Fall gefunden.

Als Kastrationseffekt war bei der Gruppe II eine typische Rückbildung der Uteri festzustellen. Die Uteri der Gruppe III und IV entsprachen der Norm. Dieser Befund wurde durch den Vergleich der Uterusgewichte — Frischwägung — objektiviert (Tabelle 2). In diesen 3 Gruppen bestand makroskopisch kein Anhalt für Tuberkulose am Genitale. Fast gleichmäßig verteilt liegen die Gewichte der Gruppe I in der Skala 5,5—8,0 g und damit eindeutig über denen der Restgruppen. Hierfür ist wohl im wesentlichen die oestrogene Wirkung verantwortlich, zusätzlich könnte sich der Tuberkulosebefall ausgewirkt haben.

In den Uteri der Gruppe I sind spezifisch tuberkulöse Veränderungen mit qualitativ und quantitativ unterschiedlichen Gewebsreaktionen nachweisbar. Die stimulierende Wirkung des Follikelhormons hat am Erfolgsorgan zu der erwarteten progressiven Umwandlung der Schleimhaut geführt, deren Kennzeichen proliferierte hyperplastische Drüsenschläuche mit hellem, sezernierenden, hochzylindrischem Epithel und blasigen, basal stehenden Kernen sind. Das Stroma ist teilweise aufgelockert und weist ebenfalls Kernschwellungen auf. Submucosa und Muskelschichten sind verdickt. In der Cervix ist die Proliferation der Schleimhaut mit hochzylindrischen, blasig umgewandelten Drüsenzellen besonders deutlich. Erwähnenswert sind hier Plattenepithelmetaplasien und zahlreiche parakeratotische Verhornungen, allerdings ohne jeden Anhalt für maligne Entartung.

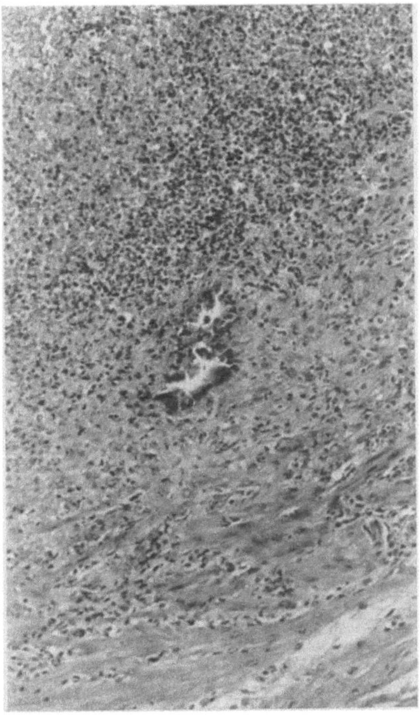

Abb. 2. Verkäste Endometritis tuberculosa mit einem einzigen in Einschmelzung übergehenden Drüsenschlauch. (Mittlere Vergrößerung.)

Am Endo- und Myometrium werden in verschiedener Anzahl perivasculär, teils in unmittelbarer Nachbarschaft von Lymphbahnen gelegene retikulierte Tuberkel mit einzelnen Riesenzellen, Lymphocyten und Kerntrümmern angetroffen. Diese Veränderungen sind in sämtlichen untersuchten Partien gleichartig, so daß ein bevorzugter Befall bestimmter Abschnitte nicht vorliegt. Wesentlich eindrucksvoller sind jedoch Fälle von verkäster Endometritis tuberculosa. Hierbei wird die Lichtung von völlig strukturlosen oder mit Kerntrümmern und einigen Leukocyten durchsetzten Verkäsungen eingenommen. Das Übersichtsbild

(Abb. 1) zeigt — ähnlich wie bei Kavernenwänden — einen breiten, aus tuberkulösem Käse bestehenden Innensaum, der nach innen in eine lympho-leukocytär durchsetzte Demarkationszone übergeht. Drüsenschläuche fehlen entweder ganz oder sind nur noch als in Einschmelzung begriffene Fragmente vorhanden (Abb. 2). Im Myometrium wechseln Partien interstitieller Entzündung mit Zonen verkäster Myometritis und Anteilen knötchenförmiger, granulierender Tuberkulose. Der Schwerpunkt der Veränderungen liegt im Bereich des Endometriums. In Richtung der Muskulatur nehmen die Herde an Zahl ab (Abb. 3), die

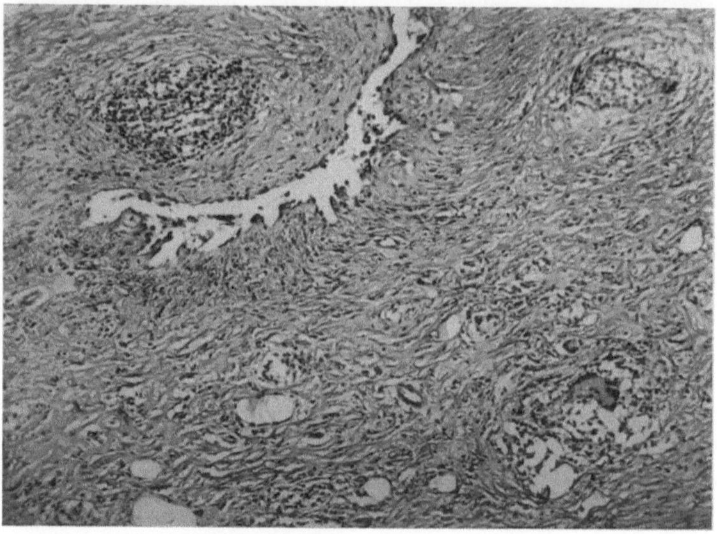

Abb. 3. Granulierende Myometritis tuberculosa. Disseminierte retikulierte, teils riesenzellhaltige Tuberkel in der Ringmuskelschicht. (Übersicht.)

Längsmuskelschicht ist meist nicht mehr beteiligt. Es handelt sich demnach um eine Endo-Myometritis tuberculosa. Fluorescenzmikroskopisch wurden am Schnitt Kleinst- und Splitterformen säurefester Stäbchen in geringer Zahl nachgewiesen (Dr. Kölbel). Intraperitoneal infizierte Kontrollen, die nicht mit Follikelhormon behandelt worden waren, wiesen sämtlich ein normales Schleimhautbild auf, tuberkulöse Gewebsläsionen wurden in keinem Fall beobachtet.

Besprechung.

Die Manifestation der experimentellen Tuberkulose im Meerschweinchenuterus nach Follikelhormonbehandlung ist nicht nur von praktisch therapeutischer Bedeutung, sondern darf auch als weiterer Modellversuch zur hormonalen Beeinflußbarkeit örtlicher Krankheitserscheinungen gelten.

In verschiedenen Versuchsanordnungen konnte TONUTTI nachweisen, daß die Reaktionsfähigkeit bestimmter Substrate weitgehend vom inkretorischen Apparat bestimmt wird und sich durch Eingriffe in dieses Gefüge ändern kann. Nach dieser leicht reproduzierbaren Versuchsanordnung bleibt z. B. die hämorrhagische Nekrose der Nebennierenrinde nach Di-toxinvergiftung am hypophysektomierten Meerschweinchen aus und tritt nach Substitution mit ACTH wie beim Normaltier wieder auf. Hieraus geht hervor, daß die Reagibilität des Rindengewebes auf Di-toxin vom corticotropen Hormon bestimmt wird. In ähnlicher Weise gelang es TONUTTI, durch Gonadotropin bei infantilen männlichen Meerschweinchen eine hämorrhagische Nekrose des Hodens mit Di-toxin zu erzielen, obwohl das Hodengewebe normalerweise auf das Toxin nicht reagiert. Auch in diesem Fall führt das Zusammentreffen beider Reize zur Substratläsion. Das gleiche gilt für die Meerschweinchenschilddrüse, bei der BAHNER nach Stimulierung mit hohen Dosen von Thyreotropin durch Di-toxin Hämorrhagien und Nekrosen erzielte.

Besonders deutlich konnte das Zusammenwirken von Di-toxin und Hormon an der Uterusschleimhaut als Erfolgsorgan demonstriert werden. TONUTTI und MATZNER gelang die Erzeugung hämorrhagischer Nekrosen im Endometrium gravider Tiere, während bei normalen Tieren nach Di-toxin allein kaum Veränderungen zu beobachten waren. Der gleiche Befund ergab sich, wenn hypophysektomierte und kastrierte Meerschweinchen vor der Toxinapplikation mit Oestradiol behandelt wurden. Diese Beispiele legen dar, daß Substrate, welche normalerweise auf Di-toxin nicht reagieren, bei gleichzeitiger Hormonapplikation sich ebenso verhalten wie die Nebennierenrinde des Normaltieres, die letztlich über den unspezifischen Alarmreiz des Di-toxins durch Mehrausschüttung von corticotropem Hormon ausgelöst wird. Es ist naheliegend, die eigenen Versuchsergebnisse in ähnlicher Weise zu deuten. Die morphokinetische Wirkung des Follikelhormons verleiht der Uterusmucosa jene zur tuberkulösen Gewebsläsion führende Reaktionsfähigkeit, die dem normalen oder kastrierten intraperitoneal infizierten Meerschweinchen fehlt. Diese Deutung schließt Verallgemeinerungen über die Beziehungen zwischen experimenteller Tuberkulose und Keimdrüsen ebenso aus wie Rückschlüsse über die Auswirkungen einer spezifischen Hormontherapie bei menschlicher Tuberkulose. Abgesehen davon dürfte speziell eine forcierte Follikelhormonbehandlung der weiblichen Genitaltuberkulose kontraindiziert sein.

Die für Praxis und Klinik wesentlichen Schlußfolgerungen der experimentellen Ergebnisse beziehen sich auf die Frage, inwieweit hohe Follikelhormondosen den Ablauf einer Genitaltuberkulose negativ beeinflussen können. Diese Gefahr besteht besonders dann, wenn bei der Behandlung klimakterischer Beschwerden und Amenorrhoen relativ hohe und häufig wiederholte Depotgaben angewandt werden. Unter solchen Bedingungen ist die Möglichkeit der Exacerbation klinisch „ausgeheilter“ symptomloser Genitaltuberkulosen gegeben. Hierfür zwei kurz skizzierte Beispiele:

1. Eine 19jährige Patientin kam wegen eines doppelseitig entzündlichen Adnexprozesses zur klinischen Behandlung. Eine Gonorrhoe, menstruelle oder

postmenstruelle Aszension usw. waren auszuschließen. Um eine über 8 Monate dauernde Amenorrhoe zu überwinden, waren seit 4 Monaten hohe Follikelhormondosen verabreicht worden. Dadurch wurde das Wiedereinsetzen der Menses bereits nach 2 Monaten erwirkt. Vor Beginn dieser Behandlung hatte keine Adnexverdickung bestanden. Die Ursache des zur Einweisung führenden Krankheitsprozesses konnte durch Menstrualblutuntersuchung sowohl fluorescenz-mikroskopisch als auch im Tierversuch geklärt werden. Es handelte sich um eine Genitaltuberkulose.

2. Bei einer 52jährigen Patientin war vor 21 Jahren eine Tubendurchblasung und eine Laparotomie vorgenommen worden. Damals wurde eine Peritonealtuberkulose gefunden. Möglicherweise bestand auch eine Genitaltuberkulose, da die Patientin niemals gravide wurde. Menopause vor 10 Jahren, also mit dem 42. Lebensjahr. Jetzt wegen Wechseljahrsbeschwerden und Ausfallserscheinungen mehrfache, in 3—4wöchigen Abständen erfolgte Follikelhormon-Depotbehandlung. Nach dieser Behandlung traten Blutungen auf. Klinikeinweisung zur notwendigen Abrasio, die histologisch eine Endometritis tuberculosa ergab. Die Patientin äußerte aus wirtschaftlichen und häuslichen Gründen dringend den Wunsch, operiert zu werden, um eine längere Heilstättenbehandlung zu vermeiden. Totalexstirpation des Uterus und Exstirpation beider Adnexe. Histologisch fand sich auch in beiden Tuben und im rechten Eierstock eine frische Tuberkulose.

In beiden Fällen dürfte die Verabfolgung großer Dosen Follikelhormon die Exacerbation der Genitaltuberkulose bewirkt haben.

Die Frage, ob auch eine endogene Hormonüberproduktion den Anstoß zu einem Aufflammen latenter Genitaltuberkulosen oder der Neuerkrankung des weiblichen Genitale geben kann, muß offen bleiben. Für den wegbereitenden Einfluß einer derartigen endogenen Hormonüberproduktion spricht die Angabe von Nevinny-Stickel, der in 24% seiner Fälle von Endometritis tuberculosa eine cystisch-glanduläre Hyperplasie feststellt. Diese Zahl liegt um etwa 50% über gleichartigen Endometriumsbefunden nichttuberkulöser Genese.

Zusammenfassung.

Am Meerschweinchen wird der Einfluß des Follikelhormons und der Kastration auf den Ablauf der Tuberkuloseinfektion untersucht. Die Absterbeordnung ergibt einen beschleunigten Verlauf der extragenitalen Tuberkulose sowohl bei kastrierten als auch bei gleichzeitig mit Follikelhormon behandelten Tieren.

Erstmalig wird experimentell bei Kastraten eine Endo- und Myometritis tuberculosa durch Follikelhormonbehandlung beobachtet. Während die Uterusmucosa des intraperitoneal infizierten normalen oder kastrierten Meerschweinchens nicht erkrankt, bewirkt das Follikelhormon die Reaktionsfähigkeit seines Erfolgsorgans mit dem Tuberkelbakterium. Diese Ergebnisse sind ein weiteres Beispiel der hormonalen Beeinflußbarkeit örtlicher Krankheitserscheinungen.

Als klinische Schlußfolgerung ergibt sich, daß hohe Follikelhormongaben bei florider und latenter weiblicher Genitaltuberkulose kontraindiziert sind. Darüber hinaus besteht die Möglichkeit, daß streuende extragenitale Tuberkulosen sich unter forcierter Oestrogentherapie im weiblichen Genitale manifestieren können.

Summary.

The influence of the follicular hormone and of castration on the development of tubercular infection is investigated in guinea-pigs. The order in which the animals died proves that extragenital tuberculosis is accelerated both in castrated animals and in those treated simultaneously with follicular hormone.

This is the first time that endometritis and myometritis tuberculosa have been experimentally observed in castrates as a consequence of treatment with follicular hormone. While the uterine mucosa of the intraperitoneally infected animals (normal or castrated) are not affected, the follicular hormone produces a reactive capacity of its target organ with the tubercle bacterium. These results are another proof that local pathological processes can be influenced by hormones.

From the clinical point of view we arrive at the conclusion that in cases of fully developed and latent feminine genital tuberculosis large doses of follicular hormone are contra-indicated. Moreover there is a possibility that disseminating extragenital tuberculosis may manifest itself in the female genitals under forced oestrogen treatment.

Résumé.

Etude, pratiquée sur cobayes femelles, de l'influence de la folliculine et de la castration sur l'évolution de la tuberculose. Le taux de mortalité révèle une évolution accélérée de la tuberculose extra-génitale, aussi bien chez les animaux castrés que chez ceux traités simultanément à la folliculine.

Pour la première fois on observe expérimentalement une endométrite et myométrite tuberculeuses provoquées par le traitement à la folliculine chez des animaux castrés. Tandis que la muqueuse utérine des cobayes normaux ou castrés, infectés intrapéritonéalement reste saine, la folliculine provoque une sensibilisation de l'utérus au bacille tuberculeux. Ces résultats sont un exemple supplémentaire de l'influence hormonale sur certains phénomènes pathologiques locaux.

En conclusion clinique de ces études, il semble contre indiqué d'administrer de fortes doses de folliculine dans les cas de tuberculose génitale féminine en évolution ou latente. Il peut arriver de plus que, sous l'influence d'une thérapeutique intensive à la folliculine, certaines tuberculoses extragénitales à tendances desséminatrices, se manifestent dans les organes génitaux féminins.

Resumen.

Es investigada en conejillos de Indias la influencia de la hormona folicular y la castración en el curso de la infección tuberculosa. El orden de mortandad da un curso acelerado de la tuberculosis extragenital tanto en animales castrados como tratados con hormona folicular.

Por primera vez es observada experimentalmente en castrados una endometritis y miometritis tuberculosa por tratamiento de hormona folicular. Mientras que la mucosa del útero del conejillo de Indias, normal o castrado, infectado por vía intraperitonal, no enferma, la hormona folicular produce una capacidad de reacción del órgano que responde a la influencia nerviosa con la bacteria tuberculosa. Estos resultados constituyen otro ejemplo de la influenciabilidad hormonal de síntomas locales patológicos.

La conclusión clínica es que las grandes dosis de hormona folicular son contraindicadas en los casos de tuberculosis genital feminina graves y latentes. Además de ello existe la posibilidad de que las tuberculosis extragenitales dispersas se manifiesten en los genitales femeninos bajo el influjo de una terapia forzada de estrogeno.

Literatur.

BAHNER, F.: Persönliche Mitteilung. — IZZO, R., y V. CICARDO: Semana méd. **1947**, 649. — LURIE, M., T. HARRIS, S. ABRAMSON and M. ALLISON: Amer. Rev. Tbc. **59**, 186 (1951). — NEVINNY-STICKEL, J.: Arch. Gynäk. **182**, 104 (1952). — SCHÄFER, E. L.: Erg. Tbk.forsch. **12**, 209 (1954). — SWEDBERG, B.: Acta med. scand. (Stockh.) **139**, Suppl. 254 (1951). — TONUTTI, E.: Dtsch. med. Wschr. **1951**, 1041. — TONUTTI, E., u. K. H. MATZNER: Naturwiss. **1950**, 455. — Neue med. Welt **1950**, 1361.

HANS WOJAHN.

Zur quantitativen Bestimmung der Thiobarbitursäuren*.

Aus der Thiobarbitursäurereihe (I) haben vor allem die 5,5-Dialkylderivate eine Bedeutung als Arzneimittel. Hingewiesen wird auf das besonders in angloamerikanischen Ländern verwendete *Thiopental* wie die *Promonta*-Präparate *Inactin* und *Thiothyr*:

$$\begin{array}{c} NH\text{---}CO \\ | \quad\quad | \\ S=C \quad\quad C\!\!<^{R}_{R_1} \quad\quad I \\ | \quad\quad | \\ NH\text{---}CO \end{array}$$

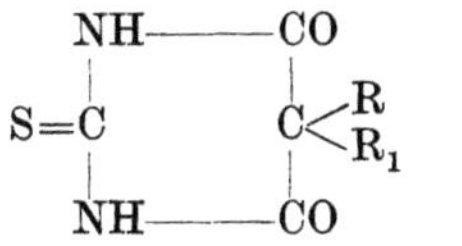

Thiothyr = R und R_1 = CH_2—CH_3
Thiopental P.I. = R = CH_2—CH_3
R_1 = CH—CH_2—CH_2—CH_3
   |
   CH_3
Inactin = R = CH_2—CH_3
R_1 = CH—CH_2—CH_3
   |
   CH_3

Für die quantitative Bestimmung von Thiopental ist in der Internationalen Pharmakopöe ein Verfahren aufgenommen, bei dem die aus dem Na-Salz abgeschiedene Thiobarbitursäure mehrmals mit Chloroform ausgeschüttelt und der Abdampfungsrückstand dann gewichtsanalytisch bestimmt wird.

Nachstehend werden einige maßanalytische Methoden mitgeteilt, mit denen 5,5-Dialkylderivate mit ausreichender Genauigkeit bestimmt werden können. In der Schnelligkeit ihrer Ausführung wie Spezifität sind sie dem in der Internationalen Pharmakopöe angegebenen gravimetrischen Verfahren überlegen.

Die für NH—C=S-Verbindungen charakteristische Hypojoditmethode (WOJAHN[1]) ist auch bei Thiobarbitursäuren anwendbar. Diese

1) $8\,NaOH + 4\,J_2 \longrightarrow 4\,NaJ + 4\,NaJO + 4\,H_2O$

2) $\begin{array}{c} CO\text{---}NH \\ | \quad\quad | \\ ^{R}_{R_1}\!\!>\!C \quad\quad C=S + 4\,NaJO \longrightarrow \\ | \quad\quad | \\ CO\text{---}NH \end{array} \begin{array}{c} CO\text{---}NH \\ | \quad\quad | \\ ^{R}_{R_1}\!\!>\!C \quad\quad C=O + Na_2SO_4 + 4\,NaJ + 2\,H_2O \\ | \quad\quad | \\ CO\text{---}NH \end{array}$

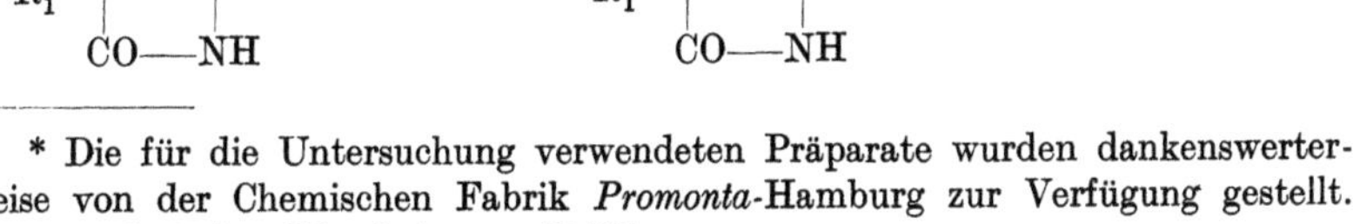

* Die für die Untersuchung verwendeten Präparate wurden dankenswerterweise von der Chemischen Fabrik *Promonta*-Hamburg zur Verfügung gestellt. Unter technischer Mitarbeit von E. WEMPE.

[1] Arch. pharmaz. Ber. dtsch. pharmaz. Ges. **284**, 243 (1951); **285**, 245, 280, 375 (1952). — Pharmaz. Zentralh. **91**, 326 (1952).

bei Zimmertemperatur verlaufende Reaktion, bei der unter Verbrauch von 8 Jodäquivalenten der Schwefel zu SO_4 oxydiert wird (Gleichung 1 und 2), ist bei den Dialkylverbindungen, sofern man sich an eine bestimmte Mindestalkalikonzentration hält (s. Versuchsteil), nach 10 bis 15 min beendet. Nach dem Ansäuern wird der unverbrauchte Jodanteil — wie üblich — mit 0,1 n-Natriumthiosulfat zurücktitriert. Über die bei den einzelnen Präparaten erzielten Ergebnisse gibt Tabelle 1 Aufschluß.

Tabelle 1. *Ergebnisse verschiedener volumetrischer Methoden zur Wertbestimmung von 5,5-Dialkylthiobarbitursäure*[1].

Präparat Nr.	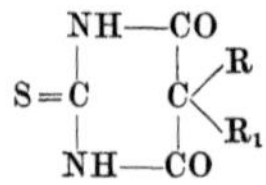	Mol.-Gewicht	%-Gehalt nach: Hypojoditmethode %	Bromatmethode a %	bromometrisches Verfahren b %	argentometrisches Verfahren %
1	$R, R_1 = CH_2—CH_3$ „Thiothyr-Promonta"	200,25	97,1	96,3 bis 97,0	nicht untersucht	97,5 bis 98,7[2]
2	$R = CH_2—CH_3$ $R_1 = CH<{CH_3 \atop CH_3}$	214,28	96,5 bis 98,0	97,0	93,5 bis 94,5	97,0
3	$R = CH_3$ $R_1 = CH_2—CH_2—CH_3$	214,28	98,0 bis 98,5	99,3 bis 100,0	93,5 bis 94,0	96
4	$R = CH_3$ $R_1 = CH—CH_2—CH_3$ | CH_3	214,28	98,0 bis 99,0	98,5	94—95	100
5	$R = CH_2—CH_3$ $R_1 = CH—CH_2—CH_3$ | CH_3 „Inactin-Promonta"	228,30	97,7	97—97,5	95	98,0
6	$R = CH_2—CH_2—CH_3$ $R_1 = CH_2—CH_2—CH_2—CH_3$	242,33	98,0 bis 98,5	97,0 bis 97,5	94,5 bis 95,5	99
7	$R = CH_2—CH_3$ $R_1 = CH—CH_2—CH_2—CH_3$ | CH_3 „Thiopental"	242,33	97,0	96,6	95,0	97,5
8	$R, R_1 = CH_2—CH_2—CH_2—CH_3$	256,36	97,5 bis 98,5	105,0 bis 105,5	98,5	100

[1] Die in den einzelnen Rubriken eingesetzten Zahlen sind Mittelwerte aus mehreren Parallelversuchen; in den Fällen, wo eine größere Streuung beobachtet wurde, sind Minimal- wie Maximalwerte eingesetzt.

[2] Die hier eingesetzten Werte wurden mit der in Arch. pharmaz. Ber. dtsch. pharmaz. Ges. **284**, 245 (1951) veröffentlichten Methodik bestimmt.

Die Hypojoditmethode ist auch zur Gehaltsbestimmung der unsubstituierten Thiobarbitursäure brauchbar; die Reaktionsdauer ist hier aber auf 30 min auszudehnen. Ungeeignet ist das jodometrische Verfahren bei 5-Monoalkylderivaten (Äthylthiobarbitursäure wurde als Modellsubstanz verwendet; vgl. Tabelle 2).

Tabelle 2. *Übersicht über den Halogenverbrauch* (in Äquivalenten/Mol.) *bei O- und S-haltigen Barbitursäurederivaten*[1].

Präparat	Einwirkungsdauer min	Jod bzw. Bromäquivalente/Mol, ermittelt nach		
		Hypojodit-verfahren	Bromatmethode a	Bromid-Bromat-verfahren b
Barbitursäure	15	0—0,15 J	2,1—2,38 Br	0,0 Br
	30	—	—	0,0 Br
	60	0—0,012 J	2,86—2,88 Br	0,12 Br
Thiobarbitursäure	10	*7,52 J (94%)*	10,6 Br	8,8 Br
	30	*7,76—7,84 J (97—98%)*	10,8—10,96 Br	9,76 Br
				9,92 Br
Äthylbarbitursäure	10	0,12—0,18 J	1,12—1,16 Br	0,0 Br
	30	—	1,20—1,28 Br	0,0 Br
	60	—		0,1 Br
Äthylthiobarbitursäure	10	8,6—8,9 J	8,0 Br (100%)	7,4—7,57 Br (93—94,4%)
	30	9,0—9,1 J	7,9—8,0 Br (98,8—100%)	7,75 Br (96,9%)
	60	—	8,1—8,2 Br (101,2—102,5%)	7,75—7,85 Br (96,9—98,1%)

[1] In einzelnen Fällen sind in Klammern die aus dem J- oder Br-Äquivalentverbrauch erreichten Prozentzahlen aufgeführt.

Barbitursäure wie Äthylbarbitursäure, die sich präparativ mit H_2O_2, $K_2Cr_2O_7$ oder $KMnO_4$ u. a. zu Dialursäure- (II) bzw. Hydurilsäurederivaten (III) oxydieren lassen, verhalten sich nämlich gegen Hypojodit sehr unterschiedlich. Barbitursäure

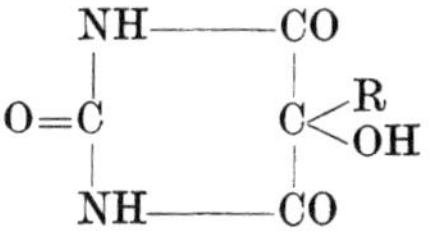
II

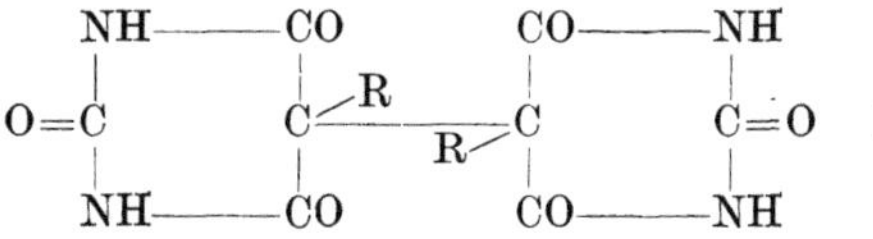
III

zeigt keinen meßbaren Jodverbrauch, wohl aber die 5-Äthylverbindung (vgl. Tabelle 2). Diese verschiedenartige Reaktionsfähigkeit der O-haltigen Verbindungen macht es verständlich, daß Thiobarbitursäure mittels der Hypojoditmethode bestimmt werden kann, da hier nur die gewünschte S-Oxydation erfolgt. Bei Äthylthiobarbitursäure wird dagegen ein unkonstanter Halogenverbrauch beobachtet, der zwischen 8,6—9,1 Äquivalenten streuen kann.

Die unter Gleichung 2 formulierte Oxydation der Thiogruppe ist auch mit 0,1 n-Kaliumbromat in mineralsaurer Lösung möglich, als Lösungsmittel für die Thiobarbitursäuren wird Essigsäure benutzt. Der Bromatüberschuß wird jodometrisch zurückgemessen. Zu Ergebnissen, die mit denen der Hypojoditmethode übereinstimmen, gelangt man, sofern man die Oxydationszeit auf rund 60 min verlängert. Mitunter sind bei dieser Einwirkungsdauer Überwerte nicht vermeidbar; die bei Verbindung 8 (Tabelle 1) aufgeführten Werte weisen darauf hin, daß sich die Bromatoxydation nicht ausschließlich auf die der S-Oxydation beschränkt. Sofern die Titration in Gegenwart von Bromid vorgenommen wird, ist die Oxydation der Thiogruppe nicht quantitativ; es werden generell Unterwerte erhalten.

Thiobarbitursäure verbraucht bei der Titration mit Bromat wie auch Bromid-Bromat mehr als 8 Bromäquivalente (vgl. auch den positiven Bromatverbrauch bei Barbitursäure). Die Art der Reaktionsprodukte wurde nicht untersucht, zumal aus der Höhe des Bromatverbrauchs nicht auf ein einheitliches Endprodukt geschlossen werden kann.

Bei Äthylthiobarbitursäure entsprechen die mit der Bromatmethode bestimmten Werte nach 30 min annähernd dem theoretischen Verbrauch von 8 Bromäquivalenten; nach einer Zeit von 60 min, die sich für die Bestimmung der Dialkylderivate als zweckmäßig erweist, liegt der Bromatverbrauch etwas höher. Der im Vergleich zur Thioverbindung relativ höhere $KBrO_3$-Verbrauch bei Äthylbarbitursäure läßt sich wohl damit erklären, daß hier der Überschuß an Oxydationsmittel wesentlich höher liegt. Die volumetrische Bestimmung der Thiosubstanz kann nur dann als einigermaßen zuverlässig angesehen werden, wenn der Zusatz von 0,1 n-$KBrO_3$ langsam erfolgt und außerdem ein allzu großer Überschuß vermieden wird.

Äthylbarbitursäure zeigt dagegen bei der Bromid-Bromatmethode keinen meßbaren Bromverbrauch, sofern die Reaktionszeit 30 min nicht überschreitet und der Halogenüberschuß jodometrisch zurückgemessen wird. Bei dieser Methodik tritt primär Brom als Kation in die Molekel ein (= 5-Äthyl-5-brombarbitursäure); diese reagiert aber mit Kaliumjodid unter Abscheidung von 2 Äquivalenten Jod (zit. PH. FRESENIUS[1]). Dementsprechend kann bei der Äthylthiobarbitursäure mit Bromid-Bromat (bei 30minütiger Einwirkung) außer der S-Oxydation keine Nebenreaktion erwartet werden; in Übereinstimmung mit den Ergebnissen bei Dialkylthiobarbitursäuren führt aber diese Reaktion bei der Äthylthioverbindung nicht immer zu einer quantitativen SO_4-Oxydation (Verbrauch von nur 7,75 Bromäquivalenten bei 30minütiger Einwirkung).

Analytisch unterscheiden sich die 5,5-Dialkylthiobarbitursäuren von den homologen O-haltigen Verbindungen durch ihre schwerlöslichen Silbersalze, die ihrer elementaren Zusammensetzung nach die Formulierung IV besitzen. Die in ammoniakalischer Lösung auf Silbernitratzusatz entstehenden Niederschläge sind feinkörnig, meist farblos oder

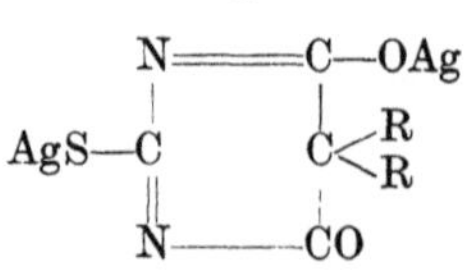

IV

schwach gelb gefärbt. Dagegen geben die Präparate mit verhältnismäßig niedrigem Molekulargewicht (bei unseren Untersuchungen 5,5-Diäthylthiobarbitursäure wie 5-Methyl-5-isopropyl-thiobarbitursäure) selbst

[1] Angew. Chem. **64**, 470 (1952).

schon bei Zimmertemperatur braune Niederschläge; hier werden nämlich die Verbindungen vom Typ IV unter Ag_2S-Bildung hydrolysiert. Die Ag-Verbindungen der höhermolekularen Thiobarbitursäuren sind weitgehend stabil; auch beim Erhitzen erfahren diese nur eine geringe hydrolytische Zersetzung. Die begrenzte Löslichkeit von IV ermöglicht die maßanalytische Bestimmung der 5,5-Dialkylthiobarbitursäuren: Eine ammoniakalische Lösung der zu untersuchenden Präparate wird mit einem Überschuß von 0,1 n-$AgNO_3$ versetzt; im Filtrat wird nach dem Ansäuern der Silberüberschuß rhodanometrisch zurücktitriert. Die nach dieser Vorschrift ermittelten Werte zeigen eine weitgehende Übereinstimmung mit denen der Hypojoditmethode.

Von den hier mitgeteilten Verfahren ist die Hypojodit- der Bromatmethode überlegen, da sie bei den von uns untersuchten Verbindungen die am wenigsten streuenden Ergebnisse liefert. Außerdem ist das jodometrische Verfahren weniger zeitraubend; auch läßt sich die in Trockenampullen in Form der Na-Verbindungen enthaltene Substanz schneller in Natronlauge als in Essigsäure lösen. Hinsichtlich Genauigkeit und Zuverlässigkeit ist das argentometrische Verfahren der Hypojoditmethode vergleichbar.

Versuchsteil.

1. Hypojoditmethode.

Zur Bestimmung der *Dialkylthiobarbitursäuren* wird eine frisch bereitete Lösung von 50 mg ($= {}^1/_{4000}$—${}^1/_{5000}$ Mol) des betreffenden Präparats in 10 ml Wasser und 5 ml 20%iger Natronlauge mit 25 ml 0,1 n-Jod versetzt. Nach 10—15 min wird die klare Lösung mit 25%iger Salzsäure angesäuert und mit 0,1 n-Natriumthiosulfat, eventuell unter Zusatz weniger Tropfen Stärkelösung, bis zur Entfärbung titriert. Entsprechend einem Verbrauch von 8 Jodäquivalenten entspricht 1 ml 0,1 n-Jod ${}^1/_{80000}$ Mol Thiobarbitursäurederivat, d. h.

1 ml 0,1 n-Jod = 2,503 mg Thiothyr,
= 2,853 mg Inactin,
= 3,029 mg Thiopental.

Den Titrationsversuchen der *Thiobarbitursäure, Äthylthiobarbitursäure* wie der homologen sauerstoffhaltigen Präparate lagen andere Konzentrationsverhältnisse zugrunde. Die in Tabelle 2 eingetragenen Ergebnisse wurden mit folgenden Ansätzen erhalten:

a) Thiobarbitursäure $= {}^1/_{10000}$ Mol in 20 ml 10%iger Natronlauge mit 20 ml 0,1 n-Jod.

b) Barbitursäure $= {}^1/_{5000}$ Mol in 20 ml 5%iger Natronlauge mit 10 ml 0,1 n-Jod.

c) Äthylthiobarbitursäure $= {}^1/_{3000}$ Mol in 20 ml 5%iger Natronlauge mit 30 ml 0,1 n-Jod.

d) Äthylbarbitursäure $= {}^1/_{3000}$ Mol in 20 ml 5%iger Natronlauge mit 20 ml 0,1 n-Jod.

Zu a). Im Vergleich zu den Versuchen mit den Dialkylderivaten ist hier die Alkalikonzentration größer; außerdem ist die verwendete Jodmenge rund doppelt so hoch, als zur Umsetzung benötigt wird.

Zu b) und d). Beide Verbindungen verbrauchen für die Oxydation wenig Jod (vgl. Tabelle 2); mithin ist während der eigentlichen Reaktion die Konzentration an NaJO wesentlich größer als bei den entsprechenden Thioverbindungen.

2. *Bromometrisches Verfahren.*

a) Eine Lösung von 50 mg des betreffenden Thiobarbitursäurederivats in 20 ml Essigsäure läßt man nach Zusatz von 5 ml 25%iger Salzsäure und 25 ml 0,1 n-Kaliumbromat im verschlossenen Kolben 30 oder 60 min stehen. Sodann wird nach Kaliumjodidzusatz mit 0,1 n-Natriumthiosulfat bis zur Entfärbung titriert. 1 ml 0,1 n-$KBrO_3$ = $^1/_{80000}$ Mol Thiobarbitursäurederivat (vgl. auch die unter der Hypojoditmethode angegebenen Äquivalenzzahlen).

b) Die Lösung der Präparate in Essigsäure und Salzsäure mit gleicher Konzentration — wie unter a) angegeben — wird vor dem Kaliumbromatzusatz mit Kaliumbromid versetzt.

Anmerkung. Für die Titrationsversuche von Thiobarbitursäure, Äthylthiobarbitursäure wie der homologen O-haltigen Verbindungen wurden ähnliche Konzentrationsverhältnisse eingehalten, wie beim Hypojoditverfahren im einzelnen angegeben ist. Das bezieht sich auch auf den dort unter b) und d) gemachten Hinweis über die höhere Konzentration des Oxydationsmittels bei den S-freien Substanzen.

3. *Argentometrisches Verfahren.*

Eine Lösung von 100 mg Thiobarbitursäurederivat in 10 ml Wasser und 5 ml 25%igem Ammoniak wird in einem 100 ml-Meßkolben mit 25 ml 0,1 n-$AgNO_3$ versetzt und anschließend bis zur Marke aufgefüllt. In einem bestimmten Volumen des Filtrats wird nach dem Ansäuern mit verdünnter Schwefelsäure oder Salpetersäure der $AgNO_3$-Überschuß mit 0,1 n-Ammoniumrhodanid zurückgemessen. 1 ml 0,1 n-$AgNO_3$ = $^1/_{20000}$ Mol Thiobarbitursäurederivat.

Zusammenfassung.

5,5-Dialkylthiobarbitursäuren (z. B. Thiopental, Inactin, Thiothyr) lassen sich maßanalytisch mit Hypojodit bestimmen. Bei dieser Reaktion wird der Schwefel der C=S-Gruppe zu SO_4 oxydiert (Verbrauch von 8 Jodäquivalenten je Mol); eine nach dem gleichen Schema verlaufende Oxydation wird durch Titration mit 0,1 n-Kaliumbromat in mineralsaurer Lösung erreicht. Dialkylthiobarbitursäuren lassen sich auch argentometrisch bestimmen.

Bei Äthylthio- wie Thiobarbitursäure sind das Hypojodit- wie Bromatverfahren nicht generell anwendbar.

Summary.

Hypoiodite can be used for the quantitative analysis of 5,5-dialkylthiobarbituric acids (e.g. Thiopental, Inactin, Thiothyr). During this reaction the sulphur of the C=S-group is oxidised to SO_4 (use of 8 iodine equivalents per mol); oxidation along the same lines can be achieved by titration with 0.1 n-potassium bromate in a mineral-acid solution. Dialkylthiobarbituric acids can also be determined by argentometry. The hypoiodite and bromate methods cannot always be applied to ethylthiobarbituric acid and thiobarbituric acid.

Résumé.

Il est possible d'effectuer le dosage pondéral des acides 5,5-dialkylthiobarbituriques (tels que: Thiopental, Inactin, Thiothyr) au moyen d'hypoiodite. Au cours de cette réaction le soufre du groupe C=S est oxydé en SO_4 (8 équivalents d'iode par Mol); on obtient une oxydation se déroulant selon le même processus, par titrage au moyen de 0,1 n-bromate de potassium en solution minérale acide. On peut également doser argentométriquement les acides dialkylthiobarbituriques. Pour les acides éthylthiobarbituriques ou thiobarbituriques il n'est généralement pas possible d'utiliser les procédés à l'hypoiodite et au bromate.

Resumen.

Los ácidos 5,5-dialquilotiobarbitúricos (p. ej. Thiopental, Inactin, Thiothyr) pueden ser determinados en el análisis volumétrico por medio de hipoyodito. En esta reacción el azufre del grupo C=S oxida dando SO_4 (consumo de 8 equivalentes de yodo por mol); se alcanza una oxidación con el mismo curso que la anterior mediante la titulación con 0,1 n-bromato de potasa en solución ácida mineral.

Los ácidos dialquilotiobarbitúricos pueden determinarse también por vía argentométrica.

En los ácidos etiltiobarbitúricos y tiobarbitúricos los procedimientos de hipoyodito y de bromato no pueden ser aplicados de modo general.

Wissenschaftliche Vorträge im Jahre 1954.

12. 3. 1954	Prof. Dr. G. v. HÉVESY, Stockholm	Radioaktive Markierung von Erythrocyten (Methodik und Anwendung).
14. 5. 1954	Prof. Dr. A. OMODEI-ZORINI, Rom	Erfahrungen mit der Chemotherapie der Tuberkulose in Italien.

Kolloquien.

19. 2. 1955 Desinfektionsfragen bei der Tuberkulose.
Leitung: Prof. Dr. HEICKEN, Robert-Koch-Institut, Berlin

Organe der Stiftung
und Verzeichnis der wissenschaftlichen Mitarbeiter
des Institutes.

I. Präsidium:

KAI UWE VON HASSEL, Ministerpräsident des Landes Schleswig-Holstein.
Dr. KURT SIEVEKING, Erster Bürgermeister der Freien und Hansestadt Hamburg.
WILHELM KAISEN, Senatspräsident der Freien Hansestadt Bremen.

II. Kuratorium:

Kurator: Landesminister Dr. Dr. PAUL PAGEL, Kiel, † 11. 8. 1955.
Innenminister Dr. HELMUT LEMKE, Kiel.
Stellvertretender Kurator: BRUNO GÜNTHER, Erster Direktor der Landesversicherungsanstalt der Freien und Hansestadt Hamburg.

Mitglieder:

Dr. WALTER ALNOR, Landrat des Kreises Segeberg, Bad Segeberg.
Dr. WERNER BORN, Erster Direktor der Landesversicherungsanstalt Schleswig-Holstein, Lübeck.
Dr. EMIL GREUL, Präsident der Gesundheitsverwaltung der Freien Hansestadt Bremen.
Lt. Regierungsdirektor ARTHUR ROTHKEHL, Gesundheitsbehörde der Freien und Hansestadt Hamburg.
Dr. RUDOLF SCHMIDT, Geschäftsführer der Bundesversicherungsanstalt für Angestellte, Berlin.
GOTTLIEB SIMSTEDT, Erster Direktor der Landesversicherungsanstalt Oldenburg-Bremen, Oldenburg.

III. Wissenschaftlicher Beirat:

Vorsitzender: Prof. Dr. WALTER BÜNGELER, Kiel.
Stellvertretender Vorsitzender:
Prof. Dr. GERHARD DOMAGK, Wuppertal-Elberfeld.

Mitglieder:

Prof. Dr. HEINRICH BRÜGGER, Wangen (Allgäu).
Prof. Dr. CURT ELZE, München.
Prof. Dr. ERWIN GAUBATZ, Heidelberg.
Prof. Dr. WILLY GIESE, Münster.
Prof. Dr. ROLF GRIESSBACH, Augsburg.
Prof. Dr. ERIK HEDVALL, Uppsala.
Prof. Dr. LUDWIG HEILMEYER, Freiburg i. Br.
Prof. Dr. JOACHIM HEIN, Tönsheide.
Prof. Dr. ERICH HESSE, Hamburg.
Prof. Dr. HERMANN HOLTHUSEN, Hamburg.
Prof. Dr. K. A. JENSEN, Kopenhagen.
Dr. ERICH JENSEN, Bremen.
Prof. Dr. PASCUAL JORDAN, Hamburg.
Dr. H. KLEESATTEL, St. Andreasberg.

Prof. Dr. Dr. Josef Kimmig, Hamburg.
Prof. Dr. Joachim Kühnau, Hamburg.
Prof. Dr. Willy Laatsch, Hamburg und Kiel.
Prof. Dr. Dr. Andreas Lembke, Kiel.
Prof. Dr. Kurt Lydtin, München.
Prof. Dr. Walter Mevius, Hamburg.
Prof. Dr. A. Omodei-Zorini, Rom.
Prof. Dr. Walter Parrisius, Essen-Steele.
Prof. Dr. Franz Redeker, Koblenz.
Prof. Dr. Helmuth Reinwein, Kiel.
Prof. Dr. Hans Schlossberger, Frankfurt a. M.
Prof. Dr. Erich Schröder, Berlin.
Prof. Dr. Werner Schulemann, Bonn.
Prof. Dr. José Silveira, Bahia.
Dr. Kurt Ullmann, Cuxhaven.
Prof. Dr. Dr. h. c. Kurt Wagener, Hannover.
Prof. Dr. A. Westergren, Stockholm.
Prof. Dr. Johannes Zeissler, Hamburg.

IV. Wissenschaftliche Mitarbeiter:

Berg, Gunnar, Dozent Dr. med.
Bönicke, Rudolf, Dr. phil.
Diller, Werner.
Drenckhahn, Friedrich-Otto, Dr. med.
Evers, Editha, Dr. med.
Freerksen, Enno, Prof. Dr. med., Dr. phil.
Hilscher, Werner, Dr. med.
Jung, Wilhelm, Dr. agr.
Klett, Constantin, Dr. rer. nat.
Kölbel, Hermann, Dr.-Ing.
Kracht, Joachim, Dozent Dr. med.
Krüger-Thiemer, Ekkehard, Dr. med., Dr. rer. nat.
Lauersen, Fritz, Dozent Dr. phil.
Meissner, Gertrud, Dozent Dr. med.
Meissner, Johannes, Dr. rer. nat.
Orlowski, Ernst-Heinrich, Dr. med.
Rabe, Hans-Hugo, Dr. med.
Reif, Waltraud, Dipl. Chem.
Roggenhausen, Marianne, Dr. rer. nat.
Rosenfeld, Magdalena.
Schellenberg, Hildegard, Dr. med.
Schober, Herbert, Prof. Dr. phil., Dr. med.
Wachter, Hans Paul, Dr. med.
Wojahn, Hans, Prof. Dr. phil.
Wolter, Heinz, Dr. phil.

Sachverzeichnis.

MIX
Papier aus verantwortungsvollen Quellen
Paper from responsible sources
FSC® C105338

If you have any concerns about our products,
you can contact us on
ProductSafety@springernature.com

In case Publisher is established outside the EU,
the EU authorized representative is:
Springer Nature Customer Service Center GmbH
Europaplatz 3, 69115 Heidelberg, Germany

Printed by Libri Plureos GmbH
in Hamburg, Germany